Expert Consensus on Practical Techniques for Artificial Joint Replacement

TJA
龙江共识

人工关节置换
实战技术专家共识

主编　陶树清

中国科学技术出版社
·北京·

图书在版编目（CIP）数据

人工关节置换实战技术专家共识：TJA龙江共识 / 陶树清主编 . — 北京：中国科学技术出版社，2022.1

ISBN 978-7-5046-9285-6

Ⅰ . ①人… Ⅱ . ①陶… Ⅲ . ①人工关节—移植术 (医学) —研究 Ⅳ . ① R687.4

中国版本图书馆 CIP 数据核字 (2021) 第 225271 号

策划编辑	池晓宇　韩　翔
责任编辑	史慧勤
装帧设计	佳木水轩
责任印制	李晓霖

出　　版	中国科学技术出版社
发　　行	中国科学技术出版社有限公司发行部
地　　址	北京市海淀区中关村南大街 16 号
邮　　编	100081
发行电话	010-62173865
传　　真	010-62179148
网　　址	http://www.cspbooks.com.cn

开　　本	889mm×1194mm　1/16
字　　数	782 千字
印　　张	20
版　　次	2022 年 1 月第 1 版
印　　次	2022 年 1 月第 1 次印刷
印　　刷	天津翔远印刷有限公司
书　　号	ISBN 978-7-5046-9285-6 / R · 2805
定　　价	98.00 元

（凡购买本社图书，如有缺页、倒页、脱页者，本社发行部负责调换）

编著者名单

主 编 陶树清

编 者（以姓氏笔画为序）

于占革　于永波　王 岩　王声雨　王效东　文 刚

尹文哲　石伟东　石庆宇　卢俊明　白玉江　包俊杰

曲 敬　曲成波　曲国蕃　乔洪旺　刘雪峰　刘婷婷

刘新仁　齐宝昶　孙汝君　李 超　李 锋　李春龙

杨卫良　宋科官　林 源　周成福　荣杰生　袁 泉

顾 群　徐 亮　徐公平　陶天遵　陶树清　黄 卉

逯代锋　隋福革　廉永云

内容提要

人工关节置换技术是治疗骨关节形态毁损、功能障碍并重建关节功能的最佳手段，涉及医用生物材料、外科手术技术和医学工程技术等多领域的知识与技能，其临床理论与技术规范统一有助于整体提高国内基层医院年轻关节外科医生的临床实践水平。本书由黑龙江省人工关节外科领军专家团队编著，通过介绍国内人工关节领域的众多专家关于关节置换术的术前、术中和术后不同关键环节技术要点及解决办法的调查结果，全面阐释了正确理论指导性、精准技术指导性，同时兼具实战性的"专家共识"。本书内容翔实，阐释简洁，结构明晰，可帮助读者快速、准确掌握人工关节置换领域理论与技术，为相关临床诊疗提供了理论依据，既可作为骨外科相关专业及老年病科等医生的实践指南，也可供相关专业研究生、规范化培训医生和其他相关专业人员阅读参考。

前　言

人工关节置换技术是治疗骨关节形态毁损、功能障碍并重建关节功能的最佳手段。然而，从这一概念的产生，到实现雏形，再到完善整个理论及方法，却经历了漫长的一个多世纪。众多前辈历经失败、坎坷，付出了毕生心血，才有了今天高效精湛的人工关节置换技术发展，并使得关节毁损患者获得了良好的关节功能和长期的人工关节保有率。作为人工关节领域的工作者，应该永远铭记这一切！

这段艰难的历史、光辉的岁月，正是从众多前辈医生希望功能毁损的髋关节重新获得正常活动关节功能的想法开始的。说到这里，我们一定会想到关节成形术。1822 年，英国医生 Anthony White 施行股骨大粗隆下 5cm 截骨术，以改善髋关节活动、缓解疼痛，而后形成假关节，由此开始了股骨截骨髋关节成形手术。然而，这类成形术面临很多问题，效果不甚满意，于是人工关节置换的想法得以萌芽。

1840—1860 年，美国学者 J. M. Carnochan 首先进行了橡木片置入的下颌关节成形术，获得了可活动关节，应该说这一手术便是人工假体置换术的开端。1891 年，英国医生 Phillip Wiles 较完整地讨论了人工关节置换技术。1891 年，德国医生 Gluck 首次用象牙股骨头进行了半髋关节置换术，用镀镍螺钉固定假体，并使用骨胶作为黏合剂来固定假体，此后骨水泥型髋关节置换应用技术从中获得了启示。之后，经历了金箔关节、橡胶关节、玻璃关节等探索。1938 年，Smith Petersen 发现钴铬钼合金惰性较强、生物相容性好，于是开始用于人工关节的制作，一直沿用至今。1950—1962 年英国医生 Charnley 确立了人工关节低摩擦理论，设计了金属头对超高分子聚乙烯组合假体，并使用聚甲基丙烯酸甲酯进行固定，开创了近代人工关节置换技术与理论快速发展的新纪元，从此开始了人工关节置换的高速与高质量发展。至此，人工关节置换成为重建毁损关节功能的最佳治疗手段。

我国从 20 世纪 60 年代开始人工关节方面的研究与临床工作，最初 10 年主要是重复国外学者的探索之路，从关节阻隔成形，到金属杯成形，再到不同金属材料制备关节假体。70 年代开始，北京、上海、武汉、江西、长春、兰州等地的多家研究机构开始研制应用超高分子聚乙烯、钛合金、钴铬钼合金、陶瓷、碳质材料、刚玉复合材料等制备的人工关节，并进行临床应用，收到了不同的临床效果。20 世纪 90 年代开始，我国进入人工关节置换技术的快速发展时期。从那时开始，产品研制和手术技术基本结束了百家争鸣的探索阶段，开始了与世界先进国家接轨的时代。无数的关节外科前辈，为我国的人工关节置换之路斩荆棘、除乱石，荡尽了坎坷，开创了坦途。

老一辈专家中，王桂生教授创立了"全国人工关节学会"并任首届主任委员；卢世璧院士率先研制了珍珠面髋关节假体系列；戴克戎院士研制了中国第一代多孔表面人工关节，提出了个体化定制人工关节的理念；吕厚山教授与北京航空材料研究所一起研制了首套人工全髋、全膝置换的假体及配套的手术器械，并出版了国内首部《人工关节外科学》；郭兴唐教授研制了髋关节置换配套器械；罗先正教授最早使用牙托粉制备的膝关节进行了部分置换；张育成教授最早研制了人工踝关节并进行了临床应用等。

人工关节置换技术兴起虽有 100 余年历史，但真正规范化操作不过 60 年，但在我国真正普及不过 30 年。在国内，此项技术得到了快速提高与普及，在临床应用领域，我国的部分关节外科专家与国外领军级关节外科医生的技术差距越来越小，甚至在一些高度疑难病例的治疗上，还有一些超出国外优秀医生的经验体会。在社会普及方面，我国的人工关节置换手术在很多地区的县级医院都能开展，这与欧美发达国家水平基本相同。

由于人工关节置换技术涉及工业技术、仿生技术、临床理论和临床技能等多领域的知识与技能，同时存在学派差异，仅就临床理论与技术而言，世界范围内尚无完全统一的说法，这是学术多元化的表现，而且对整个学术发展而言是有利的。然而，正是因为这种多元化体系的存在，在国内众多骨关节外科医生中，由于不同信息量、不同信息渠道及不同医生对某一问题的不同理解，导致了在临床实践中遇到相同问题无法获得同样的处理，导致最终治疗结果不同，部分患者治疗后未能达到满意，甚至很不满意。鉴于以上情况，黑龙江省人工关节外科的领军专家团队提出了编写一部具有正确理论指导性、精准技术指导性，同时兼具实战性专家共识的想法，用以规范基层骨关节外科医师，特别是年轻关节外科医师的理论认识与技术实施，提高人工关节置换技术的整体水平，以更科学的诊疗技术精准治疗广大关节损毁患者，提高他们的生活质量。

为使专家共识准确性更高，临床指导意义更强，我们采用了国际共识编写的标准方法，征集问题更接地气，回答更具客观性，同时邀请了国内人工关节领域的众多专家审订修改并投票表决，以确保共识中观点的正确性。

衷心希望通过全体同仁在工作立项、文件整理、具体编写、审阅修订、投票修改、编辑校对、共识推广等环节的不懈努力，能够实现编写初衷，帮助基层医生，特别是年轻医生，快速、准确提高他们在人工关节置换领域的理论与技术水平。

在编写过程中，得到了吕厚山教授和翁习生教授和曲铁兵教授等众多国内人工关节领域知名专家的悉心指导，在此表示衷心感谢！

哈尔滨医科大学附属第二医院 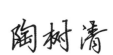

编写说明

编写分工

主　编　陶树清

编写专家（以姓氏笔画为序）

于占革	于永波	王　岩	王声雨	王效东	文　刚	尹文哲	石伟东
石庆宇	卢俊明	白玉江	包俊杰	曲　敬	曲成波	曲国蕃	乔洪旺
刘雪峰	刘婷婷	刘新仁	齐宝昶	孙汝君	李　超	李　锋	李春龙
杨卫良	宋科官	林　源	周成福	荣杰生	袁　泉	顾　群	徐　亮
徐公平	陶天遵	陶树清	黄　卉	逯代锋	隋福革	廉永云	

投票专家（以姓氏笔画为序）

丁　悦	卜晓峰	于　泉	于永波	马益民	王　岩	王　岭	王广斌
王文君	王立臣	王声雨	王宏志	王松峰	王效东	文　刚	尹文哲
石伟东	卢俊明	白玉江	丛春雷	曲　敬	曲成波	曲延龙	曲建波
曲铁兵	吕厚山	乔洪旺	乔晓峰	刘　洋	刘　强	刘金煜	刘贵秋
刘雪峰	齐宝昶	孙　健	孙庆治	孙桂有	孙道植	严世贵	苏广志
李　雪	李　超	李　锋	李之欣	李晓涛	李恩锋	汪　群	宋科官
张　成	张　克	张　洪	张春雨	张贵有	陈国宏	陈明辉	陈锦平
林　源	周　松	周成福	周殿阁	赵延君	赵跃麟	郝立波	郝启富
郝惠南	荣杰生	郜玉忠	施慧鹏	姜晓峰	袁　泉	钱本文	徐　岩
徐　亮	徐公平	徐明哲	翁习生	高铁军	唐志强	陶天遵	曹永平
鹿张斌	逯代锋	韩成龙	韩延龙	廉永云	蔡　胥	裴刘宝	潘贵江
薛庆云							

文献收集（以姓氏笔画为序）

于昕弘	王常佳	元梦杰	曲兆鹏	乔晓峰	刘　畅	刘雪剑	孙庆治
李司卿	连　峰	吴德棋	张世明	张亚龙	张韫琦	周　勇	周帅任
周永焘	郑振泉	段　劢	夏玉城	徐明达	崔　勇	董　锋	蒋　雷
鲍　利	霍　伟						

共识意义

为广大骨关节外科各级别医师，提供基本符合国际标准理念的人工关节置换专项领域的研究理论、实用技术、临床体会，以及临床复杂问题处理的经验教训等方面的指引。

使用对象

适合各级骨科（关节科）医师，以及想要了解相关知识的社会各界人群阅读参考。

证据等级

确定原则与责任：参照国际通用的证据等级评价方法，在充分收集文献资料的基础上，参照以下标准，由具体问题编写专家确定相应问题的建议（答案）的证据等级。

A 级：自至少一个设计良好的随机对照临床试验中获得的证据；来自学术权威教材或公认的指南和共识。

B 级：自设计良好的非随机对照试验、队列研究或病例对照研究（最好是多中心研究）的证据。

C 级：来自临床经验、描述性研究或专家委员会报告（含学术会议）的权威意见。

D 级：虽有国内外文献报道，但存在部分或明显争议。

工作标准

编写专家要完成以下事项：①针对具体问题，检索文献，写出问题的建议；②做出证据级别的判断并标注，在选项框□内画√；③写出建议的理由（备注解释），即所检索文献的简单综述（300 字以内），这部分内容作为支持文件，以备投票时回答投票专家询问、答疑使用，最后统一置于共识解读部分。

共识等级

参照国际通用的投票比率分配方法，按照国内关节外科专家投票结果，根据某一条建议（答案）的专家投票同意百分率，确定共识中某一问题建议的共识推荐等级。本部分由投票专家投票，第三方统计后算出投票同意百分率，确定共识等级，具体分级如下。

一级共识（一致共识）：≥ 95%。

二级共识（强烈共识）：75%～95%（包含 75%）。

三级共识（一般共识）：60%～75%（包含 60%）。

体例结构

分为两部分，以便读者使用。

第一部分：共识纲要，包括问题、建议、证据等级、共识等级，不含文献资料与建议解释内容，读者可以直接参考"建议"。其中，共识等级通过投票专家投票确定，供读者参考。

第二部分：共识解读，包括问题、建议、解释及相关文献资料，查阅的是近十年的相关文献资料，供读者检视文献、理解建议使用。

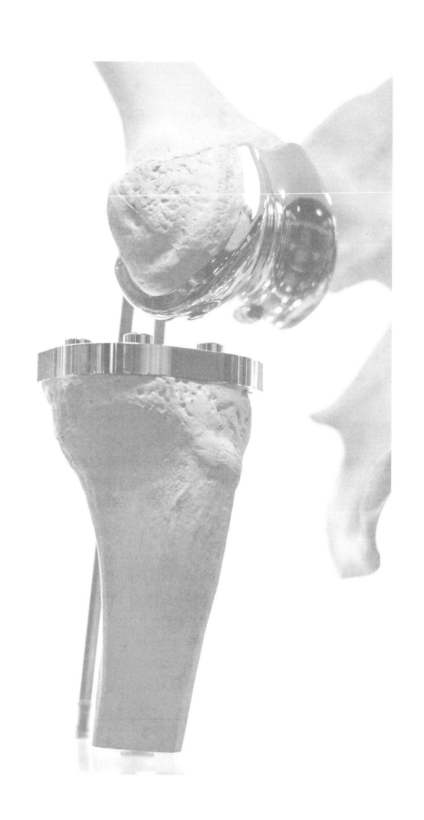

目　录

共识纲要

共 识 解 读

附 录

共识纲要

一、通用人工关节置换问题

（一）人工关节置换的适应人群、适应疾病和手术禁忌证

1. TJA 术前准备的常规检查应包括哪些方面？

【建议】血细胞分析、血生化系列、肝炎系列、凝血象、尿常规、红细胞沉降率、CRP、心电、常规胸片、下肢静脉彩超、拟手术部位的 X 线片（膝关节最好有下肢负重、全长 X 线片）；必要时需要检查 24h 动态心电、心动超声、心功能评价、动脉血气分析、肺功能检查，有严重骨缺损、畸形者，需要检查手术局部 CT 或 3D CT 等。

【证据等级】☑A 级　　□B 级　　□C 级

【投票结果】同意 / 率（92/100%）　　不同意（0）　　弃权（0）　　总票数（92）

【共识等级】一级共识（一致共识）

2. 适合初次 THA 的适应证包括哪些疾病？

【建议】各种原因的骨关节炎晚期、股骨头坏死、老年人髋部骨折、DDH 晚期、类风湿关节炎晚期、强直性脊柱炎的髋关节损害、自发或手术后的髋关节融合、血友病性髋关节损害等，临床上表现出持续疼痛、且伴关节形态毁损及功能障碍性髋关节疾病。

【证据等级】☑A 级　　□B 级　　□C 级

【投票结果】同意 / 率（92/100%）　　不同意（0）　　弃权（0）　　总票数（92）

【共识等级】一级共识（一致共识）

3. 合并糖尿病的患者，血糖调整到什么水平才好手术？

【建议】无其他严重并发症时，一般情况下，血糖调整到 8mmol/L（空腹）以下，不必达到正常水平，检查糖化血红蛋白，只要血清中没有酮体时，就可以行 TJA。

【证据等级】☑A 级　　□B 级　　□C 级

【投票结果】同意 / 率（88/95.65%）　　不同意（1）　　弃权（3）　　总票数（92）

【共识等级】一级共识（一致共识）

4. 合并尿路感染的患者，是否需要把感染完全控制才能进行 TJA？

【建议】临床诊断为尿路感染的患者，先给予抗菌药物治疗，最好是待感染完全控制后（明确达到感染控制的标准），再行人工关节置换手术。

【证据等级】☑A 级　　□B 级　　□C 级

【投票结果】同意 / 率（86/93.47%）　　不同意（1）　　弃权（5）　　总票数（92）

【共识等级】一级共识（一致共识）

5. 合并肺功能不全的患者，术前如何评估风险？肺功能不全调整到怎样的安全水平，才适合进行 THA？

【建议】术前应请呼吸科会诊，进行肺功能检查，评估麻醉风险性。肺功能矫正至动脉氧分压（PO_2）≥ 70mmHg、二氧化碳分压（PCO_2）≤ 45mmHg，术前应控制最大呼气流量值大于预测值的 80%，达到这种状态时，手术安全性将有明显提高。

【证据等级】☑A 级　　□B 级　　□C 级

【投票结果】同意 / 率（89/96.74%）　　不同意（1）　　弃权（2）　　总票数（92）

【共识等级】一级共识（一致共识）

6. 有毛囊炎类小炎症病灶，无全身感染症状者，也需要毛囊炎治愈后再进行 TJA 手术吗？

【建议】应该是的。最好是等到毛囊炎治愈后，再行人工关节置换手术，这样可以将 TJA 术后的感染率降到最低限度。

【证据等级】☑ A 级　　□ B 级　　□ C 级

【投票结果】同意 / 率（81/88.04%）　　不同意（5）　　弃权（6）　　总票数（92）

【共识等级】二级共识（强烈共识）

7. 严重骨质疏松患者需要 TJA 时，如何选择治疗方案？应做什么专项检查？

【建议】严重骨质疏松的患者需要进行人工关节置换手术时，应尽量选择骨水泥型人工关节假体；术前请检查腰椎与对侧髋部的骨密度，以协助手术方案的确定及指导术后的系统抗骨质疏松治疗。

【证据等级】□ A 级　　☑ B 级　　□ C 级

【投票结果】同意 / 率（86/93.47%）　　不同意（2）　　弃权（4）　　总票数（92）

【共识等级】二级共识（强烈共识）

8. 有心力衰竭的患者，术前应检查哪些特殊项目？心脏射血分数低于多少时，风险会急剧增加？术前需要矫正到什么水平？

【建议】心力衰竭患者术前除了处理常规检查胸片、心电之外，还应评价心功能，查心动超声；心律失常者还应检查 24h 动态心电(Holter)，充分评价手术风险。心脏射血分数＜40% 时，手术风险急剧增加。术前评估应达到以下标准：无急性心肌梗死，维持窦性心律 50～120/min；心房扑动或心房颤动心室率≤ 120/min；纠正心室扑动、心室颤动；房室传导阻滞者，保持心率≥ 50/min；无二度Ⅱ型及三度房室传导阻滞，左心室射血分数＞ 50%。

【证据等级】☑ A 级　　□ B 级　　□ C 级

【投票结果】同意 / 率（88/95.65%）　　不同意（0）　　弃权（4）　　总票数（92）

【共识等级】一级共识（一致共识）

9. 安装心脏起搏器的患者，需注意哪些问题？

【建议】安装心脏起搏器对严重心律失常患者有极其重要的保护作用，能增加手术的安全性。应区分心脏起搏器类型是单腔还是双腔，术前电池电量是否充足，定期内科复查调整，如为单腔，术前需调节。使用电刀时会干扰起搏器工作状态，尽量少使或快使快停，并观察心电监测变化进行调整。必要时术中应用双极电凝操作。另外，注意摆放体位时不要碰到起搏器、电刀负极尽量不跨过心脏位置。

【证据等级】□ A 级　　□ B 级　　☑ C 级

【投票结果】同意 / 率（90/97.82%）　　不同意（0）　　弃权（2）　　总票数（92）

【共识等级】一级共识（一致共识）

10. 长期使用皮质激素的患者，如何掌握术前皮质激素使用水平？银屑病患者手术时皮肤条件达到怎样的程度？围术期激素使用如何调整？

【建议】长期使用激素的患者，在行 TJA 术前，应尽量将皮质激素使用量降到最低状态，最好是泼尼松 5mg/d 水平，连续 2 周以上。银屑病患者术区皮肤没有坏损即可以手术，如有皮肤坏损，需要坏损修复后才能手术。术前长期使用激素的患者，为防止术后出现皮质激素危象，可以术后连续 3d 静脉滴注甲泼尼龙 20mg/d，而后恢复术前的激素使用量即可。

【证据等级】□ A 级　　☑ B 级　　□ C 级

【投票结果】同意 / 率（87/94.56%）　　不同意（1）　　弃权（4）　　总票数（92）

【共识等级】二级共识（强烈共识）

11. 术前曾经使用过或正在使用生物制剂的患者，需要注意哪些特殊事项？

【建议】一般需要本疗程用药结束 1～2 周后（具体可参照相关生物制剂使用指南或说明书），检查无不良反应后，对于抗感染免疫功能的影响基本消失后，再进行 TJA 治疗。

【证据等级】□ A 级　　☑ B 级　　□ C 级

【投票结果】同意 / 率（88/95.56%）　　不同意（3）　　弃权（1）　　总票数（92）

【共识等级】一级共识（一致共识）

12. 肾功不全及肾移植的患者能否进行 THA？透析患者的手术时间窗如何掌握？

【建议】肾功能不全透析或肾移植患者，必须进行 TJA 时，依然可以手术，但需要注意免疫抑制药的使用情况，注意防止感染。透析患者术前改用非肝素透析，术前一天透析完毕，术后第二天可以恢复透析治疗。

【证据等级】□A 级　　☑B 级　　□C 级

【投票结果】同意 / 率（90/97.82%）　　不同意（0）　　弃权（2）　　总票数（92）

【共识等级】一级共识（一致共识）二级共识（强烈共识）

13. 血友病患者 TJA 术前应准备哪些特殊事项？

【建议】与患者及其家属充分沟通，查清血友病类型（A 或 B 型），准备充足凝血因子和新鲜冻血浆，联系好检测实验室，尽量选择全身麻醉。

【证据等级】☑A 级　　□B 级　　□C 级

【投票结果】同意 / 率（90/97.82%）　　不同意（0）　　弃权（2）　　总票数（92）

【共识等级】一级共识（一致共识）

14. 有脑梗死后遗症，患侧肢体不完全瘫痪的患者需要 THA 时，需特殊注意什么问题？

【建议】这类患者由于瘫痪侧肢体运动不协调，容易造成术后早期脱位，因此，必须要进行 THA 时，建议尽量使用大直径球头假体或选择双动关节或半髋关节置换。

【证据等级】□A 级　　☑B 级　　□C 级

【投票结果】同意 / 率（88/95.65%）　　不同意（0）　　弃权（4）　　总票数（92）

【共识等级】一级共识（一致共识）

15. 无疼痛症状的 DDH 患者，是否是髋关节置换的适应证？

【建议】无症状的 DDH 患者，不建议进行 THA。

【证据等级】□A 级　　□B 级　　□C 级

【投票结果】同意 / 率（92/100%）　　不同意（0）　　弃权（0）　　总票数（92）

【共识等级】一级共识（一致共识）

16. 髋关节夏科关节病是否是髋关节置换的适应证？

【建议】不建议常规进行 THA，必须进行置换时，推荐应用大直径股骨头或双动股骨头假体进行置换。

【证据等级】□A 级　　☑B 级　　□C 级

【投票结果】同意 / 率（85/92.39%）　　不同意（1）　　弃权（6）　　总票数（92）

【共识等级】一级共识（一致共识）

17. 人工关节置换术前服用阿司匹林或硫酸氢氯吡格雷者，是否是 TJA 的禁忌证？

【建议】口服抗凝血药不是 TJA 的禁忌证。最新观点为，口服阿司匹林患者，如无凝血机制异常，可以不停药或只停口服药物 1d，即可接受 TJA。但口服硫酸氢氯吡格雷者，建议停服 5～7d 后，再接受 TJA。

【证据等级】□A 级　　☑B 级　　□C 级

【投票结果】同意 / 率（91/98.91%）　　不同意（1）　　弃权（0）　　总票数（92）

【共识等级】一级共识（一致共识）

18. 有使用阿司匹林等抗凝血药病史的患者，手术后何时恢复预防血栓的阿司匹林？

【建议】术后 24h 即可恢复术前的用药状态。

【证据等级】☑A 级　　□B 级　　□C 级

【投票结果】同意 / 率（84/91.30%）　　不同意（3）　　弃权（5）　　总票数（92）

【共识等级】二级共识（强烈共识）

19. 强直性脊柱炎等风湿免疫系统疾病患者，使用生物制剂是否是 TJA 的禁忌证？

【建议】使用生物制剂不是 TJA 的禁忌证，但使用生物制剂期间，由于免疫力的降低，感染风险明显增大，因此，手术前一般应停止生物制剂使用 1～2 周，即可接受 TJA。术后 2 周无感染表现，既可恢复生物制剂治疗。

【证据等级】□ A 级　　☑ B 级　　□ C 级
【投票结果】同意 / 率（88/95.56%）　不同意（0）　弃权（4）　总票数（92）
【共识等级】一级共识（一致共识）

20. 血友病性关节炎，接受 TJA 时，主要危险是什么？需要围术期如何处理？
【建议】本类患者手术的主要危险是难以控制的出血。围术期要细致交代病情与危险性，准备重组的凝血因子、新鲜冻干血浆，术后细致观察，连续复查凝血象，遇凝血因子异常情况时，及时发现出血先兆，并给予相应处理。
【证据等级】☑ A 级　　□ B 级　　□ C 级
【投票结果】同意 / 率（91/98.91%）　不同意（1）　弃权（0）　总票数（92）
【共识等级】一级共识（一致共识）

21. 伴有神经损害性疾病（脑梗死后遗症、小儿麻痹后遗症等）的髋关节骨关节炎患者，可否进行 THA？有何注意事项？
【建议】伴神经损害者 THA 时，由于肢体主动控制能力下降或丧失，异常体位常导致早期关节脱位与早期松动。因此，此种情况的髋关节 OA，通常不建议做 THA，尤其是弛缓性髋周肌肉瘫痪时（小儿麻痹后遗症类），禁止行 THA。
【证据等级】□ A 级　　☑ B 级　　□ C 级
【投票结果】同意 / 率（86/93.47%）　不同意（0）　弃权（6）　总票数（92）
【共识等级】二级共识（强烈共识）。

（王效东　林　源）

（二）术前患者的评估与准备

1. 患者一般状态在怎样的情况下接受 TJA 比较安全？
【建议】患者在全身营养状态良好，心脑血管、肝、肾、肺及免疫系统主要脏器等基础疾病控制稳定的基础上，再进行手术才是比较安全的。
【证据等级】☑ A 级　　□ B 级　　□ C 级
【投票结果】同意 / 率（88/95.65%）　不同意（0）　弃权（4）　总票数（92）
【共识等级】一级共识（一致共识）

2. 心肺功能状态矫正到怎样水平才能安全地接受手术？
【建议】术前心功能应维持 I 级或 II 级，心脏射血分数 > 50%，COPD 应处于稳定期，慢性支气管炎应处于临床的缓解期才能接受手术。
【证据等级】☑ A 级　　□ B 级　　□ C 级
【投票结果】同意 / 率（89/96.74%）　不同意（1）　弃权（2）　总票数（92）
【共识等级】一级共识（一致共识）

3. 拟行 TJA 的高龄患者，除假体外，高龄患者 TJA 术前注意事项有哪些？
【建议】老年患者常有生理性贫血，术前应适当备血，也可以术前使用（静脉输入）铁剂。对于特殊患者（DDH、严重髋部骨折、严重骨质疏松、血友病等），还需准备其他相应的内固定器材、药品等。
【证据等级】□ A 级　　☑ B 级　　□ C 级
【投票结果】同意 / 率（87/94.56%）　不同意（0）　弃权（5）　总票数（92）
【共识等级】二级共识（强烈共识）

4. 术前血细胞分析、凝血等检查，应注意哪些危急值？
【建议】应注意血红蛋白、INR、血小板、PT、APTT 等危急值。
【证据等级】☑ A 级　　□ B 级　　□ C 级
【投票结果】同意 / 率（86/%）　不同意（1）　弃权（5）　总票数（92）
【共识等级】二级共识（强烈共识）

5.高龄、肥胖、长期卧床、罹患肿瘤等有高凝血倾向的患者，TJA 术前是否需要常规检查下肢静脉血栓情况？已经出现肌间血栓的患者，若拟定手术，手术时机如何掌握？

【建议】术前应该常规进行下肢静脉血栓检查，出现肌间静脉血栓者，不建议立即进行 TJA。手术时机选在诊断血栓后抗凝血治疗 2 周以上时间，此时肌间静脉血栓脱落风险减小，才可手术。如果有下肢肌间血栓脱落风险又需要 TJA，则请血管外科会诊，放置下腔静脉滤器后，术后肺栓塞的风险才能有所下降。

【证据等级】☑A 级　　□B 级　　□C 级

【投票结果】同意 / 率（89/96.74%）　　不同意（3）　　弃权（0）　　总票数（92）

【共识等级】一级共识（一致共识）

6.THA 术前阅 X 线片时，最为重要的是搜集哪些信息？

【建议】术前阅片需关注髋臼完整性，骨量储备，是否存在骨缺损，股骨髓腔的形态，狭窄程度，以及是否存在畸形等。

【证据等级】☑A 级　　□B 级　　□C 级

【投票结果】同意 / 率（88/95.65%）　　不同意（0）　　弃权（4）　　总票数（92）

【共识等级】一级共识（一致共识）

7.术前模板测量对髋关节置换手术是否有意义？

【建议】有意义。标准模板测量可以更好地进行术前规划，有利于指导假体的选择和位置安放；但是无论哪种模板测量，均不能完全代替术中术者的判断。

【证据等级】□A 级　　☑B 级　　□C 级

【投票结果】同意 / 率（87/94.56%）　　不同意（0）　　弃权（5）　　总票数（92）

【共识等级】二级共识（强烈共识）

8.髋关节置换术患者的术区备皮是否应该在术前 1h 进行？为什么？

【建议】以往建议手术切口周围的毛发最好是在术前即刻清除，推荐使用电动剃刀或脱毛膏，最好是在手术室内进行。目前很多学者提出，术前无须进行剔除毛发，严格消毒后可直接手术。

【证据等级】□A 级　　☑B 级　　□C 级

【投票结果】同意 / 率（77/83.69%）　　不同意（7）　　弃权（8）　　总票数（92）

【共识等级】二级共识（强烈共识）

9.当强直性脊柱炎伴有严重腰椎多平面畸形患者，行髋关节置换之前，需要准备哪些检查项目？

【建议】术前需要全脊柱 X 线检查、骨盆正侧位 X 线检查、CT 等。

【证据等级】☑A 级　　□B 级　　□C 级

【投票结果】同意 / 率（88/95.56%）　　不同意（0）　　弃权（4）　　总票数（92）

【共识等级】一级共识（一致共识）

10.类风湿关节炎等免疫系统疾病，如果疾病未在活动期，红细胞沉降率、C 反应蛋白数值一定要在正常范围才能手术吗？

【建议】如病变未在活动期，不必等到红细胞沉降率和 C 反应蛋白达到正常再手术。

【证据等级】☑A 级　　□B 级　　□C 级

【投票结果】同意 / 率（87/94.56%）　　不同意（1）　　弃权（4）　　总票数（92）

【共识等级】二级共识（强烈共识）

11.长期应用皮质激素的患者，围术期为了防止出现激素应激反应，可以临时使用甲泼尼龙静脉滴注 20～40mg，你认为合理吗？

【建议】对于长期服用皮质激素的患者，不推荐单纯围术期给予应激剂量的激素治疗，应先将激素减到最低剂量再手术。如果术前不能将皮质激素使用量降到最低水平（5mg/d），术后 3d 内，可以每天滴注甲泼尼龙 20mg，防止激素危象发生。

【证据等级】□A 级　　☑B 级　　□C 级

【投票结果】同意 / 率（75/81.52%）　　不同意（5）　　弃权（12）　　总票数（92）

【共识等级】二级共识（强烈共识）

12. 评价髋、膝关节功能状态（功能评分）的常用方法是什么？

【建议】髋关节：Harris 评分、Charnley 评分、Mayo 评分等评分法。临床常用的是 Harris 评分。

膝关节：Kss 评分、Hss 评分、WOMAC 评分等评分法。临床常用的是 Kss 评分。

【证据等级】☑A 级　　□B 级　　□C 级

【投票结果】同意 / 率（88/95.65%）　　不同意（0）　　弃权（4）　　总票数（92）

【共识等级】一级共识（一致共识）

13. 股骨近端形态常用的分型方法有哪些？

【建议】Nobel 分型和 Dorr 分型。

【证据等级】☑A 级　　□B 级　　□C 级

【投票结果】同意 / 率（83/90.21%）　　不同意（0）　　弃权（9）　　总票数（92）

【共识等级】二级共识（强烈共识）

14. DDH 的分型中哪些比较常用？

【建议】DDH 常用分型有两种：Crowe 分型和 Hatofilakidis 分型。Crowe 分型在文献中多见。

【证据等级】☑A 级　　□B 级　　□C 级

【投票结果】同意 / 率（88/95.65%）　　不同意（0）　　弃权（4）　　总票数（92）

【共识等级】一级共识（一致共识）

15. 假体周围骨折有哪些常用的分型方法？

【建议】Vancouver 分型和 Davidson 分型。

【证据等级】☑A 级　　□B 级　　□C 级

【投票结果】同意 / 率（88/95.65%）　　不同意（0）　　弃权（4）　　总票数（92）

【共识等级】一级共识（一致共识）

16. 髋臼骨缺损的分型方法，哪种最常用？

【建议】髋臼骨缺损的分型包括 AAOS 分型、Paprosky 分型、Gross 分型等，其中以 AAOS 分型和 Paprosky 分型最为常用，由于目前骨缺损的填充主要选择金属填充物，Paprosky 分型应用较少。

【证据等级】☑A 级　　□B 级　　□C 级

【投票结果】同意 / 率（89/96.74%）　　不同意（0）　　弃权（3）　　总票数（92）

【共识等级】一级共识（一致共识）

17. 股骨近端骨缺损的分型方法，哪些最常用？

【建议】THA 术后股骨骨缺损分型方法较多，各自的侧重点不同，最常用的分型为 Paprosky 分型和 AAOS 分型。

【证据等级】☑A 级　　□B 级　　□C 级

【投票结果】同意 / 率（89/96.74%）　　不同意（0）　　弃权（3）　　总票数（92）

【共识等级】一级共识（一致共识）

18. 假体周围感染一般如何分型？

【建议】Tsukayama 分型最为常用。

【证据等级】☑A 级　　□B 级　　□C 级

【投票结果】同意 / 率（88/95.65%）　　不同意（0）　　弃权（4）　　总票数（92）

【共识等级】一级共识（一致共识）

（刘新仁　文　刚）

（三）麻醉方式的选择、身体状态的调整与血液的准备

1. TJA 通常选择哪种麻醉方法较合适？

【建议】全身麻醉与椎管内麻醉均能取得良好效果，但 TJA 通常选择椎管内麻醉，可以减少麻醉药的用量，促进术后早期患者精神状态的恢复，以及减少不良事件及术后并发症的发生。

【证据等级】☑A 级　　□B 级　　□C 级

【投票结果】同意 / 率（90/97.82%）　　不同意（0）　　弃权（2）　　总票数（92）

【共识等级】一级共识（一致共识）

2. 全身麻醉与神经阻滞麻醉在术后一般问题的处理上是否有差别？

【建议】全身麻醉与神经阻滞麻醉在术后一般问题的处理上有差别：神经阻滞麻醉安全性高，对生理功能影响小，术后恢复快，术后具有一定的镇痛作用；全身麻醉清醒后患者即出现疼痛，需要假体周围鸡尾酒镇痛或早期全身镇痛药应用。

【证据等级】☑A 级　　□B 级　　□C 级

【投票结果】同意（84/91.30%）　　不同意（2）　　弃权（6）　　总票数（92）

【共识等级】二级共识（强烈共识）

3. 麻醉方式的选择有哪些注意要点？

【建议】麻醉方式选择要注意以下要点：①评估患者的全身状况；②了解重要脏器的功能状态；③保证患者安全和满足手术需要的基础上，选择操作简单、生理干扰少、易控制的麻醉方式；④术后并发症和不良反应少。

【证据等级】☑A 级　　□B 级　　□C 级

【投票结果】同意 / 率（92/100%）　　不同意（0）　　弃权（0）　　总票数（92）

【共识等级】一级共识（一致共识）

4. 为了减少术野出血，有人提出常规使用麻醉控制性降血压，你认为有必要吗？

【建议】有必要考虑控制性降血压。关节置换手术，控制性降血压能够减少术中出血，提供良好的手术视野；但高龄患者、长期高血压患者需要麻醉医生进行综合判断。

【证据等级】☑A 级　　□B 级　　□C 级

【投票结果】同意（84/91.30%）　　不同意（3）　　弃权（5）　　总票数（92）

【共识等级】二级共识（强烈共识）

5. 为确保患者安全，对高龄患者的术前评估有哪些？

【建议】重点评估患者重要脏器的功能状态和代偿情况，尤其是心血管系统、呼吸系统、内分泌系统等。麻醉前应全面了解患者的身体情况，治疗并存的基础疾病，力求在麻醉和手术时身体状态达到最佳。在满足手术需要的基础上，制订最优麻醉方案，围术期应尽最大可能维持生命体征平稳，从而最大限度保证患者的安全。

【证据等级】☑A 级　　□B 级　　□C 级

【投票结果】同意 / 率（88/95.65%）　　不同意（0）　　弃权（4）　　总票数（92）

【共识等级】一级共识（一致共识）

6. 心、肺、肾功能有明显异常的老年患者，选择手术麻醉需要坚持什么原则？

【建议】麻醉前对老年患者进行全面客观地评估，保障患者的生命安全，在能满足手术要求的条件下，尽量选择操作简单、易于控制的麻醉方式，以及麻醉不良反应和术后并发症较少的麻醉方法。

【证据等级】☑A 级　　□B 级　　□C 级

【投票结果】同意（89/96.74%）　　不同意（1）　　弃权（2）　　总票数（92）

【共识等级】一级共识（一致共识）

7. 使用骨水泥假体手术时，如何判定出现了骨水泥单体中毒？如何预防？如何处理？

【建议】骨水泥中毒表现为，放置骨水泥后，患者出现一过性低血压、低氧血症、心律失常、心搏骤停、心肺功能障碍等。

预防：①术前对患者身体状况全面评估；②应用先进的骨水泥材料；③严格控制骨水泥使用时间大于 3min，骨水泥进入面团早期方可使用。

处理：首先保障患者的氧合，当血氧饱和度急剧下降时，应采取机械通气；保持患者的血流动力学稳定，维持有效的灌注压。

【证据等级】☑A 级　　□B 级　　□C 级

【投票结果】同意 / 率（88/95.65%）　　不同意（0）　　弃权（4）　　总票数（92）

【共识等级】一级共识（一致共识）

8. 患者在腰椎麻醉下完成手术，术后硬膜外腔使用了吗啡术后镇痛，如何发现发生了吗啡中毒？如何处理？

【建议】吗啡中毒表现：昏迷，呼吸抑制，呼吸频率降低，瞳孔极度缩小呈针尖样，发绀，血压降低，以及尿量减少。

处理：①保持呼吸道通畅，给予吸氧；②可适当应用呼吸兴奋剂，必要时行气管切开；③尽早应用纳洛酮解毒剂；④对症支持治疗，保证患者的内环境稳定。

【证据等级】☑A 级　　□B 级　　□C 级

【投票结果】同意 / 率（89/96.74%）　　不同意（0）　　弃权（3）　　总票数（92）

【共识等级】一级共识（一致共识）

9. TJA 术后镇痛通常可以采用哪些方法？

【建议】采用多模式镇痛，包括静脉镇痛泵、椎管内镇痛、外周神经阻滞镇痛和局部创口周围鸡尾酒注射镇痛等方法。

【证据等级】☑A 级　　□B 级　　□C 级

【投票结果】同意 / 率（88/95.65% ）　　不同意（0）　　弃权（4）　　总票数（92）

【共识等级】一级共识（一致共识）

10. 老年患者在术前有贫血时，通常的输血标准是血红蛋白低于 80g/L，你支持这一标准吗？

【建议】支持。

【证据等级】☑A 级　　□B 级　　□C 级

【投票结果】同意 / 率（90/97.82%）　　不同意（1）　　弃权（1）　　总票数（92）

【共识等级】一级共识（一致共识）

11. 有人主张 TJA 术前常规准备血液回输，你认为有必要吗？

【建议】不一定有必要。技术熟练的医生，手术中出血量可以少于 100ml，没有准备血液回输的必要；如果判定出血量或超过 400ml，则有必要准备。

【证据等级】☑A 级　　□B 级　　□C 级

【投票结果】同意 / 率（90/97.82%）　　不同意（2）　　弃权（0）　　总票数（92）

【共识等级】一级共识（一致共识）

12. 如果单次输血量较大（4 个单位以上），需注意哪些问题？

【建议】①在大量输注库存血时，防止血小板和凝血因子不足引起的继发性出血，要适当补充血小板、钙剂、新鲜冰冻血浆和冷沉淀，积极预防稀释性凝血病的发生；②观察血压、脉搏、呼吸等生命体征，监测出入量、中心静脉压和尿量，以调节补液量和输液速度，避免输血量过多导致急性肺水肿和心脏负担过重；③对于老年患者和心功能不全者要注意输血量和输血速度；④大量输血可引起枸橼酸中毒、高钾血症、酸碱平衡失调、低体温、免疫性溶血，以及可能传播疾病危险，同时应适当补充钙剂；⑤输新鲜血，最好是 3 日以内的血。

【证据等级】☑A 级　　□B 级　　□C 级

【投票结果】同意 / 率（90/97.82%）　　不同意（0）　　弃权（2）　　总票数（92）

【共识等级】一级共识（一致共识）

13. 老年人 TJA 术前，尤其是伴有轻度贫血的患者，你支持术前补充铁剂吗？

【建议】支持，术前补充铁剂，会加速术后贫血的恢复。

【证据等级】☑A 级　　□B 级　　□C 级

【投票结果】同意 / 率（83/90.21%）　　不同意（2）　　弃权（7）　　总票数（92）

【共识等级】二级共识（强烈共识）

14. 如果术前伴有肾功能不全，特别是需要透析的患者，你支持术前使用红细胞生成素吗？

【建议】支持。应用红细胞生成素（erythropoietin，EPO）治疗，可以有效提高患者的围术期血红蛋白水平并降低患者的输血率，且不增加患者术后并发症的风险。

【证据等级】☑A 级　　□B 级　　□C 级

【投票结果】同意 / 率（81/88.04%）　　不同意（3）　　弃权（8）　　总票数（92）

【共识等级】二级共识（强烈共识）

15. 假体周围晚期慢性感染患者，如果感染较重，又迁延时间很长（3个月以上），在麻醉前是否要评价一下慢性毒素造成的脏器功能损害？

【建议】需要评价慢性毒素造成的脏器功能损害。这些损害将会大大增加麻醉后心、脑重要器官意外事件发生的概率。

【证据等级】□A级　☑B级　□C级

【投票结果】同意/率（86/93.47%）　不同意（0）　弃权（6）　总票数（92）

【共识等级】二级共识（强烈共识）

16. 老年人的人工关节置换手术，术前需要常规补充铁剂吗？有什么积极作用？

【建议】老年患者在行全髋或全膝关节置换术时，围术期可补充铁剂，可促进患者术后血红蛋白水平的恢复，而且安全有效，并降低患者的输血率，且不增加患者术后并发症的风险。使用铁剂或红细胞生成素治疗术前贫血，可以降低TJA患者的输血风险。

【证据等级】☑A级　□B级　□C级

【投票结果】同意/率（81/88.04%）　不同意（4）　弃权（7）　总票数（92）

【共识等级】二级共识（强烈共识）

17. 老年人的人工关节置换手术，常规输血对术后恢复是否有积极作用？有必要这样吗？

【建议】没有积极作用，没必要。

【证据等级】☑A级　□B级　□C级

【投票结果】同意/率（75/81.52%）　不同意（9）　弃权（8）　总票数（92）

【共识等级】二级共识（强烈共识）

18. 引进ERAS理念后，手术前饮食应该如何管理？

【建议】推荐在麻醉诱导前2h摄入透明液体，建议禁食固体食物6h。术后早期进食，能够缓解患者术后胃肠道不适，缩短肛门排气时间，且术中无误吸发生，具有一定的安全性和可行性，所以鼓励患者一旦可以进食进饮应尽早恢复。

【证据等级】☑A级　□B级　□C级

【投票结果】同意/率（88/95.65%）　不同意（0）　弃权（4）　总票数（92）

【共识等级】一级共识（一致共识）

19. 执行ERAS过程中，需要如何系统管理术后疼痛？

【建议】ERAS提倡手术前超前镇痛，术后进行疼痛量表评估，按评估结果进行多模式镇痛管理。

【证据等级】☑A级　□B级　□C级

【投票结果】同意/率（88/95.65%）　不同意（0）　弃权（4）　总票数（92）

【共识等级】一级共识（一致共识）

20. 术后出现恶心、呕吐症状怎么处理？

【建议】首先解除药物或机械刺激因素，必要时使用多种止吐药物进行治疗，如甲氧氯普胺、格雷司琼等。

【证据等级】☑A级　□B级　□C级

【投票结果】同意/率（86/93.48%）　不同意（1）　弃权（5）　总票数（92）

【共识等级】二级共识（强烈共识）

21. 出现谵妄症状，如何判定与处理？

【建议】最开始观察到意识改变、行为异常等症状，然后通过相关量表进行判定。处理包括非药物治疗及药物治疗。

【证据等级】☑A级　□B级　□C级

【投票结果】同意/率（83/90.21%）　不同意（1）　弃权（8）　总票数（92）

【共识等级】二级共识（强烈共识）

22. TJA术后需要常规使用抑酸药吗？怎样选择具体药物？

【建议】术后是否常规应用抑酸药尚无定论。通常可以选择质子泵抑制药。

【证据等级】□A级　☑B级　□C级

【投票结果】同意 / 率（83/90.21%）　　　不同意（2）　　　弃权（7）　　　总票数（92）

【共识等级】二级共识（强烈共识）

23. 怎样发现手术后隐性出血的发生？如何处理？

【建议】根据生命体征、血细胞比容（HCT）、血红蛋白计算隐性失血量。通过药物、体位等减少术后出血，严重者输血治疗。

【证据等级】☑A 级　　　□B 级　　　□C 级

【投票结果】同意 / 率（88/95.65%）　　　不同意（1）　　　弃权（3）　　　总票数（92）

【共识等级】一级共识（一致共识）

24. 氨甲环酸的使用是否可以有效降低显性或隐性失血？有人主张术前、术后滴注，术中冲洗，有必要吗？

【建议】氨甲环酸能有效减少髋、膝关节置换术围术期的失血量并降低输血率。有必要围术期静脉滴注、联合局部应用氨甲环酸，这种方法比单纯静脉滴注或局部应用能更有效减少出血及降低输血率。

【证据等级】☑A 级　　　□B 级　　　□C 级

【投票结果】同意 / 率（85/92.39%）　　　不同意（2）　　　弃权（5）　　　总票数（92）

【共识等级】二级共识（强烈共识）

25. 心、肺功能有明显异常的患者选择手术时，术前心、肺功能需要被纠正到什么状态？

【建议】无急性心肌梗死，维持窦性心律 50～130/min；心房扑动或心房颤动心室率 ≤ 130/min；纠正心室扑动、心室颤动；房室传导阻滞者，保持心率 ≥ 50/min；无二度 Ⅱ 型及三度房室传导阻滞，（如果存在需要安装临时起搏器）；左心室射血分数 > 50%。氧分压（PO_2）≥ 70mmHg；二氧化碳分压（PCO_2）≤ 45mmHg；术前应控制最大呼气流量值大于预测值的 80%。

【证据等级】☑A 级　　　□B 级　　　□C 级

【投票结果】同意 / 率（89/96.74%）　　　不同意（1）　　　弃权（2）　　　总票数（92）

【共识等级】一级共识（一致共识）

（石伟东　文　刚）

（四）关于假体选择与效果评价

1. 人工髋关节置换手术后，多长时间评价被称为早期、中期、长期效果评价？

【建议】一般少于 5 年为早期评价，5～10 年为中期，10 年以上为长期评价。有注册中心提出术后 15 年要达到 95% 有功能的人工假体保有率，才是效果优良。

【证据等级】☑A 级　　　□B 级　　　□C 级

【投票结果】同意 / 率（88/95.65%）　　　不同意（0）　　　弃权（4）　　　总票数（92）

【共识等级】一级共识（一致共识）

2. 目前通常使用什么材料制作人工假体？各有什么特点？各种摩擦界面的磨损率如何？

【建议】目前人工关节制造的材料包括以下几种。①生物固定型关节：柄侧有钴铬钼合金、钛合金、表面金属微孔涂层或喷涂羟基磷灰石（HA）；球头有金属和陶瓷两种材料；臼杯包括金属外杯和高交联聚乙烯内衬、陶瓷内衬两部分。②骨水泥固定型关节：一般由金属部件、高交联聚乙烯部件组成。

其中钴铬钼合金因其强度高、成本低，使用率最高，钛合金弹性模量更好。羟基磷灰石具有更好的成骨性能，使用广泛。

摩擦界面中，陶瓷对陶瓷摩擦系数最小，磨损率最低，属于硬 - 硬摩擦，有低的碎裂风险，价格偏高，被多量使用。高交联聚乙烯是使用量最多的臼杯内衬材料，无论与陶瓷球头还是与金属球头摩擦，摩擦系数均较低，属于硬对软摩擦，价格低廉，效果良好，被广泛使用。

【证据等级】□A 级　　　☑B 级　　　□C 级

【投票结果】同意 / 率（91/98.91%）　　　不同意（1）　　　弃权（0）　　　总票数（92）

【共识等级】一级共识（一致共识）

3. TJA 术后需要进行翻修的部位通常出现在固定界面还是摩擦界面?

【建议】TJA 术后需要翻修时,翻修的部位通常是处在固定界面,即骨水泥 – 骨界面或生物柄的金属柄 – 骨界面,金属白杯 – 骨界面。

【证据等级】☑A 级　　□B 级　　□C 级

【投票结果】同意 / 率(86/93.47%)　　不同意(1)　　弃权(5)　　总票数(92)

【共识等级】二级共识(强烈共识)

4. THA 固定方式的选择需要考虑什么因素?

【建议】选择生物固定还是骨水泥固定型假体时,一定要考虑的因素就是骨量问题,没有骨质疏松症、骨量正常时可以选择生物固定假体,如果有明显的骨质疏松、骨量低下(低于 –2.5SD),尤其是老年人,选择骨水泥固定型人工假体或许能获得更长的使用期限。

【证据等级】☑A 级　　□B 级　　□C 级

【投票结果】同意 / 率(81/88.04%)　　不同意(7)　　弃权(4)　　总票数(92)

【共识等级】二级共识(强烈共识)

5. 人工全髋关节置换假体摩擦界面的选择方面,需要考虑什么因素?

【建议】摩擦界面选择应考虑以下因素,即患者年龄、病因、畸形状态、肌肉松弛状态、经济条件,以及球头的光滑度、组配摩擦材料间的摩擦系数、磨屑颗粒的性质、磨屑颗粒的直径大小、材料价格等指标。

【证据等级】☑A 级　　□B 级　　□C 级

【投票结果】同意 / 率(86/93.47%)　　不同意(0)　　弃权(6)　　总票数(92)

【共识等级】二级共识(强烈共识)

6. 对于目前流行的摩擦界面,如何去做最后的选择?

【建议】目前流行的摩擦界面包括陶瓷 – 陶瓷、陶瓷 – 超高交联聚乙烯、金属 – 超高交联聚乙烯,可根据患者情况与需求合理选择。

【证据等级】□A 级　　☑B 级　　□C 级

【投票结果】同意 / 率(88/95.65%)　　不同意(0)　　弃权(4)　　总票数(92)

【共识等级】一级共识(一致共识)

7. 老年人股骨颈骨折拟行 THA,选择生物固定还是骨水泥固定?

【建议】建议术前检查骨密度(BMD),明确有骨质疏松症的患者,BMD < 3.5SD 时,建议选用骨水泥固定型假体;无骨质疏松症的患者,无近端纵向劈裂者,可以选用生物型假体。

【证据等级】□A 级　　☑B 级　　□C 级

【投票结果】同意 / 率(83/90.20%)　　不同意(4)　　弃权(5)　　总票数(92)

【共识等级】二级共识(强烈共识)

8. 人工髋关节的生物固定型金属白杯,是否一定要使用固定螺钉?

【建议】虽然在压配技术良好时,可以不拧髋臼螺钉,但是为建立牢固的初始固定,建议使用髋臼杯螺钉固定。

【证据等级】□A 级　　☑B 级　　□C 级

【投票结果】同意 / 率(89/96.74%)　　不同意(3)　　弃权(0)　　总票数(92)

【共识等级】一级共识(一致共识)

9. 如何评价短柄股骨假体的优缺点?

【建议】短柄股骨假体通常指柄长 < 12cm 的假体,优点是股骨近段骨量保持好,易于操作,适用于小切口的 THA,对翻修有利;缺点是由于股骨柄的长度不足,柄远端外侧会出现应力集中点,有早期翻修风险。

【证据等级】☑A 级　　□B 级　　□C 级

【投票结果】同意 / 率(81/88.04%)　　不同意(3)　　弃权(8)　　总票数(92)

【共识等级】二级共识(强烈共识)

10. 无柄髋关节假体有什么特点?如何控制手术适应证?

【建议】优点是保留股骨近端骨量,保留了翻修时的骨量;缺点是同时有剪切力性股骨颈冠状面骨质切割风险,现已经少有使用。

【证据等级】☑A级　□B级　□C级

【投票结果】同意/率（80/86.96%）　不同意（3）　弃权（9）　总票数（92）

【共识等级】二级共识（强烈共识）

11. 骨水泥技术分为几代？第三代骨水泥技术具体操作应该注意哪些环节？

【建议】骨水泥技术分为三代，目前应该使用第三代骨水泥技术。

第三代技术的操作环节关键步骤：髓腔冲洗，髓腔栓的使用，真空搅拌，骨水泥枪的使用，持续压实假体，并持续降温到水泥聚合固化。第三代骨水泥技术的灵魂是骨水泥枪和真空搅拌。

【证据等级】☑A级　□B级　□C级

【投票结果】同意/率（88/95.65%）　不同意（0）　弃权（4）　总票数（92）

【共识等级】一级共识（一致共识）

12. 生物型固定假体压配合固定很重要吗？

【建议】是的，生物型固定假体压配合非常重要，这是必须执行的原则。

【证据等级】☑A级　□B级　□C级

【投票结果】同意/率（92/100%）　不同意（0）　弃权（0）　总票数（92）

【共识等级】一级共识（一致共识）

13. 如何选择全髋置换还是半髋置换？

【建议】全髋置换相比于人工股骨头置换，其长期效果具有明显的优势，因此应当首选全髋关节置换。当患者高龄、一般情况较差、手术风险高、患者活动量很少时，为了减少患者骨折的疼痛及手术风险，也可以考虑单纯人工骨头置换手术。

【证据等级】☑A级　□B级　□C级

【投票结果】同意/率（90/97.82%）　不同意（0）　弃权（2）　总票数（92）

【共识等级】一级共识（一致共识）

14. 骨水泥假体松动需要进行翻修手术时，由于髓腔内侧皮质骨小梁间隙中已经嵌入大量骨水泥，行生物柄翻修是否会影响骨长入或骨长上？

【建议】骨水泥假体翻修时，如果骨缺损不多，髓腔内的骨水泥整块取出；骨量充足时，可以进行生物型假体翻修。骨小梁中残留的少量骨水泥一般不会影响压配良好的生物柄的固定效果。

【证据等级】☑A级　□B级　□C级

【投票结果】同意/率（86/93.47%）　不同意（1）　弃权（5）　总票数（92）

【共识等级】二级共识（强烈共识）

15. 股骨近端髓腔形态 dorr3 型是否应该使用骨水泥假体固定，而放弃非水泥假体？

【建议】股骨近端 dorr3 型髓腔也称烟囱形髓腔，如果股骨峡部也增宽，不能获得良好的初始固定，则应该尽量放弃生物型固定假体而使用骨水泥固定型假体。

【证据等级】☑A级　□B级　□C级

【投票结果】同意/率（84/91.30%）　不同意（8）　弃权（0）　总票数（92）

【共识等级】二级共识（强烈共识）

16. 行人工全髋关节置换手术时，术前准备不同偏心距（offset）假体是否是必要的？

【建议】意义不大，也不太现实，不建议准备多个品牌的假体。

【证据等级】□A级　☑B级　□C级

【投票结果】同意/率（88/95.65%）　不同意（1）　弃权（3）　总票数（92）

【共识等级】一级共识（一致共识）

（陶树清　袁　泉　于永波　尹文哲）

（五）TJA 术中并发症及其处理

1. 如何减少 THA、TKA 术中出血？如何避免血管、神经损伤？

【建议】①优化手术操作，选择微创切口可减少组织损伤和出血。熟悉重要血管和神经的解剖位置，熟练掌握手术步骤，缩短手术时间。②膝关节置换手术中合理应用止血带。③应用氨甲环酸（tranexamic acid，TXA）。

【证据等级】☑A级　□B级　□C级

【投票结果】同意/率（89/96.74%）　不同意（0）　弃权（3）　总票数（92）

【共识等级】一级共识（一致共识）

2. 术中出现大转子撕脱骨折，如何处理？

【建议】根据骨折大小及移位情况不同，可采用钢丝捆扎、克氏针加张力带、大转子钩螺钉固定等治疗方案。

【证据等级】□A级　☑B级　□C级

【投票结果】同意/率（86/93.47%）　不同意（0）　弃权（6）　总票数（92）

【共识等级】二级共识（强烈共识）

3. 术中安装股骨非骨水泥假体后发现骨折，是否需要重新取出假体，固定后再植入？

【建议】需依据骨折的位置、范围及假体稳定性进行判断，如骨折线短无明显移位、假体稳定，可以无须处理；如果骨折线长、移位明显、影响假体稳定，可以先将假体退出一段距离，或者取出假体固定骨折部位后再置入假体。

【证据等级】□A级　☑B级　□C级

【投票结果】同意/率（89/96.74%）　不同意（0）　弃权（3）　总票数（92）

【共识等级】一级共识（一致共识）

4. 在初次髋关节置换手术时，拟使用生物固定型臼杯，臼杯螺钉的长度如何选择？

【建议】建议臼杯螺钉长度选择在 15～30mm，进钉位置通常为髋臼的前上、外上、后上方的进钉安全区内，既可以保证足够的稳定，同时还能避免损伤骨盆内血管神经，同时也避免了螺钉过长而导致的应力集中风险。

【证据等级】□A级　□B级　☑C级

【投票结果】同意/率（87/94.56%）　不同意（1）　弃权（4）　总票数（92）

【共识等级】二级共识（强烈共识）

5. 初次髋关节置换臼底磨透的处理方式有哪些？若没有大号臼杯如何处理？

【建议】可以考虑直接使用大号臼杯以及植骨重建臼底后再安装合适型号臼杯这两种方法，通常可以解决髋臼底磨漏的问题。

若髋臼假体试模适配牢固，股骨头旋转中心固定，可依据情况植骨填补缺损；若缺损严重且无大臼杯，可植入钛网、钽金属垫块等结合打压植骨，修补髋臼，增加髋臼假体的稳定性。

【证据等级】□A级　☑B级　□C级

【投票结果】同意/率（92/100%）　不同意（0）　弃权（0）　总票数（92）

【共识等级】一级共识（一致共识）

6. 手术时发现髋臼前倾角安装偏差过大，应该如何处理？

【建议】当发现人工髋臼杯前倾角安装偏差过大时，可以取下螺钉，旋转臼杯假体角度调至正常前倾角后再旋入螺钉固定。偏差较少者，也可以通过调整髋臼内衬的限制性高边的位置以做弥补性处置。必要时取下已装臼杯，增加髋臼型号，矫正偏差角度，重新安装大一号的新臼杯。

【证据等级】□A级　☑B级　□C级

【投票结果】同意 / 率（87/94.56%）　　不同意（1）　　弃权（4）　　总票数（92）

【共识等级】二级共识（强烈共识）

7. 髋关节置换术后早期脱位的原因与预防措施有哪些？

【建议】早期脱位原因分为患者自身因素与手术因素。自身因素包括患者年龄、术后依从性，以及是否有关节手术史和神经系统疾病等；手术因素包括手术入路的选择，软组织修复是否到位，以及关节假体的安放位置是否恰当。减少早期脱位的发生一是选择正确的手术适应证；二是提高手术技术，确保假体位置安装正确；三是尽量选择大直径的球头；四是正确的术后指导，增加患者的依从性。

【证据等级】☑A 级　　□B 级　　□C 级

【投票结果】同意 / 率（87/94.56%）　　不同意（1）　　弃权（4）　　总票数（92）

【共识等级】二级共识（强烈共识）

8. 如何避免术中髋臼与股骨近端的隐匿骨折？处理原则是什么？

【建议】术前根据患者情况制订治疗方案及假体选择，术中避免暴力操作，对于骨质疏松严重患者应使用水泥型假体。髋臼隐匿裂隙骨折，通常不需固定。臼杯固定不牢固者，更换大号臼杯，螺钉加强固定。髋臼底碎裂出现骨缺损，则需要植骨修复。股骨侧单一线性劈裂、假体稳定，可环扎钢丝或钢索。如果劈裂严重，假体不稳定，应取出假体，固定骨折后改加长柄假体再重新进行安装，或改用水泥型假体。

【证据等级】□A 级　　☑B 级　　□C 级

【投票结果】同意 / 率（86/93.47%）　　不同意（1）　　弃权（5）　　总票数（92）

【共识等级】二级共识（强烈共识）

9. 严重骨质疏松患者 THA，股骨干骨折风险较高，如何避免？若已发生，应如何处理？

【建议】严重骨质疏松患者，预防全髋关节置换术中股骨段假体周围骨折的首要方案是充分完备的术前准备，尽量使用水泥型假体。术中规范化操作，避免暴力手法。

如果术中发生了股骨假体周围骨折，明确骨折分型、假体稳定性及骨质情况，可采用钢丝环扎、记忆合金环抱器、锁定钢板、长柄翻修假体等治疗手段。

【证据等级】☑A 级　　□B 级　　□C 级

【投票结果】同意 / 率（90/97.82%）　　不同意（0）　　弃权（2）　　总票数（92）

【共识等级】一级共识（一致共识）

10. 什么情况下容易发生股骨柄远端穿出骨皮质？怎样发现与处理？

【建议】多发生于严重骨质疏松或伴有股骨近端畸形者，磨锉髓腔或安装假体时，过度增加内翻或外翻的力量，导致假体安放时偏离股骨中轴线，穿出皮质。

发现与处理：有严重骨质疏松症或股骨近端畸形者，开髓后入锉不顺利，或安装柄假体时不顺利，则安装股骨柄假体后，需做肢体外触摸检查，怀疑有穿出时，术中拍 X 线片即可确诊。确定穿出者，往往需要取出假体，延长刀口，矫正畸形，重新安装。

【证据等级】□A 级　　☑B 级　　□C 级

【投票结果】同意 / 率（88/95.56%）　　不同意（0）　　弃权（4）　　总票数（92）

【共识等级】一级共识（一致共识）

11. 安装股骨柄及球头复位后，发现关节松弛，极易脱出，如何分析与处理？

【建议】此种情况原因通常是，股骨侧截骨过多或老年人肌肉松弛。处理方法：增加假体的颈长，复位使后轴线牵拉头臼间距离不超过 5mm。如果这一操作不能解决，则取出假体，更换增加合适型号的新假体，重新安装。

【证据等级】☑A 级　　□B 级　　□C 级

【投票结果】同意 / 率（89/96.74%）　　不同意（1）　　弃权（2）　　总票数（92）

【共识等级】一级共识（一致共识）

12. THA 术中复位困难有什么原因，怎样才能避免？

【建议】正常情况下初次 THA 不应出现此种情况。但在 DDH 患者，或股骨近端有畸形时，可因为旋转中心距离不匹配、软组织张力过大引起。避免方法：术前计划好旋转中心位置，评估股骨侧是否需要转自下截骨，适当的软组织松解、术中假体试模测试，基本上可以避免发生复位困难。

【证据等级】☑A 级　　□B 级　　□C 级

【投票结果】同意 / 率（88/95.65%）　　不同意（0）　　弃权（4）　　总票数（92）

【共识等级】一级共识（一致共识）

13. DDH 患者进行 THA 后，出现足趾麻木、活动无力、足背动脉搏动减弱或消失，甚至足端苍白，一般是什么原因？如何处理？

【建议】这种表现被称为肢体过度牵拉综合征，原因是单次肢体延长牵拉超过了 4cm，若发生此类症状，应迅速屈曲髋膝关节，减轻下肢神经、血管张力，如仍不能缓解，则需返回手术室重新手术，再短缩截骨，重新安装假体，多能缓解症状。发生此情况后，术后应予以营养神经对症治疗，配合康复锻炼进行恢复。

【证据等级】☑A 级　　□B 级　　□C 级

【投票结果】同意 / 率（90/97.82%）　　不同意（0）　　弃权（2）　　总票数（92）

【共识等级】一级共识（一致共识）

14. 膝关节置换术中如何避免损伤后方的腘动脉和静脉？

【建议】正确使用止血带，清晰术野，关节后方操作尽量不超出关节囊，就可避免腘血管的损伤。另外，止血带压力不要过高，时间在 90min 以内，也可完全避免止血带导致的血管损伤。

【证据等级】☑A 级　　□B 级　　□C 级

【投票结果】同意 / 率（88/95.65%）　　不同意（0）　　弃权（4）　　总票数（92）

【共识等级】一级共识（一致共识）

15. 内侧副韧带损伤在手术操作的哪一步容易发生？如何避免？

【建议】内侧副韧带损伤通常在内侧软组织松解、内侧半月板切除、使用摆锯胫骨截骨时容易发生。应在术中注意内侧副韧带的保护，术者应熟悉膝关节解剖，正确使用撑开器，先切除骨赘再松解韧带，正确使用摆锯，保护副韧带等。

【证据等级】□A 级　　☑B 级　　□C 级

【投票结果】同意 / 率（88/95.65%）　　不同意（0）　　弃权（4）　　总票数（92）

【共识等级】一级共识（一致共识）

（李春龙　李　超）

（六）术后下肢深静脉血栓的预防管理

1. 关节置换的患者是否应常规评估静脉血栓栓塞症风险？有哪些高风险因素？如何操作？

【建议】老年人进行关节置换的患者，本身就是术后 DVT 高风险人群，术后都应该进行血栓预防处理。深静脉血栓形成风险评估中，高风险因素包括年龄≥75 岁、大手术持续 2～3h、肥胖（BMI＞30）、浅静脉、深静脉血栓或肺栓塞病史、血栓家族史、现患恶性肿瘤或进行化学治疗、狼疮抗凝物阳性等。极高危因素包括脑卒中、急性脊髓损伤、下肢关节置换术、骨盆或下肢骨折、多发性创伤大手术（超过 3h）。推荐采用血栓 Caprini 风险评估进行术前静脉血栓栓塞症评分，根据静脉血栓栓塞症危险度评分情况选择预防措施。

【证据等级】☑A 级　　□B 级　　□C 级

【投票结果】同意 / 率（88/95.56%）　　不同意（0）　　弃权（4）　　总票数（92）

【共识等级】一级共识（一致共识）

2. 深静脉血栓形成后可以继发肺栓塞，心房（室）内附壁血栓脱落后，也可以发生肺栓塞，甚至这两种情况都可以发生致死性 PTE，两者有什么区别？

【建议】虽然最终的肺栓塞结局可能相同，但区别在于栓子的来源不同，发病情况也略有差异。DVT 导致的肺栓塞，血栓来源于下肢深静脉血栓脱落，多有高危因素，血栓较新鲜，栓子体积较大，多半于静息状态发病，可预防处理。心房附壁血栓脱落导致的肺栓塞，患者均存在不同程度的心脏基础疾病，如风湿性心脏病伴心房颤动及单纯性心房颤动等。多于兴奋时发病，栓子陈旧、多数患者血栓体积较小，一般很难溶解再通。

【证据等级】☑A 级　　□B 级　　□C 级
【投票结果】同意 / 率（88/95.65%）　　不同意（0）　　弃权（4）　　总票数（92）
【共识等级】一级共识（一致共识）

3. 预防 VTE 使用抗凝血药有哪些收益？又有哪些风险？可以参考什么指南？

【建议】采用抗凝血药预防措施的收益包括降低 VTE 的发生率、死亡率，可以减轻患者痛苦，减少医疗费用支出。

风险在于，有一定的出血风险，特别是具有如下出血风险的患者：①大出血病史；②严重肾功能不全；③联合应用抗血小板药；④手术创伤程度因素。

应充分权衡血栓风险和出血风险的利弊，合理选择使用或停用抗凝血药，可参考《中国骨科大手术静脉血栓栓塞症预防指南》。

【证据等级】☑A 级　　□B 级　　□C 级
【投票结果】同意 / 率（89/96.74%）　　不同意（0）　　弃权（3）　　总票数（92）
【共识等级】一级共识（一致共识）

4. 临床观察可见 DVT 多发生于患者的左下肢，为什么？

【建议】左侧髂总静脉受到同侧髂总动脉及腰骶椎共同的挤压而引起腔径略狭窄，左髂总静脉、左下肢静脉及盆腔静脉回流受阻。这样的组织结构结合其他先天或后天性的血栓形成危险因素，会容易导致左下肢深静脉血栓形成。

【证据等级】☑A 级　　□B 级　　□C 级
【投票结果】同意 / 率（92/100%）　　不同意（0）　　弃权（0）　　总票数（92）
【共识等级】一级共识（一致共识）

5. TJA 术后 VTE 的预防有哪些方法？

【建议】TJA 术后对于 VTE 的预防有基本预防措施、物理预防措施和药物预防措施三种，建议三种预防措施联合应用。

【证据等级】☑A 级　　□B 级　　□C 级
【投票结果】同意 / 率（92/100%）　　不同意（0）　　弃权（0）　　总票数（92）
【共识等级】一级共识（一致共识）

6. 很多患者有应用抗凝血药治疗史，当他们需要进行关节置换术时，术前是否需要暂停服用阿司匹林？

【建议】一般情况下，需要术前 5～7d 停用华法林或硫酸氢氯吡格雷等药物的服用，但阿司匹林抗血小板药目前认为可不必停药或只停 1d 即可。停药期间桥接抗凝，可以口服 Xa 因子抑制药或低分子量肝素，术前 1d 停药即可。

【证据等级】☑A 级　　□B 级　　□C 级
【投票结果】同意 / 率（88/95.65%）　　不同意（0）　　弃权（4）　　总票数（92）
【共识等级】一级共识（一致共识）

7. 术前超声检查时，发现小腿内有无症状性肌间血栓，能够进行 TJA 吗？

【建议】对于术前超声检查发现小腿无症状肌间血栓者，TJA 前需要评估栓塞风险、抗凝血治疗 2 周后再进行比较安全；若需急诊 TJA，有人主张可行下腔静脉滤器置入后再手术，以防止血栓脱落引起致死性 PE，但也有不同意见。

【证据等级】☑A 级　　□B 级　　□C 级
【投票结果】同意 / 率（85/92.39%）　　不同意（3）　　弃权（4）　　总票数（92）
【共识等级】二级共识（强烈共识）

8. 关节置换术后，抗凝血药一般用多长时间？

【建议】膝关节置换术后，患者应用抗凝血药预防时间最少 10～14d，THA 术后患者建议延长至 35d。
【证据等级】☑A 级　　□B 级　　□C 级
【投票结果】同意 / 率（90/97.82%）　　不同意（0）　　弃权（2）　　总票数（92）
【共识等级】一级共识（一致共识）

9. TJA 术后多长时间开始应用抗凝血药预防 DVT 的发生，为了取得更好的效果，给药时机应注意什么？

【建议】TJA 术后，未使用氨甲环酸者一般在术后 12～24h 后使用低分子量肝素或沙班类抗凝血药；应用氨甲环酸者推荐术后 6～12h 开始应用抗凝血药。由于 DVT 多发生于静息状态中，因此，建议晚间临睡前给抗凝血药，以使患者在静息状态时血中药物浓度最高。

【证据等级】☑A 级　□B 级　□C 级
【投票结果】同意 / 率（92/100%）　不同意（0）　弃权（0）　总票数（92）
【共识等级】一级共识（一致共识）

10. 什么情况，需要考虑放置下腔静脉滤器？

【建议】①髂、股静脉或下腔静脉内有漂浮血栓。②急性 DVT 拟行经皮导管溶栓（CDT）、经皮血栓机械清除术（PMT）或手术取栓等血栓清除术者。③具有急性 DVT、PE 高危因素者拟行腹部、盆腔或下肢手术。

【证据等级】☑A 级　□B 级　□C 级
【投票结果】同意 / 率（90/97.82%）　不同意（0）　弃权（2）　总票数（92）
【共识等级】一级共识（一致共识）

11. TJA 术后发生隐性出血有什么表现？如何处理？

【建议】术后有贫血表现，连续 3d 查血常规，血红蛋白显著降低，且降低的程度与可观察到的失血量不符，考虑为隐性失血。隐性失血主要原因是手术创伤及止血带应用导致的纤溶亢进。因此，减少隐性出血最有效的措施在于预防，优化止血带使用，围术期使用氨甲环酸抗纤溶。

【证据等级】☑A 级　□B 级　□C 级
【投票结果】同意 / 率（89/96.74%）　不同意（1）　弃权（2）　总票数（92）
【共识等级】一级共识（一致共识）

12. 血友病患者髋、膝关节置换术后仍需抗凝血药预防 DVT 吗？

【建议】血友病患者髋、膝关节置换术后无须常规接受药物抗凝血治疗，但仍应接受其他 VTE 预防措施，如使用弹力绷带、采用静脉泵、早期主动踝关节背屈训练和及早下床活动。

【证据等级】□A 级　□B 级　☑C 级
【投票结果】同意 / 率（87/94.56%）　不同意（0）　弃权（5）　总票数（92）
【共识等级】二级共识（强烈共识）

13. 关节置换术后，患者开始离床功能锻炼了，是否说明 DVT 发生风险开始减低？

【建议】离床功能锻炼是预防 DVT 基础预防措施，可降低 DVT 风险，但髋、膝关节置换患者是 VTE 发生的极高危人群，即便离床活动仍需要进行物理预防和药物预防。

【证据等级】☑A 级　□B 级　□C 级
【投票结果】同意 / 率（87/94.56%）　不同意（0）　弃权（5）　总票数（92）
【共识等级】二级共识（强烈共识）

14. 关节置换术围术期使用氨甲环酸止血药物，与抗凝血药是否会发生矛盾？止血药是否会增加 DVT 发生率？

【建议】使用止血药和抗凝血药单纯从作用效果考虑两者之间似乎是有矛盾的，但在使用氨甲环酸后及时、序贯使用抗凝血药以达到抗纤溶和抗凝血的平衡，能使氨甲环酸发挥最大止血效果同时又不增加 DVT 发生风险。合理的使用氨甲环酸并不增加术后 DVT 的发生风险。

【证据等级】☑A 级　□B 级　□C 级
【投票结果】同意 / 率（89/96.74%）　不同意（0）　弃权（3）　总票数（92）
【共识等级】一级共识（一致共识）

（隋福革　李　锋）

（七）假体周围感染的诊断与防治

1. 假体周围感染未得到及时治疗，迁延时间过长有什么样的局部与全身性危害？

【建议】局部：皮温升高，肿胀，感染在假体周围的骨和软组织内侵犯播散，甚至形成脓肿、窦道等情况。休息或主、被动活动均存在的患侧关节疼痛，负重加重。全身：毒血症、低蛋白血症、体温升高（急性或慢性）。

【证据等级】□A 级　　☑B 级　　□C 级

【投票结果】同意 / 率（90/97.82%）　　不同意（2）　　弃权（0）　　总票数（92）

【共识等级】一级共识（一致共识）

　　2. 人工关节置换手术的假体周围感染，怎样确定诊断？

【建议】通常需要结合实验室检查、组织病理学、微生物学、临床表现及影像学进行综合评估。以下标准出现一条即可诊断：①临床表现出现窦道或瘘管形成或假体周围可见脓液形成；②组织学炎症表现每 10 个高倍镜视野下，发现≥ 23 个粒细胞；③关节腔穿刺液细胞计数白细胞＞ 2000/μl，或中性粒细胞百分比＞ 70%；④微生物学检测关节液或≥ 2 份组织样本或超声裂解液（≥ 50cfu/ml）细菌培养阳性。详细标准可参考 AAOS、国际骨与软组织感染协会 PJI 诊断标准。

【证据等级】☑A 级　　☑B 级　　□C 级

【投票结果】同意 / 率（92/100%）　　不同意（0）　　弃权（0）　　总票数（92）

【共识等级】一级共识（一致共识）

　　3. TJA 中，引起感染的风险因素包括患者状态、有无层流手术间、严格的无菌操作、术中出血量、手术时间等因素，你赞同吗？

【建议】赞同。这些都是能够增加术后 PJI 的危险因素。

【证据等级】☑A 级　　□B 级　　□C 级

【投票结果】同意 / 率（91/98.91%）　　不同意（1）　　弃权（0）　　总票数（92）

【共识等级】一级共识（一致共识）

　　4. 假体周围感染常见的临床表现是什么？

【建议】常表现为患侧关节的疼痛、肿胀、活动障碍，进一步发展为切口炎症浸润、流脓、与假体相通的窦道，全身发热、寒战等。

【证据等级】☑A 级　　□B 级　　□C 级

【投票结果】同意 / 率（89/96.74%）　　不同意（1）　　弃权（2）　　总票数（92）

【共识等级】一级共识（一致共识）

　　5. 假体周围感染的影像学检查有哪些表现？

【建议】X 线片表现为出现局灶性骨质减少、骨溶解、骨水泥破裂等征象，在骨水泥表面观察到假体位置变化、骨膜反应、骨水泥裂缝、经皮窦道等，但这种表现多见于晚期 PJI。CT 表现可见皮下脓肿、关节积液、窦道、骨质侵蚀和假体松动等。

【证据等级】☑A 级　　□B 级　　□C 级

【投票结果】同意 / 率（90/97.82%）　　不同意（1）　　弃权（1）　　总票数（92）

【共识等级】一级共识（一致共识）

　　6. 假体周围感染术前是否一定要确定病原体？如何提高病原体检出率？

【建议】急性感染者，不一定非要确定病原体；晚期假体周围感染者，一定要确定病原体。虽然确定病原体对假体周围感染的手术至关重要，但对于急性感染的患者，如果等待病原体的检出，有可能会促进生物膜的形成并影响手术干预的结果，应该及时手术干预。关节液及假体周围组织可采用血培养瓶的培养方式可提高病原体检出率。

【证据等级】□A 级　　☑B 级　　□C 级

【投票结果】同意 / 率（88/95.65%）　　不同意（3）　　弃权（1）　　总票数（92）

【共识等级】一级共识（一致共识）

　　7. 术前未明确诊断，术中判定假体周围是否有感染，快速病理检查能否确定？

【建议】能确定，术中冰冻切片和石蜡切片对假体周围感染都有辅助诊断价值，诊断标准为每高倍镜视野下≥ 5 个中性粒细胞，但也与病理科医生的经验及取材的部位有关。

【证据等级】□A 级　　☑B 级　　□C 级

【投票结果】同意 / 率（80/86.96%）　　不同意（3）　　弃权（9）　　总票数（92）

【共识等级】二级共识（强烈共识）

8. 组织病理学诊断标准，中性粒细胞每高倍镜视野的数量：无感染＜5个，感染＞10个，同意吗？

【建议】同意，但需要补充，因为 5～10 个也提示感染，但也与病理科医生的经验及取材的部位相关。

【证据等级】□A级　☑B级　□C级

【投票结果】同意 / 率（89/96.74%）　不同意（1）　弃权（2）　总票数（92）

【共识等级】一级共识（一致共识）

9. 早期假体周围感染，是否一定要取出假体进行治疗？

【建议】不一定，这一问题还有争议。针对初次髋、膝关节置换术后 1 个月内出现的 PJI，采用保留假体清创，更换可动组件，全身联合局部应用抗生素，部分病例也可以获得比较满意的临床疗效，但仍有一定的手术失败率。

【证据等级】□A级　☑B级　□C级

【投票结果】同意 / 率（90/97.82%）　不同意（1）　弃权（1）　总票数（92）

【共识等级】一级共识（一致共识）

10. 抗生素骨水泥占位器（Spacer）制备时，有哪些要求？添加的抗生素是否越多越好？

【建议】根据术前细菌培养及药敏试验结果选取敏感耐热抗生素，术前若无细菌培养及药敏结果则常规加入万古霉素。抗生素与骨水泥比例（质量分数）不超过 10%。并非抗生素越多越好，过多的抗生素会影响占位器的抗压强度。

【证据等级】□A级　☑B级　□C级

【投票结果】同意 / 率（89/96.74%）　不同意（3）　弃权（0）　总票数（92）

【共识等级】一级共识（一致共识）

11. 使用脉冲冲洗是否会降低感染的发生率？是否会影响假体的骨长入或骨长上？

【建议】使用脉冲冲洗能够降低感染的发生率，不会影响假体的骨长入或骨长上。

【证据等级】□A级　☑B级　□C级

【投票结果】同意 / 率（88/95.65%）　不同意（0）　弃权（4）　总票数（92）

【共识等级】一级共识（一致共识）

12. 对假体周围感染病例检查 D- 二聚体有多大意义？它是否可以有效反映感染的情况？

【建议】血清 D - 二聚体诊断 PJI 的敏感性为 89.5%，特异性为 92.8%，优于 ESR 和血清 CRP。D - 二聚体是一种纤维蛋白降解产物，也能反映感染关节内的炎症，D - 二聚体可以作为一个很好的筛选工具诊断 PJI。

【证据等级】□A级　☑B级　□C级

【投票结果】同意 / 率（86/93.74%）　不同意（2）　弃权（4）　总票数（92）

【共识等级】二级共识（强烈共识）

13. 当万古霉素耐药或者为革兰阴性杆菌感染时，二期翻修占位器（spacer）选择哪些抗生素？

【建议】可以选择庆大霉素或者妥布霉素代替万古霉素。

【证据等级】☑A级　□B级　□C级

【投票结果】同意 / 率（88/95.65%）　不同意（2）　弃权（2）　总票数（92）

【共识等级】一级共识（一致共识）

14. TJA 时，术区置入抗生素粉末，是否可以有效预防或治疗假体周围感染？是否合乎国家卫健委的相关抗生素使用规范要求？

【建议】万古霉素是骨科手术术区常用的抗生素，可以有效预防假体周围感染。中国专家共识中未有万古霉素局部应用说明，但抗生素（最常用的就是万古霉素）骨水泥链珠及抗生素骨水泥占位器在骨关节感染中的应用已达成共识，所以术区局部使用万古霉素粉剂是可以的。

【证据等级】□A级　☑B级　□C级

【投票结果】同意 / 率（86/93.47%）　不同意（5）　弃权（1）　总票数（92）

【共识等级】二级共识（强烈共识）

15. 术区周围深部组织鸡尾酒封闭是否会提高感染发生的概率？

【建议】术区及切口局部封闭不会提高感染发生率。

【证据等级】□A 级　☑B 级　□C 级

【投票结果】同意 / 率（90/97.82%）　不同意（0）　弃权（2）　总票数（92）

【共识等级】一级共识（一致共识）

16. 假体周围感染病例，如何选择一期翻修或二期翻修？各有什么优劣之势？

【建议】目前缺乏高质量文献对比一期翻修和二期翻修，二期置换仍然是治疗 PJI 的金标准。医师可结合个人经验和患者经济条件，以及局部软组织情况是否良好、有无骨缺损、感染程度，选择一期或二期翻修。

　　一期翻修置换在适应证选择适当时，感染控制率接近二期置换，优点是减轻患者痛苦，减少费用。二期翻修有很高的感染控制率，但增加住院时间和医疗费用。

【证据等级】☑A 级　□B 级　□C 级

【投票结果】同意 / 率（90/97.82%）　不同意（0）　弃权（2）　总票数（92）

【共识等级】一级共识（一致共识）

17. 髋关节置换术后假体周围感染，在行 3 次抗生素骨水泥占位器失败后，是否是截肢的适应证？

【建议】在 3 次及以上抗生素骨水泥占位器手术失败后，感染仍未控制，截肢术可作为待选治疗方案。

【证据等级】□A 级　☑B 级　□C 级

【投票结果】同意 / 率（89/96.74%）　不同意（1）　弃权（2）　总票数（92）

【共识等级】一级共识（一致共识）

18. 预防 TJA 术后感染，应采取哪些措施？

【建议】改善患者除本次需手术的关节以外的全身性疾病，如糖尿病、风湿免疫疾病等；认真做好术前准备，减少致感染因素；术中注意无菌操作，应用抗菌植入材料，控制手术时间；根据情况避免尿管及引流管的使用，或减少其使用时间；预防性使用抗生素；术后加强手术切口护理。

【证据等级】□A 级　☑B 级　□C 级

【投票结果】同意 / 率（88/95.65%）　不同意（0）　弃权（4）　总票数（92）

【共识等级】一级共识（一致共识）

19. 术后假体周围感染的早期检查、检验指标有哪些？

【建议】红细胞沉降率和 C 反应蛋白等血清学标志物，关节穿刺液分析，以及影像学检查。

【证据等级】□A 级　☑B 级　□C 级

【投票结果】同意 / 率（87/94.56%）　不同意（0）　弃权（5）　总票数（92）

【共识等级】二级共识（强烈共识）

20. 人工关节置换手术后，假体周围的早期感染、迁延性感染的常见原因是什么？

【建议】早期假体周围感染的常见原因包括术前患者身体健康状况、术中无菌、手术时间控制、术中软组织损害程度，以及引流管过长时间使用。

　　迁延性感染的原因主要是健康状态、卫生环境及身体其他部位感染情况。

【证据等级】□A 级　☑B 级　□C 级

【投票结果】同意 / 率（87/94.56%）　不同意（0）　弃权（5）　总票数（92）

【共识等级】二级共识（强烈共识）

21. 手术前伴有轻度尿路感染、牙痛等情况时，是否可以直接手术？

【建议】建议待症状性尿路感染（UTI）纠正后再行人工关节置换手术；具有口腔活动性感染导致牙痛的患者应该推迟人工关节置换手术。

【证据等级】□A 级　☑B 级　□C 级

【投票结果】同意 / 率（88/95.65%）　不同意（0）　弃权（4）　总票数（92）

【共识等级】一级共识（一致共识）

22. 伴有类风湿关节炎等疾病的患者在进行 TJA 前，如果 CRP 增高是否影响手术的进行？应该遵循怎样的原则？

【建议】非活动性类风湿关节炎患者，如果关节置换术前 CRP 轻度增高，不建议推迟手术；如果伴有类风湿活动期，则不建议手术，应先行抗风湿治疗，达到类风湿活动相对静止期后再手术。

【证据等级】☑A级　□B级　□C级

【投票结果】同意 / 率（89/96.74%）　不同意（0）　弃权（3）　总票数（92）

【共识等级】一级共识（一致共识）

23. 多次翻修的假体周围感染在抗生素的应用方面，是否考虑抗生素的升级、联合使用及时间延长？

【建议】建议多次假体翻修感染患者参考初次假体周围感染时的治疗流程，根据药敏试验结果采用个体化原则治疗，根据患者病情可联合用药及延长抗生素使用时间。

【证据等级】□A级　☑B级　□C级

【投票结果】同意 / 率（88/95.65%）　不同意（0）　弃权（4）　总票数（92）

【共识等级】一级共识（一致共识）

24. 早期假体周围感染的诊断手段是什么？（无明显窦道形成和脓性引流液时）

【建议】通过患者疼痛症状、切口局部征象，结合实验室检验（白细胞、CRP、ESR、降钙素原、D-二聚体、细菌培养）及影像学检查来判断。

【证据等级】□A级　☑B级　□C级

【投票结果】同意 / 率（92/100%）　不同意（0）　弃权（0）　总票数（92）

【共识等级】一级共识（一致共识）

25. 假体周围感染治疗方案包括清创、长期抗生素治疗、移除植入物、抗生素骨水泥占位器的使用或髋关节离断手术，如何掌握其基本选择原则？

【建议】患者感染症状轻微、全身状态不允许或患者拒绝手术时，可以非手术的单纯抗生素治疗；清创、更换活动垫片（DAIR）手术可应用于术后早期 PJI 及急性血源性感染中，且症状持续时间 < 4 周；晚期慢性感染建议移除植入物，彻底清创后，行一期翻修或者使用抗生素骨水泥占位器，感染控制后行二期翻修；若连续三次抗生素骨水泥占位器使用后，仍无法控制者，则需要考虑占位器取出旷置、截肢或关节离断术。

【证据等级】□A级　☑B级　□C级

【投票结果】同意 / 率（90/97.82%）　不同意（2）　弃权（0）　总票数（92）

【共识等级】一级共识（一致共识）

26. 假体周围感染致全身明显感染症状（发热、萎靡、烦躁、活动障碍等）的患者，如何选择治疗计划？

【建议】PJI 合并全身性脓毒症患者，先通过手术减少微生物负荷，手术方式可以是保留假体，也可以是取出假体，同时进行系统的抗微生物治疗。假体再植入应推迟到治愈败血症后。

【证据等级】□A级　☑B级　□C级

【投票结果】同意 / 率（92/100%）　不同意（0）　弃权（0）　总票数（92）

【共识等级】一级共识（一致共识）

（宋科官　王声雨）

（八）TJA 术后的康复管理

1. 加速康复的概念是什么？包括哪些具体内容？其中最重要的是什么？

【建议】加速康复（enhanced recovery after surgery，ERAS）的概念：采用有循证医学证据证明有效的围术期处理措施，降低手术创伤的应激反应、减少并发症、提高手术安全性和患者满意度，从而达到加速康复的目的，缩短住院时间，减少住院费用。

加速康复具体包括患者教育、营养支持、麻醉管理、微创操作、围术期血液管理、预防感染、预防 VTE、优化镇痛方案的疼痛管理、睡眠管理、优化止血带应用、优化引流管应用、伤口管理、优化尿管应用、预防术后恶心呕吐、功能锻炼、出院后管理及随访管理，其中最重要的是疼痛管理。

【证据等级】☑A级　□B级　□C级

【投票结果】同意 / 率（92/100%）　不同意（0）　弃权（0）　总票数（92）

【共识等级】一级共识（一致共识）

2. TJA 术后普通康复治疗有什么意义？是否一定要进行？髋、膝有否差别？

【建议】TJA 术后普通康复活动的意义是改善关节功能，包括行走、日常活动和关节活动度。术后早期康复训练对恢复患者肢体功能十分重要，并直接影响到手术治疗效果及患者今后的生活质量。髋、膝置换术后均应进行，只是具体方法不尽相同。

【证据等级】☑A 级　　□B 级　　□C 级

【投票结果】同意 / 率（88/95.65%）　　不同意（0）　　弃权（4）　　总票数（92）

【共识等级】一级共识（一致共识）

3. THA、TKA 术后康复治疗过程中，主要需要训练哪些功能项目？

【建议】主要以增强肌肉力量，改善关节活动功能的项目为主。THA 包括股四头肌等长收缩、关节主动活动、姿势、步态训练等。TKA 还可进行连续被动活动（CPM）。

【证据等级】☑A 级　　□B 级　　□C 级

【投票结果】同意 / 率（91/98.91%）　　不同意（0）　　弃权（1）　　总票数（92）

【共识等级】一级共识（一致共识）

4. 加速康复在 TJA 术后的意义如何？未来 TJA 术后管理有怎样发展方向？

【建议】加速康复（ERAS）可以促进 TJA 术后患者的早期活动，减少术后并发症，提高患者满意度，缩短住院时间，减少住院费用。ERAS 是未来 TJA 术后管理的发展方向，"十无"是未来术后的目标。

【证据等级】☑A 级　　□B 级　　□C 级

【投票结果】同意 / 率（88/95.65%）　　不同意（0）　　弃权（4）　　总票数（92）

【共识等级】一级共识（一致共识）

5. 系统的加速康复的执行环节中，哪些因素一定不能忽视？

【建议】我们在执行加速康复的环节中，应该实行多学科合作，每个因素均不能忽视。

【证据等级】☑A 级　　□B 级　　□C 级

【投票结果】同意（90/97.82%）　　不同意（0）　　弃权（2）　　总票数（92）

【共识等级】一级共识（一致共识）

6. 加速康复中，应怎样进行疼痛管理？超前镇痛意义是什么？

【建议】疼痛管理是通过实施疼痛评估，进行多模式镇痛、超前镇痛、个体化镇痛，将患者的疼痛控制在微痛甚至无痛的范围内。

超前镇痛的意义是可以阻止中枢敏化，提高痛阈，减少阿片类药使用，实现早期活动。

【证据等级】☑A 级　　□B 级　　□C 级

【投票结果】同意 / 率（92/100%）　　不同意（0）　　弃权（0）　　总票数（92）

【共识等级】一级共识（一致共识）

7. 常规生物型（非骨水泥型）THA 术后，如何建议无辅助器行走开始的时间？

【建议】与手术压配是否良好相关，压配完美者，可早期负重；压配欠缺者略晚负重。应在患者能完全承受身体重量，独立行走后（6 周）放弃助行器辅助。

【证据等级】□A 级　　☑B 级　　□C 级

【投票结果】同意 / 率（86/93.47%）　　不同意（2）　　弃权（4）　　总票数（92）

【共识等级】二级共识（强烈共识）

8. THA、TKA 术后，是否推荐常规使用引流管及放置时间？

【建议】THA、TKA 术后，可随医生的技术状况选择引流管，通常情况不建议使用引流管超过 24h，而且未来方向应该是随着手术技术的提高，不使用引流管。

【证据等级】□A 级　　☑B 级　　□C 级

【投票结果】同意 / 率（89/96.74%）　　不同意（0）　　弃权（3）　　总票数（92）

【共识等级】一级共识（一致共识）

9. TJA 术后早期加速康复功能锻炼，对于患者远期效果是否有影响?

【建议】有文献报道，ERAS 对远期效果没有影响，但可能会降低远期死亡率。

【证据等级】□ A 级　　□ B 级　　☑ C 级

【投票结果】同意 / 率（87/94.56%）　　不同意（0）　　弃权（5）　　总票数（92）

【共识等级】二级共识（强烈共识）

10. 高龄是否是髋关节置换术后康复过程中早期脱位的影响因素?

【建议】高龄不是 THA 早期脱位的独立性危险因素。

【证据等级】□ A 级　　□ B 级　　☑ C 级

【投票结果】同意 / 率（84/91.30%）　　不同意（2）　　弃权（6）　　总票数（92）

【共识等级】二级共识（强烈共识）

11. 专业的康复医师 / 机构指导下康复训练是否会提高常规髋关节置换患者远期效果?

【建议】可能不会，但目前尚无专业的康复医师 / 机构指导下康复训练的远期前瞻性随访报告。

【证据等级】□ A 级　　□ B 级　　☑ C 级

【投票结果】同意 / 率（87/94.56%）　　不同意（0）　　弃权（5）　　总票数（92）

【共识等级】二级共识（强烈共识）

（康永云　李　锋）

（九）TJA 手术室内的护理问题

1. 术前如何避免手术室内患者精神紧张?

【建议】热情转接，细致解释患者提问，简要说明术中情况，尊重患者隐私，理解患者的焦虑，转移患者的兴奋点，保持轻松的情绪。

【证据等级】☑ A 级　　□ B 级　　□ C 级

【投票结果】同意 / 率（88/95.65%）　　不同意（0）　　弃权（4）　　总票数（92）

【共识等级】一级共识（一致共识）

2. 术区消毒时，应如何避免消毒剂隐患?

【建议】细致核对碘消毒剂的类型、消毒剂的浓度、消毒剂在手术室常温下存放的时间，通常可以避免消毒剂失效所造成的隐患。

【证据等级】☑ A 级　　□ B 级　　□ C 级

【投票结果】同意 / 率（92/100%）　　不同意（0）　　弃权（0）　　总票数（92）

【共识等级】一级共识（一致共识）

3. 术区体位因素关键点是什么?

【建议】正确使用腋下垫、体位固定架、约束带，保证体位固定确实，裸露皮肤不与金属直接接触，骨突部位放置软垫。

【证据等级】□ A 级　　☑ B 级　　□ C 级

【投票结果】同意 / 率（92/100%）　　不同意（0）　　弃权（0）　　总票数（92）

【共识等级】一级共识（一致共识）

4. 术区灯光投射应如何配合才能避免照射盲区出现?

【建议】术区无影灯应在中线、高位照射，避免手术人员的投影影响。

【证据等级】□ A 级　　□ B 级　　☑ C 级

【投票结果】同意 / 率（88/95.65%）　　不同意（0）　　弃权（4）　　总票数（92）

【共识等级】一级共识（一致共识）

5. 手术中应如何管理止血带的使用?

【建议】下肢止血带尽量捆扎在大腿根部，压力设定应高于患者血压收缩压（100mmHg），设定时间一定要少于 1.5h。

【证据等级】☑A 级　　□B 级　　□C 级

【投票结果】同意 / 率（88/95.65%）　　不同意（0）　　弃权（4）　　总票数（92）

【共识等级】一级共识（一致共识）

6. 人工关节置换手术时，无菌术方面应注意哪些问题？

【建议】尽量在百级手术间进行，术前 30min 开启净化系统，严格执行术前外科手消毒，参加手术人员戴双层手套，预防性应用抗菌药物通常于切皮前 30min 首次给药，个别药物根据其半衰期确定首次给药时间（例如，万古霉素需要术前 1h 给药），手术时间＞ 3h 或出血＞ 1500ml 时，追加一次抗生素，使用植入物现用现开无菌包装，以免显露时间过长。

【证据等级】☑A 级　　□B 级　　□C 级

【投票结果】同意 / 率（90/97.82%）　　不同意（0）　　弃权（2）　　总票数（92）

【共识等级】一级共识（一致共识）

7. 手术室护士何时进行患者的安全核对？核对内容包括哪些？

【建议】手术护士在麻醉实施前、手术开始前、患者离开手术室前对手术患者进行安全核查；核查内容包括患者的姓名、性别、诊断、拟行的部位、手术方式、手术器械数目及送检材料等，以确保正确的手术患者、正确的手术部位和正确的手术方式。

【证据等级】☑A 级　　□B 级　　□C 级

【投票结果】同意 / 率（92/100%）　　不同意（0）　　弃权（0）　　总票数（92）

【共识等级】一级共识（一致共识）

（孙汝君　黄　卉）

（十）TJA 术后的护理问题

1. TJA 术后基础护理包括哪些项目？术前的哪些生活指导最为重要？

【建议】基础护理包括病情观察、心理护理、饮食护理、皮肤护理、肢体护理和体位转移，例如上下床、坐立姿势转换锻炼、生活自理能力适应性训练与指导。

术前适应性训练最为重要，包括练习床上大小便、学习术后功能锻炼的方法。

【证据等级】☑A 级　　□B 级　　□C 级

【投票结果】同意 / 率（92/100%）　　不同意（0）　　弃权（0）　　总票数（92）

【共识等级】一级共识（一致共识）

2. 对于 TJA 实施 ERAS 中，术后护理工作重点中的重点是哪项工作？

【建议】疼痛的综合管理。

【证据等级】☑A 级　　□B 级　　□C 级

【投票结果】同意 / 率（90/97.82%）　　不同意（0）　　弃权（2）　　总票数（92）

【共识等级】一级共识（一致共识）

3. THA 后，下肢应摆放在什么体位？需要加下肢牵引吗？

【建议】中立位外展 10°～30°，不需要加下肢牵引。

【证据等级】□A 级　　☑B 级　　□C 级

【投票结果】同意 / 率（92/100%）　　不同意（0）　　弃权（0）　　总票数（92）

【共识等级】一级共识（一致共识）

4. 老年人行 TJA 后，心理护理方面重要吗？一般应从哪些方面入手？

【建议】重要。应基础护理与心理干预相结合。了解患者基本情况，主动询问，耐心解答，建立信任关系，指导患者正确的放松减压方式，缓解患者焦虑情绪。

【证据等级】□A 级　　☑B 级　　□C 级

【投票结果】同意 / 率（88/95.65%）　　不同意（1）　　弃权（3）　　总票数（92）

【共识等级】一级共识（一致共识）

5. 怎样发现老年人出现术后谵妄症状？如何处理？

【建议】在术后 3d 内采取谵妄诊断量表（confusion assessment method，CAM）评估患者是否产生 POD。处理：病因治疗为主，对症治疗为辅，安全护理十分重要。

【证据等级】☑A 级　　　□B 级　　　□C 级

【投票结果】同意 / 率（89/96.74%）　　不同意（0）　　弃权（3）　　总票数（92）

【共识等级】一级共识（一致共识）

6. 实施 ERAS 之后，患者术后出院时间较早，出院后的联络服务重要吗？如何实施？

【建议】重要。可选择医护联动方式进行电话随访、微信视频指导、微信群督导。

【证据等级】□A 级　　　☑B 级　　　□C 级

【投票结果】同意 / 率（90/97.82%）　　不同意（0）　　弃权（2）　　总票数（92）

【共识等级】一级共识（一致共识）

7. 患者术后早期功能锻炼应遵循怎样的原则？

【建议】术后应尽早开展手术肢体的功能练习，但要遵守个体化原则、全面训练原则、循序渐进原则。

【证据等级】□A 级　　　☑B 级　　　□C 级

【投票结果】同意 / 率（88/95.65%）　　不同意（0）　　弃权（4）　　总票数（92）

【共识等级】一级共识（一致共识）

8. 冷疗对于缓解关节置换术后患者疼痛、肿胀是否有效？

【建议】冷疗在 TKA 术后 24h 内的应用也越来越多。冷疗被认为有缓解疼痛、减轻水肿、减少出血等作用。

【证据等级】□A 级　　　☑B 级　　　□C 级

【投票结果】同意 / 率（87/94.56%）　　不同意（0）　　弃权（5）　　总票数（92）

【共识等级】二级共识（强烈共识）

9. 术前吹气球训练对老年关节置换术后患者肺功能及生活质量是否有意义？

【建议】有意义，可以促进患者呼吸功能的恢复。

【证据等级】□A 级　　　☑B 级　　　□C 级

【投票结果】同意 / 率（92/100%）　　不同意（0）　　弃权（0）　　总票数（92）

【共识等级】一级共识（一致共识）

10. 家属同步功能锻炼（教会家属如何指导并监督患者的康复训练）对关节置换患者康复效果是否有必要？

【建议】有必要。可以提高患者的依从性，提高康复效果。

【证据等级】□A 级　　　☑B 级　　　□C 级

【投票结果】同意 / 率（88/95.65%）　　不同意（0）　　弃权（4）　　总票数（92）

【共识等级】一级共识（一致共识）

11. 关节置换患者围术期，加强营养支持与营养状态观察能否降低术后并发症的发生率？

【建议】加强营养支持是能减少术后全身不良并发症的发生率的。老年人围术期的营养支持是十分必要的，能提高身体抵抗力，有利于全身状态的恢复，降低不良反应的发生率。

【证据等级】☑A 级　　　□B 级　　　□C 级

【投票结果】同意 / 率（88/95.65%）　　不同意（0）　　弃权（4）　　总票数（92）

【共识等级】一级共识（一致共识）

12. 舒适护理在关节置换术患者围术期的应用是否值得推广应用？

【建议】舒适护理可以减轻患者及家属的思想负担，提高患者满意度及生存质量，因而值得临床护理工作者大力推广和应用。

【证据等级】☑A 级　　　□B 级　　　□C 级

【投票结果】同意 / 率（87/94.56%）　　不同意（0）　　弃权（5）　　总票数（92）

【共识等级】二级共识（强烈共识）

13. 翻身频率在关节置换术后患者康复过程中有什么影响？

【建议】应定时翻身，鼓励主动翻身。但翻身过频会减少卧床导致压疮等并发症的发生，会给患者带来痛苦，并且不恰当翻身可能导致继发损害。

【证据等级】☑A 级　　□B 级　　□C 级

【投票结果】同意 / 率（88/96.65%）　　不同意（0）　　弃权（4）　　总票数（92）

【共识等级】一级共识（一致共识）

14. 陪护人员负性心理对关节置换术患者的影响及对策有哪些？

【建议】负性心理不利于患者康复，家属给予患者的情感支持有利于患者关节功能的恢复。护士的健康教育可以改善患者家属心理状况，让家属了解手术的整个康复过程与预期效果，采取家属协同式护理模式，可以明显改善患者术后生活质量。

【证据等级】☑A 级　　□B 级　　□C 级

【投票结果】同意 / 率（87/94.56%）　　不同意（0）　　弃权（5）　　总票数（92）

【共识等级】二级共识（强烈共识）

（顾　群　刘婷婷）

二、髋关节置换部分

（一）各种切口的优缺点与选择

1. S-P 切口的优缺点是什么？

【建议】传统 S-P 入路报道已经不多，该显露入路软组织损伤较大，清晰度不佳，目前少采用。

【证据等级】☑A 级　　□B 级　　□C 级

【投票结果】同意 / 率（84/93.33%）　　不同意（1）　　弃权（5）　　总票数（90）

【共识等级】二级共识（强烈共识）

2. DAA 切口的优缺点是什么？

【建议】DAA 入路具有手术切口小、术中损伤小、快速康复、脱位率低、患者满意度高等优点，但同时学习曲线相对较长，并且操作不当易损伤股外侧皮神经及阔筋膜张肌。严重肥胖、髋关节严重畸形及股骨前倾角异常等患者也不适宜用此入路。

【证据等级】☑A 级　　□B 级　　□C 级

【投票结果】同意 / 率（86/95.56%）　　不同意（0）　　弃权（4）　　总票数（90）

【共识等级】一级共识（一致共识）

3. THA 直接外侧入路的优、缺点是什么？

【建议】直接外侧入路最大优势是，有着低脱位率且易于显露等优点。有报道其缺点为此入路容易导致外展肌无力、外侧大转子疼痛，这可能与术者的个人操作相关。如果臀中肌下段、股外侧肌上端纵向切开在 5cm 以内，就不会出现任何不良反应。

【证据等级】☑A 级　　□B 级　　□C 级

【投票结果】同意 / 率（83/92.22%）　　不同意（1）　　弃权（6）　　总票数（90）

【共识等级】二级共识（强烈共识）

4. 后外侧入路的优缺点是什么？

【建议】PLA 具有操作简易，术中显露充分，不损伤臀中肌，术后异位骨化少见等优点。缺点是切断外旋短肌、显露关节时容易损伤坐骨神经，因破坏了后侧结构，有文献报道后脱位的发生率偏高，但经验丰富的医生操作后发生脱位的概率并不高。

【证据等级】☑A 级　　□B 级　　□C 级

【投票结果】同意/率（78/86.67%）　　不同意（7）　　弃权（5）　　总票数（90）
【共识等级】二级共识（强烈共识）

5. ETO 的使用有什么优缺点？

【建议】ETO 术中显露效果极佳，截骨处愈合率高，与传统术式截骨相比，可减少医源性损伤。但 ETO 同样有骨不连、术中骨折、近端移位、感染和假体下沉风险。
【证据等级】☑A 级　　□B 级　　□C 级
【投票结果】同意/率（83/92.22%）　　不同意（2）　　弃权（5）　　总票数（90）
【共识等级】二级共识（强烈共识）

6. 后外侧入路外旋短肌的修复意义如何？怎样才能确保修复面不再裂开？

【建议】修复外旋短肌可以稳定关节、减少关节后脱位的发生率。大转子打孔行穿骨缝合锚定修复技术可作为选择，但肌肉的修复通常是很难恢复到正常状态，修复关节囊对术后稳定是最有效的，术后 6 周限制患侧髋关节活动可减少修复面裂开的概率。
【证据等级】□A 级　　☑B 级　　□C 级
【投票结果】同意/率（85/94.44%）　　不同意（5）　　弃权（0）　　总票数（90）
【共识等级】二级共识（强烈共识）

7. 不同切口的选择，对于髋关节术后早期功能训练及效果是否有差异？

【建议】不同入路对术后早期康复训练的程度与效果存在区别，康复计划应个体化对待。
【证据等级】□A 级　　□B 级　　☑C 级
【投票结果】同意/率（85/94.44%）　　不同意（0）　　弃权（5）　　总票数（90）
【共识等级】二级共识（强烈共识）

8. 不同切口的选择，对于髋关节术后远期效果是否有差异？

【建议】平稳渡过早期不良反应易发阶段后，远期效果没有差异。
【证据等级】□A 级　　□B 级　　☑C 级
【投票结果】同意/率（90/100%）　　不同意（0）　　弃权（0）　　总票数（90）
【共识等级】一级共识（一致共识）

9. 髋关节置换采用经典后外侧入路术后脱位率较其他入路高吗？

【建议】文献报道，短期内经典的后外侧入路的脱位率依然高于其他的手术入路；选择此入路的手术患者，术后早期限制髋关节的活动程度（范围）仍然是必要的。
【证据等级】□A 级　　☑B 级　　□C 级
【投票结果】同意/率（79/87.78%）　　不同意（6）　　弃权（5）　　总票数（90）
【共识等级】二级共识（强烈共识）

10. 髋关节置换采用经典直接外侧入路术后臀中肌无力发生率较高吗？

【建议】手术准确的话（臀中肌纵向切开位置在臀中肌的下端、前中 1/3 处，大转子上方长度在 5cm 以内），基本上没有臀中肌无力这种并发症。早期报道在直接外侧入路组出现臀中肌无力主要与手术技术不良有关。
【证据等级】□A 级　　☑B 级　　□C 级
【投票结果】同意/率（87/96.66%）　　不同意（1）　　弃权（2）　　总票数（90）
【共识等级】一级共识（一致共识）

11. 髋关节置换采用直接前方入路术，股骨近端骨折风险高吗？

【建议】学习曲线中骨折风险偏高。但技术熟练之后骨折风险会降低。
【证据等级】□A 级　　□B 级　　☑C 级
【投票结果】同意/率（83/92.22%）　　不同意（1）　　弃权（6）　　总票数（90）
【共识等级】二级共识（强烈共识）

12. THA 早期脱位与手术切口的选择是否有关系？为什么？

【建议】理论上讲，如果臼杯的安装角度正确、偏心距长度合适的话，THA 后通常就不会发生关节早期脱位，因此，早期脱位与切口无关。THA 术后早期脱位的原因与髋臼、股骨柄的安装的角度、位置以及关节间隙的紧张度相关。

【证据等级】☑A 级　　□B 级　　□C 级

【投票结果】同意 / 率（88/97.77%）　　不同意（0）　　弃权（2）　　总票数（90）

【共识等级】一级共识（一致共识）

（荣杰生）

（二）THA 术中常规技术要点及技术指标

1. THA 时，各种体位有什么优缺点？

【建议】THA 的患者最常用的体位是侧卧位，适用于常规的外侧切口或后外侧切口入路手术；优点是显露清晰，操作方便。斜卧位或平卧位多用于 DAA 切口入路，经肌间隙进入，组织损伤小，恢复快。S-P 入路需要斜卧位，但已很少应用。

【证据等级】☑A 级　　□B 级　　□C 级

【投票结果】同意 / 率（90/100%）　　不同意（0）　　弃权（0）　　总票数（90）

【共识等级】一级共识（一致共识）

2. TJA 术区消毒通常使用 0.5% 碘伏液，也有人主张使用碘酒或酒精消毒，你支持哪种方法？

【建议】常规使用碘伏消毒剂消毒即可，不反对使用碘酒或酒精消毒。

【证据等级】□A 级　　□B 级　　☑C 级

【投票结果】同意 / 率（90/100%）　　不同意（0）　　弃权（0）　　总票数（90）

【共识等级】一级共识（一致共识）

3. 电刀切、凝的使用功率最好是多少？功率过大时有什么优缺点？

【建议】THA 时，建议使用电刀（凝）输出功率 45～75W。

输出功率小，止血性能不足，但影响皮肤愈合的程度小；输出功率大，止血效果好，但需要操作准确、快速行进切割；如果局部烧灼时间过长，会影响切口愈合。

【证据等级】□A 级　　□B 级　　☑C 级

【投票结果】同意 / 率（90/100%）　　不同意（0）　　弃权（0）　　总票数（90）

【共识等级】一级共识（一致共识）

4. 术中使用长电刀头有什么优缺点？助手的拉钩、吸引器操作应该注意什么？

【建议】长电刀头优点是使术者的手臂会远离术野，便于助手观察配合，缺点是需要术者手部操作具有高度稳定性，否则容易出现负损伤。

助手的拉钩、吸引器等器械的操作应该具有良好的稳定性与有效性，要稳而不乱，不能出现在术野正上方，影响术者操作。

【证据等级】□A 级　　□B 级　　☑C 级

【投票结果】同意 / 率（89/98.88%）　　不同意（1）　　弃权（0）　　总票数（90）

【共识等级】一级共识（一致共识）

5. THA 术中容易切断而导致出血的血管包括哪些？如何处理？

【建议】SP、DAA 切口，需要结扎旋股外侧动脉起始段；直接外侧切口，需要电凝止血旋股外侧动脉末端；后外入路需要电凝止血外旋肌肉下方的静脉丛。

【证据等级】□A 级　　☑B 级　　□C 级

【投票结果】同意 / 率（90/100%）　　不同意（0）　　弃权（0）　　总票数（90）

【共识等级】一级共识（一致共识）

6. THA 股骨颈截骨前是否一定要将股骨头脱位？如果不脱位的话，截骨的位置应如何掌握？取出股骨头时应注意什么？

【建议】THA 股骨颈截骨前，不一定要求髋关节脱位。截骨点内侧小转子上 1～1.5cm，上方平转子间窝股骨颈起始处，可一刀完成，如果是融合髋手术，应该两刀截骨，便于操作。取头时动作温和，切忌暴力。

【证据等级】☑A级 □B级 □C级

【投票结果】同意/率（90/100%） 不同意（0） 弃权（0） 总票数（90）

【共识等级】一级共识（一致共识）

7. 髋臼拉钩如何安放效果最好？弹力拉钩怎样使用？

【建议】不同的医生有不同的方法，相差较大。但一般认为，前方的髋臼拉钩尖端挂在髋臼前方骨盆内侧面，后方的挂在髋臼后方关节囊附着点之外即可。弹力拉钩前端止于髋臼前上或后上髋臼缘外侧即可。

【证据等级】☑A级 □B级 □C级

【投票结果】同意/率（90/100%） 不同意（0） 弃权（0） 总票数（90）

【共识等级】一级共识（一致共识）

8. 髋臼磨锉时，发现髋臼壁有囊性病灶，应该如何处理？

【建议】直径超过1cm的囊肿病灶，需要彻底清除囊性病变内的组织，直到显露出新鲜骨面，再取切除的股骨头颈内的松质骨进行植骨修复。

【证据等级】□A级 ☑B级 □C级

【投票结果】同意/率（90/100%） 不同意（0） 弃权（0） 总票数（90）

【共识等级】一级共识（一致共识）

9. 髋臼磨锉方法有"同心圆法"与"扶墙法"，各有什么特点？

【建议】两种方法均可使用，但同心圆法更容易掌握，没有损伤髋臼横韧带的风险。

【证据等级】☑A级 □B级 □C级

【投票结果】同意/率（89/98.88%） 不同意（1） 弃权（0） 总票数（90）

【共识等级】一级共识（一致共识）

10. 髋臼的磨锉深度如何判定？如果不慎磨锉过深的话，如何处理？

【建议】髋臼的磨锉深度与髋臼马蹄窝底相平行即可。如果磨锉过深，可取骨泥反锉压实或试模压实即可；如果髋臼底被磨穿，则需要植骨修复臼底再安装臼杯，也有人主张，臼底磨穿面积较小，骨性髋臼环完整，不影响髋臼假体的稳定性，无须处理；如果大面积穿透，则需要使用钛网补片＋植骨修复后再安装大号臼杯假体。

【证据等级】□A级 □B级 ☑C级

【投票结果】同意/率（90/100%） 不同意（0） 弃权（0） 总票数（90）

【共识等级】一级共识（一致共识）

11. 髋臼安放时，如何测量外展与前倾角度？有无简易判定方法？

【建议】摆放一个标准的侧卧位，髋臼定位杆与水平面成45°角，与患者身体的冠状面向前倾成10°即可。其他体位，可参照髋臼横韧带或骨盆固定标志点测量。

【证据等级】□A级 □B级 ☑C级

【投票结果】同意/率（89/98.88%） 不同意（1） 弃权（0） 总票数（90）

【共识等级】一级共识（一致共识）

12. 髋臼杯常规安装角度是多少？臼杯角度是否为外展45°更合适？

【建议】外展角35°～45°及前倾角10°～15°可提供较稳定的人工髋关节，明显降低术后脱位的发生率，陶对陶关节，不可超过45°。

【证据等级】□A级 ☑B级 □C级

【投票结果】同意/率（83/92.22%） 不同意（2） 弃权（5） 总票数（90）

【共识等级】二级共识（强烈共识）

13. 髋臼杯的螺钉固定意义与必要性是什么？螺钉的长度是否在安全范围内尽可能长？

【建议】髋臼杯螺钉固定意义是确保初始稳定性。如果压配稳定，也可以不打入螺钉；螺钉的长度应达到确切固定的效果，尽量不超过2.5cm，过长会造成后期的应力集中。

【证据等级】□A级 □B级 ☑C级

【投票结果】同意 / 率（89/98.88%）　　不同意（1）　　弃权（0）　　总票数（90）
【共识等级】一级共识（一致共识）

14. 磨锉髋臼时，什么情况下可以使用反锉？为什么？

【建议】严重骨质疏松症或先天性髋臼发育不良时磨锉原位髋臼时，可使用反锉磨锉髋臼，主要是为了防止磨锉过深；一旦磨锉过深，植骨修复后也可使用反锉压平成形。
【证据等级】□A 级　　□B 级　　☑C 级
【投票结果】同意 / 率（90/100%）　　不同意（0）　　弃权（0）总票数（90）
【共识等级】一级共识（一致共识）

15. 初次髋置换术中如何进行联合前倾角的判定？

【建议】Ranawat 测试或 Coplanar 测试判断联合前倾角，侧卧位，髋关节复位，伸髋0°，屈膝90°，大腿与地面平行，从头侧观察，内旋大腿使假体颈与髋臼平面垂直，此时小腿与水平面所成的角度即为联合前倾角。结果应该在30°～45°。
【证据等级】□A 级　　☑B 级　　□C 级
【投票结果】同意 / 率（86/95.55%）　　不同意（1）　　弃权（3）　　总票数（90）
【共识等级】一级共识（一致共识）

16. 股骨干近段髓腔类型在术前进行评估与判定有什么意义？

【建议】判断股骨干近端髓腔类型，以确定选择合适的假体柄类型。
简单掌握以下原则：按照 Dorr 分类法，骨髓腔属于 A 型者，适合生物固定型假体；属于 B 型者，假体可选生物型，也可选骨水泥固定型；属于 C 型髓腔者，通常应该选择骨水泥固定型假体进行人工髋关节置换手术。
【证据等级】☑A 级　　□B 级　　□C 级
【投票结果】同意 / 率（86/95.55%）　　不同意（3）　　弃权（1）　　总票数（90）
【共识等级】一级共识（一致共识）

17. 如何确定股骨颈开槽的方向？如何掌握髓腔扩大铰刀（钻）进髓腔点？

【建议】开槽器顺股骨颈断面长轴开槽，在股骨颈断面略偏后外侧插入髓腔铰刀即可。
【证据等级】☑A 级　　□B 级　　□C 级
【投票结果】同意 / 率（90/100%）　　不同意（0）　　弃权（0）　　总票数（90）
【共识等级】一级共识（一致共识）

18. 髓腔锉是逐级使用好还是使用预判相近型号锉好？如何判定最后适合的型号？

【建议】髓腔锉应逐级使用。锤击是实音、用力扭动无摆动、徒手用力不能拔出，此三点是判断最适合型号的标准。
【证据等级】☑A 级　　□B 级　　□C 级
【投票结果】同意 / 率（90/100%）　　不同意（0）　　弃权（0）　　总票数（90）
【共识等级】一级共识（一致共识）

19. 如果是烟囱形髓腔（Dorr 3 型），若以远段髓腔宽度为假体参照，则股骨近端就容易劈裂，如果以近端为参照标准，假体远段就不能充分贴服骨壁，应该怎样选择假体类型？

【建议】如果皮质骨厚度正常或接近正常，可以选择全涂层或近端涂层的生物固定假体。只要假体近端与股骨髓腔贴合满意，假体初始稳定性满意，则股骨柄固定可达到安全可靠；否则，应采用骨水泥固定型股骨假体。
【证据等级】□A 级　　☑B 级　　□C 级
【投票结果】同意 / 率（86/95.55%）　　不同意（4）　　弃权（0）　　总票数（90）
【共识等级】一级共识（一致共识）

20. 安装股骨柄时，如果出现股骨近端纵向劈裂骨折，应该如何处理？

【建议】取出柄假体，可用钢丝或捆绑带将骨折端环形捆扎后（相当于预捆扎），再安装标准柄长的柄体或长柄假体。
【证据等级】□A 级　　☑B 级　　□C 级
【投票结果】同意 / 率（88/97.77%）　　不同意（1）　　弃权（1）　　总票数（90）

【共识等级】一级共识（一致共识）

21.偏心距的判定意义是什么？怎样的原因会导致偏心距异常？如何预防？

【建议】偏心距是指股骨头中心点到股骨干中心线的垂直距离，一般在43mm左右。意义：恢复髋外展肌的力矩，维持髋关节的稳定性。偏心距异常的原因包括三个方面：①髋臼假体植入位置太高或太偏内侧；②选择的股骨假体颈过长或过短；③股骨柄假体植入在内翻位。预防：截骨点要正确、选择股骨假体时应考虑颈的长度、保证中立位假体置入。

【证据等级】☑A级　　□B级　　□C级

【投票结果】同意/率（90/100%）　　不同意（0）　　弃权（0）　　总票数（90）

【共识等级】一级共识（一致共识）

22.行髋关节置换术，术中准备不同偏心距（offset）假体是否有必要？

【建议】没有必要。在THA术中实现offset个体化重建，并不是获得良好预后的关键步骤。

【证据等级】☑A级　　□B级　　□C级

【投票结果】同意/率（81/90%）　　不同意（1）　　弃权（8）　　总票数（90）

【共识等级】二级共识（强烈共识）

23.如果患者以往股骨近端有截骨手术病史，应如何应对？

【建议】可以矫正原截骨畸形后再植入假体，也可考虑使用非模块化个体化股骨假体的替代品进行THA手术。

【证据等级】□A级　　□B级　　☑C级

【投票结果】同意/率（90/100%）　　不同意（0）　　弃权（0）　　总票数（90）

【共识等级】一级共识（一致共识）

24.髋关节置换术中，判断双下肢等长最有效的方法是什么？准确度如何？

【建议】克氏针定位法及臀小肌相对位移定位法，该法的准确率还是较高的。

【证据等级】□A级　　☑B级　　□C级

【投票结果】同意/率（77/85.56%）　　不同意（1）　　弃权（12）　　总票数（90）

【共识等级】二级共识（强烈共识）

25.陶-陶界面假体，术后有活动性异响，可能是股骨假体颈与臼假体后缘发生了摩擦，为了避免此种情况，臼杯安装的前倾角度可以减小，你同意这一观点吗？

【建议】不同意，异响是多因素作用下产生的界面异常摩擦，大多数患者只需临床随访。术中不需要刻意减小前倾角度，否则，有增加术后早期脱位的风险。

【证据等级】□A级　　☑B级　　□C级

【投票结果】同意/率（83/92.22%）　　不同意（2）　　弃权（5）　　总票数（90）

【共识等级】二级共识（强烈共识）

26.陶-陶关节假体，摩擦界面为"硬碰硬"，术后早期故意让患者做弹跳活动，会增加界面撞击碎裂而影响使用寿命，你同意让患者做弹跳动作吗？

【建议】不同意让患者故意做弹跳动作。虽然尚无报道因弹跳动作而导致陶瓷假体碎裂，但增加无意义的非生活必要动作，对假体的寿命而言，一定不是明智之举！

【证据等级】□A级　　☑B级　　□C级

【投票结果】同意/率（82/91.11%）　　不同意（3）　　弃权（5）　　总票数（90）

【共识等级】二级共识（强烈共识）

27.陶-陶界面假体，每个撞击动作都有损伤摩擦界面的风险，那么，术中复位时，你会注意采取避免撞击的措施吗？

【建议】会采用必要措施，避免陶瓷球头与臼杯内衬的直接撞击。用血管阻断带牵拉股骨颈、臼杯内放置防撞击垫片，都能起到良好的效果。

【证据等级】□A级　　☑B级　　□C级

【投票结果】同意/率（81/90.00%）　　不同意（0）　　弃权（9）　　总票数（90）

【共识等级】二级共识（强烈共识）

28. THA 术后留置引流管的目的是引流关节周围渗血，减少积血感染风险，那么，术后一定要放置引流管吗？

【建议】不一定。止血严格，可以不放引流；有明显的血性渗出者，应放引流管。

【证据等级】□A 级　　☑B 级　　□C 级

【投票结果】同意 / 率（88/97.77%）　　不同意（0）　　弃权（2）　　总票数（90）

【共识等级】一级共识（一致共识）

29. TKA 切口入路的变化选择有哪些？

【建议】膝正中切口、偏内侧弧形切口和偏外侧弧形切口。

【证据等级】□A 级　　☑B 级　　□C 级

【投票结果】同意 / 率（85/94.44%）　　不同意（0）　　弃权（5）　　总票数（90）

【共识等级】二级共识（强烈共识）

30. 皮肤切开后，髌前的筋膜层，怎么处理才能尽量减少对切缘皮肤血液供应的影响？

【建议】分离髌前皮瓣时，在深筋膜与髌骨筋膜之间进行，而且达到髌骨内侧缘内侧 1cm 即停止继续剥离，此时即可保留切口边缘的完整血供，基本不会出现术后切口边缘皮肤坏死现象。

【证据等级】□A 级　　☑B 级　　□C 级

【投票结果】同意 / 率（84/93.33%）　　不同意（0）　　弃权（6）　　总票数（90）

【共识等级】二级共识（强烈共识）

31. 人工全膝关节翻修手术，怎样操作才能减少切口边缘缺血性皮肤坏死的风险？

【建议】膝关节翻修手术，对原手术切口尽可能沿用；皮瓣剥离在深筋膜之下，尽量不作皮下潜行剥离；严格止血，避免血肿形成；皮肤条件较差者延迟功能锻炼时间，放慢康复进度，这样就能最大限度地减少皮肤坏死的风险。

【证据等级】□A 级　　☑B 级　　□C 级

【投票结果】同意 / 率（90/100%）　　不同意（0）　　弃权（0）　　总票数（90）

【共识等级】一级共识（一致共识）

32. TKA 时什么情况下需要彻底切除关节内的滑膜组织？

【建议】膝关节有滑膜病变，如类风湿关节炎等，就需要彻底切除病变滑膜组织。

【证据等级】☑A 级　　□B 级　　□C 级

【投票结果】同意 / 率（88/97.77%）　　不同意（0）　　弃权（2）　　总票数（90）

【共识等级】一级共识（一致共识）

33. TKA 关闭切开的股四头肌时，怎样才能做到原位缝合闭创？

【建议】切开四头肌前先缝线定位，关闭时对准定位线缝合，或有转角者，该处先对角缝合。

【证据等级】□A 级　　□B 级　　☑C 级

【投票结果】同意 / 率（88/97.77%）　　不同意（0）　　弃权（2）　　总票数（90）

【共识等级】一级共识（一致共识）

34. TKA 在截骨的阶段，应该遵循怎样的原则？徒手截骨有什么弊端？

【建议】最重要目标是恢复下肢力线与平衡膝关节屈、伸间隙，截骨平面与力线设计相关，因此应严格在截骨导板引导下进行规范截骨，以确保截骨线的完全精准。徒手截骨无法保证截骨的精确性，无法精确恢复力线，因此不推荐。

【证据等级】☑A 级　　□B 级　　□C 级

【投票结果】同意 / 率（82/91.11%）　　不同意（0）　　弃权（8）　　总票数（90）

【共识等级】二级共识（强烈共识）

35. 怎样理解与掌握 TKA 软组织平衡概念？

【建议】膝关节置换术是需要准确的截骨与软组织松解平衡才能使患肢恢复生理力线与功能的精确手术，软组织平衡就是遵循膝关节截骨后屈伸间隙内外侧对称的原则。

【证据等级】☑A 级　　□B 级　　□C 级

【投票结果】同意 / 率（87/96.66%）　　不同意（1）　　弃权（2）　　总票数（90）

【共识等级】一级共识（一致共识）

36. TKA 伴有膝关节内、外翻时，截骨与松解韧带需要遵循什么简单的原则？

【建议】伴有膝内、外翻患者进行 TKA 时，截骨应遵循下肢股骨侧、胫骨侧力线轴正确原则，胫骨截骨面垂直于胫骨长轴，股骨外翻 5°～7°，外旋 3° 左右；关节间隙内外侧平衡，要使在韧带保护下内外、屈伸间隙对称，通常需要松解紧张侧的副韧带及周围的挛缩组织；松解方法以针（尖刀）刺扎拉网法最为常用，但一定要防止韧带完全断裂。

【证据等级】☑A 级　　□B 级　　□C 级

【投票结果】同意 / 率（88/97.77%）　　不同意（2）　　弃权（0）　　总票数（90）

【共识等级】一级共识（一致共识）

37. 保留后交叉韧带的 CR 假体在手术截骨时应该注意哪些问题？

【建议】保持 PCL 合适的紧张度，胫骨截骨保证 5°～7° 的后倾角，防止 PCL 医源性损伤。

【证据等级】□A 级　　☑B 级　　□C 级

【投票结果】同意 / 率（83/92.22%）　　不同意（1）　　弃权（6）　　总票数（90）

【共识等级】二级共识（强烈共识）

38. 使用不保留后交叉韧带后稳定（PS）假体在手术时，有什么优点？

【建议】适应证广，操作相对简单。对于后交叉韧带（PCL）功能不全或因膝关节屈曲挛缩无法保留 PCL 的病例是很好的选择。

【证据等级】☑A 级　　□B 级　　□C 级

【投票结果】同意 / 率（88/97.77%）　　不同意（1）　　弃权（1）　　总票数（90）

【共识等级】一级共识（一致共识）

39. 关于 PKA 固定平台与活动平台各有什么特点？

【建议】旋转平台的理论优势：①减少衬垫磨损；②改善膝关节活动度；③提高膝关节稳定性。固定平台理论上衬垫易磨损。但临床实践中旋转平台是否优于固定平台一直存在很大争议。

【证据等级】□A 级　　☑B 级　　□C 级

【投票结果】同意 / 率（90/100%）　　不同意（0）　　弃权（0）　　总票数（90）

【共识等级】一级共识（一致共识）

40. TKA 股骨截骨时，外翻与外旋角度的掌握应该考虑哪些因素？

【建议】外翻角应考虑髋关节是否异常、股骨远端髓腔是否狭窄、关节外股骨是否有畸形等因素。使用后髁线定位的话，要考虑后髁是否有骨缺损或发育不良；使用通髁线（内外上髁连线）定位，要考虑内上髁定位不准会引起误差；使用 Whiteside 线定位，要考虑髌骨关节炎可引起前方滑车不明显，造成误差。

【证据等级】□A 级　　☑B 级　　□C 级

【投票结果】同意 / 率（89/98.88%）　　不同意（1）　　弃权（0）　　总票数（90）

【共识等级】一级共识（一致共识）

41. TKA 如果做拉网式韧带松解的话，有哪些方法？如何掌握程度？

【建议】针刺拉网法与尖刀拉网法。尖刀扎刺的深度要在 3mm 以内，在撑开器张力下进行，网状扎刺最紧张的韧带部分，直至韧带被拉长到合适程度，需要注意，穿刺面积要大，穿刺点分布要均匀，避免穿刺点集中造成韧带损伤；松解后内、外间隙对称，伸直间隙试模测量双侧张力平衡、下肢力线轴正常即可。

【证据等级】☑A 级　　□B 级　　□C 级

【投票结果】同意 / 率（89/98.88%）　　不同意（0）　　弃权（1）　　总票数（90）

【共识等级】一级共识（一致共识）

42. 负压引流器可以增加积血吸出力，但也有引流管侧孔被软组织阻塞的可能，你支持使用负压引流吗？

【建议】通常不需要使用负压引流管。随着 ERAS 的开展，无引流管也许成为一个新方向。

【证据等级】□A 级　　□B 级　　☑C 级

【投票结果】同意 / 率（88/97.77%）　　不同意（2）　　弃权（0）　　总票数（90）

【共识等级】一级共识（一致共识）

43. 持续开放的引流管留置，可导致创面渗出增多、出血量加大，采用术毕留置引流管，夹闭 6～10h 后，开放 1～2h，引流量无增加时拔除。你支持这种做法吗？

【建议】这是一种折中的引流管使用方法，可以建议使用这种方法。术后引流管夹闭 6～10h，增加了张力性凝血，减少了出血量，之后开放可减少关节腔内的积血，利于功能恢复，合适的夹闭时间点，引流管留置时间少于 24h，利于快速康复，又可有效降低感染发生。

【证据等级】□A 级　　□B 级　　☑C 级

【投票结果】同意 / 率（82/91.11%）　　不同意（3）　　弃权（5）　　总票数（90）

【共识等级】二级共识（强烈共识）

（周成福　陶树清）

（三）DDH 行 THA 的技术要点

1. 重度 DDH 患者，其髋臼的发育与股骨近端的发育各有什么特点？

【建议】髋臼发育小而浅平，形状呈三角形，负重区在 Crowe Ⅲ、Ⅳ型多伴有骨缺损；前壁薄，后壁宽厚，单侧髋关节完全脱位的患者，脱位侧下肢绝对长度有可能明显长于对侧，术前需要拍摄双下肢全长片以避免术后患肢过度延长。股骨侧头小（Ⅳ型）或大（Ⅲ型），前倾角增大，颈干角异常，股骨近端变细，髓腔狭窄，大转子向后上方移位。这些改变在手术前应通过 CT 三维重建清晰了解。

【证据等级】☑A 级　　□B 级　　□C 级

【投票结果】同意 / 率（90/100%）　　不同意（0）　　弃权（0）　　总票数（90）

【共识等级】一级共识（一致共识）

2. 如何掌握 DDH 患者手术适应证？年龄是不是需要考虑的因素？

【建议】以患者的主观感受、疼痛程度以及对患者日常生活与工作的影响程度作为选择手术的主要指征指标。同时要考虑存在继发畸形等因素。年龄也是重要的参考指标，尽量选择失去保髋价值且伴有明显症状的骨关节炎晚期患者。

【证据等级】☑A 级　　□B 级　　□C 级

【投票结果】同意 / 率（90/100%）　　不同意（0）　　弃权（0）　　总票数（90）

【共识等级】一级共识（一致共识）

3. 术前检查骨盆 3D CT 是否有重要意义？

【建议】有重要意义。拍摄 CT 时应同时做股骨髁的平扫，以明确是否有股骨前倾角的异常，可以更全面地了解和掌握髋臼及股骨近端的形态学改变，有利于手术的设计和评估预后。

【证据等级】□A 级　　☑B 级　　□C 级

【投票结果】同意 / 率（88/97.77%）　　不同意（1）　　弃权（1）　　总票数（90）

【共识等级】一级共识（一致共识）

4. 术前在假体准备方面，需要考虑哪些因素？

【建议】尽量选择专门为 DDH 所设计的假体，主要考虑因素包括脱位的分型、原始髋臼的大小与形状、前倾角的增多程度、股骨髓腔的宽度等数据。

【证据等级】□A 级　　☑B 级　　□C 级

【投票结果】同意（90/100%）　　不同意（0）　　弃权（0）　　总票数（90）

【共识等级】一级共识（一致共识）

5. 如何判定股骨前倾角增大的度数？如何掌握联合前倾角？

【建议】Crowe Ⅲ 型、Ⅳ型的 DDH 患者，前倾角通常可以增加 30°～40°，具体病例精准的股骨前倾角度数需要通过 3D CT 测量。

此类患者的 THA 手术，联合前倾角的度数保持在 35°～45° 为宜。

【证据等级】□A 级　　☑B 级　　□C 级

【投票结果】同意 / 率（90/100%）　　不同意（0）　　弃权（0）　　总票数（90）

【共识等级】一级共识（一致共识）

6. 髋臼变形有哪些特点？术中如何判定原始髋臼？

【建议】Crowe Ⅰ、Ⅱ型大多臼浅、旋转中心稍上移，Crowe Ⅲ型真假臼贯通，造成髋臼上壁骨缺损，Crowe Ⅳ型臼小而浅，三角形，前壁菲薄。术中依靠关节囊起点、髋臼横韧带和髋臼卵圆窝判定原始髋臼位置；也可使用 Hartofilakidis 分型，对髋臼变形的描述，比 Crowe 分型更细致、准确。

【证据等级】□A 级　　☑B 级　　□C 级

【投票结果】同意 / 率（90/100%）　　不同意（0）　　弃权（0）　　总票数（90）

【共识等级】一级共识（一致共识）

7. DDH 患者磨锉髋臼时，保留髋臼前壁的意义是否重大？应进行哪些必要的操作才能获得良好的固定效果？

【建议】是的，意义重大，这是保证臼杯稳定的重要部位。可通过磨锉髋臼时向后方加力，限制髋臼锉磨锉前壁来加以保护。

【证据等级】☑A 级　　□B 级　　□C 级

【投票结果】同意 / 率（90/100%）　　不同意（0）　　弃权（0）　　总票数（90）

【共识等级】一级共识（一致共识）

8. 如果髋臼过浅，如何加深？髋臼底内陷法操作有什么优缺点？是否可作为常规处置手术步骤？

【建议】在保证前、后、上壁完整的前提下，尽可能扩大臼的磨锉，仍达不到覆盖者，可考虑植骨或截骨以解决臼杯的覆盖问题，而髋臼内陷会导致髋关节旋转中心内移，还有髋关节中心性脱位的风险，因此不建议作为常规操作。

【证据等级】□A 级　　☑B 级　　□C 级

【投票结果】同意 / 率（87/96.66%）　　不同意（1）　　弃权（2）　　总票数（90）

【共识等级】一级共识（一致共识）

9. 何种情况需要考虑髋臼加盖处理？如何操作？

【建议】在 Crowe Ⅱ、Ⅲ型 DDH 中，真臼上壁往往骨量不足，上移超过 2cm，仍不能满足覆盖 65% 以上的要求，建议行结构植骨。这方面有争议，也有建议髋关节中心内移，无须结构植骨的，但可能会改变偏心距，引发后续问题。

【证据等级】☑A 级　　□B 级　　□C 级

【投票结果】同意 / 率（88/97.77%）　　不同意（1）　　弃权（1）　　总票数（90）

【共识等级】一级共识（一致共识）

10. DDH 患者髋臼侧由于骨量有限，是否有必要使用 44mm 及以上臼杯？

【建议】没必要一定使用 44mm 及以上臼杯。这个考量只是在髋臼前后壁完整的大前提下，尽量实现大臼杯的安放，维持稳定才是第一位的。需要注意的是，年轻 DDH 患者最好使用陶 - 陶界面，髋臼假体的直径不能过小，术前需要明确最小髋臼假体的型号。

【证据等级】□A 级　　☑B 级　　□C 级

【投票结果】同意 / 率（87/96.66%）　　不同意（3）　　弃权（0）　　总票数（90）

【共识等级】一级共识（一致共识）

11. 为了便于髋关节复位，是否有必要进行广泛的髋关节周围松解？

【建议】截骨长度以关节复位时仍保持 0.5～1cm。松解范围过大会造成关节术后失稳、神经损伤、脱位等并发症；常规松解关节囊后，仍然有超过 4cm 以上的差距，应考虑短缩截骨。

【证据等级】☑A 级　　□B 级　　□C 级

【投票结果】同意 / 率（89/98.88%）　　不同意（0）　　弃权（1）　　总票数（90）

【共识等级】一级共识（一致共识）

12. DDH 患者如果做髋关节松解的话，是否需要松解髂腰肌？

【建议】髂腰肌松解不是必备的步骤，只有在其阻碍复位时，方才松解。

【证据等级】□A 级　　☑B 级　　□C 级

【投票结果】同意 / 率（90/100%）　　不同意（0）　　弃权（0）　　总票数（90）

【共识等级】一级共识（一致共识）

13. DDH 患者是否需要松解内收肌？

【建议】部分高脱的 DDH 行合理的股骨截骨后，仍复位困难或复位后外展极度受限，才有必要行选择性的内收肌部分松解。

【证据等级】☑A 级　□B 级　□C 级

【投票结果】同意 / 率（90/100%）　不同意（0）　弃权（0）　总票数（90）

【共识等级】一级共识（一致共识）

14. 如何判定是否需要股骨短缩截骨？如何判定截骨长度？哪种截骨方式较好？

【建议】术前仔细评估、规划，术中牵引下股骨头中心距髋臼中心，超过 4～5cm 的差距，就需要截骨，以避免过度的软组织松解影响关节稳定以及导致坐骨神经损伤；截骨长度以关节复位时仍保持 0.5～1cm 的拉开张力为度。方法：简便易行者为小粗隆下横行截骨。

【证据等级】☑A 级　□B 级　□C 级

【投票结果】同意 / 率（90/100%）　不同意（0）　弃权（0）　总票数（90）

【共识等级】一级共识（一致共识）

15. 如何矫正增大的前倾角？

【建议】可通过组配式关节假体、锥形柄，或股骨转子下旋转截骨矫正，矫正角度的多少还要注意同时考虑髋臼的前倾角的度数，联合前倾角（髋臼前倾角 + 股骨颈前倾角）的度数在 35°～45° 最好；术中安放试模后做髋关节稳定性试验也是一种常用的方法。

【证据等级】□A 级　☑B 级　□C 级

【投票结果】同意 / 率（90/100%）　不同意（0）　弃权（0）　总票数（90）

【共识等级】一级共识（一致共识）

16. DDH 患者 THA 后，下肢延长后需要注意什么问题？

【建议】重点是软组织张力，有无神经、血管损伤，并通过系统的康复训练逐步获得下肢的平衡功能。

【证据等级】☑A 级　□B 级　□C 级

【投票结果】同意 / 率（90/100%）　不同意（0）　弃权（0）　总票数（90）

【共识等级】一级共识（一致共识）

17. 如果股骨不进行短缩截骨的话，会发生哪些可能的危害？

【建议】首先是复位困难，即便勉强复位，软组织张力过大，会出现肢体过度牵拉综合征，严重者可以导致肢体神经麻痹、甚至坏死，后期还会因为关节压力增加，直接影响关节的使用寿命；而同时过度的软组织松解，还会造成关节不稳、脱位，影响功能，甚至发生坐骨神经损伤等不良后果。另外，术后患肢过度延长还可引发肢体不等长等问题。

【证据等级】☑A 级　□B 级　□C 级

【投票结果】同意 / 率（90/100%）　不同意（0）　弃权（0）　总票数（90）

【共识等级】一级共识（一致共识）

18. 股骨侧假体安装时，如何避免出现股骨干劈裂骨折？如果出现的话，应该如何处理？

【建议】正确地选择假体类型（DDH 特制假体），轻柔的操作，预捆绑钢丝、捆绑带，是避免股骨干劈裂骨折的要点。如已经发生劈裂骨折，则首先捆扎钢丝固定骨折处，然后再安装假体，必要时调整假体型号。

【证据等级】□A 级　☑B 级　□C 级

【投票结果】同意 / 率（88/97.77%）　不同意（0）　弃权（2）　总票数（90）

【共识等级】一级共识（一致共识）

19. 进行短缩截骨的同时，是否有必要进行旋转截骨，以矫正增大的前倾角？

【建议】视假体的类型而定，如组配式假体则不需要在截骨处进行旋转调整，如安装常规假体则有必要考虑在截骨端固定，同时通过向外旋转截骨远端纠正前倾角。

【证据等级】□A 级　☑B 级　□C 级

【投票结果】同意 / 率（89/98.88%）　不同意（1）　弃权（0）　总票数（90）

【共识等级】一级共识（一致共识）

20.如果术后出现下肢麻木感、皮肤发白、足背动脉搏动减弱或触不清，一般应该如何处理？

【建议】首先是屈髋屈膝放松患肢，如果症状仍不缓解，需再行手术探查。

【证据等级】☑A 级　　□B 级　　□C 级

【投票结果】同意 / 率（89/98.88%）　　不同意（1）　　弃权（0）　　总票数（90）

【共识等级】一级共识（一致共识）

21.DDH 行 THA 的患者，是否可以进行快速康复训练？

【建议】关节假体安装稳定者，可以进行加速康复训练。但 DDH 患者与普通患者不同，肌力与步态的适应需要一个过程，因此，建议早期康复，进度减缓，需因人而异，不可冒进。

【证据等级】□A 级　　☑B 级　　□C 级

【投票结果】同意 / 率（89/98.88%）　　不同意（1）　　弃权（0）　　总票数（90）

【共识等级】一级共识（一致共识）

（曲　敬　陶树清）

（四）融合髋关节行 THA 的技术要点

1. 单纯髋关节融合的髋置换

(1) 常见的髋融合有哪些疾病？

【建议】强直性脊柱炎髋融合，髋关节结核后的髋融合，化脓性关节炎后期融合，还有因为髋关节内骨折或肿瘤曾经做过髋关节融合手术的患者。类风湿关节炎的后期偶尔也会出现髋关节融合。

【证据等级】☑A 级　　□B 级　　□C 级

【投票结果】同意 / 率（90/100%）　　不同意（0）　　弃权（0）　　总票数（90）

【共识等级】一级共识（一致共识）

(2) 融合髋关节进行 THA，手术前评估需要重点考虑哪些问题？

【建议】应该评估骨量（有无骨质疏松症）、髓腔形态、髋关节融合的角度、有无脊柱畸形及程度、融合时间长短、髋周软组织情况等问题。

【证据等级】☑A 级　　□B 级　　□C 级

【投票结果】同意 / 率（90/100%）　　不同意（0）　　弃权（0）　　总票数（90）

【共识等级】一级共识（一致共识）

(3) 融合髋关节进行 THA，选择怎样的体位手术比较舒适？

【建议】选择侧卧位手术比较舒适。

【证据等级】□A 级　　☑B 级　　□C 级

【投票结果】同意 / 率（90/100%）　　不同意（0）　　弃权（0）　　总票数（90）

【共识等级】一级共识（一致共识）

(4) 融合髋关节进行 THA，入路切开软组织时是否与常规 THA 患者相同？应该注意什么问题？

【建议】与常规 THA 患者不同，往往出现皮下脂肪、肌肉等软组织脆弱、弹性差，小血管的舒缩功能较差，表现为容易出血，需要细致电凝止血；再有就是髋周组织粘连、有硬化，可拉动性差，往往需要一定的松解才能显露清楚。

【证据等级】□A 级　　☑B 级　　□C 级

【投票结果】同意 / 率（88/97.77%）　　不同意（0）　　弃权（2）　　总票数（90）

【共识等级】一级共识（一致共识）

(5) 融合髋关节进行 THA，股骨颈截骨时是否能够一次截骨成形？

【建议】融合髋由于不能脱位，很难显露股骨颈的全部，因此通常不能完成一刀标准截骨。可选择两刀截骨，安全且方便。

【证据等级】□A 级　　☑B 级　　□C 级

【投票结果】同意 / 率（90/100%）　　不同意（0）　　弃权（0）　　总票数（90）

【共识等级】一级共识（一致共识）

(6) 完全骨性融合的强直髋进行 THA 时，髋臼的边缘怎样确定？

【建议】通常可以通过未骨化的髋臼盂唇、关节囊的附着点以及股骨头和髋臼交界处的细小的球面和髋臼外面两个骨面相接处角度变化来确定髋臼缘，还可以根据髋臼横韧带确定髋臼下缘，必要时用 X 线定位。

【证据等级】□A 级　　□B 级　　☑C 级

【投票结果】同意 / 率（89/98.88%）　　不同意（0）　　弃权（1）　　总票数（90）

【共识等级】一级共识（一致共识）

(7) 髋关节完全骨性融合者，如何判定髋臼磨锉深度及髋臼各壁的磨锉范围？

【建议】自行融合的病例，卵圆窝内脂肪等软组织通常是不完全骨化的，可以作为判定磨锉深度的一个指标，但不适合髋关节手术后融合的病例，其他各壁边缘的指标，可根据截骨时判定的髋臼边缘的标准来确定。

【证据等级】□A 级　　□B 级　　☑C 级

【投票结果】同意 / 率（88/100%）　　不同意（0）　　弃权（2）　　总票数（90）

【共识等级】一级共识（一致共识）

(8) 磨锉髋臼时，如何避免磨锉过深？如果不慎将髋臼底磨漏，应如何处理？

【建议】避免髋臼磨锉过深应注意两点：第一点，见到髋臼底的脂肪组织即停止磨锉；第二点，当髋臼深度完全覆盖髋臼锉周缘时停止进锉，就可以避免髋臼底磨漏。也可术中使用 X 线摄影进行辅助判断，如果出现髋臼底磨漏的情况，那么就需要植骨重建。

【证据等级】□A 级　　☑B 级　　□C 级

【投票结果】同意 / 率（90/100%）　　不同意（0）　　弃权（0）　　总票数（90）

【共识等级】一级共识（一致共识）

(9) 融合髋关节行 THA 时，什么情况下需要进行内收肌松解？

【建议】融合髋关节行 THA，通常情况下即使髋关节内收明显，术后经过康复训练，髋关节外展功能也是可以恢复的，不需要松解内收肌。但术后平卧位，髋关节严重内收，不能达到中立位，甚至有脱位的风险，此时就应该考虑做内收肌松解。

【证据等级】□A 级　　☑B 级　　□C 级

【投票结果】同意 / 率（90/100%）　　不同意（0）　　弃权（0）　　总票数（90）

【共识等级】一级共识（一致共识）

(10) 融合髋关节行 THA，股骨侧的处理通常与常规手术有哪些差别？

【建议】差别在于融合髋关节无活动、位置固定、无法脱位、显露困难，通常需要两刀截骨；由于常伴有骨质疏松，易发生骨折，操作须轻柔；必要的时候，也可以做大转子截骨（ETO），利于显露术野；骨质疏松症过于明显时，需要考虑使用骨水泥固定型假体。

【证据等级】□A 级　　☑B 级　　□C 级

【投票结果】同意 / 率（88/97.77%）　　不同意（1）　　弃权（1）　　总票数（90）

【共识等级】一级共识（一致共识）

（白玉江　陶树清）

2. 伴有脊柱畸形的髋置换

(1) 强直性脊柱炎伴有颈椎强直时，进行 THA，麻醉方面如何处理？

【建议】通常选择全身麻醉，患者张口度过小者，可使用经鼻纤维支气管镜引导下、清醒气管插管进行麻醉。

【证据等级】☑A 级　　□B 级　　□C 级

【投票结果】同意 / 率（90/100%）　　不同意（0）　　弃权（0）　　总票数（90）

【共识等级】一级共识（一致共识）

(2) 强直髋并伴有严重腰椎脊柱畸形者，先矫正脊柱还是先进行 THA？

【建议】脊柱畸形较小（Cobb 角＜40°）不需要做脊柱矫形的，可以直接做人工髋关节置换；如果脊柱畸形严重（Cobb 角＞40°），需要手术截骨矫形者，建议先做脊柱矫形，而后再做人工全髋关节置换。

【证据等级】□A 级　　☑B 级　　□C 级

【投票结果】同意 / 率（86/95.55%）　　不同意（0）　　弃权（4）　　总票数（90）

【共识等级】一级共识（一致共识）

(3) 伴有脊柱畸形者，骨盆前倾加大或伴有骨盆侧倾的强直髋进行 THA，髋臼如何安装？

【建议】需要根据患者的畸形情况术前设计，明确髋臼安放的角度。若脊柱畸形骨盆前倾已固定者，按功能位安放假体；若畸形可逆，按解剖位安放假体。

【证据等级】□A 级　　☑B 级　　□C 级

【投票结果】同意 / 率（83/92.22%）　　不同意（1）　　弃权（6）　　总票数（90）

【共识等级】二级共识（强烈共识）

(4) 伴有骨盆倾斜的患者 THA，髋臼杯假体的安置角度如何掌握？是否需要先矫正以上畸形？

【建议】骨盆的倾斜，通常情况下是继发的，因此在做 THA 时，如果脊柱的固定侧弯畸形严重，导致骨盆左右倾斜大于 30°，则最好应先矫正原发畸形（脊柱），再做 THA。如果倾斜不严重，在 20° 以内，可以不矫正原发畸形，THA 时应该将髋臼角安放在功能位上。

【证据等级】□A 级　　☑B 级　　□C 级

【投票结果】同意 / 率（83/92.22%）　　不同意（1）　　弃权（6）　　总票数（90）

【共识等级】二级共识（强烈共识）

(5) 髋关节在高度内收位强直时，入路、截骨与假体安装需注意哪些问题？

【建议】此时选择直接外侧入路。显露股骨颈的前、上、后方，下方通常很难显露。确定髋臼外缘后，头下垂着股骨颈，两刀截骨。而后依次处理髋臼和股骨近端，安装假体。两刀截骨一定要垂直股骨颈，用两枚髋臼拉钩保护股骨颈，松解内侧挛缩组织，安装臼杯，角度外展 45°，前倾 10°～15°（或功能位）固定假体，复位后，如果此时髋关节仍重度内收、不能够达到中立位，则松解内收肌。

【证据等级】□A 级　　☑B 级　　□C 级

【投票结果】同意 / 率（84/93.33%）　　不同意（1）　　弃权（5）　　总票数（90）

【共识等级】二级共识（强烈共识）

(6) 髋关节在高度外展位强直时，入路、截骨与假体安装需注意哪些问题？

【建议】当髋关节高度外展位时，可以采取侧卧位，直接外侧入路，软组织不要松解过多，截骨依然采取两刀截骨法，但截骨量不要过多，由于外展位，内侧肌肉牵拉，所以在安装假体的时候，一定要注意偏心距不要过小。

【证据等级】□A 级　　□B 级　　☑C 级

【投票结果】同意 / 率（87/96.66%）　　不同意（1）　　弃权（2）　　总票数（90）

【共识等级】一级共识（一致共识）

(7) 髋关节在高度屈曲位强直时，入路、截骨与假体安装需注意哪些问题？

【建议】髋关节高度屈曲位强直时，入路应该彻底松解前方挛缩组织，必要时松解髂腰肌，延长骨直肌。仔细辨认，髋臼与股骨颈交界位置两刀截骨，为防止脱位，髋臼的前倾角可以适当加大，但不要超过 20°。

【证据等级】□A 级　　□B 级　　☑C 级

【投票结果】同意 / 率（84/93.33%）　　不同意（1）　　弃权（5）　　总票数（90）

【共识等级】二级共识（强烈共识）

(8) 融合髋的 THA 术后康复有哪些特殊性？

【建议】要在防止脱位的情况下，增强髋关节的活动范围，同时要加强髋关节周围肌肉的肌力训练，并且还要加强患侧下肢运动的协调性康复训练。

【证据等级】□A 级　　□B 级　　☑C 级

【投票结果】同意 / 率（86/95.55%）　　不同意（0）　　弃权（4）　　总票数（90）

【共识等级】一级共识（一致共识）

（白玉江　陶树清）

（五）转子间骨折行 THA 的技术要点

1. 转子间骨折选择内固定手术与选择 THA 各有什么优势？

【建议】转子间骨折通常选择 PFNA，优势在于创伤小，骨折可愈合。THA 的优势在于手术后离床早，肢体功能恢复快，可减少老年人的长期卧床带来的各种不良并发症。

【证据等级】☑A 级　　□B 级　　□C 级

【投票结果】同意 / 率（88/97.77%）　　不同意（2）　　弃权（0）　　总票数（90）

【共识等级】一级共识（一致共识）

2. 转子下骨折如果拟行 THA，需要考虑哪些因素？

【建议】转子下骨折，通常应该选择内固定手术。如果要做 THA，应该选择长柄远端固定的人工髋关节假体。

【证据等级】□A 级　　☑B 级　　□C 级

【投票结果】同意 / 率（90/100%）　　不同意（0）　　弃权（0）　　总票数（90）

【共识等级】一级共识（一致共识）

3. 转子间骨折行 THA 时，如何简便判定股骨近端前倾角？

【建议】截除股骨头后将残留股骨颈复位，即可判定倾角的位置；确定股骨的前侧、外侧壁，与假体柄的两个侧壁相匹配也可以作为一个判定的指标；髓腔锉扩大骨髓腔后，安装试模球头进行复位测量也可以作为一种方法。

【证据等级】□A 级　　□B 级　　☑C 级

【投票结果】同意 / 率（87/96.66%）　　不同意（0）　　弃权（3）　　总票数（90）

【共识等级】一级共识（一致共识）

4. 转子间骨折行 THA 时，如何选择假体柄侧的固定类型？

【建议】如果骨量充足，可以选择生物性固定型假体，但假体柄需要略长一点（达到 15cm 或更长）；如果骨量不足，选择水泥固定更确切。

【证据等级】□A 级　　☑B 级　　□C 级

【投票结果】同意 / 率（89/98.88%）　　不同意（1）　　弃权（0）　　总票数（90）

【共识等级】一级共识（一致共识）

5. 转子间骨折，粉碎的大转子是否需要解剖复位与固定？

【建议】转子间骨折大转子粉碎时，无论做 PFN 还是做 THA，都不需要解剖复位，但需要把骨的连续性重建起来，并进行确切的内固定。

【证据等级】□A 级　　☑B 级　　□C 级

【投票结果】同意 / 率（90/100%）　　不同意（0）　　弃权（0）　　总票数（90）

【共识等级】一级共识（一致共识）

6. 转子间骨折如果伴有股骨远折端纵向裂隙骨折者行 THA，应如何处理？

【建议】此时应该先对股骨近端进行钢丝或钢索的环形预捆扎后，再安装人工关节假体柄即可，术后下肢负重时间延长到 6～8 周。

【证据等级】□A 级　　□B 级　　☑C 级

【投票结果】同意 / 率（88/97.77%）　　不同意（0）　　弃权（2）　　总票数（90）

【共识等级】一级共识（一致共识）

7. 转子间骨折多伴有明显的骨质疏松症，拟行 THA 时，选择假体的固定类型时有无特殊性？

【建议】此时优先选择使用骨水泥固定型假体进行人工髋关节置换手术。

【证据等级】□A 级　　☑B 级　　□C 级

【投票结果】同意 / 率（85/94.44%）　　不同意（3）　　弃权（2）　　总票数（90）

【共识等级】二级共识（强烈共识）

8. 高龄患者如果检查时有贫血，输血的标准如何掌握？考虑使用铁剂补充吗？

【建议】高龄伤后贫血患者，血红蛋白 < 80g/L，是输血的标准。此类患者建议术前使用铁剂及红细胞生成素（EPO），可明显减少术后不良反应，提高围术期生存率。

【证据等级】☑A 级　　□B 级　　□C 级

【投票结果】同意 / 率（86/95.55%）　　不同意（2）　　弃权（2）　　总票数（90）

【共识等级】一级共识（一致共识）

9. 高龄患者手术前是否有必要检查骨密度？确定伴有骨质疏松症时，术后应该如何进行治疗指导？

【建议】高龄老人，尤其是女性，术前应尽量检查骨密度（BMD），确定伴有明确骨质疏松时，对假体的选择有指导意义，对手术后的抗骨质疏松症治疗也有重要的指导意义；术后建议快速启动系统抗骨质疏松症治疗。不仅能迅速减少骨质疏松症症状，还能减少摔倒，预防再次骨折，同时也能延长假体的使用时间。

【证据等级】☑A级　　□B级　　□C级

【投票结果】同意/率（88/97.77%）　　不同意（0）　　弃权（2）　　总票数（90）

【共识等级】一级共识（一致共识）

10. 高龄患者术后康复过程中，应强调哪些必要的事项？

【建议】因人而异，循序渐进，保障安全，避免摔倒。

【证据等级】□A级　　☑B级　　□C级

【投票结果】同意/率（90/100%）　　不同意（0）　　弃权（0）　　总票数（90）

【共识等级】一级共识（一致共识）

（宋科官　陶树清）

（六）TJA 假体周围骨折的处理

1. 人工关节置换患者的假体周围骨折，通常与哪些因素相关？

【建议】术中的假体周围骨折原因有两方面：患者原因，主要是骨质疏松，髓腔形态因素；手术技术因素，主要是暴力操作，术中试模髓腔锉或假体与髓腔不匹配而未得到妥善处理。

手术后晚期的假体周围骨折原因主要是，生物型假体未能与股骨髓腔内骨质相长入或长上，假体柄与髓腔内壁之间有微小活动，积累劳损导致柄侧骨溶解吸收，骨质强度下降，加上轻微集中暴力或较大的外伤暴力，即可造成假体周围骨折。

【证据等级】□A级　　□B级　　☑C级

【投票结果】同意/率（88/97.77%）　　不同意（2）　　弃权（0）　　总票数（90）

【共识等级】一级共识（一致共识）

2. 假体周围骨折的发生与手术使用的假体固定类型有无关系？

【建议】现有文献中暂无明确的数据提示骨水泥固定型与生物固定型假体周围骨折发生率是否相同，但总体看来，假体周围骨折的患者数量还是以生物固定型假体为多。因此对于老年髋部骨折患者，建议使用骨水泥型假体置换，可以降低周围骨折的风险。

【证据等级】□A级　　□B级　　☑C级

【投票结果】同意/率（84/93.33%）　　不同意（1）　　弃权（5）　　总票数（90）

【共识等级】二级共识（强烈共识）

3. 临床上哪种假体周围骨折分型比较便于使用？

【建议】目前临床工作中常用的分型大体是以下三种：Vancouver 分型、Johansson 分型和 AAOS 分型[1]，其中 Vancouver 分型已被广泛接受和使用。

【证据等级】□A级　　□B级　　☑C级

【投票结果】同意/率（89/98.88%）　　不同意（0）　　弃权（1）　　总票数（90）

【共识等级】一级共识（一致共识）

4. 假体周围骨折的基本处理原则是什么？

【建议】全髋关节置换术后假体周围骨折的治疗方案需结合骨折部位、分型、假体有无松动、局部骨质量和身体状况而制订。原则是骨折有移位者，需要对骨折进行牢固固定；假体近端没有松动者，可以行内固定治疗；人工假体已经松动者，需要进行翻修术治疗；有严重骨缺损者，需要髓腔内、外植骨处理，同时翻修关节。

【证据等级】□A级　　□B级　　☑C级

【投票结果】同意/率（89/98.88%）　　不同意（0）　　弃权（1）　　总票数（90）

【共识等级】一级共识（一致共识）

5. 假体周围骨折在骨折复位时，如果发生解剖复位困难的情况，应该如何处理？

【建议】术前充分准备，如果发生解剖复位困难，一般多是由于假体松动，假体柄过度压入股骨近端髓腔所致；将假体柄向近端击出一段距离，就可使骨折解剖复位。但是这已经表明假体柄有明确的松动，此时就需进行翻修处理了。

【证据等级】□ A 级　　□ B 级　　☑ C 级

【投票结果】同意 / 率（90/100%）　　不同意（0）　　弃权（0）　　总票数（90）

【共识等级】一级共识（一致共识）

6. 假体周围骨折在行固定处理时，仅仅使用单皮质螺钉能否达到良好效果？

【建议】假体周围骨折手术治疗需根据患者的不同情况采用不同的个体化治疗方案，单独采用单皮质螺钉通常不能达到稳固的固定效果。

【证据等级】□ A 级　　□ B 级　　☑ C 级

【投票结果】同意 / 率（90/100%）　　不同意（0）　　弃权（0）　　总票数（90）

【共识等级】一级共识（一致共识）

7. 假体周围骨折，什么时候选择使用同种异体骨板辅助固定？有什么优点？

【建议】骨质疏松性 B_2、B_3 型股骨假体周围骨折，可以采取同种异体皮质骨板。同种异体皮质骨板，多用于难愈合型骨缺损患者的翻修手术中。

优点：①生物相容性好；②提供固定支撑作用；③可促进骨折愈合；④增加局部骨量和改善骨强度；⑤避免再次手术取出金属内置物。

【证据等级】□ A 级　　□ B 级　　☑ C 级

【投票结果】同意 / 率（90/100%）　　不同意（0）　　弃权（0）　　总票数（90）

【共识等级】一级共识（一致共识）

8. 假体周围骨折内固定后，需要注意哪些因素才能保障骨折愈合？

【建议】假体周围骨折内固定后，影响骨折愈合的因素与正常骨折相同。建议注意以下因素：①手术时避免影响局部血供；②术后保障假体周围骨折端局部稳定；③渐进性进行适当的康复训练；④口服促进骨折愈合药物，伴有骨质疏松者，还应系统抗骨质疏松症治疗。

【证据等级】□ A 级　　□ B 级　　☑ C 级

【投票结果】同意 / 率（89/98.88%）　　不同意（0）　　弃权（1）　　总票数（90）

【共识等级】一级共识（一致共识）

9. 假体周围骨折如果需要进行翻修治疗，假体的选择要注意哪些问题？

【建议】假体周围骨折进行翻修，一定要获得良好的初始固定稳定性。应根据股骨峡部皮质骨完整情况及 Vancouver 分型情况，可分别选用生物型全涂层远端固定长柄假体、生物型组配式锥柄假体、同种异体骨板捆绑固定和骨水泥长柄假体进行翻修治疗。

【证据等级】□ A 级　　□ B 级　　☑ C 级

【投票结果】同意 / 率（90/100%）　　不同意（0）　　弃权（0）　　总票数（90）

【共识等级】一级共识（一致共识）

10. 如何判定 TJA 术中假体周围的隐性骨折？如何处理？

【建议】术中隐性骨折多指骨折并不明显，常规 X 线检查难以发现的术中产生的骨折，如股骨距劈裂、大转子部分撕裂和髋臼缘劈裂等情况。绝大多数的术中隐性骨折不需要额外的治疗，重要的是预防术中隐性骨折。一旦发现了假体周围的隐性骨折，应该进行有效的内固定治疗，同时术后功能康复治疗要减缓程度，负重行走时间应推迟到术后 6 周以上。

【证据等级】□ A 级　　□ B 级　　☑ C 级

【投票结果】同意 / 率（88/97.77%）　　不同意（1）　　弃权（1）　　总票数（90）

【共识等级】一级共识（一致共识）

11. 假体周围骨折术中如何判定是否有假体松动？

【建议】术中用持骨钳固定骨折的近折段，用力摆动假体远端，可检查假体的稳定性；检查骨折端能否解剖复位，复位固定后活动肢体观察关节假体与近折段是否同步，有无异常声音，据此可以判断假体的稳定性。

【证据等级】□ A 级　　□ B 级　　☑ C 级

【投票结果】同意/率（86/95.55%）　　不同意（1）　　弃权（3）　　总票数（90）
【共识等级】一级共识（一致共识）

12. 如何处理温哥华分析 B_2 型骨折？

【建议】对于假体松动的 B_2 型骨折的处理，通常会采用长柄远端固定假体进行翻修治疗。骨折的处理可根据情况配合钢丝环扎等内固定。
【证据等级】☑A级　　□B级　　□C级
【投票结果】同意/率（90/100%）　　不同意（0）　　弃权（0）　　总票数（90）
【共识等级】一级共识（一致共识）

13. 骨水泥型假体和非水泥型假体发生假体周围骨折的概率是否相同？

【建议】目前尚无明确数据阐明这两种固定类型假体置换术后的假体周围骨折发生率的差别，但大部分学者普遍认为非骨水泥生物固定型假体的假体周围骨折发生率要高于骨水泥假体。
【证据等级】□A级　　☑B级　　□C级
【投票结果】同意/率（84/93.33%）　　不同意（1）　　弃权（5）　　总票数（90）
【共识等级】二级共识（强烈共识）

14. 不同固定方式的假体与假体周围骨折是否存在相关性？如果存在，哪种固定方式好？

【建议】似乎存在相关性。文献报道，非骨水泥型人工髋关节假体的假体周围骨折发生率似乎高于骨水泥固定型假体；另外，生物固定型柄的假体周围骨折与手术时没有做到充分的压配而导致假体微动相关。目前认为，两种固定类型假体都符合行业标准，但针对不同情况的患者，可具体选择不同类型的假体，但在手术时都应达到相应的技术要求。
【证据等级】□A级　　□B级　　☑C级
【投票结果】同意/率（88/97.77%）　　不同意（0）　　弃权（2）　　总票数（90）
【共识等级】一级共识（一致共识）

15. 假体周围骨折患者，如果用水泥型假体进行翻修手术时，如何防止水泥进入骨折线引起骨折不愈合？

【建议】目前国内外文献尚无相关报道。根据临床经验，骨折的严格解剖复位，断端的纵向加压固定可使骨折间隙消失或减小；另外，骨水泥面团早期填入、缓慢插入假体、减少对骨水泥的挤压也可以防止骨水泥进入骨折线。也有人主张，由于骨折间隙因骨水泥填塞而导致不愈合，不建议在假体周围骨折时使用骨水泥型假体。
【证据等级】□A级　　□B级　　☑C级
【投票结果】同意/率（88/97.77%）　　不同意（2）　　弃权（0）　　总票数（90）
【共识等级】一级共识（一致共识）

16. THA 术后假体周围骨折患者翻修术时，如何判断股骨前倾角？

【建议】骨折的完全解剖复位，即可获得术前状态的前倾角。
【证据等级】□A级　　□B级　　☑C级
【投票结果】同意/率（88/97.77%）　　不同意（0）　　弃权（2）　　总票数（90）
【共识等级】一级共识（一致共识）

17. 髋、膝关节均行置换术后，近膝关节假体部位出现骨折应如何处置？

【建议】可以参照膝关节置换术后假体周围骨折的处置原则，即恢复植入物的稳定性和良好的下肢力线。具体方法包括如下选择：假体稳定，则保留假体，对骨折进行复位、固定；如膝关节假体松动，则行骨折固定 + 膝关节翻修术；如有骨缺损，可以选用加延长杆 + 植骨 + 内固定 + 翻修；如伴有副韧带损伤，可以选择限制性假体进行翻修治疗。
【证据等级】☑A级　　□B级　　□C级
【投票结果】同意/率（88/97.77%）　　不同意（0）　　弃权（2）　　总票数（90）
【共识等级】一级共识（一致共识）

（李春龙　齐宝昶）

（七）翻修手术与伴有骨缺损问题的处理

1. THA 术后翻修的原因有哪些？

【建议】人工全髋关节置换（total hip arthroplasty，THA）术后翻修原因包括骨溶解、假体松动，以及假体周围感染、下沉等情况。半髋置换术后髋臼磨损、初次 THA 后复发性脱位至手术失败、THA 术后假体周围骨折、THA 术后假体断裂。

【证据等级】☑A 级　　□B 级　　□C 级

【投票结果】同意 / 率（90/100%）　　不同意（0）　　弃权（0）　　总票数（90）

【共识等级】一级共识（一致共识）

2. 翻修术前应准备哪些必要的条件？

【建议】首先要对患者的一般状态及局部损害进行系统性评估，包括骨量有无缺损，有无假体周围感染，全身情况能否接受手术；其次，准备术中应急处理方案，以及备足必要的骨重建与关节重建材料及其他手术器械。

【证据等级】☑A 级　　□B 级　　□C 级

【投票结果】同意 / 率（90/100%）　　不同意（0）　　弃权（0）　　总票数（90）

【共识等级】一级共识（一致共识）

3. 翻修术时，可能出现失血较多的情况，可否使用血液回输系统？

【建议】如果预测术中出血量超过 2 个单位（约 400ml 全血），可以考虑进行血液回收，但是需要除外有假体周围感染的情况。

【证据等级】☑A 级　　□B 级　　□C 级

【投票结果】同意 / 率（90/100%）　　不同意（0）　　弃权（0）　　总票数（90）

【共识等级】一级共识（一致共识）

4. THA 翻修术在取出假体时有哪些注意事项？

【建议】操作轻柔准确，如果从股骨近端不能够顺利取出股骨假体柄的话，可以进行骨干外侧开窗处理，对于某些股骨柄侧难于取出者，也可行大转子延长截骨（ETO）取出假体。

【证据等级】□A 级　　☑B 级　　□C 级

【投票结果】同意 / 率（89/98.88%）　　不同意（0）　　弃权（1）　　总票数（90）

【共识等级】一级共识（一致共识）

5. 何时需要股骨干开窗取出股骨柄？

【建议】股骨柄侧假体与股骨髓腔内面固定牢固不能够顺利取出时，需要骨干外侧开窗，开窗的宽度在 1cm 左右，宽度过大影响假体的稳定性，长度达到假体的尖端部即可，用特制的骨刀切碎固定的骨水泥，或切开生物固定型假体柄与髓腔内壁的链接，此操作后通常可以顺利取出假体。

【证据等级】□A 级　　☑B 级　　□C 级

【投票结果】同意 / 率（88/97.77%）　　不同意（1）　　弃权（1）　　总票数（90）

【共识等级】一级共识（一致共识）

6. 伴有股骨骨缺损的翻修手术，术前准备哪些问题比较重要？

【建议】充分评估骨缺损的情况，可通过三维计算机扫描图（3D CT）像进行重建。充分准备相应的同种异体骨、金属网片、人工骨、相应的内固定材料、相应的手术器械，同时准备相应的特殊类型的人工关节假体，必要时准备 3D 打印的数字化、个体化人工假体材料。

【证据等级】□A 级　　☑B 级　　□C 级

【投票结果】同意 / 率（90/100%）　　不同意（0）　　弃权（0）　　总票数（90）

【共识等级】一级共识（一致共识）

7. 翻修手术时股骨侧假体柄或水泥取出困难时，ETO 和股骨外侧皮质开窗术哪个更好？

【建议】两种方法虽然都可以选择，但通常外侧开窗更好，因为它保留了股骨近端的完整性。

【证据等级】□A 级　　□B 级　　☑C 级

【投票结果】同意 / 率（88/97.77%）　　不同意（1）　　弃权（1）　　总票数（90）

【共识等级】一级共识（一致共识）

8. 翻修术中股骨缺损如何评估？关键点是什么？

【建议】根据拍摄 X 线片和 CT 片，即可判断出股骨缺损的类型。最常用的是 Parosky 分型，指导翻修术中股骨植骨重建；关键点是准确判断骨缺损的位置与程度。

【证据等级】□A 级　☑B 级　□C 级

【投票结果】同意 / 率（88/97.77%）　不同意（0）　弃权（2）　总票数（90）

【共识等级】一级共识（一致共识）

9. 股骨缺损时，股骨重建应遵循怎样原则？如何能比较快捷地进行掌握？

【建议】轻、中度缺损，以植骨重建为主，如果股骨干峡部可固定长度超过 5cm，可选择生物固定型假体；如果重度骨缺损，伴有节段性（结构性）皮质骨缺损，则需要选择特殊加长人工假体；生物型假体不能获得 5cm 以上长度的峡部稳定固定，就需要考虑使用骨水泥固定。

【证据等级】☑A 级　□B 级　□C 级

【投票结果】同意 / 率（88/97.78%）　不同意（1）　弃权（1）　总票数（90）

【共识等级】一级共识（一致共识）

10. THA 术后股骨缺损时，如何掌握假体类型的选择原则？

【建议】骨量足够，可以选择加长柄、远端生物固定假体；骨量严重不足，选择打压植骨，骨水泥固定型的假体能获得更好的固定效果；需要特别提示，60 岁以下患者尽量不选用骨水泥型假体翻修。

【证据等级】□A 级　☑B 级　□C 级

【投票结果】同意 / 率（84/93.33%）　不同意（2）　弃权（4）　总票数（90）

【共识等级】二级共识（强烈共识）

11. 髋臼骨缺损在术前如何进行评估？

【建议】可以根据骨盆 X 线片和 CT 图像的髋臼缺损状况，按照 AAOS 分型或 Paprosky 分型进行评估即可。

【证据等级】☑A 级　□B 级　□C 级

【投票结果】同意 / 率（90/100%）　不同意（0）　弃权（0）　总票数（90）

【共识等级】一级共识（一致共识）

12. 髋臼骨缺损重建的原则应如何掌握？

【建议】轻中度骨缺损：植骨、大臼杯，正常骨质接触面积 > 50% 可选生物固定型假体；正常骨质接触面积 < 50% 者，可选用骨水泥固定型假体，但因骨水泥固定型假体失败率较高，尽量减少使用。

重度骨缺损：需要植骨重建、使用垫块，特制个性化人工假体，通常选择生物固定或骨水泥固定；有文献提示，骨水泥固定早期较为确切，但短期松动率较高。

【证据等级】☑A 级　□B 级　□C 级

【投票结果】同意 / 率（86/95.55%）　不同意（2）　弃权（2）　总票数（90）

【共识等级】一级共识（一致共识）

13. 特制假体、使用金属垫块及与同种异体骨植骨重建髋臼，各自有什么优缺点？

【建议】特制假体、金属垫块及 3D 打印假体的使用，会使手术简单且操作容易。使用同种异体骨植骨重建髋臼的技术复杂，对术者技术要求高，但植骨融合成功重建了骨量，远期效果更好。

【证据等级】□A 级　☑B 级　□C 级

【投票结果】同意 / 率（87/96.66%）　不同意（1）　弃权（2）　总票数（90）

【共识等级】一级共识（一致共识）

14. 髋臼严重结构性缺损、断裂，怎样制订手术计划？

【建议】首先，一定要重建髋臼的连续性和完整性，使用植骨或异形臼杯翻修髋臼，或者用 3D 打印特殊类型假体进行修复重建，而后使用骨水泥固定型假体进行翻修。

【证据等级】□A 级　☑B 级　□C 级

【投票结果】同意 / 率（86/95.55%）　不同意（1）　弃权（3）　总票数（90）

【共识等级】一级共识（一致共识）

15. 髋臼严重骨缺损，髋臼前后壁损坏，拟进行植骨重建髋臼手术时，如何判定人工髋臼杯安放的位置？

【建议】手术体位选择纯侧卧位，身体前后使用固定架（托）准确固定体位，髋臼清理完毕后，可先安装特制臼杯支架或用骨盆重建钢板重建髋臼前、后壁的连续性，植骨重建髋臼形态，或加金属网杯或异形髋臼杯支架固定后，将拟使用的聚乙烯臼杯定位在髋臼外展 45°、前倾 15°，骨水泥固定即可。

【证据等级】□A 级　☑B 级　□C 级

【投票结果】同意 / 率（85/94.44%）　不同意（1）　弃权（4）　总票数（90）

【共识等级】二级共识（强烈共识）

16. 伴有股骨骨缺损时，选择假体固定方式需要遵循什么原则？

【建议】如果股骨远段的峡部有 5cm 以上的固定空间，可选择生物固定型翻修假体；如果股骨无固定空间，可选择与髓腔相匹配的特制生物固定型股骨柄假体；如果骨皮质残余骨量极少时，则可以采用骨水泥固定。

【证据等级】☑A 级　□B 级　□C 级

【投票结果】同意 / 率（84/93.33%）　不同意（4）　弃权（2）　总票数（90）

【共识等级】二级共识（强烈共识）

17. 严重骨缺损，股骨近端严重变形，在安装假体柄时如何判定前倾角？

【建议】参照股骨的正外侧壁，通过膝关节前方位置参照或者试模复位，术中测试来确定股骨前倾角。

【证据等级】□A 级　□B 级　☑C 级

【投票结果】同意 / 率（90/100%）　不同意（0）　弃权（0）　总票数（90）

【共识等级】一级共识（一致共识）

18. 如果评估时发现股骨严重的结构性缺损时，应怎样计划手术方案？

【建议】选择使用特制加长型假体、3D 打印假体或肿瘤型人工假体进行翻修。

【证据等级】□A 级　☑B 级　□C 级

【投票结果】同意 / 率（90/100%）　不同意（0）　弃权（0）　总票数（90）

【共识等级】一级共识（一致共识）

（卢俊明　徐　亮）

（八）对目前 THA 常用切口的评价

1. 切口

(1) DAA 入路治疗老年股骨颈骨折效果如何？远期效果是否优于传统的入路方式？

【建议】DAA 治疗老年股骨颈骨折疗效确切，但远期效果不一定优于传统入路。

【证据等级】☑A 级　□B 级　□C 级

【投票结果】同意 / 率（86/95.55%）　不同意（2）　弃权（2）　总票数（90）

【共识等级】一级共识（一致共识）

(2) 严重近端股骨缺损的患者，肿瘤型假体近端置换的效果是否优于 3D 定制假体？

【建议】在股骨缺损的治疗中，结构性移植物与 3D 打印定制的个体化假体材料均可获得良好的治疗效果，从目前的材料来看，使用结构性移植物并不优于 3D 定制假体技术。

【证据等级】□A 级　☑B 级　□C 级

【投票结果】同意 / 率（85/94.44%）　不同意（0）　弃权（5）　总票数（90）

【共识等级】二级共识（强烈共识）

(3) ETO 截骨的优、缺点是什么？

【建议】优点：骨愈合率高，术野显露佳，可以进行外展肌张力调整，降低脱位率。缺点：术前需认真设计截骨长度，再次植入的翻修假体应超过截骨远端 5cm 以上；骨水泥型假体或植入同种异体骨可能造成截骨处不愈合。

【证据等级】☑A 级　□B 级　□C 级

【投票结果】同意 / 率（90/100%）　不同意（0）　弃权（0）　总票数（90）

【共识等级】一级共识（一致共识）

(4) ETO 有哪些适应证？

【建议】①股骨柄近端断裂，远端仍牢固固定者；②人工髋关节置换术后假体近端周围骨缺损需要翻修，但远端股骨柄固定牢固者；③股骨柄安放位置错误，但骨水泥固定良好者；④不伴松动的早期严重感染需行翻修者；⑤假体与骨水泥界面松动，骨水泥与骨界面依然牢固者；⑥晚期 DDH 行 THA 复位困难时，也有使用 ETO 方法的报道。

【证据等级】☑A 级　□B 级　□C 级

【投票结果】同意 / 率（90/100%）　不同意（0）　弃权（0）　总票数（90）

【共识等级】一级共识（一致共识）

(5) 对于严重骨缺损的患者，如果加长假体不能满足要求，还有什么办法？

【建议】肿瘤型假体、自体骨移植、异体骨移植、Masquelet 诱导膜技术、组织工程骨技术移植等。

【证据等级】□A 级　☑B 级　□C 级

【投票结果】同意 / 率（90/100%）　不同意（0）　弃权（0）　总票数（90）

【共识等级】一级共识（一致共识）

2. 经典截骨方法介绍

经典的治疗用股骨头颈部位的截骨方式有哪些？

【建议】麦氏截骨、改良麦氏截骨、粗隆间截骨、Ganz 截骨、基底部旋转截骨等，这些截骨方法现在已经很少应用。

【证据等级】☑A 级　□B 级　□C 级

【投票结果】同意 / 率（90/100%）　不同意（0）　弃权（0）　总票数（90）

【共识等级】一级共识（一致共识）

（荣杰生　王 岩）

三、膝关节置换部分

（一）初次膝关节置换的相关问题

1. 膝关节置换手术时，使用止血带应注意哪些问题？

【建议】个体化设置止血带压力是理想选择，时间在 1h 以内，不要超过 1.5h，气囊袖带不可过宽，否则会加重术后隐性出血。

【证据等级】☑A 级　□B 级　□C 级

【投票结果】同意 / 率（90/100%）　不同意（0）　弃权（0）　总票数（90）

【共识等级】一级共识（一致共识）

2. 髌前正中切口时，切开皮下组织后，髌骨前的筋膜层怎么处理才能尽量避免损伤皮肤血液供应？

【建议】在髌骨前筋膜下方游离皮瓣，让髌骨前筋膜和皮下组织创面保持完整，即能避免膝前皮肤血液供应的损伤。

【证据等级】☑A 级　□B 级　□C 级

【投票结果】同意 / 率（90/100%）　不同意（0）　弃权（0）　总票数（90）

【共识等级】一级共识（一致共识）

3. 剥离内侧关节囊时应注意什么技巧？怎么防止内侧副韧带损伤？

【建议】根据术前内翻畸形的严重程度决定是否越过内侧中线，只要是紧贴骨面剥离就很安全，尽量不过胫骨上端（内侧平台）内侧中线，就可避免内侧副韧带损伤。

【证据等级】☑A 级　□B 级　□C 级

【投票结果】同意 / 率（90/100%）　不同意（0）　弃权（0）　总票数（90）

【共识等级】一级共识（一致共识）

4. 膝关节股骨内侧髁重度增生时，如何切除骨赘以松解关节？

【建议】明确骨赘位置是在内侧副韧带股骨侧止点下方还是前方。找到股骨内侧髁正常骨质的界限，将增生的骨质用骨刀由内向外倾斜 30° 方向切除，也可使用尖嘴咬骨钳咬除骨赘。此时内侧副韧带由弯曲变伸直，就会得到很好的松解。

【证据等级】☑A 级　　□B 级　　□C 级

【投票结果】同意 / 率（91/100%）　　不同意（0）　　弃权（0）　　总票数（91）

【共识等级】一级共识（一致共识）

5. 关节内侧平台有缺损时，如何判定胫骨平台截骨高度？

【建议】内侧平台缺损越严重，外侧关节间隙张口越明显，胫骨外髁的截骨量应越少；如果内侧平台有缺损明显，可以参照外侧平台，确定平台截骨高度。

【证据等级】☑A 级　　□B 级　　□C 级

【投票结果】同意 / 率（91/100%）　　不同意（0）　　弃权（0）　　总票数（91）

【共识等级】一级共识（一致共识）

6. 膝关节内后方巨大骨赘是否会影响屈曲间隙的判定？如何处理？

【建议】后方的巨大骨赘会影响屈曲间隙平衡的判定。术前 X 线片确有巨大骨赘者，股骨远端截骨后，撑开关节间隙，切除骨赘，再行四合一截骨，而后可准确判断屈曲间隙是否平衡。

【证据等级】☑A 级　　□B 级　　□C 级

【投票结果】同意 / 率（91/100%）　　不同意（0）　　弃权（0）　　总票数（91）

【共识等级】一级共识（一致共识）

7. 使用股骨骨髓内定位法时，股骨远端的开口位置与髓针深度有什么要求？

【建议】一般情况下，股骨远端髓腔开口位置可以选择后交叉韧带止点前外上方，也可于术前通过膝关节正侧位 X 线片做股骨髓腔的划线，以判断股骨入髓点的位置。如果股骨干侧弓不显著，髓腔杆应能够顺利插入股骨髓腔，深度要达到股骨髓腔狭窄部。

【证据等级】☑A 级　　□B 级　　□C 级

【投票结果】同意 / 率（90/98.90%）　　不同意（1）　　弃权（0）　　总票数（91）

【共识等级】一级共识（一致共识）

8. 股骨前髁截骨时导板的安放关键点是什么？

【建议】一定在正确的前端截骨面基础上，准确测量前髁截骨量（厚度），最高截骨点平行于股骨干前侧皮质表面最高点（指针尖端点）；测量确定适合型号的四合一导板型号，根据内外上髁连线明确外旋角度，通常选择外旋 3°～4°，确实、稳定固定截骨导板，依次截除前髁、后髁、前角、后角。

【证据等级】☑A 级　　□B 级　　□C 级

【投票结果】同意 / 率（89/97.80%）　　不同意（1）　　弃权（1）　　总票数（91）

【共识等级】一级共识（一致共识）

9. 股骨、胫骨怎样的截骨顺序更利于手术的操作？

【建议】TKA 术中先行胫骨平台截骨，之后再行股骨截骨，可使关节间隙松弛，显露更为充分。此手术操作简便，值得参考。

【证据等级】□A 级　　☑B 级　　□C 级

【投票结果】同意 / 率（89/97.80%）　　不同意（2）　　弃权（0）　　总票数（91）

【共识等级】一级共识（一致共识）

10. 胫骨截骨导板的使用应注意哪些事项？后倾角度如何掌握？

【建议】胫骨截骨导板常采用髓外定位法，平台固定点在髁间前后棘之间（A–P 线上）、定位杆矢状面平行于胫骨前脊，远端居于踝关节中线、后倾 5°，内侧测量截骨厚度 2～4mm，外侧测量截骨量 9～11mm，最后要进行伸直间隙测量，并测试伸直与屈曲间隙的平衡。对于畸形严重的病例，根据畸形严重程度和关节侧方张口程度决定胫骨平台的截骨量，畸形越严重，侧方张口越宽，截骨量应该越少，具体情况术中判定掌握。

【证据等级】☑A 级　　□B 级　　□C 级

【投票结果】同意 / 率（90/98.90%）　　不同意（1）　　弃权（0）　　总票数（91）

【共识等级】一级共识（一致共识）

11. 在截骨时，伸直间隙与屈曲间隙如何避免截骨过度？

【建议】根据术前双膝关节站立位前后位 X 线片（股骨干、胫骨干需超过 1/2 总长度）观察畸形严重程度和关节侧方张口程度来决定胫骨平台和股骨髁的截骨量。畸形越严重，侧方张口越宽，截骨量应该越少；而间隙狭窄侧需要通过去除骨赘与软组织松解进行间隙平衡，这是因为侧方张口量需要靠假体总厚度来填充。如果按照标准截骨量计算，截骨后常导致截骨后张力侧间隙松弛。

【证据等级】□A 级　　☑B 级　　□C 级

【投票结果】同意 / 率（87/95.60%）　　不同意（1）　　弃权（3）　　总票数（91）

【共识等级】一级共识（一致共识）

12. 安装假体时是先股骨后胫骨，还是先胫骨后股骨，各有什么优点？

【建议】TKA 安装假体时，先安装股骨后安装胫骨，此顺序对观察股骨、胫骨假体的位置是否正确视野最佳，清除过多的骨水泥也最为方便，但对于后方弧度高的胫骨平台假体，尤其是 CR 假体，复位会有难度；先安装胫骨后安装股骨，此顺序利于关节复位，特别是在保留后交叉韧带（CR 假体）的 TKA，感觉明显方便。

【证据等级】□A 级　　☑B 级　　□C 级

【投票结果】同意 / 率（90/98.90%）　　不同意（1）　　弃权（0）　　总票数（91）

【共识等级】一级共识（一致共识）

13. 安装假体后，是否需要达到应力性过伸 5°，为什么？

【建议】通常可以有张力性过伸 5°。因为关节周围软组织在 TKA 后，会出现轻微挛缩，没有张力性过伸 5° 的话，有时会影响日后膝关节伸直功能的恢复；也有专家认为，不必过伸 5°，尤其对于类风湿关节炎的患者，这种过伸有可能导致术后膝关节反张，要特别警惕。

【证据等级】□A 级　　☑B 级　　□C 级

【投票结果】同意 / 率（79/86.81%）　　不同意（3）　　弃权（9）　　总票数（91）

【共识等级】二级共识（强烈共识）

14. 假体安装完毕复位后，应该检查哪些项目才能放心闭创、结束手术？

【建议】必须在 TKA 试模复位时段检查以下项目：下肢力线是否正确，内侧、外侧副韧带的张力是否稳定；关节间隙的松紧度是否适中，有无前后脱位风险；髌骨轨迹是否正确，有无外侧脱位倾向；是否有张力性过伸 3°～5°。安装假体后可再复查一次，以上因素均满意后，就可放心闭创，结束手术。

【证据等级】□A 级　　☑B 级　　☑C 级

【投票结果】同意 / 率（91/100%）　　不同意（0）　　弃权（0）　　总票数（91）

【共识等级】一级共识（一致共识）

15. 如果进行髌骨置换，应注意哪些问题？如不置换髌骨，应怎样修整变形的髌骨？

【建议】关于髌骨置换与否可根据手术医生决定。通常情况下，如果进行置换髌骨，置换前一定要测量髌骨厚度，低于 12mm 时一般不主张置换髌骨；人工髌骨的安放位置不可偏外。如果不置换髌骨，一定要把髌骨修成接近正常形态，同时一定要做电凝髌骨周围 360° 去神经化处理。

【证据等级】□A 级　　☑B 级　　□C 级

【投票结果】同意 / 率（90/98.90%）　　不同意（1）　　弃权（0）　　总票数（91）

【共识等级】一级共识（一致共识）

（尹文哲　荣杰生）

（二）膝内、外翻的 TKA

1. 膝内、外翻通常有哪些病因？如何分类？如何确定畸形来源及真实性？

【建议】膝内、外翻通常有两种情况，即发育性膝内、外翻，以及关节面不均衡磨损性膝内、外翻。按照畸形角度可以分轻、中、重度畸形；按照畸形的发生部位可以分为关节内畸形与关节外畸形。可以通过询问病史、对比对侧肢体、完全伸直膝关节等检查来确定畸形来源与真实畸形角度。

【证据等级】☑A 级　　　□B 级　　　□C 级

【投票结果】同意 / 率（91/100%）　　不同意（0）　　弃权（0）　　总票数（91）

【共识等级】一级共识（一致共识）

2. 膝内、外翻的 TKA，内、外翻多大角度时可以通过软组织松解达到平衡？多大角度时需要通过关节外截骨矫正下肢力线？

【建议】膝内、外翻患者在拟 TKA 时，原则上畸形无论来源于关节内或关节外，只要角度＜ 25° 者，通常应该能通过软组织松解（重点是内外侧副韧带）来解决；如果畸形来源于关节外，且畸形角度＞ 25°～30°，靠松解侧副韧带矫正畸形、调整软组织平衡就会出现一定的困难，面临着松解的韧带完全失去张力、使用的聚乙烯垫片过厚的风险，以及髌骨轨迹失常、髌骨脱位风险。因此，这种情况通常应该考虑通过截骨来解决畸形。

【证据等级】□A 级　　　☑B 级　　　□C 级

【投票结果】同意 / 率（87/95.60%）　　不同意（2）　　弃权（2）　　总票数（91）

【共识等级】一级共识（一致共识）

3. 对严重骨关节炎导致的膝内翻畸形，术中如何最终决定是否进行内侧副韧带的松解？

【建议】严重骨关节炎导致的膝内翻畸形，首先彻底切除增生的骨赘，去除骨性障碍因素后，活动关节。此时如果不伴有屈曲畸形者，进行胫骨上端内侧骨膜下剥离松解挛缩软组织，而后胫骨平台与股骨远端截骨后，清理后方残余骨赘。如果仍然残存内翻畸形，关节间隙不平衡，内侧间隙仍窄，这种情况下就需要松解内侧副韧带。如果伴有严重的屈曲畸形，同时需要松解后方的关节囊等软组织。

【证据等级】☑A 级　　　□B 级　　　□C 级

【投票结果】同意 / 率（90/98.90%）　　不同意（1）　　弃权（0）　　总票数（91）

【共识等级】一级共识（一致共识）

4. 重度膝外翻行 TKA 的病例，如果通过韧带松解解决了外翻问题，有可能产生髌骨外侧脱位倾向，如何处理？

【建议】股骨截骨时遵循内外上髁连线作为股骨假体的定位标准，广泛松解髌骨外侧挛缩组织，包括股外侧肌远端、外侧关节囊、挛缩的大腿深筋膜、髂胫束，必要时可以紧缩髌骨内侧支持带组织。

【证据等级】□A 级　　　☑B 级　　　□C 级

【投票结果】同意 / 率（83/91.21%）　　不同意（1）　　弃权（7）　　总票数（91）

【共识等级】二级共识（强烈共识）

5. 轻、中度膝内、外翻患者行 TKA 时，通常怎样松解软组织？如何判定松解的程度？

【建议】完成股骨远端和胫骨平台的截骨后，彻底去除骨赘，测试伸直间隙，如果仍有明显的内翻畸形，可骨膜下剥离松解内侧挛缩软组织，达到关节间隙平衡时即可。如果是膝外翻者，截骨后仍残留畸形者，可松解紧张的腘肌腱、髂胫束。当达到关节间隙软组织对称平衡后，即可停止松解操作。

【证据等级】□A 级　　　☑B 级　　　□C 级

【投票结果】同意 / 率（90/98.90%）　　不同意（1）　　弃权（0）　　总票数（91）

【共识等级】一级共识（一致共识）

6. 拉网松解时，用什么器械来完成？如何掌握松解的深度？

【建议】使用尖刀和 16 号针头。16 号针头扎刺比较安全，但每次松解的程度较小，易于掌握，需要扎刺的次数多；尖刀松解的单次程度大，但要求技术高，过度松解风险大，扎刺深度不可超过 2mm；撑开钳加力撑开情况下，达到内外侧间隙基本等宽（平衡）即可。

【证据等级】□A 级　　　□B 级　　　☑C 级

【投票结果】同意 / 率（91/100%）　　不同意（0）　　弃权（0）　　总票数（91）

【共识等级】一级共识（一致共识）

7. 拉网法松解韧带，需要注意的事项有哪些？

【建议】拉网松解韧带的时候，特别要注意以下事项：①正确使用撑开器，找到最紧张的部位进行扎刺；②每次尖刀扎刺的时候，要注意宽度与刺点间的距离，以及扎刺的深度；③不要寄希望于一次就完成，要反复测试、多次扎刺，防止松解过度。

【证据等级】□A 级　　□B 级　　☑C 级

【投票结果】同意 / 率（90/98.90%）　　不同意（1）　　弃权（0）　　总票数（91）

【共识等级】一级共识（一致共识）

8. 做 TKA 韧带松解时，如何防止松解造成副损伤？

【建议】刺扎不要过深，刀口不要过宽，反复测试，不要过急。坚持以上注意事项，基本就可避免造成韧带松解的副损伤。

【证据等级】□A 级　　　□B 级　　☑C 级

【投票结果】同意 / 率（91/100%）　　不同意（0）　　弃权（0）　　总票数（91）

【共识等级】一级共识（一致共识）

9. 副韧带松解后的患者，在康复过程中与正常手术有无区别？

【建议】膝内、外翻患者行 TKA，侧副韧带松解后，特别是内、外翻严重的病例，韧带松解距离偏长的时候，此时的韧带实际上就是一个损伤的副韧带，早期的非负重膝关节活动练习可以正常进行，但负重活动应延迟至术后 3 周，就是要等待韧带完全修复、愈合之后再进行负重练习。否则一旦外伤，会导致松解的韧带出现撕裂，造成不良后果。

【证据等级】□A 级　　　□B 级　　☑C 级

【投票结果】同意 / 率（90/98.90%）　　不同意（1）　　弃权（0）　　总票数（91）

【共识等级】一级共识（一致共识）

10. 重度膝外翻患者行 TKA 时，拉网松解矫正畸形后，如果出现足背伸功能障碍，应如何处理？

【建议】检查腓总神经的神经传导速度，确定损伤性质。同时，嘱患者屈曲膝关节，放松腓总神经牵拉，口服神经营养药物。1～2 周后仍不能缓解，或确定神经断裂性损害，就需要手术探查。

【证据等级】□A 级　　☑B 级　　□C 级

【投票结果】同意 / 率（91/100%）　　不同意（0）　　弃权（0）　　总票数（91）

【共识等级】一级共识（一致共识）

（陶树清　袁　泉）

（三）单髁置换的相关问题

1. 单髁置换的适应证有哪些？

【建议】①膝关节单间室病变，保守治疗效果不佳；②膝关节活动度≥ 90°；③膝关节稳定，前后交叉韧带功能完整；④内翻畸形≤ 15°，并可被动矫正；⑤固定屈曲挛缩≤ 15°；⑥放射学检查证实为单间室病变。

【证据等级】☑A 级　　□B 级　　□C 级

【投票结果】同意 / 率（91/100%）　　不同意（0）　　弃权（0）　　总票数（91）

【共识等级】一级共识（一致共识）

2. 前交叉韧带损伤的患者，是否可以进行 UKA？

【建议】不推荐 UKA。

【证据等级】□A 级　　☑B 级　　□C 级

【投票结果】同意 / 率（91/100%）　　不同意（0）　　弃权（0）　　总票数（91）

【共识等级】一级共识（一致共识）

3. 怎样保护 UKA 切口才能确保不损伤内侧副韧带？

【建议】微创操作，胫骨截骨时，内侧放置拉钩保护侧副韧带，切除内侧半月板时，可保留少许半月板的边缘。

【证据等级】□A 级　　☑B 级　　□C 级

【投票结果】同意 / 率（90/98.90%）　　不同意（1）　　弃权（0）　　总票数（91）

【共识等级】一级共识（一致共识）

4. UKA 假体选择固定平台还是活动平台？各有什么特点？

【建议】固定平台与活动平台均有良好效果，均可选择。活动平台的形合度高，但有内衬脱位风险。固定平台对术者的技术要求较高，膝关节需良好对线，冠状面不可以有内外翻、水平面股骨髁轨迹要正确。另外，固定平台 UKA 在外侧间室 OA 也有良好表现。

【证据等级】□A 级　　☑B 级　　□C 级

【投票结果】同意 / 率（91/100%）　　不同意（0）　　弃权（0）　　总票数（91）

【共识等级】一级共识（一致共识）

5. UKA 时如何避免胫骨平台内、外翻？

【建议】胫骨内侧平台截骨面一定垂直于胫骨纵向解剖轴，矢状面有适当后倾，在导向器控制下操作，不徒手操作。

【证据等级】□A 级　　☑B 级　　□C 级

【投票结果】同意 / 率（91/100%）　　不同意（0）　　弃权（0）　　总票数（91）

【共识等级】一级共识（一致共识）

6. 如何保障股骨髁安装的轴向正确？

【建议】股骨假体应放置在股骨内侧髁的中央，冠状面避免内、外翻，矢状面避免过伸或过屈。应充分理解和准确使用相应器械的截骨导向器，不徒手操作。

【证据等级】□A 级　　□B 级　　☑C 级

【投票结果】同意 / 率（91/100%）　　不同意（0）　　弃权（0）　　总票数（91）

【共识等级】一级共识（一致共识）

7. 单髁关节安装过紧会有什么情况发生？如何处理？

【建议】UKA 内侧间室过紧会导致对侧关节间室的过度负荷，疼痛和加速对侧间室退变而导致 UKA 失败。调整屈曲及伸直间隙即截骨量，或减薄垫片厚度；勿松解韧带，避免过度矫正。

【证据等级】□A 级　　☑B 级　　□C 级

【投票结果】同意 / 率（88/96.70%）　　不同意（2）　　弃权（1）　　总票数（91）

【共识等级】一级共识（一致共识）

8. UKA 术后的关节疼痛，最常见的原因是什么？

【建议】常见原因包括止血带使用不当、假体安装过紧等。建议 UKA 围术期疏解紧张情绪，用多模式镇痛；如果确定内侧张力过高，必要时需要减薄聚乙烯垫片。

【证据等级】□A 级　　☑B 级　　□C 级

【投票结果】同意 / 率（86/94.50%）　　不同意（0）　　弃权（5）　　总票数（91）

【共识等级】二级共识（强烈共识）

9. 对于膝关节双间室 OA，有主张行双间室的 UKA 治疗，这与 TKA 相比，哪个更容易让医生接受？

【建议】双间室 OA 行 TKA 较行双间室的 UKA 治疗更能容易让医生接受。

【证据等级】□A 级　　☑B 级　　□C 级

【投票结果】同意 / 率（88/96.70%）　　不同意（2）　　弃权（1）　　总票数（91）

【共识等级】一级共识（一致共识）

10. 针对膝关节单间室 OA，在 UKA、TKA 与 HTO 三种治疗方法中，如何选择？

【建议】目前学术界三者之间的选择界限不清晰，三种手术各自有不错的临床效果报道。建议可以参考以下原则，但应遵循主刀医生的意愿来决定。

单间室 OA 满足相应适应证、排除禁忌证可以选择 UKA 或 HTO，其中伴有轻度内翻者，HTO 更有优势；如果年龄＞65 岁，BMI＞30，选择 TKA 更好。

【证据等级】□A 级　　☑B 级　　☑C 级

【投票结果】同意 / 率（91/100%）　　不同意（0）　　弃权（0）　　总票数（91）

【共识等级】一级共识（一致共识）

11. UKA 术后发生了 PJI，如何处理？

【建议】早期感染，清创、高强度抗生素冲洗、全身应用抗生素。如果感染仍然不能控制者，往往需要取出假体、占位器充填，二期翻修；如果是晚期感染，就需要彻底清创、抗感染，一期或二期行 TKA 翻修。

【证据等级】☑ A 级　　□ B 级　　□ C 级

【投票结果】同意 / 率（91/100%）　　不同意（0）　　弃权（0）　　总票数（91）

【共识等级】一级共识（一致共识）

（刘雪峰　徐　亮）

（四）类风湿关节炎的 TKA

1. 类风湿膝关节炎病理改变与单纯骨关节炎有什么不同？

【建议】类风湿关节炎的滑膜属于自身免疫性慢性炎症反应，为炎症性关节炎，滑膜大量增殖，血管翳形成，淋巴细胞、单核细胞等炎症细胞集聚，滑膜增厚，渗出，并破坏软骨。骨关节炎是机械磨损引发的软骨退变，伴随的滑膜炎仅为刺激性的滑膜炎，病理变化轻微。

【证据等级】☑ A 级　　□ B 级　　□ C 级

【投票结果】同意 / 率（91/100%）　　不同意（0）　　弃权（0）　　总票数（91）

【共识等级】一级共识（一致共识）

2. 类风湿膝关节炎，如何掌握 TKA 时机？ CRP 增高时，是否可以进行手术？

【建议】RA 患者，类风湿在静止期，全身状态良好，没有感染病灶就可接受 TKA 手术。此时，即便是 CRP 有所增高（高出正常测量值的 4~5 倍），只要确定不是类风湿活动期（ESR 无严重增高，RA 因子滴度不过度增高），就可以手术。

【证据等级】☑ A 级　　□ B 级　　□ C 级

【投票结果】同意 / 率（90/98.9%）　　不同意（1）　　弃权（0）　　总票数（91）

【共识等级】一级共识（一致共识）

3. 应该如何处理类风湿关节炎病变的滑膜组织？

【建议】类风湿关节炎行 TJA，应彻底切除病变的滑膜组织，永久性消除病变滑膜对关节的损害。

【证据等级】☑ A 级　　□ B 级　　□ C 级

【投票结果】同意 / 率（91/100%）　　不同意（0）　　弃权（0）　　总票数（91）

【共识等级】一级共识（一致共识）

4. RA 往往伴有明显甚至严重的骨质疏松，手术操作时应该注意哪些问题？

【建议】手术动作要轻柔，避免骨折的发生。假体型号的选择上，应保证骨面覆盖率达到 95% 以上，保障骨质的有效负重面积尽量大，以确保获得良好的手术效果。

【证据等级】□ A 级　　☑ B 级　　□ C 级

【投票结果】同意 / 率（91/100%）　　不同意（0）　　弃权（0）　　总票数（91）

【共识等级】一级共识（一致共识）

5. 伴有明显屈曲挛缩患者 TKA 时，需要如何松解、截骨？是否考虑一期松解后，再二期置换？

【建议】屈曲 45° 以内时，通常增加股骨远端截骨即可，但要避免后髁截骨过多，如果大于 45°，除了以上注意之外，还需要松解后方挛缩的关节囊，必要时需要松解腘肌腱。通常一期置换均可完成，不需要二期置换。

【证据等级】□ A 级　　☑ B 级　　□ C 级

【投票结果】同意 / 率（90/98.90%）　　不同意（0）　　弃权（1）　　总票数（91）

【共识等级】一级共识（一致共识）

6. 类风湿关节炎患者膝关节屈曲畸形严重者，什么情况下考虑一期松解后，再二期置换？

【建议】如果长时间（1 年以上）严重屈曲超过 90° 的病例，需要考虑一期松解，二期置换。

【证据等级】□ A 级　　☑ B 级　　□ C 级

【投票结果】同意 / 率（82/90.11%）　　不同意（2）　　弃权（7）　　总票数（91）

【共识等级】二级共识（强烈共识）

7. 类风湿关节炎进行 TKA 时，如果截骨后单侧平台有明显的骨缺损应该怎么处理？

【建议】应根据骨缺损的位置、类型和大小确定处理方式，如截下的骨块植骨、螺丝钉打桩 + 骨水泥填充等方法。

【证据等级】□ A 级　　☑ B 级　　□ C 级

【投票结果】同意 / 率（91/100%）　　不同意（0）　　弃权（0）　　总票数（91）

【共识等级】一级共识（一致共识）

8. 类风湿患者术后关节内渗出增多，一般是什么原因？如何预防与处理？

【建议】主要是大量滑膜切除后，关节内创面巨大，渗出会较平常增多，通常可采取放置引流，严格无菌术的穿刺抽液，加压包扎（戴弹力护膝），评估血栓风险，适当减少抗凝血药应用等处置。

【证据等级】□ A 级　　□ B 级　　☑ C 级

【投票结果】同意 / 率（91/100%）　　不同意（0）　　弃权（0）　　总票数（91）

【共识等级】一级共识（一致共识）

（乔洪旺　陶树清）

（五）融合膝关节的 TKA

1. 融合膝关节进行 TKA 的难点是什么？建议哪级医生来完成手术？

【建议】手术难点在于，伸膝装置的松解，内外侧副韧带的保护和截骨时避免造成关节后方的血管神经损伤。这种手术属于 4 级手术，建议有丰富经验的关节专家来完成手术。

【证据等级】□ A 级　　☑ B 级　　□ C 级

【投票结果】同意 / 率（87/95.60%）　　不同意（0）　　弃权（4）　　总票数（91）

【共识等级】一级共识（一致共识）

2. 应该如何考虑融合膝关节进行 TKA 的适应证？

【建议】患侧膝关节的伸屈肌力正常，患者有要求，或患膝在非功能位融合。

【证据等级】□ A 级　　☑ B 级　　□ C 级

【投票结果】同意 / 率（87/95.60%）　　不同意（1）　　弃权（3）　　总票数（91）

【共识等级】一级共识（一致共识）

3. 融合膝关节 TKA 术后效果如何判定及如何与患者沟通？

【建议】融合膝关节的膝关节置换手术，可以是表面膝置换，也可以是限制性假体置换；术前一定要跟患者沟通，术后效果未必能够达到正常关节程度，不可让患者的期望值过高。

【证据等级】□ A 级　　□ B 级　　☑ C 级

【投票结果】同意 / 率（91/100%）　　不同意（0）　　弃权（0）　　总票数（91）

【共识等级】一级共识（一致共识）

4. 做过膝关节加压融合术导致的融合膝，是否适合做 TKA？

【建议】膝关节加压融合术后的患者，一定慎重选择 TKA。因为有两个问题：一是下肢长度变短，同时有髌骨损坏；二是容易损伤后方的血管和神经。

【证据等级】□ A 级　　□ B 级　　☑ C 级

【投票结果】同意 / 率（91/100%）　　不同意（0）　　弃权（0）　　总票数（91）

【共识等级】一级共识（一致共识）

5. 融合膝进行 TKA 时，是否一定需要置换髌骨？

【建议】如果髌骨完好可以修整之后去神经化处理，不一定需要置换髌骨，但融合膝者髌骨多半会有损害；因此，建议置换髌骨，便于调整髌骨轨迹，避免膝前疼痛就应该同时置换髌骨。

【证据等级】□ A 级　　□ B 级　　☑ C 级

【投票结果】同意 / 率（88/96.70%）　　不同意（0）　　弃权（3）　　总票数（91）

【共识等级】一级共识（一致共识）

6.融合膝的 TKA 在截骨之前要做哪些软组织的松解准备？

【建议】首先，松解伸膝装置，膝关节前、内、外侧的粘连组织；其次，在充分保护侧副韧带的情况下，松解关节间隙组织，包括粘连瘢痕、骨性连接等；最后，切断关节间连接，恢复关节间活动，以利于规范截骨，安装关节假体。

【证据等级】☑A 级　　□B 级　　□C 级

【投票结果】同意 / 率（90/98.90%）　　不同意（0）　　弃权（1）　　总票数（91）

【共识等级】一级共识（一致共识）

7.融合膝置换根据哪些指标来判断选择普通表面膝假体还是限制性膝假体？

【建议】内、外侧副韧带完整、软组织袖套的完整，则考虑选择表面膝假体。当侧副韧带缺失，考虑限制型全膝关节假体。严重骨缺损，屈曲度严重缺失时，使用铰链型假体。

【证据等级】□A 级　　□B 级　　☑C 级

【投票结果】同意 / 率（91/100%）　　不同意（0）　　弃权（0）　　总票数（91）

【共识等级】一级共识（一致共识）

8.在融合膝关节 TKA 中，怎样进行膝关节截骨操作（表面置换、限制性假体置换）？

【建议】充分松解后，如果内、外侧副韧带完整，沿着融合的胫骨平台表面，用骨刀或摆动锯缓慢将胫骨与股骨融合面慢慢切开，将胫骨向前牵拉、部分脱位，然后安装胫骨截骨导板，先截胫骨近端；之后将膝关节完全脱位，确定髓腔位置，髓内定位，在股骨截骨导板引导下进行股骨截骨。如果内、外侧副韧带损伤不能够使用，只能选择限制性假体置换。此时参照上述方法将胫骨和股骨融合面切断，在试模引导下进行截骨即可。

【证据等级】☑A 级　　□B 级　　□C 级

【投票结果】同意 / 率（87/95.60%）　　不同意（0）　　弃权（4）　　总票数（91）

【共识等级】一级共识（一致共识）

9.膝关节纤维性强直时做 TKA，如何截骨？

【建议】如果膝关节是纤维性融合的话，重点是松解，松解之后，将关节脱位，正常截骨。

【证据等级】□A 级　　□B 级　　☑C 级

【投票结果】同意 / 率（91/100%）　　不同意（0）　　弃权（0）　　总票数（91）

【共识等级】一级共识（一致共识）

10.完全骨性强直，截骨时如何判定关节线的高度？

【建议】膝关节伸直位，关节间隙面高度在髌骨下极下方 1～1.5cm，但由于屈曲位融合膝与伸直位融合膝的截骨位置有可能不同，术前一定要根据 X 线片进行设计。

【证据等级】☑A 级　　□B 级　　□C 级

【投票结果】同意 / 率（89/97.80%）　　不同意（0）　　弃权（2）　　总票数（91）

【共识等级】一级共识（一致共识）

11.完全骨性强直时，什么情况下还可以进行表面置换？

【建议】松解之后，内、外侧副韧带完整时。

【证据等级】□A 级　　☑B 级　　□C 级

【投票结果】同意 / 率（91/100%）　　不同意（0）　　弃权（0）　　总票数（91）

【共识等级】一级共识（一致共识）

12.膝关节融合的患者，什么情况下不能再考虑 TKA？

【建议】皮肤覆盖不全，感染，伸膝装置缺失。

【证据等级】☑A 级　　□B 级　　□C 级

【投票结果】同意 / 率（91/100%）　　不同意（0）　　弃权（0）　　总票数（91）

【共识等级】一级共识（一致共识）

（陶树清　荣杰生）

（六）何时选择限制性假体进行 TKA

1. 限制性膝关节假体的适应证有哪些？

【建议】(1) 髁限制型膝关节假体（LCCK）适用于严重侧副韧带损伤者，以及伸、屈膝间隙明显的不对称，并且无法通过调节假体大小、方向、软组织平衡、关节线恢复等办法得到纠正者。

(2) 铰链膝和旋转铰链膝假体（RHK）适应证：①股骨和（或）胫骨的肿瘤切除之后，牺牲了侧副韧带的起止点；②严重的膝关节韧带功能不全；③骨溶解、去除假体导致严重的骨缺损。相对适应证：①严重的内、外翻畸形合并严重的屈曲挛缩需要完全松解两侧的副韧带；②严重的难以矫正的屈、伸间隙不平衡，并可导致非限制性假体设计中的凸轮分离脱位；③初次置换或翻修术中，存在神经肌肉疾病 Charcot 膝关节病、Paget 病及小儿麻痹后遗症等；④伸膝装置功能受损；⑤严重的无法控制的膝关节过伸反屈畸形。

【证据等级】☑A 级　　□B 级　　□C 级

【投票结果】同意 / 率（89/97.80%）　　不同意（0）　　弃权（2）　　总票数（91）

【共识等级】一级共识（一致共识）

2. 目前国内常用的限制型膝关节假体，都有哪些种类？各有什么特点？

【建议】临床应用的限制型膝关节假体包括连接式和非连接式两种类型。连接式限制型膝关节假体包括铰链膝和旋转铰链膝；非连接式限制型膝关节假体主要是髁限制型膝关节假体。

【证据等级】□A 级　　☑B 级　　□C 级

【投票结果】同意 / 率（90/98.90%）　　不同意（0）　　弃权（1）　　总票数（91）

【共识等级】一级共识（一致共识）

3. 限制型膝关节假体与表面膝关节假体在使用年限上有无不同？原因何在？

【建议】限制型膝关节假体的使用寿命理论上短于表面膝关节假体的使用寿命。

原因：限制性假体依赖假体自身的结构承受应力刺激而达到关节稳定，导致假体与骨之间的应力明显加大，从而影响长期稳定，导致假体较早松动。

【证据等级】□A 级　　☑B 级　　□C 级

【投票结果】同意 / 率（88/96.70%）　　不同意（0）　　弃权（3）　　总票数（91）

【共识等级】一级共识（一致共识）

4. 限制型膝关节假体为什么不能成为膝关节翻修手术的首选假体？

【建议】限制性假体依靠假体自身的结构稳定膝关节，假体承受的应力较大，容易早期出现假体松动，导致人工关节失效；因此，在膝关节翻修术时尽可能使用低限制型关节假体，从而延长关节使用寿命。

【证据等级】☑A 级　　□B 级　　□C 级

【投票结果】同意 / 率（87/95.60%）　　不同意（0）　　弃权（4）　　总票数（91）

【共识等级】一级共识（一致共识）

5. 限制性假体在手术时，如何确定关节线高度？

【建议】关节线的参考标准：髌骨下 1cm，腓骨小头上方 1cm，外上髁远端 2.5cm，或内上髁远端 3.0cm。

【证据等级】☑A 级　　□B 级　　□C 级

【投票结果】同意 / 率（88/97.80%）　　不同意（0）　　弃权（3）　　总票数（91）

【共识等级】一级共识（一致共识）

6. 如何防止发生轴向安装旋转？

【建议】①股骨假体旋转定位：内、外上髁线是公认的理想旋转对线标志，可以采用 Whitesides 前后轴线（APL）或 CTEA（外上髁和内上髁最突点的连线），外旋 3° 确定股骨远端的旋转对线。②胫骨假体旋转定位：胫骨结节中内 1/3 是精确可靠的参考解剖标志。Akagi 线：胫骨前后轴，为胫骨假体旋转对线的金标准，用于胫骨检测假体的正确放置可靠性高。③ ROM 技术：在完成截骨后安装股骨假体试模，全范围屈伸膝关节数次，使胫骨假体试模在股骨假体试模的引导下进行自我调整，以此确定胫骨假体最合适的位置。

【证据等级】□A 级　　☑B 级　　□C 级

【投票结果】同意 / 率（89/97.80%）　　不同意（0）　　弃权（2）　　总票数（91）

【共识等级】一级共识（一致共识）

7. 限制型膝关节假体置换手术后，如果发生脱位，一般是什么原因，如何处理？

【建议】原因：①神经肌肉疾病致过度松弛；②软组织平衡处理不当，关节松弛；③假体松动；④平台中央凸起柱磨损、断裂；⑤铰链体链接柱断裂。

处理原则：①术前存在关节不稳或脱位、神经肌肉疾病者，TKA 后常规支具固定保护 6 周；必要时，术后推荐患者采用长腿支具固定至少 6 个月。②一旦发生脱位，手法复位后，支具制动 6 周。手法复位失败或复发脱位或者假体松动、假体组件发生疲劳断裂，行翻修手术。

【证据等级】□A 级　　☑B 级　　□C 级

【投票结果】同意 / 率（88/96.70%）　　不同意（0）　　弃权（3）　　总票数（91）

【共识等级】一级共识（一致共识）

8. 限制型膝关节假体置换手术时，股骨侧截骨时有什么需要特别注意的？

【建议】远端截骨线要垂直于股骨机械轴截骨，而不是和股骨解剖轴垂直，或参照假体试模截骨，外翻角通常是5°～7°。外旋角度通常为 3° 外旋。髁间截骨时注意限制性假体髁间截骨导板放置要精确，不能过度偏移。

【证据等级】☑A 级　　□B 级　　□C 级

【投票结果】同意 / 率（89/97.80%）　　不同意（0）　　弃权（2）　　总票数（91）

【共识等级】一级共识（一致共识）

9. 限制型膝关节假体置换时，如何判定截骨平面与股骨、胫骨的截骨量？

【建议】股骨远端截骨量可根据不同假体要求计划截骨量，通常在 9～11mm，胫骨平台截骨若以内侧平台高度为参照，截骨厚度 2～4mm，后倾 5°～7° 即可。铰链膝或旋转铰链膝：截骨时尽可能在原关节线水平重建关节线，参照假体植入边界进行截骨。

【证据等级】☑A 级　　□B 级　　□C 级

【投票结果】同意 / 率（86/94.50%）　　不同意（0）　　弃权（5）　　总票数（91）

【共识等级】二级共识（强烈共识）

10. 限制型膝关节置换术后，在关节功能康复方面有什么特殊性吗？

【建议】在围术期，限制型膝关节置换术后的关节功能康复，同非限制型膝关节置换术后无特殊差异。

【证据等级】☑A 级　　□B 级　　□C 级

【投票结果】同意 / 率（87/95.60%）　　不同意（1）　　弃权（3）　　总票数（91）

【共识等级】一级共识（一致共识）

（廉永云　李　锋）

（七）膝关节的翻修术

1. 膝关节翻修的原因有哪些？

【建议】假体无菌性松动、骨质溶解、感染、周围骨折，机械性不稳、髌股关节问题、假体磨损或断裂、假体位置不良等。

【证据等级】□A 级　　☑B 级　　□C 级

【投票结果】同意 / 率（90/98.91%）　　不同意（0）　　弃权（1）　　总票数（91）

【共识等级】一级共识（一致共识）

2. 膝关节翻修患者，术前需要做哪些评估？

【建议】包括四个方面：身体一般状态评估、有无感染评估、实验室检查系统功能评估、影像学骨缺损的评估。

【证据等级】□A 级　　☑B 级　　□C 级

【投票结果】同意 / 率（89/97.80%）　　不同意（0）　　弃权（2）　　总票数（91）

【共识等级】一级共识（一致共识）

3. 膝关节翻修术，怎样确定关节线的高度？尤其有明显骨缺损时，如何定位？

【建议】关节线位置应分别在股骨内上髁下方平均约 3cm 和外上髁下方约 2.5cm 处。如果简单地以术中骨性标志来定位，关节线大致在腓骨头上方 10～14mm。当髌韧带保持正常长度，髌骨下极的位置会在关节线稍偏上 10mm 左右的水平。

【证据等级】□A 级　　☑B 级　　□C 级

【投票结果】同意 / 率（86/94.50%）　　不同意（0）　　弃权（5）　　总票数（91）

【共识等级】二级共识（强烈共识）

4. 膝关节翻修术前应准备哪些人工材料？为什么？

【建议】应准备人工膝关节翻修假体（包括延长杆、金属垫块等组配式假体）、骨水泥与螺钉、同种异体骨（颗粒骨、骨块），金属袖套 sleeve 和 cone 出现后可以不需要植骨、定制假体等。

【证据等级】□A 级　　□B 级　　☑C 级

【投票结果】同意 / 率（89/97.80%）　　不同意（0）　　弃权（2）　　总票数（91）

【共识等级】一级共识（一致共识）．

5. 导航技术能否在膝关节翻修术中应用？意义如何？

【建议】可以应用，对判断关节安装的准确性有辅助意义。需要时间学习导航系统操作。

【证据等级】□A 级　　□B 级　　☑C 级

【投票结果】同意 / 率（86/94.50%）　　不同意（2）　　弃权（3）　　总票数（91）

【共识等级】二级共识（强烈共识）

6. 膝关节感染性松动，应该怎样进行翻修手术？

【建议】一期还是二期翻修取决于感染源类型，细菌对抗生素是否敏感，同时还有主刀医生的技术水平；慢性感染导致的感染性松动，多推荐二期翻修，其成功率更高，但治疗周期偏长，即先做关节内清创处理，安装抗生素骨水泥间隔器，感染控制之后再重新安装膝关节假体。

【证据等级】□A 级　　☑B 级　　□C 级

【投票结果】同意 / 率（88/96.70%）　　不同意（1）　　弃权（2）　　总票数（91）

【共识等级】一级共识（一致共识）

7. 膝关节机械性松动的原因有哪些？一定需要翻修吗？

【建议】主要原因有植入物无法获得有效固定、骨溶解、无菌性炎症、过度肥胖等。一旦确定为假体松动，原则上就应该进行翻修治疗。

【证据等级】□A 级　　□B 级　　☑C 级

【投票结果】同意 / 率（88/96.70%）　　不同意（2）　　弃权（1）　　总票数（91）

【共识等级】一级共识（一致共识）

8. 膝关节翻修术中，假体的延长杆有什么作用？如何选择使用？

【建议】延长杆的作用：增加固定面积、降低局部的高应力、辅助应力传导到骨干部、帮助获得正确的对线、改进膝关节翻修的效果。手术医生认为骨质量不足以支撑表面假体者，都可以加用延长杆，多见于翻修、骨质疏松患者。

【证据等级】□A 级　　☑B 级　　□C 级

【投票结果】同意 / 率（88/96.70%）　　不同意（0）　　弃权（3）　　总票数（91）

【共识等级】一级共识（一致共识）

9. 非感染性松动伴有不同程度的骨缺损，应该如何处理？

【建议】目前骨缺损处理方法包括骨水泥与螺钉、自体骨或同种异体骨植骨、组配式假体、定制或肿瘤假体、异体骨—假体复合物、sleeve 和 cone 等。

【证据等级】□A 级　　☑B 级　　□C 级

【投票结果】同意 / 率（91/100%）　　不同意（0）　　弃权（0）　　总票数（91）

【共识等级】一级共识（一致共识）

10. 什么情况下考虑使用限制性假体进行膝关节翻修手术？

【建议】髁限制性假体适用于具有骨缺损和不稳的翻修手术，铰链型假体适用于复杂的有严重骨缺损、侧副韧带严重损毁的膝关节置换翻修术。

【证据等级】□A级　☑B级　□C级

【投票结果】同意/率（91/100%）　不同意（0）　弃权（0）　总票数（91）

【共识等级】一级共识（一致共识）

11. TKA翻修术修复骨缺损时，使用垫块和同种异体骨植骨，各有什么优缺点？

【建议】金属垫块的使用使骨缺损的处理变得简单而有效，能减少切骨量，具有良好的生物力学性能，对假体提供足够的结构性和机械支持，以及长期的生物固定。

同种异体骨植骨适合于骨缺损较严重的患者，优点：①保留宿主骨的骨量；②修复大范围的简单或复杂骨缺损。该技术的不足：①手术耗时多；②重建技术要求高；③存在传播疾病的潜在可能。

结构植骨的优点：①能够制作成任意大小和形状，以适应不同几何形状的骨缺损；②对翻修假体具有良好的支撑作用；③异体骨和宿主骨之间可达到长期的生物性整合。

【证据等级】□A级　☑B级　□C级

【投票结果】同意/率（90/98.9%）　不同意（0）　弃权（1）　总票数（91）

【共识等级】一级共识（一致共识）

12. 什么情况下考虑使用3D打印特制假体或肿瘤型假体进行膝关节翻修术？

【建议】具有复杂而严重的解剖结构损坏和不能常规应用一般假体进行的膝关节翻修术，可以使用3D打印特制假体或肿瘤型假体。

【证据等级】□A级　□B级　☑C级

【投票结果】同意/率（91/100%）　不同意（0）　弃权（0）　总票数（91）

【共识等级】一级共识（一致共识）

（杨卫良　尹文哲）

（八）胫骨高位截骨治疗膝关节骨关节炎

1. HTO的原理与截骨角度、技术要点各是什么？

【建议】胫骨高位截骨（HTO）原理是通过胫骨上端截骨，矫正胫骨的内翻畸形，改变下肢力线，减轻内侧间室的负荷，从而缓解疼痛，是治疗膝关节骨关节炎的手段之一。

技术要点：截骨线在胫骨结节中点以上，下肢力线通过胫骨髁间棘外缘（Fujisawa点62%），严格使用截骨导板操作可以提高手术准确性，经验丰富的医生，也可以不使用导板，但不推荐初学者使用此方法。

【证据等级】☑A级　□B级　□C级

【投票结果】同意/率（91/100%）　不同意（0）　弃权（0）　总票数（91）

【共识等级】一级共识（一致共识）

2. HTO手术治疗骨关节炎的适应证与禁忌证是什么？

【建议】HTO的适应证：年龄<65岁、膝内翻>10°，关节外畸形、单间室OA。

禁忌证：年龄>70岁，双间室OA，屈伸明显受限。

【证据等级】☑A级　□B级　□C级

【投票结果】同意/率（89/97.80%）　不同意（2）　弃权（0）　总票数（91）

【共识等级】一级共识（一致共识）

3. HTO术后OA加重，如何再行TKA？

【建议】HTO术后再行TKA，手术步骤与初次TKA类似，或许会出现外侧韧带需要松解，其余并无太大差别；但是，如果HTO术后胫骨关节面出现严重反向成角时（冠状面内高外低）对TKA的手术技术要求很高，是难度较大的手术，需要术前足够重视。

【证据等级】□A级　☑B级　□C级

【投票结果】同意/率（89/97.80%）　不同意（0）　弃权（2）　总票数（91）

【共识等级】二级共识（强烈共识）

4. 目前流行的胫骨高位截骨术，有什么特点？

【建议】内侧开放撑开截骨（OWHTO）和外侧闭合楔形截骨（CWHTO）是目前临床上最常用的胫骨高位截骨。内侧撑开截骨更简单、准确，有更好的 10 年生存率。

【证据等级】□A 级　☑B 级　□C 级

【投票结果】同意 / 率（87/95.60%）　不同意（0）　弃权（4）　总票数（91）

【共识等级】一级共识（一致共识）

5. 关于腓骨近端骨段截除法治疗 OA 效果评价如何？

【建议】简单的腓骨近端骨段截除手术，部分患者可以暂时缓解膝关节疼痛，但争议明显，远期疗效需进一步观察。

【证据等级】□A 级　☑B 级　□C 级

【投票结果】同意 / 率（84/92.30%）　不同意（0）　弃权（7）　总票数（91）

【共识等级】二级共识（强烈共识）

（陶树清　齐宝昶）

四、其他部位的人工关节置换

（一）肩关节置换相关问题

1. 怎么掌握人工肩关节置换手术的适应证？

【建议】人工肱骨头置换适应证是伴有疼痛、功能障碍的末期肩关节骨关节炎；全肩关节置换适应证是肩袖完整的末期盂肱关节退变肩关节盂损坏者；反式肩关节置换术适应证是肩袖功能损失的肩关节骨性关节病、肩关节置换术后假体松动翻修。

【证据等级】☑A 级　□B 级　□C 级

【投票结果】同意 / 率（90/97.83%）　不同意（0）　弃权（2）　总票数（92）

【共识等级】一级共识（一致共识）

2. 人工肩关节置换手术有单纯肱骨头置换与反向全肩关节置换，怎样进行选择？

【建议】肩带肌正常、关节盂无骨缺损和活动要求高的患者，选择单纯肱骨头置换更好；伴有不可修复的肩袖撕裂者，三角肌正常，适合做反式肩关节置换。

【证据等级】□A 级　☑B 级　□C 级

【投票结果】同意 / 率（89/96.74%）　不同意（0）　弃权（3）　总票数（92）

【共识等级】一级共识（一致共识）

3. 人工肱骨头置换术，入路应该怎样选择？

【建议】三角肌与胸大肌间隙入路。

【证据等级】☑A 级　□B 级　□C 级

【投票结果】同意 / 率（90/97.83%）　不同意（0）　弃权（2）　总票数（92）

【共识等级】一级共识（一致共识）

4. 肱骨近端粉碎骨折进行人工肱骨头置换时，近端骨折片是否需要解剖复位并有效的固定？

【建议】肱骨大、小结节需要解剖复位并固定。

【证据等级】☑A 级　□B 级　□C 级

【投票结果】同意 / 率（87/94.56%）　不同意（0）　弃权（5）　总票数（92）

【共识等级】二级共识（强烈共识）

5. 在假体安装方面，人工肱骨头有哪些注意事项？

【建议】恢复肱骨干的正常长度，确保关节两端张力，肱骨头最高点在大结节近端 1cm 处。在肩关节内旋 30° 测试安装假体试模，检查后倾角合适后，确定肱骨头匹配正对肩盂关节面后，安装正式假体。

【证据等级】☑A 级　　□B 级　　□C 级

【投票结果】同意 / 率（88/95.65%）　　不同意（0）　　弃权（4）　　总票数（92）

【共识等级】一级共识（一致共识）

6. 肩关节置换术后康复需要注意哪些问题？

【建议】需要进行肩关节活动度、增强肩带肌力量训练，缓慢进行，术后 6 周内悬吊带固定保护，先被动后主动循序渐进功能训练。

【证据等级】□A 级　　☑B 级　　□C 级

【投票结果】同意 / 率（86/93.47%）　　不同意（0）　　弃权（6）　　总票数（92）

【共识等级】二级共识（强烈共识）

7. 肩关节置换术后日常生活应注意什么？

【建议】注意提高免疫力，预防感染、外伤、脱位，不能进行高强度运动。

【证据等级】☑A 级　　□B 级　　□C 级

【投票结果】同意 / 率（88/96.65%）　　不同意（0）　　弃权（4）　　总票数（92）

【共识等级】一级共识（一致共识）

8. 肿瘤型人工肱骨近端置换手术，如何避免术后脱位的发生？

【建议】正确位置的假体安装及软组织平衡对预防术后脱位至关重要，另外需要术后 6 周制动和恰当的康复锻炼指导。

【证据等级】☑A 级　　□B 级　　□C 级

【投票结果】同意 / 率（84/91.30%）　　不同意（0）　　弃权（8）　　总票数（92）

【共识等级】二级共识（强烈共识）

（陶树清　逯代锋）

（二）肘关节置换相关问题

1. 人工肘关节置换的适应证与注意事项有哪些？

【建议】适应证：严重的骨关节炎、伴关节疼痛、不稳、伸直位强直及功能障碍。

注意事项：不伴有关节疼痛的近功能位强直或严重骨折早期不是手术适应证。另外，术前注意评估侧副韧带功能及骨缺损的程度。

【证据等级】☑A 级　　□B 级　　□C 级

【投票结果】同意 / 率（88/95.56%）　　不同意（0）　　弃权（4）　　总票数（92）

【共识等级】一级共识（一致共识）

2. 人工肘关节置换的常规入路与技术要点有哪些？

【建议】肘后方经典 Kocher 入路常用。

技术要点：平衡内、外侧韧带复合体，保留前关节囊和肌肉防止脱位，精确的截骨，匹配的假体旋转中心，良好的骨水泥技术。

【证据等级】☑A 级　　□B 级　　□C 级

【投票结果】同意 / 率（89/96.74%）　　不同意（0）　　弃权（3）　　总票数（92）

【共识等级】一级共识（一致共识）

3. 人工肘关节置换手术过程中容易损伤哪条神经？如何避免？

【建议】容易损伤尺神经。提前显露保护尺神经，必要时进行神经移位并前置。

【证据等级】☑A 级　　□B 级　　□C 级

【投票结果】同意 / 率（90/97.83%）　　不同意（0）　　弃权（2）　　总票数（92）

【共识等级】一级共识（一致共识）

4. 单纯人工桡骨小头置换术的意义是什么？需要常规性选择吗？

【建议】桡骨小头置换可以稳定肘关节，同时能防止桡骨的近侧移位。不需要常规选择，肘关节外侧副韧带损伤或严重肘关节不稳时选择可以考虑置换。

【证据等级】☑A 级　　□B 级　　□C 级

【投票结果】同意 / 率（85/92.39%）　　不同意（0）　　弃权（7）　　总票数（92）

【共识等级】二级共识（强烈共识）

5. 肘关节置换术后，日常生活中应给予怎样的指导？

【建议】终生不要长时间提物、单次举起超过 5kg 的重物，或者反复举起 2kg 重物，术后康复训练需持续 12～18 个月，日常保持注意，定期复查。

【证据等级】☑A 级　　□B 级　　□C 级

【投票结果】同意 / 率（88/95.56%）　　不同意（0）　　弃权（4）　　总票数（92）

【共识等级】一级共识（一致共识）

6. 肘关节置换与肘关节成型或肘关节融合手术相比，各有什么优劣？

【建议】①肘关节置换术对疼痛、活动障碍及不稳的疗效较好，但假体使用往往寿命较短，不能负重生活。②关节成形术常适用于年轻、继发于创伤后的肘关节活动度丧失的患者，会有关节不稳的感觉，但经久耐用。③关节融合术，伴有屈伸功能障碍，但对活动量大的年轻的疼痛患者、顽固性感染、严重的上肢大面积软组织损伤者，关节融合术比关节置换和关节成形术效果更好。

【证据等级】☑A 级　　□B 级　　□C 级

【投票结果】同意 / 率（86/93.47%）　　不同意（0）　　弃权（6）　　总票数（92）

【共识等级】二级共识（强烈共识）

7. 肘关节置换术后，最担心的问题是什么？

【建议】术后关节感染，也是最难治疗的。

【证据等级】☑A 级　　□B 级　　□C 级

【投票结果】同意 / 率（91/98.91%）　　不同意（0）　　弃权（1）　　总票数（92）

【共识等级】一级共识（一致共识）

8. 如何避免肘关节置换术后关节假体松动？

【建议】正确假体安装、良好的手术技术和恰当的生活指导是减少松动率的三要素。

【证据等级】☑A 级　　□B 级　　□C 级

【投票结果】同意 / 率（89/96.47%）　　不同意（0）　　弃权（3）　　总票数（92）

【共识等级】一级共识（一致共识）

（陶树清　逯代锋）

（三）人工踝关节置换相关问题

1. 人工踝关节置换手术的适应证与禁忌证有哪些？

【建议】适应证：各种原发性或继发性骨关节炎、活动功能丧失，要求重建踝关节活动者。

禁忌证：感染，踝周韧带损伤，体重指数（BMI）＞ 30，以及表面皮肤、软组织覆盖不良。

【证据等级】☑A 级　　□B 级　　□C 级

【投票结果】同意 / 率（82/89.13%）　　不同意（2）　　弃权（8）　　总票数（92）

【共识等级】二级共识（强烈共识）

2. 人工踝关节置换术目前常面临的问题有哪些？

【建议】感染，假体易于松动、脱位以及不能获得良好的活动范围。

【证据等级】☑A 级　　□B 级　　□C 级

【投票结果】同意 / 率（87/94.56%）　　不同意（0）　　弃权（5）　　总票数（92）

【共识等级】二级共识（强烈共识）

3. 什么情况下，建议患者进行人工踝关节置换手术？

【建议】患者体重正常，骨质良好，韧带良好，强烈要求获得有活动度的踝关节。

【证据等级】□A 级　　☑B 级　　□C 级

【投票结果】同意 / 率（89/96.47%）　　不同意（0）　　弃权（3）　　总票数（92）

【共识等级】一级共识（一致共识）

4. 人工踝关节置换术，如何保护内外侧韧带的完整性？

【建议】截骨与骨面处理，在内踝尖端以内进行。

【证据等级】☑A 级　　□B 级　　□C 级

【投票结果】同意 / 率（85/92.39%）　　不同意（1）　　弃权（6）　　总票数（92）

【共识等级】一级共识（一致共识）

5. 严重外伤伴有韧带损伤后遗症的踝关节骨关节炎，可否进行人工踝关节置换手术？

【建议】通常不建议进行踝关节置换手术，因为这种情况不易获得良好的关节功能。

【证据等级】□A 级　　☑B 级　　□C 级

【投票结果】同意 / 率（88/95.56%）　　不同意（0）　　弃权（4）　　总票数（92）

【共识等级】一级共识（一致共识）

6. 踝关节融合与踝关节置换各有什么优、劣势？

【建议】踝关节置换的优势在于可以获得一定的踝关节活动功能；劣势就是并发症问题、不能过度负重使用，以及假体使用寿命问题。

　　融合的优势在于获得了一个可以永久使用的踝关节；劣势就是损失了踝关节活动功能。医生应根据患者的具体要求（体重、劳动情况等）进行选择。

【证据等级】□A 级　　□B 级　　☑C 级

【投票结果】同意 / 率（89/95.69%）　　不同意（0）　　弃权（3）　　总票数（92）

【共识等级】一级共识（一致共识）

7. 踝关节置换目前全世界范围内开展的都不是很广泛，原因是什么？

【建议】置换术后容易出现并发症的问题，患者术后不能过度负重使用，假体使用寿命，以及翻修困难等问题。

【证据等级】□A 级　　□B 级　　☑C 级

【投票结果】同意 / 率（86/93.47%）　　不同意（0）　　弃权（6）　　总票数（92）

【共识等级】二级共识（强烈共识）

8. 踝关节置换术后是否需要像 THA、TKA 那样系统抗凝血治疗？

【建议】目前没有报道说踝关节置换术后不需要抗凝血；因此，建议踝关节置换术后进行系统抗凝血治疗。

【证据等级】□A 级　　□B 级　　☑C 级

【投票结果】同意 / 率（84/91.30%）　　不同意（0）　　弃权（8）　　总票数（92）

【共识等级】二级共识（强烈共识）

9. 踝关节置换术后生活指导应包括哪些内容？

【建议】注意卫生环境，防止局部外伤，提高免疫力，避免肥胖，避免过度负重使用。

【证据等级】□A 级　　□B 级　　☑C 级

【投票结果】同意 / 率（89/95.69%）　　不同意（0）　　弃权（3）　　总票数（92）

【共识等级】一级共识（一致共识）

10. 踝关节置换术后出现松动或假体周围感染，还有翻修的机会吗？

【建议】非化脓性机械性松动者，骨量缺损较少者，还可以考虑行人工踝关节翻修手术；假体周围感染者，基本没有可能进行再次假体置换的翻修机会。

【证据等级】□A 级　　□B 级　　☑C 级

【投票结果】同意 / 率（91/98.91%）　　不同意（0）　　弃权（1）　　总票数（92）

【共识等级】一级共识（一致共识）

11. 对于解除踝关节骨性关节炎的疼痛与功能受限的方法，踝关节置换优于踝关节融合吗？

【建议】目前解除踝关节疼痛、功能受限的方法有踝关节融合和踝关节置换。这两种方法，各有各的优势与不足，医生应根据具体情况选择术式。对不同患者个体而言，不能用一个术式考虑治疗，应个体化判定。

【证据等级】□A 级　　□B 级　　☑C 级

【投票结果】同意 / 率（86/93.47%）　　不同意（0）　　弃权（6）　　总票数（92）

【共识等级】二级共识（强烈共识）

12. 人工全踝关节置换（TAA）对治疗踝关节发育不良的效果如何？

【建议】踝关节发育不良有多种情况，踝关节周围稳定结构正常（韧带完整、肌力正常平衡）状态下，TAA 可以获得尚好效果；如果伴有稳定结构异常，则不易得到良好的效果。

【证据等级】□A 级　　☑B 级　　□C 级

【投票结果】同意 / 率（85/92.39%）　　不同意（0）　　弃权（7）　　总票数（92）

【共识等级】二级共识（强烈共识）

13. 踝关节置换治疗血友病性关节炎的临床疗效如何？

【建议】血友病性踝关节骨关节炎与普通的骨关节炎不同，再出血与假体松动的机会明显增高，虽有早期随访效果尚好的报道，但明显缺乏长期随访的临床报道；因此，对于血友病人群一定要慎重选择手术治疗的术式。

【证据等级】□A 级　　☑B 级　　□C 级

【投票结果】同意 / 率（85/92.39%）　　不同意（0）　　弃权（7）　　总票数（92）

【共识等级】二级共识（强烈共识）

（陶树清　曲成波）

（四）人工髓核、人工椎间盘置换手术

1. 人工髓核置换和人工椎间盘置换手术是否可以理解为脊柱上的关节置换？

【建议】人工椎间盘置换手术可以理解为脊柱的人工关节置换手术，但由于脊柱的特殊性，技术要求与治疗目的又不能完全等同于四肢的人工关节置换。

【证据等级】☑A 级　　□B 级　　□C 级

【投票结果】同意 / 率（88/95.65%）　　不同意（0）　　弃权（4）　　总票数（92）

【共识等级】一级共识（一致共识）

2. 目前，人工髓核置换、人工椎间盘置换的长期效果评价如何？

【建议】对于腰椎的髓核置换及椎间盘置换虽然有文献报道 8 年的髓核置换及 2 年的间盘置换期间随访效果良好，但长期的效果评价有待进一步评估。对于颈椎间盘置换，虽然有 10 年的随访，长期效果要优于融合手术，但是更多的多中心及更多的患者数量的研究有助于更全面评估椎间盘置换的手术效果。

【证据等级】□A 级　　☑B 级　　□C 级

【投票结果】同意 / 率（83/90.22%）　　不同意（0）　　弃权（9）　　总票数（92）

【共识等级】二级共识（强烈共识）

3. 人工髓核置换手术中，如何确保人工假体位置正确并不能脱出进入椎管再次引发压迫症状？

【建议】应用术中 X 线摄像判断髓核位置，冠状面水平横置，即以棘突为中心，铂 - 铱金属丝对称分布；矢状面金属丝完全或接近成为一点。预防措施如缝补纤维环切口、侧前方经髂肌途径和腰大肌的前外侧途径入路、避免损伤前后纵韧带等。

【证据等级】□A 级　　☑B 级　　□C 级

【投票结果】同意 / 率（82/89.13%）　　不同意（0）　　弃权（10）　　总票数（92）

【共识等级】二级共识（强烈共识）

4. 颈椎间盘置换有哪些手术技巧才能防止并发症的发生？

【建议】在选择适当患者和手术技术保证的前提下，恢复并维持手术节段前凸，选取合适的试模、假体，不足够或不恰当的假体型号会增加畸形和假体移位的风险。

【证据等级】□A级　☑B级　□C级

【投票结果】同意 / 率（83/90.22%）　不同意（0）　弃权（9）　总票数（92）

【共识等级】二级共识（强烈共识）

5. 腰椎髓核置换、腰椎间盘置换手术与椎间融合手术的长久临床效果相比，优劣势各是什么？临床上建议如何选择？

【建议】腰椎髓核置换、间盘置换手术，手术创伤大，远期效果需要观察。因为保留了手术节段的运动功能，术后邻椎病变的发生率较融合低。

腰椎融合手术，手术节段活动的丧失导致邻椎病变的发生，也还有椎间不融合及钉棒松动风险；因此，建议医生根据具体情况选择。

【证据等级】☑A级　□B级　□C级

【投票结果】同意 / 率（83/90.22%）　不同意（0）　弃权（9）　总票数（92）

【共识等级】二级共识（强烈共识）

（于占革　徐公平）

五、骨肿瘤的人工关节置换手术

（一）关于骨肿瘤手术治疗的一般问题

1. 恶性骨肿瘤手术前是否一定要明确诊断？应如何确定做？

【建议】恶性骨肿瘤手术前一定要明确诊断，不同的病理类型需采取治疗方式应不同；采用影像、临床与病理诊断三结合的方式进行诊断，通过穿刺活检或切开活检方式明确病理类型。

【证据等级】□A级　☑B级　□C级

【投票结果】同意 / 率（85/91.39%）　不同意（0）　弃权（8）　总票数（93）

【共识等级】二级共识（强烈共识）

2. 恶性骨肿瘤行保肢人工肿瘤型假体置换手术的适应证与禁忌证有哪些？

【建议】适应证：预计手术可以达到安全的外科边界、ⅡA期肿瘤、化学治疗有效的ⅡB期肿瘤、重要血管神经束未受累、软组织覆盖完好、预计保留肢体功能优于义肢。远隔转移不是保肢的禁忌证，因此对于Ⅲ期肿瘤，也可以进行保肢治疗。

禁忌证：无法达到满意的外科边界或重要的血管神经受累时，不适合保肢，应考虑截肢治疗。

【证据等级】□A级　☑B级　□C级

【投票结果】同意 / 率（89/95.69%）　不同意（0）　弃权（4）　总票数（93）

【共识等级】一级共识（一致共识）

3. 骨肿瘤新辅助化学治疗的意义与方案？

【建议】新辅助化学治疗的意义：杀灭病灶瘤细胞及潜在转移的微小病灶，使肿瘤缩小利于保肢手术实施，也是判断预后重要指标之一。

新辅助化学治疗方案：①顺铂联合多柔比星；②MAP（大剂量甲氨蝶呤、顺铂、多柔比星）；③多柔比星、顺铂、异环磷酰胺，联合大剂量甲氨蝶呤；④异环磷酰胺、顺铂、表柔比星。

【证据等级】☑A级　□B级　□C级

【投票结果】同意 / 率（91/97.85%）　不同意（0）　弃权（2）　总票数（93）

【共识等级】一级共识（一致共识）

4. 哪些骨肿瘤术后化学治疗有重大意义？哪些没有太大意义？

【建议】原发肉瘤，尤因肉瘤术前和术后化学治疗具有重要意义，经典型高级别骨肉瘤ⅡB期和Ⅲ期的患者化学治疗有意义，低级别骨肿瘤化学治疗的意义不大。

【证据等级】□A级　☑B级　□C级

【投票结果】同意/率（88/95.65%）　不同意（0）　弃权（5）　总票数（93）

【共识等级】一级共识（一致共识）

5. 骨转移癌患者，是否可以做保肢手术？适应证怎样掌握？

【建议】骨转移癌患者可以行保肢手术，但应考虑适应证的选择。

适应证：骨及周围软组织无广泛侵犯、病灶切除后可重建，患肢无主要血管、神经受累者，预估患者生存期超过半年以上者，可以行保肢手术治疗。

【证据等级】□A级　☑B级　□C级

【投票结果】同意/率（85/91.39%）　不同意（0）　弃权（8）　总票数（93）

【共识等级】二级共识（强烈共识）

6. 恶性骨肿瘤手术时，应该遵循无瘤原则？如这一原则以损伤神经为代价时，应该选择如何处理？

【建议】需切除神经，如果功能影响较大，术后肢体功能不优于截肢手术，应实行截肢手术。

【证据等级】□A级　☑B级　□C级

【投票结果】同意/率（89/95.69%）　不同意（0）　弃权（4）　总票数（93）

【共识等级】一级共识（一致共识）

7. 如果无瘤切除恶性骨肿瘤时，虽可保留神经，但需要切除一段重要血管，此时应当如何处理？

【建议】有技术条件者，也可行血管移植手术；条件不足者，可选择实行截肢手术；同时还要结合医生的技术状况和患者的意愿，最终决定手术方案。

【证据等级】□A级　☑B级　□C级

【投票结果】同意/率（93/100%）　不同意（0）　弃权（0）　总票数（93）

【共识等级】一级共识（一致共识）

8. 什么情况的骨肿瘤不宜进行保肢手术治疗？

【建议】患者要求截肢，化学治疗无效的ⅡB期肿瘤，重要血管神经束受累，缺乏保肢后骨或软组织重建条件，预计义肢功能优于保肢。

【证据等级】☑A级　□B级　□C级

【投票结果】同意/率（82/89.13%）　不同意（1）　弃权（10）　总票数（93）

【共识等级】二级共识（强烈共识）

9. 肿瘤型假体的固定界面，通常选择骨水泥固定还是生物固定？为什么？

【建议】通常选择水泥型假体固定。肿瘤型假体的固定方法中，目前尚无循证学证据能够证明生物型固定假体比骨水泥固定效果好。

【证据等级】□A级　□B级　☑C级

【投票结果】同意/率（84/90.32%）　不同意（0）　弃权（9）　总票数（93）

【共识等级】二级共识（强烈共识）

10. 肿瘤型假体设计时，其肿瘤段与髓内针段各应遵循什么指标原则？

【建议】肿瘤段假体长度可以修复骨缺损，假体干直径与残存骨端直径相匹配；假体髓内针根部直径尽可能最大，长度不易过短，应大于5cm；骨干髓腔扩髓后与假体柄粗细相同，髓内针有顺应骨干弯曲的弧度。

【证据等级】□A级　☑B级　□C级

【投票结果】同意/率（85/91.39%）　不同意（0）　弃权（8）　总票数（93）

【共识等级】二级共识（强烈共识）

11. 应急情况下，怎样看待用骨水泥自制（内加钢针、丝）的简易假体植入骨缺损区的治疗方法？

【建议】简易假体植入不应作为治疗恶性骨肿瘤的常规方法，应急情况（术前判定有误、准备不充分或临时出现病理性骨折等情况）可临时使用。需要明确病理者，应仅行切检手术，明确病理诊断后决定进一步治疗方式。

【证据等级】□A 级　☑B 级　□C 级

【投票结果】同意 / 率（90/96.77%）　不同意（0）　弃权（3）　总票数（93）

【共识等级】一级共识（一致共识）

12. 介入治疗手段，针对骨肿瘤的哪些情况？

【建议】经动脉四肢恶性骨肿瘤血管灌注化学治疗；脊柱、骶骨和骨盆恶性肿瘤为减少手术出血进行术前的血管介入栓塞治疗；脊柱椎体血管瘤和转移癌的经皮成形介入治疗等。

【证据等级】☑A 级　□B 级　□C 级

【投票结果】同意 / 率（84/90.32%）　不同意（0）　弃权（9）　总票数（93）

【共识等级】二级共识（强烈共识）

（曲国蕃　包俊杰）

（二）股骨肿瘤的保肢治疗

1. 股骨近端骨肉瘤保肢手术有什么要求？

【建议】术前新辅助化学治疗＋手术＋术后辅助化学治疗，肿瘤分期主要是ⅡA 期以下或化学治疗效果较好的ⅡB 期肿瘤或部分有保肢意愿的Ⅲ期肿瘤；主要的血管神经束无受累；骨肿瘤切除同时，在肿瘤周围所有象限上均有肌肉覆盖；可以在骨肿瘤以外 5cm 左右进行截骨。

【证据等级】☑A 级　□B 级　□C 级

【投票结果】同意 / 率（89/95.69%）　不同意（0）　弃权（4）　总票数（93）

【共识等级】一级共识（一致共识）

2. 股骨近端肿瘤型假体设计时，手术医师应提出什么数据？

【建议】定制型假体术前需要测量假体干长，髓针的直径及长度等，并且髓针的根径不应过细，髓针长度应适宜。

【证据等级】□A 级　☑B 级　□C 级

【投票结果】同意 / 率（84/90.32%）　不同意（0）　弃权（9）　总票数（93）

【共识等级】二级共识（强烈共识）

3. 股骨远端肿瘤型假体设计时，手术医师应提出什么要求？

【建议】根据切除瘤段的不同，设计肿瘤假体干及髓针的长度，同时考虑患者下肢的力线及长度；对于假体的材质及表面处理的特殊要求，股骨及胫骨侧选择骨水泥型或生物型固定方式。

【证据等级】□A 级　☑B 级　□C 级

【投票结果】同意 / 率（85/91.39%）　不同意（0）　弃权（8）　总票数（93）

【共识等级】二级共识（强烈共识）

（曲国蕃　包俊杰）

（三）胫骨肿瘤的保肢手术

1. 胫骨近端骨肉瘤保肢手术有什么要求？

【建议】遵循骨恶性肿瘤手术保肢适应证。Enneking：ⅠA、ⅠB、ⅡA，以及化学治疗反应好的ⅡB、ⅢB 肿瘤；肿瘤水平胫血管和神经未受侵及，位于肿瘤间室外或反应区外，手术可疏松分离；关节内无裸露肿瘤，关节液未受侵；或虽有侵犯但可以通过关节外切除获得可接受的外科边界。

【证据等级】□A 级　☑B 级　□C 级

【投票结果】同意 / 率（89/95.69%）　不同意（0）　弃权（4）　总票数（93）

【共识等级】一级共识（一致共识）

2. 胫骨远近端肿瘤型假体设计时，手术医师应提出什么要求？

【建议】①胫骨近端假体设计要求：带有髌韧带附着点或肌肉韧带附着面。儿童尽量设计成可延长的假体。胫骨近端假体髓内固定杆的绝对长度＞12cm，有效固定长度＞5cm。②胫骨远端假体设计要求：设计胫骨干假体保留踝关节，胫骨残端固定长度要求髓内柄长度至少超过 5cm。

【证据等级】□A 级　　□B 级　　☑C 级

【投票结果】同意／率（84/90.32%）　　不同意（0）　　弃权（9）　　总票数（93）

【共识等级】二级共识（强烈共识）

3. 胫骨近段恶性骨肿瘤保肢手术，在肿瘤切除方面，需要注意哪些技巧？

【建议】膝关节前内侧切口进入，先切断髌韧带、关节囊，切断关节间的连接，按肿瘤广泛切除边界游离肌肉等软组织，确定截骨线后，以线锯节段胫骨，提拉截骨端，再游离胫骨后方软组织，注意保护血管神经，完整切除肿瘤段组织。先安装假体的股骨髁侧，再安装胫骨上段假体，复位、锁定整个假体系统，修复切口软组织覆盖。

【证据等级】□A 级　　□B 级　　☑C 级

【投票结果】同意／率（88/95.65%）　　不同意（0）　　弃权（5）　　总票数（93）

【共识等级】一级共识（一致共识）

4. 胫骨近端保肢治疗时胫骨结节处的髌韧带止点重建需要如何处理才能达到良好的效果？

【建议】假体上预留的肌腱固定缝置装置与髌韧带缝合固定，再采用网状人工补片或 LARS 韧带覆盖包裹假体近端，并应用腓肠肌内侧头移位覆盖。如果原髌韧带止点肿瘤累及切除较多，则可以用自体肌腱移位重建恢复髌韧带长度。

【证据等级】□A 级　　□B 级　　☑C 级

【投票结果】同意／率（85/91.39%）　　不同意（0）　　弃权（8）　　总票数（93）

【共识等级】二级共识（强烈共识）

5. 胫骨近端肿瘤切瘤时，对胫前动脉的保护重要吗？

【建议】胫前动脉是一条可以切除而不会严重影响小腿血供的血管，因此，如果胫前动脉在肿瘤广泛性手术切除范围之内，可以直接切除。

【证据等级】□A 级　　☑B 级　　□C 级

【投票结果】同意／率（93/100%）　　不同意（0）　　弃权（0）　　总票数（93）

【共识等级】一级共识（一致共识）

6. 胫骨远端恶性骨肿瘤，保肢手术的意义大吗？

【建议】胫骨远端恶性骨肿瘤，由于局部软组织覆盖较差，加之复杂的血管神经和肌腱等解剖结构，膝下截肢术一直是临床首选术式。保肢术后的复发率、功能是否优于膝下截肢及并发症问题，目前尚存争议。

【证据等级】□A 级　　□B 级　　☑C 级

【投票结果】同意／率（90/96.77%）　　不同意（0）　　弃权（3）　　总票数（93）

【共识等级】一级共识（一致共识）

（曲国蕃　石庆宇）

（四）上肢骨肿瘤的保肢治疗

1. 肱骨近端的恶性骨肿瘤如何判定是否进行保肢治疗？

【建议】肿瘤未侵犯重要的血管神经，能够在肿瘤外将肿瘤完整切除，获得良好的外科边界，局部软组织条件尚可。

【证据等级】☑A 级　　□B 级　　□C 级

【投票结果】同意／率（84/90.32%）　　不同意（0）　　弃权（9）　　总票数（93）

【共识等级】二级共识（强烈共识）

2. 安装肱骨近端骨肿瘤假体时，为了防止脱位的发生，应该掌握哪些技术问题？

【建议】肱骨近端肿瘤关节置换后肩关节的稳定性主要靠周围软组织的固定来维持，软组织缺损较大者可应用人工韧带等代替，也可应用人工补片包裹假体，重建肩关节功能，防止脱位的发生。

【证据等级】□A 级　　☑B 级　　□C 级

【投票结果】同意 / 率（84/90.32%）　　不同意（0）　　弃权（9）　　总票数（93）

【共识等级】二级共识（强烈共识）

3. 肘关节周围的恶性肿瘤，保肢手术时需要注意什么？

【建议】肘关节周围肿瘤行肘关节置换时，要遵循恶性肿瘤广泛切除的原则，肿瘤切除后局部要有充分的软组织覆盖；重建时尽量修复前臂肌群的起止点，安装时防止尺骨骨折。

【证据等级】☑A 级　　□B 级　　□C 级

【投票结果】同意 / 率（88/95.65%）　　不同意（0）　　弃权（5）　　总票数（93）

【共识等级】一级共识（一致共识）

4. 桡骨远端的骨肿瘤，保肢手术怎样选择入路？有哪些注意事项？

【建议】可以选择刮除、灭活、植骨或瘤段切除大段自体骨移植腕关节重建术，可采取前臂远端桡背侧切口。主要的注意事项包括肿瘤切除后局部应有足够的软组织覆盖，移植自体骨段尽量与桡骨段匹配，恢复腕关节稳定性。

【证据等级】□A 级　　☑B 级　　□C 级

【投票结果】同意 / 率（89/95.69%）　　不同意（0）　　弃权（4）　　总票数（93）

【共识等级】一级共识（一致共识）

（曲国蕃　包俊杰）

六、关于人工假体的设计特点

（一）各种类型人工髋关节的设计特点

1. 初次 THA 置换生物固定型髋臼杯设计的基本理念是什么？

【建议】充分的压配，广泛的界面接触，防旋转设计，有利于骨长入的表面材料及适宜的孔隙率。

【证据等级】☑A 级　　□B 级　　□C 级

【投票结果】同意 / 率（81/95.29%）　　不同意（1）　　弃权（3）　　总票数（85）

【共识等级】一级共识（一致共识）

2. 人工髋关节翻修臼杯的设计理念是什么？

【建议】尽量适应不完整髋臼的形态，以弥补骨缺损，增加假体与骨的接触面积，利于获得长期的稳定性（如 3D 打印技术的应用）。

【证据等级】□A 级　　☑B 级　　□C 级

【投票结果】同意 / 率（84/98.82%）　　不同意（0）　　弃权（1）　　总票数（85）

【共识等级】一级共识（一致共识）

3. 超半径髋臼杯内衬设计有什么优缺点？

【建议】优点：提高了人工髋关节的稳定性，减少了关节置换术后脱位的发生率。

缺点：髋关节活动范围受到了一定的限制，手术的精准性要求更高。如果安装位置不标准，可能会出现髋臼异常受力，有加重磨损与固定界面松动的风险。

【证据等级】□A 级　　☑B 级　　□C 级

【投票结果】同意 / 率（83/96.47%）　　不同意（0）　　弃权（2）　　总票数（85）

【共识等级】一级共识（一致共识）

4. 髋臼杯内衬高边设计的理念是什么？

【建议】增加髋臼后上方的阻挡面积，减少了后脱位的发生概率。

【证据等级】□A 级　　☑B 级　　□C 级

【投票结果】同意 / 率（84/98.82%）　　不同意（0）　　弃权（1）　　总票数（85）

【共识等级】一级共识（一致共识）

5. 各种股骨柄侧的设计包括哪些理念？

【建议】静态稳定理念、动态稳定理念、防旋及抗扭力理念、持续固定理念。

【证据等级】□A 级　　☑B 级　　□C 级

【投票结果】同意 / 率（83/96.47%）　　不同意（0）　　弃权（2）　　总票数（85）

【共识等级】一级共识（一致共识）

6. 各种人工关节固定界面的设计理念有哪些？

【建议】除骨水泥型关节外，假体界面设计的终极目标就是如何达到以最大有效面积的骨长入，从而实现真正的生物学稳定。体现在不同概念的产品中出现目前应用的各种不同形态设计的柄假体，以及使用不同涂层材料产品。

【证据等级】☑A 级　　□B 级　　□C 级

【投票结果】同意 / 率（85/100%）　　不同意（0）　　弃权（0）　　总票数（85）

【共识等级】一级共识（一致共识）

7. 摩擦界面的设计理念是什么？摩擦界面材料的改进有何意义？

【建议】摩擦界面的设计理念与目标一直以来是降低摩擦系数，降低假体界面的磨损率与有害磨损颗粒的释放，以期实现人工关节使用寿命与人类存活寿命相一致。交联聚乙烯的交联度改进，大大提高其耐磨损的强度，且减小磨损颗粒的直径，增强假体的使用寿命；第四代技术的陶瓷 - 陶瓷界面，由于材料坚硬、界面光滑，其摩擦系数最小，磨损率最低。

【证据等级】☑A 级　　□B 级　　□C 级

【投票结果】同意 / 率（84/98.82%）　　不同意（0）　　弃权（1）　　总票数（85）

【共识等级】一级共识（一致共识）

8. THA 术前是否有必要根据每个患者的股骨髓腔形态来个性化选择假体？

【建议】目前临床实用意义不大，但理论上而言，如果条件具备，选择个性化定制人工关节假体或许会得到更好的预后。

【证据等级】□A 级　　☑B 级　　□C 级

【投票结果】同意 / 率（85/100%）　　不同意（0）　　弃权（0）　　总票数（85）

【共识等级】一级共识（一致共识）

9. 国产假体与进口假体相比，在假体的长期在位率、长上 / 长入是否存在区别？

【建议】可能有区别。纯国产的人工关节假体，在制造工艺、材料、表面处理等方面技术和进口的假体还有一定的差别，这些差别可能影响到临床的预后。

【证据等级】□A 级　　☑B 级　　□C 级

【投票结果】同意 / 率（80/94.12%）　　不同意（0）　　弃权（5）　　总票数（85）

【共识等级】二级共识（强烈共识）

10. 柄长＜ 12cm 的短柄人工髋关节假体是否有优势？

【建议】短柄关节优势在于应力遮挡效应低，减少了股骨近端骨丢失，手术安装方便，适用于 DAA 等小切口入路，因为需要生长良好的骨床，因此只适用于骨量充沛的青壮年患者。

【证据等级】☑A 级　　□B 级　　□C 级

【投票结果】同意 / 率（81/95.29%）　　不同意（0）　　弃权（4）　　总票数（85）

【共识等级】一级共识（一致共识）

11. 聚乙烯髋臼内衬的高边放置在哪个位置为好？

【建议】防止髋关节置换术后脱位，首要的因素是金属臼杯的安放位置，一定要保证外展 45°～50°、前倾 10°～15°，通常情况下，高边的最高点在髋臼的后上方而不是后方。如果金属臼杯安装位置不良，想用臼杯的高边防止脱位，则需要术中的测试，选择高边在关节脱位外力下最薄弱的解剖位置进行安装。

【证据等级】□A 级　　☑B 级　　□C 级

【投票结果】同意 / 率（85/100%）　　不同意（0）　　弃权（0）　　总票数（85）

【共识等级】一级共识（一致共识）

12. 关于摩擦界面，目前是否是陶瓷 – 超高交联高分子聚乙烯比陶瓷 – 陶瓷界面的人工关节更具有优势？

【建议】这两种是目前流行的主体组合，均有良好的临床效果，各有优点，都有良好的成绩，均可选择使用。

【证据等级】□A 级　　☑B 级　　□C 级

【投票结果】同意 / 率（85/100%）　　不同意（0）　　弃权（0）　　总票数（85）

【共识等级】一级共识（一致共识）

13. 特殊设计的假体：短柄、无柄、S-ROOM、Wagna、MP 假体等在什么情况下使用？

【建议】短柄更适合青壮年，无柄可视为表面置换，也适合年轻人，而 S-ROOM、Wagna、MP 则适合所有人群，但通常有一定的针对性，如 DDH 病例、股骨近端畸形病例、小髓腔病例，以及需要远端固定的病例等。

【证据等级】□A 级　　☑B 级　　□C 级

【投票结果】同意 / 率（84/98.82%）　　不同意（0）　　弃权（1）　　总票数（85）

【共识等级】一级共识（一致共识）

（曲　敬　徐　亮）

（二）各种类型人工膝关节的设计特点

1. 普通 PS 关节，不同髁间窝、平台立柱设计有什么不同？

【建议】圆形立柱相对于方形立柱有更好功能，有利于膝关节屈曲和股骨后滚，方形立柱相对稳定性更好。

【证据等级】□A 级　　☑B 级　　□C 级

【投票结果】同意 / 率（83/96.47%）　　不同意（1）　　弃权（1）　　总票数（85）

【共识等级】一级共识（一致共识）

2. CR 关节不同的平台旋转方式有什么区别？

【建议】旋转平台有两种组件方式，一种是平台周边限制性旋转，另一种是平台中心立柱限制性旋转。两者关节均可获得良好的屈曲角度，又能满足胫骨生理性旋转的需要，降低接触应力的集中，减少聚乙烯的磨损。理论上，中心立柱型固定会产生立柱区应力集中，但临床上未见到明显差异。

【证据等级】□A 级　　☑B 级　　□C 级

【投票结果】同意 / 率（84/98.82%）　　不同意（0）　　弃权（1）　　总票数（85）

【共识等级】一级共识（一致共识）

3. 股骨髁假体不同半径与等同半径的理念有什么差别？

【建议】多半径（MR）是多个旋转半径，全膝关节置换术常伴有屈曲不稳定。单半径（SR）是具有固定的曲率和旋转弯曲 / 伸展轴，通过单屈曲轴提供更好的前后稳定性，对四头肌功能具有生物力学优势。

【证据等级】☑A 级　　□B 级　　□C 级

【投票结果】同意 / 率（81/95.29%）　　不同意（3）　　弃权（1）　　总票数（85）

【共识等级】一级共识（一致共识）

4. 限制性假体的理念是什么？有什么适应证？

【建议】限制性假体是使用增加摩擦界面旋转锁定机制或铰链机制在矢状面、冠状面起到限制作用，同时允许假体在横截面自由旋转的假体。适应证包括副韧带功能不全、严重内翻或外翻畸形伴有相关软组织松解、骨丢失、侧副韧带撕裂、屈伸间隙失衡、僵直和超松弛等情况的膝关节置换手术。

【证据等级】☑A 级　　□B 级　　□C 级

【投票结果】同意 / 率（83/96.47%）　　不同意（2）　　弃权（0）　　总票数（85）

【共识等级】一级共识（一致共识）

5. 加长杆的作用是什么？

【建议】确保轴向正常，加强假体固定，分担载荷降低表面应力，从而提高稳定性。

【证据等级】□ A 级　　☑ B 级　　□ C 级

【投票结果】同意 / 率（82/96.47%）　　不同意（2）　　弃权（1）　　总票数（85）

【共识等级】一级共识（一致共识）

6. 金属垫块有哪些种类？使用的适应证是什么？

【建议】金属垫块种类有楔形（全型和半型）、块状（矩形）、锥形和套管。主要适应证是处理人工关节置换或人工关节翻修手术中的骨缺损。

【证据等级】☑ A 级　　□ B 级　　□ C 级

【投票结果】同意 / 率（84/98.82%）　　不同意（0）　　弃权（1）　　总票数（85）

【共识等级】一级共识（一致共识）

7. 人工关节制备与置换的个体化有什么意义？前景如何？

【建议】减少术中的复杂操作，并且可以更精确地预测假体的尺寸，恢复解剖异常。虽然现在还需要更多的研究支持，但为关节置换提供了新的角度，对各类骨科手术都有潜在适应证，发展前景值得期待。

【证据等级】☑ A 级　　□ B 级　　□ C 级

【投票结果】同意 / 率（84/98.82%）　　不同意（0）　　弃权（1）　　总票数（85）

【共识等级】一级共识（一致共识）

8. 3D 打印技术有什么技术要求？打印的假体有什么特点？

【建议】3D 打印技术要求将患者 CT 数据在 3D 打印设备的软件处理中心进行分析，计算矫正力线、设定截骨平面、完成个体化截骨导板制备，然后术中辅助截骨，安装 3D 打印人工关节假体。

特点是个体化，完全匹配于具体病例的解剖学要求，安装精准；但此类人工假体材料并非高温锻造而成，物理性质或许不如锻造假体良好，金属部件强度略低，而且成本偏高。基于这些因素，目前只建议在复杂病例膝关节置换中使用。

【证据等级】□ A 级　　☑ B 级　　□ C 级

【投票结果】同意 / 率（84/98.82%）　　不同意（0）　　弃权（1）　　总票数（85）

【共识等级】一级共识（一致共识）

9. 手术导航技术的本质是什么？有什么优缺点？

【建议】本质是利用计算机导航定位系统，术中按要求采集定位数据后，通过计算机相应的程序处理分析后，为手术提供由其确定的截骨面，辅助手术精确校准力线。

优点是能够获得更精准的截骨，手术时间延长，利于初学医生的成长。

缺点是手术成本会更高，经济负担会增加。

【证据等级】☑ A 级　　□ B 级　　□ C 级

【投票结果】同意 / 率（85/100%）　　不同意（0）　　弃权（0）　　总票数（85）

【共识等级】一级共识（一致共识）

（隋福革　徐　亮）

共 识 解 读

一、通用人工关节置换问题解析

（一）人工关节置换的适应人群、适应证和禁忌证

1. TJA 术前准备的常规检查应包括哪些方面？

【建议】血细胞分析、血生化系列、肝炎系列、凝血象、尿常规、心电、胸片、下肢深静脉彩超、拟手术部位的 X 线片（膝关节最好有下肢全长 X 线片），必要时需要检查 24h 动态心电、心动超声、心功能评价、动脉血气分析、肺功能检查，有严重骨缺损、畸形者需要检查手术局部 CT 或 3D CT 等。

2. 适合初次 THA 的适应证包括哪些疾病？

【建议】各种原因导致的骨关节炎、股骨头坏死、老年人髋部骨折、DDH 晚期、类风湿关节炎晚期、强直性脊柱炎的髋关节损害、既往处理导致的髋关节融合、血友病性髋关节损害等，临床上表现出持续疼痛且伴关节形态毁损及功能障碍性疾病。

【备注解释】目前还没有具体哪部类似教科书或专著文献详细确定 TJA 适应证的确定性标准，但是，希望恢复功能毁损关节的正常功能的要求是一个普遍社会需求，而恢复功能毁损关节的正常形态与功能的最确切手段，目前只有人工关节置换是唯一效果确定的手术方法，这已经被全球的关节外科医生与患者所共识，并在近六十余年的临床实践中，得到了充分的证实。因此，目前普遍接受的 TJA 适应证就是关节功能的毁损、严重影响日常生活，例如伴有持续的疼痛或严重的功能受损等，这些症候的原因通常就是以上建议中涉及的相关疾病种类[1-3]。

（王效东　林　源）

参考文献

[1] NIH consensus conference: Total hip replacement. NIH Consensus Development Panel on Total Hip Replacement[J]. jama, 1995, 273(24):1950.

[2] Dreinhfer KE, Dieppe P, Stürmer T, et al. Indications for total hip replacement: comparison of assessments of orthopaedic surgeons and referring physicians[J]. Annals of the rheumatic diseases, 2006, 65(10):1346-1350.

[3] Pivec R, Johnson AJ, Mears SC, et al. Hip arthroplasty[J]. lancet, 2012, 380(9855):1768-1777.

3. 合并糖尿病的患者，血糖调整到什么水平才好手术？

【建议】无其他严重并发症时，一般情况下，血糖调整到 8mmol/L 以下，不必达到正常水平，血清中没有酮体时，就可以行 TJA。

【备注解释】糖尿病患者 TJA 治疗时应给予特别的关注。因为患者常合并大血管和微血管并发症，这将增加手术风险，高血糖可造成感染发生率明显增加及伤口愈合延迟。对多数糖尿病住院患者推荐空腹血糖控制目标为 8～10mmol/L[1]。HbA1c 是反映长期血糖控制水平的主要指标之一。对大多数非妊娠成年 2 型糖尿病患者而言，合理的 HbA1c 控制目标为 7% 以下。更严格的 HbA1c 控制目标（例如低于 6.5%，或尽可能接近正常）适合于病程较短、预期寿命较长、无并发症、未合并心血管疾病的 2 型糖尿病患者，其前提是无低血糖或其他不良反应。

（王效东　林　源）

参考文献

[1] 中华医学会糖尿病学分会. 中国 2 型糖尿病防治指南 (2017 年版)[J]. 中国实用内科杂志, 2018, 38(4):34-86.

4. 合并尿路感染的患者，是否需要把感染完全控制才能进行 TJA？

【建议】临床诊断为尿路感染的患者，最好是先给予抗菌药物治疗，待感染完全控制后再行人工关节置换手术。

【备注解释】尿路感染是髋、膝关节置换术围术期常见的并发症，其发病率在 0.7%～2.4%，部分术后尿潴留的患者发病率可高达 15%[1]。尿路感染未进行及时、有效治疗，将延长住院时间，增加术后伤口感染，甚至假体周围感染的风险[2]。有研究发现，关节置换术后假体周围感染的病原体 10%～20% 通过血源播种定植，而其中约 13% 的菌血症是因尿路感染引起，因此及时、有效地治疗尿路感染，有助于降低术后假体周围感染的风险[3]。尿路感染诊断与治疗中国专家共识建议，对于临床诊断为尿路感染的患者，在未获知病原体药敏试验结果前，可根据感染部位、发病情况及本地区细菌耐药性监测数据，先给予抗菌药物经验性治疗[4]。陈志等认为，髋、膝关节置换术围术期尿路感染的病原谱广，导致感染的主要致病菌为大肠埃希菌、肠球菌和肺炎克雷伯菌，需引起警惕的是病原体对常用抗菌药物（头孢菌素类、喹诺酮类和磺胺类等）的耐药率较高。根据药敏试验结果，初始经验治疗可选择呋喃妥因、丁胺卡那霉素、哌拉西林 / 他唑巴坦或头孢哌酮 / 舒巴坦，但需依据药敏结果及时调整抗菌药物[5]。

（王效东　林　源）

参考文献

[1] Iorio R, Whang W, Healy W L, et al. The utility of bladder catheterization in total hip arthroplasty[J]. Clinical Orthopaedics & Related Research, 2005, &NA;(432):148–152.
[2] Ridgeway, S. Infection of the surgical site after arthroplasty of the hip[J]. Journal of Bone & Joint Surgery British Volume, 2005, 87–B(6):844–850.
[3] José Cordero-Ampuero, Dios M D . What are the risk factors for infection in hemiarthroplasties and total hip arthroplasties?[J]. clinical orthopaedics & related research, 2010, 468(12):3268–3277.
[4] 尿路感染诊断与治疗中国专家共识编写组 . 尿路感染诊断与治疗中国专家共识 (2015 版)——尿路感染抗菌药物选择策略及特殊类型尿路感染的治疗建议 [J]. 中华泌尿外科杂志, 2015, 036(004):245–248.
[5] 陈志，周凯，王端，等 . 髋、膝关节置换术围手术期尿路感染的病原体构成及药物敏感性分析 [J]. 华西医学, 2017, 32(9):1387–1390.

5. 合并肺功不全的患者，术前如何评估风险？肺功不全调整到怎样的安全水平，才适合进行 THA？

【建议】术前应请呼吸科会诊，进行肺功能检查，评估麻醉风险性。肺功能矫正至动脉氧分压（PO_2）≥ 70mmHg、二氧化碳分压（PCO_2）≤ 45mmHg、术前应控制最大呼气流量值大于预测值的 80%，达到这种状态时，手术安全性将有明显提高。

【备注解释】临床研究表明，肺功能不全与 TJA 术后呼吸系统不良并发症密切相关，普通患者是否在行关节置换手术之前查肺活量及动脉血气分析，目前尚未达成共识，但是一旦患者有呼吸系统疾病，术前就应该认真评价肺功能状态，这一点基本是共识的。如果肺功能损害明显，关节置换手术应当被推迟。有文献表明，患者处于慢性阻塞性肺气肿的急性发作期，有慢性阻塞性肺气肿的患者出现并发症的风险为正常人的 2.7～4.7 倍。在行关节置换术之前，患者应当接受正规恰当的治疗，包括戒烟，以及应用支气管舒张药、类固醇激素等。如果患者痰液或支气管肺泡液表明感染，那么关节置换手术应当被推迟并恰当地应用抗生素。肺有感染的患者，术后支气管痉挛伴有哮喘的发生率为 1.7%，短期的术前口服类固醇激素，不会增加感染及并发症的风险，直到无哮喘症状才可以行手术。病毒性上呼吸道感染对于手术风险的影响是未知的，但已知的是，如果有严重的病毒性呼吸道感染，就应该推迟手术[1, 2]。伴有明确肺功能不全者：①入院患者应行肺功能检查，减少并发症，术前应控制最大呼气流量值大于预测值的 80%[3]。②对于肺部有感染的患者，可适当应用抗生素 1～2 周且手术需延期进行[4]。③小气道痉挛和肺部哮鸣音的患者，术前给予吸入性 β_2 受体激动药或抗胆碱能药用至手术当天[5]。④全身麻醉患者清醒后应鼓励咳嗽排痰，鼓励早期下床锻炼。

（王效东　林　源）

参考文献

[1] Licker M, Schweizer A, Ellenberger C, et al. Perioperative medical management of patients with COPD[J]. International Journal of COPD, 2007, 2(4):493–515.
[2] Ng VY, Lustenberger D, Hoang K, et al. Preoperative risk stratification and risk reduction for total joint reconstruction[J]. Journal of Bone & Joint Surgery, 2013, 95(4):e191–15.
[3] Pien L C, Grammer L C, Patterson R . Minimal complications in a surgical population with severe asthma receiving prophylactic corticosteroids [J]. Journal of Allergy & Clinical Immunology, 1988, 82(4):696–700.
[4] Licker M, Schweizer A, Ellenberger C, et al. Perioperative medical management of patients with COPD [J]. International Journal of Copd, 2007, 2(4):493–515.
[5] Silvanus MT, Groeben H, Peters J. Corticosteroids and inhaled salbutamol in patients with reversible airway obstruction markedly decrease the incidence of bronchospasm after tracheal intubation[J]. Anesthesiology, 2004, 100(5):1052–1057.

6. 有毛囊炎类小炎症病灶，无全身感染症状者，也需要毛囊炎治愈后再进行 TJA 吗？

【建议】应该是的，最好是等到毛囊炎治愈后，再行人工关节置换手术，这样可以将 TJA 术后的感染率降到最低限度。

【备注解释】人工关节置换术后假体周围感染是 TJA 最严重的并发症，其后果严重，堪称灾难性后果。而对于这种感染，细菌来源的重要途径就是经血循环途径，毛囊炎，虽无全身症状，但却有出现全身菌血症的可能性。因此，行 TJA 时应该避免这种风险。

（王效东　林　源）

7. 严重骨质疏松患者需要 THA 时，如何选择手术方案？应做什么检查？

【建议】严重骨质疏松症的患者需要进行人工关节置换手术时，应尽量选择骨水泥型人工关节假体；术前请检查腰椎与对侧髋部的骨密度，以协助手术方案的确定，以及指导术后的系统抗骨质疏松治疗。

【备注解释】伴有严重骨质疏松的患者发生股骨颈骨折时，应该尽早地进行 THA，可以避免众多因骨折卧床导致的各种不良并发症的发生，提高老年人髋部骨折的治疗水平，提高患者的生活质量，但由于此类患者骨量丢失多，骨形成能力下降，生物型关节获得长久效果的机会比较低，因此建议选择骨水泥固定型的人工假体[1, 2]。另外，骨密度检查以双能 X 线吸收测定法为目前国际公认的骨密度检查标准方法，通常采用 T 值进行诊断，相关诊断标准如下：T 值 ≥ -1.0，为骨量正常；-1.0 < T 值 < -2.5，为骨量减少；T 值 ≤ -2.5，为骨质疏松；T 值 ≤ -2.5 同时伴有一处或多处脆性骨折时，为严重骨质疏松。

（王效东　林　源）

参考文献

[1] 中华医学会骨质疏松和骨矿盐疾病分会. 原发性骨质疏松症诊疗指南 (2017）[J]. 中华骨质疏松和骨矿盐疾病杂志, 2017, 10(5):413-443.
[2] 苏佳灿，侯志勇，禹宝庆，等. 中国骨质疏松性骨折围手术期处理专家共识 (2018)[J]. 中国临床医学, 2018, 25(5):174-181.

8. 有心力衰竭的患者，术前应检查哪些特殊项目？心脏射血分数低于多少时，风险会急剧增加？术前需要矫正到什么水平？

【建议】心力衰竭患者术前除了常规检查胸片、心电图之外，还应评价心功能，查心动超声；心律失常者还应检查 24h 动态心电（HOT），充分评价手术风险。心脏射血分数 < 40% 时，手术风险急剧增加。术前评估应达到以下标准：无急性心肌梗死，维持窦性心律 50～120/min；心房扑动或心房颤动心室率 ≤ 120/min；纠正心室扑动、心室颤动；房室传导阻滞者，保持心率 ≥ 50/min；无二度 II 型及三度房室传导阻滞，左心室射血分数 > 50%。

【备注解释】胸部 X 线片在明确肺淤血、肺水肿、心脏扩大方面具有重要优势。推荐对心力衰竭高危人群进行脑钠肽前体（BNP/NT-proBNP）筛查及干预。在长期随访治疗过程中，检测脑钠肽前体也有助于对疾病进展及药物疗效的判断。超声心动图是评估心脏结构和功能的首选方法，广泛用于心力衰竭患者的检测。超声心动图可提供关于心腔容积、心室收缩和舒张功能、室壁厚度、瓣膜功能、肺动脉高压、心包积液和心力衰竭病因的信息，这些信息对明确心力衰竭诊断、确定适宜治疗和指导预后分析都极为重要[1-4]。

根据左心室射血分数（LVEF）对心力衰竭进行分类：除保留既往的 LVEF < 40% 的射血分数下降心力衰竭（HFEF）及 LVEF > 50% 的射血分数保留心力衰竭（HFpEF）两种类型外，增加了射血分数临界值心力衰竭（HFmrEF）。LVEF 对心力衰竭的临床诊断、治疗决策和预后评估都非常重要[5-7]。

心功能不全评估：①心电图正常且心功能属于 I、II 级，一般可顺利度过手术期；②存在典型或非典型心绞痛发作，应进一步进行冠状动脉 CT 或冠脉造影检查，判断是否需要进行冠状动脉支架植入术[8]；③对已经行冠状动脉支架植入术的患者，不可突然停用抗凝血药，突然停用会明显提高发生并发症的风险[9]。可入院后用低分子肝素代替治疗，手术前一天停用。

（王效东　林　源）

参考文献

[1] 中华医学会心血管病学分会心力衰竭学组，中国医师协会心力衰竭专业委员会，中华心血管杂志编辑委员会. 中国心力衰竭诊断和治疗指南 2018[J]. 中华心力衰竭和心肌病杂志, 2018, 2(4):196-225.
[2] Ponikowski P, Voors A A, Anker S D, et al. 2016 ESC Guidelines for the diagnosis and treatment of acute and chronic heart failure[J]. European Journal of Heart Failure, 2016, 18(8):2129.
[3] 中华医学会超声医学分会超声心动图学组. 中国成年人超声心动图检查测量指南 [J]. 中华超声影像学杂志, 2016, 25(8):645-666.
[4] 张建军. 接轨国际指南，彰显中国特色——《中国心力衰竭诊断和治疗指南 2018》解读 [J]. 中国临床医生杂志, 2019(4):2, 26-30.
[5] Yancy C W, Jessup M, Bozkurt B, et al. 2013 ACCF/AHA guideline for the management of heart failure: executive summary: a report of the American College of Cardiology Foundation/American Heart Association Task Force on practice guidelines[J]. Journal of the American College of Cardiology, 2013, 128(16):E147-E239.

[6] Sakata Y, Tsuji K, Nochioka K, et al. Transition of left ventricular ejection fraction in heart failure[J]. 2018, 1067:5–15.

[7] Mele D, Nardozza M, Ferrari R . Left ventricular ejection fraction and heart failure: an indissoluble marriage?[J]. European Journal of Heart Failure, 2018, 20(3):427–430.

[8] Fleisher L A, Beckman J A, Brown K A, et al. ACC/AHA 2007 guidelines on perioperative cardiovascular evaluation and care for noncardiac surgery: executive summary: a report of the American College of Cardiology/American Heart Association Task Force on practice guidelines (writing committee to revise the 2002 guidelines on perioperative cardiovascular evaluation for noncardiac surgery) developed in collaboration with the American society of echocardiography, American Society of Nuclear Cardiology, Heart Rhythm Society, Society of Cardiovascular Anesthe [J]. circulation, 2007, 50(17):1707–1732.

[9] Iakovou I, Schmidt T, Bonizzoni E, et al. Incidence, predictors, and outcome of thrombosis after successful implantation of drug–eluting stents [J]. Jama the Journal of the American Medical Association, 2005, 293(17):2126–2130.

9. 安装心脏起搏器的患者，需注意哪些问题？

【建议】安装心脏起搏器对严重心律失常患者有极其重要的保护作用，能增加手术的安全性；但高频电刀会影响起搏器的工作状态，应快用快停的节奏使用，并随时观察心律。注意摆放体位时不要碰到起搏器、电刀负极尽量不跨过心脏位置。

10. 长期使用皮质激素的患者，如何掌握术前皮质激素使用水平？银屑病患者手术时皮肤条件有什么要求？如何调整围术期激素的使用？

【建议】长期使用激素的患者，在行 TJA 术前，应尽量将皮质激素使用量降到最低状态，最好是泼尼松 5mg/d 水平，连续 2 周以上。银屑病患者术区皮肤没有坏损即可以手术，如皮肤坏损，需要坏损修复后才能手术。术前长期使用激素的患者，为防止术后出现皮质激素危象，可以术后连续 3d 静脉滴注甲泼尼龙 20mg/d，而后恢复术前的激素使用量即可。

【备注解释】每天服用糖皮质激素泼尼松超过 10mg 的患者，术后发生手术部位感染及假体周围感染的概率会明显增加。银屑病性关节炎患者局部皮肤病损影响术后切口愈合，甚至增加感染风险而减少或放弃行手术治疗。国外学者研究发现对于无破溃的稳定期皮损进行碘酒和酒精双重消毒后可以有效地清除皮损内皮细胞，伤口愈合情况良好。而对于手术入路处出现破溃的活动期皮损，应首先对皮损进行充分治疗，待皮损稳定后再进行手术；而且控制皮损的同时，患者关节炎的症状也得到了明显的缓解，控制稳定的皮损不会影响关节功能的恢复和功能锻炼 [1-3]。

（王效东　林　源）

参考文献

[1] Schnaser EA, Browne JA, Pouglas DE, et al. Perioperative complications in patients with inflammatory arthropathy undergoing total knee arthroplasty[J]. Journal of Arthroplasty, 2016, 31(10):2286–2290.2015.

[2] Goodman SM, Springer B, Guyatt G, et al. 2017 American College of Rheumatology/American Association of Hip Knee Surgeons Guideline for the Perioperative Management of Antirheumatic Medication in Patients With Rheumatic Diseases Undergoing Elective Total Hip or Total Knee Arthroplasty[J]. The Journal of Arthroplasty, 2017, 32(9):2628–2638.

[3] 李晔，翁习生，林进，等 . 全髋关节置换术治疗累及髋关节的银屑病关节炎 [J]. 中华医学杂志，2017, 97(41):3230–3233.

11. 术前曾经使用过或正在使用生物制剂的患者，需要注意哪些特殊事项？

【建议】一般需要本疗程用药结束 2 周后，检查无不良反应，对于抗感染免疫功能的影响基本消失，再进行 TJA 治疗。

【备注解释】RA、SpA（包括强直性脊柱炎和银屑病关节炎）患者手术前停用所有生物制剂至少 2 周，术后至少 14d 后，如无伤口愈合问题、无手术部位感染或全身感染时，则可恢复用药 [1, 2]。生物制剂，包括肿瘤坏死因子 α 拮抗药、白细胞介素 –1 拮抗药、CD20 单克隆抗体等，改写了类风湿关节炎的治疗过程，降低疾病活动性，以至于达到疾病完全缓解，然而这些药物在围术期继续使用会增加关节置换的感染风险，但停止使用又可能增加类风湿关节炎疾病活动性，使类风湿关节炎病情加重。Goh 等提出术后应尽快使用该类药物继续治疗 [3]，美国风湿协会的指导意见是在围术期应当避免使用生物制剂，至少应在术前术后各停用 1 周以上，具体停用时间应由使用药物的药动学特性及手术类型决定 [4]。英国风湿病学会则提出如果在围术期要停止肿瘤坏死因子 α 拮抗药治疗的话，那么在术前停用时间为 3~5 倍相关药物的半衰期，术后在没有感染证据的情况下可以重新使用 [5]。

（王效东　林　源）

参考文献

[1] 姜楠，苏金梅 . 2017 美国风湿病学会 / 美国髋关节和膝关节外科医师协会风湿性疾病患者择期全髋或全膝关节置换术围手术期抗风湿药物治疗指南解读 [J]. 中华临床免疫和变态反应杂志，2017, 11(4):318–321.

[2] Goodman SM, Springer B, Guyatt G, et al. 2017 American College of Rheumatology/American Association of Hip and Knee Surgeons guideline for the perioperative management of antirheumatic medication in patients with rheumatic diseases undergoing elective total hip or total knee arthroplasty[J].

Arthritis Care Res (Hoboken)，2017, 69: 1111–1124.

[3] Goh L, Jewell T, Laversuch C, et al. Should anti–TNF therapy be discontinued in rheumatoid arthritis patients undergoing elective orthopaedic surgery? A systematic review of the evidence[J]. Rheumatology International, 2012, 32(1):p.5–13.

[4] Saag K G, Teng G G, Patkar N M, et al. American College of Rheumatology 2008 recommendations for the use of nonbiologic and biologic disease–modifying antirheumatic drugs in rheumatoid arthritis[J]. Arthritis & Rheumatology, 2008, 59(6):762–784.

[5] Tina D, Jo L, Raashid L, et al. BSR and BHPR rheumatoid arthritis guidelines on safety of anti–TNF therapies[J]. Rheumatology, 2010(11):2217–2219.

12. 肾功不全及肾移植的患者能否进行 THA？透析患者的手术时间窗如何掌握？

【建议】肾功不全透析或肾移植患者，必须进行 TJA 时依然可以手术，但需要注意免疫抑制剂的使用情况，注意防止感染。透析患者术前改用非肝素透析，术前一天透析完毕，术后第二天可以恢复透析治疗。

【备注解释】尽管肾功不全透析患者不是关节置换的绝对禁忌证，但患者术前必须经过深度的内科评估及外科手术风险评估。Toomey 等研究表明肾功不全的患者行关节置换术其并发症的发生率是很高的，66% 的内科并发症发生率，21% 的骨科并发症发生率，40% 的死亡率在术后 3 年内 [1]；而另一项研究表明，58% 的早期并发症发生率和死亡率 [2]。肾功不全患者行关节置换总体上假体周围感染的发生率为 0%～19% [3, 4]。

（王效东　林　源）

参考文献

[1] Toomey HE, Toomey SD. Hip arthroplasty in chronic dialysis patients[J]. Journal of Arthroplasty, 1998, 13(6):647–652.

[2] Sakalkale D P, Hozack W J, Rothman R H . Total hip arthroplasty in patients on long–term renal dialysis[J]. Journal of Arthroplasty, 1999, 14(5):571–575.

[3] Nagoya S, Nagao M, Takada J, et al. Efficacy of cementless total hip arthroplasty in patients on long–term hemodialysis[J]. Journal of Arthroplasty, 2005, 20(1):66–71.

[4] Ng V Y, Lustenberger D, Hoang K, et al. Preoperative risk stratification and risk reduction for total joint reconstruction[J]. Journal of Bone & Joint Surgery, 2013, 95(4):e19 1.

13. 血友病患者 TJA 术前应准备哪些特殊事项？

【建议】与患者及其家属充分沟通，查清血友病类型（A 或 B 型），准备充足凝血因子、新鲜冰冻血浆，联系好检测实验室，尽量选择全身麻醉。

【备注解释】血友病骨科手术的一般原则：①血友病骨科手术需要医疗团队与患者更深入沟通并进行额外的围术期规划。②最好在有血友病治疗中心或有血友病骨科手术经验的医院进行。③要有能及时和精确检测凝血因子水平和抑制物滴度的实验室支持。④手术应尽量安排在手术当日的早些时段，以获得最佳的实验室和血库的支持。⑤应备足凝血因子制剂，以保障术中止血和术后愈合及康复期间维持止血之需。⑥如果没有凝血因子制剂，则需要血库提供充足的冷沉淀、新鲜冰冻血浆等血浆制品。⑦麻醉师应当有治疗出血性疾病患者的经验。⑧骨科医师应接受过血友病患者手术治疗方面的培训。⑨多可使用局部凝血增强剂，可用纤维凝胶控制渗血。⑩无须常规使用预防性药物抗凝血，但应接受其他预防静脉血栓的措施。凝血因子制品的选择：血友病 A 首选基因重组因子Ⅷ制剂或血浆源性因子Ⅷ浓缩物，其次是冷沉淀或新鲜冰冻血浆；血友病 B 首选基因重组因子Ⅸ制剂，其次是凝血酶原复合物浓缩物（PCC）或新鲜冰冻血浆 [1]。术前常规检查包括血、尿、大便等常规、血生化、凝血功能（包括凝血因子活性和抑制物筛查）、传染病（HBV、HCV、HIV [2]）、胸部 X 线片和心电图等，中老年患者需行心肺功能检查。对拟手术的部位应详尽体检并行相应影像学检查，对关节病患者应进行关节功能评定，拟行膝关节置换的患者还应检查股四头肌肌力，以选择手术方案，评估手术的必要性、安全性及预期疗效。有下肢静脉曲张者需行下肢血管超声检查排除血栓形成。需长时间补充凝血因子的患者宜静脉置管。预期出血量较大的手术需备足血液制品等。术前麻醉准备：手术宜采用全身麻醉，不推荐椎管内麻醉 [2]。

（王效东　林　源）

参考文献

[1] Srivastava A, Brewer AK, Mauser– Bunschoten EP, et al.Guidelines for the management of hemophilia[J]. Haemophilia, 2013, 19(1):1–47.

[2] Rodriguez–Merchan E C . Special features of total knee replacement in hemophilia[J]. Expert Review of Hematology, 2013, 6(6):637–642.

14. 有陈旧性脑梗死后遗症，患侧肢体不完全瘫的患者需要 THA 时，需特殊注意什么问题？

【建议】这类患者由于瘫痪侧肢体运动不协调，容易造成术后早期脱位；因此，必须要进行 THA 时，建议尽量使用大直径球头假体或进行半髋置换。

15. 无疼痛症状的 DDH 患者，是否是髋关节置换的适应证？

【建议】无症状的 DDH 患者，不建议进行 THA。

16. 髋关节 Charcot 关节病是否是髋关节置换的适应证？

【建议】不建议常规进行 THA，必须进行置换时，推荐应用尽可能的大直径股骨球头或双动股骨头假体进行置换。

【备注解释】Charcot 关节病起病隐匿，导致 Charcot 关节病的首位原发病是神经系统疾病，以脊髓空洞症最多见[1]。Charcot 关节病可导致严重的关节破坏、骨质碎裂和骨缺损。传统认为关节置换对 Charcot 患者是禁忌证。关节置换术后，虽有临床症状改善的效果，但是也有较高的早期频繁脱位并发症和早期松动、翻修的风险。Chalmers 等报道[2]，包括翻修和再手术总体并发症发生率为 58%，脱位率为 25%，主要归因于严重的关节联枷活动；尽管术中好的假体位置安放、精确的下肢长度及偏心距恢复，但 25% 的患者术后会出现髋关节不稳定；Charcot 关节病不是髋关节置换术的禁忌证，尽管与常规的关节置换术相比有较高的脱位率及假体生存率，必须进行置换时，推荐尽可能地利用大直径股骨头或双动头来减少脱位的发生率。

（王效东　林　源）

参考文献

[1] Queally J M, Abdulkarim A, Mulhall K J . Total hip replacement in patients with neurological conditions[J]. Journal of Bone & Joint Surgery British Volume, 2009, 91–B(10):1267–1273.

[2] Chalmers B P, Tibbo M E, Trousdale R T, et al. Primary total hip arthroplasty for Charcot arthropathy is associated with high complications but improved clinical outcomes[J]. Journal of Arthroplasty, 2018:S0883540318303413.

17. 人工关节置换术前服用阿司匹林或硫酸氢氯吡格雷者，是否是 TJA 的禁忌证？

【建议】口服抗凝血药不是 TJA 的禁忌证。最新观点为，口服阿司匹林患者，如无凝血机制异常，可以不停药或只停口服药物 1d，即可接受 TJA；但口服硫酸氢氯吡格雷者，建议停服 5～7d 后，再接受 TJA 手术。

【备注解释】髋、膝关节置换术患者合并冠心病、冠状动脉支架植入等术前接受抗血小板药治疗，具体处理原则如下。服用抗血小板单药患者的处理：服用阿司匹林单药的患者，心血管事件低危者，术前 5～7d 停药，术后 24h 恢复；心血管事件中高危者，可不停药，但需注意出血风险；术中创面大、血流动力学很难控制者，术前可考虑暂时停药 3～5d。服用双联抗血小板药的冠状动脉支架植入患者的处理：服用阿司匹林和氯吡格雷，或阿司匹林和普拉格雷的患者，术前应停用氯吡格雷或普拉格雷 7d 以上、阿司匹林 5～7d，并改用桥接抗凝血。术后 24h 后可加用氯吡格雷和阿司匹林[1]。

（王效东　林　源）

参考文献

[1] 康鹏德，翁习生，刘震宇，等 . 中国髋、膝关节置换术加速康复——合并心血管疾病患者围术期血栓管理专家共识 [J]. 中华骨与关节外科杂志，2016(3):7–10.

18. 有使用阿司匹林等抗凝血药病史的患者，手术后何时恢复预防血栓的阿司匹林、硫酸氢氯吡格雷类药物？

【建议】术后 24h 即可恢复术前的用药状态。

【备注解释】心血管事件低危者，术前 5～7d 停药，术后 24h 恢复。术前应停用氯吡格雷或普拉格雷 7d 以上、阿司匹林 1d，并改用低分子量肝素或沙班类桥接抗凝血。术后 24h 后可加用氯吡格雷和阿司匹林[1]。

（王效东　林　源）

参考文献

[1] 康鹏德，翁习生，刘震宇，等 . 中国髋、膝关节置换术加速康复——合并心血管疾病患者围术期血栓管理专家共识 [J]. 中华骨与关节外科杂志，2016(3):7–10.

19. 强直性脊柱炎等风湿免疫系统疾病患者，使用生物制剂是否是 TJA 的禁忌证？

【建议】使用生物制剂不是 TJA 的禁忌证，但使用生物制剂期间，由于免疫力的降低，感染风险明显增大；因此，手术前一般应停止生物制剂使用 1～2 周，即可接受 TJA。术后 2 周无感染表现，即可恢复生物制剂治疗。

【备注解释】RA、SpA（包括强直性脊柱炎和银屑病关节炎）患者手术前停用目前所有生物制剂，手术应安排于该药物用药周期末进行，术后至少 14d 后如无伤口愈合问题、无手术部位感染或全身感染则恢复用药[1, 2]。生物制剂，包括肿瘤坏死因子 α 拮抗药、白细胞介素 −1 拮抗药、CD20 单克隆抗体等，它们改写了类风湿关节炎的治疗目标，降低疾病活动性，以至于达到疾病完全缓解，然而这些药物在围术期的继续使用会增加关节置换的感染风险，但停止使用又可能增加类风湿关节炎疾病活动性，使类风湿关节炎病情加重。故 Goh 等提出，术后应尽快使用该类药物继续治疗[3]。美国风湿协会的指导意见是在围术期应当避免使用生物制剂，至少应在术前、术后各停用 1 周以上，具体停用时间应由使用药物的药动学特性及手术类型决定[4]。英国风湿病学会则提出如果在围术期要停止肿瘤坏死因子α拮抗药治疗的话，那么在术前停用时间为3～5倍相关药物的半衰期，术后在没有感染证据的情况下可以重新使用[5]。

（王效东　林　源）

参考文献

[1] 姜楠, 苏金梅. 2017美国风湿病学会/美国髋关节和膝关节外科医师协会风湿性疾病患者择期全髋或全膝关节置换术围手术期抗风湿药物治疗指南解读[J]. 中华临床免疫和变态反应杂志, 2017, 11(4):318–321.

[2] Goodman SM, Springer B, Guyatt G, et al. 2017 American College of Rheumatology/American Association of Hip and Knee Surgeons guideline for the perioperative management of antirheumatic medication in patients with rheumatic diseases undergoing elective total hip or total knee arthroplasty[J]. Arthritis Care Res (Hoboken), 2017, 69: 1111–1124.

[3] Goh L, Jewell T, Laversuch C, et al. Should anti-TNF therapy be discontinued in rheumatoid arthritis patients undergoing elective orthopaedic surgery? A systematic review of the evidence[J]. Rheumatology International, 2012, 32(1):5–13.

[4] Saag K G, Teng G G, Patkar N M, et al. American College of Rheumatology 2008 recommendations for the use of nonbiologic and biologic disease-modifying antirheumatic drugs in rheumatoid arthritis[J]. Arthritis & Rheumatology, 2008, 59(6):762–784.

[5] Ding T, Jo L, Raashid L, et al. BSR and BHPR rheumatoid arthritis guidelines on safety of anti-TNF therapies[J]. Rheumatology, 2010(11):2217–2219.

20.血友病性骨关节炎，接受THA时主要危险是什么？需要在围术期如何处理？

【建议】本类患者手术的主要危险是难以控制的出血。围术期要细致交代病情与危险性，准备重组的凝血因子、新鲜冻干血浆，术后细致观察，连续复查凝血象，遇凝血因子异常情况，及时发现出血先兆，并给予相应处理，通常是比较安全的。

【备注解释】对于血友病患者，全关节置换适用于关节软骨完全破坏、骨性破坏、畸形，疼痛和活动受限不能缓解或有髋部骨折的病例。血友病性骨关节病和损伤在合理的凝血因子替代治疗下可以相对安全地接受手术。血友病分为A、B两型，分别由于缺乏Ⅷ、Ⅸ凝血因子所致，其危害就是创口凝血障碍，严重可导致死亡。通常患者本人与其家属都应该知道该疾病的严重性。术前准备充足的凝血因子和新鲜冻干血浆，术前一天将凝血因子活性补充到30%以上，连续7～10d，切口愈合后，恢复生活常态即可。手术后治疗期间要连续检测凝血因子活性，随时补足缺乏，通常还是比较安全的[1]。

（王效东　林　源）

参考文献

[1] 王学峰, 冯建民, 孙竞, 等. 中国血友病骨科手术围术期处理专家共识[J]. 中华骨与关节外科杂志, 2016(5):9–18.

21.伴有神经损害性疾病（脑梗死后遗症、小儿麻痹后遗症等）的髋关节骨关节炎患者，可否进行THA？有何注意事项？

【建议】伴神经损害者，THA时，由于肢体主动控制能力下降或丧失，异常体位常导致早期关节脱位与早期松动。因此，此种情况的髋关节OA，通常不建议做THA，尤其是弛缓性髋周肌肉瘫痪时（儿麻后遗症类），禁止行THA。

【备注解释】脊髓灰质炎是由亲神经的病毒攻击下肢运动神经元脊髓前角运动细胞而引起的迟缓性瘫痪。由于免疫接种的结果，脊髓灰质炎在世界范围内基本被消灭；然而仍有约65万美国中年人遭受此病带来的长期的后遗症，主要为下肢畸形和退变性疾病，表现为髋关节骨及软组织问题，包括有半脱位、髋臼发育不良、挛缩、骨量减低和下肢不等长。由于骨及软组织的发育异常，髋关节倾向于脱位，主要的机制为跨关节肌肉的迟缓性瘫痪。屈髋肌及内收肌通常比伸肌及外展肌力量强，髂腰肌的力量强于臀肌，故常常表现为髋内翻。骨盆倾斜有助于髋关节半脱位，引起腰椎侧弯或者是对侧髋严重的内收或外展畸形[1-3]。THA术后，髋关节周围的肌肉麻痹，不能有效地维持术后关节的稳定性，假体脱位将成为无法避免的并发症。因而，全髋关节置换应用于此类患者的文献上证据很少。

（王效东　林　源）

参考文献

[1] Queally J M, Abdulkarim A, Mulhall K J. Total hip replacement in patients with neurological conditions[J]. Journal of Bone & Joint Surgery British Volume, 2009, 91-B(10):1267–1273.

[2] Delaunay CP, Bonnomet F, Clavert P, et al. THA using metal-on-metal articulation in active patients younger than 50 years[J]. Clinical Orthopaedics & Related Research, 2008, 466(2):340–346.

[3] Dicaprio MR, Huo MH, Zatorski LE, et al. Incidence of heterotopic ossification following total hip arthroplasty in patients with prior stroke[J]. Orthopedics, 2004, 27(1):41–43.

（二）术前患者的评估与准备

1. 患者一般状态在怎样的情况下接受 TJA 比较安全?

【建议】患者在全身营养状态良好，心脑血管、肝、肾、肺及免疫系统主要脏器等基础疾病控制稳定的基础上，再进行手术才是比较安全的。

【备注解释】临床营养支持被认为是 21 世纪十大医学进展之一，已经在各个医疗领域广泛应用。营养不良可导致多种严重临床后果，如组织消耗和器官损伤，住院时间延长，免疫功能损伤，增加感染风险，影响肌肉、心肺功能等。近年来部分研究关注关节置换手术（total joint arthroplastu, TJA）相关营养问题，部分学者认为骨科学界低估了营养在骨科手术中的重要性。Ihle 等[1] 进行了一项前瞻性研究，纳入 1055 例骨科住院患者，以营养风险量表（nutritional risk screen, NRS）筛查，发现 22.3% 的患者存在营养不良风险，其中 TJA 患者中比例高达 15.1%；高营养不良风险患者住院期间不良事件发生率升高（37.2% vs. 21.1%，$P < 0.001$）。大量研究表明，当前骨科学界需要重新认识营养治疗在 TJA 中的重要作用[2]。目前认为与手术部位感染或切口愈合不良相关的化验指标包括血清白蛋白 $< 35g/L$、淋巴细胞计数 $< 1500/ml$ [3]。Bohl 等[4] 回顾了美国外科医生学会国家外科质量改进计划数据库中 49 603 例术前血清白蛋白 $< 35g/L$ 的关节置换患者，其中 THA 19 975 例、TKA 29 628 例，发现这类患者发生手术部位感染（2.29% vs. 0.96%；RR=2.0，95% CI 1.5～2.8；$P < 0.001$）、肺炎（1.27% vs. 0.30%；RR=2.5，95% CI 1.6～4.0；$P < 0.001$），增加住院时间及二次入院率，总并发症比例显著升高（7.3% vs. 4.0%；RR=1.8，95% CI 1.6～2.2；$P < 0.001$）。由于关节置换的患者多为老年人，术前多合并有多系统基础疾病。Singh 等[5] 的一项回顾性研究，包含了 14 065 例初次髋关节置换手术的患者和 6281 例翻修患者，发现术前合并心血管系统疾病的患者占 14%，呼吸系统疾病 10%，内分泌系统疾病 9%，并且并发症会使围术期风险增加 1.5～1.7 倍。因此术前全面对患者进行评估，并发症处于稳定状态下进行手术相对安全。

（刘新仁　文　刚）

参 考 文 献

[1] Ihle C, Freude T, Bahrs C, et al. Malnutrition – An underestimated factor in the inpatient treatment of traumatology and orthopedic patients: a prospective evaluation of 1055 patients [J] . Injury, 2017, 48 (3):628–636.

[2] Pitto RP. CORR Insights (R):Is potential malnutrition associated with septic failure and acute infection after revision total joint ar throplasty [J] . Clin Orthop, 2015, 473 (1):183–184.

[3] Borens O, Éric Thein, Tissot C, et al. Prevention of perioperative infections in orthopaedic surgery – Role of general practitioner[J]. Rev Med Suisse, 2016, 12(543):2164–2167.

[4] Bohl D D, Shen M R, Kayupov E, et al. Hypoalbuminemia independently predicts surgical site infection, pneumonia, length of stay, and readmission after total joint arthroplasty[J]. Journal of Arthroplasty, 2016, 31(1):15–21.

[5] Singh J A, Lewallen D G . Peptic ulcer disease and heart disease are associated with periprosthetic fractures after total hip replacement[J]. Acta Orthopaedica, 2012, 83(4):353–359.

2. 心肺功能状态矫正到怎样水平才能安全地接受手术?

【建议】术前心功能应维持 I 级或 II 级，心脏射血分数 60% 以上，COPD 应处于稳定期，慢性支气管炎应处于临床的缓解期才能接受手术。

【备注解释】心功能：Gill 等[1] 报道了 3048 例膝关节置换术患者，其中合并心脏疾病的术后死亡病例占全因死亡的 42%，膝关节置换术患者合并心脏疾病的围术期死亡风险是未合并心脏疾病患者的 16 倍。对于欲行关节置换的患者，若合并心脏病急性发作或慢性心脏病，需经内科治疗一段时间控制症状，待心肌损害恢复、心房颤动患者心率控制在 80～90/min、心脏功能 I 级或 II 级或心脏射血分数达 60% 以上，才能考虑行髋、膝关节置换术。具体手术时机为，冠心病发生心肌梗死、心绞痛经内科治疗病情稳定 6 个月以上，心脏金属支架植入术后 6 周以上，药物洗脱支架植入术后 1 年以上[2]。肺功能：行关节置换的患者多以老年人居多，其中 COPD 和慢性支气管炎是常见的并发症。Gu 等[3] 对美国外科医师学会国家质量改进计划数据库收集的数据进行回顾性队列研究，分析了 2007—2014 年行膝关节翻修手术的患者，认为 COPD 患者术后发生伤口裂开、肺炎、肾功不全及急性肾衰竭等并发症的风险明显高于非 COPD 组。据统计，合并 COPD 的患者行关节置换手术，其 90d 死亡率、30d 再入院率、30d 急性呼吸衰竭率和 1 年感染率均较非合并 COPD 的患者明显增高，并且患者平均住院时间、住院总花费也明显升高[4]。对于合并 COPD 的患者，如患者病情处于稳定期，咳嗽有力，无痰或白色泡沫痰，听诊肺部无明显湿啰音、哮鸣音，动脉血氧分压 $> 60mmHg$ 和血氧饱和度 $> 90\%$，一般能耐受手术。吸气性屏气试验可作为能否手术的参考：$> 60s$ 者，能耐受手术；40～60s 者，一般能耐受手术；20～40s 者，术前充分准备后依病情决定手术；$< 20s$ 者，禁忌手术。对于慢性支气管炎急性发作，肺部感染时手术必

须推迟，应用抗生素治疗感染。只有经过治疗或自然缓解，病情稳定，各项症状明显减轻或消失，临床缓解期时才适宜手术[5]。

（刘新仁　文　刚）

参考文献

[1] Gill GS, Mills D, Joshi AB. Mortality following primary total knee arthroplasty[J]. JBJS, 2003, 85(3):432–435.

[2] 康鹏德, 翁习生, 刘震宇, 等. 中国髋、膝关节置换术加速康复——合并心血管疾病患者围术期血栓管理专家共识 [J]. 中华骨与关节外科杂志, 2016, 9(03):181–184.

[3] Gu A, Wei C, Maybee CM, et al. The impact of chronic obstructive pulmonary disease on postoperative outcomes in patients undergoing revision total knee arthroplasty[J]. J Arthroplasty, 2018, 33(9):2956–2960.

[4] Yakubek GA, Curtis GL, Sodhi N, et al. Chronic obstructive pulmonary disease is associated with short–term complications following total hip arthroplasty[J]. J Arthroplasty, 2018, 33:1926–1929

[5] 裴福兴, 陈安民. 骨科学 [M]. 北京：人民卫生出版社, 2016：130–131.

3. 拟行 TJA 的高龄患者，除假体外术前注意事项有哪些？

【建议】老年患者，常有生理性贫血，术前应适当备血，也可以术前使用铁制剂。对于特殊患者（DDH、严重髋部骨折、严重骨质疏松者、血友病等），还需准备其他相应的内固定器材、药品等。

4. 术前血细胞分析、凝血等检查，应注意哪些危急值？

【建议】应注意血红蛋白、INR、血小板、PT、APTT 等危急值。

【备注解释】骨科患者围术期贫血很常见，据国外数据统计，髋膝关节置换术前患者贫血的发生率为 12.8%～24.3%[1]，髋部骨折患者术前血红蛋白可以下降超过 2.0g/L[2]。髋膝关节置换术后贫血发生率大于 80%，术后贫血造成细胞、组织、器官缺血缺氧，增加输血率、感染风险、致残率及死亡率，易引发血液传播疾病并影响免疫功能，延缓术后康复，延长住院时间[3]。全髋关节置换术和全膝关节置换术术前血红蛋白≤ 100g/L 的患者术后手术部位感染率是血红蛋白≥ 120g/L 的患者的 5 倍，达 4.23%[4]。WHO 贫血诊断标准，即男性血红蛋白＜ 130g/L，女性＜ 120g/L，或血细胞比容（hematocrit, HT）男性＜ 39%，女性＜ 36%，即诊断贫血。关节置换的患者多为老年人，其中一部分人群可能因心脑血管疾病长期服用华法林或抗血小板药治疗，围术期出血风险较高，术前应调整国际标准化比值（INR）至接近正常水平（INR ≤ 1.5）以降低围术期出血风险。血小板计数也是术前需关注的内容之一。Malpani 等[5]研究发现，术前血小板计数过高或过低均会使术后不良反应的发生率、患者再入院率增加，增加比率为 1.5～2 倍，并且术前血小板计数减少与高输血率和高死亡率呈正相关。

（刘新仁　文　刚）

参考文献

[1] Lasocki S, Krauspe R, von Heymann C, et al. PREPARE: the prevalence of perioperative anaemia and need for patient bloodmanagement in elective orthopaedic surgery: a multicentre, observational study[J]. Eur J Anaesthesiol, 2015, 32(3):160–167.

[2] Wu JZ, Liu PC, Ge W, et al. A prospective study about the preoperative total blood loss in older people with hip fracture[J]. Clin Interv Aging, 2016, 11: 1539–1543.

[3] Musallam KM, Tamim HM, Richards T, et al. Preoperative anaemia and postoperative outcomes in non–cardiac surgery: a retrospective cohort study[J]. Lancet, 2011, 378(9800):1396–1407

[4] Rasouli MR, Restrepo C, Maltenfort MG, et al. Risk factors for surgical site infection following total joint arthroplasty[J]. J Bone Joint Surg Am, 2014, 96(18):e158.

[5] Malpani R, Haynes MS, Clark MG, et al. Abnormally high, as well as low, preoperative platelet counts correlate with adverse outcomes and readmissions after elective total knee arthroplasty[J]. J Arthroplasty, 2019, 34(8):1670–1676.

5. 高龄、肥胖、长期卧床、罹患肿瘤等有高凝血倾向的患者，TJA 术前是否需要常规检查下肢静脉血栓情况？已经出现肌间血栓的患者，若拟定手术，如何掌握手术时机？

【建议】术前应该常规进行下肢静脉血栓检查，出现肌间静脉血栓者，不建议立即进行 TJA；手术时机选在诊断血栓后，抗凝血治疗 2 周时间之后，此时肌间静脉血栓脱落风险明显减少，即可手术。如果患者急需手术，则请血管外科会诊，必要时安装下腔静脉滤器，之后再进行手术，这时发生肺栓塞的风险就会降到最低限度。

【备注解释】是否常规做下肢静脉彩超需根据患者的疾病和病情决定。如患者术前无静脉血栓形成的高危因素，无须常规检查；如患者具有高危因素，建议常规筛查；对于股骨颈骨折的患者，多数医生更倾向于术前常规行下肢静脉彩超检查。肌间静脉血栓（muscularcalf vein thrombosis，MCVT）泛指小腿比目鱼肌及腓肠肌静脉丛血管内的血栓，是孤立性远端静脉血栓（IDDVT）中特殊的亚组，约占 IDDVT 的一半，其中比目鱼肌静脉血栓最为常见。超声诊断 IDDVT

的准确性并不高，需要结合患者的症状和 D－二聚体检查。此外，若超声无意发现 IDDVT，患者无明显的症状，且D-二聚体检查为阴性，可以考虑为陈旧性 IDDVT。IDDVT 患者一般不建议植入滤器，对存在抗凝血后血栓进展，合并抗凝血禁忌证、抗凝血出现出血并发症的患者可考虑植入滤器，首选可回收滤器[1]。术前发现肌间静脉血栓是否进行抗凝血目前尚未得出一致性的意见。部分医生认为如果肌间静脉直径＞5mm，血栓处于急性期，发生肺栓塞的风险明显增高，建议抗凝血治疗，抗凝血应持续至手术前，术后继续规律抗凝血治疗。但也有研究显示，对于股骨颈骨折的患者，术前发现肌间静脉血栓，给予抗凝血治疗并不能减少肌间静脉血栓的延伸，反而增加术后出血的风险，因此不推荐术前针对肌间静脉血栓进行抗凝血治疗。

（刘新仁　文　刚）

参考文献

[1] Kearon C, Akl EA, Ornelas J, et al. Antithrombotic therapy for vte disease: CHEST guideline and expert panel report[J]. Chest, 2016, 149(2):315–352.

　　6. THA 术前阅 X 线片时，最为重要的是关注哪些信息？

【建议】术前阅片需关注髋臼完整性，骨量储备，是否存在骨缺损，股骨髓腔的形态，狭窄程度，以及是否存在畸形等。

【备注解释】术前应拍摄髋关节 X 线片，如果需要，也应拍摄脊柱和膝关节 X 线片。术前至少应拍摄包括股骨近端的骨盆正位片和髋关节与股骨近端侧位 X 线片。阅读骨盆 X 线片时应特别注意评估髋臼结构的完整性，估计所需假体的大小和需要磨削的骨量，并决定是否需要植骨。髋臼明显内陷或髋关节周围骨赘形成会使术中髋关节脱位困难。对于发育性髋关节发育不良的患者，需要仔细评估骨盆骨质储备能否充分固定髋臼假体。对于陈旧性骨折脱位者，因髋臼后壁可能有明显的骨缺损，除常规拍摄髋关节前后位 X 线片外，还应加摄闭孔位和髂骨斜位片。3D CT 有助于复杂病例髋臼的评估。由于可能存在股骨髓腔狭窄，因此，也需注意髓腔宽度，特别是年轻患者、髋臼发育不良患者及矮小患者。在这些情况下，可能需要用直柄或特制的细柄股骨假体。在 Paget 病、股骨干陈旧性骨折或先天性畸形患者，侧位 X 线片可显示股骨近端明显的前弓，而这可使髓腔的处理更为困难。若存在过度前弓或旋转畸形，除关节置换之外，还需提前行股骨截骨。以前手术植入的内固定物需用配套的器械取出，否则手术时间可能会过度延长[1]。

（刘新仁　文　刚）

参考文献

[1] Canale ST, Beaty JH. 坎贝尔骨科手术学 [M]. 12 版. 王岩，译. 北京：人民军医出版社，2013：172.

　　7. 术前模板测量对髋关节置换手术是否有意义？

【建议】有意义。标准模板测量可以更好地进行术前规划，有利于指导假体的选择和位置安放；但是无论哪种模板测量，均不能完全代替术中术者的判断。

【备注解释】标准的模板测量，可以术前规划髋关节旋转中心位置，确定磨锉深度，指导假体型号的选择，并且通过模板测量，可以更好地确认股骨截骨的位置及假体打入的深度，确保术后双下肢等长。此外，术前模板测量还可发现骨的畸形和偏心距异常，指导假体种类的选择。从最早的胶片模板测量，到后来的数字化模板测量，以及现在的 3D 打印模板测量，模板测量一直被认为是术前计划的重要组成部分。胶片模板对于放射线的拍摄具有严格的要求，精确放大率的影像资料很难以较统一的规格获得，加之各厂家模板放大率也不尽相同，使得传统的胶片测量容易出现较大误差。数字化 X 线摄影显著提高了 X 线图像的分辨和显示能力，并实现了图像后期处理功能，提供了多层次的图像信息。通过图像的叠加处理，可以得到较胶片模板更精确的关节假体类型、型号和截骨高度的理论数值，并能够同时确定关节假体安放的最佳位置[1]。Stigler 等[2]的一项包含 100 例患髋的研究表明，额外摄制患侧髋关节正位 X 线片相比只拍摄骨盆正位片来说，能显著提高假体预测的准确度，前者能使髋臼和股骨假体的完全符合率达到 76% 和 66%，完全一致及相差 1 个尺寸范围的准确率达到了 96% 和 94%。3D 打印模板测量对于简单的初次置换可能不是特别必要，但是对于病情复杂，骨质破坏严重，严重骨缺损以及感染翻修的术前设计具有重要意义。

（刘新仁　文　刚）

参考文献

[1] Gamble P, De B J, Petruccelli D, et al.The accuracy of digital templating in uncemented total hip arthroplasty[J]. Journal of Arthroplasty, 2010, 25 (4):529–532.

[2] Stigler S K, Müller F J, Pfaud S, et al.Digital templating in total hip arthroplasty: Additionalanteroposterior hip view increases the accuracy[J]. World Journal of orthopedics, 2017, 8 (1):30–35.

8. 髋关节置换术患者的术区备皮是否应该在术前 1h 进行？为什么？

【建议】以往建议，手术切口周围的毛发最好是在术前即刻清除，推荐使用电动剃刀或脱毛膏，最好是在手术室内进行。目前很多学者提出，术前无须进行剔除毛发，严格消毒后可直接手术。

【备注解释】传统意义上来说，术区皮肤应在手术前备皮。近年来，相关试验证实术前是否备皮对术后感染并无显著影响。Tanner 等发表的关于术前备皮的系统综述，共分析了 9 例随机对照试验，结果发现术前备皮在能否降低术后感染方面无统计学差异[1]。目前尚缺乏明确的文献报道术前备皮的合适时机。一些研究对比了术前一晚与手术当日进行备皮，结果发现手术当日备皮组在出院时和术后 30d 感染的发生率均小于术前一晚。也有文献显示，相较于不进行备皮，在脊柱手术患者中，术前即刻使用剃刀备皮会增加感染的风险[2]。2015 年的一篇 Meta 分析报道中，纳入了 19 篇随机对照试验，结果认为已有的研究并不能归纳出合理的术前备皮时间[3]。尽管如此，更多的学者更推荐如需备皮，应在尽可能接近手术开始时间进行，并且该操作应由手术团队完成，条件允许备皮地点最好是在手术室内[4-6]。

（刘新仁　文　刚）

参考文献

[1] Tanner J, Norrie P, Melen K. Preoperative hair removal to reduce surgical site infection[J]. Cochrane Database Syst Rev, 2011(11):CD004122.

[2] Celik SE, Kara A. Does shaving the incision site increase the infection rate after spinal surgery?[J]. Spine (Phila Pa 1976). 2007, 32(15):1575-1577.

[3] Lefebvre A, Saliou P, Lucet JC, et al. Preoperative hair removal and surgical site infections: network meta-analysis of randomized controlled trials[J]. J Hosp Infect, 2015, 91(2):100-108.

[4] Parvizi J, Gehrke T, Chen AF. Proceedings of the international consensus on periprosthetic joint infection[J]. Bone Joint J, 2013, 95-B(11):1450-1452.

[5] Greene LR. Guide to the elimination of orthopedic surgery surgical site infections: an executive summary of the Association for Professionals in Infection Control and Epidemiology elimination guide[J]. Am J Infect Control, 2012, 40(4):384-386.

[6] Rezapoor M, Parvizi J. Prevention of Periprosthetic Joint Infection[J]. J Arthroplasty, 2015, 30(6):902-907.

9. 当强直性脊柱炎伴有严重腰椎多平面畸形患者，行髋关节置换之前，需要准备哪些检查项目？

【建议】术前需要全脊柱 X 线检查、骨盆正侧位 X 线检查、CT 等。

【备注解释】强直性脊柱炎一个重要特点就是发病年龄轻，常于早期发生关节融合并伴骨质疏松和软组织挛缩，因此术前放射线检查应明确髋关节周围骨质情况，判断是否存在严重骨质疏松，并于术中外旋和复位髋关节过程中轻柔操作，避免骨折的发生。此外，需考虑股骨近端形态和骨皮质强度，这对指导股骨假体的选择具有指导意义。目前国内外学者在股骨假体的选择上仍存在争议，很多研究证明了骨水泥型假体对于强直性脊柱炎患者具有良好的长期固定效果，临床功能结果和假体生存率满意[1, 2]。也有部分学者认为强直性脊柱炎患者多年轻，骨长入容易，同时以后翻修方便，故采用非骨水泥假体较好[3]。强直性脊柱炎患者股骨近端常会发生骨量丢失，即大量松质骨丢失和皮质骨变薄，髓腔形态更加接近于直立，并且随病情的演进日益加重。因此，依赖近端相对膨大的非骨水泥型假体获得近端的生物学固定在理论上存在风险，同时股骨干部劈裂的风险也会随之增加。强直性脊柱炎的患者术前模板测量意义重大，因此需要质量良好的放射线片，这有利于术者了解骨盆倾斜情况和畸形位置，提前准备好所需假体。Tang 等[4]指出骨盆过伸（后倾）现象在 AS 患者中颇为常见，容易造成臼杯的前倾角和外展角过大，同时骨盆后倾使得髋臼负重区可能转向后方而引发撞击，两种因素导致关节前脱位的危险。Bhan 等[3]同意 Tang 等的观点，同时还指出股骨前倾角过大也可能是造成前脱位的原因。

（刘新仁　文　刚）

参考文献

[1] Joshi AB, Markovic L, Hardinge K, et al. Total hip arthro-plasty in ankylosing spondylitis: an analysis of 181 hips[J]. J Arthroplasty, 2002, 17: 427-443.

[2] Sweeney S, Gupta R, Taylor G, et al. Total hip arthroplastyin ankylosing spondylitis: outcome in340 patients[J]. J Rheu-matol, 2001, 28: 1862-1866.

[3] Bhan S, Eachempati KK, Malhotra R. Primary cementlesstotal hip arthroplasty for bony ankylosis in patients with an-kylosing spondylitis[J]. J Arthroplasty, 2008, 23:859-886.

[4] Tang WM, Chiu KY. Primary total hip arthroplasty in patientswith ankylosing spondylitis[J]. J Arthroplasty, 2000, 15: 52-55.

10. 类风湿关节炎等免疫系统疾病，如果疾病未在活动期，红细胞沉降率、C 反应蛋白数值一定要在正常范围才能手术吗？

【建议】如病变未在活动期，不必等到红细胞沉降率和 C 反应蛋白达到正常再手术。

【备注解释】CRP 和 ESR 是目前临床上检测早期感染的常用指标。一旦发生感染，血清 ESR 和 CRP 水平往往会升高，此外糖尿病、肿瘤、自身免疫性疾病等也会影响 ESR 和 CRP 水平[1]。以往观点认为，RA 患者 ESR 和 CRP 升高表明全身炎症反应增强，当此两个指标高于正常参考值上限 3 倍时，进行 TJA 常会导致很高的术后感染率[2, 3]。但有学者认为，将 RA 患者 ESR 和 CRP 水平降低到正常值再行手术较困难，因此在没有活动性感染等禁忌证存在的情况下即可行 TJA [4]。也有研究表明，术前 CRP 和 ESR 增高可能与 SSI 发生有关，但它们并不是 SSI 发生的独立预测因素 [5]。因此，术后感染发生与术前升高的急性炎症指标（ESR、CRP）并不直接相关，也不应将术前 CRP 和 ESR 升高视为手术禁忌证。

（刘新仁　文　刚）

参考文献

[1] Karen Au, George Reed, Jeffrey R Curtis, et al. High disease activity is associated with an increased risk of infection in patients with rheumatoid arthritis[J]. Annals of the Rheumatic Diseases, 2011, 70(5):785–791.

[2] Yano K, Ikari K, Inoue E, et al. Effect of total knee arthroplasty on disease activity in patients with established rheumatoid arthritis: 3 year follow–up results of combined medical therapy and surgical intervention[J]. Mod Rheumatol, 2010, 20(5):452–457.

[3] Au K, Reed G, Curtis JR, et al. High disease activity is associated with an increased risk of infection in patients with rheumatoid arthritis[J]. Ann Rheum Dis, 2011, 70(5):785–791.

[4] 罗福昌, 邱华文, 王一民, 等 . C 反应蛋白增高患者行全髋关节置换术后临床疗效观察 [J]. 中国骨与关节损伤杂志, 2014, 29(8):751–752.

[5] Humphreys H. Preventing surgical site infection. Where now?[J]. J Hosp Infect, 2009, 73(4):316–322.

11. 长期应用皮质激素的患者，围术期为了防止出现激素应激反应，可以临时使用甲泼尼龙静脉滴注 20～40mg，你认为合理吗？

【建议】对于长期服用皮质激素的患者，并不推荐围术期给予应激剂量的激素治疗。如果术前不能将皮质激素使用量降到最低水平（5mg/d），则在术后 3d 内，可以每天滴注甲泼尼龙 20mg，防止激素危象发生。

【备注解释】类风湿关节炎等患者可能长时间服用激素，对于这类患者，国内指南中推荐手术时可继续服用激素，并可于手术当天静脉给予氢化可的松 100～150mg，1～2d 内按每天 50mg 递减，逐渐减量至术前口服剂量 [1]。国外专家指南也同样指出长期服用糖皮质激素，特别是用量 > 15mg/d 的患者，其术后发生感染的概率明显升高。对于长期服用糖皮质激素的患者，应维持当前剂量，而不是在围术期给予"应激剂量"，指南给出的泼尼松（或其等效药物）的安全用量 < 20mg/d [2-4]。

（刘新仁　文　刚）

参考文献

[1] 史占军, 吕厚山, 许建中, 等 . 类风湿关节炎的诊断与治疗骨科专家共识 [J]. 中国医学前沿杂志 (电子版), 2013(03):49–52.

[2] Goodman SM, Springer B, Guyatt G, et al. 2017 American College of Rheumatology/American Association of Hip and Knee Surgeons Guideline for the Perioperative Management of Antirheumatic Medication in Patients With Rheumatic Diseases Undergoing Elective Total Hip or Total Knee Arthroplasty[J]. Arthritis Rheumatol, 2017, 69(8):1538–1551.

[3] Harpaz R, Ortega–Sanchez I, Seward J. Prevention of herpes zoster: recommendation of the Advisory Committee on Immunization Practices (ACIP)[J]. MMWR Recomm Rep, 2008, 57:1–30.

[4] Somayaji R, Barnabe C, Martin L. Risk factors for infection following total joint arthroplasty in rheumatoid arthritis[J]. Open Rheumatol J, 2013, 7: 119–124.

12. 评价髋、膝关节功能状态（功能评分）的常用方法是什么？

【建议】髋关节：Harris 评分、Charnley 评分、Mayo 评分等评分法。临床常用的是 Harris 评分。

膝关节：Kss 评分、Hss 评分、WOMAC 评分等评分法。临床常用的是 Kss 评分。

【备注解释】Harris 髋关节评分系统是由 Harris（1969）提出的一套新的数值评级标准，能够适用于各种髋关节疾病的疗效评价。强调疼痛和功能的重要性，考评的内容和范围日趋全面，分数分配合理。Harris 评分标准的百分制评分法在北美广泛应用，国内及世界其他地区也有很多学者采用这种评价方法。Harris 评分的内容包括疼痛、功能、畸形和关节活动度四个方面，其分数分配比例为 44：47：4：5。从分数分配比例上可以看出，Harris 评分比较重视术后疼痛和关节功能的变化，而关节活动的权重较小。一方面，其认为宁可要一个不动而不痛的髋关节，也不要一个活动而疼痛的髋关节；另一方面，其认为关节活动度的测量结果因测量者不同而差异较大，权重过大会使评分结果重复性差 [1]。

Charnley 评分：该标准最早由 Ferguson 和 Howorth 于 1931 年提出，1972 年，Charnley 的改进标准得到欧洲国家的广泛认可，使用者甚多 [2]。该系统虽历经修改，但考评的内容未作变动，共有疼痛、运动和行走功能三项，每项 6 分。Charnley 的改进包括在评分前先将患者按行走能力分为三类的概念：A 类表示患者仅一侧髋关节受累，无其他影响患者行走能力的伴发病；B 类患者双侧髋关节均受累；C 类患者患有其他影响行走的疾病，如类风湿关节炎、偏瘫、衰老及严重的心肺疾病。Charnley 认为，A 类和行双侧髋关节成形术的 B 类患者适用于进行三项指标的全面考评，而仅行一侧髋关节手术的 B 类和所有 C 类患者，只适宜进行疼痛和活动范围的评估而对其行走能力的评定应谨慎进行。

Mayo 评分：在传统的髋关节评分标准中，影像学观察指标的重要性未得到体现。Kavanagh 和 Fitzgerald（1985）提出了新的 Mayo 标准，加入了影像学评价指标。其中临床评价项目仍包括疼痛（0～40 分）、功能（0～20 分）、运动和肌力（0～20分）共80分，影像学评价指标则主要观察骨、骨水泥、假体相互各界面间X线透亮区的大小，占20分。与Harris标准不同，Mayo标准重视评价患者完成日常生活的能力，而非简单测量髋关节的运动范围[3]。

HSS评分：HSS评分于1976年美国特种外科医院提出，该量表由疼痛评分（30分）、功能评分（22分）、活动度（8分，每8度1分）、肌力评分（10分）、屈曲畸形（10分）和稳定性（10分）组成，当患者使用辅助行走工具或膝关节存在屈曲挛缩畸形及内外翻畸形时则应相应地减分[4]。

KSS评分：该方法1989年由Insall等提出并创建该评分将膝关节评分部分和功能评分部分各自进行评分；膝关节评分部分由测试者进行评分，疼痛50分、膝关节活动度25分、膝关节稳定性25分，总分100分，当存在膝关节屈曲挛缩畸形或不稳定时则进行相应减分；功能评分部分由患者进行自我评价，行走距离评分50分、上下楼梯评分50分，当使用辅助工具行走时则进行相应减分[5]。

WOMAC评分：WOMAC评分于1988年由Bellamy等[6]提出，该评分由疼痛、僵硬、身体功能三部分构成，每个部分分别包含5个、2个和17个问题，每个问题0～4分，最后将每个问题分数相加即得总分。WOMAC评分是一种完全由患者自我完成的评分方法，Fitzpatrick等[7]的研究中指出，通过对内外科患者的研究发现，患者本人能够对自身身体状态及治疗效果进行可靠的评估；而外科医师所认为的技术上的成功有时并不一定能够对患者的生活质量有明显的影响。

（刘新仁　文　刚）

参 考 文 献

[1] Harris W H. Traumatic of the hip after dislocation and acetabular fracture；Treatmeant by mold arthroplasty[J]. J Bone Joint Surg, 1969, 51A(4):737-755.
[2] Wall PD, Hossain M, Beard DJ, et al. The effect of locomotion on the outcome following total hip arthroplasty[J]. Hip int, 2013, 23(2):193-198.
[3] Yao JJ, Kremers HM, Schleck CD, et al. Patient-reported outcomes can be used to streamline post-total hip arthroplasty follow-up to high-risk patients [J]. J Arthroplasty, 2017, 32(11):3319-3332.
[4] 李建华，陈文君，寿依群. 人工膝关节置换术后康复评价量表应用与康复训练研究进展 [D]. 中国康复医学杂志, 2003, 18(9):575-576.
[5] Insall JN, Dorr LD, Scott RD, et al. Rationale of the knee societyclinical rating system[J]. Clin Orthop Relat Res, 1989(248):13-14.
[6] Bellamy N, Buchanan WW, Goldsmith CH, et al. Validation studyof WOMAC: a health status instrument for measuring clinically important patient relevant outcomes to anti-rheumatic drug therapy in patients with osteoarthritis of the hip or knee[J]. J Rheumatol, 1988, 15(12):1833-1840.
[7] Fitzpatrick R, Fletcher A, Gore S, et al. Quality of life measures in health care. I: Applications and issues in assessment[J]. BMJ, 1992, 305(6861):1074-1077.

13. 股骨近端形态常用的分型方法有哪两种？

【建议】Nobel分型和Dorr分型。

【备注解释】Nobel分型[1]：根据股骨近端髓腔形态主要依据股骨髓腔闪烁指数（CFI，即小转子上方20mm髓腔内径/髓腔峡部内径）进行分型，可分为正常形髓腔(CFI 3～4.7)、倒立香槟瓶形髓腔(CFI＞4.7)和烟囱形髓腔(CFI＜3)。股骨近端髓腔形态分型对于选择股骨假体具有意义。

Dorr分型[2,3]：A型，具有厚的内外侧皮质与后方皮质，形似漏斗；B型，内外侧与后侧皮质稍有丢失，形态介于A型与C型之间；C型，内外侧与后方皮质均有大量骨质丢失，髓腔内径较宽，形似烟囱。

（刘新仁　文　刚）

参 考 文 献

[1] Noble PC, Alexander JW, Lindajl L, et al. The anatomic basis of femoral component design[J]. Clin Orthop Relat Res. 1988, (235):148-165.
[2] Dossick PH, Dorr LD, Gruen T, et al. Techniques for preoperative planning and postoperative evaluationof noncemented hip arthroplasty [J]. Tech Orthop, 1991, 6: 1-6.
[3] Canale ST, Beaty JH 坎贝尔骨科手术学 [M]. 12版. 王岩，译. 北京：人民军医出版社，2013：150.

14. DDH 的分型中哪种比较常用？

【建议】DDH常用分型有两种：Crowe与Hatofilakidis两种。Crowe分型在文献中多见。

【备注解释】Crowe分型[1]：能够较好地量化髋关节的半脱位程度，对临床手术决策具有重要的意义，是目前应用最多的一种。主要依据股骨头移位距离占股骨头高度百分比或占骨盆高度百分比进行划分。具体分型为以下类型。

Ⅰ型：股骨头移位距离/股骨头高度＜50%，或股骨头移位距离/骨盆高度＜50%。

Ⅱ型：股骨头移位距离/股骨头高度为50%～75%，或股骨头移位距离/骨盆高度为10%～15%。

Ⅲ型：股骨头移位距离/股骨头高度为75%～100%，或股骨头移位距离/骨盆高度为15%～20%。

Ⅳ型：股骨头移位距离/股骨头高度＞100%，或股骨头移位距离/骨盆高度＞20%。

Hartofilakidis分型[2]：具体如下

Ⅰ型：髋关节发育不良，股骨头仍位于真臼内。

Ⅱ型：髋关节低位脱位，股骨头位于假臼内，假臼下唇与真臼上唇毗连或重叠其上。

Ⅲ型：髋关节高位脱位，股骨头向后上方移位，假臼位于真臼后上方髂骨翼上，真假臼无接触。

（刘新仁　文　刚）

参考文献

[1] Canale ST, Beaty JH. 坎贝尔骨科手术学 [M]. 12 版. 王岩，译. 北京：人民军医出版社，2013:200.

[2] Karen Au, George Reed, Jeffrey R Curtis, et al. High disease activity is associated with an increased risk of infection in patients with rheumatoid arthritis[J]. Annals of the Rheumatic Diseases, 2011, 70(5):785–791.

15. 假体周围骨折有哪些常用的分型方法？

【建议】Vancouver 分型和 Davidson 分型。

【备注解释】股骨骨折临床应用最多的是 Vancouver 分型[1]，它主要根据骨折发生的部位，假体的稳定性，骨量的多少，将它分为 A、B、C 三型，具体分型如下。

A 型：是指发生在股骨近端，大小粗隆部位的骨折。

B 型：是骨折发生在股骨柄周围或刚好在其下端。

B_1 型：假体固定牢固，无明显骨量丢失。

B_2 型：假体松动，但无明显骨量丢失。

B_3 型：假体松动，并有明显骨量丢失。

C 型：是骨折发生于距假体间断较远的部位。

Davidson 等基于骨折程度和假体稳定性提出了假体周围髋臼骨折的分类方法[2]。Ⅰ型为无移位性骨折和髋臼杯稳定。Ⅱ型为骨折无移位，但基于骨折类型出现髋臼杯的潜在不稳定，如出现了横行或后柱骨折。Ⅲ型骨折有移位，通常需要应用重建钢板和前柱的拉力螺钉固定。如果骨折固定后稳定性尚好，放置非骨水泥型球形髋臼假体并用螺钉固定应该足够；如果假体稳定性很可疑，要考虑通过假体的凸缘在近远端用螺钉固定加强环。

（刘新仁　文　刚）

参考文献

[1] Canale ST, Beaty JH. 坎贝尔骨科手术学 [M]. 12 版. 王岩，译. 北京：人民军医出版社，2013:231–232.

[2] Canale ST, Beaty JH. 坎贝尔骨科手术学 [M]. 12 版. 王岩，译. 北京：人民军医出版社，2013:236.

16. 髋臼骨缺损的分型方法，哪种最常用？

【建议】髋臼骨缺损的分型包括 AAOS 分型，Paprosky 分型，Gross 分型等，其中以 AAOS 分型和 Paprosky 分型最为常用，由于目前骨缺损的填充主要选择金属填充物，Paprosky 分型应用较少。

【备注解释】AAOS 分型[1]：该方法将髋臼缺损分为两种基本类型：节段型和腔隙型。节段型是指髋臼支持缘骨的完全丢失，包括内侧壁。腔隙型是指髋臼腔里骨容积的丢失。节段型和腔隙型根据缺损的部位又分为前方、上方、后方或中央型等亚型。这些类型可单独或合并出现。尽管 AAOS 分型对描述髋臼缺损有所帮助，但在平片上想确定各种亚分型缺损可能比较困难。Paprosky 等介绍了一种分型系统，这种分型建立在术前平片和术中的发现上，各种亚分型由髋臼假体相对于宿主髋臼位置决定，而宿主骨的情况则由骨性标志决定。这一分型对于术前设计很有帮助，因为通过 Paprosky 分型可以预测术中遇到的以下类型缺损[1]。

Ⅰ型：节段型骨缺损。

Ⅱ型：腔隙型骨缺损。

Ⅲ型：混合型骨缺损。

Ⅳ型：骨盆中断型。

Ⅴ型：关节融合型。

Paprosky 分型[1]

Ⅰ型：少量的骨丢失，所有支持结构完整，髋臼缘无骨缺损或假体移位。

Ⅱ型：髋臼缘有骨缺损，但起支撑作用的髋臼柱完整，假体向上内侧或上外侧移位小于 2cm。

　　a. 上内侧

　　b. 上外侧（臼顶缺如）

　　c. 仅内侧缺损

Ⅲ型：上方移位大于 2cm，坐骨和内壁缺损严重。

a. Kohler 线完整，假体 30%～60% 的支撑需植骨提供（骨缺损 10 点钟到 2 点钟位置）

b. Kohler 线不完整，大于 60% 的假体支撑需要植骨提供（骨缺损 9 点钟到 5 点钟位置）

Gross 分型[2]

Ⅰ型：骨缺损有限。

Ⅱ型：包容性骨缺损（前后柱及臼缘完整）。

Ⅲ型：非包容性骨缺损（小于髋臼的 50%）。

Ⅳ型：非包容性骨缺损（大于髋臼的 50%）。

（刘新仁　文　刚）

参考文献

[1] Canale ST, Beaty JH. 坎贝尔骨科手术学 [M]. 12 版 . 王岩，译 . 北京：人民军医出版社，2013:269–270.

[2] D'Antonio JA, Capello WN, Borden LS, et al. Classification and management of acetabular abnormalities in total hip arthroplasty[J]. Clin Orthop Relat Res, 1989, 243:126–137.

17. 股骨近端骨缺损的分型方法，哪种最常用？

【建议】THA 术后股骨骨缺损分型方法较多，各自的侧重点不同，最常用的分型为 Paprosky 分型和 AAOS 分型。

【备注解释】Paprosky 分型

Ⅰ型：股骨干骺端微小松质骨缺损，骨干完整。

Ⅱ型：干骺端广泛缺损松质骨缺损，甚至股骨矩消失，股骨干仍完整。

ⅢA 型：股骨干骺端广泛缺损，同时伴部分骨干缺损，可用于远端固定的骨干长度＞ 5cm。

ⅢB 型：股骨干骺端广泛缺损，同时伴部分骨干缺损，可用于远端固定的骨干长度＜ 5cm。

Ⅳ型：干骺端广泛骨缺损，股骨干广泛缺损，髓腔增宽，峡部对远端固定假体无支撑。

AAOS 分型

Ⅰ型：节段型骨缺损。

Ⅱ型：腔隙型骨缺损。

Ⅲ型：混合骨缺损。

Ⅳ型：力线异常。

Ⅴ型：股骨髓腔狭窄。

Ⅵ型：股骨不连续。

该分型方法认为股骨缺损有两个基本类型——节段型缺损和腔隙型缺损。节段型缺损是指股骨起支撑作用的皮质缺损。腔隙型缺损是指松质骨或骨膜内皮质骨缺损而股骨皮质鞘完整。受累程度可分为三型：Ⅰ型小粗隆下缘近端缺损；Ⅱ型小粗隆下缘往下 10cm 之内；Ⅲ型即Ⅱ型远端的缺损[1]。

Mallory 分型[2]

Ⅰ型：股骨干骺端微小松质骨缺损，骨干完整。

Ⅱ型：干骺端广泛缺损松质骨缺损，甚至股骨矩消失，股骨干仍完整。

ⅢA：股骨干骺端广泛缺损，同时伴部分骨干缺损，但可用于远端固定的骨干长度≥ 5cm。

ⅢB 型：股骨干骺端广泛缺损，同时伴广泛骨干缺损，但可用于远端固定的骨干长度＜ 5cm。

Ⅳ型：干骺端广泛骨缺损，股骨干广泛缺损，髓腔增宽，峡部对远端固定假体无支撑。

（刘新仁　文　刚）

参考文献

[1] Canale ST, Beaty JH. 坎贝尔骨科手术学 [M]. 12 版 . 王岩，译 . 北京：人民军医出版社，2013:278–280.

[2] Mallory T H. Preparation of the proximal femur in cementless total hip revision[J]. Clinical Orthopaedics and Related Research, 1988(235):47–60.

18. 假体周围感染一般如何分型？

【建议】Tsukayama 分型最为常用。

【备注解释】Tsukayama 分型[1]

Ⅰ型：仅术中标本培养阳性（缺乏其他直接证据）。

Ⅱ型：术后早期感染（发生在手术后 1 个月内）。

Ⅲ型：急性血源性感染（假体功能良好）。

Ⅳ型：术后晚期慢性感染（手术 1 个月以后发病，并呈隐匿发病）。

（刘新仁　文　刚）

参考文献

[1] Canale ST, Beaty JH. 坎贝尔骨科手术学 [M]. 12 版 . 王岩，译 . 北京：人民军医出版社，2013:240.

（三）麻醉方式的选择、身体状态的调整与血液的准备

1. TJA 通常选择哪种麻醉方法较合适？

【建议】TJA 全身麻醉与椎管内麻醉均可取得良好效果，但通常选择椎管内麻醉，可以减少麻醉药物的用量，促进术后早期患者精神状态的恢复，以及减少不良事件及术后并发症的发生。

【备注解释】随着全球老龄化越来越严重，国内外进行人工全关节置换术（TJA）的人群不断增加 [1]。全身麻醉曾经被人们认为是全髋关节置换术麻醉方式的金标准。近些年来，有研究表明椎管内麻醉也能满足关节置换手术的要求 [2]。目前，大量文献证实：与全身麻醉相比，椎管内麻醉能减少术中出血量、降低输血率、患者术后恢复快、降低术后并发症的发生率 [3-5]。同时，椎管内麻醉能降低术后凝血酶原，活化部分酶原时间延长，降低术后发生血栓栓塞的风险 [6]；术后呕吐的发生率较全身麻醉明显下降 [7]。一项包括 10 488 名患者的回顾性研究表明，椎管内麻醉能明显减少患者住院时间 [8]。基于 Mata 分析的国际共识建议为，进行关节置换手术时应用椎管内麻醉而不是全身麻醉 [9]。

（石伟东　文　刚）

参考文献

[1] Patel G, Pavlou R E, Mújica M, et al. The epidemiology of revision total knee and hip arthroplasty in England and Wales [J]. bone & joint journal, 2015, 97-B(8):1076–1081.

[2] Basques BA, Toy JO, Bohl DD,et al. General compared with spinal anesthesia for total hip arthroplasty [J]. journal of bone & joint surgery american volume, 2015, 97(6):455–461.

[3] Pumberger M, Memtsoudis S G, Stundner O, et al. An analysis of the safety of epidural and spinal neuraxial anesthesia in more than 100,000 consecutive major lower extremity joint replacements [J]. Regional Anesthesia and Pain Medicine, 2013, 38(6):515–519.

[4] Haughom B D, Schairer W W, Nwachukwu B U, et al. Does neuraxial anesthesia decrease transfusion rates following total hip arthroplasty? [J]. The Journal of Arthroplasty, 2015, 30(9):116–120.

[5] Turcotte J J, Stone A H, Gilmor R J, et al. The effect of neuraxial anesthesia on postoperative outcomes in total joint arthroplasty with rapid recovery protocols [J]. The Journal of Arthroplasty, 2019, 35(4):950–954.

[6] De la Fuente Tornero E, Garutti Martínez I, Gutiérrez Tonal B, et al. Comparison of hemostatic markers under different techniques for anesthesia–analgesia in total hip or knee replacement [J]. Revista Espanola De Anestesiologia Y Reanimacion, 2009, 57(57):333–340.

[7] Harsten A, Kehlet H, Ljung P, et al. Total intravenous general anaesthesia vs. spinal anaesthesia for total hip arthroplasty: a randomised, controlled trial [J]. Acta Anaesthesiologica Scandinavica, 2015, 59(3):298–309.

[8] Johnson R L, Kopp S L, Burkle CM, et al. Neuraxial, vs general anaesthesia for total hip and total knee arthroplasty: a systematic review of comparative-effectiveness research [J]. BJA: British Journal of Anaesthesia, 2016, 116(2):163–176.

[9] Memtsoudis S G, Cozowicz C, Bekeris J, et al. Anaesthetic care of patients undergoing primary hip and knee arthroplasty: consensus recommendations from the International Consensus on Anaesthesia–Related Outcomes after Surgery group (ICAROS) based on a systematic review and meta–analysis [J]. British journal of anaesthesia, 2019, 123(3):269–287.

2. 全身麻醉与神经阻滞麻醉在术后一般问题的处理上有无差别？

【建议】全身麻醉与神经阻滞麻醉在术后一般问题的处理上有差别：神经阻滞麻醉安全性高，对生理功能影响小，术后恢复快，术后具有一定的镇痛作用；全身麻醉清醒后患者即出现疼痛，需要假体周围鸡尾酒镇痛或早期全身镇痛药应用。

【备注解释】与神经阻滞相比，全身麻醉术后 1/3 的患者都会发生恶心、呕吐，或两者兼有 [1]，术后需要禁食、镇痛等。外周神经阻滞不能阻滞腹腔、盆腔及内脏神经，术后无须禁食，恶心、呕吐发生明显减少，不会发生尿潴留，减少患者痛苦 [2, 3]。关节置换手术后，全身麻醉需要镇痛药物，神经阻滞麻醉术后有一定的镇痛作用，可以减少术后镇痛药用量 [4]。较全身麻醉相比，神经阻滞麻醉能早期下床活动和进行康复锻炼，降低深静脉血栓发生的可能 [5]。同时，有研究显示神经阻滞麻醉能降低术后认知功能障碍的发生率，明显改善患者预后 [6]，所以全身麻醉与神经阻滞麻醉术后一般处理上有差别。

（石伟东　文　刚）

参考文献

[1] Smith JA. A factorial trial of six interventions for the prevention of postoperative nausea and vomiting [J]. Journal of Urology, 2005, 173 (3):887.

[2] Davies A F, Segar E P, Murdoch J, et al. Epidural infusion or combined femoral and sciatic nerve blocks as perioperative analgesia for knee arthroplasty [J]. British Journal of Anaesthesia. 2004, 93 (3):368–374.

[3] Yu B, He M, Cai GY, et.al. Ultrasound–guided continuous femoral nerve block vs continuous fascia iliaca compartment block for hip replacement in the elderly: A randomized controlled clinical trial (CONSORT) [J]. Medicine, 2016, 95(42):5056.

[4] Gamli M, Sacan O, Baskan S, et al. Combined lumbar plexus and sciatic nerve block for hip fracture surgery in a patient with severe aortic stenosis [J]. journal of anesthesia, 2011, 25(5):784–785.

[5] Adali S, Erkalp K, Erden V, et.al. Spinal anesthesia and combined sciatic nerve/lumbar plexus block techniques in lower extremity orthopedic surgery[J]. acta orthopaedica et traumatologica turcica, 2010, 45(4):225.

[6] Savaridas T, Serrano–Pedraza I,Khan SK, et.al. Reduced medium–term mortality following primary total hip and knee arthroplasty with an enhanced recovery program A study of 4,500 consecutive procedures [J]. Acta Orthopaedica, 2013,84(1):40–43.

3. 麻醉方式的选择有哪些注意要点?

【建议】麻醉方式选择要注意以下要点:①评估患者的全身状况;②了解重要脏器的功能状态;③保证患者安全和满足手术需要的基础上,选择操作简单、生理干扰少、易控制的麻醉方式;④术后并发症和不良反应少。

【备注解释】关节置换手术创伤大、出血多,且接受手术的大多为老年患者,老年患者的麻醉风险及术后并发症发生率较高,保护患者围术期的安全和术后早期的认知功能正常尤为重要[1]。目前全身麻醉与椎管内麻醉在关节置换的手术临床应用率较高。大量研究表明,椎管内麻醉能降低住院期间并发症发生率及90d死亡率[2, 3],但有研究表明椎管内麻醉患者有明显的血压和心率下降,并且有部分的患者血压下降30%以上[6]。所以椎管内麻醉前应注意麻醉平面的调控,血压及心率的变化。全身麻醉前患者更加舒适,对于患者肝、肾重要脏器储备及代偿功能明显减退的老年人,全身麻醉后容易出现术后认知功能障碍(postoperative cognitive dysfunction,POCD)、谵妄等并发症[4, 5],认知障碍明显增加患者发生阿尔茨海默病的风险,延长住院时间,影响术后的生活质量[7]。目前大量文献证实椎管内麻醉方式的管理方案简单、经济,并且并发症较少,为关节置换的首选麻醉方案。

（石伟东　文　刚）

参考文献

[1] Avery PP, Baker RP, Walton MJ, et.al. Total hip replacement and hemiarthroplasty in mobile, independent patients with a displaced intracapsular fracture of the femoral neck: a seven– to ten–year follow–up report of a prospective randomised controlled trial [J]. Journal of bone & joint surgery british volume, 2011, 93(8):1045–1048.

[2] Hunt L P, Ben–Shlomo Y, Clark E M, et al. 90–day mortality after 409 096 total hip replacements for osteoarthritis, from the National Joint Registry for England and Wales: A retrospective analysis[J]. Lancet, 2013, 382(9898):1097–1104.

[3] Memtsoudis S G, Sun X, Chiu Y L, et al. Perioperative comparative effectiveness of anesthetic technique in orthopedic patients[J]. Anesthesiology, 2013, 118(5):1046–1058.

[4] Mason S E, Noel–Storr A, Ritchie C W. The Impact of general and regional anesthesia on the incidence of post–operative cognitive dysfunction and post–operative delirium: A systematic review with Meta–analysis [J]. Journal of Alzheimer's disease: JAD, 2010, 22 Suppl 3(3):67–79.

[5] Hong SW, Shim JK, Choi YS, et.al. Prediction of cognitive dysfunction and patients' outcome following valvular heart surgery and the role of cerebral oximetry[J]. European Journal of Cardio Thoracic Surgery Official Journal of the European Association for Cardio Thoracic Surgery, 2008, 33(4):560–565.

[6] Hartmann B, Junger A, Klasen J, et al. The incidence and risk factors for hypotension after spinal anesthesia induction: An analysis with automated data collection [J]. Anesthesia & Analgesia, 2002, 94(6):1521–1529.

[7] Cai Y, Hu H, Liu P, et al. Association between the apolipoprotein E4 and postoperative cognitive dysfunction in elderly patients undergoing intravenous anesthesia and inhalation anesthesia [J]. Anesthesiology, 2012, 116(1):84–93.

4. 为了减少术野出血,有人提出常规使用麻醉控制性降血压,你认为有必要吗?

【建议】有必要,人工关节置换手术创伤大、出血多、时间长。控制性降血压能够减少术中出血等。

【备注解释】控制性降血压(CH)是指采用降血压技术和药物等方法,将收缩压降至80~90mmHg或平均动脉压(MAP)降至50~60mmHg;且不导致重要脏器器官的缺血缺氧,终止降血压后迅速恢复到正常水平,不产生永久性器官损害[1, 2]。关节置换手术创伤大,骨面及髓腔出血不易控制,失血量大。老年人各系统退化,血液丢失可能引起循环系统的不稳定导致重要脏器的缺血缺氧。控制性降血压技术已经广泛地应用于临床手术中[3]。国内外学者普遍认为,手术中应用控制性降血压技术能减少30%~50%的出血量[4]。同时,有大量文献已证实控制性降血压能够减少术中出血,缩短手术时间,为术者提供良好的手术视野,但高龄患者、长期高血压患者需要麻醉医生综合判断后决定[5-7]。Paul等[8] Meta分析得出的结论为,术中控制性降血压能够减少术中出血。但术中控制性降血压技术可能会引起器官灌注不足、心脑血管意外,在老年人应用控制性降血压技术时应慎重。

（石伟东　文　刚）

参考文献

[1] Vazeery AK. Controlled hypotension in hip joint surgery [J]. Acta Orthop Scand, 2009, 50(4):433.

[2] Degoute CS. Controlled hypotension: a guide to drug choice [J]. Drugs, 2007, 67(7):1053.

[3] Choi W S, Samman N. Risks and benefits of deliberate hypotension in anaesthesia: a systematic review [J]. Int J Oral Maxillofac Surg, 2008, 37(8):700–703.

[4] Meara J G, Smith E M, Harshbarger R J, et al. Blood–conservation techniques in craniofacial surgery [J]. Annals of Plastic Surgery, 2005, 54(5):525–529.

[5] Koşucu M,Omür S, Beşir A, et al. Effects of perioperative remifentanil with controlled hypotension on intraoperative bleeding and postoperative edema and ecchymosis in open rhinoplasty [J]. Journal of Craniofacial Surgery, 2014, 25(2):471–475.

[6] Seruya M, Oh A K, Rogers G F, et al. Controlled hypotension and blood loss during frontoorbital advancement [J]. Journal of Neurosurgery Pediatrics, 2012, 9(5):491–496.

[7] Papalia R, Simone G, Ferriero M, et al. Laparoscopic and robotic partial nephrectomy with controlled hypotensive anesthesia to avoid hilar clamping: Feasibility, safety and perioperative functional outcomes [J]. Journal of Urology, 2012, 187(4):1190–1194.

[8] Paul JE, Ling E, Lalonde C, et al. Deliberate hypotension in orthopedic surgery reduces blood loss and transfusion requirements: a meta–analysis of randomized controlled trials [J]. Canadian Journal of Anesthesia, 2007, 54(10):799–810.

5. 为确保患者安全，对高龄患者的术前评估有哪些?

【建议】重点评估患者重要脏器的功能状态和代偿情况，尤其是心血管系统系统、呼吸系统、内分泌系统等。麻醉前应全面了解患者的身体情况，治疗并存的基础疾病，力求在麻醉和手术时身体状态达到最佳。在满足手术需要的基础上，制订最优麻醉方案，围术期应尽最大可能维持生命体征平稳，从而最大限度保证患者的安全。

【备注解释】有研究显示老年人麻醉前合并三种并发症，术后 30d 的死亡率高达 9.6% [1]。Borges 等 [2] 研究表明术前贫血、低钠血症、肌酐和血小板升高与术后死亡率升高相关。所以对老年人的术前全面评估尤为重要。术前进行有效的评估给予术者和麻醉医生提供有价值的信息，选择最合适的麻醉方式十分重要 [3]。目前，有研究显示椎管内麻醉对循环影响小，较全身麻醉更安全 [4, 5]。但有研究显示，椎管内麻醉前患者有明显的血压和心率下降，并且有部分的患者血压下降 30% 以上 [6]。为保证患者的安全，在椎管内麻醉前应注意麻醉平面的调控，血压及心率的变化。对于不能进行椎管内麻醉方式的患者需行全身麻醉，由于老年患者各器官功能衰退，对药物的代谢和清除减慢，容易引起药物蓄积，导致苏醒延迟、肺感染等并发症，因此麻醉前使用少量多次的给药方法可提高安全性。若患者合并心血管疾病，行麻醉诱导时应采用对循环系统影响小的药物，术中尽可能维持生命体征的稳定，避免血流动力学发生剧烈波动 [7]。

（石伟东　文　刚）

参考文献

[1] Roche J. Effect of comorbidites and postoperative complications on mortality after hip fracture in elderly people: prospective observational cohort study [J]. British Medical Journal,2005, 331(7529):1374 .

[2] Borges A, Torres J, São Simão, et al. Impact of preoperative analytical values on post–operative mortality rate of intertrochanteric fractures [J]. Acta Médica Portuguesa, 2014, 27(2):218–222.

[3] Radosevich M A, Brown D R. Anesthetic management of the adult patient with concomitant cardiac and pulmonary disease [J]. Anesthesiology Clinics, 2016, 34(4):633–643.

[4] Saffet K, Egemen A, Hayrettin K, et al. Hip fracture mortality: is it affected by anesthesia techniques?[J]. Anesthesiology Research & Practice, 2012, 2012:1–5.

[5] Memtsoudis S G, Sun X, Chiu Y L, et al. Perioperative comparative effectiveness of anesthetic technique in orthopedic patients [J]. Anesthesiology, 2013, 118(5):1046–1058.

[6] Hartmann B, Junger A, Klasen J, et al. The Incidence and risk factors for hypotension after spinal anesthesia induction: An analysis with automated data collection [J]. Anesthesia & Analgesia, 2002, 94(6):1521–1529.

[7] Perlas A, Chan V W, Beattie S. Anesthesia technique and mortality after total hip or knee arthroplasty [J]. Anesthesiology, 2016, 125(4):724–731.

6. 心、肺、肾功能有明显异常的老年患者，选择手术麻醉需要坚持怎样的原则?

【建议】麻醉前对老年患者进行全面客观地评估，保障患者的生命安全，在能满足手术要求的条件下，尽量选择操作简单、易于控制的麻醉方式，以及麻醉不良反应及术后并发症较少的麻醉方法。

【备注解释】对于心、肺、肾功能异常的老年人，选择手术麻醉，做好术前的全面评估尤为重要 [1]。其次，选择最合适、最安全的麻醉方式也十分重要 [2]。有研究表明全身麻醉对于心、肺功能异常的老年患者，增加术后并发症的风险、增加住院费用、住院时间延长、死亡率增高 [3, 4]。全身麻醉对于心肺功能要求高，全身的血流动力学影响大，在下肢的手术中，围术期并发症的发生率及死亡率都比椎管内麻醉要高 [5]。有研究通过多元分析发现全身麻醉可能出现较多的不良反应 [6]。大量文献证实与全身麻醉相比，椎管内麻醉能减少术中出血量、降低输血率、加快患者术后恢复、降低术后并发症的发生率 [7, 8]。综上所述，对于心、肺、肾功能明显异常的患者，椎管内麻醉对于循环、呼吸的影响较小，并且能减少患者术后并发症等优势。应首先椎管内麻醉。

（石伟东　文　刚）

参考文献

[1] Borges A, Torres J, São Simão R, et al. Impact of preoperative analytical values on post–operative mortality rate of intertrochanteric fractures [J]. Acta Médica Portuguesa, 2014, 27(2):218–222.

[2] Radosevich M A, Brown D R. Anesthetic management of the adult patient with concomitant cardiac and pulmonary disease [J]. Anesthesiology Clinics, 2016, 34(4):633–643.

[3] Hustedt J W, Goltzer O, Bohl D D, et al. Calculating the cost and risk of comorbidities in total joint arthroplasty in the United States[J]. The Journal of Arthroplasty, 2016, 32(2)：355–361.

[4] Pasin L, Nardelli P, Belletti A, et al. Pulmonary complications after open abdominal aortic surgery: A systematic review and Meta–analysis [J]. Journal of Cardiothoracic & Vascular Anesthesia, 2016, 31(2):562–568.

[5] Patorno E, Neuman MD, Schneeweiss S, et.al. Comparative safety of anesthetic type for hip fracture surgery in adults: retrospective cohort study [J]. Bmj British Medical Journal, 2014, 27(348):g4022.

[6] Basques BA, Toy JO, Bohl DD, et.al. General compared with spinal anesthesia for total hip arthroplasty [J]. Journal of Bone & Joint Surgery American Volume, 2015, 97(6):455.

[7] Pumberger M, Memtsoudis S G, Stundner O, et al. an analysis of the safety of epidural and spinal neuraxial anesthesia in more than 100,000 consecutive major lower extremity joint replacements [J]. Regional Anesthesia and Pain Medicine, 2013, 38(6):515–519.

[8] Turcotte J J, Stone A H, Gilmor R J, et al. The effect of neuraxial anesthesia on postoperative outcomes in total joint arthroplasty with rapid recovery protocols [J]. The Journal of Arthroplasty, 2019, 35(4):950–954.

7. 使用骨水泥假体手术时，如何判定出现了骨水泥单体中毒？如何预防？如何处理？

【建议】骨水泥中毒表现为，放置骨水泥后，患者出现一过性低血压、低氧血症、心律失常、心搏骤停、心肺功能障碍等。

预防：①术前对患者身体状况全面评估；②应用先进的骨水泥材料；③外科手术技术的改进。

处理：首先保障患者的氧合，当血氧饱和度急剧下降时，应采取机械通气；保持患者的血流动力学稳定，维持有效的灌注压。

【备注解释】骨水泥中毒：植入骨水泥后出现心律失常、血压下降、心搏骤停、心肺功能障碍、肺栓塞等一系列临床症状，也称骨水泥植入综合征（bone cement implantation syndrme，BCIS）[1, 8]。关于骨水泥中毒的预防有以下几个方面：①术前充分评估，尽可能了解患者心、肺、肾等重要脏器功能，控制血压、血糖、电解质、内环境的稳定有助于预防骨水泥中毒[2]。②骨水泥材料的改进也能有效的预防骨水泥中毒[3-5]。③改进外科技术能有效预防 BCIS[6]；Pitto[7] 等研究表明，骨髓腔内放置骨真空管，能降低髓腔压力，减少脂肪、骨髓颗粒的释放，预防 BCIS。

处理：发生 BCIS，首先保障患者的氧合，血氧饱和度急剧下降应采取机械通气，并用加压面罩给氧。对于椎管内麻醉患者，应立即行气管插管；对于全麻患者，保证循环平稳的情况下，可行呼气末正压通气。维持患者的血流动力学稳定，维持有效的灌注压。

（石伟东　文　刚）

参考文献

[1] Donaldson A J, Thomson H E, Harper N J, et al. Bone cement implantation syndrome [J]. BJA British Journal of Anaesthesia, 2009, 102(1):12–22.

[2] Schwarzkopf E, Sachdev R, Flynn J, et al. Occurrence, risk factors, and outcomes of bone cement implantation syndrome after hemi and total hip arthroplasty in cancer patients [J]. Journal of Surgical Oncology, 2019, 120(6):1008–1015.

[3] Arora M, Chan E K, Gupta S, et al. Polymethylmethacrylate bone cements and additives: A review of the literature [J]. World Journal of Orthopedics, 2013, 4(2):67–74.

[4] Ma B, Huan Z, Xu C, et al. Preparation and invivo evaluation of a silicate–based composite bone cement [J]. Journal of Biomaterials Applications, 2017, 32(2):257–264.

[5] Lv T, Liang W, Li L, et al. Novel calcitonin gene–related peptide/chitosan–strontium–calcium phosphate cement: Enhanced proliferation of human umbilical vein endothelial cells in vitro [J]. Journal of Biomedical Materials Research Part B Applied Biomaterials, 2018, 107(1):19–28.

[6] Parvizi J, Holiday A D, Ereth M H, et al. Sudden death during primary hip arthroplasty[J]. Clinical Orthopaedics & Related Research, 1999, 369:39–48.

[7] Pitto R P. Prophylaxis against fat and bone–marrow embolism during total hip arthroplasty reduces the incidence of postoperative deep–vein thrombosis: a controlled, randomized clinical trial[J]. J. Bone Joint Surg. Am, 2002, 84(1):39–48.

[8] Motobe T, Hashiguchi T, Uchimura T, et al. Endogenous cannabinoids are candidates for lipid mediators of bone cement implantation syndrome[J]. Shock, 2004, 21(1):8–12.

8. 患者在腰椎麻醉下完成手术，术后硬膜外腔使用了吗啡术后镇痛，如何发现发生了吗啡中毒？如何处理？

【建议】吗啡中毒表现：昏迷，呼吸抑制，呼吸频率降低，瞳孔极度缩小呈针尖样，发绀，血压降低，以及尿量减少。

处理：①保持呼吸道通畅，给予吸氧；②可适当应用呼吸兴奋剂，必要时行气管切开；③尽早应用纳洛酮解毒剂；④对症支持治疗，保证患者的内环境稳定。

【备注解释】硬膜外腔使用吗啡术后镇痛，脑脊液中的吗啡浓度比血浆中的吗啡浓度高出几十至几百倍，甚至能达到 2000 倍，吗啡在脑脊液中能存留长达 20h，所以吗啡有良好且长效的镇痛效果[1]。同时，硬膜外腔使用吗啡更容易引起吗啡的不良反应甚至中毒，表现为恶心、呕吐、尿潴留[2]、皮肤瘙痒[3]和呼吸抑制[4]。吗啡中毒的处理：发现吗啡中毒后首先保证患者的呼吸道通畅。然后，吗啡中毒处理的关键是迅速使用纳洛酮，纳洛酮作为阿片受体拮抗药在临床应用多年[5]，能快速逆转阿片类中毒引起的致死性呼吸衰竭和呼吸抑制[6]。同时，给予患者吸氧、补液等支持治疗，维持患者的内环境稳定。

（石伟东　文　刚）

参考文献

[1] Ariano R E, Duke P C, Sitar D S. The influence of sparse data sampling on population pharmacokinetics: a post hoc analysis of a pharmacokinetic study of morphine in healthy volunteers[J]. Clinical Therapeutics, 2012, 34(3):668–676.

[2] Fernandez MA, Karthikeyan S, Wyse M, et al. The incidence of postoperative urinary retention in patients undergoing elective hip and kneearthroplasty. Ann R Coll Surg Engl 2014;96:462–465.

[3] Reich A, Szepietowski J C. Opioid–induced pruritus: an update [J]. clinical & experimental dermatology, 2010, 35(1):2–6.

[4] Felden L, Walter C, Harder S, et al. Comparative clinical effects of hydromorphone and morphine: a meta–analysis [J]. British Journal of Anaesthesia, 2011,107(3):319–328.

[5] Kim D, Irwin KS, Khoshnood K. Expanded access to naloxone: options for critical response to the epidemic of opioid overdose mortality [J]. American journal of public health, 2009, 99(3):402–407.

[6] Beletsky L, Ruthazer R, Macalino G E, et al. Physicians' knowledge of and willingness to prescribe naloxone to reverse accidental opiate overdose: challenges and opportunities [J]. Journal of Urban Health, 2007, 84(1):126–136.

9. TJA 术后镇痛通常可以采用哪些方法？

【建议】采用多模式镇痛，包括静脉镇痛泵、椎管内镇痛、外周神经阻滞镇痛和局部创口周围鸡尾酒注射镇痛等方法。

【备注解释】良好的镇痛可早期功能锻炼、加快康复，增加满意度。目前公认的镇痛方式为多模式镇痛，主要方式包括椎管内镇痛、外周神经阻滞镇痛、局部镇痛等。椎管内镇痛可在镇痛液中混合低浓度局部麻醉药、阿片类及肾上腺素、氯胺酮或可乐定等药物来提高疗效[1]。外周神经阻滞镇痛对生理干扰轻微，不良反应少。对全髋关节置换术（THA）术后可选腰大肌间隙的连续腰丛阻滞，全膝关节置换术（TKA）可行连续股神经阻滞和（或）坐骨神经阻滞[1, 2]。在并发症方面，一项纳入超过 7000 例行神经阻滞技术的研究[3]显示，只有 0.5% 的患者出现神经系统症状，0.04% 出现神经损伤。而随着定位技术的发展，外周神经阻滞的操作更精准且容易。近年来华西医院已将股神经阻滞镇痛纳入 TKA 围术期镇痛管理的标准措施[4]。局部浸润镇痛在膝关节置换中能显著降低术后疼痛评分和阿片类的需求，加速康复[5]。但在 THA 中应用有争议，Lunn 等[6]认为 THA 术后无须采用局部镇痛，分析可能与髋部软组织丰富、关节位置深在有关。

（石伟东　文　刚）

参考文献

[1] Parvizi J, Miller AG, Gandhi K.Multimodal pain management after total joint arthmplasty [J].Bone Joint Surg, 2011, 93 (11):1075–1084.

[2] Wiesmann T, Plechowiak K, Duderstadt S, et al.Continuous adductor canal block versus continuous femoral nerve block after total knee arthroplasty for mobilisation capability and pain treatment: a randomised and blinded clinical trial[J]. Arch Orthop Trauma Surg, 2016, 136 (3):397–406.

[3] Barrington MJ, Watts SA, GledhllL SR, et al.Preliminary results of the australasian regional anaesthesia collaboration: a prospective audit of more than 7000 peripheral nerve and plexus blocks for neurologic and other complications [J]. Reg Anesth Pain Med, 2009, 34 (6):534–541.

[4] 康鹏德，王浩洋，沈彬，等 . 加入局部浸润镇痛的多模式镇痛在全膝关节置换中的应用 [J]. 中华骨科杂志，2013, 33(3):246–251.

[5] Mullajll A, Kknna R, Shetty GM, et al. Efficacy of periarticnlar injection of bupivacaine, fontanyl, and methylprednisolone in totat knee arthroplasty: a prospective, randomized trial [J]. Arthroplasty, 2010, 25 (6):851–857.

[6] Lunn TH, Husted H, Solgaard S, et al. Intraoperative local infiltration analgesia for early analgesia after total hip arthroplasty: a randomized, double blind, placebo controlled trial [J]. Reg Anesth Pain Med, 2011, 36 (5):424–429.

10. 老年患者在术前有贫血时，通常的输血标准是血红蛋白低于 80g/L，你支持这一标准吗？

【建议】支持。

【备注解释】异体输血的优点是可以迅速提升血红蛋白水平，适用于急救患者和采用其他方式治疗无效的贫血患者。但异体输血存在病毒感染、免疫变态反应、急性溶血反应、输血相关急性肺损伤等风险，同时我国还面临着血资源紧张的现实问题。因此，围术期血液管理建议采用限制性输血策略，严格输血指征[1, 2]。Carson 等[3]对 31 项随机对照研究结果进行系统评价提示，限制性输血策略（血红蛋白水平为 70～90g/L）较非限制性输血策略可降低 39%～43% 的输血率，且不会增加术后 30d 内的死亡率、并发症发生率和再入院率，也不会影响患者术后康复。因此，建议采用 2000 年我国卫生部颁发的《临床输血技术规范》中的规定，即血红蛋白＞100g/L，一般不必输血；血红蛋白＜70g/L，需要输血；血红蛋白为70～100g/L，应根据患者的年龄、贫血程度、心肺功能情况、有无代谢率增高决定是否输血；如果术后患者存在心悸、疲乏无力、呼吸急促，或术前患者并存冠状动脉粥样硬化性心脏病、肺心病等病史，建议输血。

（石伟东　文　刚）

参考文献

[1] So-Osman C, Nelissen RG, Koopman-van Gemert AW, et al. Patient blood management in elective total hip- and knee replacement surgery (part 2):a randomized controlled trial on blood salvage as transfusion alternative using a restrictive transfusion policy in patients with a preoperative hemoglobin above 13 g/dl [J]. Anesthesiology, 2014, 120(4):852-860.

[2] Muñoz M, Leal-Noval SR. Restrictive transfusion triggers in major orthopaedic surgery: effective and safe?[J]. Blood Transfus, 2013, 11(2):169-171.

[3] Carson JL, Stanworth SJ, Roubinian N, et al. Transfusion thresholds and other strategies for guiding allogeneic red blood cell transfusion [J]. Cochrane Database Syst Rev, 2016, 10: CD00204

11. 有人主张 TJA 术前常规准备血液回输，你认为有必要吗？

【建议】不一定有必要。技术熟练的医生，手术中出血量可以少于100ml，没有准备血液回输的必要；如果判定出血量或超过400ml，则有必要准备。

【备注解释】多项随机对照临床研究和Meta分析证实，术中自体血液回输可安全有效地降低骨科手术围术期异体输血需求[1-3]。适应证：①预期出血量＞400ml或＞10%血容量；②患者血红蛋白水平较低或有高出血风险；③患者体内存在多种抗体或为稀少血型；④患者拒绝接受同种异体输血等[4, 5]。禁忌证：①回收的血液中含有促凝血药、碘伏、过氧化氢液等的冲洗液，或含有亚甲蓝等难以洗出的物质；②回收的血液被细菌、粪便、羊水或毒液等污染；③恶性肿瘤患者；④回收的血液严重溶血；⑤血液系统疾病，如镰状细胞性贫血、珠蛋白生成障碍性贫血等；⑥其他原因，包括一氧化碳中毒、血中儿茶酚胺水平过高（嗜铬细胞瘤）等[2-6]。

（石伟东　文　刚）

参考文献

[1] Nieder C, Haukland E, Pawinski A, et al. Anaemia and thrombocytopenia in patients with prostate cancer and bone metastases [J]. BMC Cancer, 2010, 10: 284.

[2] van Bodegom-Vos L, Voorn VM, So-Osman C, et al. Cell Salvage in Hip and Knee Arthroplasty: A Meta-Analysis of Randomized Controlled Trials [J]. J Bone Joint Surg Am, 2015, 97(12):1012-1021.

[3] Odak S, Raza A, Shah N, et al. Clinical efficacy and cost effectiveness of intraoperative cell salvage in pelvic trauma surgery [J]. Ann R Coll Surg Engl, 2013, 95(5):357-360.

[4] Cheriyan T, Maier SP 2nd, Bianco K, et al. Efficacy of tranexamic acid on surgical bleeding in spine surgery: a meta-analysis [J]. Spine J, 2015, 15(4):752-761.

[5] Farrow LS, Smith TO, Ashcroft GP, et al. A systematic review of tranexamic acid in hip fracture surgery [J]. Br J Clin Pharmacol, 2016, 82(6):1458-1470.

[6] 周宗科, 翁习生, 向兵, 等. 中国髋、膝关节置换术加速康复——围术期贫血诊治专家共识. 中华骨与关节外科杂志, 2016, 9(1):10-14.

12. 如果单次输血量较大（4个单位以上），需注意哪些问题？

【建议】①在大量输注库存血时，防止血小板和凝血因子不足引起的继发性出血，要适当补充血小板、钙剂、新鲜冰冻血浆和冷沉淀，积极预防稀释性凝血病的发生；②观察血压、脉搏、呼吸等生命体征，监测出入量、中心静脉压和尿量，以调节补液量和输液速度，避免输血量过多导致急性肺水肿和心脏负担过重；③对于婴幼儿、老年患者和心功能不全者要注意输血量和输血速度；④大量输血可引起枸橼酸中毒、高钾血症、应适当补充钙剂，还可以引起酸碱平衡失调、低体温、免疫性溶血和输血可能传播疾病危险；⑤输新鲜血，最好是3d以内的血。

【备注解释】输血相关急性肺损伤是输血相关死亡的主要原因；38%报道的输血相关死亡是由于输血相关急性肺损伤（TRALI）造成的。据报道，TRALI的死亡率为5%～25%[1]。应高度重视大量输血引起的输血凝血障碍或出血倾向，对于血小板和凝血因子的补充存在两种观点，一种认为应该在凝血障碍发生之前，预防性的补充；另一种认为应该根据有无临床出血征象和血小板、凝血酶原时间（PT）、活化部分凝血活酶时间（APTT）、凝血因子等检查结果决定[2]。大量输血后容易引起凝血障碍导致死亡率显著增加，因此建议预防性输注血小板和凝血因子。严重创伤患者本身存在引起多器官功能障碍综合征（MODS）的潜在危险，由于大量输血和细胞因子和炎性介质的毒性作用，MODS发生率显著升高，因此应密切监测并保护各脏器功能[3]。严重失血性休克后，凝血活酶类物质大量释放入血，库存血中的细胞破坏后亦释放促凝血物质，易引起DIC，体内凝血系统激活，形成大量的微血栓，导致血小板消耗性减少，因此尽量输注新鲜红细胞悬液、血浆，同时配合应用抗凝血药[4, 5]。由于输血过快，或短时间内输入血量过多，使循环血量急剧增加，心脏负荷过重，患者可表现为胸闷、气促、呼吸困难等，是大量输血的严重并发症，心脏功能较差的患者更易发生。根据中心静脉压、血压、心率、颈静脉充盈情况、尿量等情况，调整输血量和速度，对年老体弱、有心脏病史者，更应评估心脏功能，合理调整输血速度，平均分配全程血量[6]。张献清等报道，库存血中血氨浓度显著增加，可出现精神紊乱、嗜睡、昏迷等症状，另外库存血保存时间较长，PCO_2 也会升高，也可引起反应迟钝、定向力障碍。因此，尽量输新鲜血、血浆，以减少此类并发症。在大量输血过程中，应监测患者的血钾情况。短期内输入大量库存血，肝、肾不能充分代谢和排出酸性代谢产物，可能导致严重的代谢性酸中毒。但一般来讲，只要患者肝、肾功能正常，酸中毒的状况可以很快逆转。低体温是大量输血的常见并发症，复苏时快速或大量输注库存血，可使受血者体温下降，引起心律失常，血红蛋白氧离曲线左移，氧释放减少，从而导致组织缺氧并且影响血小板的功能，低体温还可增加红细胞变形，影响正常凝血功能。应注意患者的保暖工作，避免不必要的肢体显露，库存血制品经过加温处理后，再行输入[7]。

（石伟东　文　刚）

参考文献

[1] Dasararaju R, Marques MB. Adverse effects of transfusion[J]. Cancer Control, 2015, 22(1)16–25.

[2] 刘利霞 . 严重创伤失血性休克患者的急诊护理及并发症处理观察 [J]. 基层医学论坛, 2016, 20(15):2129–2130.

[3] 王玉玲 . 严重创伤失血性休克患者的急诊护理及并发症处理体会 [J]. 当代医药论丛, 2014, 12(11):131–132.

[4] 袁玉荣, 王鹏 . 创伤及大量输血后凝血病 1 例 [J]. 临床血液学杂志（输血与检验）, 2016, 29(02):341–342.

[5] 胡世华, 蒋文新 . 等比例成分输血在严重多发伤合并创伤性凝血病中的临床应用 [J]. 重庆医学, 2015, 44(1):68–70.

[6] 王同显, 马保凤 . 严重创伤患者大量输血的研究进展 [J]. 中国输血杂志, 2012, 25(7):636–638.

[7] 胡业顺, 王启志 . 大量输血在严重失血性休克中的救治及并发症的处理 [J]. 世界最新医学信息文摘, 2018, 18(12):43–45.

13. 老年人尤其是伴有轻度贫血的患者，你支持 TJA 术前补充铁剂吗？

【建议】支持。

【备注解释】补充铁剂是缺铁性贫血（IDA）的主要治疗手段。IDA 是骨科手术患者围术期贫血的最常见病因，在明确引起 IDA 原因并进行相应治疗的基础上，补充铁剂可以从根本上纠正贫血，如消化性溃疡失血，子宫肌瘤导致月经过多。在骨科手术围术期的治疗策略中，可尽早启动铁剂补充治疗，通常有较好的临床反应，可使血红蛋白在短期内快速恢复[1, 2]。术前诊断为 IDA 的患者，恰当补充铁剂可以提高患者的手术耐受性，降低输血率[3]；创伤急性失血导致的贫血患者，补充铁剂可以加快提升血红蛋白水平，纠正贫血，有助于术后恢复，缩短住院时间[4, 5]。

（石伟东　文　刚）

参考文献

[1] 田玉科, 岳云, 姚尚龙, 等 . 围术期输血的专家共识 . 临床麻醉学杂志, 2009, 25(3):189–191.

[2] Muñoz M, García–Erce JA, Díez–Lobo AI, et al. Usefulnessof the administration of intravenous iron sucrose for the correction of preoperative anemia in major surgery patients [J]. Med Clin (Barc), 2009, 132(8):303–306.

[3] Andrews CM, Lane DW, Bradley JG. Iron pre–load for major joint replacement. Transfus Med, 2010, 7(4):281–286.

[4] Beris P, Muñoz M, García–Erce JA, et al. Perioperative anaemia management: consensus statement on the role of intravenous iron[J]. Br J Anaesth, 2008, 100(5):599–604.

[5] Serrano–Trenas JA, Ugalde PF, Cabello LM, et al. Role of perioperative intravenous iron therapy in elderly hip fracture patients: a single–center randomized controlled trial [J]. Transfusion, 2011, 51(1):97–104.

14. 如果术前伴有肾功不全，特别是需要透析的患者，你支持术前使用红细胞生成素吗？

【建议】支持。应用红细胞生成素（erythropoietin，EPO）治疗，可以有效提高患者的围术期血红蛋白水平并降低患者的输血率，且不增加患者术后并发症的风险。

【备注解释】有 Meta 分析和临床研究显示，单用红细胞生成素或联合铁剂均可安全、有效地改善骨科手术患者的围术期贫血状况，降低输血率[1-3]，术前 3～4 周应用红细胞生成素，可产生相当于 5 个单位红细胞的血量，且其促红细胞生成作用不受年龄、性别影响[4, 5]。对于原因不明性贫血或难纠正的贫血患者应请血液科和相应基础疾病专科医师会诊。应用红细胞生成素或铁剂时应参照药物说明书，如遇不良反应时应立即停药并处理，不良反应严重时应请相关科室医师会诊。

（石伟东　文　刚）

参考文献

[1] Alsaleh K, Alotaibi GS, Almodaimegh HS, et al. The use of preoperative erythropoiesis– stimulating agents (ESAs) in patients who underwent knee or hip arthroplasty: a meta–analysis of randomized clinical trials [J]. J Arthroplasty, 2013, 28(9):1463–1472.

[2] Lin DM, Lin ES, Tran MH. Efficacy and safety of erythropoietin and intravenous iron in perioperative blood management: a systematic review [J]. Transfus Med Rev, 2013, 27(4):221–234.

[3] 沈彬, 裴福兴 . 重组人红细胞生成素在全髋关节置换中的应用 [J]. 中国矫形外科杂志, 2002, 10(14):1359–1362.

[4] So–Osman C, Nelissen RG, Koopman–van Gemert AW, et al. Patient blood management in elective total hip– and kneereplacement surgery (part 2):a randomized controlled trial on blood salvage as transfusion alternative using a restrictive transfusion policy in patients with a preoperative hemoglobin above 13 g/dl [J]. Anesthesiology, 2014, 120(4):852–860.

[5] Weber EW, Slappendel R, Hémon Y, et al. Effects of epoetin alfa on blood transfusions and postoperative recovery in orthopaedic surgery: the European Epoetin Alfa Surgery Trial (EEST) [J]. Eur J Anaesthesiol, 2005, 22(4):249–257.

15. 假体周围晚期慢性感染患者，如果感染较重，又迁延时间很长（3个月以上），在麻醉前是否要评价一下慢性毒素造成的脏器功能损害？

【建议】需要评价慢性毒素造成的脏器功能损害。这些损害将会导致麻醉后心、脑重要器官意外事件发生的概率大大增加。

【备注解释】关节假体周围感染（PJI）是关节置换术的主要并发症之一，对患者的生活质量有显著影响。PJI被定义为关节假体和邻近组织感染[1]。PJI是所有髋关节置换术后翻修的第三个最常见原因[2]，也是所有膝关节翻修手术中第二个最常见的指征[3]。严重感染患者的术前评估与术前准备：严重感染或脓毒性休克的患者需要进行手术的时候，除了常规进行术前评估和准备之外，麻醉前应该尽量纠正各种病理生理的异常。术前应询问患者病情经过及治疗经过，最后进食时间。了解患者术前尿量和意识变化，抗生素使用情况，血管活性药的使用情况。了解既往患病史、药物史和麻醉史。查看患者全部检查（越全越好）。总体治疗原则：在积极控制感染、维持循环稳定基础上，尽快评估器官功能，及早治疗任何一个首先发生的器官功能不全，阻断连锁反应；治疗要有整体观念，以保护重要器官功能（心、肺、肾、脑等）为首要目的；在多个器械（气管插管、主动脉内球囊反搏、肾脏替代治疗等）或管路（鼻胃管、尿管、中心静脉导管等）支持治疗时，需加强动态监测，同时注意多病共患、多重用药时药物使用的合理性和个体化原则。

（石伟东　文　刚）

参考文献

[1] Ulrich SD, Seyler TM, Bennett D, et al. Total hip arthroplasties: What are the reasons for revision?[J]. Int Orthop, 2008,32:597–604.

[2] Tande AJ, Patel R. Prosthetic joint infection [J]. Clin Microbiol Rev, 2014, 27:302–345.

[3] Kamath AF, Ong KL, Lau E,, et al. Quantifying the burden of revision total joint arthroplasty for periprosthetic infection [J]. J Arthroplasty, 2015, 30:1492–1497.

16. 老年人的人工关节置换手术，术前需要常规补充铁剂吗？有什么道理？有什么积极作用？

【建议】老年患者在行全髋或全膝关节置换术时，围术期可予以补充铁剂，可促进患者术后血红蛋白恢复水平，而且安全有效，有效提高患者的围术期血红蛋白水平并降低患者的输血率，且不增加患者术后并发症的风险。使用铁剂或红细胞生成素治疗术前贫血，可以降低TJA患者的输血风险。

【备注解释】Prasad等[1]发现，口服铁剂4周后能有效提高髋部骨折患者的血红蛋白量。缺铁性贫血是THA和TKA患者围术期贫血的最常见病因，属于造血原料缺乏型贫血，对铁剂补充治疗有较好的临床反应，可使血红蛋白在短期内快速恢复。术前诊断为IDA的患者，以及铁摄入不足，丢失过多的患者，恰当补充铁剂可以提高患者的手术耐受性，减少输血率；手术急性失血导致的贫血患者，补充铁剂可以加快提升血红蛋白，纠正贫血，且有助于患者术后恢复，缩短住院时间[2]。

（石伟东　文　刚）

参考文献

[1] Prasad N, Rajamani V, Hullin D, et al. Post–operative anaemia in femoral neck fracture patients: does it need treatment? A single blinded prospective randomised controlled trial [J]. Injury–international Journal of the Care of the Injured, 2009: 40(10):1073–1076.

[2] 周宗科，翁习生，向兵，等 . 中国髋、膝关节置换术加速康复——围术期贫血诊治专家共识 [J]. 中华骨与关节外科杂志，2016, 9(01):10–15.

17. 老年人的人工关节置换手术，常规输血对术后恢复是否有积极作用？有必要这样吗？

【建议】没有积极作用，没必要常规输血。

【备注解释】异体输血是我国目前治疗骨科手术围术期贫血的主要手段，其优点是可以迅速提升血红蛋白水平，适用于急救患者和采用其他方式治疗无效的贫血患者。但异体输血存在病毒感染、变态反应、急性溶血反应、输血相关急性肺损伤等风险，同时我国还面临着血资源紧张的现实问题。因此，越来越多国家的骨科手术围术期血液管理策略建议采用限制性输血策略，严格输血指征。在一项回顾性队列研究中，Loftus等[1]证明限制性输血策略可以有效地减少输血。这项包括19 950名患者的研究表明，血红蛋白＞70g/L的患者，或者血压稳定、收缩压不低于100mmHg、心率不高于100/min的患者，没有接受输血。本研究中实施限制性输血使输血率降低了44%（11.7% vs. 20.9%，$P < 0.0001$），并且每1000名患者输血量减少41.3%（262.51U vs. 447.48U，$P < 0.0001$），并且降低了并发症、死亡率、住院时间和术后30d再入院率（$P < 0.05$）。临床实践中建议采用2000年我国卫生部颁发的《临床输血技术规范》中的规定，血红蛋白＞100g/L一般不必输血；血红蛋白＜70g/L需要输血；血红蛋白为70～100g/L，应根据患者的年龄、贫血程度、心肺功能情况以及有无代谢率增高而定[2]。

（石伟东　文　刚）

参考文献

[1] Loftus TJ, Spratling L, Stone BA, et al. A patient blood management program in prosthetic joint arthroplasty decreases blood use and improves outcomes [J]. J Arthroplasty, 2016, 31: 11–14.

[2] 周宗科，翁习生，孙天胜，等. 中国骨科手术加速康复——围术期血液管理专家共识 [J]. 中华骨与关节外科杂志，2017, 10(01):1–7.

18. 引进 ERAS 理念后，应该如何管理术前术后饮食？

【建议】推荐在麻醉诱导前 2h 摄入透明液体，建议禁食固体食物 6h。术后早期进食，能够缓解患者术后胃肠道不适，缩短肛门排气时间，且术中无误吸发生，具有一定的安全性和可行性，所以鼓励患者一旦可以进食进饮应尽早恢复。

【备注解释】最近的麻醉指南表明，手术前 2h 摄入透明液体不会增加胃容量，减少胃液 pH，或增加并发症发生率。所以推荐在麻醉诱导前 2h 摄入透明液体，建议禁食固体食物 6h。为此，应根据每个患者的手术时间和手术名单上的位置，向他们提供个体化的指导方案。有研究表明，早期喂养或术后营养补充与加速达到出院标准的直接关系。不过，恢复正常食物摄入被认为是 ERAS 协议的重要组成部分，以实现恢复正常行为。刘庆等[1]研究发现术前过早禁食禁饮（12h）可能导致择期手术的老年患者血液浓缩、红细胞聚集性增强，而术前 10h 适量饮水可以在一定程度上改善患者因禁食禁饮所致的血液流变学变化。术前长时间禁食使患者处于代谢的应激状态，可致胰岛素抵抗，不利于减少术后并发症。《中国加速康复外科手术期管理专家共识（2016）》[2]建议无胃肠道动力障碍患者术前 6h 禁食固体饮食，术前 2h 禁食清流质。2017 年 1 月 3 日美国麻醉医师学会发布的《健康患者择期手术前禁食及降低误吸风险的药物使用实践指南》指出，清饮料最短禁食时间为术前 2h，母乳为术前 4h，婴儿配方奶粉、牛奶等液体乳制品及淀粉类固体食物为术前 6h，而油炸、脂肪及肉类食物可能需在术前 8h 禁食[3]。术后早期进食除了具有维护肠黏膜的作用外，还能促进门静脉循环、加速器官功能恢复，可缓解术后肠麻痹的发生，减少围术期液体的输注。于凤梅等[4]的研究中试验组患者苏醒后即口服开胃流质 200ml 和高蛋白营养液 250ml，进食时间较对照组早，手术日全天能量摄入较对照组高，基本能满足机体 60% 的需求量。实验组术后肛门排气较对照组早，提示术后早期进食有助于增加肠道蠕动。

（石伟东　文　刚）

参考文献

[1] 刘庆，唐显玲. 术前禁食禁饮对老年择期手术患者血液浓稠性和集聚性的影响 [J]. 四川医学，2010, 31(10):1446–1448.

[2] 中国加速康复外科专家组. 中国加速康复外科围手术期管理专家共识 (2016)[J]. 中华外科杂志，2016, 54(6):413–418.

[3] &NA. Practice guidelines for preoperative fasting and the use of pharmacologic agents to reduce the risk of pulmonary aspiration: application to healthy patients undergoing elective procedures: a report by the American Society of Anesthesiologist Task Force on Preoperative Fasting.[J]. Anesthesiology, 1999, 90(3):896–905.

[4] 于凤梅，戴婷婷，薛宇，等. 加速康复外科理念在老年髋膝关节置换术围手术期饮食方案中的应用 [J]. 老年医学与保健，2017, 23(02):78–80.

19. 执行 ERAS 过程中，术后疼痛的系统管理需要怎么处理？

【建议】ERAS 提倡手术前超前镇痛，术后进行疼痛量表评估，按评估结果进行多模式镇痛管理。

【备注解释】THA 和 TKA 患者术后疼痛严重影响术后功能锻炼，镇痛管理对于关节功能的加速恢复尤为重要[1]。THA 和 TKA 术后采用冰敷、抬高患肢、早期下地活动等措施可以减轻术后关节肿胀，促进功能康复[2]。术后选择起效快的非甾体抗炎药可以明显缓解患者疼痛[3]。自控式镇痛泵（PCA）联合塞来昔布缓解术后疼痛，加快早期关节功能恢复，缩短住院时间[4]。通过导管连续周围神经镇痛已成为膝关节置换术后延长镇痛时间的一种流行而有效的方法[5]。股神经连续镇痛提供的镇痛效果相当于硬膜外麻醉，但可能不良反应较少[6]。收肌管阻滞复合硬膜外镇痛与股神经阻滞复合硬膜外镇痛相似，但没有股四头肌无力限制康复和跌倒[7]。如果需要更长时间的神经阻滞，可考虑使用诸如地塞米松等佐剂[8]。将作用机制不同的药物组合在一起，发挥镇痛的协同或相加作用，降低单一用药的剂量和不良反应，同时可以提高对药物的耐受性，加快起效时间和延长镇痛时间[9]。目前，关节置换术围术期多模式镇痛一般包括药物联合镇痛＋神经阻滞＋关节局部麻醉，必要时联合椎管内麻醉和 PCA 镇痛[10]。应注意避免重复使用同类药物。不同患者对疼痛和镇痛药的反应存在个体差异，因此镇痛方法应因人而异，应根据患者应用预防性镇痛药（措施）后，按时评估，调整药物（措施）。个体化镇痛的最终目标是应用最小的剂量达到最佳的镇痛效果。术后预防性镇痛：①选择非甾体抗炎药或选择性 COX-2 药物镇痛，包括口服给药（双氯芬酸钠、塞来昔布、洛索洛芬钠等）、静脉或肌内注射（帕瑞昔布、氟比洛芬酯等）；②根据情况选择 PCIA 镇痛；③使用镇静催眠抗焦虑药，如地西泮、氯硝西泮、阿普唑仑、艾司唑仑或唑吡坦、帕罗西汀、氟西汀、舍曲林等；④疼痛重时联合阿片类镇痛，包括曲马多、羟考酮口服或吗啡、盐酸哌替啶肌内注射；⑤其他围术期处理，包括采用冰敷、抬高患肢等措施减轻关节肿胀和炎性反应，以及早期下床活动、减轻患者心理负担等。

（石伟东　文　刚）

参考文献

[1] Chan EY, Blyth FM, Nairn L, et al. Acute postoperative pain following hospital discharge after total knee arthroplasty [J]. Osteoarthritis Cartilage, 2013, 21(9):1257–1263.

[2] Su EP, Perna M, Boettner F, et al. A prospective, multi-center, randomised trial to evaluate the efficacy of a cryopneumatic device on total knee arthroplasty recovery [J]. J Bone Joint Surg Br, 2012, 94(11 Suppl A):153–156.

[3] Buvanendran A, Kroin JS, Tuman KJ, et al. Effects of perioperative administration of a selective cyclooxygenase 2 inhibitor on pain management and recovery of function after knee replacement: a randomized controlled trial[J]. JAMA, 2003, 290 (18):2411–2418.

[4] Song MH, Kim BH, Ahn SJ, et al. Peri-articular injections of local anaesthesia can replace patient-controlled analgesia after total knee arthroplasty: a randomised controlled study[J]. IntOrthop, 2016, 40(2):295–299.

[5] Ilfeld BM. Continuous Peripheral Nerve Blocks: An Update of the Published Evidence and Comparison With Novel, Alternative Analgesic Modalities[J]. Anesthesia & Analgesia, 2017, 124(1):308–335.

[6] Barrington MJ, Olive D, Low K, et al. Continuous femoral nerve blockade or epidural analgesia after total knee replacement: a prospective randomized controlled trial [J]. Anesth Analg, 2005, 101: 1824–1829.

[7] Kim DH, Lin Y, Goytizolo EA, et al. Adductor canal block versus femoral nerve block for total knee arthroplasty: a prospective, randomized, controlled trial [J]. Anesthesiology, 2014, 120: 540–550.

[8] Choi S, Rodseth R, McCartney CJL. Effects of dexamethasone as a local anaesthetic adjuvant for brachial plexus block: a systematic review and meta-analysis of randomized trials [J]. Br J Anaesth, 2014, 112: 427–439.

[9] Parvizi J, Miller AG, Gandhi K. Multimodal pain management after total joint arthroplasty [J]. J Bone Joint Surg Am, 2011, 93 (11):1075–1084.

[10] 王浩洋，康鹏德，裴福兴，等 . 全髋关节置换术后多模式镇痛的有效性及安全性 . 中国矫形外科杂志, 2013, 21 (10):976–980.

20. 术后出现恶心、呕吐症状怎么处理?

【建议】首先解除药物或机械刺激因素，必要时使用多种止吐药物进行治疗，如甲氧氯普胺、格雷司琼等。

【备注解释】术后恶心呕吐（PONV）不仅给患者增添痛苦，而且可影响患者的术后恢复，严重者可因误吸发生吸入性肺炎，并可能导致严重的并发症和延长住院时间。一般来说，女性性别、过去的晕车史或 PONV 史及非吸烟者都是 PONV 的危险因素[1]。有几种一线药物：多巴胺（D_2）受体拮抗药（如氟哌啶醇）、5- 羟色胺（$5-HT_3$）受体拮抗药（如昂丹司琼）和皮质类固醇（如地塞米松）。研究表明，这些药物的组合提高了它们的疗效[2]。因此，在 1～2 种危险因素的患者中，通常推荐使用两种药物组合，在风险较高的患者中，使用三种药物组合。证据支持对髋、膝关节置换患者进行筛查和多模式 PONV 预防和治疗[3]。患者离开麻醉恢复室后发生持续的恶心和呕吐时，首先应进行床旁检查以除外药物或机械性刺激因素，包括用吗啡进行患者自控镇痛等。在排除了药物和机械性因素后，可开始止吐治疗。《术后恶心呕吐防治专家共识（2014）》[4] 建议，如果患者没有预防性用药，第一次出现 PONV 时，应开始小剂量 $5-HT_3$ 受体拮抗药治疗。$5-HT_3$ 受体拮抗药的治疗剂量通常约为预防剂量的 1/4，昂丹司琼 1mg、多拉司琼 12.5mg、格雷司琼 0.1mg 和托烷司琼 0.5mg。也可给予地塞米松 2～4mg、氟哌利多 0.625mg 或异丙嗪 6.25～12.5mg。患者在 PACU 内发生 PONV 时，可考虑静脉注射丙泊酚 20mg 治疗。如果已预防性用药，则治疗时应换用其他类型药物。如果在三联疗法（如 $5-HT_3$ 受体抑制药、地塞米松和氟哌利多或氟哌啶醇）预防后患者仍发生 PONV，则在用药 6h 内不应重复使用这三种药物，应换用其他止吐药。如果 PONV 在术后 6h 以后发生，可考虑重复给予 $5-HT_3$ 受体抑制药、氟哌利多或氟哌啶醇，剂量同前。不推荐重复应用地塞米松。

（石伟东　文　刚）

参考文献

[1] Apfel C C, Laara E, Koivuranta M, et al. A simplified risk score for predicting postoperative nausea and vomiting: conclusions from cross-validations between two centers [J]. Anesthesiology, 1999, 91(3):693–700.

[2] Eberhart L H, Mauch M, Morin A M, et al. Impact of a multimodal anti-emetic prophylaxis on patient satisfaction in high-risk patients for postoperative nausea and vomiting [J]. Anaesthesia, 2002, 57(10):1022–1027.

[3] Wainwright TW, Gill M, McDonald DA, et al. Consensus statement for perioperative care in total hip replacement and total knee replacement surgery: Enhanced Recovery After Surgery (ERAS®) Society recommendations [J]. Acta Orthop, 2020, 91(1):3–19.

[4] 中华医学会麻醉学分会 . 术后恶心呕吐防治专家共识 [M]2014 年版 . 北京：人民卫生出版社 , 2014,305–310.

21. 如何判定与处理谵妄症状?

【建议】最开始观察到意识改变、行为异常等症状，然后通过相关量表进行判定。处理有非药物治疗及药物治疗。

【备注解释】(1) 判定：①最先观察到的临床症状常为意识改变，幻觉、胡言乱语、行为异常等也常见。当我们观察到患者出现精神症状时，可尝试与患者进行交流，在搜集病史的过程中对其注意力及定向能力、记忆力等进行简单评估[1]。②如果患者精神情况有异，应对患者进行正式的注意力测试。测试注意力的方法：a. 数字广度测验，顺背或倒背数字，顺背 5 个或倒背 4 个为正常;b. 星期倒数或者月份倒数，该方法受教育、记忆力、听力等影响小，正数及倒数星期一到星期天、1—12 月，倒背完整星期或月份为正常;c. 连续执行任务，在清单中听到特定的字母或数字时举手，能正确完成为正常;

d. 出示 5 幅图，请患者记住，然后在 10 幅图片中找出这 5 幅图，完全正确为正常；e. 简易精神状态检查（mini-mental state examination，MMSE）中的 100 减 7 连续计算，正确完成计算为正常[1]。③谵妄诊断的金标准是有经验的专科医生，通过床旁详细的神经精神评估，依照《美国精神障碍诊断统计手册第 5 版（DSM-V）》5 条标准进行诊断。由于谵妄诊断的金标准较复杂，需要专科医生床旁深入的神经精神评估。因此，为了快速识别谵妄，在临床工作中，常使用一些简单可行的量表进行谵妄的筛查[2]。全球使用最广泛公认的谵妄筛查工具为《意识模糊评估量表（CAM）》，CAM 根据《美国精神障碍诊断与统计手册第三版（DSM-Ⅲ-R）》谵妄的诊断标准建立，注意：对处于深度镇静或不能唤醒状态的患者不能进行谵妄评估。

(2) 瞻望的治疗：①非药物疗法谵妄的预防要求纠正诱因、针对危险因素、并强调多学科团队干预的非药物性预防方案。医务人员首先全面评估患者，针对患者存在的具体危险因素，个体化地提供相应的多学科团队干预方案。②多种抗精神病药、镇静药均有诱发谵妄的可能，并且增加患者死亡和痴呆患者脑卒中的风险，因此建议谨慎使用。除非是苯二氮䓬类（benzodiazepines）戒断症状引起的谵妄，否则不建议将苯二氮䓬类治疗谵妄患者激越行为。如果既往患者未服用胆碱酯酶抑制药，不建议采用该药物治疗术后谵妄。对抑制型谵妄患者，应避免使用抗精神病药或苯二氮䓬类治疗谵妄。如患者出现激越行为，威胁到自身或他人安全，并且非药物治疗无效时，可使用抗精神病药改善患者的精神行为异常。常用的控制谵妄患者激越行为的治疗药物如下：a. 氟哌啶醇每 2～12h 小剂量口服或肌内注射 0.5～2.0mg，静脉使用会引起 Q-T 间期延长，因此应慎用；b. 奥氮平，锥体外系不良反应小于氟哌啶醇，口服或舌下含服，起始剂量为 1.25～2.50mg/d 口服。建议小剂量短期使用。

(3) 药物治疗原则：①单药治疗比联合药物治疗好；②小剂量开始；③选择抗胆碱能活性低的药物；④及时停药；⑤持续应用非药物干预措施，主要纠正引起谵妄的潜在原因。

（石伟东 文 刚）

参考文献

[1] 陈龄，高浪丽，岳冀蓉. 谵妄诊断的研究现状 [J]. 实用老年医学，2019, 33(1):3-6.

[2] 中华医学会老年医学分会. 老年患者术后谵妄防治中国专家共识 [J]. 中华老年医学杂志，2016, 35(12):1257-1262.

22. TJA 术后需要常规使用抑酸药吗？怎样选择具体药物？

【建议】术后是否常规应用尚无定论。如果使用的话，通常可以选择质子泵抑制药。

【备注解释】应激性溃疡（stress ulcer，SU）的发病机制可能与胃黏膜防御功能降低、胃黏膜损伤因子分泌增多及神经内分泌失调等因素有关。质子泵抑制药（proton pump inhibitors，PPI）应用广泛，临床医师多经验性主观判断用药指征，多数骨科手术患者常规予质子泵抑制药预防应激性溃疡，给药前未细致评估危险因素，一定程度上造成了质子泵抑制药的滥用。质子泵抑制药可能诱发骨质疏松、肺部感染、肠道感染及缺铁性贫血等，临床应用其预防应激性溃疡时应严格把握适应证，以减少其不良反应[1]。有研究表明髋、膝关节置换手术患者绝大多数为老年人，膝关节置换的患者年龄更高，而髋关节置换手术时间更长出血更多，围术期普遍使用非甾体抗炎药和预防深静脉血栓药物[2]。目前该类人群是否常规需要预防应激性溃疡尚无定论，但联合使用阿司匹林及非甾体抗炎药（nonsteroidal antiinflammatory drugs，NSAID），是明确需要预防的危险因素。其他高危因素，以及预防用药的必要性，有待进行更大规模的调研。曾有研究报道，在胃溃疡临床治疗效果方面，奥美拉唑、泮托拉唑、兰索拉唑的差异不大[3, 4]。一项研究发现，各种质子泵抑制药对于骨科患者在预防应激性溃疡出血（stress ulceration and bleeding，SUB）发生率方面差异无统计学意义。故考虑在骨科择期手术患者，无须应用泮托拉唑及兰索拉唑，应用奥美拉唑即可预防 SUB 的发生[5]。

（石伟东 文 刚）

参考文献

[1] 李建娣，李建浩. 质子泵抑制药预防骨科手术应激性溃疡的合理性分析 [J]. 中国乡村医药，2017, 024(011):42-57.

[2] 毛璐，殷佳蕊，张竞. 髋膝置换手术患者预防应激性溃疡现状分析 [J]. 中国药师，2018, 21(10):1813-1816.

[3] 杨苗苗，伍建业. 胃溃疡应用奥美拉唑、泮托拉唑、兰索拉唑治疗的效果评析 [J]. 中国继续医学教育，2016, 8(36):123-125.

[4] 郑伟明. 不同质子泵抑制剂治疗消化性溃疡致白细胞减少的临床疗效比较 [J]. 中国生化药物杂志，2017, 37(11):72-73.

[5] 周医斋，班志超，朱浩. 质子泵抑制剂预防骨科择期手术后应激性溃疡 [J]. 中国中西医结合外科杂志，2019, (4):501-504.

23. 怎样发现手术后隐性出血的发生？如何处理？

【建议】根据生命体征、血细胞比容（HT）、血红蛋白计算隐性失血量。通过药物、体位等减少术后出血，严重者输血治疗。

【备注解释】(1) 隐性失血的发现：①术前及术后查血常规，记录血细胞比容和血红蛋白。②术中失血量计算：吸引器瓶中的液体减去术中使用的冲洗液，再加上纱布、盐水垫增加的净重。③术后记录引流瓶引流量，根据当时的血细胞比容转换成标准红细胞容量。术后密切监测生命体征及血氧饱和度、血红蛋白含量。④隐性失血的计算：根据 Gross 等[1] 使用的围术期平均血细胞比容计算循环血量的线性方程计算：失血总量 = 术前血容量 × （术前血细胞比容−术后血细胞比容）。术前血容量可以根据 Nadler 等[2] 方法计算，即术前血容量 =K_1× 身高（米）^{3}+K_2× 体质量 +K_3。男性患者 K_1=0.3669，K_2=0.032 19，K_3=0.6041；女性患者 K_1=0.3561，K_2=0.033 08，K_3=0.1833。

(2) 隐性出血处理：①术后减少出血措施。a. 密切观察伤口有无渗血、引流管出血量，并注意全身其他部位出血；b. 使用药物预防消化道应激性溃疡出血，减少医源性红细胞丢失；c. 手术切口部位适当加压包扎、冰敷，减少出血；d. 在行 TKA 术后将患者臀部抬高 45°，是一种有效且简单的减少失血方法[3]。②营养支持：a. 对于术后贫血患者，应持续进行营养支持，膳食结构以高蛋白（鸡蛋、肉类）、高维生素饮食（水果、蔬菜）为主，必要时请营养科配制营养要素饮食；b. 对于食欲欠佳患者给予促胃肠动力药；③补充铁剂和重组人红细胞生成素：术后贫血患者继续使用重组人红细胞生成素治疗可有效改善贫血。术前诊断为缺铁性贫血而术后仍有贫血应序贯治疗者，可选择铁剂静脉滴注；术后贫血经治疗血红蛋白≥ 100g/L 者，可出院后继续口服铁剂治疗或联合重组人红细胞生成素皮下注射。铁剂及重组人红细胞生成素的具体用法、用量推荐参考《中国髋、膝关节置换术加速康复——围术期贫血诊治专家共识》。④异体输血：异体输血[4] 是目前治疗骨科手术围术期贫血的主要手段，其优点是可以迅速提升血红蛋白水平，适用于急救患者和采用其他方式治疗无效的贫血患者。临床实践中建议采用 2000 年我国卫生部颁发的《临床输血技术规范》中的规定：血红蛋白 > 100g/L 一般不必输血；血红蛋白 < 70g/L 需要输血；血红蛋白为 70～100g/L 应根据患者的年龄、贫血程度、心肺功能情况、有无代谢率增高而定。

（石伟东　文　刚）

参考文献

[1] Gross J B. Estimating allowable blood loss:corrected for dilution [J]. Anesthesiology, 1983, 58(3):277–280.

[2] Nadler S B, Hidlgo J U, Bloch T. Prediction of blood volume in normal human adults [J]. Surgery, 1962, 57(1):224–232.

[3] Liu J, Li YM, Cao JG, et al. Effects of knee position on blood loss following total knee arthroplasty: a randomized, controlled study. J Orthop Surg Res, 2015,10:69.

[4] 周宗科，翁习生，孙天胜，等 . 中国骨科手术加速康复——围术期血液管理专家共识 [J]. 中华骨与关节外科杂志，2017, 10(1):1–7.

24. 氨甲环酸的使用是否可以有效降低显性或隐性失血？有人主张术前、术后滴注，术中冲洗，有必要吗？

【建议】氨甲环酸能有效减少髋、膝关节置换术围术期的失血量并降低输血率。有必要围术期静脉滴注联合局部应用氨甲环酸，这种方法比单纯静脉滴注或局部应用能更有效减少出血及降低输血率。

【备注解释】氨甲环酸（Tranexamic Acid，TXA）是一种抗纤溶药，其与纤溶酶原的赖氨酸结合位点具有高亲和性，可封闭纤溶酶原的赖氨酸结合位点，使纤溶酶原失去与纤维蛋白结合的能力，导致纤溶活性降低，从而发挥止血作用[1]。目前，大量研究均已证实氨甲环酸能有效减少髋、膝关节置换术围术期的失血量并降低输血率，且不增加术后静脉血栓栓塞症的发生风险[1-4]。一项纳入了 1 个中等质量研究和 82 个高质量研究的直接比较的 Meta 分析提供了重要证据：TXA 可以降低初次髋、膝关节置换围术期的失血量和输血风险[5, 6]。后来的网状 Meta 分析也进一步支持 TXA 具有血液保护作用[5, 6]。氨甲环酸在 THA 和 TKA 围术期静脉滴注联合局部应用比单纯静脉滴注或局部应用能更有效减少出血及降低输血率[7, 8]。

（石伟东　文　刚）

参考文献

[1] Hoylaerts M, Lijnen HR, Collen D. Studies on the mechanism of antifibrinolytic action of tranexamic acid [J]. BiochimBiophys Acta, 1981, 673(1):75–85.

[2] Engel JM, Hohaus T, Ruwoldt R, et al. Regional hemostatic status and blood requirements after total knee arthroplasty with and without tranexamic acid or aprotinin [J]. Anesth Analg, 2011, 92(3):775–780.

[3] Poeran J, Rasul R, Suzuki S, et al. Tranexamic acid use and postoperative outcomes in patients undergoing total hip or knee arthroplasty in the United States: retrospective analysis of effectiveness and safety [J]. BMJ, 2014, 349: g4829.

[4] Gandhi R, Evans HM, Mahomed SR, et al. Tranexamic acid and the reduction of blood loss in total knee and hip arthroplasty: a meta–analysis [J]. BMC Res Notes, 2013, 6: 184.

[5] Fillingham YA, Ramkumar DB, Jevsevar DS, et al. The efficacy of tranexamic caid in total hip arthroplasty：a network meta–analysis [J]. J Arthroplasty, 2018,33(10):3083–3089.e4.

[6] Fillingham YA, Ramkumar DB, Jevsevar DS, et al. The efficacy of tranexamic caid in total knee arthroplasty：a network meta–analysis [J]. J Arthroplasty, 2018,33(10):3090–3098.e1.

[7] Xie J, Ma J, Yue C, et al. Combined use of intravenous and topical tranexamic acid following cementless total hip arthroplasty: a randomised clinical trial [J]. Hip Int, 2016,26(1):36–42.

[8] Huang Z, Ma J, Shen B, et al. Combination of intravenousand topical application of tranexamic acid in primary totalknee arthroplasty: a prospective randomized controlled trial [J]. J Arthroplasty, 2014, 29(12):2342–2346.

25. 心、肺功能有明显异常的患者，选择手术时，术前心、肺功能需要纠正到什么状态？

【建议】无急性心肌梗死，维持窦性心律 50～130/min；心房扑动或心房颤动心室率 ≤ 130/min；纠正心室扑动、心室颤动；房室传导阻滞者，保持心率 ≥ 50/min；无二度 II 型及三度房室传导阻滞，（如果存在需要安装临时起搏器）；左心室射血分数 > 50%。氧分压（PO_2）≥ 70mmHg；二氧化碳分压（PCO_2）≤ 45mmHg；术前应控制最大呼气流量值大于预测值的 80%。

【备注解释】脏器功能的减退对于手术患者有着重要的影响，因此术前进行必要的检查和术前准备，提高脏器的储备功能来降低手术的风险尤为重要[1]。据研究显示，术前合并心血管疾病、呼吸系统疾病对于手术患者术后的影响最大[2]。心功能不全：①心电图正常且心功能属于 I、II 级，一般可顺利度过手术期；②存在典型或非典型心绞痛发作，应进一步进行冠状动脉 CT 或冠状动脉造影检查，判断是否需要进行冠状动脉支架植入术[3]；③对已经行冠状动脉支架植入术的患者，不可突然停用抗凝血药，突然停用会明显提高发生并发症的风险[4]。可入院后用低分子肝素代替治疗，手术前一天停用。肺功能不全：①入院患者应行肺功能检查，减少并发症，术前应控制最大呼气流量值大于预测值的 80%[5]；②对于肺部有感染的患者，可适当应用抗生素 1～2 周且手术需延期进行[6]；③小气道痉挛和肺部哮鸣音的患者，术前给予吸入性 $β_2$ 受体激动药或抗胆碱能药用至手术当天[7]；④全身麻醉患者清醒后应鼓励咳嗽排痰，鼓励早期下床锻炼。

（石伟东　文　刚）

参考文献

[1] Mcfalls E O, Ward H B, Moritz T E, et al. Coronary–artery revascularization before elective major vascular surgery [J]. Journal of Vascular Surgery, 2005, 41(4):733.

[2] Saarenp I, Heikkinen T, Jalovaara P. Treatment of subtrochanteric fractures. A comparison of the Gamma nail and the dynamic hip screw: short–term outcome in 58 patients [J]. International Orthopaedics, 2007, 31(1):65–70.

[3] Fleisher L A, Beckman J A, Brown K A, et al. ACC/AHA 2007 Guidelines on Perioperative Cardiovascular Evaluation and Care for Noncardiac Surgery: Executive Summary: A Report of the American College of Cardiology/American Heart Association Task Force on Practice Guidelines (Writing Committee to Revise the 2002 Guidelines on Perioperative Cardiovascular Evaluation for Noncardiac Surgery) Developed in Collaboration With the American Society of Echocardiography, American Society of Nuclear Cardiology, Heart Rhythm Society, Society of Cardiovascular Anesthe [J]. circulation, 2007, 50(17):1707–1732.

[4] Iakovou I, Schmidt T, Bonizzoni E, et al. Incidence, Predictors, and Outcome of Thrombosis After Successful Implantation of Drug–Eluting Stents [J]. Jama the Journal of the American Medical Association, 2005, 293(17):2126–2130.

[5] Pien L C, Grammer L C, Patterson R. Minimal complications in a surgical population with severe asthma receiving prophylactic corticosteroids [J]. Journal of Allergy & Clinical Immunology, 1988, 82(4):696–700.

[6] Licker M, Schweizer A, Ellenberger C, et al. Perioperative medical management of patients with COPD [J]. International Journal of Copd, 2007, 2(4):493–515.

[7] Silvanus M T, Groeben H, Peters J. Corticosteroids and Inhaled Salbutamol in Patients with Reversible Airway Obstruction Markedly Decrease the Incidence of Bronchospasm after Tracheal Intubation [J]. Anesthesiology, 2004, 100(5):1052–1057.

（四）关于假体的选择与效果评价问题

1. 人工髋关节置换手术后，多长时间评价叫作早期、中期、长期效果评价？

【建议】一般少于 5 年为早期评价，5～10 年为中期，10 年以上为长期评价。有注册中心提出术后 15 年要达到 95% 功能良好的人工假体保有率，才是效果优良。

【备注解释】髋关节丧失功能后，采用人工髋关节置换术是重建髋关节功能的重要手段，髋关节置换术对减轻患者疼痛和改善关节功能即刻效果显著[1]。评价即时的关节功能情况，可以使用 Harris 评分系统，满分 100 分，90 分为优良，80～89 分为良好，70～79 分为尚可，低于 70 分为差。但是，人工关节置换术治疗后，最终效果是否良好，还是要看是否获得了一个长久无痛且有良好活动功能的髋关节[2]。Bogoch 等[3] 认为人工股骨头置换适应证包括股骨粗隆下骨折，选用特制的加长人工股骨柄植入，术后 Harris 髋关节评分优良。有学者认为股骨粗隆间骨折预计其寿命在 10 年内，且能耐受手术者，均可选择骨水泥型人工假体置换[7]，且骨水泥固定后远期效果满意[4]。Haidukewych 等[5] 报道同类手术假体 7 年存活率为 100%，10 年存活率 87.5%。Lo 等[6] 曾研究发现，老年患者采用骨水泥型假体置换后，术后髋部疼痛较生物型假体置换轻，且术后髋关节功能更好。

英、美、澳等的统计中心提出，人工髋关节置换手术后，5 年效果评价称为早期评价，9 年称作中期，术后 15 年称为长期评价。如果置换的关节 15 年仍有 95% 的保有率，就是获得了良好的效果，否则，就不能算效果优良。

（陶树清　袁　泉　于永波　尹文哲）

参考文献

[1] 刘时麟, 唐六一, 袁加斌, 等. 髋关节置换术后翻修原因分析 [J]. 中国修复重建外科杂志, 1998, 12(1):31-32.

[2] 卢世璧, 朱盛修, 王维芳, 等. Tm 型人工全髋关节置换术 [J]. 中华骨科杂志, 1983, 3(2):96-98.

[3] Bogoch ER, Ouellette G, Hastings DE. Intertrochanteric fractures of the femur in rheumatoid arthritis patients [J]. Clin Orthop Relat Res,1993, (294):181-186.

[4] Meding JB, Pitter MA, Keating EM, et al. Impaction bone-graftingbefore insertion of a femoral stem with cement in revision total hip arthroplasty. A minimum two-year follow-up study [J]. J Bone Joint Surg(Am), 1997, 79(12):1834-1841.

[5] Haidukewych GJ, Berry DJ. Hip arthroplasty for salvage of failed treatment of intertrochanteric hi p fractures [J]. J Bone Joint Surg (Am), 2003, 85(5):899-904.

[6] Lo WH, Chen WM, Huang CK, et al. Bateman bi polar hemiarthroplasty for displaced intracapsular femoral neck fractures. Uncemented versus cemented [J]. Clin Orthop Relat Res, 1994, (302):75-82.

[7] 杨梁, 郑连杰, 王东昕, 等. 人工股骨头置换术在高龄股骨粗隆间骨折中的应用 [J]. 中国修复重建外科杂志, 2007, 21(8):896-898.

2. 目前人工假体制作通常使用什么材料？各有什么特点？各种摩擦界面的磨损率如何？

【建议】目前人工关节制造的材料包括以下几种。生物型假体：柄侧有钴铬钼合金、钛合金、表面金属微孔涂层或喷涂羟基磷灰石（HA）；球头有金属和陶瓷两种材料；臼杯包括金属外杯，高交联聚乙烯内衬和陶瓷内衬两种。骨水泥型假体：通常只有金属部件与聚乙烯部件。

其中钴铬钼合金因其强度高、成本低，使用率最高，钛合金弹性模量更好；羟基磷灰石具有更好的骨长上性能，使用广泛。

摩擦界面中，陶瓷对陶瓷摩擦系数最小，磨损率最低，属于硬-硬摩擦，有低的碎裂风险，价格偏高，被多量使用；高交联聚乙烯是使用量最多的臼杯内衬材料，无论与陶瓷球头还是与金属球头摩擦，摩擦系数均较低，属于硬对软摩擦，价格低廉，效果良好，被广泛使用。

【备注解释】目前患者的髋关节置换植入物假体常用材料主要是：金属材料、聚乙烯材料、陶瓷材料等。由它们构成的摩擦界面的组合包括金属-金属、金属-聚乙烯、陶瓷-聚乙烯、陶瓷-陶瓷等。摩擦界面所承受的摩擦应力与假体头的直径、关节承载负荷和摩擦系数呈正相关，可以用公式 $Mt=\mu WD/2$（Mt：摩擦力；D：假体头的直径；W：关节承载负荷；μ：摩擦系数）来计算。陶瓷-陶瓷（氧化铝）的摩擦系数为 0.035，金属-聚乙烯的摩擦系数为 0.1。假体头的直径越大，容积性磨损越高，线性磨损越低。

人工关节经过 40 年的发展，其假体设计、手术技术与固定方法已相当完善，许多假体已使用 20～30 年。目前人们的关注点已从预防假体早期松动转到如何获得长期生存上。每年有许多年轻患者因股骨头坏死等原因而行人工关节置换术，术后活动量的增大和人类寿命的延长对假体的使用时间提出了更为严格的要求。

人工关节的接触界面承受着重力和肌肉收缩所产生的不断变化的应力，是假体最重要的功能部分。低摩擦性、低磨损性是界面材料重要的功能指标。磨损按发生的部位可分为四类。Ⅰ类磨损：是指假体摩擦界面的一级磨损，如金属头与聚乙烯内衬之间的磨损。Ⅱ类磨损：是指假体摩擦界面与摩擦界面深层材料的磨损，如金属头磨穿聚乙烯衬垫后继续与金属臼发生的磨损。Ⅲ类磨损：是指其他颗粒进入摩擦界面引起的磨损，又称三体磨损。Ⅳ类磨损：是指摩擦界面深层交界面的磨损，如聚乙烯内衬的外表面与金属臼之间的磨损，又称后背磨损。它还包括固定螺钉与金属臼的磨损，锥形锁定之间的磨损，关节外物质的磨损。Ⅳ类磨损产生的颗粒进入摩擦界面引起Ⅲ类磨损。

聚乙烯内衬的磨穿是蠕变和磨损共同作用的结果，由于蠕变，线性磨损在最初的 1～2 年内要严重得多，蠕变随时间延长而呈指数级下降。高交联聚乙烯比传统聚乙烯更耐磨损，在人体内，非交联聚乙烯的磨损率为 $48\mu m/10^6$ 周次，交联聚乙烯为 $10\mu m/10^6$ 周次；在模拟机上，磨损率分别为 $36.8\mu m/10^6$ 周次和 $5\mu m/10^6$ 周次。在磨合期过后，磨损稳定在每年 $10\mu m$ 以下，与金属-金属和陶瓷-陶瓷的磨损率接近[1, 2]。金属-金属摩擦界面始于 20 世纪 60 年代，比金属-聚乙烯摩擦界面要长 10 余年。第一代金属-金属摩擦界面假体（20 世纪 80 年代中期以前）随访结果良好，具有代表性的是 McKee 假体，假体取出后的研究表明，其磨损率很低，但部分假体的头、臼径间距（radial spacing）不匹配常导致臼杯磨损、松动；第二代金属-金属摩擦界面假体（20 世纪 80 年代中期以后）在以下几个方面较第一代有明显进步：① 28mm 股骨头假体与内衬之间的径向间距更匹配；②经锻造后钴铬钼合金的表面粗糙度降低；③假体头和内衬的球形更加标准；④假体的质量控制更为严格。其中具有代表性的假体为 Metasul 全髋关节假体，目前全球已使用超过 150 000 例[3, 4]，但是由于金属离子过高、金属微粒致假体周围金属假瘤形成，导致过早的假体松动、翻修，目前已经很少使用。

陶瓷具有极佳的耐磨特性、高亲水性和周围组织对其磨损颗粒的低反应性，这些优点决定了陶瓷非常适合作为人工关节的摩擦界面材料 [5]。氧化铝陶瓷也不像金属颗粒那样可启动淋巴细胞反应，所以氧化铝陶瓷不会引起任何局部或全身的变态反应 [6-9]。翻修手术时也会因为组织反应性低，操作相对容易。

（陶树清　袁　泉　于永波　尹文哲）

参考文献

[1] Muratoglu OK, Greenbaum ES, Bragdon CR, et al. Surface analysis of early retrieved acetabular polyethylene liners [J]. J Arthroplasty, 2004, 19: 68–77.

[2] Harris WH, Gul R, McGarry F. Unified wear model for highly crosslinked ultra – high molecular weight polyethylene (UHMWPE) [J]. Biomaterials, 1999, 20: 1463–1470.

[3] Dorr LD, Long WT, Sirianni L, et al. The argument for the use of Metasul as an articulation surface in total hip replacement [J]. Clin Orthop Relat Res, 2004(429):80–85.

[4] Sieber HP, Rieker CB, K!ttig P. Analysis of 118 second generationmetal– on– metal retrieved hip implants [J]. J Bone Joint Surg (Br), 1999,81: 46–50.

[5] B!hler M, Kanz F, Schwarz B, et al. Adverse tissue reaction to wearparticles from co– alloy articulations, increased by alumina– blastingparticle contaminations from cementless Ti– based total hip implants [J]. J Bone Joint Surg (Br), 2002, 84: 128–136.

[6] Bierbaum BE, Nairus J, Kuesis D, et al. Ceramic– on– ceramic bearings in total hip arthroplasty [J]. Clin Orthop Relat Res, 2002(405):158–163.

[7] Mochida Y, Boehler M, Salzer M, et al. Debris from failed ceramic–on– ceramic and ceramic– on– polyethylene hip prostheses [J]. Clin Or–thop Relat Res, 2001(389):113–125.

[8] Louis Rony , Pierre de Sainte Hermine, Vincent Steiger, et al. Characterization of wear debris from alumina– on– alumina THA [J]. J Bone Joint Surg (Br), 2000,82: 901–909.

[9] Hatton A, Nevelos JE, Matthews JB, et al. Effects of clinically relevant alumina ceramic wear paricles on TNF – alpha production byhuman peripheral blood mononuclear phagocytes [J]. Biomaterials, 2003,24: 1193–1204.

3. TJA 手术后，需要进行翻修的原因通常出现在固定界面还是摩擦界面？

【建议】TJA 术后，需要翻修时，原因通常是处在固定界面，即骨水泥–骨界面，或生物柄的金属柄–骨界面、金属臼杯—骨界面。

【备注解释】TJA 术后需要翻修的原因中，最常见且占第一位的是假体松动，这与大多数学者研究结果相似 [1]。出现的问题多是松动、下沉、骨溶解、感染、假体周围骨折等原因。而出现摩擦界面的情况较少。尤其是陶瓷–陶瓷界面以及超高交联聚乙烯材料的出现，几乎不再有界面磨损问题出现。因此，针对具体病例，选择适合的界面固定假体，做到材料标准要求的严格操作，获得充分牢固的初始固定，无论摩擦界面选哪种，都能获得良好的长期效果。

关于假体松动的诊断，目前国际上尚无统一标准，国内多采用 Harris [2] 的松动定义：放射学松动，有以下三种情况，X 线显示假体移位，为肯定松动；骨水泥–骨或骨水泥–假体界面上出现大于 2mm 的透光带，连续追踪摄片透光带不断增大，此为松动可能性大（probable）；另一种为不连续 X 线透亮区，为有可能松动（possible）。临床松动：指出现放射学松动征象同时，患者至少有以下一个症状，即疼痛、肢体缩短、畸形重现、髋关节功能减退，其中疼痛进行性加重是主要临床表现。Bader [3] 等通过计算机辅助设计模拟不同髋臼假体外展角时髋关节的活动情况，认为外展角最好不超过 45°；而 Lima [4] 等则认为 45°～55° 外展角对髋关节活动度和稳定性是最合适的，在此范围髋臼假体对股骨头的覆盖较好，与股骨头表面接触较多因此应力分布均匀，关节稳定。髋臼假体外展角大可造成应力分布不均，导致假体磨损增加从而容易诱发松动 [5]。骨水泥固定操作技术明显影响假体松动发生率。Stauffer、Sutherland 分别报道 10 年随访结果，采用第一代骨水泥技术，X 线松动发生率分别为 29.9%、40%；Morr 采用第二代骨水泥技术，随访 14～15.5 年松动发生率 9%，再手术率 2%。Schulte 随访 20～22 年，松动率 7%，再手术率 3%；采用第三代骨水泥技术极大改善临床，效果失败率极低，7 年随访失败率 0% [6]。

（陶树清　袁　泉　于永波　尹文哲）

参考文献

[1] Noble PC. Bkm–eehanieal advances in total hip replancemeat in biomechanical in orthopaedics(eds NiwaPe–en SM.attori T)Tokyo Japan Sptingerverlag.1992：46–75.

[2] Massin P. Schmidt,Land and Engh,C.A:Evaluation of cementless acetableular component migration. An experimental study [J]. J.Arthroplasty,1989(4)：245–251.

[3] Bader R, Willmann G. Ceramic cups for hip endoprohtheses,6:cup design. Inclination and antetorsion angle modify range of motion and impingement, Binmed Tech(Bed), 1999, 44:212–219.

[4] Sieber HP, Rieker CB, Köttig P. Analysis of 118 second generationmetal– on– metal retrieved hip implants [J]. J Bone Joint Surg (Br), 1999, 81: 46–50.

[5] Böhler M, Kanz F, Schwarz B, et al. Adverse tissue reaction to wearparticles from co– alloy articulations, increased by alumina– blastingparticle contaminations from cementless Ti– based total hip implants [J]. J Bone Joint Surg (Br), 2002, 84: 128–136.

[6] Bierbaum BE, Nairus J, Kuesis D, et al. Ceramic– on– ceramic bearings in total hip arthroplasty [J]. Clin Orthop Relat Res, 2002(405):158–163.

4. THA 固定方式的选择需要考虑什么因素？

【建议】选择生物固定还是骨水泥固定型假体时，一定需要考虑的因素就是骨量问题，没有骨质疏松症、骨量正常时可以选择生物固定型假体；如果有明显的骨质疏松、骨量低下（低于 −2.5SD），尤其是老年人，选择骨水泥固定型人工假体或许能获得更长的使用期限。

【备注解释】人工全髋关节固定分骨水泥固定和生物学固定两大类，前者是假体与骨床之间充填骨水泥，形成假体 − 骨水泥 − 骨两个界面；后者是假体与骨床直接接触，仅有骨 − 假体一个界面[1]。骨水泥是一种化学聚合制剂，其单体是甲基丙烯酸甲酯，聚合后成为聚甲基丙烯酸甲酯高分子聚合物，其弹性模量界于松质骨与金属之间，有助于人工关节骨内部分的稳定性。但骨水泥并不是黏合剂，它对假体的固定作用是通过大块充填和微观的机械交锁实现，其显著的特点是假体可以获得即刻的固定，其他优点包括四个方面[2]：①由于骨水泥向骨小梁中的渗透，松质骨得到加固后可以更好地承受形变；②使假体与骨之间的应力分布均匀，不良应力减小，避免应力集中；③扩大假体应力传导范围；④提高对医生技术偏差和骨骼质量的容忍度。早年骨水泥固定的人工关节置换术有较高的松动率，是因为骨水泥固定技术本身还不够完善。

所谓的生物性固定，从理论上讲就是让骨组织长入假体表面微孔内，这就需要骨组织具有一定的很强的骨生长能力；因此，骨量就成了不可忽略的因素，严重骨质疏松、骨量低下的患者，就得不到良好、确实的生物固定效果，从而也就不能获得良好的手术效果。20 世纪 80 年代初，采用生物固定型全髋关节置换技术开始受到广泛重视，相继出现了各种非骨水泥固定型假体，并广泛应用于临床成为近 30 年来研究和应用的一个重要方向[3]。在 1989 年提出了人工髋关节混合式固定模式，即股骨假体用骨水泥固定，克服了术后大腿痛、早期假体下沉和松动现象，而髋臼则用非骨水泥固定，可以减少骨水泥固定的术后高松动率[4]。如何选择人工髋关节假体固定方式，当前比较一致的意见认为，对年龄过大（65 岁以上）骨质疏松症、骨缺陷者，骨生长机能障碍者以及晚期癌症与营养不良者，可采用骨水泥固定技术；对年龄相对较轻（60 岁以下或预期寿命在 20 年以上）、活动度较大、骨生长机能良好的患者，可考虑非骨水泥固定或杂交式固定技术。

（陶树清　袁　泉　于永波　尹文哲）

参考文献

[1] 毛宾尧，庞清江，吕厚山 . 人工髋关节外科学 [M]. 第 2 版 . 北京 : 人民卫生出版社，2010.

[2] 斯蒂芬 · 布鲁奇，骨水泥型全髋关节置换 [M]. 李正维，主译 . 沈阳 : 辽宁科学技术出版社，2008.

[3] Corten K, Bourne RB, Charron KD, et al. What works best, a cemented or cementless primary total hip arthroplasty? Minimum 17 −year followup of a randomized controlled trial [J]. Clin Orthop Relat Res, 2011, 469(1): 209−217.

[4] Gaffey JL, Callaghan JJ, Pedersen DR, et al. Cementless acetabular fixation at fifteen years. A comparison with the same surgeon's results following acetabular fixation with cement [J]. J Bone Joint Surg Am, 2004, 86(2): 257−261.

5. 人工全髋关节置换假体摩擦界面的选择方面，需要考虑的因素有哪些？

【建议】摩擦界面选择应考虑以下因素，即患者年龄、病因、畸形状态、肌肉松弛状态、经济条件，以及球头的光滑度、组配摩擦材料间的摩擦系数、磨屑颗粒的性质、磨屑颗粒的直径大小、材料价格等指标。

【备注解释】人工关节的摩擦界面是一个研究者高度关注的课题，而且近年来的研究进展也非常多，主要是材料与光滑工艺两方面。目前的工业技术方面提高得很快，界面光滑度、组配摩擦材料间的摩擦系数、磨屑颗粒的大小等指标均达到了非常好的效果。

陶瓷 − 陶瓷假体完全避免了股骨头对聚乙烯内衬的磨损，陶瓷头的容积磨损量为每年 0.1μm，且具有质地坚硬、易于抛光、不易划伤、高度亲水性等优点，在临床应用中取得了令人满意的疗效。临床翻修取出的陶瓷假体 15 年仅磨损数微米，线性磨损约为每年 0.001mm，是金属 − 聚乙烯界面的 0.05%，金属 − 金属界面的 1%[4, 5]。三代陶瓷与以往陶瓷相比，碎裂情况也少有发生了。陶瓷 − 聚乙烯界面的磨损率是金属 − 聚乙烯界面的 50%[6]。陶瓷 − 聚乙烯界面陶瓷材料非常坚硬，其硬度仅次于金刚石，远高于钴铬合金和钛合金，因此陶瓷制成的部件不易被划伤。陶瓷表面为离子型结构，高负电荷，有较好的亲水性，体液可在其表面形成一层薄膜使关节面得到良好的润滑。同时陶瓷还具有抗研磨性、耐腐蚀性、绝缘性、生物学惰性、表面不易附着细菌、理想的抗疲劳性及表面退化缓慢等优点[7]。金属 − 金属界面由于金属碎屑产生金属离子的释放，可导致血清金属离子增高、金属性假瘤形成等原因，已经基本不再使用。

目前 THA 手术界面的选择主要采用陶瓷 − 陶瓷、陶瓷 − 超高交联聚乙烯、金属 − 聚乙烯。最常用的为金属、陶瓷 − 超高交联聚乙烯界面，随着材料科学及制造业的发展，陶瓷 − 陶瓷等组成的摩擦界面在临床上大量使用。虽然近年来超高交联聚乙烯较多应用于临床，相对传统的聚乙烯材料明显降低了材料的磨损率，但仍未彻底解决磨损碎屑问题[1, 2]。据统计，在 2008 年时，美国 75% 的髋关节置换使用的高交联聚乙烯假体，是普通聚乙烯使用量的 10 倍多[3]。

与陶瓷－陶瓷界面相比，陶－聚乙烯界面，可避免或减少陶瓷内衬碎裂的风险，及磨损条带和术后异响的出现，并可加大股骨头假体直径，增加髋关节的稳定性和活动度 [8]。Firkins 等 [9, 10] 分别在体外实验和临床方面证实了陶瓷头－金属内衬界面的低磨损性和金属离子的低释放性。在目前来看，这种假体的疗效不亚于陶瓷－陶瓷界面和金属－金属界面的人工髋关节，且具有潜在的优势。

（陶树清　袁　泉　于永波　尹文哲）

参 考 文 献

[1] RalE O, Christensen SD, Malhi AS, etal. Wearresistance and mechanical properties of highly ross–linked,ultrahigh molecular weight poly ethyl enedoped with vitaminE[J]. The Journal of arthroplasty, 2006, 21(4):580–591.

[2] Dumbleton JH, D'Antonin JA, Manley MT, etal. The basis for as econd–generation highly cross–linked UHM–WPE[J]. Clinical Orthopae dics and Related Research, 2006, 453:265–271.

[3] Menden hall S. Hipand kneeim plant review[J]. Orthopaedic Network News, 2011, 22(3):1–3.

[4] Bierbaum BE, Nairus J, Kuesis D, et al. Ceramic–on–ceramic bearings in total hip arthroplasty[J]. Clin Orthop Re–lat Res, 2002, (405):158–163.

[5] Mochida Y, Boehler M, Salzer M, et al. Debris from failed ceramic–on–ceramic and ceramic on polyethylene hip prostheses[J]. Clin Orthop Relat Res, 2001, (389):113–125.

[6] 严广斌. 摩擦界面 [J]. 中华关节外科杂志：电子版，2010, 4(3):431.

[7] 刘庆、张洪. 惰性生物陶瓷在人工髋关节的应用 [J]. 中国医疗器械信息，2006, 13(2):5–9.

[8] 刘庆、张洪. 陶瓷对金属人工髋关节的研究进展 [J]. 中国医疗器械信息，2009, 15(12):63–65.

[9] Firkins PJ, Tipper JL, Ingham E, et al. A novel low wearing differential hardness, ceramic–on–metal hip joint prosthesis[J]. J Biomech, 2001, 34(10):1291–1298.

[10] Williams S, Schepers A, Ortho FCS, et al. The 2007 OttoAufranc Award. Ceramic–on–metal hip arthroplasties: a comparative in vitro and in vivo study[J]. Clin Orthop Relat Res, 2007, 465: 23–32.

6. 目前流行的摩擦界面，如何去做最后的选择？

【建议】目前流行的摩擦界面包括陶瓷－陶瓷、陶瓷－超高交联聚乙烯、金属－超高交联聚乙烯，可根据患者情况与需求合理选择。

【备注解释】目前常用的三种髋臼与股骨球头的摩擦界面，摩擦系数不同，陶瓷－陶瓷摩擦最小、陶瓷－聚乙烯次之、金磨－聚乙烯摩擦系数最大，但这是三者相互比较的结果，总体而言，摩擦导致的碎屑都很低。陶－陶有碎裂、异响风险、没有防脱设计，而且价格最高；陶－聚乙烯各方面性能中等；聚乙烯－金磨损率略高，但价格最低，各有优势。因此，在选择上，应当综合考虑后去选择。Hamadouche 等 [1] 对 106 名接受陶瓷全髋关节置换患者 18～20 年的随访，发现陶瓷内衬的平均年磨损小于 0.025mm，并认为陶瓷全髋关节预期寿命可达 20 年以上。研究表明，应用陶瓷－陶瓷假体进行关节置换术后患者体内金属离子水平低于使用金属－金属假体的患者，对人体影响最小，使用安全 [2, 3]。与金属、聚乙烯等材料相比，陶瓷假体的碎裂和高调摩擦音一直是人们关注的重点。撞击等外力对于陶瓷内衬的影响要远大于聚乙烯内衬，虽然研究表明陶瓷材料碎裂的临界点为人体最大载荷的 5 倍，但大量报道均显示陶瓷假体碎裂的发生率很低 [4]。氧化铝陶瓷－聚乙烯界面的人工关节组合在 1977 年由 Semlitsch 等首次报道。刘庆等 [5] 认为陶瓷－聚乙烯假体配伍，线性磨损率仅为每年 0.1mm，相对于金属对聚乙烯关节可以降低 50% 的磨损量。氧化铝和聚乙烯的人工关节组合与金属与聚乙烯组合相比，聚乙烯的磨损可降低 66.7% [6]。氧化锆陶瓷的抗破裂强度更为优异，不易发生断裂，其强度、韧性均比氧化铝陶瓷高 1 倍以上，因而氧化锆陶瓷股骨头的安全可靠性更好，使用寿命也更长。它既保持了金属材料优良的力学性能，又具有陶瓷的特点，而且不容易碎裂，有较高的安全性。承受 3 倍于陶瓷的压力时，依然能保持其完整性 [5]。金属－聚乙烯材料的磨损机制主要为黏性磨损，即在周期性的单一轴向运动中，硬度较小的材料表面会被反复挤压、拉伸，从而产生纤细的纤维，即磨损的碎屑。理论上聚乙烯内衬具有每年 0.1mm 的磨损，但第三方颗粒的存在，如骨水泥碎屑、骨碎屑等，会加速聚乙烯材料的磨损进程 [7]。

（陶树清　袁　泉　于永波　尹文哲）

参 考 文 献

[1] Hamadouche M, Boutin P, Daussange J, et al. Alumina–on–alumina total hip arthroplasty: a minimum 18.5–year follow–up study[J]. J Bone Joint Surg Am, 2002, 84–A(1):69–77.

[2] 陈文. 氧化铝陶瓷在髋关节置换领域中的应用 [J]. 生物骨科材料与临床研究，2006, 2(6):5–8.

[3] 李勇、裴福兴. 硬对硬关节摩擦界面的研究进展 [J]. 中国矫形外科杂志，2010, 18(17):1447–1449.

[4] 金志刚、毕云龙、于德刚，等. 陶瓷—陶瓷髋关节置换在美国应用的经验 [J]. 国际骨科学杂志，2009, 30(2):81–83.

[5] 刘庆、张洪. 惰性生物陶瓷在人工髋关节的应用 [J]. 中国医疗器械信息，2006, 13(2):5–9.

[6] 赵俊国. 生物陶瓷在骨科的应用 [J]. 中国组织工程研究与临床康复，2007, 11(44):8940–8943.

[7] 储小兵、吴海山. 人工关节的摩擦界面 [J]. 中华骨科杂志，2006, 26(5):350–353.

7. 老年人股骨颈骨折拟行 THA，选择生物固定还是骨水泥固定？

【建议】建议术前检查骨密度（BMD），明确有骨质疏松症的患者，BMD＜3.5SD 时建议选用骨水泥固定型假体，无骨质疏松症的患者，无近端纵向劈裂者，可以选用生物型假体。

【备注解释】目前，高龄髋部骨折需要进行人工髋关节置换的患者越来越多，很多患者（尤其是老年女性患者）往往伴有明显的骨质疏松症，尤其是当骨密度（BMD）＜3.0SD 时，生物固定假体很难获得坚强的初始稳定性，而老年人的骨代谢处于低转换状态。而且，老年女性原发性骨质疏松症的发生率在 40% 以上，骨形成很慢，即使达到了充分压配合的初始固定，骨长上或骨长入的机会也不多；也就是说，老年人，尤其是老年女性，THA 后生物固定不容易获得长久的良好固定效果。因此，针对老年女性患者，如果有骨质疏松症家族史、腰椎与健侧髋部骨密度＜3.5SD 时，应慎重选择非水泥固定假体，应优先选择骨水泥固定假体。对于不伴有骨质疏松症的患者，选择哪种假体都可以获得良好的效果，可以根据具体情况进行假体选择。假体的机械性松动仍是目前关节置换失败的一个重要原因，固定方式尤为关键。现阶段，假体的固定方式主要有两种：骨水泥固定和非骨水泥固定。最早出现的是骨水泥固定，由于使用后出现假体的松动、下沉等问题，随后又出现了非骨水泥固定方式，同时，骨水泥固定技术也在不断地改进与提高中，人工关节的固定方式依然朝着两个方向发展。长期的随访发现，骨水泥固定与非骨水泥固定的远期效果相似。目前初次髋关节置换术髋臼侧固定倾向于非骨水泥固定方式，仅在翻修术中髋臼有明显骨质缺失时使用骨水泥固定。股骨柄的固定也以生物固定方式为首选，但对于一些高龄、骨质疏松以及存在骨质缺失的肿瘤患者等，仍需使用骨水泥固定。

骨水泥固定：骨水泥固定即通过在骨与假体间隙中填充骨水泥，通过容积填充及骨水泥与骨床之间的微交锁而达到机械稳定的方式[1]。目前多使用的为第三代及第四代技术。现代骨水泥技术包括真空搅拌、髓腔冲洗、髓腔栓、骨水泥枪、加压固定、假体柄的中位化等[1]。随着骨水泥固定技术不断提高，其假体远期生存率较前已有明显提高，10 年生存率可达 96%，18 年生存率可达到 81%[2]。相对于生物固定，骨水泥固定可以达到早期固定的效果，患者可以较早下床活动，减少了术后长时间卧床所带来的并发症。

非骨水泥固定即生物固定方式：主要是通过紧密压配原则而达到固定，为了达到骨与假体界面的牢固结合，尽量改善骨 - 假体界面生物学及力学状态，通过等离子喷涂、高温烧结等技术对假体进行表面处理，主要有两种方式：改变假体表面形态和其表面生物学改进。假体表面形态的改变主要是增大表面积，从而增强结合强度。对假体表面生物学特性的改变主要是通过一些具有特殊生物学活性的材料进行表面喷涂而达到的，最常见的为羟基磷灰石（HA）喷涂假体，与骨组织构成具有诱导骨长入。近年来，随着复合材料逐渐使用，在微孔涂层基础上出现了复合涂层，进一步增强涂层强度或者增加涂层表面积，近年来发展迅速，如陶瓷 - HA、钛 - HA 复合涂层等。有学者[3]将 BMP-2 复合至假体涂层表面，表明其能够明显促进干细胞的增殖、分化为成骨细胞，促进新生骨形成，但是目前仍未应用于临床。

（陶树清　袁　泉　于永波　尹文哲）

参考文献

[1] 史翀，王长海．人工股骨头置换术与全髋关节置换术治疗骨质疏松性股骨颈骨折 221 例临床疗效对比研究 [J]．陕西医学杂志，2017, 46(7):896-899.

[2] Vasileios S Nikolaou, Demetrios Korres, Stergios Lallos, et al. Cemented Muller straight stemtotal hip replacement: 18 years ur-vival, clinical and radio logical outcomes[J]. World Journal of Orthopedics, 2013, 4(4):303.

[3] Park JB, Kim YS, Lee G, et al. The effect of surface treatment of titanium with sand-blasting-etchingorhydroxyapatite-coating and application of bone morphogenet icprotein-on attachment, proliferation and differentiation of stem cells derived from buccalfatpad[J]. Tissue Enginering and Regenerative Medicine, 2003, 10(3):115-121.

8. 人工髋关节的生物固定金属臼杯，是否一定要使用固定螺钉？

【建议】虽然压配技术良好时，可以不拧髋臼杯螺钉；但是，为了建立牢固的初始固定，建议使用髋臼杯螺钉固定。

【备注解释】关于生物型固定型的髋臼杯，有这样一种论述："如果能达到了完全的压配合固定，就可以不使用固定螺钉"，这一说法应该是正确的。然而，是否每例患者都能做到真正完美的压配合？髋臼骨量是否能够真正接受压配合？髋臼杯螺钉的作用是帮助髋臼获得更确切的初始稳定性，以保证髋臼杯与髋臼骨床密切接触，诱导骨长入或骨长上，以达到生物固定的效果。因此，建议医生尽量使用髋臼螺钉固定，而且应该正确使用，即至少两枚，拧于髋臼杯前上和后上位置，旋钉扭力应尽量相同，避免出现对称部位旋钉扭力不同影响压配效果的情况，如果技术允许，尽量将髋臼螺钉拧满，以获得更加放心的固定结果。在翻修手术和骨缺损治疗中，钽金属材料的应用值得关注。普通假体孔隙率低被认为是限制骨长入的重要原因[1]。由钽制成的骨小梁金属（trabecular metal，TM）有高达 80% 的孔隙率，于 1997 年被 FDA 批准作为一种新型材料用于制造髋臼杯。与传统使用的烧结材料孔隙率 30% 金属髋臼杯相比，TM 显然是一种更理想的生物学固定材料，具有更好的骨长入潜能[1]。TM 是由钽金属构成的多孔三维结构，空隙之间相互沟通，孔径平均为 550μm，与骨小梁相似，最适于骨和软组织长入[2]。TM 的弹性模量是 3GPa，与钛金属的 110GPa 和钴铬合金的 220GPa 相比更接近松质骨（0.1～1.5GPa）和皮质骨（12～18GPa）。这一特性可以使其向周围骨组织传递较为接近生理条件的应力负荷，使得周围骨生长密度和再塑性更接近生理情况[3]。TM 的另一特性是具有对松质骨和皮质骨较高的摩擦系数（分别为 0.88 和 0.74）比常规假体材料上金属微珠和微丝构成的多孔涂层高 40%～80%。因此，TM 材料不仅可用于骨缺损区填充，还可以制作金属臼杯。Unger 等[4]报道在 60 例翻修患者中应用多孔钽金属生物性非组合式臼杯，术中 56 例不需要螺钉固定，平均随访 42 个月，平均 Harris 髋关节评分由术前 74.8 分增加到最后一次随访的 94.4 分，随访的系列 X 线片观察到良好的假体周围骨结合和植骨愈合。1 例有骨盆中断（Paprosky ⅢB 型）患者因假体松动而再次翻修，仍采用多孔钽金属臼杯加 TM 髋臼材料进行重建。认为这种材料制成的臼杯固定牢固，绝大多数不需要螺钉固定，而且由于金属臼杯和聚乙烯内衬是固定式的，可以减少内衬和金属杯之间的磨损，降低远期发生骨溶解和髋臼假体松动概率。Lachiewicz 等[5]报道在 37 例患者的 39 侧髋臼失败应用钽金属臼杯进行翻修获得良好疗效，其中髋臼缺损按照 Paprosky 分型，Ⅲ型 26 髋、Ⅱ型 11 髋、Ⅰ型 2 髋，平均随访 3.3 年（2～7 年），Harris 评分明显提高，38 髋假体放射学检测显示假体无移位并有明显骨长入，1 髋术后 6 个月髋臼假体松动而更换大一号的钽金属臼杯。有学者应用 TM 填充材料结合防内突钢板翻修有骨盆中断的严重髋臼骨缺损患者也取得良好疗效[6]。由于这种新材料应用时间尚短，在髋臼翻修中的长期疗效还需要进一步观察。

（陶树清　袁　泉　于永波　尹文哲）

参考文献

[1] Hacking SA, Bobyn JD, Toh K, etal. Fibrous tissue in growth and attachment to poroustantalum [J]. J Biomed Mater Res, 2000, 52(4):631–638.

[2] Cohen R. A poroustantalum trabecular metal: basic science [J]. Am J Orthop, 2002, 31(4):216–217.

[3] Tuli R, Parvizi J. Alternative bearing surfaces in total hip arthroplasty [J]. Expert Rev Med Devices. 2005 ,2(4):445–452.

[4] Unger AS, Lewis RJ, Gruen T. Evaluation of a poroustantalum uncemented ace tabular cupin revision to talhiparthroplasty: clinical and radio logical results of 60 hips [J].Journal of Arthroplasty, 2005, 20(8):1002–1009.

[5] Lachiewicz PF, Soileau ES . Tantalum components in difficult acetabular revisions.[J]. Clinical Orthopaedics & Related Research, 2010, 468(2):454–458.

[6] Kosashvili Y, Backstein D, Safir O, et al. Acetabular revision using an anti–protrusion cage and trabecular metal acetabular component for severe acetabularbone loss associated with pelvic discontinuity [J]. J Bone Joint Surg Br, 2009, 91(7):870–876.

9. 如何评价短柄股骨假体的优缺点？

【建议】通常指柄长低于 12cm，优点是股骨近段骨量保持的好，易于操作，适用于小切口的 THA 手术，对翻修有利；缺点是由于股骨柄的长度不足，柄远端外侧会出现应力集中点，有早期翻修风险。

【备注解释】短柄关节通常指柄长低于 12cm 的人工髋关节假体，优点是股骨近段骨量保持的好，易于操作，适用于小切口的 THA 手术，对翻修有利；但是，因为其设计是完全近端固定，对抗股骨颈的内翻压应力传导的力矩较短，柄尖端的向外侧的压应力强大而且集中，如果不能获得很好的骨长入或骨长上的话，可能会导致早期翻修。目前还缺乏循证医学的相关数据，是否可以达到普通柄长假体的长期临床效果，还需要后期的临床结果来验证。但从理论分析来看，为慎重起见，短柄假体暂时尽量少用于大体重、活动多、重体力的患者群体，而且术后患肢负重时间尽量延长 2 周，利于形成牢固的生物固定。

全髋关节置换术是治疗晚期股骨头坏死（osteonecrosis of the femoral head，ONFH）的唯一方式[1]。对于年轻晚期 ONFH 患者，需要考虑全髋关节置换术治疗后的人工髋关节翻修手术的问题，目前最常用的直柄股骨假体要求股骨颈截骨较多，且置换后股骨物理形态改变导致应力传导变化，增加了关节磨损和骨溶解的程度，不利于术后翻修手术的实施。保留股骨颈短柄假体截骨量较少且更加符合人体自身生物力学，其应用获得了更好的效果[2]。髋关节置换手术日益成熟，使用日益广泛，而假体设计也更趋向于符合生物力学及提高临床治疗效果。对于初次髋关节置换，生物固定假体及近端固定假体使用越来越多，随着年轻患者增加，临床医生在施行手术前还必须考虑后期关节翻修的情况。短柄假体的设计满足上述要求，它在符合生物力学的基础上最大限度保留原始骨量，为后期关节翻修打下良好基础，术中因操作简单，对软组织创伤小，故越来越多的生产家开始提供此类产品。临床医生在目前手术微创化趋势下结合短柄假体优点，较为容易接受此类假体，故短柄假体临床使用率越来越高。短柄人工全髋关节假体的基本原理是近端负载传导转移、缺乏远端固定避免大腿疼痛、减少截骨及扩髓，保留股骨骨量。Tri-lock BPS 柄包括以下优点[3]：①短柄假体外形短小，非常适合小切口植入，显露范围小，手术操作简单、损伤小、时间短，降低手术掌握难度。因术中对软组织的损伤减少，患者术后可早期下床活动，减少术后并发症，缩短康复时间。②完全基于髓腔锉的股骨髓腔成型技术，不使用电钻扩髓，能最大限度保留骨量、保留股骨距，为以后的翻修术提供了良好骨质条件。③使用 Gription 微孔涂层，摩擦系数达 1.2，高于钽金属涂层 36%；能加强假体初始稳定性，增加骨传导性作用和促进骨质和假体柄之间的骨长入。④假体的设计对股骨颈和干骺端的负载更符合生物力学传导，达到稳定支撑。双面锥设计，通过与干骺端内外侧的髓内皮质压配接触，结合特殊涂层获得良好初始固定；其横断面扁平设计，能使得髓内血供及股骨柄前后方骨量获得较多保留，并增强旋转稳定。⑤此假体尤其适用于年轻、对活动要求高的患者。有研究[4, 5]表明，年轻患者全髋关节置换术后并发症发生率较高，这主要是由于中青年患者活动较多并且有更长的假体使用寿命的要求。而对髋关节假体的负荷加重，容易导致假体使用寿命降低，出现并发症的概率增高。对于年龄＜40岁的青年患者，越年轻的患者，日后进行翻修的概率越大，因此初次髋关节置换能够保留多少骨质往往决定了翻修手术的效果。Tri-Lock 短柄假体有 30 年的临床应用历史，其 10 年存活率为 98%[6-9]。目前国内使用的新一代短柄假体 Tri-Lock BPS 于 2008 年推出后，于 2011 年进入中国开始使用，假体设计尺寸更为短小。国外较多近期随访相关报道[10-12]，短柄假体全髋关节置换术疗效满意，术后髋关节功能明显改善。

（陶树清 袁 泉 于永波 尹文哲）

参考文献

[1] 王义生 . 股骨头坏死的分期治疗 [J]. 郑州大学学报 (医学版)，2009, 44(2):252–256.

[2] 王义生，刘鸣，李军伟，等 . 保留股骨颈短柄假体在治疗晚期股骨头坏死中的应用 [J]. 中华医学杂志，2011, 91(47):3320–3323.

[3] 徐杰，郭立成 . Tri-Lock 骨保留股骨柄在中青年 THA 术中的应用 [J]. 中国骨与关节损伤杂志，2015, 30(2):117–120

[4] Bozic KJ, Kurtz SM, Lau E, et al. The epidemiology of revision total hip arthroplasty in the United States[J]. J Bone Joint Surg(Am), 2009, 91(1):128–133.

[5] Kurtz SM, Lau E, Ong K, et al. Future young patient demand forprimary and revision joint replacement: national projections from 2010 to 2030[J]. Clin Orthop Relat Res, 2009, 467(10):2606–2612.

[6] Burt CF, Garvin KL, Otterberg ET, et al. A femoral component inserted without cement in total hip arthroplasty A study of the Trilock component with an average ten–year duration of follow–up[J]. J Bone Joint Surg, 1998, 80(7):952–960.

[7] Purtill JJ, Rothman RH, Hozack WJ, et al. Total hip arthroplasty using two different cementless tapered stems [J]. Clin Orthop Relat Res, 2001, 393: 121–127.

[8] Sakalkale DP, Eng K, Hozack WJ, et al. Minimum 10 year results of a tapered cementless hip replacement [J]. Clin Orthop Relat Res, 1999, 362: 138–144.

[9] Teloken MA, Bissett G, Hozack WJ, et al. Ten to fifteen–yearfollow–up after total hip arthroplasty with a tapered cobaltchromium femoral component (tri-lock) inserted without cement [J]. J Bone JointSurg, 2002, 84: 2140–2144.

[10] Toth K, Mecs L, Kellermann P. Early experience with the DePuy proxima short stem in total hip arthroplasty [J]. Acta Orthop Belq, 2010, 76(5):613–618.

[11] Ghera S, Pavan L. The DePuy proxima hip: a short stem for total hip arthroplasty. Early experience and technical considerations [J]. HipInt, 2009, 19(3):215–220.

[12] Braun A, Sabah A. Two–year results of a modular short hip stem prosthesis–a prospective study [J]. Z Orthop Unfall, 2009, 147 (6):700–706.

10. 无柄髋关节假体有什么特点？如何控制手术适应证？

【建议】优点是保留股骨近端骨量，保留了翻修时的骨量；但同时有剪切力性股骨颈冠状面骨质切割风险；多选择用于年轻、无肥胖、无剧烈活动、非体力劳动的患者。

【备注解释】无柄关节假体设计的优点是手术时股骨颈（距）保留的长度长，股骨干髓腔内无处理；因此，不损伤股骨干，股骨近端的骨质完全没有机械性破坏，骨量保护的好。但是，假体与股骨颈之间弹性模量不同，无法克服剪切力的存在，出现股骨颈骨质切割的风险较大，如果在高龄、体重偏高的患者身上使用，早期翻修的机会就会大大增加，因此，一定要严格管控适应证。对于那些年龄轻、骨量好、活动不多的人群，作为一种过渡性假体，是可以选择使用的。人工全髋关节置换术（THA）已广泛用于治疗各种髋关节疾病[1]，疗效肯定，假体 10 年生存率可达 90% 以上[2, 3]。但对于中青年患者，因预期寿命长、活动量大，THA 术后并发症相对较多、失败率高，假体生存率也随时间延长呈下降趋势，中远期因发生感染、骨溶解、松动、断裂、下沉、脱位、骨折等并发症，必须再次或多次翻修，且翻修术存在手术难度较大、伴大量骨缺损等问题[4-6]。因此，在能达到相同治疗效果前提下，最大限度保留患者骨量成为初次 THA 的基本要求[7]，保留股骨颈能为髋关节翻修术提供良好的骨质条件和基础[8-12]。为此，学者们研制了无柄髋关节假体，与传统有柄髋关节假体相比，该假体保留了股骨颈，置换后应力传导分布更符合个体生理分布，有利于假体远期生存。

无柄髋关节假体采用了保留股骨颈的设计理念，具有以下优点：①保留了股骨颈、颈干角、前倾角及其血供，为正常生物力学传导和生物学固定奠定了基础；此外，因无须行股骨髓腔扩髓，避免了因股骨柄假体插入而引发的髓腔内感染、骨吸收及骨溶解、股骨柄假体下沉、股骨干骨折等并发症[13, 14]。②具有应力低、强度高、变形小、抗松动和高刚度等一系列生物力学特性[15]。由于保留了股骨颈和部分股骨头，最大限度维持股骨近端解剖结构，术后股骨近端力学传导与分布更接近自然状态[16]；因应力分布至大、小粗隆及股骨干，假体受力减小，降低了假体周围骨溶解的发生率[13]。③翻修手术难度降低。且疗效优于传统 THA 后翻修[16]。无柄髋关节置换术应注意以下几点：①准确选择股骨颈中心点进针，寻找中心点时应将中心定位器罩于股骨头颈。②股骨颈塑形时，应尽量保留股骨颈皮质骨。③正确安放罩杯和髋臼杯防止假体脱位。④准确把握适应证。⑤对于严重骨质疏松、股骨颈严重缩短或吸收，以及股骨颈基底型或经颈型骨折者，应视为手术禁忌证。

（陶树清 袁 泉 于永波 尹文哲）

参考文献

[1] Liu YE, Hu S, Chan SP, et al. The epidemiology and surgical outcomes of patients undergoing primary total hip replacement: an Asian perspective [J]. Singapore Med J, 2009, 50(1):15–19.

[2] 丁少华, 郑慷. 保留股骨颈型人工全髋关节置换术治疗中青年髋关节疾病 [J]. 中国修复重建外科杂志, 2010, 24(1):1–4.

[3] Malchau H, Herherts P, Eisler T, et al. The Swedish total hip replacement register [J]. J Bone Joint Surg (Am), 2002, 84–A Suppl 2: 2–20.

[4] Landor I, Vavrík P, Jahoda D. General principles of infection treatment in joint replacements [J]. Acta Chir Orthop Traumatol Cech, 2005, 72(3):183–190.

[5] Koo KH, Ha YC, Jung WH, et al. Isolated fracture of the ceramic headafter third–generation alumina–on–alumina total hip arthroplasty [J]. J Bone Joint Surg (Am), 2008, 90(2):329–336.

[6] 姜文学, 尤佳, 李轶津, 等. 髋关节表面置换术的近期疗效及其并发症分析 [J]. 中华骨科杂志, 2009, 29(9):858–863.

[7] 郝鹏, 裴福兴, 沈彬, 等. 全髋关节表面置换治疗成人先天性髋关节发育不良与近期疗效 [J]. 中国矫形外科杂志, 2006, 14(23):1787–1791.

[8] 杨述华, 许伟华, 叶树楠, 等. 全髋关节表面置换术的近期疗效观察 [J]. 中国矫形外科杂志, 2009, 17(19):1452–1454.

[9] Crawford R, Ranawat CS, Rothman RH. Metal on metal: is it worth therisk？[J]. J Arthroplasty, 2010, 25(1):1–2.

[10] Amstutz HC, Le Duff MJ, Campbell PA, et al. Clinical and radiographic results of metal–on–metal hip resurfacing with a minimum ten–year follow–up [J]. J Bone Joint Surg (Am), 2010, 92(16):2663–2671.

[11] 沈彬, 黄强, 杨静, 等. 全髋关节表面置换术治疗髋关节发育不良继发骨关节炎的早期疗效观察 [J]. 中华骨科杂志, 2010, 30(4):357–362.

[12] 尤瑞金, 郑文忠, 陈昆, 等. 保留股骨颈人工全髋关节置换术后 5 年以上随访的临床疗效 [J]. 实用骨科杂志, 2013, 19(8):702–704, 738.

[13] 林月秋, 徐永清, 柏利, 等. 无柄人工髋关节置换术的初步临床应用 [J]. 中华骨科杂志, 2010, 30(6):554–557.

[14] 钱本文. 无柄髋关节才是真微创 (MIS) [J]. 中国矫形外科杂志, 2006, 14(3):174–176.

[15] 费琴明, 洪水棕, 陈统一, 等. 无柄解剖形人工髋关节生物力学实验研究 [J]. 生物医学工程学杂志, 2005, 22(1):104–107.

[16] 钱齐荣, 苟三怀, 黄国富, 等. 新型无柄人工髋关节生物固定的临床组织学研究 [J]. 中华临床医药, 2003, 4(2):11–14.

11. 骨水泥技术如何分代？第三代骨水泥技术具体操作应该注意哪些环节？

【建议】骨水泥技术分为三代，目前应该使用第三代骨水泥技术。

第三代技术的关键步骤：髓腔冲洗，髓腔栓的使用，真空搅拌，骨水泥枪的使用，持续压实假体并持续降温到水泥聚合固化。第三代骨水泥技术的灵魂是骨水泥枪和真空搅拌。

【备注解释】骨水泥是骨黏着剂的通用名，英文名 PVP，化学名丙烯酸黏固剂，化学成分聚甲基丙烯酸甲酯（PMMA），1951 年，瑞典 Klaer 医生始用于髋关节置换手术。骨水泥技术分为三代，第一代技术是普通搅拌骨水泥后，不冲洗髓腔，用手指压填塞骨水泥，不用髓腔栓，而后安放假体；第二代技术始于 20 世纪 70 年代，在第一代骨水泥技术基础上加了髓腔冲洗；第三代骨水泥技术始于 20 世纪 90 年代，一直到今天还在应用，主要包括以下内容：真空搅拌，髓腔超声冲洗，干燥，髓腔栓的使用，真空搅拌，骨水泥枪压力性注入骨水泥，压力性植入假体，冲洗降温减少温度性水泥体积变化。这些技术使假体固定更牢固，翻修率也明显降低。从第一代骨水泥技术的翻修率超过 20% 至第三代的不足 1%[1]。骨水泥型股骨柄一般采用锥形设计，其表面无特殊处理，多为光滑面。骨水泥型假体的稳定性主要依靠骨水泥的稳定性。此外，骨水泥型假体在抗旋转方面有一定优势。骨水泥型假体术后能获得较好的初始稳定性，但翻修时假体置换难度大。第四代骨水泥技术，在第三代骨水泥技术的基础上，使用骨水泥加压器（如髋臼加压器、加压封闭护圈等）增加了骨水泥加压技术，对抗血液回流，降低了骨水泥的空隙率，提高了骨水泥与松质骨的咬合力。通过这些技术的改进使骨水泥与骨具有更强的结合能力，假体能更好地中置安放，使骨水泥假体在初期固定时即具有极强的牢固性。

（陶树清　袁泉　于永波　尹文哲）

参考文献

[1] 周乙雄, 刘淼, 殷建华等. 第三代骨水泥技术在人工全髋置换术中的应用 [J]. 中华医学杂志, 2003, 83(9):762–765.

12. 生物型固定的假体，压配合固定很重要吗？

【建议】是的，生物型固定假体，压配合非常重要，这是必须执行的原则。

【备注解释】如果选择生物固定型假体的话，操作方面一定要达到压配合固定状态，如果达不到压配合的状态，就会影响影响骨与假体之间的骨长入或骨长上，就很难获得良好的长久效果与假体长期保有率。非骨水泥髋关节固定也称为生物型固定，即不使用骨水泥，利用压配作用让新生骨组织长入生物假体多孔表面的微孔隙内，达到假体和骨组织间的骨整合，进而获得生物学固定之效果，此固定方式对患者的骨质要求较高。非骨水泥的固定过程可分为两个阶段：初始固定和继发固定阶段。初始固定是指利用机械压配作用使假体与宿主骨系统之间取得初期稳定；继发固定是指在髓腔和假体紧密压配之后，骨骼利用骨小梁固有的生长骨化之生物特点，同假体紧密结合[2, 3]。在关节假体被植入体内以后，假体多孔表面的骨长入是一种骨再生的过程。生长活跃的骨小梁、具有较强再生能力的骨骼，在 6~12 周内即获得初始生物固定[4]。假体的骨长入条件是手术时即刻获得的最初稳定及假体与宿主骨的紧密接触。实验研究[1, 5]显示，宿主骨－假体表面之间如果有存在 1mm 以上的间隙，就算是假体固定非常牢固，骨组织也无法跨越其间隙，产生生物学固定。因此，为达到生物固定之目的，假体设计必须紧密地填充股骨近端髓腔。髓腔要严格根据假体柄的形状、大小及长度进行磨锉，将对假体无很大固定作用的松质骨磨锉干净，使假体与髓腔紧密压配后起到初始固定作用[2]。

（陶树清　袁　泉　于永波　尹文哲）

参考文献

[1] 毛宾尧，庞清江，吕厚山 . 人工髋关节外科学 [M]. 第 2 版 . 北京 : 人民卫生出版社，2010: 307-312.
[2] Mai KT, Verioti CA, Casey K, et al. Cementless femoral fixation intotal hip arthroplasty[J]. Am J Orthop, 2010, 39(3):126-130.
[3] 王坤正 . 初次全髋关节置换术选择骨水泥或生物型固定方式的比较 [J]. 中华关节外科杂志 (电子版)，2012, 6(4):492-495.
[4] Yamada H, Yoshihara Y, Henmi O, et al. Cementless total hip replacement: past, present, and future[J]. J Orthop Sci, 2009, 14(2):228-241.
[5] 卡纳莱，贝蒂，王岩，等坎贝尔骨科手术学——关节外科 (第 1 卷)[M]. 第 12 版 . 北京 : 人民军医出版社，2013:157.

13. 如何选择全髋置换还是半髋置换？

【建议】全髋置换相比于人工股骨头置换，其长期效果具有明显的优势；因此，应当首选全髋关节置换。当患者高龄、一般情况较差、手术风险高、患者活动量很少时，为了减少患者骨折的疼痛，并降低手术风险，也可以考虑单纯人工骨置换手术。

【备注解释】全髋关节置换与单纯股骨头置换在耐磨性、无痛性等方面的效果上有明显优势，所以我们应该常规选择全髋关节置换，高龄、体弱、心肺功能低下、手术耐受力差、活动少的患者可以选择单纯人工股骨头置换。随着假体置换技术取得的卓越成就，人工髋关节置换术逐渐在治疗中广泛应用，其术后康复迅速，且可促下肢功能基本恢复，渐成为对老年股骨颈骨折治疗的重要手段[1]。但就行全髋关节置换术和半髋关节置换术问题而言，临床尚有争议。近年人口老龄化规模不断扩大，明显增多了股骨颈骨折的发生比例，因保守治疗患者康复期较长，易诱导多种并发症发生等情况[2]，因此多手术治疗，但就全髋和半髋关节置换术选择而言，尚缺乏统一定论。有研究发现，全髋关节置换治疗组术中出血量、手术操作时间均多于对照组，分析原因与半髋关节置换术创伤相对较小相关，故基础状况较差的患者相对适宜应用[3]。但进一步研究示，观察组术后完全负重时间明显短于对照组，髋臼磨损及增生并发症发生率明显低于对照组，原因为行全髋关节置换术后，假体和髋臼有更高匹配度，更能理想结合，有效减轻了假体磨损髋臼的程度。同时，髋臼与假体高度匹配，可为患者积极行康复锻炼创造理想条件，且同时行髋臼和假体置换，与下肢生物力学特征更为接近，可对假体髋臼前倾角、外展角更好保持，故全髋关节置换术整体恢复效果更为理想，有更广适用范围[4]。

（陶树清　袁　泉　于永波　尹文哲）

参考文献

[1] 詹世安，丁晟，宋国全 . 全髋与半髋关节置换术治疗老年股骨颈骨折的疗效研究 [J]. 临床和实验医学杂志，2016, 15(5):475-477.
[2] 郝林杰，邱裕生，张育民，等 . 全髋与半髋置换治疗老年人股骨颈骨折疗效比较 [J]. 实用骨科杂志，2017, 23(2):118-123.
[3] 胡涛 . 全髋关节置换术与半髋关节置换术治疗老年股骨颈骨折的疗效比较 [J]. 临床骨科杂志，2017, 20(1):56-57.
[4] 樊建平，陈满华 . 人工全髋与半髋置换术治疗老年股骨颈骨折的疗效比较 [J]. 实用临床医学，2016, 17(8):40-41, 66.

14. 骨水泥假体松动需要进行翻修手术时，由于髓腔内侧皮质骨小梁间隙中已经嵌入大量骨水泥，行生物柄翻修是否会影响骨长入或骨长上？

【建议】骨水泥假体翻修时，如果骨缺损不多，髓腔内的骨水泥整块取出，骨量充足时，可以进行生物型假体翻修，骨小梁中残留的少量骨水泥一般不会影响压配良好的生物柄的固定效果。

【备注解释】骨水泥假体翻修生物固定假体时，即使髓腔内残留少量骨水泥，只要大块骨水泥已完全取出，骨量足够，通常不会影响固定强度。通常可以有四种选择：①由于清除股骨近端髓腔骨水泥后，髓腔不规则性扩大，此时应首先考虑用远端固定的生物翻修柄。②如果残留骨水泥难以去除，可在此用新的骨水泥置入，骨水泥柄重新固定。③清除骨水泥后，局部条件允许，再用新柄固定，这种情况会影响骨长入，因为近端髓腔骨量减少，压配不足。④如髓腔骨量缺损较多，条件许可，植骨打压，骨水泥柄固定。

（陶树清　袁　泉　于永波　尹文哲）

参考文献

[1] 孙俊英 . 人工关节翻修手术学 [M]. 北京：人民军医出版社，2012:7.
[2] Yosef Tyson, Ola Rolfson, Johan Kärrholm, et al. Uncemented or cemented revision stems? Analysis of 2,296 first-time hip revision arthroplasties performed due to aseptic loosening, reported to the Swedish hip arthroplasty registe [J]. Acta Orthop, 2019, 90(5):421-426.

15. 股骨近端髓腔形态 Dorr3 型是否应该使用骨水泥假体固定，而放弃非水泥假体？

【建议】股骨近端 Dorr3 型髓腔也称烟囱形髓腔，如果股骨峡部也增宽，不能获得良好的初始固定，则应该尽量放弃生物型固定假体而使用骨水泥固定型假体。

【备注解释】生物型假体的使用，基本的要求是股骨近端髓腔要与股骨柄侧假体相匹配，完成压配合固定，从而获得确切的初始稳定性，为今后的骨长入或骨长上提供物理基础，不能获得这一基础，则不会有良好的长期效果。因此，如果 Dorr3 型股骨近端髓腔，不要勉强使用生物固定型的人工假体。股骨近端髓腔形态 Dorr 分型：根据髓腔形态分为 3 型。A 型，倒立香槟瓶形髓腔（CFI ＞ 4.7）；B 型，正常形髓腔（CFI 3～4.7）；C 型，烟囱形髓腔（CFI ＜ 3）。以股骨髓腔闪烁指数（CFI）作为解剖基础进行分析，倒立香槟瓶形和正常形髓腔形选择非骨水泥型假体有较高的存活率，而烟囱形髓腔则更推荐使用骨水泥形假体柄。股骨近端髓腔形态的分类主要目的在于在全髋关节置换术前指导术者对假体的选择，在全髋假体存活率的多因素分析中，烟囱形髓腔的假体柄存活率较低。CFI 指数同时体现股骨髓腔的近端和远端形态，但就多数人工关节假体器械而言，很难同时考虑股骨近端和远端髓腔的形态来进行假体设计。因此目前的股骨假体大多为近端固定型假体，假体柄的颈干部呈锥形设计，同时有微型多面孔以便骨长入，因此要求假体柄要与股骨近端髓腔尽可能匹配，以达到足够的旋转稳定性。对于倒立香槟瓶形髓腔和正常形髓腔的患者，选择生物型假体是无异议的，虽然烟囱形髓腔推荐应用骨水泥型假体但尚有争议。股骨假体在股骨远端匹配度相同的情况下，若假体在股骨峡部的匹配度高，有93%的股骨假体能够最终产生骨长入，其稳定性也更好；若假体在股骨峡部的匹配度不高，仅有69%的股骨假体能够最终产生骨长入。因此全髋关节置换术中应尽可能保证假体与股骨近端和远端同时匹配，以达到共同稳定。

根据股骨近端参数选择适配的股骨假体已成为髋关节置换的基本要素。由于股骨近端髓腔的形状及大小与人工髋关节假体设计、柄型选择及术后股骨柄的存活率有密切关系，故无论骨水泥型还是非骨水泥型股骨假体均需要假体柄部与股骨近端髓腔有良好的形态匹配，其中非骨水泥型股骨柄更要求假体柄与股骨近端髓腔的精确匹配，以实现柄体在髓腔内的填充、生物压配和锁定效果。粗大的烟囱形髓腔给髋关节置换的股骨假体选择带来极大挑战。目前临床上用于初次髋关节置换的假体柄均以正常人的股骨髓腔形态学分布特点来设计，其中大多无法与异常粗大的烟囱形髓腔实现良好的形态匹配。部分老年人尚可采用宽容性较大骨水泥型假体柄以获得即刻的固定效果，但异常粗大的烟囱形髓腔需要大剂量的骨水泥进行充填，这对高龄患者的心肺功能及血流动力学影响较大，术中麻醉及血容量准备不充分时极易诱发过度应激反应甚至死亡，而对年轻患者选择骨水泥型假体会给以后的关节翻修带来极大困扰。相关研究结果显示骨水泥假体柄术后 3 年生存率要优于非骨水泥型，然而，在 3 年之后两者的生存曲线趋于融合。股骨近端髓腔的形状是由遗传、环境、年龄、种族、性别和生活方式等多种因素决定的[1-3]。Noble 等[4] 的研究方法对股骨近端参数进行测量。①股骨头中心 B：以 Mose 圆确定股骨头中心；②股骨颈中轴线：通过股骨头中心并可平分股骨颈上下缘的直线为股骨颈中轴线；③股骨干中轴线：垂直于股骨干方向做 3 条垂线，此 3 条垂线中点的拟合直线为股骨干中轴线；④颈干角 I：股骨颈中轴线与股骨干中轴线的夹角为颈干角；⑤偏心距 A：股骨头中心至股骨干中轴线垂直距离为偏心距；⑥小转子间线髓腔宽度 E：过小转子中点做股骨干中轴线垂线，经此垂线髓腔宽度为小转子间线髓腔宽度；⑦小转子间线上 20mm 髓腔宽度 E+20：小转子间线上方 20mm 做股骨干中轴线垂线，经此垂线的髓腔宽度；⑧小转子间线下 20mm 髓腔宽度 E-20：小转子间线下方 20mm 做股骨干中轴线垂线，经此垂线的髓腔宽度；⑨颈长 C：股骨头中心至小转子间线的垂直距离；⑩峡部高度 G：股骨干峡部与小转子间线的垂直距离为峡部高度；⑪峡部直径 H：股骨干最狭窄部位的直径为峡部直径计算髓腔扩展指数（CFI）及干骺端髓腔闪烁指数（MCFI）[5]。其中，CFI ＜ 3 为烟囱形髓腔；3 ≤ CFI ≤ 4.7 为正常形髓腔；CFI ＞ 4.7 为倒立香槟瓶形髓腔。对于骨水泥假体来说，股骨假体与股骨近端髓腔形态匹配不合理导致的假体固定不佳及松动是导致手术失败或中远期疗效不理想的重要并发症[6]。非骨水泥型假体具有非常好的稳定性及中远期疗效[7, 8]，但在假体设计、选择以及与髓腔匹配上也有各种问题需要解决[9]。而且，无论何种形态的股骨柄要有良好的初始稳定性，就需要假体在几何外形上与髓腔相匹配，受力尽可能均匀，尽量减少应力遮挡[10]。

（陶树清　袁泉　于永波　尹文哲）

参考文献

[1] Lu QY, Wu YS, Wang CD. CT three-dimensional reconstruction and anatomy analysis of the proximal femur [J]. Academic Journal of Second Military Medical University, 2005, 26(9):1029-1033.

[2] Noble PC, Alexander JW, Lindahl LJ, et al. The anatomic basis of femoral component design[J]. Clin Orthop Relat Res, 1988 (235):148-165.

[3] Massin P, Geais L, Astoin E, et al. The anatomic basis for the concept of lateralized femoral stems: a frontal plane radiographic study of the proximal femur [J]. J Arthroplasty, 2000, 15(1):93-101.

[4] Noble PC, Alexander JW, Lindahl LJ, et al. The anatomic basis of femoral component design [J]. Clin Orthop, 1988, 235(235):148-165.

[5] Laine HJ, Mu L, Fau - Moilanen T, et al. Diversity of proximal femoral medullary canal [J]. J Arthroplasty, 1994, 9:229.

[6] PangT, AtefyR, SheenV. Malformations of cortical development [J]. Neurologist, 2008, 14(3):181-191.

[7] MartellJ A, PiersonRH, JacobsJJ, et al. Primary total hip reconstruction with a titanium fiber-coated prosthesis in serted without cement [J]. J Bone Joint Surg Am, 1993, 75:554.

[8] Sotereanos NG, Engh CA, Glassman AH, et al. Cementless femoralcom-ponents should be fromcobaltchrome [J]. Clin Orthop, 1995,313:146.

[9] Owen TD, Moran CG, Smith SR, *et al.* Results of uncemented porous–coa– tedanatomictotal hip replacement [J]. Jbone Joint Surg Br, 1994, 76(2):258.

[10] Paredes MF, Li G, Berger O, *et al.* Stromal–derivedfactor–1(CXCL12) regulates laminar position of Cajal– R etziuscell sinnormal and dysplastic brains [J]. Neuro science, 2006, 26(37):9404–9412.

16. 行人工全髋关节置换手术时，术前准备不同偏心距（offset）假体是否是必要的？

【建议】意义不大，也不太现实，不建议准备多个品牌的假体。

【备注解释】虽然理论上，最适合的 offset 假体所带来的理想期望值最好；但是目前没有一台手术同时准备多种不同偏心距（offset）假体的文献报道。

（陶树清　袁　泉　于永波　尹文哲）

（五）TJA 术中并发症及其处理

1. 如何减少 THA、TKA 术中出血？如何避免血管、神经损伤？

【建议】(1) 优化手术操作，选择微创切口可减少组织损伤和出血。熟悉重要血管和神经的解剖位置，熟练掌握手术步骤，缩短手术时间。

(2) 膝关节置换手术中正确、合理应用止血带。

(3) 氨甲环酸（Tranexamic Acid，TXA）的应用。

【备注解释】（1）微创理念的核心是减少组织损伤，减少出血，加快患者术后恢复。在关节置换手术中，术者采用的传统入路应尽可能采用微创操作，减少组织损伤。术者应熟悉各个手术切口容易损伤到的重要血管神经的解剖位置，并在手术过程中率先显露，防止损伤。例如在传统后外侧入路全髋关节置换中，切断外旋肌群前，需注意外旋肌群表面旋股内侧动脉横支的分支，应先电凝其表面脂肪间隙内的分支血管，以减少出血[1]；内侧髌旁入路的膝关节置换术中需注意髌骨内侧上下方的膝上内及膝下内动脉，切开时避免损伤[1]。

(2) 止血带对于四肢手术来说由来已久，在全膝关节置换术中，止血带的使用可以使手术视野保持清晰，有利于解剖标志的显露，有利于骨水泥和骨界面的整合[2,3]。然而止血带的使用同样会带来副作用，如膝关节早期活动范围减少、术后肢体肿胀、缺血性代谢产物水平升高、围术期疼痛加剧、形成深静脉血栓风险增加等[4]。因此对于是否使用及术中使用时间一直未有定论。Zhang 等[5] 进行了一项 Meta 分析，研究松开止血带的时机对手术的影响，结果表明伤口闭合前释放止血带的方法会增加总失血量和手术时间，但并发症的发生风险降低。因此，如果患者处于严重的贫血状态，应在伤口闭合后松开止血带以减少失血。相反，在伤口闭合前释放止血带以减少并发症的风险将是一个更好的选择。Rasmussen 等[6] 研究发现使用 15min 后止血带下方的肌肉的乳酸丙酮酸比（L/P）随时间增加且多于止血带远端的缺血组织。缺血少于 15min 没有增加缺血标志物。由此可见止血带对组织的损伤存在一定风险。Olivecrona 等[7] 研究表明止血带时间超过 100min 会增加膝关节置换术后并发症的风险，并提倡特别注意减少止血带时间。因此，止血带是一把双刃剑，需要根据患者自身状况权衡是否使用及使用时间，并尽可能避免过长时间使用止血带。

(3) 氨甲环酸是一种人工合成的赖氨酸衍生物，可抑制纤维蛋白与纤溶酶原的结合，从而防止纤维蛋白凝块降解，降低纤溶活性，从而发挥止血作用[8]。目前氨甲环酸已广泛应用于关节置换手术，并有大量实验证实氨甲环酸可以减少髋膝关节置换术中、术后的出血量和输血率，同时并不增加术后血栓形成的风险。Qi 等[9] 进行的一项 Meta 分析显示：使用氨甲环酸相比安慰剂组，减少了术中、术后出血，降低了输血率，且术后血栓栓塞的概率没有增加。Yue 等[10] 进行了一项随机对照试验表明 3g 局部氨甲环酸可以将输血量从 22.4% 减少到 5.7%（$P < 0.05$），而不会增加深静脉血栓形成、肺栓塞及其他并发症的风险。此外，局部氨甲环酸显著减少了总失血量和引流量，局部氨甲环酸组的血红蛋白和血细胞比容下降均低于对照组。氨甲环酸在关节置换术中的给药方式包括静脉给药、局部给药、静脉局部联合给药。详细的使用量及方案可以参考 2015 年发表的《中国髋、膝关节置换术围术期抗纤溶药序贯抗凝血药应用方案的专家共识》[11] 一文。

（李春龙　李　超）

参考文献

[1] 周宗科, 翁习生, 孙天胜, 等 . 中国骨科手术加速康复——围术期血液管理专家共识 [J]. 中华骨与关节外科杂志, 2017, 10(1):1–7.

[2] Smith TO, Hing CB. Is a tourniquet beneficial in total knee replacement surgery? A meta–analysis and systematic review [J]. Knee, 2010, 17(2):141–147.

[3] Alcelik I, Pollock RD, Sukeik M, et al. A comparison of outcomes with and without a tourniquet in total knee arthroplasty: a systematic review and meta analysis of randomized controlled trials [J]. J Arthroplasty, 2012, 27 (3):331–340.

[4] Dennis DA, Kittelson AJ, Yang CC,et al. Does tourniquet use in TKA affect recovery of lower extremity strength and function? [J]. A randomized trial. Clin Orthop Relat Res, 2016, 474(1):69–77.

[5] Zhang P, Liang Y, He J, et al. Timing of tourniquet release in total knee arthroplasty: A meta–analysis [J]. Medicine (Baltimore), 2017, 96(17):e6786.

[6] Rasmussen LE, Holm HA, Kristensen PW, et al. Tourniquet time in total knee arthroplasty [J]. Knee, 2018, 25(2):306–313.

[7] Olivecrona C, Lapidus LJ, Benson L, et al. Tourniquet time affects postoperative complications after knee arthroplasty. Int Orthop, 2013, 37(5):827–832.

[8] Fillingham YA, Ramkumar DB, Jevsevar DS, et al. The Efficacy of Tranexamic Acid in Total Hip Arthroplasty: A Network Meta–analysis [J]. J Arthroplasty, 2018, 33(10):3083–3089.e4.

[9] Qi YM, Wang HP, Li YJ, et al. The efficacy and safety of intravenous tranexamic acid in hip fracture surgery: Asystematic review and meta–analysis [J]. J Orthop Translat, 2019, 19:1–11.

[10] Yue C, Kang P, Yang P, et al. Topical application of tranexamic acid in primary total hip arthroplasty: a randomized double–blind controlled trial [J]. J Arthroplasty, 2014, 29(12):2452–2456.

[11] 岳辰，周宗科，裴福兴，等. 中国髋、膝关节置换术围术期抗纤溶药物序贯抗凝血药应用方案的专家共识. 中华骨与关节外科杂志, 2015, 8(4):281–285.

　　2. 如何处理术中出现的大转子撕脱骨折？

【建议】根据骨折大小及移位情况不同，可采用钢丝捆扎、克氏针加张力带、大转子钩螺钉固定等治疗方案。

【备注解释】大转子是髋部外展肌的重要附着部位，在全髋关节置换术中，术中出现大转子骨折多因骨质疏松、髋内翻、股骨颈截骨过远导致。出现骨折或者截骨过多都会对髋关节外展功能产生影响，骨折的处理结果可能直接影响到髋关节功能的恢复[1]。因此术中出现大转子及周围骨折，无论是否有移位应积极处理，加快术后的恢复[2]。在一项研究中对 14 例 THA 术中大转子骨折进行回顾性分析，12 例采用螺钉或克氏针加张力带固定，2 例保守治疗，并在术后进行随访，Harris 评分从术前的平均 45 分恢复到术后的平均 90 分[3]。吴立东等[4]对 19 例（20 髋）髋关节翻修术中大转子不愈合病例进行回顾研究，20 髋均采用多枚克氏针加张力带固定，术后长期随访结果 Harris 评分由术前 45 分升至术后 89 分，19 髋达一期愈合，1 髋固定失败后再次行大转子张力带固定后愈合。19 髋平均愈合时间为 16.6 周。所有病例术后均无髋关节脱位。治疗效果满意。因此采用螺钉或克氏针加张力带固定在髋关节置换及翻修术中大转子骨折的治疗中效果良好。动力髋螺钉也属于常见的髓外固定术式。动力髋螺钉装置将骨折近端通过股骨颈的动力螺钉固定，将骨折远端通过钢板固定，颈干角由加压作用和张力带作用维持，从而稳定骨折断端[5]。一项对照研究中，将 80 例髋关节置换术后大转子骨折患者，随机数字法分两组，对照组 40 例采用克氏针张力带固定治疗，观察组 40 例采用动力髋治疗，对比分析不同方法治疗效果。并观察组患者的骨折愈合时间、髋关节功能评分、住院期间并发症发生率都优于对照组（$P < 0.05$），肯定了动力髋螺钉在治疗 THA 并发转子部骨折的疗效[6]。

（李春龙　李　超）

参考文献

[1] Weber M, Berry DJ. Abductor avulsion after primary total hip arthroplasty: results of repair [J]. J Arthroplasty, 1997, 12: 202–206.

[2] 安维军，马小明，陈军，等. 股骨转子部骨折的手术治疗 [J]. 中华创伤骨科杂志, 2004, 6(5):24–26.

[3] 郭小伟，郑世军，陈金华，等. 全髋关节置换术中大转子骨折的原因与治疗 [J]. 实用骨科杂志, 2006, 12(4):306–3083.

[4] 吴立东，Thomas LB. 全髋关节翻修术中大转子粉碎性骨折或截骨不愈合的治疗 [J]. 中华骨科杂志, 2003, 23(8):14–17.

[5] 黄伟彦，彭杰威，万明，等. 髋关节置换术后大转子骨折的临床治疗分析 [J]. 黑龙江医药科学, 2018, 41(6):58–59.

[6] 黄伟彦，彭杰威，万明，等. 股骨近端防旋髓内钉、锁定加压钢板、动力髋螺钉、Gamma 钉 4 种内固定方式治疗老年股骨转子间骨折 [J]. 中国组织工程研究, 2019, 23(12):1846–1852.

　　3. 术中安装股骨非骨水泥假体后发现骨折，是否需要重新取出假体，固定后再植入？

【建议】需依据骨折的位置、范围及假体稳定性进行判断，骨折线短无明显移位、假体稳定可无须处理；如果骨折线长、移位明显，影响假体稳定，可以先将假体退出一段距离，或者取出假体固定骨折部位后再置入假体。

【备注解释】假体周围骨折是全髋关节置换术常见的术中并发症，由于骨折的严重程度不同及骨质状态，处理方法也不同。处理的原则都是最大化的保证假体稳定、恢复关节功能。目前常用 Vancouver 分型对术中股骨假体周围骨折进行分类及指导治疗[1]。Vancouver 分型将假体周围股骨骨折分为三种主要类型（A、B 和 C 型）。Vancouver 分型涉及骨折的位置、植入假体的稳定性及周围骨量，其中 A 型骨折位于股骨转子区，又分为大转子区骨折（AG）和小转子区骨折（AL）；B 型骨折位于股骨假体柄周围或假体柄尖部；C 型骨折位于距假体柄尖端较远的部位[2]。每种分型按假体和骨折的稳定性再进一步细分为 1 型（只有皮质裂孔）、2 型（有较长骨折线，但骨折无移位）、3 型（有移位、不稳定的骨折）[3]。术中安装假体后发生骨折，也因骨折的不同分型、假体的位置及稳定性、骨质的条件，而有不同的处理方法。有学者认为 A 型骨折若转子无移位或移位较小，假体稳定性良好，可无须特殊处理[4]，若有骨质的少量缺损可用自体骨植骨并用钢丝捆扎固定。大转子若移位明显导致假体稳定性差或位置不佳，需取出假体用钢丝、钢缆或钢板固定再将假体植入。对于 B 型骨折，B₁ 型骨折通常假体无明显松动，有观点认为对于此类内植物稳定的骨折可用钢板和螺钉或皮质同种异体移植物或两者结合来固定[5]。但需注意对于 B 型骨折，治疗上选用假体的长度至少要超过骨折端 2 倍于股骨直径的距离以减少应力集中[4]。对于 B₃ 型骨折，由于骨折移位假体不稳定，需拔出假体后再使用加长股骨柄假体越过骨折部位 2 倍于股骨直径的距离，并且在必要的时候使用同种异体皮质骨板移植[6]。C 型骨折发生在距离假体远端较远的部位，若假体植入后稳定性良好，发生骨折，无须取出假体，若骨折存在移位且假体稳定性差，则需取出假体并可用钢丝环扎或同种异体皮质骨板增强[7]，再将假体稳定植入。

（李春龙 李 超）

参考文献

[1] Masri BA, Meek RM, Duncan CP. Periprosthetic fractures evaluation and treatment [J]. Clin Orthop Relat Res, 2004(420):80–95.
[2] Abdel MP, Cottino U, Mabry TM. Management of periprosthetic femoral fractures following total hip arthroplasty: a review [J]. Int Orthop, 2015, 39(10):2005–2010.
[3] 丛宇, 赵建宁. 全髋关节置换术中假体周围骨折的研究进展 [J]. 中国骨伤, 2011, 24(2):178–181.
[4] Pritchett JW. Fracture of the greater trochanter after hip replacement [J]. Clin Orthop Relat Res, 2001 390:221–226.
[5] Zaki SH, Sadiq S, Purbach B, et al. Periprosthetic femoral fractures treated with a modular distally cemented stem [J]. J Orthop Surg (Hong Kong）, 2007, 15(2):163–166.
[6] Richards CJ, Garbuz DS, Masri BA, et al. Vancouver type B3 periprosthetic fractures:evaluation and treatment [J]. Instr Course Lect, 2009, 58:177–181.
[7] 张永利, 李锋, 张明辉, 等. 应用形状环抱内固定器治疗髋关节置换后股骨干骨折 [J]. 中国骨伤, 2006, 19(4): 244.

4. 在初次全髋关节置换手术时，拟使用生物固定型白杯，白杯螺钉的长度如何选择？

【建议】建议长度在 15～30mm，进钉位置通常为髋臼的前上、外上、后上方的进钉安全区内，既可以保证足够的稳定，同时还能避免损伤骨盆内血管神经，还可以避免螺钉过长导致的应力集中的风险。

【备注解释】在无骨水泥髋臼假体的手术中使用一个或多个螺钉有助于实现良好的早期固定，特别是对于骨质量不足的患者[1]。但由于骨盆复杂的解剖结构和各种狭窄的安全骨通道，关于螺钉置入安全区域的几何形状需要进行综合考虑[2]。螺钉长度的选择应依据稳定性、避免损伤骨盆重要血管神经。有被螺钉穿透危险的结构包括髂外血管、闭孔神经和血管、臀上神经和血管，以及坐骨神经。研究发现髋臼后上象限系统可以划分螺钉放置的安全区，置入 15mm 螺钉是安全的[3]。置入过长的螺钉或置入非安全区不仅可能导致术中急性并发症，还有可能导致下肢血栓的形成，据报道患者全髋关节置换术和骨盆切开复位及内固定，术后 7d 在她的右小腿出现深静脉血栓。进一步检查发现了第二个血栓，阻塞了右股总静脉。手术探查显示，在最初手术中放置的螺钉压在血管上[4]。一项日本研究发现，髋臼后上象限不存在骨盆血管，在此区域盆内血管缺失或距离髋臼表面 ≥ 31mm，说明螺钉置入在 15～30mm 是安全的[5]。同时不仅仅要注意长度，合适的角度也很重要，髋臼螺钉的安全区域为夹角 40°，AP 夹角为 –10°～0°（稍后向）[6]。但对 Crowe 型发育异常（高度完全脱位）髋关节初次置换技术要求较高。由于骨覆盖和骨储备不足，常常需要经髋臼螺钉固定来增加髋臼金属壳的初始稳定性[7]。但由于髋臼难以辨认，象限系统无法很好的应用，可以根据 CT 重建选择合适的螺钉置入[8]。在稳定性和白杯移位上，有研究显示螺钉可以提供初始稳定，但对远期移位无影响[9]。同时多枚杯钉应靠近杯缘放置，尽量分开放置，以扩大稳定区域，减少杯与髋臼之间的微动[10]。

（李春龙 李 超）

参考文献

[1] García–Rey E, García–Cimbrelo E, Cruz–Pardos A. Cup pressfit in uncemented THA depends on sex, acetabular shape, and surgical technique [J]. Clin Orthop Relat Res, 2012, 470(11):3014–3023.
[2] Puchwein P, Enninghorst N, Sisak K, et al. Percutaneous fixation of acetabular fractures: computer–assisted determination of safe zones, angles and lengths for screw insertion [J]. Archives of orthopaedic and trauma surgery, 2012, 132(6), 805–811.
[3] Wasielewski, R C, Galat D D, Sheridan K C, et al. Acetabular anatomy and transacetabular screw fixation at the high hip center [J]. Clinical orthopaedics and related research, 2005, 438: 171–176.
[4] Khoriati A A. Total hip arthroplasty with acetabular fixation: an unexpected complication [J]. Orthopedics, 2014, 37(4):e407–e409.
[5] Ohashi H, Kikuchi S, Aota S, et al. Surgical anatomy of the pelvic vasculature, with particular reference to acetabular screw fixation in cementless total hip arthroplasty in Asian population [J]. Journal of orthopaedic surgery (Hong Kong), 2017, 25(1), 2309499016685520.
[6] Ohmori T, Kabata T, Kajino Y, et al. Safe zone for transacetabular screw fixation using a Kerboull cross–plate: A CT–scan templating prospective study [J]. Orthopaedics & traumatology, surgery & research : OTSR, 2016, 102(8):1017–1022.
[7] Liu Q, Zhou Y X, Xu H, Tang J, et al. Safe zone for transacetabular screw fixation in prosthetic acetabular reconstruction of high developmental dysplasia of the hip [J]. The Journal of bone and joint surgery. American volume, 2009, 91(12):2880–2885.
[8] Bi C, Wang J, Ji X, et al. The safe screw path along inferior border of the arcuate line at acetabular area: an anatomical study based on CT scans[J]. BMC Musculoskelet Disord. 2017, 18(1):88.
[9] Iorio R, Puskas B, Healy W L, et al. Cementless acetabular fixation with and without screws: analysis of stability and migration [J]. The Journal of arthroplasty, 2010, 25(2):309–313.

[10] Hsu J T, Lai K A, Chen Q, et al. The relation between micromotion and screw fixation in acetabular cup [J]. Computer methods and programs in biomedicine, 2006,84(1):34-41.

5.初次髋关节置换臼底磨透的处理方式有哪些？若没有大号臼杯如何处理？

【建议】可以考虑直接使用大号臼杯安装以及植骨重建臼底后再安装合适型号臼杯这两种方法，通常可以解决髋臼底磨漏的问题。

若髋臼假体试模适配牢固，股骨头旋转中心固定，可依据情况植骨填补缺损；若缺损严重且无大臼杯，可植入钛网、钽金属垫块等结合打压植骨，修补髋臼，增加髋臼假体的稳定性。

【备注解释】在人工全髋关节置换术中，髋臼杯假体的安装质量直接影响其固定强度和固定方位，髋臼磨锉则是安装假体的重要准备步骤，磨锉掉髋臼软骨露出软骨下骨或松质骨，使臼杯安装稳定牢固。磨锉深度也是一个值得注意的点，过深或过浅都会引起不同的并发症。目前对于磨锉深度没有定量标准，应考虑以下几方面：维持髋关节旋转中心位置不变；植入髋臼假体应足够稳定；尽可能保留骨量促进成骨，以维持髋臼假体的持久稳定性[1]。因此当术中出现髋臼磨透造成髋臼缺损时，应按照上述原则对髋臼进行重建，最大限度确保髋臼侧假体的稳定，并保证生物力学不受影响。目前对于磨锉导致的髋臼缺损，通常的处理方法有：大号臼杯、骨水泥臼杯、加强臼杯、cage、钛网重建等，必要时可联合植骨[2]。一项回顾性研究中分析了 19 例髋臼缺损患者应用金属钛网联合颗粒松质骨打压植骨的治疗效果，早期临床效果良好，假体安装稳定，旋转中心重建良好[3]。另外一项研究中对 12 例髋臼缺损患者应用钽金属垫块修复，并跟踪记录术后情况，并评估术后 Harris 评分。其中术前（46.25±8.99）分提高至术后的（83.75±6.76）分，具有统计学意义（t=3.14，$P<0.05$），证实钽金属垫块可以修复髋臼骨缺损，结合颗粒植骨填补缺损并促进成骨效果良好[4]。大臼杯在国外通常是指直径＞60mm 的臼杯，因中国人体骨骼偏小，54～56mm 以上直径的臼杯即可被认为是大臼杯。近年来国外将大臼杯广泛应用髋臼缺损的病例中，并获得良好效果[5]。因此在术中出现髋臼磨透导致骨缺损的情况时，原则上应该对缺损部分进行重建，并尽可能维持假体安装的稳定，避免出现术后并发症，同时要保证髋关节旋转中心不变及生物应力良好，若缺损较小可采用颗粒骨植入，若缺损较大可用大臼杯、钛网、钽金属垫块等修复缺损，并联合打压植骨，均有良好效果。

（李春龙 李 超）

参考文献

[1] Macheras GA, Papagelopoulos PJ, Kateros K, et al. Radiological evaluation of the metal-bone interface of a porous tantalum monoblock acetabular component[J]. J Bone Joint Surg Br, 2006 ,88(3):304-309.

[2] 王北岳，周利武，张志强，等.大臼杯在髋臼骨缺损患者的髋关节翻修术中的应用 [J].中国骨与关节杂志，2014, 3(06):419-423.

[3] 赵吉辉，杨卿，郭风劲.颗粒打压植骨联合金属钛网应用于中度髋臼缺损髋翻修的早期研究 [J].骨科，2018, 9(01):7-13.

[4] 唐中尧，李鹏.钽金属垫块重建 Paprosky Ⅲ型重度髋臼骨缺损的近期疗效研究 [J].中国骨伤，2015, 28(12):1137-1140.

[5] Lachiewicz PF, Soileau ES. Fixation, survival, and dislocation of jumbo acetabular components in revision hip arthroplasty [J]. J Bone Joint Surg Am, 2013, 95(6):543-548.

6.手术时发现髋臼前倾角安装偏差过大，应该如何处理？

【建议】当发现人工髋臼杯前倾角安装偏差过大时，可以取下螺钉，旋转臼杯假体角度调至正常前倾角后再旋入螺钉固定；偏差较少者，也可以通过调整髋臼内衬的限制性高边的位置行弥补性处置；必要时取下已装臼杯，增加髋臼型号，矫正偏差角度，重新安装大一号的新臼杯。

【备注解释】全髋关节置换术的近期和远期的并发症有很多，其中脱位仍然是全髋关节置换术后失败的常见原因。最佳髋臼杯定向对于全髋关节置换术后的良好长期功能和低并发症发生率至关重要。髋臼杯定位不正确会导致运动范围受限，磨损加快，以及术后早期脱位。前倾、外展角度是定向的两个主要因素。Fujishiro 等[1] 开展一项针对全髋关节置换术后的回顾性研究，发现如果髋臼前倾角度不在 10°～30°，则脱位的风险可能更高。联合前倾较大可能是前脱位的危险因素，后脱位可能更多见于联合前倾角度较小。Biedermann[2] 等进行一系列对比研究后发现，原发性全髋关节置换术后脱位的前脱位患者的平均前倾角 17° 和外展角 48°，后脱位患者前倾角 11°，外展角 42°。认为 15° 的前倾角和45° 的外展角是脱位的最低风险值。还有研究发现髋臼杯前倾角变化与螺钉数量之间存在显著相关性，使用一个螺钉的患者和使用两个或多个螺钉的患者的前倾角变化分别为 1.46°（0°～5°）和 2.21°（0°～5°）[3]。此外，有报道表明限制性髋臼内衬，双重活动性和大直径的股骨头是预防或治疗 THA 术后早期脱位的有效方法[4]。由此看来，前倾角过大或过小都会导致 THR，所以为预防术后脱位，当髋臼杯前倾角偏差过大时，应调整假体角度和旋入螺钉的数量，并将髋臼内衬的限制边调整在合适位置。

（李春龙 李 超）

参 考 文 献

[1] Fujishiro T, Hiranaka T, Hashimoto S, et al. The effect of acetabular and femoral component version on dislocation in primary total hip arthroplasty[J]. International Orthopaedics, 2016, 40(4):697–702.

[2] Biedermann R, Tonin A, Krismer M, et al. Reducing the risk of dislocation after total hip arthroplasty – The effect of orientation of the acetabular component[J]. The Bone & Joint Journal, 2005, 87(6):762–769.

[3] Suksathien Y, Piyapromdee U, Tippimanchai T. Cup Alignment Change after Screw Fixation in Total Hip Arthroplasty[J]. Indian Journal of Orthopaedics, 2019, 53(5): 618–621.

[4] Guyen O. Constrained liners, dual mobility or large diameter heads to avoid dislocation in THA[J]. EFORT Open Reviews, 2016, 1(5):197–204.

7. 髋关节置换术后早期脱位的原因与预防措施有哪些？

【建议】早期脱位原因分为患者自身因素与手术因素。自身因素包括患者年龄、术后依从性，以及是否有关节手术史及神经系统疾病等；手术因素包括手术入路的选择、软组织修复是否到位、关节假体的安放位置是否恰当。减少早期脱位的发生一是选择正确的手术适应证；二是提高手术技术，确保假体位置安装正确；三是尽量选择大直径的球头；四是正确的术后指导，增加患者的依从性。

【备注解释】术后早期脱位是关节置换常见的并发症。它的发生受多重因素影响。其中包括患者自身因素与客观因素。患者自身因素包括年龄、患者术后的依从性，以及患者是否有关节手术史及神经系统疾病。高龄患者多合并内科疾病，关节周围软组织松弛，髋关节置换术后容易导致脱位[1]。有文献报道80岁以上的高龄患者术后脱位的风险为年轻人4.5倍[2]。因此在为高龄患者手术时需格外注意术后脱位风险。当患者合并患肢瘫痪、神经系统疾病及既往关节手术史时，常因关节松弛及关节软组织瘢痕形成导致张力下降而容易发生脱位。除此之外，国外文献报道进行过腰椎融合术的患者翻修率明显增高，被视为全髋关节置换术后脱位的独立风险因素[3]。患者教育也至关重要，患者术后能按照医生的要求进行逐步康复锻炼，避免容易脱位的体位，术后早期脱位率将会降低。有报道指出依从性差的患者行髋关节置换术后并发症发生率高达25%[4]。手术因素也是至关重要的一环，包括入路选择、假体的安放、软组织平衡等。髋关节置换中，有多个手术入路可以选择，每个入路都有各自的优缺点。据报道人工髋关节置换术后脱位主要为后脱位，且通常是在髋关节处于屈曲内收内旋位置，因此后方结构不同程度的破坏会增加脱位的风险[5]。常规后外侧入路优点在于操作简单、术中视野清晰，但因切断外旋肌群，相比较其他入路容易发生后脱位。Blom等[6]进行的一项研究表明后方入路相对于其他入路术后脱位率较高。而直接前侧入路的优势在于避免了稳定结构的破坏，术后早期脱位率相对较低，但难度在于学习曲线陡峭、术中股骨侧显露困难[7]。而关节周围软组织张力平衡对维持关节稳定十分重要，因此在术中应尽量避免损伤关节周围软组织，保留并缝合关节囊，修复外旋肌群，以保持关节稳定性。有研究表明后外侧入路若对髋关节后方组织修复，维持肌肉及关节囊完整，可以降低脱位风险[8]。关节假体因素：植入髋臼的稳定性及前倾、外展角度至关重要。目前多数观点认为髋臼假体安放的前倾角范围在15°~20°，外展角度范围在40°~45°[9]。Georgiades等[10]进行的一项研究结果显示髋臼外展角≥45°时髋臼的磨损率会显著增加。假体前倾角过小在髋关节屈曲时容易发生撞击，外展角过大会导致内衬磨损，使股骨头脱位的风险增加。同时目前许多观点认为人工股骨头的大小也会对术后脱位产生影响。Tsikandylakis等[11]发现，36mm或者更大直径的股骨头假体相比较直径28mm甚至32mm的股骨头假体稳定性更好、关节活动度更大。Olaf等[12]的一项调查显示，使用直径32mm股骨头的患者术后脱位率为2.0%，明显低于直径28mm股骨头的脱位率（$P<0.05$）。

综上所述，术后早期关节脱位受多种因素影响，患者年龄、依从性、合并患肢瘫痪、关节既往有手术史、手术入路、假体安放位置、股骨头直径大小等是影响术后关节脱位的因素；因此，需根据患者自身情况制订治疗方案，降低脱位发生的风险。

（李春龙　李　超）

参 考 文 献

[1] 周传友，尚希福. 全髋关节置换术后脱位原因研究进展[J]. 国际骨科学杂志，2010, 31(3):169–170.

[2] Brytrom S, Espehaug B, Furnes O, et al. Femoral head size is a risk factor for total hip luxation: A study of 42987 primary hip arthroplasties from the norwegian arthroplasty register [J]. Acta Orthop Scand, 2003, 74:514.

[3] Gausden EB, Parhar HS, Popper JE, et al. RIsk factors for early dislocation following primary elective total hip arthroplasty [J]. J Arthroplasty, 2018, 33(5):1567–1571.e2.

[4] Yu YH, Chen AC, Hu CC, et al. Acute delirium and poor compliance in total hip arthroplasty patients with substance abuse disorders [J]. J Arthroplasty, 2012, 27(8）:1526–1529.

[5] Bouchet R, Mercier N, Saragaglia D. Posterior approach and dislocation rate: a 213 total hip replacements case–control studycomparing the dual mobility cup with a conventional 28–mm metal head / polyethylene prosthesis [J]. Orthop Traumatol Surg Res, 2011, 97: 2–7.

[6] Blom AW, Rogers M, Taylor AH, et al. Dislocation following total hip replacement: the Avon Orthopaedic Centre experience [J]. Ann R Coll Surg Engl,

2008, 90(8):658-662.

[7] White RE, Forness TJ, Allman JK, et al. Effect of posterior capsular repair on early dislocation in primary total hip replacement [J]. Clin Orthop Relat Res, 2001, 393: 163-167.

[8] 桑伟林, 朱力波, 陆海明, 等. 直接前入路与后外侧入路全髋关节置换术的对比研究 [J /CD]. 中华关节外科杂志：电子版, 2015, 9(5):584-588.

[9] 张晓敏, 曹力. 人工全髋关节置换术后脱位原因及治疗进展 [J]. 中国骨与关节损伤杂志, 2014, 29(2):202-204.

[10] Georgiades G, Babis GC, Kourlaba G, et al. Effect of cementless acetabular component orientation, position, and containment in total hip arthroplasty for congenital hip disease [J]. J Arthroplasty, 2010, 25(7):1143-1150.

[11] Tsikandylakis G, Kärrholm J, Hailer NP, et al. No Increase in Survival for 36-mm versus 32-mm Femoral Heads in Metal-on-polyethylene THA: A Registry Study [J]. Clin Orthop Relat Res, 2018, 476(12):2367-2378.

[12] Olof S, Anna E, Mats S, et al. Reduced dislocation rate after hip arthroplasty for femoral neck fractures when changing from posterolateral to anterolateral approach [J]. Acta Orthop, 2010, 16(5):235-236.

8. 如何避免术中髋臼与股骨近端的隐匿骨折？其处理原则是什么？

【建议】术前根据患者情况制订治疗方案及假体选择，术中避免暴力操作，对于骨质疏松严重患者应使用水泥型假体。髋臼隐匿裂隙骨折，通常不需固定。臼杯固定不牢固者，更换大号臼杯，螺钉加强固定。髋臼底碎裂出现骨缺损，则需要植骨修复。股骨侧单一线性劈裂、假体稳定者，可环扎钢丝或钢索；如果劈裂严重，应取出假体，内固定确实后再重新进行安装，或改水泥型假体。

【备注解释】假体周围骨折是全髋关节置换术常见的术中并发症，据报道在初次髋关节置换术中，假体周围骨折的发生率为2%～6%，假体的固定方式也会受到影响[1]。而髋关节置换术中导致假体周围骨折的原因受多方面因素影响。例如一些女性或老年患者患有骨质疏松，骨质脆弱；患者发育不良导致股骨发育畸形，髓腔变细；髋臼发育不良导致髋关节周围软组织挛缩等。同时若术中术者对手术技巧掌握不熟练、术中的暴力操作、假体类型和型号选择不当等也会增加术中出现隐匿性骨折的风险[2]。术前应根据患者影像学资料判断患者骨骼形态及发育情况，制订好手术方案及假体型号、尺寸的选择。防止假体选用不当导致的术中骨折。人工髋关节置换术中股骨假体骨折多发生在髋关节脱位、股骨假体置于髓腔准备和假体插入及髋关节复位3个环节[3]。因此在术中进行到上述步骤时，术者应谨慎处理，在髋关节脱位前应尽可能清理掉多余骨赘，软组织松解得当。避免暴力及牵引方向错误，造成骨折。在股骨侧扩髓及股骨假体安装时，若假体尺寸过大会容易导致假体周围骨折。因此在磨锉和假体安装时应从小尺寸逐渐增大，当安装遇到阻力时，应取出假体探查，不应强行暴力安装。有报道显示骨水泥假体术中骨折发生率要低于非骨水泥型假体[4, 5]。因此对于一些骨质疏松患者可以选用骨水泥型假体避免术中出现骨折。还有报道指出过度追求微创切口使术中显露差，也会增加术中骨折的风险[6]。因此对于微创技术掌握不熟练的术者应避免过度追求微创切口，注意术野显露。若术中出现骨折或怀疑出现隐匿性骨折，首先考虑假体稳定性，若假体稳定性受到影响，需固定骨折处以保证假体的稳定。

（李春龙　李　超）

参考文献

[1] Berend KR, Lombardi Jr AV, Mallory TH, et al. Cerclage wires or cables for the management of intraoperative fracture associated with a cementless, tapered femoral prosthesis:results at 2 to16 years [J]. Arthroplasty, 2004, 19(7 suppl2):17.

[2] 管廷进, 孙鹏, 郑潇, 等. 初次人工髋关节置换术中股骨假体周围骨折的原因分析与诊治 [J]. 中国骨与关节损伤杂志, 2014, 29(02):180-181.

[3] 胥少汀. 骨科手术并发症防治与处理 [M]. 第2版. 北京：人民军医出版社, 2006：487-488.

[4] Berry DJ. Epidemiology: hip and knee [J]. Orthop Clin NorthAm, 1999, 30(2):183-190.

[5] Schwartz JT Jr, Mayer JG, Engh CA.Femoral fracture during non-cemented total hip arthroplasty [J]. Bone Joint Surg Am, 1989, 71(8):1135-1142.

[6] 丛宇, 赵建宁. 全髋关节置换术中假体周围骨折的研究进展 [J]. 中国骨伤, 2011, 24(2):178-181.

9. 严重骨质疏松患者 THA，股骨干骨折风险较高，如何避免？发生了如何处理？

【建议】严重骨质疏松患者，预防全髋关节置换术中股骨段假体周围骨折的首要方案是充分完备的术前准备，尽量使用水泥型假体。术中规范化操作，避免暴力手法。

如果术中发生了PFF，明确骨分型、假体稳定性及骨质情况，可采用钢丝环扎、记忆合金环抱器、锁定钢板、长柄翻修假体等治疗手段。

【备注解释】骨质疏松症是一种系统性骨病，其特征是骨量下降和骨的微细结构破坏，表现为骨的脆性增加，因而骨折的危险性大为增加，即使是轻微的创伤或无外伤的情况下也容易发生骨折。因此，骨质疏松症无疑会增加全髋关节置换术股骨端假体周围骨折的风险。郭予立等[1]回顾性分析了34例股骨假体周围骨折（PFF）的患者，包括20例术中及14例术后骨折，按Vancouver分型，AG型骨折4例，AL型骨折11例，B1型骨折2例，B2型骨折7例。34例中31例获得随访，平均随访时间2.8年（1～4年）。他们发现按Vancouver分型规范化治疗股骨假体周围骨折能取得令人满意的疗效。完善的术前准备、规范的手术操作及术后定期随访时预防股骨假体周围骨折的有效策略。颜连启等[2]研究纳入患者 24 例，均为全髋关节置换术中或术后 PFF 患者，其中平均年龄为 63.6 岁（33—85 岁），根据 Vancouver 分型：A 型 7 例、B 型 12 例（B₁ 型 3 例、B₂ 型 8 例、B₃ 型 1 例）、C 型 5 例，术中出现 PFF 5 例，术后外伤所致 PFF 19 例。非手术治疗 4 例，手术治疗 20 例。手术方式包括钢丝环扎、记忆合金环抱器、锁定钢板、长柄翻修假体结合植骨等。所有患者术后获 8～52 个月（平均 23.8 个月）的随访。观察随访结果得出，对于 THA 术中、术后 PFF，治疗方案需结合骨折部位、假体有无松动、局部骨质量及全身情况而定，其治疗原则是，移位骨折需进行牢固固定，松动假体要进行翻修，严重骨缺损需要植骨处理。郜振武等[3]认为，对于 THA 术后假体周围骨折最重要的措施就是预防，初次或翻修手术应当避免产生新的应力集中。医生应当明确了解骨折的形式、假体稳定性及骨质情况。根据 Vancouver 分型，假体周围骨折的两个方面即关节成形术和骨折都需要进行处理，松动的假体应当翻修，移位的骨折应当复位并给予适当的固定。

综上所述，预防 THA 术中骨质疏松患者股骨端假体周围骨折的首要方案是充分完备的术前准备，术中规范化的操作，避免由于暴力手法导致 PFF。如果术中发生了 PFF，术者需明确了解骨折的形式、假体稳定性及骨质情况。根据术中情况，采用钢丝环扎、记忆合金环抱器、锁定钢板、长柄翻修假体结合植骨等治疗手段，对于术后出现的 PFF，治疗方案需结合骨折部位、假体有无松动、局部骨质量及全身情况而定，其治疗原则是移位骨折需进行牢固固定，松动假体要进行翻修，严重骨缺损需要植骨处理。

（李春龙　李　超）

参考文献

[1] 郭予立，林本丹，胡奕山．髋关节置换术中及术后股骨假体周围骨折的原因及其防治策略 [J]．海南医学，2014，25(19):2904–2907.

[2] 颜连启，孙钰，李小磊，等．全髋关节置换术中及术后股骨假体周围骨折的治疗 [J]．中华创伤骨科杂志，2013，15(5):455–457.

[3] 郜振武，吴斗，郭军政，等．骨质疏松性股骨侧假体周围骨折的治疗及策略 [J]．中华关节外科杂志，2015，9(5):680–684.

10. 什么情况下容易发生股骨柄远端穿出骨皮质？怎样发现与处理？

【建议】多发生于严重骨质疏松或伴有股骨近端畸形者，磨挫髓腔或安装假体时，过度增加内翻或外翻的力量，导致假体安放时偏离股骨中轴线，穿出皮质。

发现与处理：有严重骨质疏松症或股骨近端畸形者，开髓后扩锉不顺利，或安装柄假体时不顺利，则安装股骨柄假体后，需做肢体外触摸检查，怀疑有穿出时，术中拍 X 线片即可确诊。确定穿出者，往往需要取出假体、延长刀口、矫正畸形，重新安装。

【备注解释】股骨柄穿出股皮质也是全髋关节置换术的术中并发症之一。其发生原因多数是因为术中操作不当导致，主要发生在股骨侧开髓及假体安放的过程中。在髋关节置换术中，人工股骨柄安装在股骨干髓腔内的位置必须在髓腔中轴线上，包括前后左右，若偏离中轴线，必然导致股骨近端与髋臼之间的生物力学改变[1]。患者体位是否标准，会影响到术中力线及假体角度的判断，因此在手术开始前应将患者置于标准体位，并将患者固定良好，防止术中体位发生变化。在进行股骨侧开髓及假体安放时，股骨端显露差术野不好通常会影响术者判断及操作，因此股骨端的显露就显得尤为重要。首先术者对手术切口的定位应准确，同时应尽量避免追求过度微创使切口过小导致术野显露不佳。在扩髓时应定位准确。张永等[2]进行了一项回顾性研究，对 86 例全髋关节置换术后进行了髓腔位置分析，并进行平均 15 个月的随访，有 11 例出现了股骨柄位置偏离髓腔中轴线，其中 4 例股骨柄尖端偏外，抵于股骨干外侧壁，提示开髓点偏内；7 例股骨柄尖端偏后，抵于股骨干后侧壁，提示开髓点偏前。因此为减少人工髋关节置换手术后并发症，股骨柄置入股骨干髓腔内的位置必须在髓腔中轴线上。在扩髓时也应注意避免暴力操作，为了防止偏差可在扩髓后进行股骨髓腔的探查，以确定是否偏离中轴线。假体柄插入过程中用力敲打过猛或取出假体和骨水泥时常会导致凿穿骨壁。因此，术者应熟悉股骨局部解剖，扩髓时沿股骨中轴线逐渐扩大，切忌用力过猛。如果插入股骨假体时遇上较大阻力应重新扩髓后再次插入[3]。安装股骨假体后应再次确认假体与股骨中轴线的角度，以判断角度是否有偏差，若出现角度偏差甚至股骨柄穿出骨皮质者，应取出股骨柄假体，重新确定股骨髓腔中心。若假体柄穿出皮质造成假体周围骨折可选用加长柄翻修[4]。

综上所述，在全髋关节置换术中，股骨柄假体穿出骨皮质主要是由于股骨开髓及股骨柄假体安放时偏离股骨中轴线、安放股骨假体过程中用力不当，而手术视野显露差则会增加上述状况的发生风险，因此要求术者在术中应定位准确、谨慎操作，防止上述情况的发生；若穿出骨皮质，重新定位髓腔中轴线、加长柄翻修是良好的选择。

（李春龙　李　超）

参考文献

[1] 王以进，王介麟．骨科生物力学 [M]．北京：人民军医出版社，1989：280.

[2] 张永，闫剑平，孔亚军，等. 髋关节置换术中开髓位置的选择及其意义 [J]. 中国骨与关节损伤杂志，2016, 31(4):391-392.

[3] 王鹏建，阮狄克，李海峰，等. 人工髋关节置换术早期并发症临床分析 [J]. 临床骨科杂志，2006, 9(2):148-150.

[4] 李长福，李二虎，范程，等. 加长柄假体翻修人工髋关节置换后假体柄周围骨折 [J]. 临床骨科杂志，2019, 22(4):421-423.

11. 安装股骨柄及球头复位后，发现关节松弛，极易脱出，如何分析与处理？

【建议】此种情况原因通常是股骨侧截骨过多或老年人肌肉松弛。处理方法：增加假体的颈长，复位后轴线牵拉头臼间距离不超过 5mm 就好，如果这一操作不能解决，则取出假体，更换更加合适型号的新假体，重新安装。

【备注解释】关节松弛是导致脱位的重要因素，而早期脱位的发生率占 0.3%～10%，有报道在翻修手术中高达 28%。这将给患者带来风险，并给外科医生带来不便 [1]。患者因素包括年龄＞70 岁、共患多种病、女性、肌肉松弛、翻修手术、外展肌无力和转子问题 [2]，都可导致关节松弛而继发脱位。另外，假体安装因素，股骨截骨量过多是重要因素，术中一定要避免！还有就是偏移量（偏心距 offset）的选择不可过小。有些患者关节松弛是由于髋内翻，为了恢复软组织张力，可以在这些患者中使用股骨假体增加长度，或者通过充分的偏移来恢复张力 [3]。松弛的另一个原因可能是没有恢复髋关节旋转中心，需要细致的术前计划使外科医生能够方便、准确地实施手术，预测潜在的术中并发症 [4]。术中所做的决定可能对髋关节的稳定性有深远的影响。颈长、软组织张力、腿长、假体位置的选择，以及导致撞击的骨赘的去除，都是很重要的。另一个需要注意的因素是患者在手术台上的位置 [5]。与脱位相关的因素有很多，包括手术入路、假体设计、髋关节力学和软组织约束不能恢复 [6]。手术方法的选择取决于外科医生的熟悉程度和舒适度 [7]。面对术中关节松弛，植入物的定位、偏移量的恢复、肌筋膜张力是否充足及假体头颈比例必须严格检查 [8]。可选择抬高衬垫增加稳定性 [9]，植入物的选择显然是由外科医生决定的，对髋关节的稳定起着关键作用。植入物的特定变量包括长度的恢复、股骨偏移的重建、股骨头形状和大小，以及臼座的特定变量 [10]。

（李春龙　李　超）

参考文献

[1] Bozic K, Kurtz S, Lau E, et al. The epidemiology of revision total hip arthroplasty in the United States [J]. J Bone Joint Surg [Am], 2009, 91-A:128-133.

[2] Sikes CV, Lai LP, Schreiber M, et al. Instability after total hip arthroplasty: treatment with large femoral heads vs constrained liners [J]. J Arthroplasty, 2008, 23(Suppl):59-63.

[3] Brooks PJ. Dislocation following total hip replacement: causes and cures [J]. The bone & joint journal, 2013, 95-B(11 Suppl A): 67-69.

[4] Della Valle A G, Padgett D E, Salvati E A. Preoperative planning for primary totalhiparthroplasty [J]. The Journal of the American Academy of Orthopaedic Surgeons, 2005, 13(7):455-462.

[5] Kwon MS, Kuskowski M, Mulhall KJ, et al. Does surgical approach affect total hip arthroplasty dislocation rates? [J]. Clin Orthop Relat Res, 2006, 447:34-38.

[6] Padgett D E, Warashina H. The unstable total hip replacement [J]. Clinical orthopaedics and related research, 2004, (420), 72-79.

[7] Fackler CD, Poss R. Dislocation in total hip arthroplasties [J]. Clin Orthop, 1980, 151:169-178.

[8] Daly PJ, Morrey BF. Operative correction of an unstable total hip arthroplasty [J]. J Bone Joint Surg, 1992, 74A:1334-1343.

[9] Cobb TK, Morrey BF, Ilstrup DM. The elevated-rim acetabular liner in total hip arthroplasty: Relationship to postoperative dislocation [J]. J BoneJoint Surg, 1996, 78A:80-86.

[10] Scifert CF, Brown TD, Pedersen DR, et al. A finite element analysis offactors influencing total hip dislocation [J]. Clin Orthop, 1998, 355:152-162.

12. THA 术中复位困难有什么原因，怎样才能避免？

【建议】正常情况下初次 THA 不应出现此种情况。但在 DDH 患者，或股骨近端有畸形时，可因为旋转中心距离不匹配、软组织张力过大引起。避免方法：术前计划好旋转中心位置，评估股骨侧是否需要转子下截骨，适当的软组织松解，术中假体试模测试，基本上可以避免发生复位困难。

【备注解释】髋关节发育不良（DDH）是一种以髋臼和股骨形态异常为特征的疾病 [1]。由于罕见的疾病、解剖变异或在创伤后的情况下，恢复正常的髋关节解剖和生理运动学对外科医生来说是一个很大的挑战 [2]。术中复位困难会导致手术时间延长，快速手术意味着协调围术期管理、减少手术压力和促进术后恢复 [3]。一些帮助复位的手术技术已被发展起来，包括截骨术和非截骨术，虽然手术方案被报道有良好的结果，但每个都有优缺点 [4]。骨量不足、大量软组织松解、术后腿长、解剖异常等都可能使Ⅳ型 DDH 患者出现术后并发症 [5]。当髋臼假体放置在Ⅳ型发育不良髋臼时，需要截骨术以方便复位，同时避免神经并发症 [6]。截骨术有助于防止软组织挛缩，并通过减少腿的延长来保护坐骨神经 [7]。横截骨术是最简单的截骨术。它只需要在小粗隆下的股骨上横切两次，不需要使用任何专门的器械。在第一次切开前，用电动摆锯沿股骨长轴做一条直立线，作为旋转对准标记。第一横切距离小转子远端 1cm（大转子顶端下 10cm）。在用柄和头测试之后，用适当的力向远端对准股骨远端，然后用第二次横切去除股骨重叠部分。在准备股骨远端后，插入股骨假体。通过使用非模块柄，可以旋转两个股骨端，将股骨原来的过度前外翻恢复到正常范围 [8]。

有学者采用两阶段完成 DDH 的 THA，第一阶段股骨头、颈切除、软组织松解及植入假体结束后，在髋关节周围建立一个外固定架系统，用钢针牵引股骨逐渐拉向远端位置，直到股骨颈达到解剖髋臼的水平。大约 2 周后，在第二阶段，外固定架系统被移除，全髋关节置换术完成。两阶段全髋关节置换降低了神经血管损伤的风险，但是在第一阶段使用针可能导致感染的风险，并且患者需要在医院待更多的时间。据报道，不需要截骨的一期全髋关节置换术可以产生良好的长期功能效果，但存在三个明显的缺点：髋关节复位具有挑战性，坐骨神经并发症风险高，难以达到适当的软组织松解效果[9, 10]。

（李春龙　李　超）

参考文献

[1] Crowe JF, Mani VJ, Ranawat CS. Total hip replacement in congenitaldislocation and dysplasia of the hip. J Bone Joint Surg Am, 1979, 61:15–23.

[2] Staats K, Kubista B, Windhager R. Herausforderungen in der primären Hüftendoprothetik [Challenges in Primary Total Hip Arthroplasty] [J]. Zeitschrift fur Orthopadie und Unfallchirurgie, 2019, 157(4):445–460. https://doi.org/10.1055/a-0736-3649

[3] Hansen T B, Gromov K, Kristensen B B, et al. Fast–track hip arthroplasty[J]. Ugeskrift for laeger, 2017, 179(51):V03170252.

[4] Sofu H, Kockara N, Gursu S, et al. Transversesubtrochanteric shortening osteotomy during cementless total hip arthroplasty in Crowe type–III or IV developmental dysplasia [J]. J Arthroplasty, 2015, 30:1019–1023.

[5] Mu W, Yang D, Xu B, et al. Midterm outcome of cementless total hip arthroplasty in Crowe IV–Hartofilakidis type III developmental dysplasia of the hip [J]. J Arthroplasty, 2016, 31: 668–675.

[6] Greber EM, Pelt CE, Gililland JM, et al. Challenges in total hip arthroplasty in the setting of developmental dysplasia of the hip [J]. J Arthroplasty, 2017, 32: S38–S44.

[7] Cascio BM, Thomas KA, Wilson SC. A mechanical comparison and review of transverse, step–cut, and sigmoid osteotomies [J]. Clin Orthop Relat Res, 2003,411: 296–304.

[8] Imarisio D, Trecci A, Sabatini L, et al. Cementless total hip replacement for severe developmental dysplasia of the hip:our experience in Crowe's group IV [J]. Musculoskelet Surg, 2013, 97: 25–30.

[9] Binazzi R. Two–stage progressive femoral lowering followed by cementless total hip arthroplasty for treating Crowe IV–Hartofilakidis type 3 developmental dysplasia of the hip [J]. J Arthroplasty, 2015, 30: 790–796.

[10] Imbuldeniya AM, Walter WL, Zicat BA, et al. Cementless total hip replacement without femoral osteotomy in patients with severe developmental dysplasia of the hip: minimum 15–year clinical and radiological results. Bone JointJ, 2014, 96: 1449–1454.

13. DDH 患者进行 THA 后出现足趾麻木、活动无力，足背动脉搏动减弱或消失，甚至足端苍白，一般是什么原因？如何处理？

【建议】这种表现是肢体过度牵拉综合征，原因是单次肢体延长牵拉超过了 4cm，若发生此类症状迅速屈曲髋膝关节，减轻下肢神经、血管张力，如仍不能缓解，则需返回手术室重新手术，再短缩截骨，重新安装假体，多能缓解症状。发生此情况后，术后应予以营养神经对症治疗，配合康复锻炼进行恢复。

【备注解释】先天性髋关节发育不良（DDH）是临床常见的先天性髋关节畸形，发病率为 1.4‰～3.5‰ [1]。该类患者常常伴有髋臼结构缺损，主要临床表现为髋关节疼痛、活动障碍，治疗不及时可逐步进展为关节半脱位、脱位等，并会导致肌肉组织短缩，髋关节囊呈漏斗状，髂腰肌肌腱肥厚，坐骨神经短缩，在接受 THA 时，股神经及股深动脉有牵拉损伤的危险[2]。而术后发生患肢足趾麻木、活动无力、足背动脉搏动减弱、足端苍白等症状主要是由于术中牵拉损伤到了坐骨神经、股动脉，导致神经传导功能障碍及动脉痉挛所致。该类患者在由于不同程度的脱位导致患肢短缩、股骨移位、关节囊痉挛，需要对患肢进行牵拉操作，增加了坐骨神经损伤的风险，而且该类损伤在术中较难察觉，从而增加了这类并发症发生的概率。术中股骨侧的处理要避免过度牵拉，术中使用电凝止血时，注意不当操作或避免金属拉钩贴近神经血管，以防止电流通过拉钩传导导致坐骨神经麻痹[3]。还有观点认为在使用骨水泥型假体时，骨水泥外溢、固化时释放热量导致神经损伤[4]。以上原因均可能导致坐骨神经损伤，出现患肢足趾麻木、活动无力等症状，在术中应格外注意。目前普遍认为髋关节置换术中肢体延长＞4cm 时，坐骨神经损伤的风险就会增加[5]。有研究表明，成人 DDH 行全髋关节置换术前给予骨牵引对改善髋关节功能具有良好作用，并且能够有效抑制术后坐骨神经损伤的发生，具有确切临床应用价值[6]。因此为了减少坐骨神经损伤的症状，对于一侧肢体短缩＞4cm 的患者，术前应予以患肢牵引，以降低术中复位的难度。术中应避免暴力牵拉、髋臼拉钩及电凝损伤软组织，在使用骨水泥假体时，尽量减少骨水泥外溢，在凝固放热前予以降温，防治热量释放损伤神经。若出现上述症状应积极排查原因，并予以营养神经治疗及康复锻炼。

（李春龙　李　超）

参考文献

[1] Mahan ST, Katz JN, Kim YJ. To screen or not to screen? A decision analysis of the utility of screening for developmental dysplasia of the hip [J]. J Bone Joint Surg (Am), 2009, 91(7):1705–1719.

[2] 何文野, 陈云苏, 张先龙 . 先天性髋关节发育不良Ⅳ型全髋关节置换术的肢体平衡 [J]. 中国矫形外科杂志, 2014, 22(11):965–970.

[3] 蔚磊, 董乐乐, 樊建军, 等 . 人工全髋关节置换术后神经损伤的原因及治疗 [J]. 包头医学院学报, 2016, 32(03):48–50.

[4] 王浩宇, 黄明, 高明杰, 等 . 后外侧入路高脱位髋关节假体重建软组织处理 [J]. 解剖与临床, 2011, 16(5):412–414.

[5] Liu R, Liang J, Wang K, et al. Sciatic nerve course in adult patients with unilateral developmental dysplasia of the hip: implications for hip surgery [J]. BMC Surg, 2015, 15: 14.

[6] 赵力, 王振虎, 赵岩, 等. 骨牵引在成人 DDH 全髋关节置换术中预防坐骨神经麻痹的应用 [J]. 中国医药导刊, 2017, 19(01):7-8.

14. 膝关节置换术中如何避免损伤后方的腘动脉和静脉？

【建议】正确使用止血带，清晰术野，关节后方操作尽量不超出关节囊，就可避免腘血管的损伤。另外，止血带压力不要过高，时间在 90min 以内，也可完全避免止血带导致的血管损伤。

【备注解释】全膝关节置换术是治疗中晚期膝关节疾病的有效方法，手术数量在国内外迅速增加[1]。随着手术技术越来越成熟，人们也逐渐重视起膝关节置换术的并发症问题。术中血管、神经的损伤一旦出现，后果相对比较严重、甚至可能出现截肢、死亡等后果，因此避免术中血管神经的损伤在膝关节置换的手术过程中十分重要。血管损伤在 TKA 术中发生率较低，一项回顾性分析报道了全膝关节置换术 13 618 例，发生血管损伤 24 例，发生率仅为 0.17%。24 例血管损伤中，3 例为腘动脉切断，5 例为腘动脉假性动脉瘤，16 例为单纯缺血性并发症[2]。造成术中血管损伤包括以下原因：①直接损伤，如手术刀、拉钩、摆锯等器械直接损伤血管；②术中使用止血带，可能会引起栓塞及供血不足等止血带相关的血管并发症[3]；③在严重屈曲畸形患者，后关节囊及腘血管挛缩，畸形矫正后，牵拉腘动脉，可以导致内膜损伤。另外，动脉牵拉、血管和骨、肌腱撞击，也可以导致损伤[4]。为了避免术中操作导致血管直接损伤，应尽可能显露清晰术野，对于重要的血管神经应首先显露。黄钢勇等[5]进行的一项回顾性分析，研究了 1291 例膝关节 MRI 片测量膝关节髁上连线水平腘动脉与股骨外侧髁的最短距离（PA-LFC）、关节线水平腘动脉与后关节囊的距离（PA-PC）、关节线以下 10mm 水平腘动脉与胫骨后方皮质的距离（PA-PTC），以及在矢状位 MRI 片上测量腘动脉与胫骨后方皮质的最短距离（PAPTC）及腘动脉与后十字韧带的内外侧关系；取 6 具新鲜冰冻尸体膝关节标本，明确腘动脉的位置；测量其与膝关节囊及腘肌的距离，结果发现腘动脉总是位于血管神经束最前方。在关节线水平，腘动脉均位于后十字韧带内缘的外侧。尸体解剖显示膝关节线距腘肌上缘（1.13 ± 0.23）cm，该段腘动脉及其分支构成一个三角形区域，紧贴关节囊和胫骨皮质，三角形后方为腘动脉主干、膝外下动脉、膝正中动脉等密集分布的区域。因此在处理这一危险三角区域时，应格外注意避免损伤血管。对于一些膝关节严重挛缩的患者应避免暴力牵拉导致血管内皮损伤。止血带放松时可导致动脉内膜剥脱，引起血流缓慢，继发血栓导致供血不足加重[6]。同时若本身下肢有血管疾病的患者应慎用止血带，以免加重血管损伤。一项回顾性分析显示，对合并下肢血管疾病的膝关节置换术中间断使用止血带（切皮时不用止血带，截骨完成后开始使用止血带，假体安装完后待水泥完全凝固后释放止血带）有利于减轻炎症反应及手术并发症、肢体肿胀程度，却不会显著增加患者的总出血量。

腓总神经损伤是 TKA 罕见但严重的并发症之一，其发生率在 0.3%~4%，可引起下肢麻木、无力、小腿持续性疼痛等异常，甚至造成不同程度的病残[7]。据文献报道以下几种原因可导致在术中腓总神经容易损伤：①外侧板钩放置位置不当，压迫致伤；②清理胫骨平台后缘时过度向前脱位，牵拉致伤；③股骨远端截骨时，胫骨向后移位挤压致伤；④松解清理股骨后髁时骨膜剥离子挫伤；⑤过伸膝关节导致牵拉伤等原因[8]。还有观点认为止血带压力与神经损伤风险呈正比[9]。因此，为减少术中神经损伤的风险，术者熟悉膝关节局部解剖结构层次、术前识别高危患者是防止腓总神经损伤的基本要求；在不影响术野的情况下尽量减少止血带压力，术中避免粗暴，充分止血，以尽量降低神经损伤风险。

（李春龙　李　超）

参考文献

[1] Cram P, Lu X, Kates SL, et al. Total knee arthroplasty volume, utilization, and outcomes among medicare beneficiaries, 1991 ~ 2010 [J]. JAMA, 2012, 308(12):1227-1236.

[2] Calligaro KD, Dougherty MJ, Ryan S, et al. Acute arterial complications associated with total hip and knee arthroplasty [J]. J Vasc Surg, 2003, 38(6):1170-1177.

[3] Hasenkamp W, Villard J, Delaloye JR, et al. Smart instrumentation for determination of ligament stiffness and ligament balance in total knee arthroplasty [J]. Med Eng Phys, 2014, 36(6):721-725.

[4] 张启栋, 刘朝晖, 郭万首. 全膝关节置换术血管损伤并发症的研究进展 [J]. 中日友好医院学报, 2013, 27(02):110-112.

[5] Kumar SN, Chapman JA, Rawlins I. Vascular injuries in total knee arthroplasty. A review of the problem with special reference to the possible effects of the tourniquet [J]. J Arthroplasty, 1998, 13(2):211-216.

[6] Hasenkamp W, Villard J, Delaloye JR, et al. Smart instrumentation for determination of ligament stiffness and ligament balance in total knee arthroplasty[J]. Med Eng Phys, 2014, 36(6):721-725.

[7] Zywiel MG, Mont MA, McGrath MS, et al. Peroneal nerve dysfunction after total knee arthroplasty: characterization and treatment [J]. J Arthroplasty, 2011, 26(3):379–385.

[8] 余正红, 蔡胥, 李鉴铁, 等 . 膝关节置换术中腓总神经损伤的原因与预防 [J]. 中国矫形外科杂志, 2008, 16(11):807–810.

[9] Noordin S, McEwen JA, Kragh JF Jr, et al. Surgical tourniquets in orthopaedics [J]. J Bone Joint Surg Am, 2009, 91(12):2958–2967.

15. 在手术操作的哪一步容易发生内侧副韧带损伤？如何避免？

【建议】内侧副韧带损伤通常在内侧软组织松解、内侧半月板切除、使用摆锯胫骨截骨时容易发生。应在术中注意内侧副韧带的保护，术者应熟悉膝关节解剖，正确使用撑开器，先切除骨赘再松解韧带，正确使用摆锯、保护副韧带等。

【备注解释】在全膝关节置换术中医源性内侧副韧带（MCL）损伤是一种并不常见的并发症，文献报道其发生率为0.43%～2.7% [1]。一旦发生，会导致术后膝关节不稳定，加速关节磨损 [2]。MCL 的前面的纵行纤维与关节囊分离，而后斜纤维与内侧半月板及内侧关节囊融合，因此术中松解软组织特别是内侧半月板的切除就可能损伤内侧副韧带 [3]。特别是一些内翻膝的膝关节置换，由于胫骨的畸形，股骨、胫骨增生的骨赘导致内侧软组织紧张，包括内侧副韧带、后内侧角结构的半膜肌腱、后关节囊及鹅足止点的挛缩 [4]。使内侧软组织松解时难度变大，内侧副韧带损伤风险增加。其他包括术中暴力操作、摆锯使用不当截骨时损伤、拉钩撬拨导致内侧副韧带损伤等。在术中有时内侧副韧带损伤不容易发现，当内侧突然松弛应警惕是否发生 MCL 损伤，必要时可以通过侧方应力来判断 [5]。因此在术中保护内侧副韧带就至关重要。Winiarsky 等 [6] 认为，早期去除膝关节多余的骨赘可以降低内侧副韧带张力，降低 MCL 损伤的风险。术中器械的使用如摆锯、拉钩等也十分重要，Dimitris 等 [7] 认为在截骨时，摆锯摆动幅度超过股骨内侧髁和外侧髁的宽度时，内侧副韧带就有损伤的风险，因此可以使用窄锯片来降低这一风险。

（李春龙　李　超）

参考文献

[1] Shahi A, Tan TL, Tarabichi S, et al. Primary repair of iatrogenic medial collateral ligament injury during TKA: amodified technique [J]. J Arthroplasty, 2015, 30: 854–857.

[2] Lee GC, Lotke PA. Management of intraoperative medial collateral ligament injury during TKA[J]. Clin Orthop Relat Res, 2011, 469: 64–68.

[3] Liu F, Yue B, Gadikota HR, et al. Morphology of the medial collateral ligament of the knee[J]. J Orthop Surg Res, 2010, 5: 69 –77.

[4] 李宝文 . 全膝人工关节置换涉及的生物力学变化 [J]. 中国组织工程研究与临床康复，2008, 12(17)：3313–3318.

[5] Lee GC, Lotke PA. Management of intraoperative medial collateral ligament injury during TKA[J]. Clin Orthop Relat Res, 2011, 469: 64 –68.

[6] Winiarsky R, Barth P, Lotke P. Total knee arthroplasty in morbidly obese patients[J]. J Bone Joint Surg Am, 1999, 80: 1770–1774.

[7] Dimitris K, Taylor BC, Steensen RN. Excursion of oscillating saw blades in total knee arthroplasty [J]. Journal of Arthoplasty, 2010, 25(1):158–160.

（六）术后下肢深静脉血栓的预防管理

1. 关节置换的患者是否应常规评估 VTE 风险？有哪些高风险因素？如何操作？

【建议】进行关节置换的老年患者，本身就是术后 DVT 高风险人群，术后都应该进行血栓预防处理。DVT 风险评估中，高风险因素包括年龄≥ 75 岁、大手术持续 2～3h、肥胖（BMI > 50）、浅静脉、深静脉血栓或肺栓塞病史、血栓家族史、现患恶性肿瘤或化学治疗、狼疮抗凝物阳性等。极高危因素包括脑卒中、急性脊髓损伤、下肢关节置换术、骨盆或下肢骨折、多发性创伤大手术（超过 3h）。推荐采用血栓 Caprini 风险评估进行术前 VTE 评分，根据 VTE 危险度评分情况选择预防措施。

【备注解释】关节置换术属于骨科大手术范畴，这类手术具有引起静脉血栓形成的三方面主要因素：静脉内膜损伤、静脉血流淤滞及高凝血状态。接受关节置换术的患者均具有以上三方面危险因素，是 VTE 发生的极高危人群。同时，如果患者伴有其他危险因素时，围手术期发生 VTE 的风险更高。因此，关节置换的患者术前应常规评估 DVT 风险，根据危险度评价选择适当的预防措施 [1-3]。

Caprini 风险评估是基于临床经验和循证医学证据设计的一个有效且简单可行、经济实用的 VTE 风险预测工具，所以 2016 年出版的《中国骨科大手术静脉血栓栓塞症预防指南》[4] 采用该风险评估工具，本共识推荐采用与其一致的评分工具。Caprini 风险评估的 VTE 危险因素评分可分为 1、2、3、5 分项，其中 3 分项为高风险因素，5 分项为极高风险因素（如建议所列）[5]。对手术患者根据评分表评分后将各分项评分进行累加，根据累加后的评分情况将 VTE 风险分为低危、中危、高危和极高危四个等级。根据风险等级个体化选用不同的预防血栓措施。

（隋福革　李　锋）

参考文献

[1] Geerts WH, Pineo GF, Heit JA, et al. Prevention of venous thromboembolism: the Seventh ACCP Conference on Antithrombotic and Thrombolytic Therapy [J]. Chest, 2004, 126(3 Suppl):338S–400S.

[2] Heit JA, O'Fallon WM, PTEtterson TM, et al. Relative impact of risk factors for deep vein thrombosis and pulmonary embolism: a population–based study [J]. Arch Intern Med, 2002, 162(11):1245–1248.

[3] Anderson FA Jr, Spencer FA. Risk factors for venous thromboembolism [J]. Circulation, 2003, 107(23 Suppl 1):I9–16.

[4] 中华医学会骨科学分会. 中国骨科大手术静脉血栓栓塞症预防指南 . 中华骨科杂志, 2016, 36(2):65–71.

[5] Caprini JA. Risk assessment as a guide to thrombosis prophylaxis [J]. Curr Opin Pulm Med, 2010, 16(5):448–452.

2. 深静脉血栓形成后可以继发肺栓塞，心房（室）内附壁血栓脱落后，也可以发生肺栓塞，甚至这两种情况都可以发生致死性 PTE，两者有什么区别？

【建议】虽然最终的肺栓塞结局可能相同，但区别在于栓子的来源不同，发病情况也略有差异。DVT 导致的肺栓塞，血栓来源于下肢深静脉血栓脱落，多有高危因素、血栓较新鲜、栓子体积较大、多半于静息状态发病，可预防处理。心房附壁血栓脱落导致的肺栓塞，患者均存在不同程度的心脏基础疾病，如风湿性心脏病伴心房颤动及单纯性心房颤动等。多于兴奋时发病，栓子陈旧、多数患者血栓体积较小，一般很难溶解再通。

【备注解释】肺动脉血栓栓塞症是指来自静脉系统或右心的血栓阻塞肺动脉主干或其分支导致的肺循环和呼吸功能障碍，是导致住院患者死亡的重要原因之一[1]。肺栓塞血栓栓子主要的一个来源就是下肢深静脉血栓（DVT）脱落，当下肢近端存在深静脉血栓栓子时，发生 PTE 的风险更高[2]。DVT 多见于大手术或严重创伤后、长期卧床、肢体制动、肿瘤患者等，其发生目前认为通过正确的措施是可以预防的[3]。并且 DVT 脱落的血栓栓子为新鲜形成的，其导致的肺动脉血栓栓塞如果没有致死，其后是可以通过药物等方式将其溶解消除，使肺动脉再通。心脏附壁血栓形成是心源性卒中的原因之一，心腔内血栓栓子脱落可引起肺循环或体循环栓塞，导致相应部位脏器的功能障碍，严重时甚至危及生命[4]。目前研究发现，绝大部分心脏血栓患者均存在不同程度的心脏基础疾病，其中风湿性心脏病伴心房颤动及单纯性心房颤动患者占大部分比例。风湿性瓣膜病、房室瓣病损容易在原有疾病基础上并发亚急性细菌性心内膜炎，赘生物多位于右心房及肺动脉根部。先心病缺损型会形成异常通道，易发生细菌性心内膜炎及附壁血栓，附壁血栓脱落则引起肺动脉栓塞[5]。预防心脏血栓形成的关键是及时防控心血管疾病及各类危险因素的病情进展，早期检查、早期发现、必要时早期抗凝血治疗[6]。目前关于心脏血栓的治疗主要以药物抗凝血为主[7]。对于心房有附壁血栓的患者术前应考虑血栓脱落的风险，必要时可行右心耳封堵以防止血栓脱落导致严重的 PTE；当右心房的附壁血栓脱落导致 PTE 时，其栓子往往是陈旧的栓子，一般很难溶解再通[8]。

（隋福革　李　锋）

参考文献

[1] 王辰 . 肺栓塞 [M]. 北京：人民卫生出版社, 2003: 125–429.

[2] 陆慰萱, 王辰 . 肺循环病学 [M]. 北京：人民卫生出版社, 2007:463–490.

[3] Righini M, Le Gal G, Bounameaux H. Venous thromboembolism diagnosis: unresolved issues [J]. Thromb Haemost, 2014(113):1184–1192.

[4] 张钰聪, 孔强, 史力生, 等 . 心脏血栓患者 52 例临床分析 [J]. 心脏杂志, 2013, 25(1):54–56.

[5] Marzieh N, Mohammad R E,Tasnim E, et al. Intracardiac Thrombosis in Sickle Cell Disease [J]. Iran J Med Sci March, 2016(41):150–153.

[6] Ravi R, Ibrahim M S, Pamela K W, et al. Left ventricular thrombus in the setting of normal left ventricular function in patients with Crohn's disease [J]. Echocardiography, 2016(33):145–149.

[7] Zouine S, Marnissi F, Otmani N, et al. ABO blood groups in relation to breast carcinoma incidence and associated prognostic factors in Moroccan women [J]. Med Oncol, 2016(33):67.

[8] 邵定平 . 肺栓塞发病机理的探讨 [J]. 黑龙江大学自然科学学报, 1997(3):117–120.

3. 预防 VTE 使用抗凝血药有哪些收益？又有哪些风险，可以参考什么指南？

【建议】采用抗凝血药预防措施的收益包括降低 VTE 的发生率、死亡率，而且可以减轻患者痛苦，减少医疗费用支出。

风险在于四个方面，即有一定的出血风险，特别是具有如下出血风险的患者：①大出血病史；②严重肾功能不全；③联合应用抗血小板药；④手术创伤程度因素。应充分权衡血栓风险和出血风险的利弊，合理选择使用或停用抗凝血药。

可参考《中国骨科大手术静脉血栓栓塞症预防指南》。

【备注解释】VTE 是骨科大手术后发生率较高的并发症，也是患者围术期死亡及医院内非预期死亡的重要因素之一[1]。对骨科大手术患者施以有效的抗凝血预防措施，不仅可以降低 VTE 的发生率、死亡率，而且可以减轻患者痛苦，降低医疗费用[2]。2009 年版《中国骨科大手术静脉血栓栓塞症预防指南》被推广应用以来，我国人工全髋关节置换（THA）术后深静脉血栓发生率由 20.6%～47.1% 降低至 2.4%～6.49%，人工全膝关节置换（TKA）术后深静脉血栓发生率由

30.8%～58.2% 降低至 3.19% [3]。

由于骨科大手术后的患者是 VTE 发生的极高危人群，所以应充分权衡患者的血栓风险和出血风险利弊，合理选择抗凝血药。对于出血风险高的患者，只有当预防血栓的获益大于出血风险时，才考虑使用抗凝血药 [4]。其中常见的出血风险包括以下几种情况：①大出血病史；②严重肾功能不全；③联合应用抗血小板药；④手术因素（既往或此次手术中出现难以控制的手术出血、手术范围大、翻修手术）[5-7]。

随着新型抗凝血药的研发及应用、抗凝血理论和循证医学的进展，为更好指导临床应用，中华医学会骨科学分会及《中华骨科杂志》编辑部于 2015 年邀请并组织骨科专家及相关领域专家对《中国骨科大手术静脉血栓栓塞症预防指南》进行了更新，并于 2016 年出版 [8]。本指南对骨科大手术静脉血栓栓塞症从预防到治疗用药都给出了详细的意见，临床实施方案可参考该指南并结合临床具体情况制订具体用药 [9]。

（隋福革　李　锋）

参考文献

[1] Streiff MB, Haut ER. The CMS ruling on venous thromboembolism after total knee or hip arthroplasty: weighing risks and benefits [J]. JAMA, 2009, 301(10):1063–1065. .

[2] Thirugnanam S, Pinto R, Cook DJ, et al. Economic analyses of venous thromboembolism prevention strategies in hospitalized patients: a systematic review [J]. Critical Care, 2012, 16(2):R43.

[3] Qiu GX, Yang QM, Yu NS, et al. Evaluation of safety and effectiveness of low–molecular–weight heparin in the prevention of deep venous thrombosis inpatients undergoing hip or knee operation [J]. Chin J Orthop, 2006, 26(12):819–822.

[4] Chen DF, Yu NS, Lu WJ, et al. Low–molecular–weight heparin incombination with intermittent pneumatic compression on prophylaxis of deep venous thrombosis following arthroplasty [J]. Chin JOrthop, 2006, 26(12):823–826.

[5] Kim YH , Kim JS. The 2007 John Charnley Award. Factors leading to low prevalence of DVT and pulmonary embolism after THA: analysis of genetic and prothrombotic factors.[J]. Clin Orthop Relat Res, 2007(465):33–39.

[6] Qian WW, Weng XS, Chang X, et al. Retrospective analysis of deep venous thrombotic risk factors in prosthetic hip surgery [J]. Chinese Journal of Tissue Engineering Research, 2012, 16(4):622–625.

[7] Yin ZX, Yu NS, Lu WJ, et al. Clinical effects on venous thromboembolism prevention in primary total hip replacement [J]. Chinese Journal of Bone and Joint Surgery, 2013, 6(Suppl 1):57–60.

[8] 中华医学会骨科学分会 . 中国骨科大手术静脉血栓栓塞症预防指南 . 中华骨科杂志, 2016, 36(2):65–71.

[9] Peng HM, Weng XS, Zhai JL, et al. Incidence of symptomatic venous thromboembolic events in patients undergoing Incidence ofsymptomatic venous thromboembolic events in patients undergoing primary total knee arthropalsty with routine anticoagulation [J]. Chinese Journal of Bone and Joint Surgery, 2014, 7(2):101–104.

4. 临床观察可见，DVT 多发生于患者的左下肢，为什么？

【建议】左侧髂总静脉受到同侧髂总动脉及腰骶椎共同的挤压而引起腔径略狭窄，左髂总静脉、左下肢静脉及盆腔静脉回流受阻。这样的组织结构结合其他先天或后天性的血栓形成危险因素，会容易导致左下肢深静脉血栓形成。

【备注解释】相关文献发现，左下肢深静脉血栓较右下肢深静脉血栓的发病率更高，可能与左髂静脉受压综合征有关 [1]。左髂静脉受压综合征是指左侧髂总静脉受到右侧髂总动脉及腰骶椎共同的挤压而引起腔内组织结构粘连、髂静脉、左下肢静脉及盆腔静脉回流受阻等相应的临床症状，亦被称为 Cockett 综合征或 May–Thurner 综合征 [2, 3]。Kibbe 等从 CT 检查中发现左髂静脉受压是一种正常的血管解剖走行，而不是一种病理性变异 [4-6]。Chan 等发现大约有 29% 正常女性的左侧髂静脉受压狭窄程度大于 70%，Oguzkurt 等发现左下肢深静脉血栓患者的左髂静脉平均狭窄程度大于 73%。一般来说正常人群的髂静脉狭窄率小于 70%，所以左髂静脉受压及狭窄程度较小者不一定有 IVCS 的相关表现 [7]。报道正常人群中，每个人都有不同程度的左髂静脉受压或狭窄 [8]。当这种解剖性的狭窄超过一定的程度，而这种髂静脉解剖上的受压及狭窄会引起血流动力学和血管内膜的组织结构改变，并结合其他先天或后天性的血栓形成危险因素，会导致左下肢深静脉血栓形成 [9]。

（隋福革　李　锋）

参考文献

[1] Nordstrom M, Lindblad B, Bergqvist D, et al. A prospective study of the incidence of deep–vein thrombosis within a defined urban population [J]. J Intern Med, 1992, 232(2):155–160.

[2] Ouriel K, Green R M, Greenberg R K, et al. The anatomy of deep venous thrombosis of the lower extremity[J]. J Vasc Surg, 2000, 31(5):895–900.

[3] May R.The cause of predominantly sinistral occurrence of thrombosis of the pelvic veins [J]. Minerva Cardioangiol Eur, 1957, 3(4):346–349.

[4] Kibbe M R, Ujiki M, Goodwin A L, et al. Iliac vein compression in an asymptomatic patient population [J]. J Vasc Surg, 2004, 39(5):937–943.

[5] Zander K D, Staat B, Galan H. May–Thurner syndrome resulting in acute iliofemoral deep vein thrombosis in the postpartum period [J]. Obstet Gynecol, 2008, 111(2 Pt 2):565–569.

[6] Murphy E H, Davis CM, et al. Symptomatic ileofemoral DVT after onset of oral contraceptive use in women with previously undiagnosed May–Thurner

syndrome [J]. J Vasc Surg, 2009, 49(3):697–703.

[7] Chan K T, Tye G A, Popat R A, et al. Common iliac vein stenosis: a risk factor for oral contraceptive–induced deep vein thrombosis [J]. Am J Obstet Gynecol, 2011, 205(6):531–537.

[8] Oguzkurt L, Tercan F, Pourbagher M A, et al. Computed tomography findings in 10 cases of iliac vein compression (May–Thurner) syndrome [J]. Eur J Radiol, 2005, 55(3):421–425.

[9] Chung J W, Yoon C J, Jung S I, et al. Acute iliofemoral deep vein thrombosis: evaluation of underlying anatomic abnormalities by spiral CT nography [J]. J Vasc Interv Radiol, 2004, 15(3):249–256.

5. TJA 术后 VTE 的预防，都有哪些方法？

【建议】 TJA 术后对于 VTE 的预防有基本预防措施、物理预防措施和药物预防措施三种，建议三种预防措施联合应用。

【备注解释】《中国骨科大手术静脉血栓栓塞症预防指南》指出，对于接受骨科大手术的患者需常规进行静脉血栓预防，预防措施包括基本、物理、药物三种，三种预防措施应联合应用[1]。

(1) 基本措施：①术后抬高患肢，促进静脉回流；②注重预防静脉血栓知识宣教，指导早期康复锻炼；③围术期适度补液，避免血液浓缩[2]。

(2) 物理预防措施：足底静脉泵、间歇充气加压装置及梯度压力弹力袜等，利用压力促使下肢静脉血流加速，减少血液淤滞，降低术后下肢 DVT 形成的风险，且不增加肺栓塞事件的发生率。单独使用物理预防仅适用于合并凝血异常疾病、有高危出血风险的患者；待出血风险降低后，仍建议与药物预防联合应用。对患侧肢体无法或不宜采用物理预防措施的患者，可在对侧肢体实施预防。应用前宜常规筛查禁忌证。下列情况禁用或慎用物理预防措施：①充血性心力衰竭、肺水肿或下肢严重水肿；②下肢 DVT 形成、肺栓塞发生或血栓（性）静脉炎；③间歇充气加压装置及梯度压力弹力袜不适用于下肢局部异常（如皮炎、坏疽、近期接受皮肤移植手术）；④下肢血管严重动脉硬化或狭窄、其他缺血性血管病（糖尿病性等）及下肢严重畸形等[3, 4]。

(3) 药物预防措施：药物预防具体可参考如下方案。①手术前 12h 使用低分子肝素，出血风险增大；术后 12h 以后（硬膜外腔导管拔除后 4h 可应用依诺肝素），可皮下注射预防剂量低分子肝素。②磺达肝癸钠 2.5mg 皮下注射，术后 6～24h（硬膜外腔导管拔除后 4h）开始应用。③阿哌沙班 2.5mg，2/d，口服，术后 12～24h（硬膜外腔导管拔除后 5h）给药。④利伐沙班 10mg，1/d，口服；术后 6～10h（硬膜外腔导管拔除后 6h）开始使用[5]。

有高出血风险的全髋或全膝关节置换患者，推荐采用足底静脉泵、间歇充气加压装置及梯度压力弹力袜预防，不推荐药物预防；当高出血风险下降时再采用与药物联合预防[6]。

（隋福革 李 锋）

参考文献

[1] 中华医学会骨科学分会 . 中国骨科大手术静脉血栓栓塞症预防指南 [J]. 中华骨科杂志, 2016, 36(2):65–71.

[2] Snow V, Qaseem A, Barry P, et al. Management of venous thromboembolism: a clinical practice guideline from the American College of Physicians and the American Academy of Family Physicians [J]. Ann Intern Med, 2007, 146(3):204–210.

[3] Segal JB, Streiff MB, Hofmann LV, et al. Management of venousthromboembolism: a systematic review for a practice guideline [J]. Ann Intern Med, 2007, 146(3):211–222.

[4] Hou H, Yao Y, Zheng K, et al. Does intermittent pneumatic compression increase the risk of pulmonary embolism in deep venous thrombosis after joint surgery? [J]. Blood Coagul Fibrinolysis, 2016, 27(3):246–251.

[5] Geerts WH, Bergqvist D, Pineo GF, et al. Prevention of venous thromboembolism: American College of Chest Physicians Evidence–Based Clinical Practice Guidelines (8th Edition) [J]. Chest, 2008, 133(6 Suppl):381S–453S.

[6] Falck–Ytter Y, Francis CW, Johanson NA, et al. Prevention of VTE in orthopedic surgery patients: Antithrombotic Therapy and Prevention of Thrombosis, 9th ed: American College of Chest Physicians Evidence–Based Clinical Practice Guidelines [J]. Chest, 2012, 141(2 Suppl):e278S–325S.

6. 很多患者有抗凝血药治疗史，当他们需要进行关节置换术时，术前是否需要暂停阿司匹林的服用？

【建议】 一般情况下，需要术前 5～7d 停用华法林或硫酸氢氯吡格雷等药物的服用，但阿司匹林抗血小板药目前认为可不必停药或只停 1d 即可。停药期间桥接抗凝血，可以应用口服沙班类抗凝血药或低分子肝素，术前 1d 停药即可。

【备注解释】 髋、膝关节置换术患者合并心血管疾病长期应用华法林或抗血小板药治疗的，文献证实会增加髋、膝关节置换术围术期出血风险，术前需调整国际标准化比率（INR）接近正常水平（INR ≤ 1.5）以降低围术期出血风险，同时又不增加患者发生血栓栓塞的风险。因此，应在术前 5d 左右停用华法林或抗血小板药，给予短效抗凝血药，包括低分子肝素（LMWH）或肝素（UFH）进行替代治疗，并在术前 12～24h 内停止低分子肝素以便于手术，这一过程称为桥接抗凝血。桥接抗凝血的目的在于降低围术期出血风险的同时，不增加动脉血栓和深静脉血栓的发生风险[1, 2]。

①服用阿司匹林单药的患者：心血管事件低危者，术前 5～7d 停药，术后 24h 恢复；心血管事件中高危者，可不停药，但需注意出血风险；术中创面大、血流动力学很难控制者，术前可考虑暂时停药 3～5d。②佩戴心脏起搏器、冠心病

需长期服用氯吡格雷或阿司匹林的患者，术前 7d 停用氯吡格雷，术前 5d 停用阿司匹林，停药期间桥接应用低分子肝素[3]。

（隋福革 李 锋）

参考文献

[1] 康鹏德、翁习生、刘震宇，等. 中国髋膝关节置换术加速康复—合并心血管疾病患者围手术期血栓管理专家共识 [J]. 中华骨与关节外科杂志，2015, 8(1):44-48.

[2] Mont MA, Jacobs JJ，著. 余霄，译. 俞光荣，校. 择期髋膝关节置换患者静脉血栓栓塞性疾病 AAOS 指南 [J/CD]. 中华关节外科：电子版，2012, 6(4):635-640.

[3] 中华医学会骨科学分会. 中国骨科大手术静脉血栓栓塞症预防指南 [J]. 中华骨科杂志，2016, 36(2):65-71.

7. 术前超声检查时，发现小腿内有无症状性肌间血栓，能够进行 TJA 吗？

【建议】对于术前超声检查发现小腿无症状肌间血栓者，TJA 术前需要评估栓塞风险、抗凝血治疗 2 周后再进行比较安全；若需急诊 TJA，有人主张可行下腔静脉滤器置入后再手术，以防止血栓脱落引起致死性 PE，但也有不同意见。

【备注解释】小腿肌间静脉丛主要由腓肠肌静脉丛和比目鱼肌静脉丛共同构成，血流速度相对缓慢，为下肢深静脉血栓的重点好发部位，其中比目鱼肌静脉丛血栓最为常见[1-3]。以往学者对于小腿肌间静脉血栓的重视程度不够，认为小腿肌间静脉血栓可溶解或机化，其危险性很小，更不会危及生命[4-6]。但近期较多文献报道，小腿肌间静脉血栓形成如未经正规治疗及处理，大约有 20% 患者的小腿肌间静脉血栓可向近侧扩张至主干静脉血管构成全肢型静脉血栓病变[7]。严重时还可引发血栓脱落等严重并发症、甚至肺栓塞危及生命。因此近年主流观点认为对于小腿肌间血栓需要抗凝血治疗，抗凝血治疗能大大降低 MCVT 继发静脉血栓事件的发生率，并能明显提高 MCVT 的再通率[8,9]。

美国胸科医师学会第 10 版《静脉血栓栓塞症治疗指南解读》[10] 提出，孤立性远端深静脉血栓是否需要抗凝血一直以来都困扰着临床治疗。AT-10 指南提出，对于急性孤立性远端腿部深静脉血栓者，其抗凝血治疗与急性近端深静脉血栓抗凝血治疗相同。对于无严重症状或血栓蔓延危险因素者，建议深静脉连续影像学监测 2 周，优于抗凝血治疗（2C级）。尽管缺乏高质量的随机对照研究，但目前的研究都倾向认为孤立性远端深静脉血栓危害程度低，血栓很少蔓延，极少引起 PE，因此，对于孤立性远端 VTE 患者，AT-10 指南建议首先考虑超声随访而非抗凝血治疗。仅以下情况建议抗凝血治疗：①D-二聚体阳性；②血栓有脱落风险（栓塞段长度＞5cm，或多发静脉栓塞，最大栓塞段直径＞7mm）；③血栓靠近近端静脉；④持续存在 VTE 的诱发因素；⑤负瘤生存的肿瘤患者；⑥既往有 DVT 者；⑦住院患者。

《深静脉血栓形成的诊断和治疗指南》（第 3 版）[11] 建议对于由于手术或一过性非手术因素所引起的腿部近端或腿部孤立性远端的 DVT 或 PE 患者推荐抗凝血治疗 3 个月。对于具有急性 DVT 或 PE 高危因素的行腹部、盆腔或下肢手术的患者可以考虑植入下腔静脉滤器建议。为减少这些远期并发症袁建议首选可回收或临时滤器，待发生 PE 的风险过后取出滤器。

（隋福革 李 锋）

参考文献

[1] Girolami A, Bertozzi I, De Marinis GB, et al. Discrepant ratios of arterial versus venous thrombosis in hemophilia A as compared with hemophilia B [J]. Journal of thrombosis and thrombolysis, 2014, 37(3):293-297.

[2] 扈鑫、高石军、董江涛，等. 中老年全膝关节置换术后下肢深静脉血栓形成的解剖部位分布特点 [J]. 中华老年骨科与康复电子杂志，2017, 3(5):296-301.

[3] 王东海、邢文华、祝勇，等. 成人脊柱术后下肢深静脉血栓形成的防治对策 [J]. 实用骨科杂志，2017, 23(5):416-421.

[4] Chiu WC, Slepian MJ, Bluestein D, et al. Thrombus formation patterns in the Heart Mate II ventricular assist device: Clinical observations can bepredicted by numerical simulations [J]. ASAIO journal, 2014, 60(2):237-240.

[5] Bellumkonda L, Subrahmanyan L, Jacoby D, et al. Left ventricular assist device pump thrombosis: Is there a role for glycoprotein iib/iiia inhibitors?[J]. ASAIO journal, 2014, 60(1):134-136.

[6] Gillet JL, Perrin MR, Allaert FA. Short-term and midterm outcome of isolated symptomatic muscular calf vein thrombosis [J]. Journal of Vascular Surgery, 2007, 46(3):513-519.

[7] Marcus R, Kret MD, Gregory L, et al. Isolated calf muscular vein thrombosis is associated with pulmonary embolism and a high incidence of additional ipsilateral and contralateral deep venous thrombosis [J]. Journal of Vascular Surgery, 2013, 1(1):33-38.

[8] Lautz TB, Abbas F, Walsh SJ, et al. Isolated gastrocnemius and soleal vein thrombosis: should these patients receive therapeutic anticoagulation? [J]. Annals of Surgery, 2010, 251(4):735-742.

[9] 郭发金、马娜、吴明晓，等. 超声对老年骨创伤患者下肢深静脉血栓的评价及随访 [J]. 中华老年医学杂志，2016, 35(11):1217-1220.

[10] 余婧、王伟、黄建华，等. 美国胸科医师学会第十版静脉血栓栓塞症治疗指南解读 [J]. 中国血管外科杂志（电子版），2016, 8(3):228-231.

[11] 中华医学会外科学分会血管外科学组. 深静脉血栓形成的诊断和治疗指南（第 3 版）[J]. 中国血管外科杂志，2017, 9(4)250-257.

8. 关节置换术后，抗凝血药一般用多长时间？

【建议】膝关节置换术后（TKA），患者应用抗凝血药预防时间最少 10~14d，THA 术后患者建议延长至 35d。

【备注解释】接受髋、膝关节置换术患者均为深静脉血栓形成（DVT）的高风险患者，术后需常规使用抗凝血药[1-3]。骨科大手术后凝血过程持续激活可达 4 周，术后 DVT 形成的危险性可持续至 3 个月甚至更长。因此，综合方建议，对施行 THA、TKA 及 HFS 的患者，抗凝血药预防时间最少 10～14d，THA 术后患者肢体功能恢复较慢，建议延长至 35d[4,5]。

（隋福革　李　锋）

参考文献

[1] Golemi I, Adum JPS, Tafur A, et al. Venous thromboembolism prophylaxis using the Caprini score[J]. Dis Mon, 2019,doi:10.1016/j.disamonth.2018.12.005.

[2] 中华医学会骨科学分会 . 中国骨科大手术静脉血栓栓塞症预防指南 [J]. 中华骨科杂志, 2016, 36(2):65–71.

[3] Geerts WH, Bergqvist D, Pineo GF, et al. Prevention of venous thromboembolism: American College of Chest Physicians Evidence–Based Clinical Practice Guidelines (8th Edition)[J]. Chest, 2008, 133(6 Suppl):381S–453S.

[4] Falck–Ytter Y, Francis CW, Johanson NA, et al. Prevention of VTE in orthopedic surgery patients: Antithrombotic Therapy and Prevention of Thrombosis, 9th ed: American College of Chest Physicians Evidence–Based Clinical Practice Guidelines [J]. Chest, 2012, 141(2 Suppl):e278S–325S. .

[5] 周宗科、黄泽宇、杨惠林、等 . 中国骨科手术加速康复围手术期氨甲环酸与抗凝血药物应用的专家共识 [J]. 中华骨与关节外科杂志, 2019, 12(2):81–88.

9. TJA 术后多长时间开始应用抗凝血药预防 DVT 的发生，为了取得更好的效果，给药时机应注意什么？

【建议】TJA 术后，未使用氨甲环酸者一般在术后 12～24h 后使用低分子肝素或沙班类抗凝血药；应用氨甲环酸者推荐术后 6～12h 开始应用抗凝血药。由于 DVT 多发生于静息状态中，因此，建议晚间临睡前给抗凝血药，以使患者在静息状态时血中药物浓度最高。

【备注解释】骨科大手术围术期 DVT 形成的高发期是术后 24h 内，故预防应尽早进行；而骨科大手术后初级血小板血栓形成稳定血凝块的时间约为 8h，故过早进行药物预防发生出血的风险也越高[1]。因此，确定 DVT 形成的药物预防开始时间应当慎重权衡风险与收益。《中国骨科大手术预防静脉血栓栓塞指南》中抗凝血药的使用原则规定如下：①术前 12h 内不使用低分子肝素，术后 12～24h（硬膜外腔导管拔除后 4～6h）皮下给予常规剂量低分子肝素；②术后 6～10h（硬膜外腔导管拔除后 6～10h）开始使用利伐沙班 10mg/d，口服，每日 1 次；③术前或术后当晚开始应用维生素 K 拮抗药（华法林），监测用药剂量，维持 INR 在 2.0～2.5，切勿超过 3.0[2]。《中国髋、膝关节置换术围术期抗纤溶药序贯抗凝血药应用方案的专家共识》指出，THA 和 TKA 患者应用氨甲环酸后的 VTE 预防措施包括，术后 6h 以后观察患者引流量的变化，引流管无明显出血或引流管血清已分离、伤口出血趋于停止时开始应用抗凝血药，大部分患者术后 6～12h 出血趋于停止，应在术后 6～12h 应用抗凝血药；若个别患者术后 12h 以后仍有明显出血可酌情延后应用抗凝血药[3]。

（隋福革　李　锋）

参考文献

[1] 王浩洋、康鹏德、裴福兴、等 . 氨甲环酸减少全髋关节置换术围手术期失血的有效性及安全性研究 [J]. 中国骨与关节杂志, 2015, 24(8):649–654.

[2] 中华医学会骨科学分会 . 中国骨科大手术静脉血栓栓塞症预防指南 [J]. 中华骨科杂志, 2016, 36(2):65–71.

[3] 岳辰、周宗科、裴福兴、等 . 中国髋、膝关节置换术围术期抗纤溶药序贯抗凝血药应用方案的专家共识 [J]. 中华骨与关节外科杂志, 2015, 8(4):281–285.

10. 什么情况下需要考虑放置下腔静脉滤器？

【建议】下列情况可以考虑植入下腔静脉滤器：①髂、股静脉或下腔静脉内有漂浮血栓。②急性 DVT 拟行经皮导管溶栓（CDT）、经皮血栓机械清除术（PMT）或手术取栓等血栓清除术者。③具有急性 DVT、PE 高危因素者拟行腹部、盆腔或下肢手术。

【备注解释】下腔静脉滤器可以预防和减少 PE 的发生。由于滤器长期植入可导致下腔静脉阻塞和较高的深静脉血栓复发率等并发症。因此，建议首选可回收或临时滤器，待发生 PE 的风险过后取出滤器。对单纯抗凝血治疗的 DVT 患者不推荐常规应用下腔静脉滤器，对于抗凝血治疗有禁忌或有并发症，或在充分抗凝血治疗的情况下仍发生 PE 者，建议植入下腔静脉滤器。对于下列情况可以考虑植入下腔静脉滤器：①髂、股静脉或下腔静脉内有漂浮血栓；②急性 DVT 拟行 CDT、PMT 或手术取栓等血栓清除术者；③具有急性 DVT、PE 高危因素的行腹部、盆腔或下肢手术的患者[1]。

（隋福革　李　锋）

参考文献

[1] 中华医学会外科学分会血管外科学组 . 深静脉血栓形成的诊断和治疗指南（第 3 版）[J]. 中国血管外科杂志, 2017, 9(4）250–257.

11. 人工关节置换术后，如果发现了有下肢深静脉血栓形成，应如何处理？

【建议】请相关科室特别是血管外科会诊，及时诊断及治疗，根据血栓的具体情况进行治疗包括抗凝血，溶栓

（CTD），手术取栓，经皮机械性血栓清除术（PMT），下腔滤器植入等。

【备注解释】关节置换术后进行血栓预防后，仍有可能发生 DVT 和 PE，一旦发生上述情况，应立即请有关科室特别是血管外科会诊，及时诊断和治疗。可选择的治疗方法如下：①抗凝血治疗：用利伐沙班或者低分子肝素等，这是基本治疗；②溶栓治疗：通过导管在血栓之内进行溶栓（CTD）或者全身性溶栓治疗，CTD 临床首选的溶栓方法，其适应证为急性近端 DVT（髂、股、腘静脉）；③取栓：如果栓子比较明显、比较大时可以进行切开取栓；④经皮机械性血栓清除术（PMT）；⑤滤器植入：主要用于腘静脉以上血栓，为防止血栓脱落造成肺栓塞而进行的一种办法；⑥长期进行治疗，在整个治疗过程应该定期进行下肢静脉血管 B（彩）超检查，检查血栓情况[1, 2]。

（隋福革　李　锋）

参考文献

[1] 中华医学会骨科学分会 . 中国骨科大手术静脉血栓栓塞症预防指南 [J]. 中华骨科杂志, 2016, 36(2):65–71.

[2] 中华医学会外科学分会血管外科学组 . 深静脉血栓形成的诊断和治疗指南（第 3 版）[J]. 中国血管外科杂志，2017, 9(4):250–257.

12. TJA 术后发生隐性出血有什么表现？如何处理？

【建议】术后有贫血表现，连续 3d 查血常规，血红蛋白显著降低，且降低的程度与可观察到的失血量不符，考虑为隐性失血。隐性失血主要原因是手术创伤及止血带应用导致的纤溶亢进。因此，减少隐性出血最有效的措施在于预防，优化止血带使用，围术期使用氨甲环酸抗纤溶。

【备注解释】骨科手术围术期总失血量包括显性失血及隐性失血[1]。在实际临床工作中，人工关节置换术后的患者常发生血红蛋白显著降低，且降低的程度与可观察到的失血量不符，就是由于隐性失血造成[2]。文献报道单侧髋、膝关节置换术隐性失血量为 500～1000ml，可占总失血量的 50%～60%[3]。大量隐性失血的主要原因在于手术创伤及止血带应用导致的纤溶亢进。人体凝血和纤溶系统处于一种动态平衡，两者相互制约，创伤和手术本身就会激活人体内的纤溶系统，造成出血。使用止血带致使下肢静脉长时间缺氧，松开止血带后血管突然扩张导致血管内皮释放组织纤溶酶原激活物，促进纤溶发生，又增加了出血量[4]。Park 等报道 TKA 使用止血带可刺激纤维蛋白溶解，使凝血作用降低，增加术后出血量，尤其是隐性出血[5]。正确选择和使用止血带能够有效减少隐形出血量。《中国髋、膝置换术加速康复——围术期管理策略专家共识》推荐以下优化止血带的使用指征：①关节畸形严重，需要清除大量骨赘及广泛软组织松解；②手术时间长，出血多；③有轻度凝血功能障碍。不使用止血带的指征：①手术时间 < 1.5h；②术中控制性降压稳定；③出血量 < 200ml；④合并下肢动脉粥样硬化，尤其是狭窄、闭塞的患者[6-9]。

抗纤溶药如目前最常用氨甲环酸，可竞争性结合纤溶酶原的赖氨酸结合位点，抑制纤溶酶原激活，从而发挥止血、减少隐性失血的作用。氨甲环酸在髋、膝关节置换术中的应用方式包括静脉应用、局部应用、静脉联合局部应用，具体应用方案推荐参考《中国髋、膝关节置换术围术期抗纤溶药物序贯抗凝血药应用方案的专家共识》[7]。

（隋福革　李　锋）

参考文献

[1] Pattison E, Protheroe K, Pringle RM, et al. Reduction in haemoglobin after knee joint surgery [J]. Ann Rheum Dis, 1973, 32(6):582–584.

[2] Sehat KR, Evans R, Newman JH. How much blood is really lost in total knee arthroplasty correct blood loss management should takehidden loss into account [J]. Knee, 2000, 7(3)：151–155.

[3] Liu X, Zhang X, Chen Y, et al. Hidden blood loss after total hip arthroplasty [J]. J Arthroplasty, 2011, 26(7):1100–1105.

[4] 周宗科，翁习生，孙天胜，等 . 中国骨科手术加速康复——围术期血液管理专家共识 [J]. 中华骨与关节外科杂志，2017, 10(1):1–7.

[5] Prasad N, Padmanabhan V, Mullaji A. Blood loss in total knee arthroplasty：An analysis of risk factors [J]. Int Orthop, 2007, 31(1):39–44.

[6] 高玉镭，李佩佳，田敏，等 . 人工全膝关节置换术隐性失血的发生机制及影响因素分析 [J]. 中国矫形外科杂志，2012, 20(3)：209–212.

[7] 岳辰，周宗科，裴福兴，等 . 中国髋、膝关节置换术围术期抗纤溶药物序贯抗凝血药应用方案的专家共识 [J]. 中华骨与关节外科杂志，2015, 8(4):281–285.

[8] 谢锦伟，姚欢，岳辰，等 . 初次髋、膝关节置换术后纤溶变化 [J]. 中国矫形外科杂志，2016, 24(10):931–935.

[9] 周宗科，翁习生，曲铁兵，等 . 中国髋、膝置换术加速康复——围术期管理策略专家共识 [J]. 中华骨与关节外科杂志，2016, 9(1):1–7.

13. 血友病患者髋、膝关节置换术后仍需抗凝血药预防 DVT 吗？

【建议】血友病患者髋、膝关节置换术后无须常规接受药物抗凝血治疗，但仍应接受其他 VTE 预防措施，如使用弹力绷带、采用静脉泵、早期主动踝关节背屈训练和及早下床活动。

【备注解释】从理论上讲，血友病患者由于缺乏凝血因子Ⅷ或凝血因子Ⅸ，接受骨科大手术时与普通患者相比具有相对低的血栓栓塞风险[1]。虽然以往国内外多项血友病患者骨科术后 VTE 发生率的系列观察大多未观察到症状性 VTE 病例，但有术后发生 VTE 的个案报道，故血友病患者骨科术后 VTE 的发生率仍待确定[2-4]。由于血友病骨科大手术后 VTE 的发生率不详，即使发生 VTE，也往往与其他血栓危险因素有关，文献中有关 VTE 预防的意见不一[5]。《中国血友病骨科手术围术期处理专家共识》中血友病骨科手术的一般原则是"术后无须常规使用预防性药物抗凝血，但应接受其他预防静脉血栓的措施"。普遍接受的建议为术后无须常规接受抗凝血治疗，但仍应接受其他预防 VTE 的措施，如使用弹力绷带、采用静脉泵、早期主动踝关节背曲训练和及早下床活动等[6, 7]。

（隋福革 李 锋）

参考文献

[1] Ozelo MC. Surgery in patients with hemophilia: Is thrombo-prophylaxis mandatory?[J] Thromb Res, 2012, 130(Suppl 1):S23-26.

[2] Raza S, Kale G, Kim D, et al. Thromboprophylaxis and incidence of venous thromboembolism in patients with hemophilia A or B who underwent high-risk orthopedic surgeries [J]. Clin Appl Thromb Hemost, 2016, 22(2):161-165.

[3] Hermans C, Hammer F, Lobet S, er al. Subclinical deep venous thrombosis observed in 10% of hemophilic patients undergoing major orthopedic surgery [J]. J Thromb Haemost, 2010, 8(5):1138-1140.

[4] Miles J, Rodríguez- Merchán EC, Goddard NJ. The impact of haemophilia on the success of total hip arthroplasty [J]. Haemophilia, 2008, 14(1):81-84.

[5] Rodriguez-Merchan EC. Preventing surgical site infection in haemophilia patients undergoing total knee arthroplasty [J]. Blood Coagul Fibrinolysis, 2012, 23(6):477-481.

[6] 中华医学会骨科学分会 . 中国血友病骨科手术围术期处理专家共识 [J]. 中华骨与关节外科杂志，2016, 9(5):261-370.

[7] Srivastava A, Brewer AK, Mauser-Bunschoten EP, et al. Guidelines for the management of hemophilia [J]. Haemophilia, 2013, 19(1):1-47.

14. 关节置换术后，患者开始离床功能锻炼了，是否说明 DVT 发生风险开始减低？

【建议】离床功能锻炼是预防 DVT 基础预防措施，可降低 DVT 风险，但髋、膝关节置换是 VTE 发生的极高危人群，即便离床活动仍需要进行物理预防和药物预防。

【备注解释】早期离床，早期活动，进行功能锻炼，是基础预防 DVT 的重要措施，可防止关节僵直，有效促进全身和局部血液循环，减少血流淤滞[1, 2]。尽早下床活动是预防下肢深静脉血栓形成有效的措施，对能下床活动的患者，应鼓励早期下地[3]。在 2009 版《中国骨科大手术静脉血栓栓塞症预防指南》中明确指出，卧床时间延长，增加了下肢深静脉血栓的风险。早期锻炼、下床活动已成为深静脉血栓预防的基本预防中的重要措施，在 2012 年《择期髋膝关节置换患者静脉血栓栓塞性疾病 AAOS 指南》对择期髋膝关节置换术的患者术后应早期活动成为专家共识。鼓励早期活动能增加患肢局部血流量，有助于解决血流淤滞问题[4, 5]。骨科大手术后凝血过程持续激活可达 4 周，术后 DVT 形成的危险性可持续 3 个月，对 VTE 高危患者应采用基本预防措施、还要物理和药物预防联合应用的综合措施。

（隋福革 李 锋）

参考文献

[1] Geerts WH, Pineo GF, Heit JA, et al. Prevention of venous thromboembolism: the Seventh ACCP Conference on Antithrombotic and Thrombolytic Therapy [J]. Chest, 2004, 126(3 Suppl):338S-400S.

[2] Heit JA, O'Fallon WM, PTEtterson TM, et al. Relative impact of risk factors for deep vein thrombosis and pulmonary embolism: a population-based study [J]. Arch Intern Med, 2002, 162(11):1245-1248.

[3] Anderson FA Jr, Spencer FA. Risk factors for venous thromboembolism [J]. Circulation, 2003, 107(23 Suppl 1):I9-16.

[4] Mont MA, Jacobs JJ, 著 . 余霄，译 . 俞光荣，审 . 择期髋膝关节置换患者静脉血栓栓塞性疾病 AAOS 指南 [J/CD]. 中华关节外科杂志：电子版，2012, 6(4):635-640.

[5] 中华医学会骨科学分会 . 中国骨科大手术静脉血栓栓塞症预防指南 [J]. 中华骨科杂志，2016, 36(2):65-71.

15. 关节置换术围术期，使用氨甲环酸止血药物，与抗凝血药是否会发生矛盾？止血药是否会增加 DVT 发生率？

【建议】使用止血药和抗凝血药单纯从作用效果考虑两者之间似乎是有矛盾的，但在使用氨甲环酸后及时、序贯使用抗凝血药以达到抗纤溶和抗凝血的平衡，能使氨甲环酸发挥最大止血效果同时又不增加 DVT 发生风险。合理的使用氨甲环酸并不增加术后 DVT 的发生风险。

【备注解释】使用氨甲环酸抗纤溶止血与使用抗凝血药预防 DVT 就其要达到的效果来说确实是一个矛盾。氨甲环酸（TXA）是一种抗纤溶药，其与纤溶酶原的赖氨酸结合位点具有高亲和性，可封闭纤维蛋白结合的能力，导致纤溶活性降低，从而发挥止血作用[1, 2]。新型口服抗凝血药，为 Xa 因子（阿哌沙班、利伐沙班、依度沙班）或 IIa 因子（达比加群）直接抑制药，都是针对单个有活性的凝血因子而起到抗凝血作用，抗凝血作用不依赖于抗凝血酶。因此，从作用效果来说两者之间确实是一个矛盾[3, 4]。但因为其作用靶点不同，同时使用特别是序贯使用时并不存在作用互相抵消的情况。大量研究已证实氨甲环酸可有效减少骨科手术围术期的失血量并降低输血率，且不增加术后 VTE 的发生风险。其止血效果与其应用剂量和应用次数有关，但随着剂量或次数的增加，VTE 的发生风险也可能增大[5-7]。因此理论上认为，抗凝血药在术后应用越早、持续时间越长，患者发生 VTE 的风险越小，但发生出血的风险增大[8-10]。为了达到抗纤溶药和抗凝血药的平衡，大部分应用氨甲环酸的患者术后 6～8h 内伤口出血趋于停止，应开始应用抗凝血药，有引流管者观察引流管无明显出血或引流管血清已分离则表明伤口出血趋于停止，之后开始应用抗凝血药；若个别患者术后仍有明显出血，则考虑延后应用抗凝血药[11-13]。

（隋福革　李　锋）

参考文献

[1] Engel JM, Hohaus T, Ruwoldt R, et al. Regional hemostaticstatus and blood requirements after total knee arthroplasty with and without tranexamic acid or aprotinin [J]. Anesth Analg, 2011, 92(3):775–780.

[2] Golemi I, Adum JPS, Tafur A, et al. Venous thromboembolism prophylaxis using the Caprini score [J]. Dis Mon, 2019(10):1016.

[3] 中华医学会骨科学分会. 中国骨科大手术静脉血栓栓塞症预防指南 [J]. 中华骨科杂志, 2016, 36(2):65–71.

[4] 裴福兴. 髋、膝关节置换术抗纤溶药序贯抗凝血平衡 [J]. 中华骨与关节外科杂志, 2015, 8(1):7–10.

[5] Xie J, Hu Q, Ma J, et al. Multiple boluses of intravenous tranexamic acid to reduce hidden blood loss and the inflammatory response following enhanced-recovery primary total hip arthroplasty: a randomised clinical trial[J]. Bone Joint J, 2017, 99–B(11):1442–1449.

[6] Lei Y, Huang Q, Huang Z, et al. Multiple-dose intravenous tranexamic acid further reduces hidden blood loss after total hip arthroplasty: a randomized controlled trial[J]. J Arthroplasty, 2018, 33(9):2940–2945.

[7] Huang Z, Xie X, Li L, et al. Intravenous and topical tranexamic acid alone are superior to tourniquet use for primary total knee arthroplasty: a prospective, randomized controlled trial [J]. J Bone Joint Surg Am, 2017, 99(24):2053–2061.

[8] 岳辰, 谢锦伟, 蔡东峰, 等. 静脉联合局部应用氨甲环酸减少初次全髋关节置换术围手术期失血的有效性及安全性研究 [J]. 中华骨与关节外科杂志, 2015, 8(1):44–48.

[9] 胡旭栋, 周宗科, 裴福兴, 等. 全膝关节置换围手术期氨甲环酸不同使用方法的有效性和安全性 [J]. 中华骨科杂志, 2014, 34(6):599–604.

[10] 岳辰, 康鹏德, 沈彬, 等. 氨甲环酸用于首次髋关节置换术的系统评估和 Meta 分析 [J]. 中国矫形外科杂志, 2013, 21(12):1167–1172.

[11] Huang ZY, Huang C, Xie JW, et al. Analysis of a large data set to identify predictors of blood transfusion in primary total hip and knee arthroplasty [J]. Transfusion, 2018, 58(8):1855–1862.

[12] Xie J, Hu Q, Huang Q, et al. Comparison of intravenous versus topical tranexamic acid in primary total hip and knee arthroplasty: an updated meta-analysis [J]. Thromb Res, 2017(153): 28–36.

[13] Xie J, Hu Q, Huang Z, et al. Comparison of three routes of administration of tranexamic acid in primary unilateral total knee arthroplasty: Analysis of a national database [J]. Thromb Res, 2019(173): 96–101.

（七）假体周围感染的诊断与防治

1. 假体周围感染未得到及时治疗，迁延时间过长有什么样的局部与全身性危害？

【建议】局部：皮温升高，肿胀，感染在假体周围的骨和软组织内侵犯播散，甚至形成脓肿、窦道等情况。休息或主动、被动活动均存在的患侧关节疼痛，负重加重。全身：毒血症、低蛋白血症、体温升高（急性或慢性）。

2. 人工关节置换手术的假体周围感染，怎样确定诊断？

【建议】通常需要结合实验室检查、组织病理学、微生物学、临床表现及影像学进行综合评估。以下标准出现一条即可诊断：①临床表现出现窦道或瘘管形成或假体周围可见脓液形成；②组织学炎症表现每 10 个高倍镜视野下，发现≥ 23 个粒细胞；③关节腔穿刺液细胞计数白细胞 > 2000/μl，或中性粒细胞百分比 > 70%；④微生物学检测关节液或≥ 2 份组织样本或超声裂解液（≥ 50cfu/ml）细菌培养阳性。详细标准可参考 AAOS、国际骨与软组织感染协会 PJI 诊断标准。

【备注解释】欧洲骨与关节感染协会（European Bone and Joint Infection Society，EBJIS）发布了对临床诊断有帮助的诊断标准见表 1[1-3]。

表 1　欧洲骨与关节感染协会诊断标准（如果满足≥ 1 个标准，可诊断为 PJI）

检　查	标　准	敏感度	特异度
临床表现	窦道或瘘管形成或假体周围可见脓液形成	20%～30%	100%
组织学	炎症表现 (每 10 个高倍镜视野下，发现≥ 23 个粒细胞)	73%	95%
关节腔穿刺液细胞计数	> 2000/μl 白细胞或 >70% 中性粒细胞百分比	≈ 90%	≈ 95%
微生物学	关节液或≥ 2 份组织样本或	45%～75%	95%
	超声裂解液（≥ 50 cfu/ml)	60%～80%	92%
		80%～90%	95%

（宋科官　王声雨）

参考文献

[1] Osmon DR, Berbari EF, Berendt AR, et al. Diagnosis and management of prosthetic joint infection: clinical practice guidelines by the Infectious Diseases Society of America [J]. Clin Infect Dis, 2013, 56(1):e1–e25.

[2] Li C, Renz N, Trampuz A. Management of periprosthetic joint infection [J]. Hip Pelvis, 2018, 30(3):138–146.

[3] Parvizi J, Gehrke T. Definition of periprosthetic joint infection [J]. J Arthroplasty, 2014, 29(7):1331.

3. TJA 中，引起感染的风险因素包括患者状态、有无层流手术间、严格的无菌操作、术中出血量、手术时间等因素，你赞同吗？

【建议】赞同。这些都是能够增加术后 PJI 的危险因素。

【备注解释】对可能存在 PJI 的患者必须首先询问详细的病史并行体格检查。病史通常可帮助外科医生在进行诊断检测之前判断患者是否有"高"或"低"的 PJI 发生率，为正确诊断提供重要线索。采集病史时必须注意询问是否存在增加术后 PJI 的危险因素，包括感染史、糖尿病史、慢性心肺疾病史，低白蛋白血症史、贫血史，长期使用激素或免疫抑制药，营养不良，肥胖，以及其他内科并存疾病，特别是如果患者已经有过 PJI 病史，再次发生 PJI 的风险将会显著增加 [1]。此外，还需要了解手术过程中及术后是否存在与 PJI 相关的危险因素，其主要包括手术时间较长、术中大量失血、术中输血、术后长时间引流、伤口愈合不良及术后额外应用抗生素等 [2]。手术时间延长与关节感染之间存在关联。手术时间的延长可能是由于手术中相当多且不可避免的复杂操作造成的。通过协调努力，在手术技术不打折扣的情况下尽量减少手术时间，可为预防感染提供额外的益处。

（宋科官　王声雨）

参考文献

[1] Bedair H, Goyal N, Dietz M J, et al. A history of treated periprosthetic jointinfection increases the risk of subsequent different site infection [J]. Clinical Orthopaedics & Related Research, 2015, 473(7):1–5.

[2] Zhang M, Zhu J, Orthopaedics D O. Risk factors analysis of infection after total hip replacement and its early diagnosis [J]. Chongqing Medicine, 2013, 42(33):3999–4001.

4. 假体周围感染常见的临床表现是什么？

【建议】常表现为患侧关节的疼痛、肿胀、活动障碍，进一步发展为切口炎症浸润、流脓、与假体相通的窦道，全身发热、寒战等。

5. 假体周围感染的影像学检查有哪些表现？

【建议】X 线片表现为局灶性骨质减少、骨溶解、骨水泥破裂等征象，在骨水泥表面观察到假体位置变化、骨膜反应、骨水泥裂缝、经皮窦道等，但这种表现多见于晚期 PJI。CT 表现可见皮下脓肿、关节积液、窦道、骨质侵蚀和假体松动等。

【备注解释】普通 X 线检查是诊断假体周围感染的常规和基础手段，用以排除包括假体断裂和松动等其他原因引起的关节疼痛 [1]。通过普通 X 线检查可在骨水泥表面观察到假体位置变化、骨膜反应、骨水泥裂缝、经皮窦道等 [2, 3]。动态系列 X 线检查对假体周围感染诊断及治疗具有重要的参考价值。6～12 个月内假体移位大于 2mm，应高度怀疑感染，但是其特异性低，无法区分感染性和无菌性骨质溶解，无法在急性假体周围感染和早期诊断中作出判断。计算机断层扫描（CT）较 X 线片更为敏感，对识别皮下脓肿、关节积液、窦道、骨质侵蚀和假体松动具有明显优势。与超声检查类似，CT 可指导关节抽吸和引流，其主要缺点是存在金属伪影，影响图像质量。CT 诊断假体周围感染灵敏度和特异性低。

（宋科官　王声雨）

参考文献

[1] Osmon DR, Berbari EF, Berendt AR, et al. Infectious Diseases Society of America. Executive summary: diagnosis and management of prosthetic joint infection: clinical practice guidelines by the Infectious Diseases Society of America [J]. Clin Infect Dis, 2013, 56(1):1–10.

[2] Brause BD. Infection with Prostheses in Bones and Joints. In: Mandell GL, Bennett JE, Dolin R, (eds). Mandell, Douglas and Bennett's principles and practice of infectious diseases[M]7th edition (vol 1). Philadelphia: Elsevier Inc, 2010: 1469–1474.

[3] Sendi P, Zimmerli W. Diagnosis of periprosthetic joint infections in clinical practice [J]. Int J Artif Organs, 2012, 35(10):913–922.

6. 假体周围感染术前是否一定要确定病原体？如何提高病原体检出率？

【建议】急性感染者，不一定非要确定病原体；晚期假体周围感染者，一定要确定病原体。虽然确定病原体对假体周围感染的手术至关重要，但是对于急性感染的患者，如果等待病原体的检出，有可能会促进生物膜的形成并影响手术干预的结果，应该及时手术干预。关节液及假体周围组织可采用血培养瓶的培养方式，可提高病原体检出率。

【备注解释】假体周围感染的治疗，通常应该确定致病菌的种类与抗生素易感性，但有些慢性感染，尤其是长期应用抗生素的患者，细菌培养经常会阴性，因此，对于急性感染者，不一定非要确定病原体；对于晚期假体周围感染者，一定要确定病原体。对于急性感染的患者，如果等待病原体的检出，有可能会促进生物膜的形成并影响手术干预的效果；因此，建议不必一定等到细菌培养出阳性结果后再治疗，而应该及时手术干预。关节液及假体周围组织可采用血培养瓶的培养方式以提高病原体检出率。

7. 术前未明确诊断，术中判定假体周围有无感染，快速病理检查能否确定？

【建议】能确定，术中冰冻切片和石蜡切片对假体周围感染都有辅助诊断价值，诊断标准为中性粒细胞≥5个/高倍镜视野，但也与病理科医生的经验及取材的部位有关。

【备注解释】组织病理学检查是诊断假体周围感染不可缺少的环节。术中冰冻切片和石蜡切片对假体周围感染都有辅助诊断价值，诊断标准为中性粒细胞≥5个/高倍镜视野。Janz 等[1]认为组织病理学检测可高达87%的灵敏度和100%的特异性。Claassen 等[2]回顾性分析56例全膝关节置换患者，发现利用关节镜对假体周围组织活检的灵敏度和特异性均能达到88%。Kwiecien 等[3]同样认为术中冰冻切片具有高达98.8%的灵敏度和94.1%特异性，冷冻切片和石蜡切片之间的差异率低。然而，Zimmerli 等[4]对其诊断的准确性有所质疑，因不同观察者间差异性和样品之间甚至在个体组织切片的渗透程度变化很大。George 等[5]认为冷冻切片虽然有较高的特异性（94%），而灵敏度只有50%，其排除感染的效用较小，评估二期假体再置入时指导意义不大。

（宋科官　王声雨）

参 考 文 献

[1] Janz V, Wassilew GI, Hasart O,et al. Evaluation of sonicate fluid cultures in comparison to histological analysis of theperiprosthetic membrane for the detection of periprosthetic joint infection [J]. Int Orthop, 2013, 37(5):931–936.

[2] Claassen L, Ettinger S, Pastor MF, et al. The value of arthroscopic neosynovium biopsies to diagnose periprosthetic knee joint low–grade infection [J]. Arch Orthop Trauma Surg, 2016, 136(12):1753–1759.

[3] Kwiecien G, George J, Klika AK, et al. Intraoperative frozen section histology: matched for musculoskeletal infection society criteria [J]. J Arthroplasty, 2016, ii: S0883–5403(16):30286–30288.

[4] Zimmerli W, Trampuz A, Ochsner PE. Prosthetic–joint infections [J]. N Engl J Med, 2004, 351(16):1645–1654.

[5] George J, Kwiecien G, Klika AK, et al. Are frozen sections and MSIS criteria reliable at the time of reimplantation of two–stagerevision arthroplasty? [J]. Clin Orthop Relat Res, 2016,474(7):1619–1626.

8. 组织病理学诊断标准，中性粒细胞每高倍镜视野的数量：无感染＜5个，感染＞10个，同意吗？

【建议】同意，但需要补充，因为5～10个也提示感染，同时也与病理科医生的经验及取材的部位相关。

【备注解释】组织病理学检查发现中性粒细胞往往提示有细菌感染。以10个和5个中性粒细胞为阈值时，敏感度无明显差异（64% vs. 73%）；但是以10个为阈值标准时的特异性优于以5个为标准的结果（95% vs. 90%，$P = 0.007$）。多数研究以中性粒细胞＞5或10个/高倍镜视野，考虑为阳性结果。但是究竟选取哪个阈值作为标准时，目前存在争议。Zhao 等[1]认为以10个中性粒细胞为标准时更适用于 PJI 的诊断。在诊断 PJI 方面，组织病理学检查的敏感性范围在38.8%～96.6%，特异性在77%～100%[2]。为了减少假阳性的结果，在手术中取组织样本时，应该用手术刀取标本，避免使用电刀[3, 4]。

（宋科官　王声雨）

参 考 文 献

[1] Zhao X, Guo C, Zhao GS, et al. Ten versus five polymorphonuclear leukocytes as threshold in frozen section tests for periprosthetic infection: a meta–analysis [J]. J Arthroplasty, 2013, 28(6):913–917.

[2] Bauer TW, Bedair H, Creech JD, et al. Hip and knee section, diagnosis, laboratory tests: proceedings of international consensus on orthopedic infections [J]. J Arthroplasty, 2019, 34 (2, S):S351–S359.

[3] Li C, Renz N, Trampuz A, et al. Twenty common errors in the diagnosis and treatment of periprosthetic joint infection [J]. Int Orthop, 2016, 47(3):505–515.

[4] Parvizi J, Fassihi SC, Enayatollahi MA. Diagnosis of periprosthetic joint infection following hip and knee arthroplasty [J]. Orthop Clin North Am, 2016, 47(3):505–515.

9. 早期假体周围感染，是否一定要取出假体进行治疗？

【建议】不一定，这一问题还有争议，针对初次髋、膝关节置换术后1个月内出现的PJI，采用保留假体清创，更换可动组件，全身联合局部应用抗生素，部分病例也可以获得比较满意的临床疗效，但仍有一定的手术失败率。

【备注解释】穆文博等[1]回顾性分析2011年1月至2015年10月，采用保留假体清创术治疗的初次关节置换术后3

131

个月内发生假体周围感染的 49 例患者（男 29 例，女 20 例）；年龄（62.38 ± 14.56）岁（范围 26—82 岁）。其中，膝关节假体周围感染 27 例，髋关节假体周围感染 22 例。术前 23 例患者出现窦道。手术失败定义为，因感染复发再次接受手术；窦道迁延不愈、持续渗出，受累关节严重疼痛；因感染导致患者死亡；术后需持续应用抗生素。微生物培养结果阴性 18 例（36.7%），阳性 31 例（63.3%）。其中甲氧西林敏感金黄色葡萄球菌培养阳性率 28.6%（14/49），耐甲氧西林金黄色葡萄球菌培养阳性率 4%（2/49），耐甲氧西林表皮葡萄球菌培养阳性率 2%（1/49），真菌及混合感染培养阳性率 2%（1/49），术后随访（68.34 ± 14.02）个月（范围 39～94 个月）。末次随访时，膝关节假体周围感染患者膝关节协会评分（Knee Society Score，KSS）膝评分由术前的（38.37 ± 12.39）分提高至（82.26 ± 10.50）分（t = −17.09，$P < 0.001$），KSS 功能评分由术前的（42.19 ± 10.14）分提高至（75.22 ± 11.60）分（t=−12.53，$P < 0.001$）；髋关节假体周围感染患者 Harris 髋关节评分由术前（47.41 ± 8.39）分提高至（86.41 ± 6.07）分（t=−23.38，$P < 0.001$）。6 例手术失败，失败率 12%（6/49），原因为感染复发再次接受外科手术，失败时间距手术时间（5.75 ± 3.00）个月（范围 1.5～10 个月）。结论对初次髋、膝关节置换术后 3 个月内的假体周围感染，采用保留假体的清创术可取得较好的早中期疗效，但有一定的手术失败率。

（宋科官　王声雨）

参考文献

[1] 穆文博，胥伯勇，郭文涛，等.保留假体的清创术治疗初次关节置换术后早期假体周围感染 [J]. 中华骨科杂志，2019, 39(7):398−405.

10. 抗生素骨水泥占位器（Spacer）制备时，有哪些要求？添加的抗生素是否越多越好？

【建议】根据术前细菌培养及药敏试验结果选取敏感耐热抗生素，术前若无细菌培养及药敏结果则常规加入万古霉素。抗生素与骨水泥比例（质量分数）不超过 10%。抗生素并非越多越好，过多的抗生素会影响占位器的抗压强度。

【备注解释】关于抗生素的剂量问题，截至目前，对治疗 PJI 的抗生素剂量并没有统一标准。一般来说，骨水泥中所含抗生素越多，释放出来的就越多[1, 2]。万古霉素，是目前临床医生最喜欢放入骨水泥的一种抗生素，至于放入多少剂量，目前还没有统一的意见，大概是每 40g 骨水泥中添加 4～8g[3, 4]。需要注意的是，如果添加过量的万古霉素粉剂，骨水泥搅拌后将呈细颗粒状，难以调和成团，而且骨水泥凝固的速度明显加快，留给术者操作的时间减少，增加了占位器的制作难度。加入抗生素剂量的多少还与骨水泥的强度之间有一定的关系。Baleani 等[5] 发现当 40g 的骨水泥中混入 1g 的抗生素时，可使抗菌效果与机械强度达到最佳平衡。Hernandez 等[6] 发现：使用中或低剂量的妥布霉素还会减少骨水泥机械变化的机会，同时保持较高的洗脱速率和浓度。魏波[7] 指出：当按照 2∶40 的比例把万古霉素粉剂倒入骨水泥中时，骨水泥的弯曲模量、弯曲强度及压缩强度无明显变化，当万古霉素的剂量超过 2.0g 时，骨水泥的力学和物理的性能将产生明显改变。李涛等[1] 指出，为了保证骨水泥的抗压强度，建议万古霉素、美罗培南复合的骨水泥，抗生素质量分数不宜超过 10%。Galvez 等[8] 发现，分别将 10%、20% 的万古霉素、庆大霉素及美罗培南三种抗生素联用，添加进骨水泥中，与不含抗生素的 CMW 骨水泥相比，明显降低了骨水泥的抗压强度。他认为虽然 AIBC 会降低骨水泥的抗压强度，但 AIBC 抗压强度仍在一定范围内，可达到行业标准，所以在安全的复合比例下（即质量分数不应超过 10%）时，不会显著影响 AIBC 的使用。否则可能会使得 AIBC 达不到所需要的抗压强度。

参考文献

[1] 李涛，史占军，王健，等.两种抗生素复合骨水泥的材料学性能及抗菌活性研究 [J]. 中华关节外科杂志（电子版），2016, 10(4):47−51.
[2] Drognitz O, Thorn D, T Krüger, et al. Release of Vancomycin and Teicoplanin from a plasticized and resorbable gelatinsponge：in vitro investigation of a new antibiotic delivery system with glycopeptides[J]. Infection, 2006, 34(1):29−34.
[3] Scharfenberger A, Clark M, Lavoie G, et al. Treatment of an infected total hip replacement with the PROSTALAC system. Part1：Infection resolution[J]. Can J Surg, 2007, 50(1):24−28.
[4] Walter G, Buhler M, Hoffmann R. Two−stage procedure to exchange septic total hip arthroplasties with late periprosthetic infection. Early results after implantation of a reverse modularhybrid endoprosthesis[J]. Unfallchirurg, 2007, 110(6):537−546.
[5] Baleani M, Persson C, Zolezzi C, et al. Biological and biomechanical effects of vancomycin and meropenem in acrylic bonecement[J]. J Arthroplasty, 2008, 23(8):1232−1238.
[6] Hernandez−Soria A, Yang X, Grosso MJ, et al. In vitro elution characteristics of antibiotic laden Bone Source™, hydroxyapatitebone cement[J]. J Biomater Sci Polym Ed, 2013, 24(7):797−806.
[7] 魏波，赵天云，赵武，等.不同混合方法对抗生素骨水泥力学性能的影响 [J]. 甘肃医药，2013(32)：728−730.
[8] Galvez−Lopez R, Pena−Monje A, et al. Elution kinetics, antimicrobial activity, and mechanical properties of 11 different antibiotic loaded acrylic bone cement[J]. Diagn Microbiol Infect Dis, 2014, 78(1):70−74.

11. 使用脉冲冲洗是否会降低感染的发生率？是否会影响假体的骨长入或骨长上？

【建议】脉冲能够降低感染的发生率，不会影响假体的骨长入或骨长上。

【备注解释】脉冲冲洗可以彻底清除术野内的游离粒子、清洁创口、消除凝血块，因此能降低感染的发生率。另外，脉冲冲洗属于物理清创，没有化学物质参与，对骨的生长功能无影响，不会影响假体的骨长入或骨长上。同济医院骨科关节置换中心进行髋关节置换手术患者共 72 例，随机选取关节置换手术中应用脉冲冲洗器的 36 例患者作为实验组；术中采用普通方式冲洗（未用脉冲冲洗器）方法的 36 例患者作为对照组。对两组病例术后记录，并比较脂肪栓塞情况、深静脉血栓、伤口愈合情况、术后 7d 内患者发热情况、术后 X 线片观察与假体松动率的关系。结果发现，被纳入的 72 例患者中，实验组 36 例患者均未发现脂肪栓塞及下肢深静脉血栓；在对照组的 36 例患者中，发现 1 例深静脉血栓病例，未见脂肪栓塞的发生。实验组 36 例患者术后甲级伤口 36 例，甲级愈合率 100.00%；对照组甲级伤口 34 例，甲级愈合率 94.44%，提示实验组较对照组伤口愈合情况好。实验组 36 例患者中术后 7d 内出现 1 例发热；对照组中出现 3 例发热。实验组比对照组术后 7d 内发热情况好。对 72 例患者分别在术后 2 周、3 个月、6 个月、1 年和 1.5 年时随访 X 线片观察术后假体是否有松动情况，实验组 36 例患者术后 X 线检查，假体位置正常，骨黏合界面较好，无假体松动下沉等情况；对照组有 2 例出现 X 线片表现股骨柄骨水泥与骨髓腔壁间隙增大，1 例在术后 1 年时发现，另外 1 例是在术后 1.5 年时发现。最后得出结论：在髋关节置换手术中，应用脉冲冲洗器能有效预防术后深静脉血栓形成及脂肪栓塞，减少术后假体松动的发生，利于伤口愈合，避免术后伤口感染不愈合、术后发热等术后并发症，有利于患者术后早日下床科学功能锻炼[1]。

（宋科官　王声雨）

参考文献

[1] 王希鹏，袁冰，李光辉，等 . 脉冲冲洗器在髋关节置换术中的应用研究 [J]. 转化医学电子杂志，2018, 5(12):22-26.

12. 对假体周围感染病例检查 D- 二聚体有多大意义？它是否可以有效反映感染的情况？

【建议】血清 D- 二聚体诊断 PJI 的敏感性为 89.5%，特异性为 92.8%，优于 ESR 和血清 CRP。D- 二聚体是一种纤维蛋白降解产物，也能反映感染关节内的炎症，D- 二聚体可以作为一个很好的筛选工具诊断 PJI。

【备注解释】假体周围感染的患者，其 D- 二聚体在早期会有明显增高，甚至敏感度超过 CRP，因此，假体周围感染的患者早期检测 D- 二聚体是有意义的。D- 二聚体是一种纤维蛋白降解产物，在纤维蛋白凝块被纤溶酶分解后释放到血液中。虽然 D- 二聚体是一种非特异性血清标志物，有助于静脉血栓栓塞的筛查，但它最近已显示出有望作为 PJI 诊断的生物标志物。Shahi 等[1] 对 245 例初次和翻修性人工关节置换术患者的前瞻性研究表明血清 D- 二聚体的敏感性为 89.5%，特异性为 92.8%，优于 ESR 和血清 CRP。Lee 等[2] 进一步研究发现，D- 二聚体在关节置换术后早期的上升和下降比 ESR 和 CRP 更快。血清 D- 二聚体的测定是一种广泛可用、易行的检测方法，可作为早期发现 PJI 的有效筛查工具。然而，还需要进一步的验证工作来重现这些发现，并确认 D- 二聚体相对于其他更成熟的血清标志物的检测 PJI 性能[3]。

参考文献

[1] Shahi A, Kheir M M, Tarabichi M, et al. Serum D-dimer test is promisingfor the diagnosis of periprosthetic joint infection and timing of reimplantation[J]. Journal of Bone & Joint Surgery-american Volume, 2017(99):1419-1427.

[2] Lee Y S, Koo K H, Kim H J, et al. Synovial fluid biomarkers for thediagnosis of periprosthetic joint infection: a systematic review and Meta analysis [J]. Journal of Bone & Joint Surgery-american Volume, 2017, 99(24):2077-2084.

[3] Saleh A, George J, Faour M, et al. Serum biomarkers in periprosthetic jointinfections [J]. Bone & Joint Research, 2018, 7(1):85-93.

13. 当万古霉素耐药或者为革兰阴性杆菌感染时，如何选择二期翻修占位器（Spacer）中的抗生素？

【建议】可以选择庆大霉素或者妥布霉素代替万古霉素。

【备注解释】考虑到可以添入骨水泥后再使用，抗生素效能不受损害，还能有效持续析出、很好发挥杀菌作用的抗生素，目前仅有万古霉素、庆大霉素和妥布霉素三种，其他抗生素在骨水泥发热期均会失效或杀菌能力明显降低。如果假体周围感染的细菌是革兰阴性，万古霉素耐药时，可以选用庆大霉素或妥布霉素，也可同万古霉素同时混合使用。

14. TJA 时，术区置入抗生素粉末，是否可以有效预防或治疗假体周围感染？是否合乎国家卫健委的相关抗生素使用规范要求？

【建议】万古霉素是骨科手术术区常用的抗生素，可以有效预防假体周围感染。中国专家共识中未有万古霉素局部应用说明，但抗生素骨水泥链珠及抗生素骨水泥占位器在骨关节感染中已达成共识，所以局部使用万古霉素是可以的。

【备注解释】局部使用的优点有很多，最主要的是无须借助媒介，直接定点投放，在关键部位瞬间形成超强的杀菌浓度，并且能防止静脉使用时的药品穿透力不足导致的利用率低下以及全身毒性作用大等问题。目前文献报道术区使用的抗生素多为万古霉素，外用万古霉素已被证明能有效地减少脊柱手术后的感染，同时保持安全和成本效益[1-5]，然而，很少有研究评价外用万古霉素在全髋关节置换术中的应用。有学者通过回顾性分析比较发现接受和不接受局部万古霉素治疗的全膝关节置换术患者之间没有统计学上的显著差异 [6, 7]。Eric M. Cohen 研究结果认为尽管使用万古霉素没有统计学意义，但局部应用万古霉素组的感染率降低 60% [8]。也有学者通过动物研究模仿关节置换原理证明在关节腔内局部使用万古霉素可预防感染 [9]。引起假体周围感染的大多是革兰阳性菌，其中最常见的金黄色葡萄球菌和凝固酶阴性葡萄球菌就占到 64.38% [10]。万古霉素是糖肽类抗生素，对葡萄球菌、链球菌等有较强的杀菌作用，并且是治疗 MRSA 的首选药物。因此我们认为可以使用万古霉素类抗生素作为假体周围感染的预防手段。有很多局部使用万古霉素低于毒性水平的文献报道 [11-14]，结合脊柱手术使用万古霉素的情况，及抗生素骨水泥链珠及抗生素骨水泥占位器在骨关节感染中的应用已达成共识，所以万古霉素局部非静脉使用是可以的。

（宋科官　王声雨）

参考文献

[1] Chiang HY, Herwaldt LA, Blevins AE, et al. Effectiveness of local vancomycin powder to decrease surgical site infections: a meta–analysis [J]. Spine J, 2014, 14(3):397–407.

[2] Xiong L, Pan Q, Jin G, et al. Topical intrawound application of vancomycinpowder in addition to intravenous administration of antibiotics: a meta–analysis on the deep infection after spinal surgeries [J]. Orthop Traumatol Surg Res, 2014, 100(7):785–789.

[3] Xie LL, Zhu J, Yang MS, et al. Effect of intra–wound vancomycin for spinal surgery:a systematic review and meta–analysis [J]. Intrawound vancomycin in spine surgery. OrthopSurg. 2017, 9(4):350–358.

[4] Khan NR, Thompson CJ, DeCuypere M, et al. A meta–analysis of spinal surgical site infection and vancomycin powder: a review [J]. J Neurosurg Spine, 2014, 21(6):974–983.

[5] Bakhsheshian J, Dahdaleh NS, Lam SK, et al. The use of vancomycin powder in modern spine surgery: systematic review and meta–analysis of the clinical evidence [J]. World Neurosurg, 2015, 83(5):816–823.

[6] Lum Z, Ummel J, Coury J, et al. No change in infection rates with intraoperative vancomycin powder in total jointarthroplasty [J]. Orthop Proc, 2018, 100B(suppl4):53.

[7] Khatri K, Bansal D, Singla R, et al. Prophylactic intrawound application of vancomycin in total knee arthroplasty [J]. J Arthrosc Joint Surg, 2017,4(2):61–64.

[8] Cohen EM, Marcaccio S, Goodman AD, et al. Efficacy and cost–effectiveness of topical vancomycin powder in primary cementless total hip arthroplasty[J]. Orthopedics, 2019, 42(5):e430–e436.

[9] Joseph A W, Ralph W C, Danielle S C, et al. Intra–articular vancomycin powder eliminates methicillin–resistant S. Aureus in a rat model of a contaminated intra–articular implantadam i edelstein [J]. J Bone Joint Surg Am, 2017, 99(3):232–238.

[10] 李程, 安德烈坦普斯. 欧洲人工关节置换术后假体关节周围感染的细菌学分析 [J]. 现代医药卫生, 2017, 33 (1):21–24.

[11] Sorrell T C, Collignon PJ. A prospective study of adverse reactions associated with vancomycin therapy[J]. J. antimicrob. chemother, 1985,16 (2):235–241.

[12] Mellor JA, Kingdom J, Cafferkey M, et al. Vancomycin toxicity: aprospective study [J]. Journal of Antimicrobial Chemotherapy, 1985, 15(6):773–780.

[13] Buttaro MA, Guala A J, Combo F, et al. Incidence of deep infection in aseptic revision THA using vancomycin–impregnated impacted bone allograft. includes discussion [J]. Hip International, 2010,20 (4):535–541.

[14] Knight MA, Barzilauskas C D, Faris P M, et al. Vancomycinprophylaxis and elective total joint arthroplasty [J]. Orthopedics, 1989, 12 (10):1333–1336.

15. 术区周围深部组织采取鸡尾酒封闭是否会提高感染发生的概率？

【建议】术区及切口局部封闭不会提高感染发生率。

【备注解释】研究表明，与全身性阿片类药相比，封闭能有效地控制术后早期疼痛，无全身不良反应 [1-3]。而皮质类固醇的应用存在着争议。Lunn 等 [4, 5] 研究糖皮质激素应用术后伤口感染概率增加，不支持糖皮质激素应用于封闭治疗。但理论上皮质类固醇具有抗炎、镇痛及减轻手术应激的作用，被认为是术后镇痛的重要组成部分 [6]。有研究检测到全身和局部应用类固醇治疗病例中白细胞介素 –6 和 C 反应蛋白均有下降 [7]。Richardson 等 [8, 9] 研究表明短期关节内注射类固醇能有效减轻术后疼痛和呕吐的发生率而且并不增加感染风险。还有学者通过 Meta 分析显示鸡尾酒封闭对术后疼痛安全有效，并不会增加感染率 [10]。有关类固醇的注射最佳剂量和长期疗效还需要大量的研究来证实 [11]。鸡尾酒封闭包含糖皮质激素，但是通过以上文献表明其并不会增加术后感染风险，可以安全可靠地减轻患者术后疼痛。

（宋科官　王声雨）

参考文献

[1] Spangehl M J, Clarke H D, Hentz J G, et al. The Chitranjan Ranawat Award: periarticular injections and femoral & sciatic blocks provide similar pain relief after TKA: a randomized clinical trial [J]. Clinical Orthopaedics and Related Research, 2015, 73(1):45–45.

[2] Bramlett K, Onel E. Viscusi E R, et al. A randomized, double–blind, dose–ranging study comparing wound infiltration of DepoFoam bupivacaine, an extended–release liposomal bupivacaine, to bupivacaine HCl for postsurgical analgesia in total knee arthroplasty [J]. The Knee, 2012, 19 (5):530–536.

[3] Moiniche S, Mikkelsen S, Wetterslev J, et al. A systematic review of intra–articular local anesthesia for postoperative pain relief after arthroscopic knee surgery [J]. Regional anesthesia and pain medicine, 1999, 24(5):430–437.

[4] Zhao X, Qin J, Tan Y, et al. Efficacy of steroid addition to multimodal cocktail periarticular injection in total knee arthroplasty: a meta–analysis [J]. Journal of orthopaedic surgery and research, 2015, 10(1):75.

[5] Lunn T H, Kehlet H.Perioperative glucocorticoids in hip and knee surgery-benefit vs. harm? A review of randomized clinical trials [J]. Acta Scandinavian Anaesthesiological, 2013, 57(7):823–834.

[6] Karlsen A P H, Wetterslev M, Hansen S E, et al. Postoperative pain treatment after total knee arthroplasty: A systematic review [J]. PLoS One, 2017, 12(3):e0173107

[7] Ikeuchi M, Kamimoto Y, Izumi M, et al. Effects of dexamethasone on local infiltration analgesia in total knee arthroplasty:a randomized controlled trial [J]. Kknee Surg Sports Traumatol Arthrosc, 2014, 22(7):1638–1643.

[8] Richardson A B, Bala A, Wellman S S, et al. Perioperative dexamethasone administration does not increase the incidence of postoperative infection in total hip and knee arthroplasty: a retrospective analysis [J]. The Journal of arthroplasty, 2016, 31(8):1784–1787.

[9] Marsland D, Mumith A, Barlow I W, et al. Systematic review: the safety of intra–articular corticosteroid injection prior to total knee arthroplasty [J]. The Knee, 2014, 21(1):6–11.

[10] Deng ZH, Li YS, Storm GR, et al. The efficiency and safety of steroid addition to multimodal cocktail periarticular injection in knee joint arthroplasty: a Meta–analysis of randomized controlled trials [J]. Sci Rep, 2019, 9(1):7031.

[11] Nagafuchi M, Sato T, Sakuma T, et al. Femoral nerve block–sciatic nerve block vs. femoral nerve block–local infiltration analgesia for total knee arthroplasty: a randomized controlled trial [J]. BMC anesthesiology, 2015,15 :182.

16. 假体周围感染病例，如何选择一期翻修或二期翻修？各有什么优劣之势？

【建议】目前缺乏高质量文献对比一期翻修和二期翻修，二期置换仍然是治疗 PJI 的金标准。医师可结合个人经验和患者经济条件，以及局部软组织情况是否良好、有无骨缺损、感染程度，选择一期或二期翻修。

一期翻修置换在严格适应证时，感染控制率接近二期置换，优点是减轻患者痛苦，减少费用。二期翻修有很高的感染控制率，但增加住院时间和医疗费用。

【备注解释】采取一期手术还是二期手术来更换假体，一直都存在着争议。多数学者选择安全性更高的二期手术，然而一期手术也有其优势。优点是治疗周期短、治疗费用低及临床效果与二期翻修术相当，已逐渐成为更有吸引力的替代方案[1, 2]。有研究显示，对于髋关节置换的患者，一期置换节省了 1.7 倍的费用[3]。参考为数不多的研究报道，一期置换适用于以下病例[4-9]：①无伤口并发症；②全身情况良好；③对抗生素敏感的葡萄球菌或链球菌感染；④致病菌对骨水泥中抗生素敏感。存在以下情况时，一期置换的成功率较低：①多重感染；②关节周围软组织存在窦道或功能障碍；③革兰阴性菌，尤其是铜绿假单胞菌感染；④耐甲氧西林金黄色葡萄球菌感染。与多数研究结果相反，来自 ENDO–Klinik 的研究认为即使存在多重感染、软组织窦道、耐药菌感染，甚至多重感染，一期置换都可以作为治疗的选择[10-12]。他们认为只有培养阴性的感染是选择二期置换的指征。目前二期置换仍然是治疗 PJI 的金标准，也是最常用的一种治疗方式[13, 14]。有研究报道二期置换感染控制率可达 80%～100%[14-25]，二期置换可用于清创灌洗和一期置换疗效较差的病例[13, 14, 24, 25]：①慢性假体周围感染；②软组织存在窦道及软组织不足或功能不全；③耐药菌或多重感染或致病菌不明确；④对于真菌感染的病例，没有证据表明清创术或一期置换足以控制感染，因此推荐选择二期置换治疗[26]。尽管有诸多优点，但二期翻修使用占位器也会导致一些并发症，如占位器脱位，向骨盆移位损伤髂血管，断裂，取出时导致骨折等[27]，且分两次的手术及较长的间隔期会增加住院时间和医疗花费，降低生活质量，更重要的是，有提高死亡率的风险[28-31]。

（宋科官　王声雨）

参考文献

[1] Rowan FE, Donaldson MJ, Pietrzak JR, et al. The roleof one–stage exchange for prosthetic joint infection [J]. Current Reviews in Musculoskeletal Medicine, 2018, 11(3):370–379.

[2] Belden K, Cao L, Chen J, et al. Hip and knee section,fungal periprosthetic joint infection,diagnosis andtreatment:proceedings of international consensus onorthopedic infections [J]. The Journal of Arthroplasty, 2019, 34(2S):387–391.

[3] Klouche S, Sariali E, Mamoudy P. Total hip arthroplasty revision due to infection: a cost analysis approach [J]. Orthop Traumatol Surg Res, 2010, 96(2):124–132.

[4] Nguyen M, Sukeik M, Zahar A, et al. One–stage exchange arthroplasty for periprosthetic hip and knee joint infections[J]. Open Orthop J, 2016, 10(Suppl–2, M7):646–653.

[5] George DA. One–Stage exchange arthroplasty: a surgical technique update [J]. J Arthroplasty, 2017, 32(9S):59–62.

[6] Whiteside LA, Roy ME. One–stage revision with catheter infusion of intraarticular antibiotics successfully treats infected THA [J]. Clin Orthop Relat Res, 2017, 475 (2):419–429.

[7] Ilchmann T, Zimmerli w, Ochsner PE, et al. One–stage revisionof infected hip arthroplasty: outcome of 39 consecutive hips [J]. Int Orthop, 2016, 40 (5):913–918.

[8] Ficklin MG, Kowaleski MP, Kunkel KA, et al. One–stage revisionof an infected cementless total hip replacement [J]. Vet Comp Orthop Traumatol, 2016, 29 (6):541–546.

[9] Masters JP, Smith NA, Foguet P, et al. A systematic review of the evidence for single stage and two stage revision of infected knee replacement [J]. BMC Musculoskelet Disord, 2013(14): 222–233.

[10] Zahar A, Gehrke. One Stage revision for infected total hip arthroplasty [J]. Orthop Clin North Am, 2016, 47 (1):11–18.

[11] Zahar A, Kendoff Do, Klatte TO, et al. Can good infection control be obtained in one–stage exchange of the infected TKA to a rotating hinge design? 10–year results [J]. Clin Orthop Relat Res, 2016, 474 (1):81–87.

[12] Klatte TO, Kendoff D, Sabihi R, et al. Tantalum acetabularaugments in one-stage exchange of infected total hip arthroplasty: a casetontrol study [J]. J Arthroplasty, 2014, 29 (7):1443-1448.

[13] Osmon DR, Berbari EF, et al. Executive summary: diagnosis and management of prosthetic joint infection: clinical practice guidelines by the Infectious Diseases Society of America [J]. Clin Infect Dis, 2013, 56(1):1-10.

[14] Kapadia BH, Berg RA, Daley JA, et al. Periprosthetic joint infection [J]. Lancet, 2016, 387(10016):386-394.

[15] Cancienne JM, Werner BC, Bolarinwa SA, et al. Removal of an infected total hip arthroplasty: risk factors for repeat debridement, long-term Spacer retention, and mortality [J]. J Arthroplasty, 2017, 32(8):2519-2522.

[16] Kini SG, Gabr A, Das R, et al. Two-stage revision for periprosthetic hip and knee joint infections [J]. Open Orthop J, 2016, 10(Suppl-2,M2):579-588.

[17] Hoell S, peweke A, Gosneger U, et al. Eradication rates, risk factors, and implant selection in two-stage revision knee arthroplasty: a midterm follow-up study [J]. J Orthop Surg Res, 2016, 11 (1):93-98.

[18] Chen SY, Hu CC, Chen CC, et al. Two-stage revision arthroplasty for periprosthetic hip infection : mean follow-p of ten years [J]. BioMed Res Int, 2015, (2015):1-7.

[19] George DA, Haddad FS. Surgical management of periprosthetic joint infections : two-stage exchange [J]. J Knee Surg, 2014, 27(4):279-282.

[20] Mahmud T, Lyons MC, Naudie DD, et al. Assessing the Goldstandard: a review of 253 two-stage revisions for infected TKA [J]. Clin Orthop Relat Res, 2012, 470 (10):2730-2736.

[21] Henderson RA, Austin MS. Management of periprosthetic joint infection: the more we learn, the less we know [J]. Arthroplasty, 2017, 32 (7):2056-2059.

[22] Lee HD, Prashant K, Shon WY. Management of periprosthetic hip joint infection [J]. Hip Pelvis, 2015, 27 (2):63-71.

[23] Shahi A, Parvizi J. Prevention of periprosthetic joint infection [J]. Arch Bone Jt Surg, 2015, 3(2):72-81.

[24] Jiranek WA, Waligora AC, Hess SR, et al. Surgical Treatment of prosthetic joint infections of the hip and knee: changingParadigns? [J]. J Arthroplasty, 2015, 30 (6):912-918.

[25] Yoon YC, Lakhotia D, Oh JK, et al. Is two-stage reimplantation effective for virulent pathogenic infection in a periprosthetic hip? A retrospective analysis [J]. World J Orthop, 2015, 6(9):712-718.

[26] Schoof B, Jakobs O, Schmidl S, et al. Fungal periprosthetic joint infection of the hip: a systematic review[J]. OrthopRev (Pavia), 2015, 7(1):18 – 22.

[27] Marczak D, Synder M, Sinbiński M, et al. Two stage revision hip arthroplasty in periprosthetic joint infection. Comparison study: with or without the use of a Spacer [J]. Int Orthop, 2017, doi: 10.7 /s00264-017 – 3500 – 8.

[28] Webb JE, Schleck CD, Larson DR, et al. Mortality of elderly patients after two-stage reimplantation for total joint infection: acase control study [J]. J Arthroplasty, 2014, 29 (11) 2202-2210.

[29] Berend KR, Lombardi AV, Morris MJ, et al. Two-stage treatment of hip periprosthetic joint infection is associated with a high rate of infection control but high mortality [J]. Clin Orthop Relat Res, 2013, 471 (2):510-518.

[30] Kahlenberg CA, HemandezSoria A, Cross MB. Poor prognosis of patients treated for periprosthetic joint infection [J] . HSS J, 2017, 13 (1):96-99.

[31] Gomez MM, Tan TL, Manrique J, et al. The fate of Spacers in the treatment of periprosthetic joint infection [J]. J Bone Joint SurgAm, 2015, 97 (18):1495-1502.

17. 髋关节置换术后假体周围感染，在行 3 次抗生素骨水泥占位器失败后，是否是截肢的适应证？

【建议】在 3 次及以上抗生素骨水泥占位器失败后，感染仍未控制，截肢术可作为待选治疗方案。

【备注解释】髋关节离断术是非肿瘤性关节疾病的最后治疗选择，其适应证包括坏死性软组织感染、气性坏疽和危及生命的感染[1]。Fenelon 等[2]报道了 11 例关节置换失败导致的髋关节离断术病例，其原因主要包括软组织和骨骼的严重感染、骨量丢失或血管损伤。对于二期翻修患者，占位器的使用十分关键，但使用占位器也会导致一些并发症，如占位器脱位，向骨盆移位损伤髂血管，断裂，取出时导致骨折等[3]。占位器失败后更换的理论依据是进行新一轮的局部抗生素压来治疗持续感染[4,5]。翻修后失败导致的大量骨损失是一个巨大的挑战。抗生素骨水泥占位器使用理论上可以增加耐药性[6]，且有文献报道在骨水泥中使用抗生素，有导致急性肾衰竭的风险[7]，3 次抗生素骨水泥占位器失败后，再次使用骨水泥占位器势必会加大上述风险，且反复使用占位器势必会增大骨缺损。手术难度逐次增加，对患者心理和家庭经济将会打来更大的打击，若患者及家属要求，此时髋关节离断术可能是剩下的最后选择，但需慎重选择。

（宋科官　王声雨）

参考文献

[1] Zalavras CG, Rigopoulos N, Ahlmann E, et al. Hip disarticulation for severe lower extremity infections [J]. Clin Orthop Relat Res, 2009, 467: 1721- 1726.

[2] Fenelon GC, Von Foerster G, Engelbrecht E. Disarticulation of the hip as a result of failed arthroplasty. A series of 11 cases[J]. I Bone Joint Surg Br, 1980, 62-B: 441-446.

[3] Marczak D, Synder M, Sibiń ski M, et al. Two stage revision hip arthroplasty in periprosthetic joint infection.comparison study: with or without the use of a Spacer [J]. Int Orthop, 2017, 41(11):2253-2258.

[4] Anagnostakos K, Meyer C. Antibiotic elution from hip and knee acrylic bone cement Spacers: asystematic review [J]. Biomed Res Int, 2017, 2017:4657874.

[5] Belt H, Neut D, Schenk w, et al. Staphylococcus aureus biofilm formation on different gentamicin-loaded polymethylmethacrylate bone cements [J]. Biomaterials,2001, 22: 1607-1611.

[6] Chen AF, Parvizi J. Antibiotic-loaded bone cement and periprosthetic joint infection [J]. J Long Term Eff Med Implants, 2014, 24(2-3):89-97.

[7] Siddiqi A, White PB, Etcheson JI, et al. Acute kidney injury after total knee arthroplasty: a clinical review [J]. Delanois RE. Surg Technol Int, 2017(31):243-252.

18. 预防 TJA 术后感染，应采取哪些措施？

【建议】改善患者除本次需手术的关节以外的全身影响性疾病，如糖尿病、风湿免疫性疾病等；认真做好术前准备，减少致感染因素；术中注意无菌操作，应用抗菌植入材料，控制手术时间；根据情况避免尿管及引流管的使用，或减少其使用时间；预防性使用抗生素；术后加强手术切口护理。

【备注解释】Moucha 发现 80% 的关节置换术患者存在可改善的风险因素，包括营养不良、肥胖、贫血、糖尿病、自身免疫疾病和抑郁等，术前患者的优化可以减少感染，改善预后[1]。抗生素骨水泥 ALBC 早期主要用于治疗骨髓炎和人工关节置换术后感染翻修，抗生素在骨水泥植入 9 周内发挥较高生物利用度。Graves 等[2] 系统评价 7 万多例初次 THA 并进行成本效益决策分析认为，目前采用的预防髋关节置换术 SSI 策略中，预防应用抗生素、ALBC 植入和常规通风 3 种措施联合可有效预防术后感染尤其深部感染且成本效益最高。膝关节置换使用 ALBC 目前存在争议，King 等[3] 纳入 8 篇包含 34 664 例初次 TKA 患者的 Meta 分析认为，是否应用 ALBC 对术后感染预防差异无统计学意义。围术期预防性应用抗菌药可有效降低关节置换术后感染。预防性抗菌药剂量根据患者体质指数计算，给药时间考虑药物半衰期，建议在术前 1h 内预防性滴注抗生素，24h 内中止用药，延长用药时间不能预防感染[4]。手术铺巾术前患者皮肤准备包括沐浴、局部消毒和备皮。与碘伏 / 肥皂相比，含乙醇的氯己定消毒剂能明显减少表面细菌负荷，降低关节置换术后感染的发生率[5]。伤口冲洗脉冲冲洗与传统低压冲洗球冲洗相比可以有效减少手术部位细菌菌落数，但会增加肌肉损伤并阻碍骨碎屑的去除[6]。一篇纳入 1990 例关节置换术患者的研究认为，术中应用抗生素冲洗液可有效预防 SSI，同时应注意引起细菌耐药性的风险及对伤口愈合的影响[7]。Brown 等[8] 应用 0.35% 碘伏溶液对 688 例关节置换术患者切口闭合前冲洗 3min，可降低术后 90d 内 PJI 发生率，认为碘伏溶液冲洗是有效预防术后早期感染的经济措施。近几年植入材料的抗菌性成为研究热点，包括表面抗菌涂层和抗菌材料的研究。Ketonis 等[9] 研究发现载有万古霉素的植入物有效预防细菌感染的同时不会改变成骨细胞功能。目前植入物表面抗菌涂层材料还未应用于临床，但为预防关节置换术后感染提供新的研究方向。医务人员手卫生是减少细菌传播至患者的一线策略，戴手套前用氯己定或含乙醇的消毒剂手部消毒。骨科手术中多建议戴双层手套防止手套穿孔增加手术部位感染风险，研究显示一台关节置换手术 50%～67% 的手套会穿孔[10]。应及时更换手套，学者建议术前戴 3 层手套，铺单时脱掉一层，因为手套有 33% 的污染率而其中一半发生在铺单过程，手术时间延长至 3h 以上或手套有明显穿孔时及时更换手套[11]。引流曾是术后预防血肿形成、减少换药需求的常规措施[12]。近来研究认为初次关节置换术后是否使用引流管在手术部位感染、伤口出血、深静脉血栓形成、住院时间和活动范围等方面差异无统计学意义[13, 14]。过度引流（持续引流超过 5d）会增加深部切口感染和 PJI，若使用引流管，建议 24h 内移除，持续伤口引流的患者移除时应清洗伤口并对浅表部位感染进行评估和随访[15]。关节置换术后通常使用抗凝血药预防静脉血栓形成，但预防性药物治疗方案的使用使术后血肿和伤口引流的管理复杂化，部分学者建议减少血栓预防剂量，直到引流停止[16, 17]。术后伤口的处理是预防伤口感染的关键，应使用无菌敷料，敷料具有渗透性、防水、透明和足够的灵活性，以承受关节运动。伤口应术后随访时护理消毒，特别注意伤口浸渍、引流和感染迹象，防止伤口逆行感染[17]。

（宋科官　王声雨）

参 考 文 献

[1] Elbuluk AM, Novikov D, Gotlin M, et al. Control strategies for infection prevention in total joint arthroplasty [J]. OrthopClin North Am, 2019, 50(1):1-11.

[2] Graves N, Wloch C, Wilson J, et al. A cost- effectiveness modelling study of strategies to reduce risk of infection following primary hip replacement based on a systematic review [J]. Health Technol Assess, 2016, 20(54):1-144.

[3] King JD, Hamilton DH, Jacobs CA, et al. The hidden cost of commercial antibiotic-loaded bone cement: a systematic review of clinical results and cost implications following total knee arthroplasty [J]. J Arthroplasty, 2018, 33(12):3789-3792.

[4] Illingworth KD, Mihalko WM, Parvizi J, et al. How to minimize infection and thereby maximize patient outcomes in total joint arthroplasty: a multicenter approach: AAOS exhibits election [J]. J Bone Joint Surg Am, 2013, 95(8):e50.

[5] Kapadia BH, Johnson AJ, Daley JA, et al. Pre-admission cutaneous chlorhexidine preparation reduces surgical site infections in total hip arthroplasty [J]. J Arthroplasty, 2013, 28(3):490-493.

[6] Hughes MS, Moghadamian ES, Yin LY, et al. Comparison of bulb syringe, pressurized pulsatile, and hydrosurgery debridement methods for removing bacteria from fracture implants [J]. Orthopedics, 2012, 35(7):e1046-e1050.

[7] Whiteside LA. Prophylactic peri-operative local antibiotic irrigation [J]. Bone Joint J, 2016, 98-B(1 Suppl A):23-26.

[8] Brown NM, Cipriano CA, Moric M, et al. Dilute betadine lavage before closure for the prevention of acute postoperative deep periprosthetic joint infection [J]. J Arthroplasty, 2012, 27(1):27-30.

[9] Ketonis C, Barr S, Shapiro IM, et al. Antibacterial activity of bone allografts: comparison of a new vancomycin-tethered allograft with allograft loaded with adsorbed vancomycin [J]. Bone, 2011, 48(3):631-638.

[10] Lankester BJ, Bartlett GE, Garneti N, et al. Direct measurement of bacterial penetration through surgical gowns: a newmethod [J]. J Hosp Infect, 2002, 50(4):281-285.

[11] Beldame J, Lagrave B, Lievain L, et al. Surgical glove bacterial contamination and perforation during total hip arthroplasty implantation: when gloves should be changed [J]. Orthop Traumatol Surg Res, 2012, 98(4):432–440.

[12] Omonbude D, EI Masry MA, O'Connor PJ, et al. Measurement of joint effusion and haematoma formation by ultrasound in assessing the effectiveness of drains after total knee replacement: a prospective randomised [J]. J Bone Joint Surg Br, 2010, 92: 51–55.

[13] Zhang Q, Liu L, Sun W, et al. Are closed suction drains necessary for primary total knee arthroplasty?: a systematic review and meta–analysis [J]. Medicine (Baltimore), 2018, 97(30):e11290.

[14] Kelly EG, Cashman JP, Imran FH, et al. Systematic review and meta- analysis of closed suction drainage versus non drainage in primary hip arthroplasty [J]. Surg Technol Int, 2014(24): 295–301.

[15] Mistry JB, Naqvi A, Chughtai M, et al. Decreasing the incidence of surgical–site infections after total joint arthroplasty [J]. Am J Orthop (Belle Mead NJ), 2017, 46(6):E374–E387.

[16] Mortazavi SM, Hansen P, Zmistowski B, et al. Hematoma following primary total hip arthroplasty: a grave complication [J]. J Arthroplasty, 2013, 28(3):498–503.

[17] Hatz D, Anoushiravani AA, Chambers MC, et al. Approach to decrease infection following total joint arthroplasty [J]. Orthop Clin North Am, 2016, 47(6):661–671.

19. 术后假体周围感染的早期检查、检验指标有哪些?

【建议】红细胞沉降率和 C 反应蛋白等血清学标志物、关节穿刺液分析及影像学检查。

【备注解释】血清学标志物血液检测在初步评估疑似 PJI 患者时提供了一种有用的筛查工具。对于所有疑似 PJI 的病例，应将红细胞沉降率（ESR）和 C 反应蛋白作为初步筛查工具。这些测试已被证明具有高灵敏度，良好的阴性预测价值，是一种具有成本效益的筛查工具[1, 2]。血清白细胞介素 6（IL–6）是一种较新的血液检测方法，有望成为急性感染的更特异的标志物，但并不是所有实验室都能轻易获得[3]。外周血白细胞计数作为完整血细胞计数的一部分很容易获得。多项研究调查了血清白细胞在诊断 PJI 中的作用[4, 5]。近来报道的血清 D- 二聚体优于红细胞沉降率和血清 C 反应蛋白，敏感性为 89%，特异性为 93%[6]。关节穿刺和滑液分析对于红细胞沉降率和（或）C 反应蛋白升高或临床怀疑 PJI 指数较高的患者，应进行关节抽吸和滑液分析。膝关节吸引术可以常规在接诊室环境中进行。建议根据实验室结果、手术计划和医生怀疑指数进行选择性髋关节抽吸术[7]。多项研究已经证明滑膜白细胞诊断慢性假体周围感染具有极好的敏感性和特异性。关节滑液白细胞计数> 1700/µl 和多形核细胞百分比大于 60%～65% 应被认为是高度可疑的 PJI[8]。CRP、α- 防御素和白细胞酯酶是目前研究最多的关于假体周围感染诊断的标志物。以 9.5mg/L 为诊断界值，C 反应蛋白诊断假体周围感染敏感性为 90%，特异性为 94%，阳性预测值为 87%，阴性预测值为 96%[9]。α- 防御素是目前诊断假体周围感染最佳的标记物[10]。有报道以 5.2mg/L 为诊断界值时，α- 防御素诊断假体周围感染敏感性为 100%，特异性为 98%，阳性预测值为 96%，阴性预测值为 100%[11]。有学者指出白细胞酯酶诊断假体周围感染敏感性为 81%，特异性为 93%，阳性预测值与阴性预测值分别为 74% 与 95%，并认为白细胞酯酶阴性结果可排除假体周围感染，否定了进一步诊断性检查的必要[12]。关节液细菌培养一直被视为假体周围感染诊断金标准。虽然细菌培养诊断特异性很高，但因其敏感性较差，培养结果阴性不能排除假体周围感染[13]。影像学检查是判断假体周围感染的一个常用方法。关节置换术后，如患者出现持续性疼痛则行 X 线平片检查，早期骨溶解或假体松动提示感染可疑，不过 X 线片通常不能显示早期骨吸收征象，这也是 X 线片在假体周围感染诊断中作用十分有限的原因。CT 与 MRI 在诊断假体周围感染中缺乏特异性，且价格昂贵，因此不推荐常规用于假体周围感染诊断[14]。

（宋科官　王声雨）

参考文献

[1] Austin MS, Ghanem E, Joshi A, et al. A simple, cost–effective screening protocol to rule out periprosthetic infection [J]. J Arthroplasty, 2008, 23(1):65.

[2] Berbari E, Mabry T, Tsaras G, et al. Inflammatory blood laboratory levels as marker of prosthetic joint infection: a systematic review and meta–analysis [J]. J Bone JoinSurg, 2010, 92 (11):2102.

[3] Di Cesare PE, Chang E, Preston CF, et al. Serum interleukin-6 as a marker of periprosthetic infection following total hip and knee arthroplasty [J]. J Bone Joint Surg Am, 2005, 87(9):1921.

[4] Della Valle C, Parvizi J,Bauer TW, et al. Preoperative testing for sepsis before revision total knee arthroplasty [J]. J Arthroplasty, 2007, 22(6 Suppl 2):90.

[5] Toossi N, Adeli B, Rasouli MR, et al. Serum white blood cell count and differential do not have a role in the diagnosis of periprosthetic joint infection [J]. J Arthroplast, 2012, 27(8):e51.

[6] Michael M K, Majd T, Javad P. Test is promising for the diagnosis of periprosthetic joint infection and timing of periprosthetic joint infection and timing of reimplantation [J]. J Bone Joint Surg Am, 2017, 99(17):1419–1427.

[7] Della VC, Parvizi J, Bauer TW, et al. American Academy of Orthopaedic Surgeonsclinical practice guideline on: the diagnosis of periprosthetic joint infections of the hip and knee [J]. J Bone Joint Surg Am, 2011, 93(14):1355.

[8] Della VC, Parvizi J, Bauer TW, et al. Diagnosis of periprosthetic joint infections of the hip and knee [J]. J Am Acad Orthop Surg, 2010, 18(12):760.

[9] Buttaro MA, Martorell G, Quinteros M, et al. Intraoperative synovial C-reactive protein is as useful as frozen section to detect periprosthetic hip infection [J]. Clin Orthop Relat Res, 2015, 473(12):3876–3881.

[10] 李睿，陈继营 . 人工关节置换术后假体周围感染诊断方法的研究进展 [J]. 中华骨科杂志，2016, 36 (19):1254–1262.

[11] Frangiamore SJ, Gajewski ND, Saleh A, et al. AX–Defensin Accuracy to diagnose periprosthetic joint infection–best available test? [J]. J Arthroplasty, 2016, 31 (2):456–460.

[12] Shafafy R, Mcclatchie W, Chettiar K, et al. Use of leucocyte esterase reagent strips in the diagnosis or exclusion of prosthetic joint infection [J]. Bone Joint J, 2015, 97–B (9):1232–1236.

[13] 王悦妮, 赵秀丽. 人工关节假体周围感染的细菌培养 [J]. 中国组织工程研究, 2012, 16 (22):4129–4132.

[14] Zmistowski B. Workgroup 7: Diagnosis of Periprosthetic Joint Infection [J]. J Arthroplasty, 2014, 29(2Supp1):77–83.

20. 人工关节置换手术后，假体周围的早期感染、迁延性感染，通常原因是什么？

【建议】早期假体周围感染的常见原因包括术前患者身体健康状况、无菌术、手术时间控制、术中软组织损害程度以及引流管的过长时间使用。后期感染的原因主要是健康状态、卫生环境及身体其他部位感染情况。

【备注解释】各种患者特有的并发症和人口因素增加了假体周围关节感染的风险[1]。任何关节感染、败血症、活动性皮肤或深部组织感染或输血都是重要的风险因素[2]。患者特有的因素包括未得到控制的糖尿病[3]、营养不良[4]、病态肥胖[5]、吸烟[6]和酗酒[7]、免疫损害疾病[8]、药物使用[9]，例如鼻腔携带金黄色葡萄球菌[10]。糖尿病是普通外科和骨科手术后感染的危险因素。糖尿病患者 TJA 术后感染是正常患者的 4 倍[11]。术前营养状况不佳会导致关节置换术后的不良后果，包括伤口愈合不良和感染增加 7 倍。如果血清白蛋白＜ 34g/L，或淋巴细胞总数＜ 1200/μl，则被诊断为营养不良[12]。适当的营养优化可以减少假体周围关节感染[13]。世卫组织估计，全球 10% 的人口（超过 4 亿成年人）患有肥胖症。经常报道肥胖患者关节置换术后的结果是伤口愈合不良，伤口长期引流，以及高感染率[14]。风险增加归因于长手术时间，增加异体输血，以及额外的并发症[15]。此外，肥胖患者的组织抗生素渗透受损，可能低于最低抑制阈值，导致感染风险增加。吸烟和饮酒导致术后效果不佳[16, 17]。尼古丁介导的血管收缩被认为是创面愈合的主要原因[18]。酗酒导致更高的术后并发症和关节置换术后感染[19]。免疫功能受损的疾病和相关药物的使用是独立的危险因素。感染艾滋病毒和丙型肝炎的患者可能面临风险[9]。此外周国华等[20]采用回归分析法进行分析后发现放置引流管、手术的时间等都是使患者的假体周围发生感染的独立危险因素（P ＜ 0.05）。

（宋科官　王声雨）

参考文献

[1] Kapadia BH, Pivec R, Johnson AJ, et al. Infection prevention methodologies for lower extremity total joint arthroplasty [J]. Expert Rev Med Devices, 2013, 10: 215–224.

[2] Schmalzried TP, Amstutz HC, Au MK, et al. Etiology of deep sepsis in total hip arthroplasty. The significance of hematogenous and recurrent infections [J]. Clin Orthop Relat Res, 1992, 280: 200–207.

[3] Marchant MH Jr, Viens NA, Cook C, et al. The impact of glycemic control and diabetes mellitus on perioperative outcomes after total joint arthroplasty [J]. J Bone Joint Surg Am, 2009, 91: 1621–1629.

[4] Jaberi FM, Parvizi J, Haytmanek CT, et al. Procrastination of wound drainage and malnutrition affect the outcome of joint arthroplasty [J]. Clin Orthop Relat Res, 2008, 466: 1368–1371.

[5] Choong PF, Dowsey MM. Obesity in total hip replacement [J]. J Bone Joint Surg Br, 2009, 91: 1642.

[6] Sadr Azodi O, Bellocco R, Eriksson K, et al. The impact of tobacco use and body mass index on the length of stay in hospital and the risk of post–operative complications among patients undergoing total hip replacement [J]. J Bone Joint Surg Br, 2006, 88: 1316–1320.

[7] Bradley KA, Rubinsky AD, Sun H, et al. Alcohol screening and riskof postoperative complications in male VA patients undergoing major non–cardiac surgery [J]. J Gen Intern Med, 2011, 26: 162–169.

[8] Berbari EF, Osmon DR, Lahr B, et al. The Mayo prosthetic joint infection risk score: implication for surgical site infection reporting and risk stratification [J]. Infect Control Hosp Epidemiol, 2012, 33: 774–781.

[9] Peersman G, Laskin R, Davis J, et al. Infection in total knee replacement: a retrospective review of 6489 total knee replacements [J]. Clin Orthop Relat Res, 2001, 392: 15–23.

[10] Rizvi AA, Chillag SA, Chillag KJ. Perioperative management of diabetes and hyperglycemia in patients undergoing orthopaedic surgery[J]. J Am Acad Orthop Surg, 2010,18(7):426–435.

[11] Devoto G, Gallo F, Marchello C, et al. Prealbumin serum concentrations as a useful tool in the assessment of malnutrition in hospitalized patients [J]. Clin Chem, 2006, 52: 2281–2285.

[12] Mainous MR, Deitch EA. Nutrition and infection [J]. Surg Clin North Am, 1994, 74: 659–676.

[13] Dowsey MM, Choong PF. Early outcomes and complications following joint arthroplasty in obese patients: a review of the published reports [J]. ANZ J Surg, 2008, 78: 439–444.

[14] Toma O, Suntrup P, Stefanescu A, et al. Pharmacokinetics and tissue penetration of cefoxitin inobesity: implications for risk of surgical site infection [J]. Anesth Analg, 2011, 113: 730–737.

[15] Kapadia BH, Issa K, Pivec R, et al. Tobacco use may be associated with increased revision and complication rates following total hip arthroplasty [J]. J Arthroplasty, 2014, 29: 777–780.

[16] Kapadia BH, Johnson AJ, Naziri Q, et al. Increased revision rates after total knee arthroplasty inpatients who smoke [J]. J Arthroplasty, 2012, 27:1690–1695.

[17] Silverstein P. Smoking and wound healing [J]. Am J Med, 1992, 93: 22S–24S.

[18] Moucha CS, Clyburn TA, Evans RP, et al. Modifiable risk factors for surgical site infection [J]. Instructional Course Lectures, 2011, 60: 557–564.

[19] 周国华, 曹学伟. 髋膝关节置换术后假体周围感染的危险因素分析 [J]. 医药前沿, 2017, 7(28):116–117.

[20] 阙纤沣，徐秀群，何红，等．人工髋关节置换术患者假体周围感染相关因素及干预措施分析 [J]．中华医院感染学杂志，2018, 28(4):555-558．

21. 手术前伴有轻度尿路感染、牙痛等情况时，是否可以直接手术？

【建议】建议待症状性尿路感染纠正后再行人工关节置换手术治疗；具有口腔活动性感染导致牙痛的患者应该推迟关节置换手术。

【备注解释】尿路感染是关节置换手术发展以来众多术者一直关注担忧的问题。2003 年，美国泌尿外科协会（American Urology Association，AUA）和 AAOS 对 47 例和 200 例进行了病例对照研究，并共同确定尿路感染是 PJI 的一个重要危险因素 [1]。Luis 等对 9245 例关节置换术患者进行了前瞻性回顾，并确定术前尿路感染是 PJI 的重要且可改变的危险因素，在术前应进行尿路感染筛查和治疗 [2]。Yassa 等对 24h 内接受紧急手术治疗股骨颈骨折的患者进行了回顾性队列分析，并检查了这些患者尿路相关 PJI 的患病率。在入选的 367 名患者中，57 名（12.4%）有 SSI，23 名（40%）患有术前尿路感染。他们得出结论，术前尿路感染是 PJI 的重要危险因素，应该治疗 [3]。然而，Kuolovaris 等的一项研究审查 19 735 例患者的医疗记录，并未发现术前尿路感染与 PJI 间存在任何关系，58 例 PJI 患者中只有 1 例由于同一病原微生物引起尿路感染及 PJI。而这是一项证据强度不足的研究（β=25%）。Garg 等的另一项研究显示，术前尿路感染在接受适当抗生素治疗后，与非尿路感染患者的术后结果相似 [4]。因此，在进行手术前必须治疗症状性尿路感染。

已有证据表明口腔疾病与后续 SSI 和 PJI 风险之间的关系有限。文献中有一些病例报告试图将 PJI 与口腔因素联系起来 [5-10]。由于存在逻辑上的关联，在关节成形术前先治疗口腔疾病，可能减少口腔菌群相关 PJI 的发生。由于 30%～50% 的美国老年患者存在口腔病变 [11, 12]。患者在关节置换术前是否需要常规进行口腔检成为骨科医师的一个关注点。有文献表明这种做法有待商榷，没有足够的证据支持关节置换手术前需要进行口腔常规检查 [13-15]。美国骨科医师学会（American AcademyofOrthopaedic Surgeons，AAOS）和美国牙科协会（AmericanDental Association，ADA）在过去发表了许多关于接受关节置换术患者进行牙科手术前预防性使用抗生素的指南 [16, 17]，但很少有关于关节置换术前的口腔健康检查证明。在没有具体数据的支持情况下，我们认为关节成形术前的常规口腔健康检查不是强制性的。我们认为患有活动性口腔疾病或感染的患者可能具有更高的术后 SSI/PJI 风险，并且应尽可能识别这些患者。对于口腔中有活动性感染的患者，应该推迟选择性关节置换术，直至感染被清除。

（宋科官　王声雨）

参考文献

[1] Pulido L, Ghanem E, Joshi A, et al.Periprosthetic joint infection: the incidence, timing, and predisposing factors [J]. Clin Orthop Relat Res, 2008(466):1710-1715.

[2] American Urological Association, et al. Antibiotic prophylaxis for urological patients with total joint replacements [J]. J Urol, 2003, 169(5):1796-1797.

[3] Yassa RR, Khalfaoui MY, Veravalli K, et al. Pre-operative urinary tract infection: is it a risk factor for early surgical site infection with hip fracture surgery?[J]. A retrospective analysis, 2017, 8(3):2054270416675083.

[4] Koulouvaris P, Sculco P, Finerty E, et al. Relationship between perioperative urinary tract infection and deep infection after joint arthroplasty [J]. Clin Orthop Relat Res, 2009, 467(7):1859-1867.

[5] Tai TW, Lin TC, Ho CJ, et al.Frequent dental scaling is associated with a reduced risk of periprosthetic infection following total knee arthroplasty: a nationwide population-based nested case-control study [J]. PLoS One, 2016, 11(6):e0158096.

[6] Kao FC, Hsu YC. Prosthetic joint infection following invasive dental procedures and antibiotic prophylaxis in patients with hip or knee arthroplasty [J]. Infect Control Hosp Epidemiol, 2017, 38(2):154-161.

[7] Bartz H, Nonnenmacher Cb, Bollmann C, et al. Micromonas (Peptostreptococcus) micros: unusual case of prosthetic joint infection associated with dental procedures [J]. Int J Med Microbiol, 2005, 294(7):465-470.

[8] Kaar TK, Bogoch ER, Devlin HR. Acute metastatic infection of a revision total hip arthroplasty with oral bacteria after noninvasive dental treatment [J]. J Arthroplasty, 2000, 15(5):675-678.

[9] R T Rees. Infections associated with dental procedures in total hip arthroplasty [J]. The Bone & Joint Journal, 2000, 82(2):307.

[10] Bartzokas CA, Johnson R, Jane M, et al. Relation between mouth and haematogenous infection in total joint replacements [J]. BMJ, 1994, 309(6953):506-508.

[11] Young H, Hirsh J, Hammerberg EM, et al. Dental disease and periprosthetic joint infection [J]. J Bone Joint Surg Am, 2014, 96(2):162-168.

[12] John W Brington, Thomas A Barrington. What is the true incidence of dental pathology in the total joint arthroplasty population? [J]. J Arthroplasty, 2011(26):88-91.

[13] Frey C, Navarro SM, Blackwell T, et al. Impact of dental clearance on total joint arthroplasty: A systematic review [J]. World Journal of Orthopaedics, 2019, 10(12):416-423.

[14] Effect of preoperative dental extraction on postoperative complications after total joint arthroplastymay [J]. The Journal of Arthroplasty, 2019, 34(9):2080-2084.

[15] American Dental Association, American Academy of Orthopedic Surgeons. Antibiotic prophylaxis for dental patients with total joint replacements [J]. J Am Dent Assoc, 2003, 134(7):895-859.

[16] Watters W 3rd, Rethman MP, Hanson NB, et al. Prevention of orthopaedic implant infection in patients undergoing dental procedures [J]. J Am Acad Orthop Surg, 2013, 21(3):180-189.

[17] Robert H Quinn, Jayson N Murray, Ryan Pezold, et al.The American academy of orthopaedic surgeons appropriate use criteria for the management of

patients with orthopaedic implants undergoing dental procedures [J]. J Bone Joint Surg Am, 2017, 99(2):161–163.

22.伴有类风湿关节炎等疾病的患者，在进行 TJA 前，如果 CRP 增高，是否影响手术的进行？应该遵循怎样的原则？

【建议】非活动性类风湿关节炎患者，如果关节置换术前 CRP 轻度增高不建议推迟手术；如果伴有类风湿活动期，则不建议手术，应先抗类风湿治疗，病情进入缓解期后再手术。

【备注解释】晚期类风湿关节炎患者进行全膝关节置换术（total knee arthroplasty，TKA）可改善患者生活质量获得良好的治疗效果 [1, 2]，而类风湿关节炎作为免疫性疾病，非活动期术前也常常伴有 CRP 增高，以往认为，活动期类风湿关节炎行手术治疗会加大麻醉意外、心血管及术后感染风险 [3-6]。但现在也有不少学者发现活动期与非活动期类风湿关节炎患者行手术治疗时，围术期风险并未增加 [7, 8]。翟吉良等通过 108 名拟行关节置换的类风湿关节炎病例证明 CRP 与膝关节置换术后类风湿活动及并发症无直接相关性。Kumagai 等报道了关节置换术后 CRP 水平要比术前有所改善，类风湿活动性与关节功能改善程度呈负相关 [9]。因此类风湿关节炎患者 CRP 增高，排除机体感染的情况下可以行关节置换手术治疗。治疗原则可参考非活动期类风湿关节炎患者。

（宋科官　王声雨）

参考文献

[1] Jain A, Stein BE, Skolasky RL, et al. Total joint arthroplasty in patients with rheumatoid arthritis a United States experience from 1992 through 2005 [J]. J Arthroplasty, 2012, 27(6):881–888.

[2] Trieb K, Schmid M, Stulnig T, et al. Long–term outcome of total knee replacement in patients with rheumatoid arthritis [J]. Joint Bone Spine, 2008, 75(2):163–166.

[3] Trieb K, Schmid M, Stulnig T, et al. Long–term outcome of total knee replacement in patients with rheumatoid arthritis[J]. Joint Bone Spine, 2008, 75(2):163–166.

[4] Au K, Reed G, Curtis JR, et al. High disease activity is associated with an increased risk of infection in patients with rheumatoid arthritis[J]. Ann Rheum Dis, 2011, 70(5):785–791.

[5] Provan SA, Semb AG, Hisdal J, et al. Remission is the goal for cardiovascular risk management in patients with rheumatoid arthritis: a cross–sectional comparative study[J]. Ann Rheum Dis, 2011, 70(5):812–817.

[6] Peters MJ, Symmons DP, McCarey D, et al.EULAR evidence–based recommendations for cardiovascular risk management in patients with rheumatoid arthritis and other forms of inflammatory arthritis [J]. Ann Rheum Dis, 2010, 69 :325–331.

[7] Yano K, Ikari K, Inoue E, et al. Effect of total knee arthroplasty on disease activity in patients with established rheumatoid arthritis: 3–year follow–up results of combined medical therapy and surgical intervention[J]. Mod Rheumatol, 2010, 20(5):452–457.

[8] Momohara S, Inoue E, Ikari K, et al. Efficacy of total joint arthroplasty in patients with established rheumatoid arthritis: improved longitudinal effects on disease activity but not on health–related quality of life [J]. Mod Rheumatol, 2011, 21(5):476–481.

[9] Kumagai K, Harigane K, Kusayama Y, et al. Total knee arthroplasty improves both knee function and disease activity in patients with rheumatoid arthritis [J]. Mod Rheumatol, 2017, 27(5):806–810.

23. 多次翻修的假体周围感染在抗生素的应用方面，是否考虑抗生素的升级？联合使用还是时间延长？

【建议】建议多次假体翻修感染患者参考初次假体周围感染时的治疗流程，根据药敏实验结果采用个体化原则治疗，根据患者病情可联合用药及延长抗生素使用时间。

【备注解释】假体周围感染可产生灾难性后果，治疗时使用抗生素必不可少。抗生素 6~12 周，辅以外科清创，是针对非结核性的骨和假体相关性感染的最常用推荐方案 [1-3]。有学者采用更长时间的抗生素治疗方案，但有研究结果表明短疗程应用抗生素与长疗程治疗感染清除率相似 [4]。关于抗生素可否采取联合使用问题，Liu 等的研究显示在膝翻修手术患者中针对性使用万古霉素加头孢唑林能显著性降低总体感染率（从 7.89% 降至 3.13%，$P=0.046$），特别是 MRSA 的感染率（从 4.21% 降至 0.89%，$P=0.049$）[5]，因此对于假体周围感染患者可考虑联合使用抗生素，但具体方案还未明确。反复发生假体周围感染的患者对自身及经济会产生更大的打击。对于假体多次翻修的抗生素使用原则目前文献报道较少且存在争议。此类患者治疗过程复杂，N Khan 等选取了 42 例以往至少经历一次关节翻修的患者作为研究对象，其中只有 57% 的患者得到了有效的治疗，且他认为更高级别的抗生素应用效果有待进一步研究 [6]。Benjamin Zmistowskid 等的一项研究显示假体再次感染，2/3 的患者为新的病原体导致，并认为发现患者自身致病危险因素更为重要 [7]。鉴于文献有限，建议多次假体翻修感染患者参考初次感染时流程采用个体化原则治疗，根据患者病情可联合用药。

（宋科官　王声雨）

参考文献

[1] Osmon DR, Berbari EF, Berendt AR, et al. Diagnosis and management of prosthetic joint infection: clinical practice guidelines oy the Infectious Diseases Society of America [J]. Clin Infect Dis, 2013, 56: e1–e25.

[2] Stengel D, Bauwens K, Sehouli J, et al. Systematic review and meta–analysis of antibiotic therapy for bone and joint infections [J]. Lancet Infect Dis,

2001(1): 175-188.

[3] Berbari EF, Kanj ss, Darouiche RO, et al. 2015 Infectious Diseases Society of America (IDSA) Clinical Practice Guidelines for the diagnosis and treatment of native vertebral osteomyelitis in adults [J]. Clin Infect Dis, 2015(61): c26-e46.

[4] Chaussade H, Ugkay I, Vuagnat A, et al. Antibiotic Therapy duration for prosthetic joint infections treated by Debridement and Implant Retention (DAIR):Similar long-term remission for 6 weeks as compared to 12 weeks [J]. Int J Infect Dis, 2017, 63:37-42.

[5] Liu C, Kakis A, Nichols A, et al. Targeted use of vancomycin asperioperative prophylaxis reduces periprosthetic joint infection in revision TKA [J]. Clin Orthop Relat Res, 2014(472):27-231.

[6] Khan N, Parmar D, Ibrahim M S, et al. Outcomes of repeat two-stage exchange hip arthroplasty for prosthetic joint infection [J]. Bone Joint J, 2019, 101-B(6_Supple_B):110-115.

[7] Benjamin Zmistowski,Matthew W Tetreault, Pouya Alijanipour, et al. Recurrent periprosthetic joint infection: persistent or new infection? [J]. J Arthroplasty, 2013, 28(9):1486-1489.

24. 早期假体周围感染确定诊断的手段是什么？（无明显窦道形成和脓性引流液时）

【建议】通过患者疼痛症状、切口局部征象，结合实验室及影像学检查来判断。

【备注解释】及时、准确的诊断可指导医生正确选择抗生素治疗方案和手术方式可提高 PJI 治愈率[1]，且假体周围感染误行非感染性翻修会带来严重的后果。因此早期感染确诊有着重要的意义。目前确诊方法多种多样，越来越多的生物标志物及病原微生物检测手段被证实可以有效诊断 PJI。早期感染时无明显窦道形成，更需要借助关节液生化检查、病原体培养及生物标志物等手段。红细胞沉降率、CRP 检测简单、廉价、易行，被视为感染最基本的筛查方法。当患者出现红细胞沉降率或 CRP 升高，伴或不伴关节疼痛、僵硬等临床表现时，需行进一步检查，关节穿刺等传统检测方法性价比高，是诊断的重要手段。目前假体周围感染缺乏统一的金标准，为了进一步精确诊断，Parvizi 等[2] 整合了多种常用诊断指标，在 2018 年发布了新的 PJI 诊断定义，囊括了血清 CRP 或 D- 二聚体，血清 ESR，关节液白细胞计数，白细胞酯酶阳性，关节液 α- 防御素，关节液 CRP 等多项指标。诊断标准分为主要标准和次要标准，并将次要标准赋予不同的权重分值，当累计分值超过诊断阈值时，即可诊断 PJI，其灵敏度为 97.7%，特异度为 99.5%。因此参考 Parvizi 等的诊断标准有利于早期进行感染确诊。

（宋科官　王声雨）

参考文献

[1] Gehrke T, Alijanipour P, Parvizi J. The management of an infected total knee arthroplasty [J]. The Bone & Joint Journal, 2015, 97-B(10 Supple_A):20-29.

[2] Parvizi J, Tan TL, Goswami K, et al. The 2018 Definition of periprosthetic hip and knee infection: an evidence-based and validated criteria [J]. J Arthroplasty, 2018, 33(5):1309-1314.

25. 假体周围感染治疗方案包括清创、长期抗生素治疗、移除植入物、抗生素骨水泥占位器的使用或髋关节离断手术，如何掌握其基本选择原则？

【建议】患者感染症状轻微、全身状态不允许或患者拒绝手术时，可以非手术的单纯抗生素治疗；清创、更换活动垫片（DAIR）手术可应用于术后早期 PJI 及急性血源性感染中，且症状持续时间小于 4 周；晚期慢性感染建议移除植入物，彻底清创混合后行一期或者使用抗生素骨水泥占位器，感染控制后行二期翻修；若连续三次抗生素骨水泥占位器使用后，仍无法控制者，则需要考虑占位器取出旷置、截肢或关节离断术。

【备注解释】选择治疗方案时候医生必须严格把握指征，根据具体情况选择最为合适的治疗方案十分重要，因为它直接关系到预后，若首次治疗失败后再进行二次治疗时，瘢痕形成、抗生素耐药和持续骨丢失将极大影响治疗效果。选择具体治疗方案时必须考虑以下几个方面：①感染是表浅的还是深部的；②感染发生的时间；③患者自身条件对感染治疗效果的影响；④假体是否松动；⑤感染的致病菌（种类、毒力、对抗生素的敏感性）；⑥医生的经验和技术水平；⑦患者的期望值和对关节功能的要求。

假体周围感染治疗方案一般包括保留假体清创术、一期翻修和二期翻修等。2018 年国际感染共识中提出，DAIR 手术可应用于术后早期 PJI 及急性血源性感染中，且症状持续时间＜ 4 周[1]。然而 DAIR 失败后的治疗往往需要多次手术干预，增加了治疗费用，与不进行 DAIR 直接行翻修术相比，失败率更高[2, 3]。且目前 DAIR 在 PJI 的治疗中的价值仍存在争议，其成功率为 0%～90%，平均在 50%[4]。目前还没有单纯长期抗生素治疗假体后感染的文献报道。生物膜的形成[5-6]、白细胞在近假体表面区域的功能不全[7] 等原因可导致某些特定细菌出现耐药性。单纯使用抗生素很难根除细菌。因此只有当患者全身状态不允许，患者拒绝手术、患者临床症状、体征及实验室或影像学资料显示感染可能持续存在等状况发生时候可以给予非手术的单纯抗生素治疗。目前，认为一期和二期翻修为最好的方法，但还没有关于比较这些术式的前瞻性研究；临床上术式的选择主要根据感染发生的时间长短来决定。二期翻修是指首次手术取出所有异物，彻底清创，经过一定间隔时间后，第二次手术植入新的假体。是目前推崇和应用最广泛的方法，被认为是治疗晚期慢性人工全髋关节置换术后感染的金标准。一期翻修为同一次手术中取出感染的关节假体并植入新的假体。有人提出应用非骨水泥型假体翻修术一期治疗 12 例全髋置换术后感染，随访 7.2 年，治愈率达 83.3%[8]，可见应用非骨水泥型假体一期翻修术也是一种治疗选择。长期以来慢性感染是一期翻修的绝对禁忌证，但是有文献报道应用一期翻修术治疗 6 例人工髋关节置换术后慢性感染均未再复发[9]，由此可见慢性感染不应该作为一期翻修的绝对禁忌证。髋关节离断术是经过尝试各种外科手段均无法根除感染，或合并威胁生命的败血症患者在不得已的情况下采用的最后的补救措施。尽管离断术治疗最彻底，但对患者心理和生理都是一个沉重打击，必须慎重考虑。

（宋科官 王声雨）

参考文献

[1] Argenson JN, Arndt M, Babis G, et al. Hip and Knee section,treatment, debridement and retention of implant: proceedings of international consensus on orthopedic infections[J]. J Arthroplasty, 2019, 34(2S):S399–S419.

[2] Sherrell JC, Fehring TK, Odum S, et al. The Chitranjan Ranawat A– ward: fate of two–stage reimplantation after failed irrigation and de– bridement for periprosthetic knee infection[J]. Clin Orthop Relat Res, 2011, 469(1):18–25.

[3] Gardner J, Gioe TJ, Tatman P. Can this prosthesis be saved: implant salvage attempts in infected primary TKA[J]. Clin Orthop Relat Res, 2011, 469(4):970–976.

[4] Triantafyllopoulos GK, Soranoglou V, Memtsoudis SG, et al. Implant retention after acute and hematogenous periprosthetic hip and knee infections: Whom, when and how? [J]. World J Orthop, 2016, 7 (9):546–552.

[5] Bjarnsholt T, Allede M, Alhede M, et al. The in vivo biofilm [J]. Trends Microbiol, 2013(21): 466–474.

[6] Olsen I. Biofilm–specific antibiotic tolerance and resistance[J]. Eur J Clin Microbiol Infect Dis, 2015(34): 877–886.

[7] Zimmerli W, Lew PD, Waldvogel FA. Pathogenesis of foreign body infection. Evidence for a local granulocyte defect[J]. J Clin Invest, 1984, 73(4):1191–1200.

[8] Yoo JJ, Kwon YS, KooKH, et al. One–stage cementless revision arthroplasty for infected hip replacements [J]. Int Orthop, 2009, 33(5):1195–1201.

[9] 吴从俊, 李绍刚, 邢承华. 人工髋关节置换术后慢性感染的手术治疗 [J]. 中国冶金工业医学杂志, 2003, 20 : 252–254.

26. 假体周围感染致全身明显感染症状（发热、萎靡、烦躁、活动障碍等）的患者，如何选择治疗计划？

【建议】PJI 合并全身性脓毒症患者，先通过手术减少微生物负荷，手术方式可以是保留假体，也可以是取出假体，同时进行系统的抗微生物治疗。假体再植入应推迟到败血症治愈后。

【备注解释】众所周知，关节置换术后 PJI 是一种破坏性并发症，所有的外科医师都在寻求避免。尽管尽了最大努力，还是可能由局部和系统性来源播种导致 PJI[1-9]。尽管 PJI 通常无发热、寒战等全身症状，但偶尔也可能导致全身败血症，此时血培养也可能呈阳性。PJI 可能是局部或血源性定植的结果。总的来说，血源性播散感染的严重程度更高[10-12]，因为在随后的翻修手术中很难清除感染。如 Jerry 等[4]所述，假体关节植入前有骨髓炎病史代表着感染风险的增加。既往骨感染史患者的感染复发率增加了近 5 倍，这对于外科医生来说是一个重要的警告，应尽可能彻底将污染的表面清创，以便控制感染，为随后假体植入打下基础。全身性脓毒症出现全身症状的患者存在严重的风险，应立即治疗。治疗的最佳选择是减少患者微生物负荷，这涉及广泛彻底的软组织清创和取出感染的假体。

（宋科官 王声雨）

参考文献

[1] Wigren A, Karlstrom G, Kaufer H. Hematogenous infection of total joint implants: a report of multiple joint infections in threeItients [J]. Clin Orthop Relat Res, 1980(152):288–291.

[2] Cherney DL, Amstutz HC. Total hip replacement in the previously septic hip [J]. JBJS AM, 1983, 65:1256–1265.

[3] southwood NT, Rie L, Ndnad pj, et al. Infection in experimental hip arthroplasties [J]. J Bone Joint SurgBr, 1985, 67: 229–231.

[4] Jerry GJ, Rand JA, Ilstrup D. Old sepsis prior to total kneearthroplasty [J]. Clin Orthop Relat Res, 1988, 236: 135–140.

[5] Luessenhop CP, Higgins LD, Brause BD, et al. Multipleprosthetic infections after total joint arthroplasty [J]. Risk factoranalysisArthrop, 1996, 11(7):862–868.

[6] Takwale V, Wright ED, Iars Edge A. Pasteurella multocida infection of a total hip arthroplasty following cat scratch [J]. J Infect, 1997, 34:263–264.

[7] David TS, Vrahas MS. Perioperative lower urinary tract infections and deep sepsis in patients undergoing total joint arthroplasty [J]. J AmAcad Orthop Surg, 2000, 8: 66–74.

[8] Murdoch IR, Roberts SA, Fowler VG, et al. Infection of orthopedic prostheses after Staphylococcusaureus bacteremia [J]. Clin Infect Dis, 2001, 32: 647–649.

[9] Lce GC, Paagnano MW, Hanssen AD. Total knee arthrolasty after prior bone or joint sepsis about the knee[J]. Clin Ortheaop Relat Res, 2002, 54(04):226–231.

[10] Sendi P, Banderet F, Graber P, et al. Periprosthetic joint infection following Staphylococcus aureus bacteremia [J]. Infect, 2011, 263:17–22.

[11] Vilchez F, Martinez–pastor JC, Garcia–ramiro S, et al. Efficacy of debridement in hematogenous and early post–surgical prosthetic joint infections [J]. Int J Artif Organs, 2011, 34: 863–869.

[12] Tande AJ, Palraj BR, Osmon DR, et al. Clinical presentation, risk factors, and outcomes of hematogenous prostheticI joint nectonIn patients with Staphylococcus aureus [J]. Bactercmia Am J Med, 2016, 129(2): 221, e11–e20.

（八）TJA 术后的康复管理

1.加速康复的概念是什么？包括哪些具体内容？其中最重要的是什么？

【建议】加速康复（enhanced recovery after surgery，ERAS）的概念：采用有循证医学证据证明有效的围术期处理措施，降低手术创伤的应激反应、减少并发症、提高手术安全性和患者满意度，从而达到加速康复的目的，缩短住院时间，减少住院费用。

具体包括：①患者教育；②营养支持；③麻醉管理；④微创操作；⑤围术期血液管理；⑥预防感染；⑦预防 VTE；⑧优化镇痛方案的疼痛管理；⑨睡眠管理；⑩优化止血带应用；⑪优化引流管应用；⑫伤口管理；⑬优化尿管应用；⑭预防术后恶心呕吐；⑮功能锻炼；⑯出院后管理；⑰随访管理。

其中最重要的是疼痛管理。

【备注解释】加速康复已被关节外科医生所熟知，是指采用有循证医学证据证明有效的围术期处理措施，降低手术创伤的应激反应，减少并发症，提高手术安全性和患者满意度[1]，从而达到加速康复，缩短住院时间，减少住院费用的目的[2]。加速康复的概念最先由 Henrik Kehlet 提出[3]，以促进结直肠手术患者的恢复。Kehlet 认为手术压力、代谢和内分泌紊乱及长时间的制动会导致"器官功能障碍"、疼痛、恶心、呕吐、肠梗阻、疲劳和认知障碍。因此，器官功能障碍的程度决定了恢复的情况。在结直肠手术中，加速康复与术后更好的恢复，更低的死亡率，缩短住院时间和减少医疗费用相关[4]。加速康复可以获得更好的临床效果，并减少医疗费用，这已在包括妇科肿瘤、泌尿外科、血管外科在内的一系列外科专业中得到了证实。

ERAS 具体包括[1-5]：①患者教育；②营养支持；③麻醉管理；④微创操作理念；⑤围术期血液管理；⑥预防感染；⑦预防 VTE；⑧优化镇痛方案；⑨睡眠管理；⑩优化止血带应用；⑪优化引流管应用；⑫伤口管理；⑬优化尿管应用；⑭预防术后恶心呕吐；⑮功能锻炼；⑯出院后管理；⑰随访管理。根据 ERAS 的概念，任何单一的手术技术、麻醉干预或药物治疗都不太可能显著减少器官功能障碍，术后恢复是由多种因素所影响的[6]。目前没有明确证据表明单项干预措施与并发症的减少直接相关[7]，但综合应用 ERAS 的多种措施与并发症的减少直接相关[8]。ERAS 不仅可以被视为一整套基于证据的干预措施，而且还可以被视为一个促进共识和研究的过程。

（康永云　李　锋）

参考文献

[1] 周宗科，翁习生，曲铁兵，等.中国髋、膝关节置换术加速康复–围术期管理策略专家共识[J].中华骨与关节外科杂志，2016，9（1）:10-15.

[2] Frassanito L, Vergari A, Nestorini R, et al. Enhanced recovery after surgery (ERAS) in hip and knee replacement surgery: description of a multidisciplinary program to improve management of the patients undergoing major orthopedic surgery[J]. Musculoskelet Surg, 2020,104(1):87–92.

[3] Kehlet H. Multimodal approach to control postoperative pathophysiology and rehabilitation [J]. Br J Anaesth, 1997, 78: 606–617.

[4] Geltzeiler CB, Rotramel A, Deng L, et al. Prospective study of colorectal enhanced recovery after surgery in a community hospital [J]. JAMA Surg, 2014, 149: 955–961.

[5] Wainwright TW, Gill M, McDonald DA, et al. Consensus statement for perioperative care in total hip replacement and total knee replacement surgery: Enhanced Recovery After Surgery (ERAS®) Society recommendations [J]. Acta Orthop, 2019, 115 (6):1–17.

[6] Soffin, EM, YaDeau JT. Enhanced recovery after surgery for primary hip and knee arthroplasty: a review of the evidence [J]. British Journal of Anaesthesia, 2016, 117: iii62–iii72.

[7] Memtsoudis SG, Fiasconaro M, Soffin EM, et al. Enhanced recovery after surgery components and perioperative outcomes: a nationwide observational study[J]. British Journal of Anaesthesia, 2020, 124(5):638–647.

[8] Ripollés–Melchor J, Abad–Motos A, Díez–Remesal Y, et al. Association between use of enhanced recovery after surgery protocol and postoperative complications in total hip and knee arthroplasty in the postoperative outcomes within enhanced recovery after surgery protocol in elective total hip and knee arthroplasty study (POWER2) [J]. JAMA Surgery, 2019, 154(8):725–736.

2.TJA 术后普通康复治疗有什么意义？是否一定要进行？髋、膝有无差别？

【建议】TJA 手术后普通康复活动的意义是改善关节功能，包括行走、日常活动和关节活动度。术后早期康复训练对恢复患者肢体功能十分重要，并直接影响到手术治疗效果及患者今后的生活质量。髋、膝置换术后均应进行，只是具体方法不尽相同。

【备注解释】TJA 手术后普通康复治疗的意义是改善功能，包括行走、日常活动和关节活动度[1, 2]，特别是术后早期康复训练对恢复患者肢体功能十分重要，并直接影响到手术治疗效果及患者今后的生活质量。特别是术后早期有效的康复治疗，可以改善膝部血液循环，促进肌力恢复，防止关节囊粘连及周围筋膜的挛缩，减轻关节肿胀，减少术后关节僵硬的发生。TJA 术后应该进行康复治疗[3]，并应作为金标准以尽快恢复关节功能，使患者回归工作和生活[4]。术后康复的目的如下：①预防长期卧床的并发症：深静脉血栓、压疮、肺部感染、尿路感染等；②改善和恢复关节活动，增强肌力，重建关节的稳定性，减轻疼痛；③恢复患者独立的日常生活活动能力，提高生活质量；④除上述目的外，THA 主要恢复行走负重能力，避免脱位；TKA 则侧重于改善和恢复膝关节活动范围。

（廉永云　李　锋）

参考文献

[1] Kate G Henderson, Jason A Wallis, David A Snowdon. Active physiotherapy interventions following total knee arthroplasty in the hospital and inpatient rehabilitation settings: a systematic review and meta-analysis [J]. Physiotherapy, 2018, 104(1):25-35.

[2] Rocco Papalia, Stefano Campi, Ferruccio Vorini, et al. The role of physical activity and rehabilitation following hip and knee arthroplasty in the elderly [J]. Journal of clinical medicine, 2020, 9(5):1401-1413.

[3] Marie D Westby, Asuko Brittain, Catherine L Backman. Expert consensus on best practices for post-acute rehabilitation after total hip and knee arthroplasty: a Canada and United States Delphi study [J]. Arthritis care & research, 2014, 66(3):411-423.

[4] Peter WF, Nelissen R G H H, Vliet Vlieland T P M. Guideline recommendations for post-acute postoperative physiotherapy in total hip and knee arthroplasty: are they used in daily clinical practice? [J]. Musculoskeletal care, 2014, 12(3):125-131 .

3. THA、TKA 术后康复治疗过程中，主要需要训练哪些功能项目？

【建议】主要以增强肌肉力量，改善关节活动功能的项目为主。THA 包括股四头肌等长收缩、关节主动活动、姿势、步态训练等。TKA 还可进行连续被动活动（CPM）。

【备注解释】康复治疗对于关节置换的时候效果有重要影响[1]，但具体的训练项目目前尚存不同意见[2]，普遍认为应主要以增强肌肉力量，改善关节功能的项目为主[3]。TKA 还可进行连续被动活动（CPM）[4, 5]，但是其具体能起到多大的功效，近年来出现了质疑[6]。一方面，CPM 应用于 TKA 术后有益于患者康复：①早期恢复关节功能，增加膝关节活动度，预防关节僵硬。②促进局部静脉血管血液回流，有利于消除关节局部肿胀；③使患者痛阈上调，疼痛得到缓解。另一方面，有研究认为 CPM 应用于 TKA 术后康复获利并不大于弊：①研究显示 CPM 在 TKA 术后康复中对膝关节活动度并无明显善；② CPM 影响术后股四头肌力量的恢复；③ TKA 术后应用 CPM 增加患者的疼痛，并且增加患者的经济负担；④ TKA 患者术后应用 CPM 的长期效果观察不明显，并且与其他物理治疗的患者效果无明显差异。

THA 患者实施阶段性康复训练，第一阶段为肌力训练及卧位管理，主要防止肌肉萎缩血栓形成假体滑脱关节脱位，以改善关节活动范围；第二阶段为患侧下肢不负重主动运动，主要改善关节功能，提高肌力；第三阶段为步行训练，主要为了强化及巩固训练效果，加强步态训练，提高患者日常生活能力；第四阶段为康复指导，主要在于巩固患者疾病知识，避免由于日常错误操作而影响髋关节功能恢复。TKA 术后康复锻炼应以自我主动锻炼为主，被动锻炼为辅，早期锻炼对术后关节功能恢复十分重要，不仅可增加关节的活动度，而且能增加小腿肌肉腘绳肌股四头肌的肌力。常用的康复训练如下。①股四头肌等长练习：仰卧位或坐位，患膝伸直，在不增加疼痛的前提下尽可能最大力量等长收缩股四头肌。②腘绳肌等长练习：仰卧位或坐位，患膝伸直或稍屈曲，在不增加疼痛的前提下尽可能最大力量等长收缩腘绳肌。③伸膝练习：坐位或仰卧位，足跟垫高，空出小腿及膝关节，保持 20~30min，必要时可于膝上加重物。④直抬腿练习：仰卧位，尽可能伸直膝关节，直腿抬高。力量增强后改为坐位。并可在踝关节处加适量负荷以强化练习。⑤髌骨质疏松症动练习：以手指指腹或掌根推髌骨边缘，向上、下、左、右四个方向缓慢用力推动髌骨。每方向 10~20 次，每天 2~3 次。

（廉永云　李　锋）

参考文献

[1] Westby MD, Backman CL. Patient and health professional views on rehabilitation practices and outcomes following total hip and knee arthroplasty: a focus group study [J]. BMC Health Serv Res, 2010, 10(1):119.

[2] Minns Lowe CJ, Sackley CM. Effectiveness of physiotherapy exercise following hip arthroplasty for osteoarthritis: a systematic review of clinical trials [J]. BMC Musculoskelet Disord, 2009(10):98.

[3] Papalia R, Campi S, Vorini F, et al. The role of physical activity and rehabilitation following hip and knee arthroplasty in the elderly [J]. J Clin Med, 2020, 9(5):1401.

[4] Westby MD, Brittain A, Backman CL. Expert consensus on best practices for post-acute rehabilitation after total hip and knee arthroplasty: a canada and united states delphi study [J]. Arthritis Care & Research, 2014, 66(3): 411-423.

[5] Peter W F, Nelissen R G H H, Vliet Vlieland T P M. Guideline recommendations for post-acute postoperative physiotherapy in total hip and knee arthroplasty: are they used in daily clinical practice? [J]. Musculoskelet Care, 2014, 12(Suppl):125-131.

[6] Maniarn R, Baviskarj V, Singhi T, et al. To use or not to use continuous passive motion post-total knee arthroplasty presenting functional assessment results in early recovery [J]. JArthroplasty, 2012, 27(2):193-200.

4. 加速康复在 TJA 术后的意义如何？未来 TJA 术后管理有怎样发展方向？

【建议】加速康复可以促进 TJA 手术后患者的早期活动，减少术后并发症、提高患者满意度，缩短住院时间，减少住院费用。ERAS 是未来 TJA 术后管理的发展方向，"十无"是未来术后的目标。

【备注解释】ERAS 在髋、膝关节置换术中采用各种微创理念与优化手术操作技术，同时术前正确评估与处理患者并存疾病，提高患者对手术的应激，是保证手术安全的前提。另一方面，髋、膝关节置换手术出血量较大，术前术后疼痛反应明显，睡眠质量较差，完善的围术期患者宣教、血液管理、限制性输液、疼痛管理、减少引流管、尿管及止血带的应用和加强睡眠管理可降低手术应激，显著减少并发症，加速术后关节功能恢复，缩短住院时间，提高患者满意度，减少住院费用[1-7]。

骨科手术加速康复的关键环节是达到"十无"，即无血、无痛、无应激、无风险，进而无感染、无血栓、无肿胀、无呕吐、无引流管 / 尿管、无止血带，这是未来的发展目标与方向[8]。

（廉永云　李　锋）

参考文献

[1] Javier Ripollés–Melchor, Ane Abad–Motos, Rubén Casans–Francés, et al. Association between use of enhanced recovery after surgery protocol and postoperative complications in total hip and knee arthroplasty in the postoperative outcomes within enhanced recovery after surgery protocol in elective total hip and knee arthroplasty [J]. JAMA surgery, 2020, 155(4):e196024.

[2] Stowers M, Manuopangai L , Hill AG , et al. Enhanced Recovery After Surgery in elective hip and knee arthroplasty reduces length of hospital stay [J]. ANZ journal of surgery, 2016, 86(6):475–479.

[3] Soffin Ellen M, Gibbons Melinda M, Ko Clifford Y, et al. Evidence review conducted for the agency for healthcare research and quality safety program for improving surgical care and recovery：anesthesiology for total hip arthroplasty [J]. Anesthesia and analgesia, 2019, 128(3):454–465.

[4] Soffin Ellen M, Gibbons Melinda M, Ko Clifford Y, et al. Evidence review conducted for the agency for healthcare research and quality safety program for improving surgical care and recovery. Anesthesiology for Total knee arthroplasty [J]. Anesthesia and analgesia, 2019, 128(3):441–453.

[5] tMemtsoudis SG , Fiasconaro M , Soffin EM , et al. Enhanced recovery after surgery components and perioperative outcomes: a nationwide observational study [J]. British journal of anaesthesia, 2020, 124(5):638–647.

[6] Zhu S, Qian W, Jiang C, et al. Enhanced recovery after surgery for hip and knee arthroplasty: a systematic review and meta–analysis [J]. Postgrad Med J, 2017, 93:736–742.

[7] Hu ZC, He LJ , Chen D, et al. An enhanced recovery after surgery program in orthopedic surgery: a systematic review and meta–analysis [J]. Journal of orthopaedic surgery and research, 2019, 14(1):77.

[8] Yi Z, Bin S, Jing Y, et al. Tranexamic acid administration in primary total hip arthroplasty: a randomized controlled trial of intravenous combined with topical versus single–does intravenous administration [J]. J Bone Joint Surg Am, 2016, 98(12):983–991.

5. 系统的加速康复的执行环节中，哪些因素一定不能忽视？

【建议】我们在执行加速康复的环节中，应该实行多学科合作，每个因素均不能忽视。

【备注解释】加速康复的核心规则是减少创伤和应激[1]，但目前没有明确证据表明单项干预措施与并发症的减少直接相关[2]，需要综合应用 ERAS 的多种措施才能达到加速康复的目的[3]。我们在执行的环节中，应该实行多学科合作[4]，根据指南与本医院的实际情况制定加速康复措施。ERAS 是将优化的临床路径贯穿于住院前、术前、术中、术后、出院后的完整治疗过程，其核心之一就是强调以患者为中心的诊疗理念。ERAS 提倡治疗过程中的"个性化"和"人性化"，其中"个性化"是指围术期管理需求因人而异；"人性化"是指预防、治疗与康复并重。要实现此目标，就要充分发挥患者在诊疗过程中的作用。因此，加速康复实施过程中患者及家属的宣教和积极参与也非常重要。

（廉永云　李　锋）

参考文献

[1] Zhu S B, Qian W W, Chen X. Enhanced recovery after surgery for hip and knee arthroplasty: a systematic review and meta–analysis [J]. Postgraduate medical journal, 2017, 93(1106):736–742

[2] Memtsoudis SG, Fiasconaro M, Soffin EM, et al. Enhanced recovery after surgery components and perioperative outcomes: a nationwide observational study [J]. British journal of anaesthesia, 2020, 124(5):638–647.

[3] Ripollés–Melchor J, Abad–Motos A, Díez–Remesal Y, et al. Association between use of enhanced recovery after surgery protocol and postoperative complications in total hip and knee arthroplasty in the postoperative outcomes within enhanced recovery after surgery protocol in elective total hip and knee arthroplasty study (POWER2) [J]. JAMA Surgery, 2020, e196024.

[4] Frassanito L, Vergari A , Nestorini R, et al. Enhanced recovery after surgery (ERAS) in hip and knee replacement surgery: description of a multidisciplinary program to improve management of the patients undergoing major orthopedic surgery[J]. Musculoskelet Surg, 2020,104(1):87–92.

6. 加速康复中，疼痛管理应怎样进行？超前镇痛意义是什么？

【建议】疼痛管理是通过实施疼痛评估，进行多模式镇痛、超前镇痛、个体化镇痛，将患者的疼痛控制在微痛甚至无痛的范围内。

超前镇痛的意义是可以阻止中枢敏化，提高痛阈，减少阿片类药使用，实现早期活动。

【备注解释】加速康复中的疼痛管理是通过建立和完善实施疼痛评估体系、多模式镇痛、个体化镇痛等新方法，通过医、护、患的共同努力，将患者的疼痛控制在微痛甚至无痛的范围内，使患者安全、舒适地度过围术期和功能康复期[1]，多模式镇痛包括超前镇痛，神经阻滞（PNB），患者自控镇痛（PCA），局部浸润麻醉（LIA），以及口服吗啡 / 非吗啡类药物镇痛。多模式镇痛可减少单药物的用量，以减少不良反应，产生额外的镇痛效果。Ong 等 [2] 研究发现，将不同种类和不同作用方式的镇痛药结合起来，可以产生额外的镇痛效果。这是一个有效减少吗啡类药物用量的方法。因为吗啡类药物的不良反应及成瘾性，我们应避免术后长期使用 [3]。使用多模式口服非阿片类药是 ERAS 的基石 [4, 5]，其中对乙酰氨基酚等非甾体抗炎药为主要药物。超前镇痛可以阻止中枢敏化，降低痛阈 [6]，减少阿片类药的使用，降低术后疼痛，减少住院时间，实现早期活动 [7-11]。

（康永云　李　锋）

参考文献

[1] Wainwright T W, Gill M, Mcdonald DA, et al. Consensus statement for perioperative care in total hip replacement and total knee replacement surgery [J]. Acta orthopaedica, 2020, 91(1):3–19.

[2] Ong C K, Seymour R, Lirk P, et al. Combining paracetamol (acetamino– phen) with nonsteroidal anti–inflammatory drugs: a qualitative systematic review of analgesic efficacy for acute postoperative pain [J]. Anesthes Analg, 2010, 110(4):1170–1179.

[3] Clarke H, Soneji N, Ko D T, et al. Rates and factors for prolonged opioid use after major surgery: population based cohort study [J]. BMJ, 2014, 348:g1251.

[4] McDonald D A, Siegmeth R, Deakin A H, et al.. An enhanced recovery programme for primary total knee arthroplasty in the United Kingdom: follow up at one year [J]. Knee, 2012, 19(5):525–529.

[5] Khan S K, Malviya A, Muller S D, et al. Reduced short–term complications and mortality follow– ing enhanced recovery primary hip and knee arthroplasty: results from 6,000 consecutive procedures [J]. Acta Orthop, 2014, 85(1):26–31.

[6] Horlocker TT, Kopp SL, Pagnano MW, et al. Analgesia for total hip and knee arthroplasty: a multimodal pathway featuring peripheral nerve block [J]. J Am Acad Orthop Surg, 2006, 14(3):126–135.

[7] Berger RA, Jacobs JJ, Meneghini RM, et al. Rapid rehabilitation and recovery with minimally invasive total hip arthroplasty [J]. Clin Orthop Relat Res, 2004(429):239e47.

[8] Hebl JR, Kopp SL, Lennon RL, et al. A comprehensive anesthesia protocol that emphasizes peripheral nerve blockade for total knee and total hip arthroplasty [J]. J Bone Joint Surg Am, 2005,8(7 Suppl 2):63e70.

[9] Berger RA, Sanders S, Gerlinger T, et al. Outpatient total knee arthroplasty with a minimally invasive technique [J]. J Arthroplasty, 2005, 20(7 Suppl 3):33e8.

[10] Korean Knee Society. Guidelines for the management of postoperative pain after total knee arthroplasty [J]. Knee Surg Relat Res, 2012, 24(4):201–207.

[11] Duellman TJ, Gaf!gan C, Milbrandt JC, et al. Multi–modal, pre–emptive analgesia decreases the length of hospital stay following total joint arthro– plasty [J]. Orthopedics, 2009, 32(3):167.

7. 常规生物型（非骨水泥型）THA 术后，如何建议无辅助器行走开始的时间？

【建议】与手术压配是否良好相关，压配完美者，可早期负重；压配欠缺者略晚负重。应在患者能完全承受身体重量，独立行走后（6 周）放弃助行器辅助。

【备注解释】THA 术后，特别是非骨水泥固定的人工全髋关节置换术后，应使用辅助器（包括腋下式拐杖和框架式助行器）辅助行走 [1, 2]，可以有效改善步态，预防跌倒，减轻髋关节周围疼痛，提高假体稳定性。对于使用腋下式拐杖或框架式助行器孰优孰劣目前并没有完全一致的意见，文献中甚至可以见到完全相反的结论。使用辅助器的最重要目的是让患者行走时部分负重，但到目前为止，完全负重时间标准只有少数依据可循 [3]。部分学者认为完全负重导致骨—假体界面微动而影响骨长入，早期完全负重致股骨柄下沉量增加影响假体稳定性而提高翻修率，因此建议行生物型 THA 患者术后部分负重 6~12 周。与此观点不同，部分学者认为生物型 THA 术后股骨柄下沉量大小和髋关节实际负重多少无关，早期完全负重不增加股骨柄假体近期及远期下沉量，且可降低深静脉血栓形成风险，因此推荐术后早期完全负重 [4]。Engh 等 [5] 研究证明，如果微动 < 40μm 可形成骨整合，但如果微动超过 150μm 时，将会导致假体柄 – 骨界面形成纤维组织层，早期负重可能带来的问题是假体微动导致假体 – 骨界面之间产生纤维生长，从而引起假体松动 [6]。在 Rao 等 [7] 实验研究中，对比分析了 THA 术后不同时间下地负重的两组患者，一组术后立刻下地负重行走，另一组术后 6 周才行部分负重功能锻炼，随访 2 年的时间中，两组结果比较无显著差异，假体下沉亦无显著性差异。表明早期负重引起的假体微动在适合假体骨长入的范围内，早期完全负重不会导致假体松动，非骨水泥型全髋关节置换术后可早期完全负重。Eannucci 等 [8] 的研究显示，86% 的患者能在 2 周左右实现无助行器独立行走。

总体主流观点认为，行非骨水泥型 THA 的患者在术后行影像学检查，如初始稳定性好，患者的一般情况也好的情况下，提倡患者在能完全承受身体重量，独立行走后放弃助行器辅助，早期完全负重行康复训练，让患者早日重返社会，并提高生活质量。

（康永云　李　锋）

参考文献

[1] Marie D Westby, Asuko Brittain, Catherine L Backman. Expert consensus on best practices for post–acute rehabilitation after total hip and knee arthroplasty: a Canada and United States Delphi study [J]. Arthritis care & research, 2014, 66(3):411–423.

[2] Peter W F, Nelissen R G H H, Vliet Vlieland T P M. Guideline recommendations for post–acute postoperative physiotherapy in total hip and knee

arthroplasty: are they used in daily clinical practice? [J]. Musculoskeletal care, 2014, 12(3):125–131.

[3] Christine, Eulenburg Anna–Lina, et al. Agreements and disagreements in exercise therapy prescriptions after hip replacement among rehabilitation professionals: a multicenter survey[J]. BMC Musculoskelet Disord, 2015, 16:185.

[4] 郑典涛，尹东．生物型全髋关节置换术后早期完全负重的研究进展 [J]. 中国临床新医学，2017(4):395–398.

[5] Engh CA, O'Connor D, Jasty In, et al. Quantification of implant micro motion, strain shielding, and bone resorption with porous–coated anatomic medullary locking femoral prostheses[J]. Clin Orthop Relat Res, 1992, (285):13 –29.

[6] 杨沛彦，孙俊英，郝跃峰，等．生物型全髋置换术后的早期负重 [J]. 中国骨与关节损伤杂志，2006, 21(2):115–117.

[7] Rao RR, Sharkey PF, Hozack WJ, et al. Immediate weight bearing after uncemented total hip arthroplasty[J]. Clin Orthop Relat Res, 1998, (349):156–162.

[8] Eannucci EF, Barlow BT, Carroll KM, et al. A protocol of pose avoidance in place of hip precautions after posterior–approach total hip arthroplasty may not increase risk of post–operative dislocation [J]. *HSS J*, 2019, 15:247–253.

8. THA、TKA 术后，是否推荐常规使用引流管？放置时间为多久？

【建议】THA、TKA 术后，可随医生的技术状况选择引流管，通常情况不建议使用引流管超过 24h，而且未来方向应该是随着手术技术的提高，不使用引流管成为主流。

【备注解释】虽然各研究中报道的膝关节置换术后引流量差异明显，但使用引流管并没有改善切口感染，血肿等并发症 [1-4]，与之对应的是研究发现使用引流管可能会导致失血和输血率的增加 [5]。并且，随着多元性止血手段的应用，伤口引流量明显减少，其隐性失血量也明显减少。Omonbude 等 [6] 于术后第 4 天通过膝关节腔 B 超检查，发现引流组和非引流组膝关节置换术后关节内积液并无显著差异。这表明不放置引流并不会导致膝关节腔积液增加，同时他们发现非引流组血肿形成略高于对照组；虽然血肿形成是膝关节置换感染的重要危险因素，但氨甲环酸的使用明显减少血肿及瘀斑的形成。Wang 等 [7] 和 Shen 等 [8] 研究表明局部或者静脉使用氨甲环酸能明显减少出血及局部瘀斑，Husted 等 [9] 的研究发现，在 ERAS 中常规不使用引流管，并未增加并发症的发生率。可见，对于关节置换手术，放置或不放置引流并不是关键，关键是做好止血，减少围术期出血 [10]。

（廉永云　李　锋）

参考文献

[1] Wainwright TW, Gill M, Mcdonald DA, et al. Consensus statement for perioperative care in total hip replacement and total knee replacement surgery [J]. Acta orthopaedica, 2020, 91(1):3–19.

[2] Parker M J, Livingstone V, Clifton R, et al. Closed suction surgical wound drainage after orthopaedic surgery [J]. Cochrane Database Syst Rev, 2007(3):CD001825.

[3] Quinn M, Bowe A, Galvin R, et al. The use of postoperative suction drainage in total knee arthroplasty: a systematic review [J]. Int Orthop, 2015, 39(4):653–658.

[4] Zhang Q, Liu L, Sun W, et al. Are closed suc– tion drains necessary for primary total knee arthroplasty? A systematic review and meta–analysis [J]. Medicine (Baltimore), 2018, 97(30):e11290.

[5] Kelly E G, Cashman J P, Byrne J. Systematic review and meta–analysis of closed suction drainage versus non–drainage in primary hip arthroplasty [J]. Surg Technol Int, 2014, 24: 295–301.

[6] Omonbude D, El Masry MA, O'Connor PJ, et al. Measurement of joint effusion and haematoma formation by ultrasound in assessing the effectiveness of drains after total knee replacement: a prospective randomised study [J]. J Bone Joint Surg Br, 2010, 92(1):51–55.

[7] Wang G, Wang D, Wang B, et al. Efficacy and safety evaluation of intra–articular injection of tranexamic acid in total knee arthrplasty operation with temporarily drainage close[J]. Int J Clin Exp Med, 2015, 8(8):14328–14334.

[8] Shen PF, Hou WL, Chen JB, et al. Effectiveness and safety of tranexamic acid for total knee arthroplasty: a prospective randomized controlled trial[J]. Med Sci Monit, 2015, 21:576–581.

[9] Husted H, Gromov K, Malchau H, et al. Traditions and myths in hip and knee arthroplasty [J]. Acta Orthop, 2014, 85(6):548–555.

[10] 杨勇，肖骏．膝关节置换引流管理的研究进展 [J]. 骨科，2016, 7(5):328–332.

9. TJA 术后早期加速康复功能锻炼，对于患者远期效果是否有影响？

【建议】有文献报道，ERAS 对远期效果没有影响，但可能会降低远期死亡率。

【备注解释】目前的研究普遍认为 TJA 术后的加速康复功能锻炼对远期关节功能状态的恢复影响不明确 [1] 或没有影响 [2, 3]；但这些研究对远期效果的评价，普遍基于关节功能。早期加速康复功能锻炼，可以减少卧床并发症的发生率 [4]，例如胰岛素抵抗增加、肌肉萎缩、肺功能下降、组织氧合受损和血栓栓塞等 [5, 6]；而围术期并发症的发生，与远期死亡率相关 [7]，故早期康复锻炼，可能会降低远期死亡率；但 Erik 等 [8] 的研究认为围术期并发症并不能预测远期的死亡率。

（廉永云　李　锋）

参考文献

[1] Tian W, DeJong G, Brown M, et al. Looking upstream: factors shaping the demand for post–acute joint replacement rehabilitation [J]. Arch Phys Med Reha– bil, 2009, 90:1260–1268.

[2] Catherine J Minns Lowe, Karen L Barker, Michael Dewey, et al. Effectiveness of physiotherapy exercise after knee arthroplasty for osteoarthritis:

systematic review and meta-analysis of randomised controlled trials [J]. BMJ, 2007, 335(7624):812.

[3] Neil Artz, Karen T Elvers, Catherine Minns Lowe, et al. Effectiveness of physiotherapy exercise following total knee replacement: systematic review and meta-analysis [J]. BMC musculoskeletal disorders, 2015, 16:15.

[4] Lemanu DP, Singh PP, Berridge K, *et al.* Randomized clinical trial of enhanced recovery versus standard care after laparoscopic sleeve gas-trectomy [J]. Br J Surg, 2013, 100: 482-489.

[5] Harper C M, Lyles Y M. Physiology and complications of bed rest [J]. J Am Geriatr Soc, 1988, 36(11):1047-1054.

[6] Ljungqvist O, Scott M, Fearon KC. Enhanced recovery after surgery: a review [J]. JAMA Surg, 2017, 152(3):292-298.

[7] Khuri SF, Henderson WG, Healey NA, et al. Determinants of long-term survival after major surgery and the adverse effect of postoperative complications [J]. *Ann Surg,* 2005, 242: 326-341.

[8] Erik Bülow, Ola Rolfson, Peter Cnudde, et al. Comorbidity does not predict long-term mortality after total hip arthroplasty [J]. Acta orthopaedica, 2017, 88(5):472-477.

10. 高龄是否是髋关节置换术后康复过程中早期脱位的影响因素？

【建议】高龄不是 THA 早期脱位的独立性危险因素。

【备注解释】Meek 等[1] 的研究认为高龄是 THA 早期脱位的危险因素。但 Elizabeth 等[2] 研究显示高龄并不是 THA 早期脱位危险因素，THA 早期脱位的独立危险因素包括脊柱融合、帕金森病、感染性关节炎、痴呆、抑郁、慢性肺病等并发症。混淆高龄和脱位的危险，可能是因为患者合并痴呆或者神经系统疾病[3]。

（廉永云　李　锋）

参考文献

[1] Meek RM, Allan DB, McPhillips G, et al. Epidemiology of dislocation after total hip arthroplasty [J]. Clin Orthop Relat Res, 2006, 447:9e18.

[2] Gausden EB, Parhar H, Popper J, et al. Risk factors for early dislocation following primary elective total hip arthroplasty [J]. The Journal of arthroplasty, 2018, 33(5):1567-1571.e2

[3] Malkani AL, Dilworth B, Ong K, et al. High risk of readmission in octogenarians undergoing primary hip arthroplasty [J]. Clin Orthop Relat Res, 2017, 475:2878e88.

11. 专业的康复医师/机构指导下康复训练是否会提高常规髋关节置换患者远期效果？

【建议】可能不会。

【备注解释】目前的研究普遍认为 TJA 术后的康复训练对于患者的功能恢复有较好的近期效果，但对于远期效果的影响不明确[1] 或者没有影响[2, 3]。还有一些研究认为基于机构的康复训练与有专业指导的基于家庭的康复训练相比，并没有特别明显的优势[4, 5]。

（廉永云　李　锋）

参考文献

[1] Tian W, DeJong G, Brown M, et al. Looking upstream: factors shaping the demand for post-acute joint replacement rehabilitation [J]. Arch Phys Med Reha- bil, 2009, 90:1260-1268.

[2] Catherine J Minns Lowe, Karen L Barker, Michael Dewey, et al. Effectiveness of physiotherapy exercise after knee arthroplasty for osteoarthritis: systematic review and meta-analysis of randomised controlled trials [J]. BMJ, 2007, 335(7624):812.

[3] Neil Artz, Karen T Elvers, Catherine Minns Lowe, et al. Effectiveness of physiotherapy exercise following total knee replacement: systematic review and meta-analysis [J]. BMC musculoskeletal disorders, 2015, 16:15.

[4] Hoogland J, Wijnen A, Munsterman T, et al. Feasibility and patient experience of a home-based rehabilitation program driven by a tablet app and mobility monitoring for patients after a total hip arthroplasty [J]. JMIR Mhealth and Uhealth, 2019, 7(1):e10342.

[5] Seeber GH, Wijnen A, Lazovic D, et al. Effectiveness of rehabilitation after a total hip arthroplasty: a protocol for an observational study for the comparison of usual care in the Netherlands versus Germany [J]. BMJ Open, 2017, 7(8):e016020.

（九）TJA 手术室内的护理问题

1. 术前如何避免手术室内患者精神紧张？

【建议】热情转接，细致解释患者提问，简要说明术中情况，尊重患者隐私，理解患者的焦虑，转移患者的兴奋点，保持轻松的情绪。

【备注解释】术前责任护士热情迎接患者，做好患者的"三查八对"，核实无误后将患者推进手术室[1, 2]。需要注意如下方面：①认真介绍手术室布局及设备，告知患者手术开始后各种手术仪器、监护仪会发出声响，请不要紧张，建立良好的手术环境，室温保持在 22～24℃，相对湿度 50%～60%；将患者扶到手术床上，手术床比较窄，动作要轻柔。摆好麻醉体位进行麻醉，告知患者在麻醉过程中出现头晕、心慌、恶心、口周麻木等不适请不要乱动，要及时报告医生。对引起患者不适的原因进行讲解以取得配合。②有些手术需充分显露患者的全身，应向患者耐心解释，以取得理解和支持。③在使用约束带时向患者解释清楚，防止坠床，保障患者安全。④严密观察患者生命体征变化，注意观察各种仪器是否处于正常工作状态，严格执行各项护理技术操作规程，无菌观念强，不讨论手术以外的事情及患者的病情，保护患者的自尊心及隐私。⑤术中护士需要严密观察手术进展程度，随时了解患者的感受[1, 2]。

（孙汝君　黄　卉）

参考文献

[1] 李志红.对手术患者开展健康教育的重要性[J].实用临床护理学电子杂志，2017, 2(46):169-170.
[2] 王哲敏，李艳.医院健康教育在手术室整体护理中的应用[J].实用医学杂志，2007, 23(22):3621-3623.

2. 术区消毒时，应如何避免消毒剂隐患？

【建议】细致核对碘消毒剂的类型、消毒碘的浓度、消毒剂在手术室常温下存放的时间，通常可以避免消毒剂失效所造成的隐患。

【备注解释】目前手术通常使用的消毒剂为聚维酮碘，聚维酮碘对皮肤刺激性小，毒性低，作用持久，使用安全简便[1]。聚维酮碘消毒剂启用后在 37℃下存放期限以 7d 为宜，所以手术室消毒剂应保证在 7d 有效期内。使用消毒剂前护士应该仔细查对消毒剂的浓度、生产日期、有效期等情况，根据不同的手术要求选择合适的消毒剂[2, 3]。

（孙汝君　黄　卉）

参考文献

[1] 李建平，赵青，温悦，等.聚维酮碘剂型进展及临床应用[J].中国药业，2002(3):78-79.
[2] 刘瑶，闫小燕.聚维酮碘溶液的临床应用[J].首都医药，2006(4):41-42.
[3] 王曾妍，高兴莲，熊莉娟，等.某含碘皮肤消毒剂启用后存放稳定性观察[J].中国消毒学杂志，2019, 36(8):584-585.

3. 术区体位因素关键点是什么？

【建议】正确使用腋下垫、体位固定架、约束带，保证体位固定确实，裸露皮肤不与金属直接接触，骨突部位放置软垫。

【备注解释】在手术过程中，体位摆放是必不可少环节，其合理性及安全性对手术能否圆满成功起到决定作用[1]。人工髋关节置换术中侧卧位是手术中常见使用体位之一，但长时间保持后会增加患者身体负担，对其支撑点及与手术床面接触部位造成较大伤害[2]。术中需要保持患者完全侧卧位与地面垂直，腋下加软垫给予保护，保护患者裸露的皮肤使之不直接接触金属物表面，以免使用高频电刀时灼伤。综合护理内容中包括压疮预警手段，可以提高护理人员对压疮发生的敏感性及警惕性，通过观察患者皮肤温度及颜色的改变，达到有效预防较为严重的后果，极大程度上发挥了护理的前瞻性作用，使护理措施得以改进，从而显著降低压疮发生率，保障较高的患者满意度，切实提升了手术室的护理质量[3]。

（孙汝君　黄　卉）

参考文献

[1] 庾慧敏，李丽，唐亚华.30° 侧卧位联合赛肤润在术后患者预防压疮中的应用效果[J].护理实践与研究，2019, 16(3):138-140.
[2] 宋欣欣，彭青.预防性护理对长时间侧卧位手术患者压疮形成的影响[J].国际护理学杂志，2017, 36(10):1342-1344.
[3] 文会贤.术中护理干预对侧卧位长时间手术患者急性压疮形成的影响[J].实用临床医药杂志，2016, 20(18):127-129.

4. 术区灯光投射应如何配合才能避免照射盲区出现？

【建议】术区无影灯应在中线、高位照射，避开手术人员的投影影响。

【备注解释】术前应该仔细检查电源、电线等有无故障，再检查无影灯的每个灯头是否完好光亮，聚光调节开关是否灵活。术中依据光线投射的光点或多个光线投射的聚点，参照手术切口部位、手术范围的大小、深浅程度，准确投射于手术部位，使其视野更加充分显露，故光线必须以不同的方向、角度和距离来瞄准。在关节置换手术中光线投射应该在术区正上方进行投射，这样可以尽最大限度避免投射盲区的出现。总之，手术中灯光的配合要准确及时，要避免术中多次调整，必须在术前做好一切准备，为手术顺利进行创造良好的光源条件。

5. 应如何管理手术中止血带的使用？

【建议】下肢止血带尽量捆扎在大腿根部，压力设定应高于患者血压收缩压 100mmHg，设定时间一定要少于 1.5h。

【备注解释】止血带在四肢手术中已得到普遍应用，但应用止血带是一个非生理性过程，同时也会造成副损伤，使用止血带前需要评估患者的心肺功能和皮肤状况，术中于合适位置实施麻醉，密切观察患者末梢循环情况，记录各项生命体征数值。术前护士需要仔细检查无菌止血带灭菌是否合格，止血带有无破损；术前需要根据医生的要求设定使用压力和使用时间，并做好记录，在止血带设定压力和时间临近结束时及时提醒医生，避免患者肢体发生缺血等并发症。术后观察并评估患者皮肤有无出现水疱、出血、疼痛等现象。止血带的选择、捆扎部位、使用压力、使用时间、放松速度等因素是医护工作者在临床操作中应注意的方面。目前大多数的骨科四肢手术中压力选择的依据是厂家建议或教材和美国围术注册护士协会建议的压力。用科学的方法设定最小且有效的充气压力能够稳定血流动力学变化，减少止血带并发症的发生率，以及使用止血带的不适感，进而提高围术期的护理质量。

（孙汝君　黄　卉）

参考文献

[1] 刘春筝，陈奕玮. 术中应用气压止血带的不良反应及护理对策 [J]. 中西医结合心血管病电子杂志，2020,8(9):6, 20.
[2] 宋丹丹，张玉琼，韩贻佳，等. 电动气压止血带的应用并发症及其护理进展 [J]. 当代护士（下旬刊），2018, 25(12):21-24:
[3] 姚书兰，唐紫兰，刘慧，等. 术中应用气压止血带的不良反应及护理对策 [J]. 心血管外科杂志 (电子版), 2019, 8(1):176-177.

6. 有内植物手术时应注意哪些问题？

【建议】尽量在百级手术间进行，术前 30min 开启净化系统，严格执行术前外科手消毒，参加手术人员戴双层手套，预防性应用抗菌药物通常于切皮前 30min 首次给药，个别药物根据其半衰期确定首次给药时间（例如，万古霉素需要术前 1h 给药），手术时间＞ 3h 或出血＞ 1500ml 时，追加一次抗生素，使用植入物的现用现开无菌包装，以免显露时间过长。

【备注解释】骨科植入物手术属于 I 类无菌切口手术，应尽量安排在洁净手术室百级手术间进行，手术间提前 30min 开启净化系统，以降低空气中的尘粒。手术人员要严格执行术前外科手消毒制度，在骨科植入物手术中，要求手术者戴双层手套，器械护士采用无接触戴手套法，避免手套外层内翻污染。合理应用抗菌药，预防性应用抗菌药是控制手术切口感染的有效措施，切皮前 30min 首次给药，其次手术时间＞ 3h 或出血＞ 1500ml，术中再追加一次抗生素。手术开始前，要仔细清点植入物，配齐所需的物品，使用植入物的现用现开无菌包装，以免显露时间过长，器械护士在接触、传递植入物时用纱布包裹。重视术中各个环节的护理配合。手术时间长是影响感染发生的重要因素之一，相对固定专科护士配合手术，以便全面掌握器械及工具的结构、原理及使用方法，将手术器械准备齐全，以减少手术时间。因此，在手术期间需给予有效护理干预，以预防感染情况发生，减少术后并发症，促进患者康复[1]。

（孙汝君　黄　卉）

参考文献

[1] 孙敏. 骨科手术室植入物感染的护理干预 [J]. 临床医药文献电子杂志，2020, 7(49):54-55.

7. 术前、术中、术后查对内容有哪些？

【建议】手术护士在麻醉实施前、手术开始前、患者离开手术室前对手术患者进行安全核查；核查内容包括患者的姓名、性别、诊断、拟行的部位、手术方式、项目、手术器械数目及送检材料等，以确保正确的手术患者、正确的手术部位和正确的手术方式。

【备注解释】手术安全核查制度是手术室的一项核心制度，安全核查制度的执行情况关系手术患者安全。手术室护士在麻醉实施前、手术开始前、患者离开手术室前对手术患者进行安全核查，确保正确的手术患者、正确的手术部位、正确的手术方式。手术安全是医疗质量的重要环节之一，因此必须严格执行手术安全核查制度，确保患者安全。术前需要全面了解患者情况，熟悉手术流程，及时核对患者姓名，加强监管；术中需要注重无菌操作，加强自身管理，严格遵守抗生素的使用标准及流程，麻醉医生、手术医生、手术室护士分别完成麻醉实施前、手术开始前、患者离开手术室前相关内容核查；术后需要查对手术器械是否与术前相符、各种管路是否完好，病理是否按时送检等[1, 2]。

（孙汝君　黄　卉）

参考文献

[1] 中华人民共和国卫生部办公厅. 卫生部办公厅关于印发《手术安全核查制度》的通知 [Z].2010.
[2] 谭玉聪，朱学明. 手术安全核查制度在手术不同阶段的应用效果 [J]. 全科护理，2011,9(7B)1787-1788.

（十）TJA 术后的护理问题

1. TJA 术后基础护理包括哪些项目？术前的哪些生活指导最为重要？

【建议】基础护理包括病情观察、心理护理、饮食护理、皮肤护理、肢体护理和体位转移，例如上下床、坐立姿势转换锻炼、生活自理能力适应性训练与指导。

术前生活自理能力适应性训练最为重要，包括练习床上大小便、学习术后功能锻炼的方法。

【备注解释】人工关节置换术目前已广泛应用于临床，其解除关节疼痛、矫正畸形、改善关节功能的效果明显[1]。但由于人工关节置换术创伤较大，患者因受到手术、疼痛、关节活动受限、过度担忧治疗效果等因素的影响，易产生较大的心理负担，进而影响其术后恢复。术前以积极的语言及成功实例鼓励患者给予心理支持，指导单腿支撑床、抬起臀部的方法，床上排便的方法。同时进行术后体位及下肢肌锻炼方法的指导[2]。术后关注患者的心理体验，对患者进行个体化心理护理[3]。除心理护理外，术后还应加强的基础护理主要包括病情监测、肢体护理、体位转移，如上下床、坐立姿势转换锻炼、饮食护理，以及了解患者的生命体征，促进患者关节功能恢复[4]，同时促进患者术后早日康复。

（顾　群　刘婷婷）

参考文献

[1] 韩彩娟，王改霞，杨红梅. 运用质性研究探讨髋关节置换患者的健康教育效果 [J]. 基层医学论坛，2009，3 (11):963-965.
[2] 李海英，施琳琳，徐兰平. 围手术期护理指导对人工关节置换术患者康复的作用 [J]. 上海护理，2015，15 (6):23-26.
[3] 陈凤梅，于佳佳，叶旭春，等. 人工全髋关节置换术后患者心理体验的质性研究 [J]. 解放军护理杂志，2012，29(9B):29-31.
[4] 张雯. 人工髋关节置换术后的护理研究进展 [J]. 医疗装备 2019，32(6):201-203.

2. 对于 TJA 实施 ERAS 中，术后护理工作重点中的重点是哪项工作？

【建议】疼痛的综合管理。

【备注解释】关节置换术患者因关节本身的损伤、肿胀、畸形等存在一定疼痛，关节置换术后又因手术创伤、早期关节功能训练等存在明显疼痛，影响术后患者的加速康复过程，此疼痛若达到中或重度疼痛时，部分患者会可持续数周，会直接引发心理上的焦虑、暴躁等负性情绪变化，这种情况可严重限制患者术后恢复信心，主观上无法接受进行早期功能训练恢复，直接影响手术后康复效果[1]。因此，在关节置换术患者治疗过程中，控制疼痛对患者术后康复十分关键[2]。合理有效的疼痛管理能够及时发现患者疼痛并实施镇痛措施，减轻患者疼痛，有利于改善疼痛对患者生理、心理产生的不利影响，促进患者术后尽早进行功能锻炼，加快康复[3,4]。

（顾　群　刘婷婷）

参考文献

[1] 李志刚，李军，张会文，等. 人工膝关节置换围手术期规范化疼痛管理 [J]. 中国煤炭工业医学杂志，2017，20:30-33.
[2] 姚晓红，吴宇峰，刘琼，等. 疼痛管理联合阶段性健康教育在膝关节置换术患者中的应用 [J]. 齐鲁护理杂志，2019，25(10):27-30.
[3] 梁翠彬. 规范化疼痛管理对全膝关节置换术后48h内疼痛控制的影响 [J]. 护士进修杂志，2016，31(3):239-241.
[4] 宋海燕，李颖，李倩倩，等. 图文式健康教育路径在膝关节置换中的应用效果 [J]. 安徽医学，2016，37 : 904-906.

3. THA 术后，下肢应摆放在什么体位？需要加下肢牵引吗？

【建议】中立位外展 $10° \sim 30°$，不需要加下肢牵引。

【备注解释】骨科患者常常受到疾病和治疗的限制，需要采取特殊的体位，而体位的舒适度是影响患者康复的重要原因之一。因此在骨科患者的治疗过程中，正确的体位显得尤为重要，对于防止人工关节脱位等都有着不可忽视的意义[1]。关节脱位又是髋关节置换术后一种常见的并发症，严重影响了患者的生理和心理健康[2]，因此术后下肢体位的摆放尤为重要，患者术后 6～12h 内协助患者取仰卧位，可适当摇高床头。将软垫或梯形枕放置在踝部、腿间及患肢下，避免髋关节的内收及外旋。双膝及足尖向上，使患肢始终处于外展中立位[3]。有研究表明三防护理措施：一是防内旋，指导高危患者穿丁字鞋或使用梯形枕，确保卧位时患肢始终保持外展中立位；二是防内收，指导患者平卧时于大腿间放置软枕或梯形枕保持体位，如条件允许还可使用下肢皮牵引；三是防过度屈髋[4]。可降低术后脱位的风险。

（顾　群　刘婷婷）

参考文献

[1] 田小红. 骨科特殊体位的护理研究进展 [J]. 当代医学，2016，22(24):112-113.
[2] 范贵富，罗勇，徐向伟，等. 初次人工髋关节置换术后假体脱位原因分析及预防 [J]. 华西医学，2014，29(1):23-25.
[3] 张雅莲. 阶段性护理预防人工髋关节置换术后假体脱位的效果 [J]. 河南外科学杂志，2019，25(2):182-183.
[4] 周小华，赵婷婷，袁经阳. "三防三位"护理对股骨颈骨折人工髋关节置换术后患者假体脱位的预防作用 [J]. 护理实践与研究，2019，16(11):89-90.

4. 老年人行 TJA 术后，心理护理方面重要吗？一般应从哪些方面入手？

【建议】重要。应基础护理与心理干预相结合。了解患者基本情况，主动询问，耐心解答，建立信任关系。指导患者正确的放松减压方式，缓解患者焦虑情绪。

【备注解释】随着我国老龄化加快，老年关节置换患者越来越多，人工关节置换术属于骨科大手术，老年患者易出现对手术恐惧、焦虑、怀疑疗效等不良情绪，术后及时有效的护理尤为重要[1]。术前、术后情绪不稳定，影响手术预后。对人工髋关节置换术患者实施心理护理干预，可帮助患者缓解情绪，有利于提高手术成功率和术后恢复效果[2]。现有的传统护理模式已不能有效应对患者术后出现的问题，以宣教为主的心理护理模式逐渐体现出其优势，将传统基础护理与心理护理干预相结合，可增加患者自理能力，对手术充满信心，提高手术成功率，降低并发症发生率，减轻患者经济负担，恢复患者自理能力[3, 4]。

（顾 群 刘婷婷）

参考文献

[1] 唐孟平. 人工髋关节置换术后护理 [J]. 吉林医学，2011, 54(14):2929.

[2] 赵惠荣. 心理护理对人工髋关节置换术后焦虑及满意度的影响 [J]. 临床护理，2014, 4(10)：131−140.

[3] 王玲玲. 人工髋关节置换术后护理及康复指导 [J]. 中国实用医药，2012, 7(24):208−209.

[4] 蓝天玉，杨艳，樊淑秀. 人工髋关节置换术后护理体会 [J]. 心理医生，2011, 17(6):209.

5. 怎样发现老年人出现术后谵妄症状？如何处理？

【建议】在术后 3d 内采取谵妄诊断量表（confusion assessment method，CAM）评估患者是否产生 POD。处理：病因治疗为主，对症治疗为辅，安全护理十分重要。

【备注解释】术后谵妄在关节置换患者，尤其是老年患者中，发生率比较高。相关文献[1, 2]报道，大约 40% POD 能够有效预防，预防其危险影响因素，尤其是高危因素，为减小老年关节置换手术患者 POD 风险的关键。高龄、术前认知功能障碍、并发症情况、白蛋白异常降低、麻醉方式、术中失血量与低血压、术后复苏时间延长、疼痛状况、低氧血症、睡眠障碍、负性心理及哌替啶的使用等均属于老年关节置换患者 POD 独立危险因素，临床可根据这些因素实施针对性 POD 预防对策，从而起到有效预防 POD 效果。对老年关节置换患者制定手术决策时，必须充分考虑年龄对患者术后谵妄发生概率的影响，重视其手术前后管理，通过多模式镇痛手段进行术后谵妄防治具有重要临床意义[3]。术后 3d 内采取谵妄诊断量表评估患者是否产生 POD[4]。对患者进行积极的药物防治显得尤为重要，目前针对术后谵妄的防治药物主要有右美托咪定、帕瑞昔布钠，以及抗精神病药和激素类。最新研究发现对于 65 岁及以上接受全膝关节置换术的患者，与丙泊酚镇静相比，右美托咪定镇静术后谵妄发生率较低，但这种作用与右美托咪定对周围炎症的调节无关[5]。帕瑞昔布钠的抗感染治疗和对术后疼痛的有效控制可能有助于预防老年关节置换患者术后谵妄的发生，以上研究为帕瑞昔布钠预防术后谵妄的应用提供了有力的依据[6]。谵妄的预防与治疗的关键是要提高对本病的认识，找出引起谵妄的可能原因，去除病因。手术前最大限度改善患者的内科情况，加强营养以及精神支持，麻醉方式应尽可能简单。手术中预防措施包括维持正常血压，水、电解质平衡，手术后预防包括积极有效的镇痛，及早处理各种外科并发症。积极纠正患者发生谵妄的危险因素可有效降低老年性关节置换术后谵妄的发病率[7]。

（顾 群 刘婷婷）

参考文献

[1] 王贵方，尚平福，王涛. 老年全髋关节置换术后谵妄与围术期炎症因子水平的相关性研究 [J]. 实用骨科杂志，2017, 23(4):22−24.

[2] 李呈凯，白树财，宋秀钢，等. 老年髋部骨折患者术后谵妄相关危险因素的回顾性研究 [J]. 中华骨科杂志，2018, 38:250−256.

[3] 戴传强，秦磊磊，黄伟，等. 老年关节置换患者发生术后谵妄的影响因素分析 [J]. 中国煤炭工业医学杂志，2020, 23(2):203−208.

[4] Wei L A, Fearing M A, Sternberg E J, et al. The confusion assessment method：asystematic review of current usage [J]. Journal of the American Geriatrics Society, 2008, 56(5):823−830.

[5] Mei B, Xu G, Han W, et al. The benefit of dexmedetomidine on postoperative cognitive function is unrelated to the modulation on peripheral inflammation: a single−center, prospective, randomized study [J]. *Clin J Pain*, 2020, 36(2):88−95.

6. 实施 ERAS 之后，患者术后出院时间较早，出院后的联络服务重要吗？如何实施？

【建议】重要，可选择医护联动方式进行电话随访、微信视频指导、微信群督导。

【备注解释】人工关节置换术后患者回家后由于多种原因导致遵医行为差，如对疼痛的恐惧感；缺少家庭成员的监督和支持；对康复重要性认识不足，康复意愿不高等，导致放弃康复训练或不按正确的方法锻炼，错过最佳康复时机，延缓康复进程[1]。罗忠梅等[2]研究显示，主管医生随访有助于患者的治疗与康复，有助于医患关系的改善。但医生工作繁忙，很难完成对全部患者进行电话随访。医护联动随访，护士根据医生的提示与需求，与医生沟通，完善电话随访内容，提高解答问题能力，不断满足患者需求。随访后对需主管医生解答的问题记录在随访表上，再交给主管医生随访，提高随访效果和质量。对出院患者实施电话随访是医疗服务的一个重要环节，通过对患者实施电话随访，不仅能够对患者出院后的康复情况进行掌握，同时给予一定的康复指导，促使患者更好地进行院外休养[3]。更为重要的是通过电话随访能够得到患者对医院医疗服务质量的客观评价，这对于医院改善自身的管理是非常宝贵的参考信息[4]。

（顾　群　刘婷婷）

参 考 文 献

[1] 黄金怀，蔡党玲，蓝芸，等.医护联动随访对膝关节置换术后患者康复的效果观察 [J].广西中医药大学学报，2019, 22(2):93-96.
[2] 罗忠梅，邢程，曹阳慧，等.出院患者医护联动电话随访的实践 [J].护理学杂志，2014, 29(21):88-89.
[3] 王芳，冀春亮，张建华.某三甲医院电话回访工作的实践与探讨 [J].卫生软科学，2015, 5(5):291-293.
[4] 郝凤琴，吴智萍，雷国萍.对出院患者进行电话回访的做法与效果 [J].中国医药指南，2018, 10(10):46-47.

7. 患者术后早期功能锻炼应遵循怎样的原则？

【建议】术后应尽早开展手术肢体功能训练，但要遵守个体化原则、全面训练原则、循序渐进原则。

【备注解释】人工关节置换是一种疗效十分确切的手术，而人工关节置换后规范的康复锻炼是保证手术疗效的重要措施，详细的指导能使患者最大限度地恢复其关节功能[1]。早期康复训练在人工全关节置换术当中的应用十分重要，患者能够在早期康复训练指导下进行，尽早恢复手术关节的功能，使手术后早期就能获得更好的效果[2]。制定康复计划应遵守：个别对待原则、全面训练原则、循序渐进原则[3]。术后的康复护理可改善假体的功能，促进患者恢复体力、增强肌力、增大关节活动度，恢复日常生活的协调性[4]。临床上主要以术后3d后的康复训练为主，在术后1~3d，主要以卧床休息为主，随着临床对康复训练的应用不断增加，临床对于患者术后1~3d的锻炼价值越来越重视，引进加速康复概念后，患者在术后当天即可进行适当的功能锻炼，早期进行功能锻炼，能够有效避免患者出现下肢静脉血栓等不良并发症，并且能够缩短患者的关节活动适应时间，以及减少患者的住院时间，提高患者的术后康复效果[5]。

（顾　群　刘婷婷）

参 考 文 献

[1] 王光娜.人工膝关节置换术的护理 [J].教育教学论坛，2015, 46:66-67.
[2] 孙艳春.人工全膝关节置换术后早期康复训练对关节功能恢复的影响分析 [J].临床研究，2017, 15(28):124-125.
[3] 吕厚山.人工关节的新进展 [J].首都医药，2001, 8(4):36-37.
[4] 马淑焕.人工关节置换术后患者的康复护理 [J].河南中医，2003, 23(10):88.
[5] 钱玉蓉.术前功能训练指导对于人工全膝关节置换术后患者关节功能恢复影响分析 [J].中国继续医学教育，2015, 7(23):199-200.

8. 冷疗对于缓解关节置换术后患者疼痛、肿胀是否有效？

【建议】文献报道，冷疗在 TKA 术后 24h 内的应用越来越多。冷疗被认为有缓解疼痛、减轻水肿、减少出血等作用。

【备注解释】冷疗在运动伤中公认是一种有效的治疗手段[1]。其在 TKA 术后的应用也越来越多。冷疗被认为有缓解疼痛、减轻水肿、减少出血等作用[2]。赵欣茹等[3]的研究指出，循环加压冷疗可缓解人工膝关节置换术后的疼痛感和关节肿胀度，达到有效止血减渗的目的。有一项对比研究[4]结果显示，加压冷疗组术后引流量明显少于常规冰袋冷疗，提示加压和冷疗联合一起更能使局部血管收缩，更能降低局部代谢水平，而使局部充血和渗出减少，从而减轻局部肿胀和减少出血。并且，加压冷疗术后膝关节功能恢复程度高于常规冰袋冷疗，提示加压冷疗能更有效降低痛觉神经的兴奋性，进一步改善血液循环、减轻炎性水肿及组织缺氧，能有效使肌肉、肌腱、韧带等周围组织松弛，更有效缓解其疼痛，有助于提高患者功能锻炼的依从性，进而促进其膝关节功能恢复[5]。

（顾　群　刘婷婷）

参 考 文 献

[1] Morsi E. Continuous-flow cold therapy after total knee arthroplasty[J]. J Arthroplasty, 2002, 17(6):718-722.
[2] Su EP, Perna M, Boettner F, et al. A prospective, multi-center, randomised trial to evaluate the efficacy of a cryopneumatic device on total knee arthroplasty recovery[J]. J Bone Joint Surg Br, 2012, 94(11 Suppl A):153-156.
[3] 赵欣茹，和晖，孟红梅.循环加压冷疗系统在膝关节置换术后应用的效果评价 [J].解放军护理杂志，2011, 28(8):55-56.
[4] 欧银燕，梁燕嫦，孙燕英，等.加压冷疗护理对膝关节置换术后疼痛及康复的效果 [J].中国当代医药，2018, 25(19):184-190.
[5] 梁妮，杨克勤，林少虹，等.持续加压冷疗在软组织损伤早期治疗中的应用 [J].护理研究，2016, 30(27):48-50.

9. 术前吹气球训练对老年关节置换术后患者肺功能及生活质量是否有意义？

【建议】有意义。可以促进患者呼吸功能的恢复。

【备注解释】李秀梅[1]研究发现，早期进行吹气球呼吸功能训练可使呼吸系统并发症发生率从38.0%降至7.8%。应用吹气球行吸气训练时可使胸廓充分扩张，胸膜负压增大，有利肺的膨胀，从而使不张或趋于不张的肺泡扩张，而通气量及潮气量增加，呼吸频率降低，可改善通气血流比值，增加气体翻修和弥散，提高肺泡摄氧能力，减少低氧血症的发生率，改善全身氧供 [2]。应用吹气球进行呼吸功能锻炼，方法简单，患者易于进行，再配合常规咳嗽、排痰训练及雾化等措施，可显著减少老年患者术后肺部并发症的发生率，尤其是肺炎的发生率 [3]。吹气球呼吸功能训练方法是无创性治疗，安全性能好，简单易学，患者容易掌握，增加趣味性，增加患者的自信心。且气道压力由患者自行控制，压力在自我调节范围内，安全有效 [4]。

（顾　群　刘婷婷）

参考文献

[1] 李秀梅 . 呼吸功能训练对开胸术后呼吸系统并发症的影响 [J]. 中华现代护理学杂志，2005, 2(21):1928–1929.
[2] 胡守娥 . 吹气球法预防老年人术后肺部并发症的效果观察 [J]. 当代护士，2010, 12:90–91.
[3] 靳翠玲，印杰，刘敏 . 呼吸训练器在老年术期的应用 [J]. 护理学杂志，2004, 19(6):17–18.
[4] 樊春 . 吹气球法预防颈椎骨折患者肺部并发症的效果观察 [J]. 全科护理，2014, 12(31):2899–2900.

10. 家属同步功能锻炼（教会家属如何指导并监督患者的康复训练）对关节置换患者康复效果是否有必要？

【建议】有必要，可以提高患者的依从性，提高康复效果。

【备注解释】高龄患者因存在生理功能衰退，心理功能和社会功能的锐减情况，所以会导致手术以后具有相对较差的功能锻炼依从性，而且老年髋部骨折患者术后拥有的功能锻炼认知水平，可以对其功能锻炼依从性产生重要的影响 [1]。丘秀丽等 [2] 研究显示患者在住院期间由医护人员帮助和督促下进行功能锻炼，依从性能保持在较好水平。出院后，由于我国社区卫生服务资源仍然相对匮乏，患者的照护者主要是家属，直接影响到患者的思想和行为。有研究结果显示，出院后行家属同步功能练习的患者功能锻炼依从性优于对照组。家属同步施教，有利于提升护理工作效能鼓励患者参与医疗安全，针对患者的疾病诊疗信息，为患者及家属提供相关的健康知识的教育，是实现患者安全目标管理的重要措施之一 [3]。通过家属同步施教，使家属了解疾病相关知识，能更大程度地争取到家属对护理工作的认同及配合，从而提升护理工作效能。杨莹莹等 [4] 研究表明家属同步健康教育能够明显提高类风湿关节炎患者的功能锻炼效果，增强患者的自我效能，提高患者生活质量及服药依从性，利于患者康复，值得临床推广。

（顾　群　刘婷婷）

参考文献

[1] 田开峰，刘凡凡 . 护理干预在老年股骨粗隆间骨折抗旋股骨近端髓内针内固定术后患肢康复中的应用 [J]. 护士进修杂志，2015, 10(23):2174–2175.
[2] 丘秀丽，钟秀凤 . 家属同步施教对脊椎骨折患者术后功能锻炼依从性的影响 [J]. 护理实践与研究，2013, 10(13):136–137.
[3] 李琴 . 高压氧治疗患者不遵医行为分析及护理对策 [J]. 护理学杂志，2012, 27(1):20–21.
[4] 杨莹莹，杨雯秀 . 家属同步健康教育对类风湿关节炎患者的影响 [J]. 齐鲁护理杂志，2020, 26(2):32–34.

11. 关节置换患者围术期，加强营养支持与营养状态观察能否减少并发症的发生率？

【建议】加强营养支持是能减少术后全身不良并发症的发生率的。老年人围术期的营养支持是十分必要的，能提高身体抵抗力，有利于全身状态的恢复，降低不良反应的发生率。

【备注解释】我国老年患者出现不同程度营养不良的人数占总人数的 40% 以上，其中，骨科老年患者出现营养不良的状况较为严重，尤其是在围术期，则具有更大的应用需求量。因此，营养支持是骨科患者围术期最为重要的护理工作之。有研究表明，术后营养不良可影响骨科手术患者的手术效果、延长患者的住院时间、增加并发症发生率及降低其生活质量 [1, 2]。临床研究发现，营养状况良好的患者，在一般手术后，因其有充分的营养储备，机体有较强的抗病能力，并发症少，术后恢复快；而营养不良的患者，特别是长期营养状况较差的患者，在较大手术时，常因免疫力和抵抗力下降而易引起围术期失血失液增多、手术部位感染、伤口持续渗出和延迟愈合等并发症的发生，这对行关节置换和内固定的患者可产生致命性的后果 [3-5]。

（顾　群　刘婷婷）

参考文献

[1] 曾高峰，曾祥伟，宗少晖 . 骨科住院患者的营养状况调查 [J]. 中国热带医学，2007, 7(7):1238–1240.
[2] Cross MB, Yi PH, Thomas CF, et al. Evaluation of malnutritionin orthopaedic surgery[J]. Am Acad Orthop Surg, 2014, 22(3):193–199.
[3] Boddaert J, Raux M, Khiami F, et al. Perioperative management of elderly patients with hip fracture[J]. Anesthesiology, 2014, 121(6):1336–1341.
[4] Cram P, Lu X, Kaboli PJ, et al. Clinical characteristics and outcomes of Medicare patients undergoing total hip arthroplasty, 1991–2008[J]. JAMA, 2011, 305(15):1560–1567.
[5] Duncan DG, Beck SJ, Hood K, et al. Using dietetic assistants to improve the outcome of hip fracture: a randomised controlled trial of nutritional support in an acute trauma ward[J]. Age and Ageing, 2006, 35(2): 148–153.

12. 舒适护理在关节置换术患者围术期的应用是否值得推广？

【建议】舒适护理可以减轻患者及家属的思想负担，提高患者满意度及生存质量，因而值得临床护理工作者大力推广和应用。

【备注解释】舒适护理是最大限度满足患者心理、躯体的需求，使患者生理、心理、社会、心灵上达到最愉快的状态或缩短、降低不愉快的程度[1]。宋强[2]指出：舒适护理的核心内涵是强调人性化，要求护士结合自己具备的专业知识及技术技巧，更科学、更专业地采用各种手段，主动地查找患者不舒适的原因，有目的地调动和利用有效的外部资源，提供信息、情感、物质等支持，使患者感受舒适，为患者提供身心舒适的条件。余琼等[3]研究表明舒适护理可以很好地降低患者的紧张情绪。韩娅娜等[4]与钟慧红等[5]的研究结果一致，对老年股骨颈术后患者予以舒适护理干预，既能促进护理流程的合理化和规范化，也可以预防并发症的发生，减轻患者及家属的思想负担，提高患者满意度及生存质量，值得临床护理工作者大力推广和应用。

（顾　群　刘婷婷）

参考文献

[1] 萧丰富. 萧氏舒适护理模式 [M]. 第 6 版. 台湾：华杏出版股份有限公司，1998: 7–9.
[2] 宋强. 舒适护理在提高股骨颈骨折患者围术期舒适度中的应用效果 [J]. 国际护理学杂志，2014, 33(4):777–779.
[3] 余琼，倪丽，叶春红. 舒适护理在高龄患者股骨颈骨折闭合复位内固定术中的应用 [J]. 实用临床医学，2012, 13(6):109–111.
[4] 韩娅娜，牛纪娥，田少斌. 舒适护理在老年股骨颈骨折术后护理中的应用价值 [J]. 山西医药杂志，2018, 47(11):1354–1355.
[5] 钟慧红，李小莉，林树乔，等. 舒适护理在骨科患者术后疼痛、焦虑及功能锻炼中的应用 [J]. 国际护理学杂志，2009, 28(4):489–491.

13. 翻身频率在关节置换术后患者康复过程中有什么影响？

【建议】应定时翻身，鼓励主动翻身。但翻身过频虽然会减少卧床导致的受压疮等并发症发生，会给患者带来痛苦，而且不恰当翻身还可能导致继发损害。

【备注解释】关节置换术患者为预防术后感染等并发症，术后应尽早协助患者翻身，避免皮肤长期受压引起压疮等并发症。柴美婷等[1]研究表明适当使患者首次翻身时间提前，可有效缓解局部组织受压以改善局部血液循环，减少了术后并发症的发生，可明显改善患者的舒适度。查革霞[2]研究表明，年龄、翻身次数、住院天数和压疮发生史是偏瘫患者发生压疮的危险因素。翻身频率太低，长时间压迫皮肤组织，阻碍了血液循环及末梢微循环，引起局部毛细血管破裂造成压疮的发生[3]。同时钟玉玲[4]等研究也表明对于卧减压床垫的老年压疮高危患者，相比每 2 小时 1 次的翻身间隔时间，每 4 小时 1 次的翻身并不增加压疮发生风险，但却能减少护理工作量，并有利于提高患者的满意度。李美英[5]等研究表明在常规 2~3h 间隔的基础上，随着卧床时间的推移，翻身间隔时间逐渐延长，硬板床：> 4h，气垫床：> 6h，并没有增加压疮的发生率。由此可见，通过一定的适应和调整，相应的延长翻身间隔时间，既减少了翻身给患者带来的痛苦和不恰当翻身可能导致的继发损伤，保证了患者的休息，又减少了护理工作量，使护理人力资源得到合理分配和利用。

（顾　群　刘婷婷）

参考文献

[1] 柴美婷，马立鲜. 首次翻身时间对胸腰椎术后患者的影响 [J]. 蚌埠医学院学报，2018, 5(43):686–688.
[2] 查革霞. 偏瘫患者褥疮的发生率与翻身次数关系的探讨 [J]. 内蒙古中医药，2014, 21(47):109.
[3] 余道江，赵天兰，徐又佳，等. 波动式负压封闭引流技术在皮瓣移植修复囊腔型褥疮术中的应用 [J]. 中华医学美学美容杂志，2014, 20(1):14–17.
[4] 钟玉玲，王兆霞，周玉峰，等. 老年压疮高危患者卧减压床垫翻身间隔时间的循证实践 [J]. 实用老年医学，2019, 3(33):307–309
[5] 李美英. 588 例骨伤老龄患者翻身间隔时间探讨 [J]. 重庆医学，2010, 12(39):3294–3295.

14. 陪护人员负性心理对关节置换术患者的影响及对策？

【建议】负性心理不利于患者康复，家属给予患者的情感支持有利于患者关节功能的恢复。

对策：护士的健康教育可以改善患者家属心理状况，让家属了解手术的整个康复过程与预期效果，采取家属协同式护理模式，可以明显改善患者术后生活质量。

【备注解释】随着医学的发展，关节置换术呈上升趋势，老年人由于骨质疏松，关节退行性改变等各种原因使老年人关节置换术明显上升，家属的心理健康教育直接影响患者的预后。龚凤翔等[1]的研究表明，家属参与式护理干预在人工髋关节置换术后患者康复护理中应用能够协同发挥陪护家属和护理人员双方的力量，增强对患者康复锻炼的管控力度，并且在护理过程中，家属还可以随时给予患者情感支持，鼓励其坚持康复锻炼，改善髋关节功能恢复效果。陈媛等[2]研究与龚凤翔研究一致，对人工髋关节置换术后患者给予家属协同式护理干预能够显著改善髋关节功能，提升生活质量。李文利等[3]与孔伟迅等[4]的研究表明，在给予家属健康教育的同时，了解家属的心理状态，并采用恰当的方式，疏导家属的不良情绪，优化其心理状态，不仅利于拉近医患之间的距离，同时提高家属的积极性，增强健康教育的效果。

（顾　群　刘婷婷）

参 考 文 献

[1] 龚凤翔，邓爱辉，刘兰春，等.协同护理模式在人工全髋关节置换术患者中的应用及护理 [J]. 护理研究，2015, 29(3):363-364.
[2] 陈媛，李梅.家属协同式护理干预对人工髋关节置换术后生活质量的影响 [J]. 临床医学研究与实践，2018, 3(17):165-166.
[3] 李文利，王晗，王单.健康教育干预对婴幼儿家属情绪及患儿生长发育的影响 [J]. 右江医学，2019, 47(2):130-133.
[4] 孔伟迅，李霞.健康教育在儿童保健门诊中的应用价值分析 [J]. 中国妇幼保健，2017, 32(16):3721-3722.

二、髋关节置换部分

（一）各种切口的优缺点与选择

1. S-P 切口的优缺点是什么？

【建议】传统 S-P 入路报道已经不多，该显露入路软组织损伤较大，斜晰度不佳，目前少采用。

【备注解释】1881 年德国医生 Carl Hueter 在他的 Der Grundriss Der Chirurgie 中首次描述髋关节前入路；1917 年 Smith-Petersen 在英语世界国家中第一个描述该入路 [1]。S-P 入路用途广泛，人工股骨头置换术、全髋关节置换术、髋关节中心性骨折脱位切开复位术、髋关节成形术、结核病灶清除术、融合术滑膜切除术、股骨头缺血坏死手术、股骨颈部肿瘤切除术等都可采用此入路来完成。Smith-Petersen 1949 年在文献中描述的前侧入路全髋关节置换术利用了缝匠肌（股神经）和阔筋膜张肌（臀上神经）之间，以及更深的股直肌（股神经）和臀中肌（臀上神经）之间的肌间平面 [2]。这些肌肉之间的平面可以很好地接触髋关节，但是股骨的显露不如其他入路好。且需要人为切断股直肌直头，扩大了软组织损伤。近些年传统 S-P 入路文献报道已不多见，在 S-P 入路的基础上进行改良的入路逐渐得到认可及更广泛的应用 [3, 4]。

（荣杰生）

参 考 文 献

[1] Rachbauer F, Kain M, Leunig M, et al.The history of the anterior approach to the hip [J]. Orthop Clin North Am, 2009, 40(3):311-320.
[2] Smith-Petersen M N. Approach to and exposure of the hip joint for mold arthroplasty [J]. J Bone Joint Surg, 1949, 31-A:40-46.
[3] Zachary D Post, Fabio Orozco, Claudio Diaz-Ledezma, et al. Direct anterior approach for total hip arthroplasty: indications, technique, and results [J]. J Am Acad Orthop Surg, 2014, 22(9):595-603.
[4] Restrepo C, Parvizi J, Pour AE, et al.Prospective randomized study of two surgical approaches for total hip arthroplasty [J]. J Arthroplasty, 2010, 25(5):671-679.e1.

2. DAA 切口的优缺点是什么？

【建议】DAA 入路具有手术切口小、术中损伤小、快速康复、脱位率低、患者满意度高等优点，但同时学习曲线相对较长，并且操作不当易损伤股外侧皮神经及阔筋膜张肌。严重肥胖、髋关节严重畸形及股骨前倾角异常等患者也不适宜用此入路。

【备注解释】Wang 等 [1] 总结分析了 9 篇文献共 754 例全髋关节置换患者发现，DAA 患者疼痛更轻，康复更快速，同时切口更小出血较少。另外术后 1 年的患者影像学检查随访显示，与后外侧入路组相比,DAA 入路组在外展肌的撕裂、臀中、小肌脂肪萎缩，以及转子周围的囊液化发生率都明显较少 [2]。Kunkel 等 [3] 回顾性分析了 9 项随机对照或队列研究共 698 例股骨颈骨折的半髋置换手术显示与后外侧入路相比，DAA 患者术后早期的功能更好，脱位率显著降低。此外 DAA 可以获得良好的肢体长度控。Lecoanet 等 [4] 对 56 例 DAA 患者进行了回顾性研究，只有 5 例（8.9%）的患者在全髋关节铬换后出现肢体长度的与手术相关的增加。在国内大部分医生是从其他手术入路转化而来。DAA 入路的学习曲线时间较后侧入路相对较长，在学习曲线期早期并发症发生率较高。Woolson 等 [5] 报道，早期使用 DAA 时的主要并发症可达 9%。Hallert 等 [5, 6] 报道指出，外科医生需要经历至少 100 例 DAA 全髋关节置换手术的学习期，在此之后，手术时间、术中透视次数才明显减少。某些严重肥胖、髋关节严重畸形及股骨前倾角异常等患者也不适宜用此入路 [6]。除此之外 DAA 操作不当有损伤股外侧皮神经及阔筋膜张肌的风险。有文献报道 DAA 最常见的并发症之一是股外侧皮神经损伤 [7]。

（荣杰生）

参 考 文 献

[1] Wang Z, Hou JZ, Wu CH, et al. A systematic review and meta-analysis of direct anterior approach versus posterior approach in total hip arthroplasty [J]. J

Orthop Surg Res, 2018, 13:229.

[2] Bremer AK, Kalberer F, Pfirrmann CW, et al. Soft–tissuechanges in hip abductor muscles and tendons after total hip replacement: comparison between the direct anterior and the transgluteal approaches [J]. J Bone Joint Surg Br, 2011, 93(7):886–889.

[3] Kunkel ST, Sabatino MJ, Kang R, et al. A systematic review and meta–analysis of the direct anterior approach for hemiarthroplasty for femoral neck fracture [J]. Eur J Orthop Surg Traumatol, 2018, 28:217–232.

[4] Lecoanet P, Vargas M, Pallaro J, et al. Leg length discrepancy after total hip arthroplasty: Can leg length be satisfactorily controlled via anterior approach without a traction table? Evaluation in 56 patientswith EOS 3D [J]. Orthop Traumatol Surg Res, 2018, 104(8):1143–1148.

[5] Woolson ST, Pouliot MA, Huddleston JI. Primary total hip arthroplasty using an anterior approach and a fracture table:short–term results from a community hospital [J]. J Arthroplasty, 2009, 24(7):999–1005.

[6] Zachary D Post, Fabio Orozco, Claudio Diaz–Ledezma, et al. Direct anterior approach for total hip arthroplasty: indications. technique, and results [J]. Journal of the American Academy of Orthopaedic Surgeons, 2014, 22(9):595–603.

[7] Karl Grob, Rebecca Monahan, Helen Gilbey, et al. Distal extension of the direct anterior approach to the hip poses risk to neurovascular structures: an anatomical study [J]. J Bone Joint Surg Am, 2015, 97(2):126–132.

3. 直接外侧入路的优、缺点是什么？

【建议】直接外侧入路最大优势是有着低脱位率，且易于显露等优点。有报道其缺点是入路容易导致外展肌无力、外侧大转子疼痛，这可能与术者的个人操作相关。如果臀中肌下段、股外侧肌上端纵向切开在 5cm 以内，就不会出现任何不良反应。

【备注解释】THA 最常用的方法包括直接外侧入路（DLA）、直接后侧入路（DPA）、后外侧入路（DLA）和直接前侧入路（DAA）。在国外约 60% 的外科医生使用 DLA，34% 选择 DPA，而 DAA 少于 5%[1]。DLA 能够提供股骨近端和髋臼的良好显露[1]，从而对髋臼杯位置的置入提供良好的视野，使杯的角度大概率的在"目标区域"内，并对关节囊的重建起到促进作用，从而降低术后的脱位率。Rogmark 等[2] 也认为直接外侧入路与降低术后脱位率是相关的。DLA 同样存在着并发症。Muller 等[3] 研究发现在使用了 DLA 的术后患者的臀小肌出现体积的减少，臀小肌肌肉体积的减少导致髋关节外展无力。Kathleen 等[4] 通过比较 DPA 和 DLA 发现，DLA 术后 3 个月内患者外展肌的肌力明显减退。这种表现在老年人中尤为明显。据相关文献报道 THA 手术后 3 个月或更长时间 LTP 的发生率为 17%，其中所患 LTP 中 84.9% 的患者采用 DLA[4]。Sayed–Noor 等[5, 6] 发现 DLA 会增加外侧大转子处转移性压痛及外侧大转子疼痛的风险。在 THA 术后的患者中，有一部分在术后髋关节附近能够触摸到质地较硬的包块，通过摄片能够发现异位骨化形成。且已有研究证实，当使用 DLA 时，异位骨化（HO）形成的频率更高。

（荣杰生）

参考文献

[1] Petis S, Howard JL, Lanting BL, et al. Surgical approach in primary total hip arthroplasty: anatomy, technique and clinical outcomes[J]. Can J Surg, 2015, 58:128–139.

[2] Rogmark C, Fenstad A M, Leonardsson O, et al. Posterior approach and uncemented stems increases the risk of reoperation after hemiarthroplasties in elderly hip fracture patients[J]. Acta Orthop, 2014, 85(1):18–25.

[3] Muller M, Tohtz S, Winkler T, et al. MRI findings of gluteus minimus muscle damage in primary total hip arthroplasty and the influence on clinical outcome [J]. ArchOrthop Trauma Surg, Germany, 2010, 130:927–935.

[4] Kathleen C Madara, Federico Pozzi, Joseph Zeni. Difference in hip abductor strength between different surgical approaches four total hip arthroplasty [J]. Journal of Orthopaedic & Sports Physical, 2016, 46(1):A16.

[5] Healy WL, Casey DJ, Iorio R, et al. Evaluation of the porous–coated anatomic hip at 12 years[J]. J Arthroplasty, 2002, 7:856.

[6] Hungerford DS. Surgical approach in THA: the direct lateral approach is more practical and appealing [J]. Orthopedics, 2000, 23:422.

4. 后外侧入路的优缺点是什么？

【建议】PLA 具有操作操作简易，术中显露充分、不损伤臀中肌、术后异位骨化少见等优点。缺点是切断外旋短肌，显露关节时容易损伤坐骨神经，因破坏了后侧结构，有文献报道后脱位的发生率偏高，但经验丰富的医生操作后发生脱位的概率并不高。

【备注解释】目前 PLA 经过不断改良后减少了标准后外侧入路近端的切口长度，缩短了皮肤和阔筋膜的切口，通常被称为微创后外侧入路[1, 2]。后外侧入路操作简易，对正常解剖结构损伤较小，异位骨化发生率较低，对股骨侧的显露较好，减少术中发生股骨骨折的概率等优点[3]。后外侧入路术中可方便进行切口的延长。全髋关节置换标准后外侧入路可以向皮肤切口近端延长从而变成 Kocher–Langenbeck 入路以便髋臼后壁和骨盆后柱固定。在某些情况下后外侧入路可作为首选，如需要进行大转子截骨来增加术野显露的病例（如强直髋和僵直髋）或先天性髋关节发育不良需要进行截骨的病例。术中 PLA 保留了外展肌[4]，损伤股外侧皮神经可能性小[5]。且不需要特殊的手术器械，比如可折手术床和 C 形臂机等一般是不需要用到的。比较了后外侧入路、前外侧入路和直接外侧入路后，得出的结论为，PLA 术后更少发生跛行[6, 7]。但此切口也存在缺点，通过切断外旋短肌显露髋关节，邻近坐骨神经，因而容易损伤坐骨神经。同时由于破坏了后侧结构，导致较多的后脱位的发生[8]，也影响术后早期关节的活动范围。

（荣杰生）

参考文献

[1] Sculco TP, Jordan LC, Walter WL. Minimally invasive total hip arthroplasty: the hospital for special surgery experience. Orthop Clin North Am, 2004, 35(2):137–142.

[2] Goldstein wM, Branson JI, Berland KA, et al. Minimal–incision total hip arthroplasty [J]. U Bone Joint Surg Am, 2003, 85–A (Suppl 4):33–38.

[3] Pala E, Trono M, Bitonti A, et al. Hip hemiarthroplasty for femurneck fractures:minimally invasive direct anterior approach versuspostero lateral approach [J]. Eur J Orthop Surg Traumatol, 2016, 26(4):423–427.

[4] Harris WH. The first 50 years of total hip arthroplasty: lessons learned [J]. Clin Orthop Relat Res, 2009, 467:28.

[5] Goulding K, Beaulé PE, Kim PR, et al. Incidence of lateral femoral cutancous nerve neuropraxia after anterior approach hip arthroplasty [J]. Clin Orthop Relat Res, 2010, 468(9):2397–2404.

[6] Masonis JL, Boure RB. Surgical approach, abductor function, and total hip arthroplasty dislocation [J]. Clin Orthop Relat Res, 2002, 40S: 46–53.

[7] Edmunds CT, Boscainos PI. Effect of surgical approach for total hip replacement on hip function using Harris Hip Scores and Trendelenburg's Test. A retrospective analysis [J]. Surgeon, 2011, 9(3):124–129.

[8] Petis S, Howard J, Lanting B, et al. Comparing the anterior, posterior and lateral approach : gait analysis in total hip arthroplasty [J]. Can J Surg, 2018, 61 (1):50–57.

5. ETO 的使用有什么优缺点？

【建议】ETO 术中显露效果极佳，截骨处愈合率高，与传统术式截骨相比，可减少医源性损伤。但 ETO 同样有骨不连、术中骨折、近端移位、感染和假体下沉风险。

【备注解释】大转子处血供主要由旋股外动脉升支和降支提供，传统大转子截骨术易损伤这些血管而造成较高的骨不愈合率。大转子延长截骨术无须广泛的软组织松解，保留臀中肌、臀小肌及股外侧肌的完整性，最大限度地保留了截骨块的血供[1-3]。同时，截骨面呈一斜面，骨接触面积较大也促进截骨处骨愈合[1]。传统的大转子截骨、大转子滑移截骨股骨侧皮质骨开窗，以及术中透视辅助下清除骨水泥等技术均被应用于翻修术中取出稳定固定的股骨侧假体，可导致股骨假体远端皮质骨穿孔、股骨近端的劈裂骨折等发生，且手术创伤大、操作时间长，显露效果并不令人满意，存在股骨柄远端的骨水泥不易取净、再次置入的假体位置不良等缺点[3, 4]。而在 ETO 中，截骨块外侧皮质宽度约为股骨皮质的 1/3，其长度据文献报道为 5.8～26cm [1, 5-10]，在术中可以非常直观地观察股骨远端髓腔、骨水泥残留状态，可以在直视下进行相关操作，减少了医源性损伤。由于截骨块的长度可调整，ETO 联合股骨近端内侧截骨还可以在一定程度上进行股骨近端畸形的调整[11]。由于大转子截骨完整保留了臀中肌、臀小肌及肌的附着，可以在截骨块固定的同时进行外展肌张力的调整，降低了术后脱位的发生率。此外，由于截骨线的存在，使其在使用非骨水泥股骨假体置入时，吸收一部分的应力，减小了因采用较长或较大股骨假体时股骨骨折的发生率[3]。但与其他手术一样，ETO 也有其局限性和并发症，包括骨不连（1%～3%）、术中骨折（4%～20%）、近端移位、感染（1%～3%）和无骨水泥下沉[12-18]。

（荣杰生）

参考文献

[1] Younger TI, Bradford MS, Magnus RE, et al. Extended proximal femoral osteotomy. A new technique for femoral revision arthroplasty[J]. J Arthroplasty, 1995, 10(3):329–338.

[2] Zhu Z, Hui D, Shao H, et al. An in–vitro biomechanical study of different fixation techniques for the extended trochanteric osteotomy in revision THA [J]. J Orthop Surg Res, 2013, 8(1)7.

[3] Noble AR, Branham DB, Willis MC, et al. Mechanical effects of the extended trochanteric osteotomy [J]. J Bone Joint Surg Am, 2005, 87 (3):521–529.

[4] Park YS, Moon YW, Lim SJ. Revision total hip arthroplasty using a fluted and tapered modular distal fixation stem with and without extended trochanteric osteotomy [J]. J Arthroplasty, 2007, 22(7):993–999.

[5] Chen WM, McAuley JP, Engh CA Jr, et al. Extended Slide Trochanteric osteotomy for revision total hip arthroplasty [J]. J Bone JointSurg Am, 2000, 82 (9):1215–1219.

[6] Miner TM, Momberger NG, Chong D, et al. The Extended Trochanteric osteotomy in revision hip arthroplasty: a critical review of 166 cases at mean 3–year, 9–month follow–up [J]. J Arthroplasty, 2001, 16(8 Suppl 1):188–194.

[7] Mardones R, Gonzalez C, Cabanela ME, et al. Extended femoral osteotomy for revision of hip arthroplasty: results and complications [J]. J Arthroplasty, 2005, 20 (1):79–83.

[8] Levine BR, Della Valle CJ, Hamming M, et al. Use of the extended trochanteric osteotomy in treating prosthetic hip infection [J]. J Aarthroplasty, 2009, 24 (1):49–55.

[9] Drexler M, Dwyer T, Chakraverty R, et al. The outcome of modified extended trochantpric osteotomy in revision THA for Vancouver B2/B3 periprosthetic fractures of the femur [J]. J Arthroplasty, 2014, 29 (8):1598–1604.

[10] Lakstein D, Kosashvili Y, Backstein D, et al. The long modified extended sliding trochanteric osteotomy [J]. Int Orthop, 2011, 35 (1):13–17.

[11] Della Valle CJ, Berger RA, Rosenberg AG, et al. Extended trochanteric osteotomy in complex primary total hip arthroplasty. A briefnote [J]. J Bone Joint Surg Am, 2003, 85(12): 2385–2390.

[12] Younger TI, Bradford MS, Magnus RE, et al. Extended proximal femoral osteotomy. A new technique for femoral revision arthroplasty [J]. J Arthroplasty, 1995, 10(3):329–338.

[13] Miner TM, Momberger NC, Chong D, et al. The extended trochanteric osteotomy in revision hip arthroplasty: a critical review of 166 cases at mean 3–year, 9–month follow–up [J]. J Arthroplasty, 2001, 16(8–supp–S1):188–194.

[14] Ritter MA, Eizember LE, Keating EM, et al. Trochanteric fixation by cable grip in hip replacement [J]. J Bone Joint Surg Br, 1991, 73(4):580–581.

[15] Paprosky WG, Martin EL. Removal of well–fixed femoral and acetabular components [J]. Am J Orthop (Belle Mead NJ), 2002, 31(8):476–478.

[16] Firestone TP, Hedley AK. Extended proximal femora osteotomy for severe acetabular protrusion following total hip arthroplasty. A technical note [J]. J Arthroplasty, 1997, 12(3):344–345.

[17] Aribindi R, Paprosky W, Nourbash P, et al. Extended proximal femoral osteotomy [J]. Instr Course Lect, 1999, 48:19–26.

[18] Paprosky WG, Weeden SH, Bowling JW Jr. Componentremoval in revision total hip arthroplasty [J]. Clin Orthop Relat Res, 2001, 393:181–193.

6. 后外入路外旋短肌的修复意义如何？怎样才能确保修复面不再裂开？

【建议】修复外旋短肌可以稳定关节、减少关节后脱位的发生率。大转子打孔行穿骨缝合锚定修复技术可作为选择，术后 6 周限制患侧髋关节活动可减少修复面的断裂。

【备注解释】髋关节属于人体最大的球窝关节，尽管其髋臼覆盖率可高达 67%，但关节良好的稳定状态还有赖于髋关节邻近组织的完整性[1]，后外侧入路切断外旋短肌显露髋关节，由于破坏了后侧结构，导致了较多的后脱位的发生[2]。因此外旋短肌修复十分有意义。从结构上分析，缝合重建外旋肌群可弥补置换后关节后侧结构薄弱的缺陷，有效地减少后方入路易导致的术后脱位。越来越多的文献表明修复外旋肌群可以降低关节后脱位的发生率[3-6]，也大大降低了未来软组织减退引起的髋关节不稳定的风险[7, 8]。目前临床上对后外侧结构重建的方法主要有直接缝合和大转子打孔行穿骨缝合锚定修复技术。就全髋关节置换术中后方软组织修复失败率而言，肌腱—骨修复要优于肌腱—肌腱修复[9]。关于缝合的外旋肌群是否有功能还是依靠周围组织的代偿，尚需进一步研究。有文献认为，为了保证关节承受应力前，使修复部位能获得牢固愈合，术后 6 周内应限制患侧髋关节活动[10]。所以为了防止修复面断裂和髋关节后脱位，建议在术后 6 周限制患侧髋关节过度活动。

（荣杰生）

参考文献

[1] Wu CH, Lin CC, Lu TW, et al. Evaluation of ranges of motion of a new constrained acetabular prosthesis for canine total hip replacement[J]. Bio Medical Engineering On Line, 2013, 12(1):116.

[2] Petis S, Howard J, Lanting B, et al. Comparing the anterior, posterior and lateral approach: gait analysis in total hip arthroplasty [J]. Can J Surg, 2018, 61(1):50–57.

[3] Solomon LB, Naal FD, Howie DW. Piriformis muscle rupture during total hip arthroplasty using a muscle–preserving posterior approach [J]. Acta Orthop Belgian, 2013, 79(6):616–619.

[4] Khan RJ, Yao F, Li M, et al. Capsular–enhanced repair of the short external rotators after total hip arthroplasty [J]. J Arthroplasty, 2007, 22(6):840–843.

[5] Tarasevicius S, Robertsson O, Wingstrand H. Posterior soft tissue repair in total hip arthroplasty: a randomized controlled trial [J]. OrThopedics, 2010, 33(12):871.

[6] Konan S, Rhee SJ, Haddad FS. Total hip arthroplasty for displaced fracture of the femoral neck using size 32mm femoral head and soft tissue repair after a posterior approach [J]. Hip Int, 2009, 19(1):30–35.

[7] Robinson RP, Robinson HJ Jr, Salvati EA. Comparison of the transtrochanteric and posterior approaches for total hip replacement [J]. Clin Orthop, 1980, 147:143.

[8] Pine J, Binns M, Wright P, et al. Piriformis and obturator internusmorphology: a cadaveric study [J]. Clin Anat 2011, 24(1):70–76.

[9] Moon JK, Kim Y, Hwang KT, et al. The incidence of hip dislocation and suture failure according to two different types of posterior soft tissue repair techniques in total hip arthroplasty: a prospective randomized controlled trial [J]. International Orthopaedics Int Orthop, 2018, 42(9):2049–2056.

[10] Bottner F, Pellicci PM. Review:posterior soft tissue repair in primary total hip arthroplasty[J]. HSSJ, 2006, 2(1):7–11.

7. 不同切口的选择，对于髋关节术后早期功能训练及效果是否有差异？

【建议】不同入路对术后早期康复训练的程度与效果存在区别，康复计划应个体化对待。

【备注解释】手术方法通常根据解剖平面相对于外展肌肌肉组织的位置进行分类，外展肌是保留以获得最佳功能恢复的必要肌肉。在美国，最常见的技术是后侧入路，其变体被称为 Southern、Moore 或后外侧入路[1, 2]。经臀中肌入路，也称为直接外侧入路或 Hardinge 入路，是以牺牲外展肌部分肌肉组织为代价来改善关节入路的替代方法[3, 4]。最近，人们对前路入路越来越感兴趣，包括 Smith-Peterson、Hueter 或 Watson-Jones 入路，他们认为前路入路可以减少软组织创伤并提供更可靠的组件定位[5]。这些方法遵循神经内和（或）神经内平面，患者取仰卧位，目标是改善早期功能恢复和减轻疼痛[6, 7]。以往的研究试图确定单一手术方式的优越性，但尚未达成共识。Rosenlund 等[8] 发现，随机分配到经后外侧或后路组的患者，在 3 个月、6 个月和 12 个月随访时，HOOS 改善无差异。同样，Zomar 等[9] 在一项比较前路和后外侧入路的随机试验中发现，术后 2 周、6 周和 12 周时患者报告的疼痛或功能无差异。Restrepo 等[10] 称，在一项随机试验中，与后外侧入路相比，前路手术在术后 1 年与 WOMAC 评分改善明显，但在 2 年时无差异。其他研究表明，与经臀肌和后路入路相比，前路入路的即刻功能和疼痛恢复更好。虽然对于手术入路的优越性，尚未达成共识，有文献表明，在患者短期内的功能康复方面 DAA 入路优于其他入路，但术者的手术经验和手术量也起着关键作用 [11]。

（荣杰生）

参考文献

[1] Waddell J, Johnson K, Hein W, et al. Orthopaedic practice in total hip arthroplasty and total knee arthroplasty: 254 results from the Global Orthopaedic Registry (GLORY) [J]. Am J Orthop (Belle Mead NJ), 2010, 39 (9 Suppl):5–13.

[2] Moretti VM, Post ZD. Surgical approaches for total hip arthroplasty [J]. Indian J Orthop, 2017, 51(4):368–376.

[3] Hardinge K. The direct lateral approach to the hip [J]. J Bone Joint Surg Br, 1982, 64 (1):17–19.

[4] Mulliken BD, Rorabeck CH, Hein W, et al. A modified direct lateral approach in total hip arthroplasty: a comprehensive review [J]. J Arthroplasty, 1998,13(7):737–747.

[5] Higgins BT, et al. Anterior vs. posterior approach for total hip arthroplasty, a systematic review and meta–analysis [J]. J Arthroplasty, 2015, 30 (3):419–434.

[6] Kennon RE, et al. Total hip arthroplasty through a minimally invasive anterior surgical approach [J]. J Bone Joint Surg Am, 2003, 85–A(Suppl 4):39–48.

[7] Ayers DC, Bozic KJ. The importance of outcome measurement in orthopaedics [J]. Clin Orthop Relat Res, 2013, 471(11):3409–3411.

[8] Rosenlund S, et al. Patient–reported outcome after total hip arthroplasty: comparison between lateral and posterior approach [J]. Acta Orthop, 2017, 88(3):239–247.

[9] Zomar BO, et al. A randomised trial comparing spatio–temporal gait parameters after total hip arthroplasty between the direct anterior and direct lateral surgical approaches [J]. Hip Int, 2018, 28(5):478–484.

[10] Restrepo C, et al. Prospective randomized study of two surgical approaches for total hip arthroplasty [J]. J Arthroplasty, 2010, 25(5):671–679.e1.

[11] Singh V, Zak S, Schwarzkopf R, et al. Forgotten joint score in THA: comparing the direct anterior approach to posterior approach[J]. The Journal of Arthroplasty, 2020, 35(9):2513–2517.

8. 不同切口的选择，对于髋关节术后远期效果是否有差异？

【建议】平稳度过早期不良反应易发阶段后，远期效果没有差异。

【备注解释】目前患者报告结果评分（PRO）已经开始受到关注，因为它们既能反映患者自我评估的满意度水平，又能提供对生活质量的准确评估 [1]。Restrepo 等 [2] 称，在一项随机试验中，与后外侧入路相比，前路手术在术后 1 年与 WOMAC 评分改善明显，但在 2 年时无差异。其他研究表明，与经臀肌和后路入路相比，前路入路的即刻功能和疼痛恢复更好。由于 DAA 入路不损伤臀中肌，短期内康复优于其他入路，但长期随访后，患者满意度逐渐趋于正常，许多作者报道，经外侧入路或 DAA 行原发性 THA 的临床结果在术后 612 个月内无法检测到差异 [3, 4]。尽管如此，与后入路和前入路相比，经臀大肌入路在早期功能改善具有统计学意义上的较小改善，远期效果恢复也逐渐趋于相同 [5]，与短期功能恢复相同，功能的改善可能与术者的手术经验和数量有关 [6]。

（荣杰生）

参考文献

[1] Matsumoto T, Kaneuji A, Hiejima Y, et al. Japanese orthopaedic association hip disease evaluation questionnaire: a patient–based evaluation tool for hip–joint disease. The Subcommittee on Hip Disease Evaluation of the Clinical Outcome Committee of the Japanese Orthopaedic Association [J]. J Orthop Sci, 2012, 17(1):25–38.

[2] Restrepo C, Parvizi J, Pour AE, et al. Prospective randomized study of two surgical approaches for total hip arthroplasty [J]. J Arthroplasty, 2010, 25(5):671–679.e1.

[3] Rathod PA, Orishimo KF, Kremenic IJ, et al. Similar improvement in gait parameters following direct anterior & posterior approach total hip arthroplasty [J]. J Arthroplasty, 2014, 29(6):1261–1264.

[4] Martin CT, Pugely AJ, Gao Y, et al. A comparison of hospital length of stay and short–term morbidity between the anterior and the posterior approaches to total hip arthroplasty [J]. J Arthroplasty, 2013, 28(5):849–854.

[5] Finch D J, Martin B I, Franklin P D, et al. Patient–reported outcomes following total hip arthroplasty: a multicenter comparison based on surgical approaches[J]. The Journal of Arthroplasty, 2020, 35(4):1029–1035. E3.

[6] Singh V, Zak S, Schwarzkopf R, et al. Forgotten joint score in THA: comparing the direct anterior approach to posterior approach[J]. The Journal of Arthroplasty, 2020, 35(9):2513–2517.

9. 髋关节置换采用经典后外侧入路术后脱位率较其他入路高吗？

【建议】文献报道，短期内经典的后外侧入路的脱位率依然是高于其他的手术入路；选择此入路的手术患者，术后早期限制髋关节的活动程度（范围）仍然是必要的。

【备注解释】髋关节脱位是全髋关节置换术后最常见的并发症之一。其发生率在 0.5% [1]～7.2% [2]。年龄、BMI、ASA 评分和饮酒量等 32 个与患者相关的因素，以及手术相关的因素，如手术入路 [3]、股骨颈长度、人工股骨头直径大小和髋臼杯位置 [4] 都被证明会影响全髋关节置换术后脱位的风险。而手术入路对不稳定性和外展肌功能的影响是一个有争议的话题。有研究在手术入路和脱位方面进行评估，结果表明经粗隆入路脱位率为 14.27%，后外侧入路脱位率为

3.23%（3.95% 无后路修补，2.03% 后路修补），前外侧入路脱位率为 2.18%，直接外侧入路脱位率为 0.55%。一些研究报道了 DAA 入路肌肉保留方法的良好短期功能结果，而其他研究则没有发现显著差异 [5, 6]。短期内经典的后外侧入路的脱位率依然是高于其他的手术入路，限制术后的活动仍然是必要的 [7, 8]。

（荣杰生）

参考文献

[1] Dudda M, Gueleryuez A, Gautier E, et al. Risk factors for early dislocation after total hip arthroplasty: a matched case–control study [J]. J Orthop Surg (Hong Kong), 2010, 18(2):179–183.

[2] Pollard JA, Daum WJ, Uchida T. Can simple radiographs be predictive of total hip dislocation?[J]. J Arthroplasty, 1995, 10(6):800–804.

[3] Masonis JL, Bourne RB. Surgical approach, abductor function, and total hip arthroplasty dislocation [J]. Clin Orthop Relat Res, 2002, 405:46–53.

[4] Meek RM, Allan DB, McPhillips G, et al. Epidemiology of dislocation after total hip arthroplasty [J]. Clin Orthop Relat Res, 2006, 447: 9–18.

[5] Berry DJ. Unstable total hip arthroplasty: Detailed overview [J]. Instr Course Lect, 2001, 50:265–274.

[6] Chiu FY, Chen CM, Chung TY, et al. The effect of posterior capsulorrhaphy in primary total hip arthroplasty: A prospective randomized study [J]. J Arthroplasty, 2000, 15:194–199.

[7] Fleischman A N, Tarabichi M, Magner Z, et al. Mechanical complications following total hip arthroplasty based on surgical approach: a large, single-institution cohort study[J]. The Journal of arthroplasty, 2019, 34(6):1255–1260.

[8] Peters A, ter Weele K, Manning F, et al. Less postoperative restrictions following total hip arthroplasty with use of a posterolateral approach: a prospective, randomized, noninferiority trial[J]. The Journal of arthroplasty, 2019, 34(10):2415–2419.

10. 髋关节置换采用经典直接外侧入路术后，臀中肌无力发生率较高吗？

【建议】手术技术准确的话（臀中肌纵向切开位置在臀中肌的下端、前中 1/3 处，大转子上方长度在 5cm 以内），基本上没有臀中肌无力这种并发症。早期报道在直接外侧入路组出现臀中肌无力主要与手术技术不良有关。

【备注解释】全髋关节置换术是现代医学中最有效的干预措施之一 [1]，为晚期骨关节炎患者提供长期的疼痛缓解和功能恢复 [2]，但对于哪种手术方式是最好的还没有达成共识。Hardinge [3] 所描述的直接侧方入路已经被使用多年，效果良好 [4]。臀小肌和臀中肌前 1/3 的释放提供了良好的通道，但可能导致转子痛 [5] 和臀中肌无力 [6]。直接侧入路组术后 3 个月 Trendelenburg 试验阳性率高于直接前入路组（49% vs. 17%）。侧方入路组术后 24 个月 Trendelenburg 试验持续阳性率高于直接侧方入路组（16% vs. 1%），既有统计学意义，也有临床意义 [7]。文献中术后跛行的发生率在侧入路和前外侧入路（4%～20%）和后入路（0%～16%）之间似乎略高。这种现象与术者操作过程中切口上方臀中肌切开过多有关，如果大转子上方臀中肌切开位置选择在前中 1/3 处，长度在 5cm 以内，早期臀中肌无力的并发症就会不再发生！通过后路或侧路进行的单侧原发性髋关节置换术后 3 个月和 12 个月，外展肌力量或 Trendelenburg 试验没有差异。该两种术式，均破坏了外展肌群，在短期内，DAA 入路作为不破坏外展肌群的手术代表，在臀中肌无力方面发生率低于以上两种术式 [8]。

（荣杰生）

参考文献

[1] Learmonth ID, Rorabeck C. The operation of the century: total hip replacement [J]. Lancet, 2007, 370:1508–1519.

[2] Caton J, Prudhon JL. Over 25 years survival after Charnley's total hip arthroplasty [J]. Int Orthop, 2011, 35:185–188.

[3] Hardinge K. The direct lateral approach to the hip [J]. J Bone JointSurg Br, 1982, 64:17–19.

[4] Berstock JR, Blom AW, Whitehouse MR. A comparison of the omega and posterior approaches on patient reported function and radiological outcomes following total hip replacement [J]. J Orthop, 2017, 14:390–393.

[5] Iorio R, Healy WL, Warren PD, et al. Lateral trochanteric pain following primary total hip arthroplasty [J]. J Arthroplasty, 2006, 21:233–236.

[6] Beard DJ, Harris K, Dawson J, et al. Meaningful changes for the Oxford hip and knee scores after joint replacement surgery [J]. J Clin Epidemiol, 2015, 68:73–79.

[7] Mjaaland K E, Kivle K, Svenningsen S, et al. Do postoperative results differ in a randomized trial between a direct anterior and a direct lateral approach in THA?[J]. Clinical orthopaedics and related research, 2019, 477(1):145.

[8] Fleischman A N, Tarabichi M, Magner Z, et al. Mechanical complications following total hip arthroplasty based on surgical approach: a large, single-institution cohort study[J]. The Journal of arthroplasty, 2019, 34(6):1255–1260.

11. 髋关节置换采用直接前方入路术中，股骨近端骨折风险较高吗？

【建议】学习曲线中骨折风险偏高。但技术熟练之后骨折风险会降低。

【备注解释】全髋关节置换术被广泛认为是最成功的矫形手术之一，无论手术入路如何，对大多数患者来说都可以获得良好的效果 [1, 2]。单个外科医生去选择某种手术入路、并自认为对自己来说是最佳方法，这种情况通常是根据自身训练、自己感觉的舒适度和熟练程度来确定的。然而，最近直接前路（DAA）手术在外科医生中的流行程度及其日益增长的消费者市场吸引力再次使外科手术对术后早期机械并发症风险的影响成为关键辩论的焦点。许多充满活力的对话都集中在 DAA 方法上。一些研究报道了这种肌肉保留方法的良好短期功能结果，而其他研究则没有发现显著差异 [3-7]。然而，越来越多的患者认为 DAA 方法可以提供更快速的恢复 [8]。同时，一些研究已经预先警告，在外科医生的学习阶段，早期机械故障的风险增加，特别是股骨骨折 [9-13]。也有人提出，即使在学习期之后，DAA 入路也会增加股骨近端的风险，这可能是由于股骨显露不充分、操作有杠杆力存在和 DAA 本身技术准备困难相关，DAA 操作通常要求髋关节处于过度伸展位置，故 DAA 最好有特殊的手术床，这可明显减少各种不良并发症。

（荣杰生）

参考文献

[1] Rasanen P, Paavolainen P, Sintonen H, et al. Effectiveness of hip or knee replacement surgery in terms of quality adjusted life years and costs [J]. Acta Orthop, 2007, 78:108e15

[2] Ng CY, Ballantyne JA, Brenkel IJ. Quality of life and functional outcome after primary total hip replacement. A five-year follow-up [J]. J Bone Joint Surg Br, 2007, 89:868e3.

[3] Barrett WP, Turner SE, Leopold JP. Prospective randomized study of direct anterior vs postero-lateral approach for total hip arthroplasty [J]. J Arthroplasty, 2013, 28:1634e8

[4] Berend KR, Lombardi Jr AV, Seng BE, et al. Enhanced early outcomes with the anterior supine intermuscular approach in primary total hip arthroplasty [J]. J Bone Joint Surg Am, 2009, 91(Suppl 6):107e20.

[5] Parvizi J, Restrepo C, Maltenfort MG. Total hip arthroplasty performed through direct anterior approach provides superior early outcome: results of a randomized, prospective study [J]. Orthop Clin North Am, 2016, 47:497e504

[6] Poehling-Monaghan KL, Kamath AF, Taunton MJ, et al. Direct anterior versus miniposterior THA with the same advanced perioperative protocols:surprising early clinical results [J]. Clin Orthop Relat Res, 2015, 473:623e31

[7] Rodriguez JA, Deshmukh AJ, Rathod PA, et al. Does the direct anterior approach in THA offer faster rehabilitation and comparable safety to the posterior approach? [J]. Clin Orthop Relat Res, 2014, 472:455e63

[8] Trousdale WH, Taunton MJ, Mabry TM, et al. Patient perceptions of the direct anterior hip arthroplasty [J]. J Arthroplasty, 2017, 32:1164e70.

[9] De Geest T, Vansintjan P, De Loore G. Direct anterior total hip arthroplasty:complications and early outcome in a series of 300 cases [J]. Acta Orthop Belg, 2013, 79:166e73

[10] Yi C, Agudelo JF, Dayton MR, et al. Early complications of anterior supine Intermuscular total hip arthroplasty [J]. Orthopedics, 2013, 36:e276e81

[11] Jewett BA, Collis DK. High complication rate with anterior total hip arthroplasties on a fracture table [J]. Clin Orthop Relat Res, 2011, 469:503e7

[12] Anterior Total Hip Arthroplasty Collaborative Investigators, Bhandari M, Matta JM, et al. Outcomes following the single incision anterior approach to total hip arthroplasty: a multicenter observational study [J]. Orthop Clin North Am, 2009, 40:329e42

[13] Goytia RN, Jones LC, Hungerford MW. Learning curve for the anterior approach total hip arthroplasty [J]. J Surg Orthop Adv, 2012, 21:78e83

12. THA 早期脱位与手术切口的选择有无关系？为什么？

【建议】理论上讲，如果臼杯的安装角度正确、偏心距长度合适的话,THA 手术后通常就不会发生关节早期脱位，因此，早期脱位与切口无关。THA 术后早期脱位的原因与髋臼、股骨柄的安装的角度、位置及关节间隙的紧张度相关。

【备注解释】髋关节脱位是全髋关节置换术后最常见的并发症之一。其发生率在 0.5% [1]～7.2% [2]。有研究在手术入路和脱位方面进行了评估。经粗隆入路脱位率为 1.27%，后外侧入路脱位率为 3.23%（3.95% 无后路修补，2.03% 后路修补），前外侧入路脱位率为 2.18%，直接外侧入路脱位率为 0.55% [3, 4]。THA 后外侧入路的脱位率明显高于其他手术入路，为降低手术早期脱位，后外侧入路经骨和经肌修复术是治疗全髋关节置换术后软组织缺损的有效方法，术后脱位率和并发症发生率无明显差异 [5]。对于髋臼的选择，有研究表明，采用双动股骨头可以明显降低术后髋关节脱位风险的同时，可以增强髋关节的稳定性。另有研究提出，平均年龄为 75 岁的患者，使用常规或双活动杯行全髋关节置换术后也有脱位发生 [6]。同时，也可选择其他手术入路来降低术后早期脱位的风险。短期内经典的后外侧入路的脱位率依然是高于其他的手术入路，限制术后的活动仍然是必要的 [7, 8]。

（荣杰生）

参考文献

[1] Dudda M, Gueleryuez A, Gautier E, et al. Risk factors for early dislocation after total hip arthroplasty: a matched case-control study [J]. J Orthop Surg (Hong Kong), 2010, 18(2):179-183.

[2] Pollard JA, Daum WJ, Uchida T. Can simple radiographs be predictive of total hip dislocation? [J]. J Arthroplasty, 1995, 10(6):800-804.

[3] Berry DJ. Unstable total hip arthroplasty: Detailed overview [J]. Instr Course Lect, 2001, 50:265-274.

[4] Chiu FY, Chen CM, Chung TY, et al. The effect of posterior capsulorrhaphy in primary total hip arthroplasty: A prospective randomized study [J]. J Arthroplasty, 2000, 15:194-199.

[5] Spaans E A, Spaans A J, van den Hout J A A M, et al. The result of transmuscular versus transosseous repair of the posterior capsule on early dislocations in primary hip arthroplasty [J]. Hip International, 2015, 25(6):537-542.

[6] Bouchet R, Mercier N, Saragaglia D. Posterior approach and dislocation rate: a 213 total hip replacements case-control study comparing the dual mobility cup with a conventional 28-mm metal head/polyethylene prosthesis[J]. Orthopaedics & Traumatology: Surgery & Research, 2011, 97(1):2-7.

[7] Fleischman A N, Tarabichi M, Magner Z, et al. Mechanical complications following total hip arthroplasty based on surgical approach: a large, single-institution cohort study[J]. The Journal of arthroplasty, 2019, 34(6):1255-1260.

[8] Peters A, Manning F, Manning F, et al. Less postoperative restrictions following total hip arthroplasty with use of a posterolateral approach: a prospective,

randomized, noninferiority trial[J]. The Journal of arthroplasty, 2019, 34(10):2415–2419.

（二）THA 术中常规技术要点及技术指标

1. THA 的各种体位有什么优缺点？

【建议】THA 的患者体位最常用的是侧卧位，适用于常规的外侧切口或后外侧切口入路手术；优点是显露清晰，操作方便。斜卧位或平卧位多用于 DAA 切口入路，经肌间隙进入，组织损伤小，恢复快。S-P 入路需要斜卧位，但已很少应用。

【备注解释】THA 平卧位适合行前外侧入路、外侧入路，采取平卧体位的 S-P 切口[1]。该体位适合于任何年龄的患者，有利手术消毒、辅巾和入路，也有利于术中监护和护理，术中髋臼杯前倾角和外展角的确定比较准确[2]。平卧位入路时，显露范围可能会更大，不易做到微创；由于下肢受到手术台面限制，不能后伸和在髋臼后方旋转，因此股骨侧假体安置或手术操作比较困难[3]；另外，手术切口距手术台面较近，患侧臀后与手术台面间在消毒、辅巾时难以做到完善，加上术中创面血液渗透辅巾，易继发术后切口感染或术后髋关节假体在周围感染。而 THA 侧卧位适合行前外侧入路、外侧入路和后外侧入路，该体位是目前行人工髋关节置换术常规摆放的体位，适合于任何年龄，有利手术消毒、铺巾和入路，也有利于术中监护和护理。由于手术切口位于术区的最高处，有利于无菌技术，在降低感染率方面发挥优势，使感染率降到 1% 以下。

THA 斜卧体位更符合老年患者生理要求，因老年患者多伴有生理功能减退，心、肺、脑部的基础病亦较多，围术期风险增大，髋关节置换术中采用斜仰卧位，可有效降低手术风险，有利于术中监护、治疗，避免了侧卧位时对心、肺功能的不利影响。TKA 目前手术均采用侧卧或仰卧手术体位进行手术[4]。个别术者采用下肢悬空仰卧位进行手术[5]。

（周成福　陶树清）

参考文献

[1] Isaac SM, Barker KL, Danial IN, et al. Does arthroplasty type influence knee joint proprioception? A longitudinal prospective study comparing total and unicompartmental arthroplasty[J]. The Knee, 2007, 14(3):212–217.

[2] Fromme GA, MacKenzie RA, Gould AB, et al. Controlled Hypotension for Orthognathic Surgery[J]. Offord Anesthesia & Analgesia, 1986, 65(6):683–686.

[3] Kapadia BH, Berg RA, Daley JA, et al. Periprosthetic joint infection[J]. The Lancet, 2015, 378(10016):386–394.

[4] Vanrusselt J Vansevenant SM, Vanderschueren G, et al. Postoperative radiograph of the hip arthroplasty: what the radiologist should know[J]. Insights into Imaging, 2015(6):591–600.

[5] Mishima K, Kitoh H, Kadono I, et al. Prediction of clinically significant leg–length discrepancy in congenital disorders[J]. Orthopedics (Online), 2015, 38(10):e919.

2. TJA 术区消毒，通常使用 0.5% 碘伏液，也有人主张使用碘酒或酒精消毒，你支持哪种方法？

【建议】常规使用碘伏消毒剂消毒即可，不反对使用碘酒或酒精消毒。

【备注解释】目前消毒剂的管理都已经非常规范，都在执行国家标准（GB 标准）碘消毒剂消毒的效果非常确切，广泛应用于临床，需要说明的是，含碘的浓度不同，适用范围不同，以往发生的消毒效果不良，甚至出现批量术后感染者，都是把低浓度碘伏消毒剂错误当成高浓度消毒剂使用而出现的不良后果；因此，在手术区消毒时，一定要核查消毒剂的浓度。碘伏、碘酊的作用原理：碘是一种具有强氧化性的化学物质，能直接氧化杀死各种细菌。溶于酒精中就成了碘酒，它能和酒精一样起到杀菌的作用，同时酒精又可以对碘起到一定的稀释作用[1]。碘酊放置久了，酒精挥发掉一部分，碘酊中碘的浓度就会增加，氧化性就会增强，这就是为什么放久的碘酒会烧皮肤的缘故。浓度高的碘对皮肤有一定腐蚀作用。

碘酊俗称碘酒，实际两者为一种物质，医学上一般称碘酊。碘伏和碘酊都是消毒剂，药效成分均为碘。所不同的是，碘酊是以乙醇为溶媒、碘伏是以水为溶媒（当然碘是不溶于水的，是要经过特殊工艺制成），两者作用相同，并且碘伏在某种意义上比碘酊的用途还要广[2]。由于碘伏是以水为溶媒制成，因此对皮肤、黏膜、伤口没有刺激性，这是它比碘酊优秀的地方。其消毒作用的原理仍是游离状态的碘原子的超强氧化作用，可以破坏病原体的细胞膜结构及蛋白质分子，使用得当，其结果非常可靠。但是，碘酊因为其强大的氧化能力，也可能造成皮肤组织的烧伤，所以要用酒精脱碘[3]。关节外科手术消毒，关键是正确操作，确定消毒剂正确的碘浓度。碘伏、碘酊均能获得良好的效果[4]。

（周成福　陶树清）

参考文献

[1] Jenson C S Mak, Marlene Fransen, Matthew Jennings, et al. Evidence–based review for patients undergoing elective hip and knee replacement[J]. ANZ J Surg, 2014, 84(1–2):42–49.

[2] Sebastiano Leone, Silvio Borrè, Antonella d'Arminio Monforte, et al. Consensus document on controversial issues in the diagnosis and treatment of prosthetic joint infections[J]. International Journal of Infectious Diseases, 2010, 2(3):30–35.

[3] Shane R Hanzlik, Sara E Pearson, Paul E Caldwell. Excision and reimplantation of the proximal humerus after fracture–dislocation[J]. Orthopedics (Online), 2016, 39(4):e779–e782.

[4] Dimitris Dimitriou, Ming Han Lincoln Liow, Tsung–Yuan Tsai, et al. Early outcomes of revision surgery for taper corrosion of dual taper total hip arthroplasty in 187 patients[J]. The Journal of Arthroplasty,. 2016,.31(7):1549–1554.

3. 电刀切、凝的使用功率最好是多少？功率过大时有什么优缺点？

【建议】THA 时，建议使用电刀（凝）输出功率 45～75W。

输出功率小，止血性能不足，影响皮肤愈合的程度小；输出功率大，止血效果好，但需要操作准确、快速行进切割；如果局部烧灼时间过长，会影响切口愈合。

【备注解释】高频电刀输出功率以刚好保证手术效果为限，调节输出功率应从小到大逐步试验，切勿盲目增大电刀的输出功率。一般单切电刀手术使用功率在 20～80W[1]，特殊手术如截肢要求功率大一些，但极少超过 200W。当手术要求的功率明显大于正常值时，应检查和排除下列情况后再调大功率：①电刀模式是否合适；②电刀笔的开关按钮是否正常；③电极板和夹头连接情况；④夹头与导线的连接情况；⑤电刀头有无炭化物；⑥负极板的粘贴情况；⑦患者悬浮程度。千万不可随意增大输出功率设定值。深部组织如果用电刀，尽量用长柄的，仅露出刀尖，防止裸露的金属刀头损伤血管神经等邻近结构[2]，注意不要让电刀误伤表皮，有人用手术刀切开皮下，再用电凝点烫止血[3]。有止血带的手术，入路期间通常可不止血。但是关切口前，一定要用电刀确切止血，尤其在使用止血带的情况下[4]，观察无活动出血点才放心，耐心细致的止血非常重要[5]。

（周成福　陶树清）

参考文献

[1] Hallgrimsson P, Lovén L, Westerdahl J, et al. Use of the harmonic scalpel versus conventional haemostatic techniques in patients with Grave disease undergoing total thyroidectomy: a prospective randomised controlled trial[J]. Langenbeck's Archives of Surgery, 2008, 393(5):675–680.

[2] Karvounaris DC, Antonopoulos V, Psarras K, et al. Efficacy and safety of ultrasonically activated shears in thyroid surgery[J]. Head Neck, 2010, 28(11):1028–1031.

[3] Mario Morino, Roberto Rimonda, Marco Ettore Allaix, et al. Ultrasonic Versus Standard Electric Dissection in Laparoscopic Colorectal Surgery: A Prospective Randomized Clinical Trial[J]. Annals of Surgery, 2005, 242(6):897–901.

[4] Karvounaris D C, Antonopoulos V, Psarras K, et al. Efficacy and safety of ultrasonically activatedshears in thyroid surgery [J]. Head and Neck, 2006, 3(2):42–49.

[5] Morino M, Rimonda R, Allaix ME, et al. Ultrasonic versus standard electric dissection in laparoscopic colorectal surgery:A pro–spective randomized clinical trial [J]. Annals of Surgery, 2005, 1(2):55–59.

4. 术中使用长电刀头有什么优缺点？助手的拉钩、吸引器操作应该注意什么？

【建议】长电刀头优点使术者的手臂会远离术野，便于助手观察配合，缺点是需要术者手部操作具有高度稳定性，否则容易出现负损伤。

助手的拉钩、吸引器等器械的操作应该具有良好的稳定性与有效性，要稳而不乱，不能出现在术野正上方，影响术者手术操作。

【备注解释】在 THA 中，电刀的正确使用能使手术达到基本无血状态，由于现在手术的切口越来越小，显得手术视野较深、狭窄，短的电刀头在深部操作时，术者的手臂会明显遮挡切口，影响助手的操作，影响手术的完美配合。改用加长电刀头后（10～15cm），这一问题就得到了很好的解决[1]。但是，加长的电刀头会有远端不稳、颤抖的感觉，需要术者克服。助手的拉钩、吸引器、纱布蘸血等动作，要有良好的稳定性、必要性和有效性，保持稳定、不要晃动，要从术野边缘进入器械，尽量不要用纱布蘸血，保持术野尽量清晰，无杂物在表面晃动，利于术者操作，体现完美配合的效果，会使手术像雕刻一件艺术品一样，极具观赏性、艺术性[2]。

（周成福　陶树清）

参考文献

[1] Markus, Weber, Benjamin C, et al. Predictors of outcome after primary total joint replacement[J].Journal of Arthroplasty, 2018(2):115–117.

[2] Moo IH, Chen J, Pagkaliwaga EH , et al. Bone wax is effective in reducing blood loss after total knee arthroplasty[J]. Journal of Arthroplasty, 2016, 32(5):1483–1487.

5. THA 术中容易切断而导致出血的血管包括哪些？如何处理？

【建议】SP、DAA 切口，需要结扎旋股外侧动脉起始段；直接外侧切口，需要电凝止血旋股外侧动脉末端；后外侧入路需要电凝止血外旋肌肉下方的静脉丛。

【备注解释】在 THA 不同的切口入路上，要熟悉相关的局部解剖关系，切口要规范，不要过长，其下方应该是不会有什么损伤的。如果操作粗糙、解剖不清楚就会有副损伤的风险。DAA 切口有拉伤了股动静脉的报道，还有损伤了股前外侧动脉的案例，直接外侧入路上段切口过长，会损伤臀小肌下方的供血动脉，会导致一定的出血，手术时一定要注意。为了避免神经血管结构的损伤，需要全面了解有关解剖和损伤机制，术后密切的随访是早期发现神经血管损伤的先决条件[1]，同时，全髋关节置换术前良好的患者摆放体位，也有助于避免副损伤的出现[2]，髋臼固定孔钻孔方向应作导向，并在特定髋臼区域，骨厚度的区域置长钉，骨厚度薄的区域置短钉[3]。注意固定的骨性解剖标志与神经血管的关系，有助于外科医师减少全髋关节置换中的神经血管损伤[4]。

（周成福　陶树清）

参考文献

[1] Philipp Erhart, Joy Roy, Jean-Paul P M de Vries, et al. Prediction of rupture sites in abdominal aortic aneurysms after finite element analysis[J]. Journal of Endovascular Therapy, 2016, 23(1):115-120.

[2] Kensuke Uotani, Akihiro Hamanaka, Maki Arase, et al. Endovascular treatment of inferior mesenteric artery avulsion caused by blunt abdominal trauma[J]. Journal of Vascular and Interventional Radiology, 2016, 27(1):150-152.

[3] Afshin A Skibba, James R Evans, Steven P Hopkins, et al. Reconsidering gender relative to risk of rupture in the contemporary management of abdominal aortic aneurysms[J]. Journal of Vascular Surgery, 2015, 62(6):1429-1436.

[4] David M Pierce, Thomas E Fastl, Borja Rodriguez-Vila, et al. A method for incorporating three-dimensional residual stretches/stresses into patient-specific finite element simulations of arteries[J]. Journal of the Mechanical Behavior of Biomedical, 2013, 47:147-164.

6. THA 股骨颈截骨前是否一定要将股骨头脱位？如果不脱位的话，截骨的位置应如何掌握？取出股骨头时应注意什么？

【建议】THA 股骨颈截骨前，不一定要求髋关节脱位。截骨点内侧小转子上 1～1.5cm，上方平转子间窝股骨颈起始处，可一刀完成，如果是融合髋手术，应该两刀截骨，便于操作。取头时动作温和，切忌暴力。

【备注解释】切除股骨颈，切线上端起自股骨颈基底上缘，切向内下方，止于小转子上 1～1.5cm 处，保留股骨距，切骨面向前倾斜修正股骨颈 15°～20°，以保持人工股骨头植入后的前倾角[1]。取出股骨头时，应顺力而为，不可暴力，否则可造成髋臼缘损坏[2]。如果取出困难，可能是关节囊松解不够，或骨赘过大形成卡压或嵌合，此时可以将股骨头切碎取出[3]。

（周成福　陶树清）

参考文献

[1] Wedemeyer C, Quitmann H, Xu J, et al. Digital templating in total hip arthroplasty with the Mayo stem[J]. Archives of Orthopaedic and Trauma Surgery, 2008, 128(10):1023-1029.

[2] Sathappan SS, Ginat D, Patel V, et al. Effect of anesthesia type on limb length discrepancy after total hip arthroplasty[J]. The Journal of Arthroplasty, 2008, 23(2):203-209.

[3] Palma FD, Erriquez A, Rossi R, et al. Duofit total hip arthroplasty: a medium- to long-term clinical and radiographic evaluation[J]. Journal of Orthopaedics and Traumatology, 2007, 8(3):117-122.

7. 髋臼拉钩如何安放效果最好？弹力拉钩怎样使用？

【建议】不同的医生有不同的方法，相差较大。但一般认为，前方的髋臼拉钩尖端挂在髋臼前方骨盆内侧面，后方的挂在髋臼后方关节囊附着点之外即可。弹力拉钩前端止于髋臼前上或后上髋臼缘外侧即可。

【备注解释】髋臼拉钩（acetabulun retractor）在使用时，尖端一定要有良好的固定点，牵拉髋臼前方组织时，将拉钩的尖端沿着髋臼前壁前方髂腰肌的深方滑入骨盆内，牵拉效果最好。后方由于髋臼后侧骨质宽阔，很难将尖端通过髋臼后缘骨组织外进入骨盆内侧，所以，尖端挂在髋臼后侧关节囊之外就行了，注意的是，拉钩尖端一定要有致密的关节囊作为固定支点。第三只插在髋臼上方或前上方[1]。可以补充使用 S 形拉钩显露术区，但 S 形拉钩远端不可置于髋臼之内，协助显露后关节[2]。在髋臼显露时要注意：盂唇需要切掉，否则造成显露不好，并影响外杯植入髋臼[3]，如果不切除盂唇，置入金属臼杯时，盂唇上的软有可能被带入[4]。

（周成福　陶树清）

参考文献

[1] Poehling-Monaghan KL, Kamath AF, Taunton MJ, et al. Direct anterior versus miniposterior THA with the same advanced perioperative protocols: surprising early clinical results[J]. Clinical Orthopaedics and Related Research, 2015, 473(2):623-631.

[2] Reito A, Puolakka T, Elo P, et al. Outcome of Birmingham hip resurfacing at ten years: role of routine whole blood metal ion measurements in screening for pseudotumours[J]. International Orthopaedics, 2014, 38(11):2251-2257.

[3] Sculco TP, Jordan LC, Walter WL. Minimally invasive total hip arthroplasty: the Hospital for Special Surgery experience[J]. Orthopedic Clinics of North

America, 2004, 35(2):137-142.

[4] Howell JR, Garbuz DS, Duncan CP. Minimally invasive hip replacement: rationale, applied anatomy, and instrumentation[J]. Orthopedic Clinics of North America, 2004, 35(2):107-118.

8.髋臼磨锉时，发现髋臼壁有囊性病灶，应该如何处理？

【建议】直径超过1cm的囊肿病灶，需要彻底清除囊性病变内的组织，直到显露出新鲜骨面，再取切除的股骨头颈内的松质骨进行植骨修复。

【备注解释】THA时，尤其是强直性脊柱炎、类风湿等疾病时，很常见的一种病理改变就是髋臼骨质内出现不同程度囊性改变，通常原因是髋臼骨质因为区域性供血障碍，导致小局灶性骨坏死，坏死的骨组织被吸收、被液体和柔软肉芽组织替代，形成囊性骨腔，骨腔的四壁骨质有硬化，为无菌性病变，会影响到髋臼的力学分布。术前认真阅读骨盆正位X线片，就能有所发现，手术中应彻底清除病变组织，露出新鲜骨面，使用切除的股骨头、颈内的松质骨进行植骨，不要打压，以免在髋臼骨壁内形成局灶性坚硬骨质区域，影响髋臼生物力学的均匀传导性。DDH患者的髋臼内上常伴有增生硬化、多处囊性变等[1, 2]，DDH髋臼硬化的处理方式整理有以下几种：①用薄而窄的骨刀；②以打髋臼侧固定螺钉的钻头钻孔处理；③先用稍小号髋臼锉对硬化骨稍用力研磨[3]。但需要注意的是，一定要边磨边看，硬化部位有轻微渗血后即可改用合适型号的髋臼锉进行研磨。总体顺序务必坚持从小到大[4]。使用髋臼锉时切忌做摇摆动作[5]。磨削过程中应多次冲洗髋臼面，检查磨削量，矫正磨削器的方向，保证所有软骨被磨掉，特别是髋臼穹顶部[6]。

（周成福　陶树清）

参 考 文 献

[1] Hohmann E, Bryant A, Tetsworth K. A comparison between imageless navigated and manual freehand technique acetabular cup placement in total hip arthroplasty[J]. The Journal of Arthroplasty, 2011(7):1078-1082.

[2] Georgiades G, Babis GC, Kourlaba G, et al. Effect of cementless acetabular component orientation, position, and containment in total hip arthroplasty for congenital hip disease[J]. The Journal of Arthroplasty, 2010, 25(7):1143-1150.

[3] Lawless BM, Healy WL, Sharma S, et al. Outcomes of isolated acetabular revision[J]. 2010, 468(2):472-479.

[4] Rob E. Zwartelé, Olsthoorn PGM, Pöll RG, et al. Primary total hip arthroplasty with a flattened press-fit acetabular component in osteoarthritis and inflammatory arthritis: a prospective study on 416 hips with 6-10years follow-up[J]. Arch Orthop Trauma Surg, 2008, 128(12):1379-1386.

[5] Zahar A, Papik K, akatos J, et al. Total hip arthroplasty with acetabular reconstruction using a bulk autograft for patients with developmental dysplasia of the hip results in high loosening rates at mid-term follow-up[J]. International Orthopaedics, 2014, 38(5):947-951.

[6] Ni SH, Guo L, Jiang TL, et al. Press-fit cementless acetabular fixation with and without screws[J]. International Orthopaedics, 2014, 38(1):7-12.

9.髋臼磨锉方法有哪些？"同心圆法"与"扶墙法"，各有什么特点？

【建议】两种方法均可使用，但同心圆法更容易掌握，没有损伤髋臼横韧带的风险。

【备注解释】准确估计第一锉方向，研磨时注意保持磨锉角度，髋臼锉头由小到大，一边磨一边看，辨认确定真正的臼底，如果是股骨颈骨折或者骨关节炎骨赘不多的情况，通常能直接看到卵圆窝，清除卵圆窝内的脂肪就能找到了臼底[1]。前倾角一般保持10°～15°即可[2]。研磨都是尽量从小号开始，磨一下看一下，逐渐更换大号髋臼锉。注意髋臼前后壁及臼底，磨锉均匀，不能磨穿[3]。理想状态是臼杯的边缘与髋臼的边缘持平，臼杯的下缘不超过髋臼横韧带[4]。

（周成福　陶树清）

参 考 文 献

[1] Olmedo-Garcia N, Lopez-Prats F, Agullo A, et al. A comparative study of the accuracy of Ranawat's and Pierchon's methods to determine the centre of rotation in bilateral coxopathy[J]. Skeletal Radiology,. 2000, 29(11):652-655.

[2] Jerosch J, Steinbeck J, Stechmann J, et al. Influence of a high hip center on abductor muscle function[J]. Archives of Orthopaedic and Trauma Surgery, 1997, 116(6-7):385-389.

[3] Iglic A, Antolic V, Srakar F. Biomechanical analysis of various operative hip joint rotation center shifts[J]. Archives of Orthopaedic and Trauma Surgery, 1993, 112(3):124-126.

[4] Tanzer M. Role and results of the high hip center [J]. Orthopedic Clinics of North America, 1998, 29(2):241-247.

10.髋臼的磨锉深度如何判定？如果不慎磨锉过深的话，如何处理？

【建议】髋臼的磨锉深度与髋臼马蹄窝底相平行即可。如果磨锉过深，可取骨水泥反锉压实或试模压实即可；如果髋臼底被磨穿，则需要植骨修复臼底再安装臼杯，也有人主张，臼底磨穿面积较小，骨性髋臼环完整，不影响髋臼假体的稳定性，无须处理；如果大面积穿透，则需要使用钛网补片＋植骨修复后再安装大号臼杯假体。

【备注解释】初次置换的患者，髋臼的深度以达到马蹄窝骨面为最佳，整个髋臼内壁显露出软骨下骨，有点状出血即好[1]。如果没有把握，可以用克氏针试臼底的剩余厚度[2]。理想状态是能够让臼杯的边缘与髋臼的边缘持平，臼杯的下缘不超过髋臼横韧带，这是重要的解剖标志[3]。如若患者骨质疏松严重，害怕磨锉过深，可先打一根克氏针测试前后壁厚度，一旦磨锉过深，可从取下的股骨头里取松质骨填植骨于薄弱部位 [4]。

（周成福　陶树清）

参考文献

[1] Kelly J D. Management of instability and osteolysis after total hip arthroplasty[J]. Orthopedics (Online), 2013, 36(12):941–943.

[2] Matej Keršič, Dolinar D , Vane Antolič, et al. The Impact of Leg Length Discrepancy on Clinical Outcome of Total Hip Arthroplasty: Comparison of Four Measurement Methods[J]. Journal of Arthroplasty, 2014, 29(1):137–141.

[3] Kurtz WB. In Situ Leg Length Measurement Technique in Hip Arthroplasty[J] . The Journal of Arthroplasty, 2012, 27(1):66–73.

[4] Kitada M, Nakamura N, Iwana D, et al. Evaluation of the accuracy of computed tomography–based navigation for femoral stem orientation and leg length discrepancy[J] . The Journal of Arthroplasty, 2011, 26(5):674–679.

11. 髋臼安放时，外展与前倾角度如何测量？有无简易判定方法？

【建议】摆放一个标准的侧卧位，髋臼定位杆与水平面成 45° 角，与患者身体的冠状面向前倾成 10° 即可。其他体位，可参照髋臼横韧带或骨盆固定标志点测量。

【备注解释】髋臼横韧带作为髋臼的特异解剖结构，是髋臼假体定位标志 [1]。Archbold 对术中髋臼横韧带形态进行了详细的分级，即使在严重的关节炎患者中 99.7% 的患者也都能找到髋臼横韧带 [2]。以髋臼横韧带为标志与患者体位无关，可重复性强，准确性高。有研究表明：髋臼前倾角与髋臼横韧带前倾角并非完全一致，两者存在显著性差异，但两者有明显的相关性，说明两者存在必然联系，可以作为全髋关节置换术确定臼杯前倾角的解剖参考之一 [3]。全髋置换放置臼杯时应将开口平面平行于髋臼横韧带，臼锉开口平面同患者躯干水平面夹角约 45°。使用这种方法近 90% 的情况下是准确的，特别是对于髋臼发育不良是比较有效的 [4]。

（周成福　陶树清）

参考文献

[1] Yoon BH, Ha YC, Lee YK, et al. Is transverse acetabular ligament a reliable guide for aligning cup anteversion in total hip arthroplasty?: A measurement by CT arthrography in 90 hips[J] . Journal of Orthopaedic Science, 2015, 79:42–46.

[2] Danoff JR, Bobman JT, Cunn G, et al. Redefining Acetabular Component Safe Zone for Posterior Approach Total Hip Arthroplasty[J] . The Journal of Arthroplasty, 2015, 65(8):32–36.

[3] Shin WC, Lee SM, Lee KW, et al. The reliability and accuracy of measuring anteversion of the acetabular component on plain anteroposterior and lateral radiographs after total hip arthroplasty[J] . The Bone & Joint Journal, 2015(5):65–69.

[4] Maratt JD, Esposito CI, McLawhorn AS, et al. Pelvic Tilt in Patients Undergoing Total Hip Arthroplasty: When Does it Matter?[J] . The Journal of Arthroplasty, 2015(3):42–48.

12. 髋臼杯常规安装角度是多少？臼杯角度是否为外展 45° 更合适？

【建议】外展角 35°～45° 及前倾角 10°～15° 可提供较稳定的人工髋关节，明显降低术后脱位的发生率，陶对陶关节，不可超过 45°。

【备注解释】在不同的情况下，髋臼假体角度的测量方式均有所不同。Murray 认为髋臼假体角度的测量主要三种方式，分别是术中测量、解剖测量和影像学测量 [1]。由此得到的外展角和前倾角就会与术中的测量值产生差异 [2]。其原因在于，骨盆位置参照的坐标系亦有所差异 [3]。保持外展角 35°～45° 及前倾角 10°～15° 可提供较稳定的人工髋关节，明显降低术后脱位的发生率。定位不良会增加脱位率，导致肢体长度差异，假体撞击，界面磨损，甚至需要进行翻修手术，髋臼的位置异常也会改变髋关节的生物力学、导致骨盆骨质溶解和髋臼假体移位 [4-6]。初次置换术后 6 个月内脱位率为 3.9%，翻修手术为 14.4% [7]。而最近的一项研究显示翻修手术脱位和不稳的比率高达 22.5% [8]。

（周成福　陶树清）

参考文献

[1] Stanat SJC, Capozzi JD. Squeaking in third– and fourth–generation ceramic–on–ceramic total hip arthroplasty[J] . The Journal of Arthroplasty, 2012(3):45–49.

[2] Cogan A, Nizard R, Sedel L. Occurrence of noise in alumina–on–alumina total hip arthroplasty. A survey on 284 consecutive hips[J] . Orthopaedics & Traumatology: Surgery & Research, 2011(2):55–59.

[3] Atwood SA, Van Citters DW, Patten EW, et al. Tradeoffs amongst fatigue, wear, and oxidation resistance of cross–linked ultra–high molecular weight polyethylene[J] . Journal of the Mechanical Behavior of Biomedical Materials, 2011(7):72–76.

[4] Wesley Mesko J, D'Antonio JA, Capello WN, et al. Ceramic–on–ceramic hip outcome at a 5– to 10–year interval[J] . The Journal of Arthroplasty, 2011, (2)

[5] Prime MS, Palmer J, Khan WS. The National Joint Registry of England and Wales[J] . Orthopedics (Online), 2011(2):23–26.

[6] Fevang B–T S, Lie SA, Havelin LI, et al. Improved results of primary total hip replacement[J] . Acta Orthopaedica, 2010(6):78–82.

[7] Mutimer J, Devane PA, Adams K, et al. Highly crosslinked polyethylene reduces wear in total hip arthroplasty at 5 years[J] . 2010(12):44–48.

[8] Millar NL, Halai M, McKenna R, et al. Uncemented ceramic–on–ceramic THA in adults with osteonecrosis of the femoral head[J]. Orthopedics (Online), 2010, 33(11):795.

13. 髋臼杯的螺钉固定意义与必要性是什么？螺钉的长度是否在安全范围内尽可能长？

【建议】髋臼杯螺钉固定意义是确保初始稳定性。如果压配稳定，也可以不打入螺钉，螺钉的长度应达到确切固定的效果，尽量不超过 2.5cm，过长会造成后期的应力集中。

【备注解释】髋臼杯螺钉的作用是初始稳定，一旦假体与骨愈合，螺钉的固定作用就逐渐消失了。因此，关键是稳定、力学均衡，而不是过深，单一螺钉过深会导致局部应力集中，整个臼杯受力不均匀，有臼杯早期松动的风险；另外，在前后方向上，应对称置钉，这可使髋臼杯假体在各个维度上受力均匀。固定确实和避免应力集中是很重要的原则。应将臼杯螺钉固定在髋臼的松质骨中，不可固定在髋臼边缘的密质骨中[1-3]。

（周成福　陶树清）

参考文献

[1] McCollum DE, Gray WJ. Dislocation after total hip arthroplasty: causes and prevention [J]. Clinical Orthopaedics, 1990, 32(5):55-59.

[2] Turner R S. Postoperative total hip prosthetic femoral head dislocations. Incidence, etiologic factors, and management [J]. Clinical Orthopaedics, 1994, 55(3):82-85.

[3] Chivas D J, Smith K, Tanzer M. Role of capsular repair on dislocation in revision total hip arthroplasty [J]. Clinical Orthopaedics, 2006, 5(4):42-44.

14. 磨锉髋臼时，什么情况下可以使用反锉？为什么？

【建议】严重骨质疏松症或先天性髋臼发育不良时磨锉原位髋臼时，可使用反锉磨锉髋臼，主要是为了防止磨锉过深；一旦磨锉过深，植骨修复后也可使用反锉压平成形。

【备注解释】研磨过程中注意髋臼前、后壁及臼底，都不能磨穿，一般磨到松质骨并见均匀渗血即可[1]，严重骨质疏松症患者，或磨锉过深后臼底植骨修复的时候，可以使用反锉将松质骨磨平、压实[2]。

（周成福　陶树清）

参考文献

[1] Zha GC, Sun JY, Dong SJ. Less anterior knee pain with a routine lateral release in total knee arthroplasty without patellar resurfacing: a prospective, randomized study[J]. Knee Surgery, Sports Traumatology, Arthroscopy, 2014(3):22-26.

[2] Wedge JH, Kelley SP. Strategies to improve outcomes from operative childhood management of DDH[J]. Orthopedic Clinics of North America, 2012(3):34-37.

15. 初次髋置换术中联合前倾角的判定？

【建议】Ranawat 检测或 Coplanar 检测判断联合前倾角。患者侧卧位，髋关节复位后，伸髋 0°，屈膝 90°，大腿与地面平行，从头侧观察，内旋大腿使假体颈与髋臼平面垂直，此时小腿与水平面所成的角度即为联合前倾角。结果应该在 30°～45°。

【备注解释】Ranawat 检测或 Coplana 检测判断联合前倾角[1]，患者侧卧位，髋关节试复位后，伸髋 0°，屈膝 90°，大腿与地面平行，从头侧观察，内旋大腿使假体颈与髋臼平面垂直[2]，此时小腿与水平面所成的角度（髋关节内旋的角度）即为联合前倾角。结果应该在 30°～45°[3]。假体位置异常，特别是髋臼假体位置异常是脱位的主要原因。许多学者都在致力于提高假体位置安放准确性的研究。对于髋臼无明显病变的全髋关节置换，可按其正常轮廓安放假体。但对由于各种原因体位不能理想放置的患者，如腰椎畸形融合或及髋关节畸形融合的患者；髋臼病变严重的患者，如大量骨赘增长、髋臼发育不良变形、翻修及髋关节融合患者，正确安放假体对术者要求较高。术中做标记、术中透视是较为常用且有效的方法[4-6]。髋臼在外展 40°～45°，联合前倾角 20°～28° 时，可以从假体设计的角度为髋关节提供理论上的最大活动范围[7]。但由于术中所见的假体位置与术后的位置存在着差异，患者术后坐、卧等日常生活都会影响骨盆的倾斜度，影响髋臼假体的方向，影响假体的安全活动范围。撞击不仅会出现在股骨假体与髋臼假体之间，也会出现在股骨（残存股骨颈、小转子）与髋臼及其周围的残存骨赘及软组织之间的撞击[8]。

（周成福　陶树清）

参考文献

[1] Amuwa C, Dorr LD. The combined anteversion technique for acetabular component anteversion[J]. The Journal of Arthroplasty, 2008(7):47-52.

[2] Patel PD, Potts MI. The dislocating hip arthroplasty[J]. Froimson. The Journal of Arthroplasty, 2007(4):42-45.

[3] Stewart KJ, Edmonds-Wilson RH, Brand RA, et al. Spatial distribution of hip capsule structural and material properties[J]. Journal of Biomechanics, 2002(11):86-90.

[4] Redmond JM, Gupta A, ammarstedt JE, et al. Accuracy of component placement in robotic-assisted total hip arthroplasty[J]. Orthopedics (Online), 2016(3):57-62.

[5] Ha YC, Yoo JJ, Lee YK, et al. Acetabular component positioning using anatomic landmarks of the acetabulum[J]. Clinical Orthopaedics and Related Research, 2012(12):47-51.

[6] Ryan JA, Jamali AA, Bargar WL. Accuracy of computer navigation for acetabular component placement in THA[J] . Clinical Orthopaedics and Related Research, 2010(1):55-58.

[7] Thomas Kalteis,Martin Handel,Thomas Herold, et al. Position of the acetabular cup-accuracy of radiographic calculation compared to CT-based measurement[J] .,European Journal of Radiology, 2005(2);23-25.

[8] Kalteis T, Handel M, Herold T, et al. Greater accuracy in positioning of the acetabular cup by using an image-free navigation system[J] . International Orthopaedics, 2005(5):57-59.

16. 股骨干近段髓腔类型在术前进行评估与判定有什么意义？

【建议】判断股骨干近端髓腔类型，以确定选择合适的假体柄类型。简单掌握以下原则：按照 Dorr 分类法，骨髓腔属于 A 型者，适合生物固定型假体；属于 B 型者，假体可选生物型，也可选骨水泥固定型；属于 C 型髓腔者，通常应该选择骨水泥固定型假体进行人工髋关节置换手术。

【备注解释】Dorr 分类法：将股骨近端髓腔类型分为 A、B、C 三型[1]。A 型：股骨髓腔在正位片显示较厚的内外侧皮质，在侧位上显示较厚的后侧皮质，远端股骨髓腔较狭窄，因此近端髓腔呈漏斗形；B 型：股骨髓腔内侧，尤其后侧皮质变薄，髓腔变宽；C 型：股骨髓腔内后侧皮质基本丢失，股骨髓腔显著增宽。形态如烟囱[2]。根据股骨近端髓腔的形态及分型，A 型适合生物固定，B 型两者皆可使用，C 型适合骨水泥固定[3]。不同的假体固定方式的效果是不同的，相同的假体固定方式对不同的患者效果也不尽相同。目前多数医生认为，有严重骨质疏松的患者宜用骨水泥固定的假体；对年龄在 70 岁以上，预期寿命 15 年左右者，可以使用骨水泥固定的假体；对于年龄在 60 岁以下，预期寿命 25 年以上的患者适合应用非骨水泥固定或混合固定。而对于 50 岁以下的年轻患者，多数主张首选非骨水泥固定假体。

（周成福　陶树清）

参考文献

[1] Ulrich SD, Thorsten M, Michael Kuskowski, et al. Total hip arthroplasties: What are the reasons for revision?[J] . International Orthopaedics, 2008(5):75-79.

[2] Zweymüller KA, Steindl MS. Radiolucent lines and osteolysis along tapered straight cementless titanium hip stems: A comparison of 6-year and 10-year follow-up results in 95 patients[J] . Acta Orthopaedica, 2006(6):45-49.

[3] Fortina M, Carta S, Gambera D, et al. Total hip arthroplasty with a ribbed anatomic HA coated stem[J]. Journal of Orthopaedics and Traumatology, 2006(3):32-36.

17. 如何确定股骨颈开槽的方向？如何掌握髓腔扩大铰刀（钻）进髓腔点？

【建议】开槽器顺股骨颈断面长轴开槽，在股骨颈断面略偏后外侧插入髓腔铰刀即可。

【备注解释】开槽器长柄顺股骨颈断面长轴开槽，约在小粗隆前方 1.5cm，前倾角稍大于 10°[1]。在股骨颈断面略偏后外侧插入髓腔铰刀，顺开槽方向插入髓腔锉，从小号到适宜大号，每一型号髓腔锉只用一次。边锤击髓腔锉边防止髓腔锉旋转，以避免前倾角的变化[2]。击入适宜型号髓腔锉时，音调变化，髓腔锉稳定，尤其在旋转应力下稳定。磨削器贴假体颈基底磨平股骨颈断面，安装试模，复位关节。检查髋关节屈曲＞100°、屈曲 90°、内收 20°、内旋 20°、伸直内旋 70°、过伸外旋 40°、外展＞50°，关节稳定，无碰撞，无半脱位和脱位。检测双侧下肢基本等长[3-5]。取出髓腔锉，清理髓腔，冲洗。顺髓腔锉方向击入适宜号股骨假体，边锤击边防止旋转，直到音调发生变化、股骨假体到位。检查假体稳定，前倾角约 10°，安装合适的股骨球头，复位、检查髋关节稳定，用力牵引下肢，关节牵开不足 0.5cm，为张力适中。此时髋臼假体的稳定性，均良好[6, 7]。

（周成福　陶树清）

参考文献

[1] Christopher Amuwa, Lawrence D Dorr. The combined anteversion technique for acetabular component [J]. The Journal of Arthroplasty, 2008(7):33-38.

[2] Preetesh D, Potts A, Froimson MI. The dislocating hip arthroplasty[J] . The Journal of Arthroplasty, 2007(4):57-60.

[3] Stewart KJ, Edmonds-Wilson RH, Brand RA, et al. Spatial distribution of hip capsule structural and material properties[J] . Journal of Biomechanics, 2002(11):45-49.

[4] Porat M, Parvizi J, Sharkey PF, et al. Causes of failure of ceramic-on-ceramic and metal-on-metal hip arthroplasties[J] . Barrack, 2012(2):34-39.

[5] Gillam MH, Ryan P, Graves SE, et al. Competing risks survival analysis applied to data from the Australian Orthopaedic Association National Joint Replacement Registry[J] . Acta Orthopaedica, 2010(5):52-57.

[6] Bloomfield MR, Klika A K, Barsoum W K. Antibiotic-coated spacers for total hip arthroplasty infection[J] . Orthopedics (Online), 2010(9):59-63.

[7] Kurtz SM, Ong KL, Schmier J, et al. Primary and revision arthroplasty surgery caseloads in the United States from 1990 to 2004[J] . The Journal of Arthroplasty, 2009(2):76-78.

18. 髓腔锉是逐级使用好还是使用预判近型号锉好？如何判定最后适合的型号？

【建议】髓腔锉应逐级使用。锤击是实音、用力扭动无摆动、徒手用力不能拔出，此三点是判断最适合型号的 3 个标准。

【备注解释】厢式开髓骨刀在股骨颈骨截面上最大径线开骨槽，开髓器开髓，髓腔锉由小到大逐渐扩髓，注意髓腔锉与股骨长轴一致、注意前倾角，打入髓腔锉[1-3]。当最后一号髓腔锉打入髓腔后，锤击音由空音变实音、徒手用力扭动手柄髓腔锉在髓内无摆动、徒手用力不能拔出髓腔锉，此时表明型号可适合安装假体。也可以用扭力扳手测扭转稳定性，如果髓腔锉在髓腔内没有运动，则表明假体会有稳定的固定[4-6]，不过，临床少用此法。动物实验研究表明，如果髓腔锉与假体柄高度匹配，在用锉处理髓腔时，股骨的应变大约为100个微应变。而当柄插入髓腔时，股骨的应变增加到100个微应变，这一结果表明，髓腔锉与假体的稳定性有关，但不是唯一的影响因素[7, 8]。

（周成福　陶树清）

参考文献

[1] García-Rey E, Fernández-Fernández R, Durán D, et al. Reconstruction of the rotation center of the hip after oblong cups in revision total hip arthroplasty[J] . Journal of Orthopaedics and Traumatology, 2013(1):44–47.

[2] Boyle MJ, Frampton CMA, Crawford HA. Early results of total hip arthroplasty in patients with developmental dysplasia of the hip compared with patients with osteoarthritis[J] . The Journal of Arthroplasty, 2012(3):58–62.

[3] Kawanabe K, Akiyama H, Goto K, et al. Load dispersion effects of acetabular reinforcement devices used in revision total hip arthroplasty[J] . The Journal of Arthroplasty, 2011(7):43–47.

[4] Ma R, Xue W, Wang D, et al. Design and manufacture of custom hip prostheses based on standard X-ray films[J] . The International Journal of Advanced Manufacturing Technology, 2005(1)66–69.

[5] Pawlikowski M, Skalski K, Haraburda M. Process of hip joint prosthesis design including bone remodeling phenomenon [J]. Computers and Structures, 2003, (8)

[6] Katoozian H, Davy DT. Effects of loading conditions and objective function on three-dimensional shape optimization of femoral components of hip endoprostheses[J] . Medical Engineering and Physics, 2000(4)32–36.

[7] Joshi MG, Advani SG, Miller F, et al. Analysis of a femoral hip prosthesis designed to reduce stress shielding[J] . Journal of Biomechanics, 2000, (12)

[8] Hua LJ, Walker PS. Accuracy of using radiographs for custom hip stem design[J] .The Journal of Arthroplasty, 1996(3):112–114.

19. 如果是烟囱形髓腔（Dorr3型），若以远段髓腔宽度为假体参照，则股骨近端就容易劈裂，如果以近端为参照标准，假体远段就不能充分贴服骨壁，应该怎样选择假体类型？

【建议】如果皮质骨厚度正常或接近正常，可以选择全涂层或近端涂层的生物固定假体。只要假体近端与股骨髓腔贴合满意，假体初始稳定性满意，则股骨柄固定可达到安全可靠；否则，应采用骨水泥固定型股骨假体。

【备注解释】Dorr分类法：将股骨近端髓腔类型分为A、B、C三型[1]。A型：股骨髓腔在正位片显示较厚的内外侧皮质，在侧位上显示较厚的后侧皮质，远端股骨髓腔较狭窄，也称漏斗形髓腔；B型：股骨髓腔内侧，尤其后侧皮质较前者变薄，髓腔变宽，可称正常形髓腔；C型：股骨髓腔内后侧皮质基本丢失，股骨髓腔显著增宽，也称烟囱形髓腔[2]。根据股骨近端髓腔的形态及分型，A型适合生物固定，B型两者皆可使用，C型适合骨水泥固定[3]。

（周成福　陶树清）

参考文献

[1] Ulrich SD, Seyler TM, Bennett D, et al. Total hip arthroplasties: What are the reasons for revision?[J] . International Orthopaedics, 2008(5):46–48.

[2] . Zweymüller KA, Schwarzinger UM, Steindl MS. Radiolucent lines and osteolysis along tapered straight cementless titanium hip stems: A comparison of 6-year and 10-year follow-up results in 95 patients[J]. Acta Orthopaedica, 2006(6):56–59.

[3] Fortina M, Carta S, Gambera D, et al. Total hip arthroplasty with a ribbed anatomic HA coated stem[J] . Journal of Orthopaedics and Traumatology, 2006(3):76–79.

20. 安装股骨柄时，如果出现股骨近端纵向劈裂骨折，应该如何处理？

【建议】取出柄假体，可用钢丝或捆绑带将骨折端环形捆扎后（相当于预捆扎），再安装标准柄长的柄体或长柄假体。

【备注解释】一旦发现假体安装过程中出现近端纵向劈裂骨折，其原因多为患者有骨质疏松或假体型号略偏大而击入力量偏大。此时的最佳处理措施包括四个方面：①将假体部分或完全取出，显露骨折部位，钢丝或捆绑带环形捆扎股骨近端，在重新植入原假体或加长柄假体，术后卧床时间加长至6周。患者尽量不要早期离床负重行走，可扶拐不负重活动[1-3]；②远端假体周围骨折，则应采用长柄柄体，结合使用钛合金捆绑带或钢板螺钉内固定，可用形状记忆环抱固定器处理此类骨折[4-6]；③对髓腔准备过程中骨皮质穿透者，伤口闭合之前发现，如在假体骨水泥固定之后，应去除髓外所有的骨水泥，以防由此引起假体松动和疼痛，有皮质穿透的病例，负重时间应推迟至术后6～12周；④对假体远处骨折，可采用钢板、螺钉内固定，近端可改用金属环或钢丝捆绑[7-9]。

（周成福　陶树清）

参考文献

[1] Berend KR, Lombardi AV, Mallory TH, et al. Cerclage wires or cables for the management of intraoperative fracture associated with a cementless, tapered femoral prosthesis[J] . The Journal of Arthroplasty, 2004(7):72–75.

[2] Elias JJ, Nagao M, Chu YH, et al. Medial cortex strain distribution during noncemented total hip arthroplasty[J]. Clinical Orthopaedics, 2000(2):32–36.

[3] Swanson TV. Why tapered and why lateralized femoral stem design[M]. AAOS Plus Orthopedics Booth Presenation, 2006

[4] Ulrich SD, Seyler TM, Bennett D, et al. Total hip arthroplasties: What are the reasons for revision?[J] . International Orthopaedics, 2008(5):66–69.

[5] Zweymüller KA, Schwarzinger UM, Steindl MS. Radiolucent lines and osteolysis along tapered straight cementless titanium hip stems: A comparison of 6-year and 10-year follow-up results in 95 patients[J] . Acta Orthopaedica, 2006(6):55–59.

[6] Fortina M, Carta S, Gambera D, et al. Total hip arthroplasty with a ribbed anatomic HA coated stem[J] . Journal of Orthopaedics and Traumatology, 2006, (3)

[7] Kim WY, Muddu BN. Eleven-year results of the ABG I hip replacement[J]. International Orthopaedics, 2006(3):72–79.

[8] Total hip arthroplasty with an uncemented hydroxyapatite-coated tapered titanium stem: results at a minimum of 10 years' follow-up in 104 hips[J] . Journal of Orthopaedic Science, 2006(2):62–64.

[9] Harwin SF. Trochanteric heterotopic ossification after total hip arthroplasty performed using a direct lateral approach[j] . The Journal of Arthroplasty, 2005(4):53–57.

21. 偏心距的判定意义是什么？什么原因会导致偏心距异常？如何预防？

【建议】偏心距是指股骨头中心点到股骨干中心线的垂直距离，一般在 43mm 左右。意义：恢复髋外展肌的力矩，维持髋关节的稳定性。偏心距异常的原因：①髋臼假体植入位置太高或太偏内侧；②选择的股骨假体颈长过长或过短；③股骨柄假体植入在内翻位。预防：截骨点要正确、选择股骨假体时应考虑颈的长度、保证中立位假体置入。

【备注解释】研究表明，股骨颈干角和偏心距（FO）对股骨近端的应力传递有重要影响，FO 的差异对于股骨近端骨折、髋关节骨关节炎的发生都有重要影响[1-3]。股骨假体的稳定性不仅与假体在髓腔内的匹配度密切相关[4]，而且与髓外参数的大小如 FO 和肢体等长关系密切。通过重建髋关节的正常解剖关系，尤其是通过重建 FO 来恢复正常的外展肌功能，已得到普遍认可[5]。THA 要求尽量恢复正常髋关节生物力学性能，包括恢复正常的股骨头旋转中心、FO 和双下肢等长。FO、颈干角的三角函数关系决定了股骨头的旋转中心位置。THA 中，股骨头旋转中心的恢复，对良好的应力传递、保持双下肢等长、平衡髋关节周围肌力、维持髋关节稳定至关重要[6-8]。目前国内使用的多是西方国家设计生产的假体或国内仿造国外设计的假体，由于国人股骨髓腔的几何形态与西方人间存在差异，致使临床使用时常出现不完全匹配的情况。由于颈干角的范围较大（116°～141°），所以单一的颈干角重建 FO 将比较困难。现代颈干角固定的假体柄，每一型号都有固定的偏心距，可根据术中需要，通过头内不同深度的凹陷槽与柄颈部圆锥的组配来调节 FO 的大小[9]。

（周成福　陶树清）

参考文献

[1] Wedemeyer C, Quitmann H, Xu J, et al. Digital templating in total hip arthroplasty with the Mayo stem[J] . Archives of Orthopaedic and Trauma Surgery, 2008(10):43–45.

[2] Sathappan SS, Ginat D, Patel V, et al.Sathappan SS, Ginat D, Patel V, et al. Effect of anesthesia type on limb length discrepancy after total hip arthroplasty[J] . The Journal of Arthroplasty, 2008(2):45–48.

[3] Enocson A, Tidermark J, Törnkvist H, et al. Dislocation of hemiarthroplasty after femoral neck fracture: Better outcome after the anterolateral approach in a prospective cohort study on 739 consecutive hips[J] . Acta Orthopaedica, 2008(2):22–25.

[4] Papadakis S A, Segos D, Wong T C, et al. Capsular decompression during internal fixation of intracapsular hip fractures/Authors'reply[J] . Journal of Orthopaedic Surgery, 2008(1):58–62.

[5] Duwelius PJ, Burkhart B, Carnahan C, et al. Modular versus Nonmodular neck femoral implants in primary total hip arthroplasty: which is better?[J] . Clinical Orthopaedics and Related Research, 2014(4):72–75.

[6] Barbier O, Ollat D, Versier G. Interest of an intraoperative limb-length and offset measurement device in total hip arthroplasty[J] . Orthopaedics & Traumatology: Surgery & Research, 2012(4):89–92.

[7] Kurtz WB, Ecker TM, Reichmann WM, et al. Factors affecting bony impingement in hip arthroplasty[J] .The Journal of Arthroplasty, 2010(4):62–65.

[8] Benedetti MG, Catani F, Benedetti E, et al. To what extent does leg length discrepancy impair motor activity in patients after total hip arthroplasty?[J] . International Orthopaedics, 2010(8):82–85.

[9] Lecerf G, Fessy MH, Philippot R,et al. Femoral offset: Anatomical concept, definition, assessment, implications for preoperative templating and hip arthroplasty[J] . Orthopaedics & Traumatology: Surgery & Research, 2009(3):61–63.

22. 行髋关节置换术，术中准备不同偏心距（offset）假体是否是必要的？

【建议】没有必要。在 THA 术中实现 offset 个体化重建，并不是获得良好预后的关键步骤。

【备注解释】偏心距问题，常用假体的颈干角一般 135°，而患者的颈干角是变化的，并不能与假体完全一致。术中可以通过以下方法处理 offset 问题，恢复股骨正常的偏心距：①增加假体的股骨颈长度；②降低股骨假体颈干角；③髋臼内衬侧方内移；④大转子截骨；⑤假体股骨颈内侧侧移；⑥高偏心距假体；⑦组合式假体[1-3]。X 线片上测量股骨偏心距、髋外展肌力臂及股骨矩保留部分的长度，使用 Cybex 测量髋外展肌力量。结果显示：股骨偏心距与股骨外展肌力臂具有正相关性（$r=0.613$，$P < 0.001$）。术后股骨矩保留部分的长度与股骨偏心距存在正相关性（$r=0.451$，$P=0.001$），术后股骨颈干角与股骨偏心距存在明显相关性（$r=0.567$，$P < 0.001$），髋关节的外展肌力与股骨偏心距和外展肌力臂存在正相关性（$r=0.500$，$P=0.009$；$r=0.477$，$P=0.014$）。得出结论：全髋人工关节置换术中欲重建股骨偏心距，术前细致的模板测量至关重要，选用接近解剖颈干角的股骨柄假体，适当地增加假体颈的长度[4]。

在全髋关节置换术中，术前评估股骨偏心距（FO），外科医生必须根据经验和患者的临床病史决定是否恢复、增加或减少 FO。研究评估两个方面：①步态时的肌肉负荷反应；②FO 是否影响假体柄在步态时的微动。假设：从解剖学角度来看，10mm 的变化影响了肌肉负荷力。材料和方法：修改了一个个性化的下肢肌肉骨骼模型，以确定在一个步态周期中存在不同偏移量的干时髋关节的三维接触力。然后建立详细的有限元模型，以增加、恢复或减少 FO。

（周成福　陶树清）

参考文献

[1] 姜华锋，周新社．全髋关节置换术中重建股骨偏心距研究进展 [J]．国际骨科学杂志，2018，39(1):21-23.

[2] Hayashi S, Nishiyama T, Fujishiro T, et al. Excessive femoral offset does not affect the range of motion after total hip arthroplasty[J]. Int Orthop, 2013, 37 (7):1233-1237.

[3] Flecher X, Ollivier M, Argenson JN. Lower limb length and offset in total hip arthroplasty [J]. Orthop Traumatol Surg Res, 2016, 102 (1 Suppl):S9-S20.

[4] Martin JR, Camp CL, Wyles CC, et al. Increased femoral head offset is associated with elevated metal Ions in asymptomatic patients with metal-on-polyethylene total hip arthroplasty [J]. J Arthroplasty, 2016, 31 (12):2814-2818.

23. 如果患者以往股骨近端有过截骨手术病史，应如何应对？

【建议】可以矫正原截骨畸形后再植入假体，也可考虑使用非模块化个体化股骨假体的替代品进行 THA。

【备注解释】保证恰当的股骨和髋臼假体组配是进行良好全髋关节置换术的重要要求，这样方能使关节获得合适的稳定性和充足的运动范围 [1-3]。很多髋关节术前即已知存在各种先天或后天性股骨近端形态异常，根据具体情况，需要对选择何种假体来适应该畸形的临床情况来做出决定，而术中如何修正这一异常畸形是重要的考虑因素 [4]。模块化股骨构件在手术中只能被轻微矫正，因为多数模块股骨假体一般仅填充股骨近端的干骺端。因此，若股骨近端解剖结构异常严重，则经常需要使用非模块化股骨假体的替代品，为患者取得最佳结局。模块化 S-ROM 假体是在 1984 年引入的，当髋关节置换手术时股骨异常，难以通过非模块化假体处理时，该假体可作为外科医生的一个备选方法 [5-7]。可以独立进行调整柄部旋转、高度、偏心距，实现植入假体"个体化" [8]。

（周成福　陶树清）

参考文献

[1] Pagnano MW, Hanssen AD, Hewallen DG, et al. The effect of superior placementof the acetabular component on the rate of loosening after total hiparthroplasty [J]. Journal of Bone and Joint Surgery British Volume, 1996(4):90-93.

[2] Drobniewski M,Synder M,Kozowski P. Long-term results of uncemented hip arthroplasty for dysplastic coxarthrosis [J]. Wiadomosci Lekarskie, 2005(3):88-92.

[3] Takao M,Ohzono K,Nishii T,et al. Cementless modular total hip arthroplasty with subtrochanteric shortening osteotomy for hips with developmental dysplasia [J]. Journal of Bone and Joint Surgery British Volume, 2011(4):55-58.

[4] Biant LC,Bruce WJ,Assini JB,et al. Primary total hip arthroplasty insevere developmental dysplasia of the hip.Ten-year results using acementless modular stem [J]. Journal of Arthroplasty, 2009, 66(2):42-45.

[5] Charity JA, Tsiridis E, Sheeraz A,et al. Treatment of Crowe IV high hip dysplasia with total hip replacement using the Exeter stem and shortening derotational subtrochanteric osteotomy [J]. Journal of Bone and Joint Surgery British Volume, 2011(2):59-63.

[6] Symeonides PP,Pournaras J,Petsatodes G,et al. Total hip arthrop lasty in neglected congenital dislocation of the hip [J]. Clinical Orthopaedics and Related Research, 1997(3):44-48.

[7] Krych AJ, Howard JL, Trousdale RT, et al. Total hip arthroplasty with shortening subtrochanteric osteotomy in Crowe type Ⅳ devel-opmental dysplasia:surgical technique [J]. Journal of Bone and Joint Surgery British Volume, 2010(4):77-79.

[8] Fousek J, IndrkovP. Total hip arthroplasty in post dysplastic hip arthritis.Can type and position of the acetabular component influence longevity of the prosthesis [J]. Acta Chirurgiae Orthopaedicae et Traumatologiae Cechoslovaca, 2007(2):100-104.

24. 髋关节置换术中，判断双下肢等长最有效的方法是什么？准确度如何？

【建议】克氏针定位法及臀小肌相对位移定位法，该法的准确率还是较高的。

【备注解释】随着髋关节置换术微创技术的诞生，以对人体产生最小的危害为目标，同时达到预期手术效果，但髋关节置换微创手术要求术中的操作更加精细化 [1]。术中对下肢长度的测量就出现了相应的困难，判断假体的髓腔匹配性与下肢长度的适合性也比普通假体手术困难。而术中判定置换肢体的长度对术后功能的影响又比较重要，由此就诞生了术中下肢长度测量的方法。其中克氏针定法及臀小肌相对移位法，因为在手术局部操作，不受体位的影响，相对较准确，因此被广泛使用，同时也得到广大医生的认可 [2]。

髋关节置换术后的并发症分为早期并发症和晚期并发症，如血肿、异位骨化、副损伤、血栓、双下肢不等长、假体周围骨折、脱位、感染、松动、骨溶解等 [3-5]。其中，双下肢不等长术后发生率最高，有时影响患者对手术的满意程度，此种情况是医患都十分重视的 [6]。在术前充分准备、术中准确测量，可防止此情况出现 [7]。但实际操作中还会和术前的设计出现一定误差 [8]。

（周成福　陶树清）

参考文献

[1] Thiego Pedro Freitas Araujo, Tales Mollica Guimaraes, Kodi Edson Kojima, et al. Influence of time to surgery on the incidence of complications in femoral neck fracture treated with cannulated screws[J] . Injury, 2014(2):47-49.

[2] Desai AD, Dramis A, Board TN. Leg length discrepancy after total hip arthroplasty: a review of literature[J] . Current Reviews in Musculoskeletal Medicine, 2013(4):112-114.

[3] Du CL, Ma XL, Zhang Z, et al. Reunderstanding of garden type i femoral neck fractures by 3-dimensional reconstruction[J]. Orthopedics (Online), 2013(6):47-53.

[4] Chen W, Li ZY,Su YL, et al. Garden type I fractures myth or reality? A prospective study comparing CT scans with X-ray findings in Garden type I femoral neck fractures [J] . Bone, 2012(5):77-82.

[5] Barbier O, Ollat D, Versier G. Interest of an intraoperative limb-length and offset measurement device in total hip arthroplasty [J] . Orthopaedics & Traumatology: Surgery & Research, 2012(4)49-53.

[6] Pivec R, Johnson AJ,Mears SC, et al. Hip arthroplasty[J] . The Lancet, 2012(9855):134-138.

[7] Gao HW, Liu ZH, Xing DG, et al. Which is the best alternative for displaced femoral neck fractures in the elderly?: a Meta-analysis[J] . Clinical Orthopaedics and Related Research, 2012(6):78-83.

[8] Antapur P, Mahomed N, Gandhi R. Fractures in the elderly: when is hip replacement a necessity?[J]. Clinical Interventions in Aging, 2011, 6(1):1-7.

25. 陶-陶界面假体，术后有活动性异响，可能是股骨假体颈与臼假体后缘发生了摩擦，为了避免此种情况，臼杯安装的前倾角度可以减小，你同意这一观点吗？

【建议】不同意，异响是多因素作用下产生的界面异常摩擦，大多数患者只需临床随访。术中不需要刻意减小前倾角度，否则，有增加术后早期脱位的风险。

【备注解释】人工全髋关节置换术后异响声，在陶瓷对陶瓷界面和金属对金属界面中都会发生，其发生频率在不同的报道中不一致[1-3]。引起全髋关节置换术异响声的原因包括患者因素、手术因素和假体因素，他们之间互为因果，相互影响[4-6]。目前的研究认为异响产生的机制包括边缘负荷、斑纹磨损、假体撞击、第三体颗粒和润滑缺失等。大多数患者只需临床随访，极少数病例需要手术干预[7, 8]。

（周成福　陶树清）

参考文献

[1] Kuo FC, Liu HC, Chen WS, et al. Ceramic-on-ceramic total hip arthroplasty: incidence and risk factors of bearing surface-related noises in 125 patients[J] . EN, 2012(11):50-54.

[2] Msorthopedics RUH, Park KS, Seon JK, et al. Squeaking After Third-Generation Ceramic-on-Ceramic Total Hip Arthroplasty[J]. The Journal of Arthroplasty, 2012, 27(6):909-915.

[3] Buttaro MA, Zanotti G, Comba FM, et al. Squeaking in a delta ceramic-on-ceramic uncemented total hip arthroplasty[J] .The Journal of Arthroplasty, 2012(6):102-104.

[4] JAD' Antonio, Capello WN, Naughton M. Ceramic Bearings for Total Hip Arthroplasty Have High Survivorship at 10 Years[J]. Clinical Orthopaedics & Related Research, 2012, 470(2):373-381.

[5] Garbuz DS, Masri BA, Duncan CP, et al. The frank stinchfield award: dislocation in revision tha: do large heads (36 and 40 mm) result in reduced dislocation rates in a randomized clinical trial?[J] . 2012(2):44-47.

[6] Carter AH, Sheehan EC, Mortazavi S M J, et al. Revision for recurrent instability[J] .The Journal of Arthroplasty, 2011(6):113-115.

[7] Jolles BM, Zangger P, Leyvraz P.-F. Factors predisposing to dislocation after primary total hip arthroplasty[J] . The Journal of Arthroplasty, 2002(3):19-23.

[8] Tipper JL, Firkins PJ, Besong AA,et al. Characterisation of wear debris from UHMWPE on zirconia ceramic, metal-on-metal and alumina ceramic-on-ceramic hip prostheses generated in a physiological anatomical hip joint simulator[J] .Wear, 2001(1):88-92.

26. 陶-陶关节假体，摩擦界面为"硬碰硬"，术后早期故意让患者做弹跳活动，会增加界面撞击碎裂而影响使用寿命，你同意让患者做弹跳动作吗？

【建议】不同意让患者故意做弹跳动作。虽然尚无报道因弹跳动作而导致陶瓷假体碎裂，但增加无意义的非生活必要动作，对假体的寿命而言，一定不是明智之举！

【备注解释】陶瓷-陶瓷界面，是目前已知的最低摩擦关节组合。陶瓷具有极高的表面硬度有利于表面抛光，产生更小的表面粗糙度，可减少摩擦[1-3]。而陶瓷的表面亲水性能使滑液可以更均匀地分布于摩擦面，有助于润滑性能。另外，陶瓷-陶瓷关节还可以在不增加关节磨损的情况下增大股骨头假体的直径来增加关节的活动度、减少脱位概率。陶瓷磨损颗粒的相对生物惰性也有利于减轻骨溶解反应[4-6]。临床上摩擦假体的选择主要在患者，包括患者的年龄、身体状况、活动水平、预期寿命和经济状况[3]。对于年龄＞60岁，活动量小的患者，金属-聚乙烯仍属首选，对年轻患者，由于活动量大、预期寿命长，则应优先考虑陶瓷-陶瓷关节假体。选择金属-金属假体时，还要排除对金属过敏及肾功能损害的患者。超高交联高分子聚乙烯的远期效果尚有待于进一步验证[7-9]。

（周成福　陶树清）

参考文献

[1] Tozun IR, Ozden VE, Dikmen G, et al. Mid-term result of ceramic bearings in total hip arthroplasty[J] . International Orthopaedics, 2014(10):47-51.

[2] D'Antonio JA, Capello WN, Naughton M. High survivorship with a titanium-encased alumina ceramic bearing for total hip arthroplasty[J] . Clinical Orthopaedics and Related Research, 2014(2):88-92.

[3] Kyung-Hoi Koo, Yong-Chan Ha, Shin-Yoon Kim, et al. Revision of Ceramic Head Fracture After Third Generation Ceramic-on-Ceramic Total Hip Arthroplasty[J]. The Journal of Arthroplasty, 2014, 29(1):214-218.

[4] Haidukewych GJ, Petrie J. Bearing surface considerations for total hip arthroplasty in young patients[J] . Orthopedic Clinics of North America, 2012(3):92-94.

[5] D'Antonio JA, Capello WN, Naughton M. Ceramic bearings for total hip arthroplasty have high survivorship at 10 years[J] . 2012(2):74-76.

[6] Garbuz DS, Masri BA, Duncan CP, ct al. The frank stinchfield award. dislocation in revision tha: do large heads (36 and 40 mm) result in reduced dislocation rates in a randomized clinical Trial?[J] . 2012(2):54-56.

[7] Carter AH, Sheehan EC, Mortazavi S M J, et al. Revision for recurrent instability[J] . The Journal of Arthroplasty, 2011(6):32-36.

[8] Jolles BM, Zangger P, Leyvraz P-F. Factors predisposing to dislocation after primary total hip arthroplasty[J] . The Journal of Arthroplasty, 2002(3):82-86.

[9] Tipper JL, Firkins PJ, Besong AA,et al. Characterisation of wear debris from UHMWPE on zirconia ceramic, metal-on-metal and alumina ceramic-on-ceramic hip prostheses generated in a physiological anatomical hip joint simulator[J] . Wear, 2001(1):72-74.

27. 陶-陶界面假体，每个撞击动作都有损伤摩擦界面的风险，那么，术中复位时，你会注意采取避免撞击的措施吗？

【建议】会采用必要措施，避免陶瓷球头与臼杯内衬的直接撞击。用血管阻断带牵拉股骨颈、臼杯内放置防撞击垫片，都能起到良好的效果。

【备注解释】在植入陶瓷衬的位置确认和敲击到位过程中，须小心处理。检查陶瓷衬是否正确地被安放于臼杯内至关重要。在安装陶瓷衬前，必须清理并擦干金属臼杯内壁。不能残留任何液体、脂肪组织、骨块、骨水泥颗粒[1]，避免陶瓷衬植入时发生偏斜，正确的状况是臼杯与衬的边缘应该相互平齐，如果衬出现歪斜，易引起陶瓷衬边缘崩瓷，也会损伤到臼杯[2-4]。固定陶瓷臼衬时需使用适合于陶瓷臼衬打击器，沿轴线方向用锤子轻击，以使陶瓷衬植入到位，禁止用金属锤子直接敲击陶瓷衬[5-7]。在复位关节时，使用血管阻断带牵拉股骨颈，避免陶瓷球头与臼衬产生失控性撞击，或使用防撞击垫片也可预防陶瓷头衬间的直接撞击，以获得良好的防撞效果。

（周成福　陶树清）

参考文献

[1] Tozun IR, Ozden VE, Dikmen G, et al. Mid-term result of ceramic bearings in total hip arthroplasty[J] .International Orthopaedics, 2014(10):123-125.

[2] D'Antonio JA, Capello WN, Naughton M. High survivorship with a titanium-encased alumina ceramic bearing for total hip arthroplasty[J] . Clinical Orthopaedics and Related Research, 2014(2):74-77.

[3] Koo KH, Ha YH, Kim SY, et al. Revision of ceramic head fracture after third generation ceramic-on-ceramic total hip arthroplasty[J] .The Journal of Arthroplasty, 2014, 29(1):214-218.

[4] Haidukewych GJ, Petrie J. Bearing surface considerations for total hip arthroplasty in young patients[J] . Orthopedic Clinics of North America, 2012(3):55-58.

[5] Sugano N, Takao M, Sakai T, et al. Eleven- to 14-year follow-up results of cementless total hip arthroplasty using a third-generation alumina ceramic-on-ceramic bearing[J] .The Journal of Arthroplasty, 2012(5);43-47.

[6] D'Antonio JA, Capello WN, Naughton M. Ceramic bearings for total hip arthroplasty have high survivorship at 10 years[J] . 2012(2):66-68.

[7] Mä,kelä KT, Eskelinen A, Pulkkinen P, et al. Results of 3,668 primary total hip replacements for primary osteoarthritis in patients under the age of 55 years[J] .Acta Orthopaedica, 2011(5):82-84.

28. THA 术后留置引流管的目的是引流关节周围渗血，减少积血感染风险，那么，术后一定要放置引流管吗？

【建议】不一定。止血严格，可以不放引流；有明显的血性渗出者，还应放引流管。

【备注解释】髋关节置换术后到底要不要放置伤口引流管，现在还有争议，大多数髋关节置换术中，临床医师仍习惯常规引用闭式引流管，其目的主要是为了减轻置换术后血肿的形成，减少伤口并发症及深部感染的可能[1]。但实际上，对初次全髋关节置换后放置引流管，支持方认为引流可以减少血肿的形成，促进伤口愈合，减少伤口由于血肿引起的感染[2]。反对方认为引流管及引流口的存在可能成为细菌侵入的通道，放置引流管有可能引起患者置换后贫血加重，放置引流管时增加引流管被缝住的机会等[3]。随着 ERAS 概念的推广，无引流管的呼声逐渐兴起，理性的临床经验告诉我们，术中的严格止血最为重要，不放引流管的基础是严格止血！如果做不到这一点，还是放置引流管比较安全。

（周成福　陶树清）

参考文献

[1] Chen ZY, Gao Y, Chen W, et al. Is wound drainage necessary in hip arthroplasty? A meta-analysis of randomized controlled trials[J] . European Journal of Orthopaedic Surgery & Traumatology, 2014, 24(6):939-946.

[2] Nanni M, Perna F, Calamelli C, et al. Wound drainages in total hip arthroplasty: to use or not to use? Review of the literature on current practice[J] . Faldini. Musculoskeletal Surgery, 2013, 97(2):101-107.

[3] Ong KL, Kurtz SM, Lau E, et al. Prosthetic Joint Infection Risk After Total Hip Arthroplasty in the Medicare Population[J] . Berry, Javad Parvizi. The Journal of Arthroplasty, 2009, 24(6):105-109.

29. TKA 切口入路的变化选择有哪些？

【建议】膝正中切口、偏内侧弧形切口和偏外侧弧形切口。

【备注解释】常用的人工膝关节置换术手术入路的皮肤切口包括膝正中切口、偏内侧弧形切口和偏外侧弧形切口，其中以膝正中皮肤切口最为常用[1]。自髌上缘 5～7cm 处至胫骨结节内侧做膝关节前正中皮肤切口，此切口较弧形切口瘢痕小，术后皮肤一旦出现感染或愈合问题，感染物质不易进入关节腔。另外，做此切口，可使皮下组织翻向两侧而增加显露范围。如果以前的手术切口瘢痕位于可利用的部位，通常应将其包括在切口中，不易直接与关节囊相通[2]。如果术区存在多处切口瘢痕，因为膝前部皮肤血供有可能被损坏[3]，可选择内侧髌旁入路，该入路被认为是经典的膝关节置换术的手术入路，von Langenbeck[4] 最早详细描述过此入路。松解内侧关节囊胫骨附着部，凿除胫骨平台边缘增生骨赘，这对骨关节炎伴有膝内翻畸形的患者尤为重要[5]。

（周成福　陶树清）

参考文献

[1] Macaulay W, Yoon R. Fixed-Bearing, medial unicondylar knee arthroplasty rapidly improves function and decreases pain- a prospective, single-surgeon outcomes study[J] . J Knee Surg, 2008(4):103-105.

[2] Jung YB, Lee YS, Lee EY, et al. Comparison of the modified subvastus and medial parapatellar approaches in total knee arthroplasty[J] . International Orthopaedics, 2009(2):10-14.

[3] In Y, Kim JM, Choi NY, et al. Large thigh girth is a relative contraindication for the subvastus approach in primary total knee arthroplasty[J] .The Journal of Arthroplasty, 2007(4):88-91.

[4] Hemert W, Senden R, Lataster A, et al. Early functional outcome after subvastus or parapatellar approach in knee arthroplasty is comparable: a performance-based trial with anatomical findings[J] . Knee Surgery, Sports Traumatology, Arthroscopy, 2012(9):73-75.

[5] Maffulli G, Bridgman S, Maffulli N. Early functional outcome after subvastusor parapatellar approach in knee arthroplasty is comparable[J] . Knee Surgery, Sports Traumatology, Arthroscopy, 2012(9):77-79.

30. 皮肤切开后，怎么处理髌前的筋膜层才能尽量减少对切缘皮肤血液供应的影响？

【建议】分离髌前皮瓣时，在深筋膜与髌骨筋膜之间进行，而且达到髌骨内侧缘内侧 1cm 即停止继续剥离，此时即可保留切口边缘的完整血供，基本不会出现术后切口边缘皮肤坏死现象。

【备注解释】膝关节血管网，关节以上主要来自内、外侧膝上动脉，关节以下主要来自内外侧膝下动脉[1]。这四支膝关节的营养动脉在膝前形成一个深筋膜上（浅层）及深筋膜下（深层）的吻合网。深层网负责髌骨、浅层网皮肤血供。血管网与深筋膜上皮肤神经支伴行。TKA 术后伤口愈合不良的临床主要表现为皮肤坏死和切口裂开。水疱形成和皮肤变暗提示着皮肤血供受损。膝关节的皮肤血管供应主要分布在浅筋膜内，主要营养血管和深筋膜平行走行，垂直发出的分支供应皮下脂肪和皮肤，因此，表层皮肤缺血也意味着深层软组织同样面临缺血问题[2]。应该尽量避免做髌内侧皮肤切口，因为这一切口外侧的软组织血供较少。切口选择一般原则如下：① TKA 手术切口应首选膝关节前正中切口，既往有手术病史的，应尽可能沿用原有切口，不应在其边缘再另做切口，以防发生皮肤坏死；②切口不宜过短，以避免切口边缘张力过大。如果膝关节局部有多个陈旧性手术切口，或皮肤上烧伤创面，应请整形科医师会诊[3]。若需要做皮瓣，则应该保证皮瓣有一定的厚度，深筋膜下剥离，保留所有的皮下脂肪并使其附着于皮瓣上。髌外侧支持带松解可能影响膝关节外侧皮肤的血供，增加切口并发症的发生率，若做外侧皮瓣，应该使浅层筋膜和外侧皮瓣相连续，这样可以提高外侧皮瓣的成活率。为了便于缝合，股内侧肌和髌骨的内侧缘应该保留足够的软组织[4]。

（周成福　陶树清）

参考文献

[1] 王慰年 . 人工膝关节 [M] 上海：复旦大学出版社，2004.

[2] 郭世绂 . 骨科临床解剖学 [M] 山东济南：山东科学技术出版社，2001.

[3] 吴海山，吴宇黎 . 人工膝关节外科学 [M] 北京：人民军医出版社，2005.

[4] Jiang J, Fernandes JC. A lateral approach defect closure technique with deep fascia flap for valgus knee TKA[J]. J Orthop Surg Res, 2015, 10(10):173.

31. 人工全膝关节翻修手术，怎样操作才能减少切口边缘缺血性皮肤坏死的风险？

【建议】膝关节翻修手术，对原手术切口尽可能沿用；皮瓣剥离在深筋膜之下，尽量不做皮下潜行剥离；严格止血，避免血肿形成；皮肤条件较差者延迟功能锻炼时间，放慢康复进度，这样就能最大限度地减少皮肤坏死的风险。

【备注解释】伤口愈合不良包括伤口边缘坏死，皮肤坏死，皮肤糜烂，窦道形成，切口裂开，血肿形成，这种并发症的发生率为 2%～37%[1-3]。减少切口边缘缺血性皮肤坏死风险的措施包括以下几个方面：①去除全身因素：患者服用激素，糖尿病等皮肤营养不良的高危因素，术前处理好。②处理好局部因素：选择切口正确，膝前正中切口，沿用原手术切口，不做皮下潜行剥离，减少外侧髌骨支持带松解；切口关闭前应彻底止血，防止血肿形成，减少膝关节伸直时伤口边缘的张力；皮肤条件较差者应延迟功能锻炼时间，放慢康复进度[8-12]。③处理皮肤坏死方法：血肿较小时可保守治疗，较大的予以清除；切除伤口坏死的边缘，一旦发生伤口愈合不良迹象，处理坏死皮肤、窦道，彻底清创闭合伤口。创面较大，直接闭合困难者可行植皮，用皮瓣、筋膜皮瓣和肌皮瓣转位覆盖[4-7]。

（周成福　陶树清）

参考文献

[1] Garabekyan T, Oliashirazi A, Winters K. The value of immediate preoperative vascular examination in an at-risk patient for total knee arthroplasty[J]. Orthopedics (Online), 2011, 34(1):52.

[2] Patella V, Speciale D, Patella S, et al. Wound necrosis after total knee arthroplasty[J].Orthopedics (Online), 2008, 31(8):807.

[3] Galat DD, McGovern SC, Larson DR, et al. Surgical treatment of early wound complications following primary total knee arthroplasty[J]. The Journal of bone and joint surgery, American volume, 2009, 91(1):48-54.

[4] Bolognesi MP, Marchant MH, Viens NA, et al. The impact of diabetes on perioperative patient outcomes after total hip and total knee arthroplasty in the united states[J].The Journal of Arthroplasty, 2008, 23(2):322-323.

[5] Wyss T, Schuster AJ, Christen B, et al. Tension controlled ligament balanced total knee arthroplasty: 5-year results of a soft tissue orientated surgical technique[J]. Archives of Orthopaedic and Trauma Surgery, 2008, 128(2):129-135.

[6] Thorey F, Stukenborg-Colsman C, Windhagen H, et al. The effect of tourniquet release timing on perioperative blood loss in simultaneous bilateral cemented total knee arthroplasty: A prospective randomized study[J].Technology and Health Care, 2008, 16(2):85-92.

[7] Lai K, Bohm ER, Burnell C, et al. Presence of medical comorbidities in patients with infected primary hip or knee arthroplasties[J]. The Journal of Arthroplasty, 2007, 22(5):651-656.

32. TKA 什么时候需要彻底切除关节内的滑膜组织？

【建议】膝关节有滑膜病变，如类风湿关节炎等，就需要彻底切除病变滑膜组织。

【备注解释】类风湿关节炎病因复杂，与软组织粘连挛缩、骨赘增生及骨性机械阻挡等因素有关[1]。类风湿关节炎早期并不常累及膝关节，如若使用药物缓解自身免疫反应，改善类风湿关节炎患者的病情[2]，关节滑膜病变往往可以得到缓解。若病变持续进展，滑膜严重增生，关节内病理性渗出，可严重破坏关节软骨、甚至会使关节功能丧失，需要进行关节置换来重建膝关节功能。此时，病理组织就是类风湿的病灶，只有彻底切除之，才能停止手术关节的病理损害。如果不切除滑膜，还会因为病理滑膜阻挡，易产生血管、神经损伤，髌腱、交叉韧带撕裂、撕脱骨折等并发症[3]。

（周成福　陶树清）

参考文献

[1] Oni JK, Cavallo RJ. A rare case of diffuse pigmented villonodular synovitis after total knee arthroplasty[J]. The Journal of Arthroplasty, 2011, 26(6):978, e9-e11.

[2] Kubat O, Mahnik A, Smoljanović T, et al. Arthroscopic Treatment of Localized and Diffuse Pigmented Villonodular Synovitis of the Knee[J].Collegium Antropologicum, 2010,34(4):1467-1472.

[3] Nassar WAM, Bassiony AA, Elghazaly HA. Treatment of diffuse pigmented villonodular synovitis of the knee with combined surgical and radiosynovectomy[J]. HSS Journal, 2009, 5(1):19-23.

33. TKA 关闭切开的股四头肌时，怎样才能做到原位缝合闭创？

【建议】切开四头肌前先缝线定位，关闭时对准定位线缝合，如有转角者，该处先对角缝合。

【备注解释】人工全膝关节置换手术目前已是一项十分成熟的技术，对于那些保守治疗无效或效果不显著的晚期膝关节疾病，特别是对于老年人的膝关节骨关节炎，通过手术可以有效缓解关节疼痛，改善膝关节的运动功能，完全满足购物、散步、做家务等日常生活需要。据不完全统计，目前国内每年有两万多名患者接受人工膝关节置换，且在逐渐增加中，已成为骨科常见的手术之一[1-3]。人工膝关节置换的手术入路要充分考虑原有的手术切口并尽量加以利用，同时要遵循尽量减少组织损伤的原则[4, 5]。有多种手术入路，如髌旁内侧入路、经股内侧肌下入路（Southern 入路）、V-Y 形入路（Coonse-Adams 入路）等。膝关节正中切口髌旁内侧入路被认为是人工膝关节置换术的标准入路，复杂的初次置换术或翻修术可能需要更为广泛的手术入路以利于显露[6]。

（周成福　陶树清）

参考文献

[1] Bahl JS, Nelson MJ, Solomon M, et al. Biomechanical changes and recovery of gait function after total hip arthroplasty for osteoarthritis: a systematic review and meta-analysis [J]. Osteoarthritis and Cartilage, 2018, 26(7):847-863.

[2] Loyd BJ, Jennings JM, Judd DL, et al. Influence of hip abductor strength on functional outcomes before and after total knee arthroplasty: post hoc analysis of a randomized controlled trial [J]. Physical Therapy, 2017, 97(9):896-903.

[3] Foucher K C. Identifying clinically meaningful benchmarks for gait improvement after total hip arthroplasty[J] . J Orthop Res, 2016, 34(1):88-96.

[4] Valdemar L, Justinas S, Hans W, et al. The analysis of posterior soft tissue repair durability after total hip arthroplasty in primary osteoarthritis patients[J] . Hip International, 2015, 25(5):420-423.

[5] Jensen C, Penny J, Nielsen DB, et al. Quantifying gait quality in patients with large-head and conventional total hip arthroplasty-a prospective cohort study[J] . The Journal of Arthroplasty, 2015, 30(12):2343-2348.el.

[6] Vidt ME,. Santago AC, Marsh AP, et al. Assessments of fatty infiltration and muscle atrophy from a single magnetic resonance image slice are not predictive of 3-dimensional measurements[J] . Arthroscopy: The Journal of Arthroscopic and Rela, 2016, 32(1):128-139.

34. TKA 在截骨的阶段，应该遵循怎样的原则？徒手截骨有什么弊端？

【建议】最重要目标是恢复下肢力线与平衡膝关节屈伸间隙，截骨平面与力线设计相关，因此应严格在截骨导板引导下进行规范截骨，以确保截骨线的完全精准。徒手截骨无法保证截骨的精确性，无法精确恢复力线，因此不推荐。

【备注解释】膝关节截骨的最重要目标是恢复下肢力线与平衡膝关节屈伸间隙[1]。下肢力线是一条起于股骨头旋转中心止于内外踝中点的一条假想直线，表示正常人体下肢在负重位时的力学传导线路[2]。对于正常人来说，下肢的远端股骨侧与该力线存在着 5°～7° 的外翻角，而近端胫骨侧与该线存在着 2°～3° 内翻，因此此在进行 TKA 手术中的膝关节截骨时，必须考虑上述解剖学因素，以使下肢力线重建至内外翻趋于 0° 的理想状态[3-5]。股骨解剖轴是一条穿越股骨髓腔的一条直线，它的方向决定了在膝关节手术中股骨髓内定位杆的入针位置；而股骨的机械轴定义为股骨解剖轴与髁间窝的交点至股骨头旋转中心的一条连线。以上两条线的夹角即为所说的股骨外翻角。通常认为，正常人的外翻角在 5°～7°，但若身高过高或过低时，外翻角度数也可能超出这一范围。很多外科医生在手术时常经验性的将外翻角设定在 6° 以获得大致准确的力学轴线[6-8]。为获得更精确且更个体化的外翻角角度，可拍摄术前下肢全长负重位 X 线片以进行精确测量。股骨外翻角的重要意义在于，通过获取该角度以使在 TKA 术中的股骨截骨板与力线相垂直，这样截骨后而安装上的膝关节假体可使股骨内外髁之间的应力达到相对均衡[9]。胫骨解剖轴是一条穿越胫骨髓腔的直线，而胫骨机械轴是连接近端胫骨中心与内外踝中点的连线。通常情况下，胫骨的机械轴和解剖轴可视为相对平行，因此所采用的胫骨髓腔定位杆可直接设定与解剖轴一致，并且相应的胫骨近端的截骨也可以垂直于胫骨解剖轴进行。然而若是患者的胫骨端存在着较大畸形而导致力线与解剖轴线不一致，这种情况下则必须使用胫骨的髓外定位杆来确定胫骨真正的力线，并且胫骨近端截骨也应与该力学轴线垂直。同时因髓外定位的简便易行且与髓内定位结果无明显差异，现为绝大多数医师所采纳[10, 11]。

（周成福　陶树清）

参考文献

[1] Naghieh S, Karamooz Ravari MR, Badrossamay M, et al. Numerical investigation of the mechanical properties of the additive manufactured bone scaffolds fabricated by FDM: The effect of layer penetration and post-heating[J] . Journal of the Mechanical Behavior of Biomedical, 2016(2):87-92.

[2] Ostrowska B, Luca AD, Moroni L, et al. Influence of internal pore architecture on biological and mechanical properties of three-dimensional fiber deposited scaffolds for bone regeneration[J] . J Biomed Mater Res, 2016(4):62-66.

[3] Zhang J, Tian XB, Sun L, et al. Establishing a Customized Guide Plate for Osteotomy in Total Knee Arthroplasty Using Lower-extremity X-ray and Knee Computed Tomography Images[J] . Chinese Medical Journal, 2016(4):43-46.

[4] Long W J, Scuderi G R. High-flexion total knee arthroplasty[J] . The Journal of Arthroplasty, 2008(7):72-82.

[5] Jaggers J R, Swank DANN M, Nyland J A. Prehabilitation before knee arthroplasty increases postsurgical function: acase study[J] . Journal of Strength and Conditioning Research, 2007(2):102-105.

[6] Bennett L A, Brearley S C, Hart J AL, et al. A comparison of 2 continuous passive motion protocols after total knee arthroplasty[J] . The Journal of Arthroplasty, 2005(2):56-59.

[7] Goble E M, Justin D F. Minimally invasive total knee replacement: principles and technique[J] . Orthopedic Clinics of North America, 2004(2):66-69.

[8] Gatha N, Clarke H, Fuchs R, et al. Factors affecting postoperative range of motion after total knee arthroplasty[J] . J Knee Surg, 2004, 17(4):196-202.

[9] Cheng CK, Huang CH, Liau JJ, et al. The influence of surgical malalignment on the contact pressures of fixed and mobile bearing knee prostheses-a biomechanical study[J] . Clinical Biomechanics, 2003(3):112-114.

[10] Huang CH, Lee YM, Liau JJ, et al. Comparison of muscle strength of posterior cruciate-retained versus cruciate-sacrificed total knee arthroplasty[J] . The Journal of Arthroplasty, 1998(7):55-59.

[11] Ware J E, Kosinski M, Keller S D. A 12-item short-form health survey: construction of scales and preliminary tests of reliability and validity[J] . Medical Care, 1996(3):78-83.

35. 怎样理解与掌握 TKA 软组织平衡概念？

【建议】截骨完成后适当进行软组织松懈，关节完全伸直的屈曲 90° 位，内外侧间室对称呈矩形，屈曲和伸直间隙的宽度等于置入假体的厚度，髌骨旁软组织平衡表明髌股关节稳定。

【备注解释】关节置换手术是一种精确度到毫米级的手术，术中准确的截骨及合理进行软组织平衡是手术成败的关键。经过研究和实践，软组织平衡技术逐渐发展成熟[1-3]。就松解技术而言，通过剥离组织附着点的 Insall 松解技术在临床中应用最广泛，相关的随访及并发症报道也最全面，但是这种技术可能不能完全纠正严重的畸形，对畸形程度较轻的关节也有过度松解的风险[4, 5]。滑移截骨技术纠正畸形力线的效果最明显，但这种技术带来的并发症比较多，手术中并不常规使用。Pie Crusting 松解技术与前两者有所不同，这种技术不是通过改变组织的附着范围或位置来延长韧带或肌腱组织的长度，而是通过损伤韧带或肌腱组织本身来延长组织的长度，关节间隙与组织自身的张力同时受到了影响[6]，相比前两种松解技术在评估效果和安全性时多了一个变化因素，因此很多医生对这种技术持比较谨慎的态度，尤其是在松解膝关节内侧组织时，还是更多应用传统松解方法，Pie Crusting 松解只是在关节间隙经过传统松解后仍存在不平衡的情况下进行辅助松解。

（周成福　陶树清）

参 考 文 献

[1] Rahmé M, Ehlinger M, Faradji A, et al. Total knee arthroplasty in severe haemophilic patients under continuous infusion of clotting factors[J]. Knee Surgery, Sports Traumatology, Arthroscopy, 2012(9):76–79.

[2] Bauer T, Biau D, Colmar M, et al. Influence of posterior condylar offset on knee flexion after cruciate mobile total knee replacement: A prospective analysis of 410 consecutive cases[J]. The Knee, 2009(6):45–49.

[3] Preston C, Fulkerson E, Meislin R, et al. Osteotomy about the knee–applications, techniques, and results[J]. J Knee Surg, 2005(4):31–35.

[4] Flexion gap configuration in total knee arthroplasty following high tibial osteotomy[J]. International Orthopaedics, 2004(6):54–58.

[5] Lu HS, Mow C S, Lin JH. Total knee arthroplasty in the presence of severe flexion contracture: A report of 37 cases[J]. The Journal of Arthroplasty, 1999, 14(7):775–780.

[6] Sculco T P. The knee joint in rheutoid arthritis[J]. Rheumatic Disease Clinics of North America, 1998(1):68–72.

36. TKA 伴有膝关节内、外翻时，截骨与松解韧带需要遵循什么简单的原则？

【建议】伴有膝内、外翻患者进行 TKA 时，截骨应遵循下肢股骨侧、胫骨侧力线轴正确原则，胫骨截骨面垂直于胫骨长轴，股骨外翻 5°～7°，外旋 3°左右；关节间隙内外侧平衡，要使韧带保护下，内外、屈伸间隙对称，通常需要松解紧张侧的副韧带及周围的挛缩组织；松解方法以针（尖刀）刺扎拉网法最为常用，但一定要防止韧带完全断裂。

【备注解释】膝关节截骨的最重要目标是恢复下肢力线与平衡膝关节屈伸间隙[1]。下肢力线是一条起于股骨头旋转中心止于内外踝中点的一条假想直线，表示正常人体下肢在负重位时的力学传导线路。对于正常人来说，下肢的远端股骨侧与该力线存在着 5°～7°的外翻角，而近端胫骨侧与该线存在着 2°～3°的内翻，因此在进行 TKA 手术中的膝关节截骨时，必须考虑上述解剖学因素，以使下肢力线重建至内外翻趋于 0°的理想状态[2-4]。股骨解剖轴是一条穿越股骨髓腔的一条直线，它的方向决定了在膝关节手术中股骨髓内定位杆的入针位置；而股骨的机械轴定义为股骨解剖轴与髁间窝的交点至股骨头旋转中心的一条连线。以上两条线的夹角即为所说的股骨外翻角[5]。通常认为，正常人的外翻角在 5°～7°，但若身高过高或过低时，外翻角度数也可能超出这一范围。很多外科医生在手术时常经验性的将外翻角设定在 6°以获得大致准确的力学轴线。股骨外翻角的重要意义在于，通过获取该角度使在 TKA 术中的股骨截骨板与力线相垂直，这样在截骨后安装膝关节假体可使股骨内外髁之间的应力达到相对均衡[6, 7]。胫骨解剖轴是一条穿越胫骨髓腔的直线，而胫骨机械轴是连接近端胫骨中心与内外踝中点的连线。通常情况下，胫骨的机械轴和解剖轴可视为相对平行，因此所采用的胫骨髓腔定位杆可直接设定与解剖轴相一致，并且相应的胫骨近端的截骨也可以垂直于胫骨解剖轴进行。然而若是患者的胫骨端存在着较大畸形而导致力线与解剖轴线不一致，这种情况下则必须使用胫骨的髓外定位杆来确定胫骨真正的力线，并且胫骨近端截骨也应与该力学轴线相垂直。同时因髓外定位的简便易行且与髓内定位结果无明显差异，现被绝大多数医师所采纳[8-10]。

（周成福　陶树清）

参 考 文 献

[1] Anthony M J B, Oliver K, Mahbub A, et al. Changes in knee kinematics reflect the articular geometry after arthroplasty[J]. Clinical Orthopaedics and Related Research, 2008(10):55–59.

[2] Huang YC, Lai JY. A fast error comparison method for massive STL data[J]. Advances in Engineering Software, 2008(12):113–116.

[3] Moran M F, Bhimji S, Racanelli J, et al. Computational assessment of constraint in total knee replacement[J]. Journal of Biomechanics, 2008(9):82–85.

[4] Suggs J F, Hanson G R, Park S E, et al. Patient function after a posterior stabilizing total knee arthroplasty: campost engagement and knee kinematics[J]. Knee Surgery, Sports Traumatology, Arthroscopy, 2008(3):88–93.

[5] Yildirim G, Walker P S, Sussman–Fort J, et al. The contact locations in the knee during high flexion[J]. The Knee, 2007(5):52–56.

[6] DeFrate L E, Sun H, Gill T J, et al. In vivo tibiofemoral contact analysis using 3D MRI–based knee models[J]. Journal of Biomechanics, 2004(10):77–81.

[7] Most E, Axe J, Rubash H, et al. Sensitivity of the knee joint kinematics calculation to selection of flexion axes[J]. Journal of Biomechanics, 2004(11):74–79.

[8] Beillas P, Papaioannou G, Tashman S, et al. A new method to investigate in vivo knee behavior using a finite element model of the lower limb[J]. Journal of Biomechanics, 2004(7):65–69.

[9] Lee GC, Cushner F, Scuderi G, et al. Optimizing Patellofemoral Tracking During Total Knee Arthroplasty[J]. J Knee Surg, 2004(3):34–37.

[10] Fregly B J, Bei YH, Sylvester M E. Experimental evaluation of an elastic foundation model to predict contact pressures in knee replacements[J] . Journal of Biomechanics, 2003(11):102–105.

37. 保留后交叉韧带的 CR 假体在手术截骨时应该注意哪些问题？

【建议】保持 PCL 合适的紧张度，胫骨截骨保证 5°～7° 的后倾角，防止 PCL 医源性损伤。

【备注解释】保留后交叉韧带型假体（CR）依靠后交叉韧带（PCL）保持胫骨后方稳定，无后方稳定限制，假体形合度更低，限制性更小。运动产生的应力可以被膝周围韧带吸收，使假体与骨之间承受的剪切应力大大降低[1-3]。保留 PCL，术中截骨量小，不需要髁间截骨，易保持正常关节线位置。CR 有一定手术适应证，包括膝关节后交叉韧带无松弛或挛缩，膝关节无严重畸形或屈曲挛缩。某些疾病，如类风湿、陈旧性关节结核、PCL 缺失、损伤或功能不全，不宜使用 CR，否则容易出现膝关节后脱位，对无屈伸挛缩及内外翻畸形的骨关节炎患者可获得良好疗效。但保留 PCL 手术技术要求较高，术后关节功能恢复效果与不保留后交叉韧带手术的效果相差不大，曾一度减少使用。文献报道保留后交叉韧带时，假体后方的承受的应力相应增大，可导致聚乙烯垫片后方磨损加剧[4-6]。近年 PCL 在本体感觉中的作用受到关注，加之技术进步和 CR 的应用有增多趋势。但目前临床上尚无统一意见[7]。

股骨前髁截骨：行前髁截骨时要对股骨组件的大小和旋转进行设置，通常来说，相对后髁线设置 3° 外旋，而外翻膝应该排除在外，因为外翻膝的外髁可能发育不良。用后髁线作为参考会导致假体外旋不够甚至出现内旋，影响髌骨轨迹。而通髁轴和 Whiteside 线是一个较好的参考。一个好的前髁截骨看起来像一个大钢琴盖[8]。胫骨截骨：对于胫骨假体来讲 5°～7° 后倾是较理想的选择[9]，在胫骨截骨时是不应存在旋转的。过度的内旋位对于膝关节胫骨组件的旋转及对整个下肢力线会带来错误的外旋或内旋[10]。

（周成福　陶树清）

参考文献

[1] Molt M, Toksvig–Larsen S. Similar early migration when comparing CR and PS in triathlon? TKA a prospective randomized rsa trial[J] . The Knee, 2014, 21(5):949–954.

[2] Mouttet A, Sourdet V. EUROP total knee prosthesis: with or without posterior cruciate ligaament retention? Comparative studyat mid–termfollow–up[J] . Orthopaedics & Traumatology: Surgery & Research, 2014(2):49–53.

[3] Yoon HS, Yang IH. Comparison of simultaneous bilateral and staged bilateral total knee arthroplasty in terms of perioperative complications[J] . The Journal of Arthroplasty, 2010(2):65–68.

[4] Hernández D, Sandoval–García M A. Hinged total knee arthroplasty in the presence of ligamentous deficiency[J] . Clinical Orthopaedics and Related Research, 2010(5):53–57.

[5] Riddle D L, Jiranek W A, McGlynn F J. Yearly incidence of unicompartmental knee arthroplasty in the united states[J] . The Journal of Arthroplasty, 2008(3):53–55.

[6] Seon J K, Park S J, Kozanek M, et al. Functional comparison of total knee arthroplasty performed with and without a navigation system[J] . International Orthopaedics, 2009(4):97–102.

[7] J. Mason B. The new demands by patients in the modern era of total joint arthroplasty[J] . Clinical Orthopaedics and Related Research, 2008(1):54–58.

[8] Chalidis B E, Tsiridis E, Tragas A A, et al. Management of periprosthetic patellar fractures[J] . Injury, 2007(6):23–27.

[9] Watanabe T, Tomita T, Fujii M, et al. Comparison between mobile–bearing and fixed–bearing knees in bilateral total knee replacements[J] . International Orthopaedics, 2005(3):56–58.

[10] van Driessche S, Wu H, Maillotte X, et al. 90 évaluation d'un système d'assistance informatique passifavec bone–morphing pour la réalisation des prothèses totales de genou[J] . Revue de Chirurgie Orthopedique et Reparatrice de l'appareil moteur, 2004, 90(5):204.

38. 使用不保留后叉韧带后稳定假体在手术时，有什么优点？

【建议】适应证广，操作相对简单。对于 PCL 功能不全或因膝关节屈曲挛缩无法保留后交叉韧带的病例是很好的选择。

【备注解释】目前 TKA 主要在一些大型医院开展。膝关节置换假体选择方面目前我国主要以后稳定型假体为主，对于侧副韧带损伤明显者，选择半限制性假体[1-3]。目前，保留后交叉韧带型假体和不保留后交叉韧带假体应用于临床已经有超过 25 年的随访报道，这两种假体的总体临床效果无显著差异。但是否保留后交叉韧带的争论仍然在继续[4-6]。以后稳定型假体为代表，是指那些介于非限制型和高限制型之间的假体。它是通过胫骨垫中央的凸起和相应的股骨髁间凹槽替代 PCL 的功能[7, 8]。其优点是适应证广，对于 PCL 功能不全或因膝关节屈曲挛缩无法保留 PCL 的病例是最好的选择。其缺点是比 CR 假体更多的切骨量，以及过屈时可能导致股骨髁与胫骨假体后缘的撞击而使关节活动度减小[9]。全限制型膝关节假体以铰链式膝关节为代表，铰链设计提供了足够的机械稳定性，因而可应用于膝关节肿瘤截除术后及膝关节稳定性丧失的全膝关节翻修术[10]。

（周成福　陶树清）

参考文献

[1] Collette M, Courville J, Gagnière B. Objective evaluation of anterior knee laxity; comparison of the KT–1000 and GNRB ? arthrometers[J] . Knee Surgery,

Sports Traumatology, Arthroscopy, 2012(11):34-37.

[2] Lopez-Vidriero E, Simon D A, Johnson D H. Initial evaluation of posterior cruciate ligament injuries: history, physical examination, imaging studies, surgical and nonsurgical indications[J]. Sports Medicine and Arthroscopy Review, 2010(4):44-47.

[3] Arneja S, Leith J. Review article: validity of the KT-1000 knee ligament arthrometer[J]. Journal of Orthopaedic Surgery, 2009(1):68-72.

[4] Hasegawa M, Sudo A, Uchida A. Staged bilateral mobile-bearing and fixed-bearing total knee arthroplasty in the same patients: a prospective comparison of a posterior-stabilized prosthesis[J]. Knee Surgery, Sports Traumatology, Arthroscopy, 2009(17):237-243.

[5] Lustig S, Paillot J, Servien E, et al. Cemented all polyethylene tibial insert unicompartmental knee arthroplasty: A long term follow-up study[J]. Orthopaedics & Traumatology: Surgery & Research, 2008(1):43-47.

[6] Scott R D, Chmell M J. Balancing the posterior cruciate ligament during cruciate-retaining fixed and mobile-bearing total knee arthroplasty[J]. The Journal of Arthroplasty, 2008(4):88-92.

[7] Harato K, Bourne R B, Hart J, et al. Midterm comparison of posterior cruciate-retaining versus -substituting total knee arthroplasty using the Genesis II prosthesis[J]. Ries. The Knee, 2007(3):75-79.

[8] Chalidis B E, Tsiridis E, Tragas A A, et al. Management of periprosthetic patellar fractures[J]. Giannoudis.Injury, 2007(6):90-94.

[9] Mizu-uchi H, Matsuda S, Nabeyama R, et al. Anteroposterior stability in posterior cruciate ligament-retaining total knee arthroplasty[J]. The Journal of Arthroplasty, 2006(4):63-66.

[10] Condit M A, Noble P C, Bertolusso R, et al. The PCL significantly affects the functional outcome of total knee arthroplasty[J]. The Journal of Arthroplasty, 2004(7):72-75.

39. 关于 TKA 固定平台与旋转平台各有什么优缺点？

【建议】旋转平台的理论优势：①减少衬垫磨损；②改善膝关节活动度；③提高膝关节稳定性。

固定平台理论上衬垫易磨损，但临床实践中旋转平台是否优于固定平台一直存在很大争议。

【备注解释】旋转平台型膝关节假体与固定平台型假体相比，旋转平台型假体的聚乙烯衬垫下方与胫骨平台假体之间能自由旋转，上方的球面设计增加了与股骨髁之间的形合度和接触面积，在膝关节屈伸时能分解股骨髁与聚乙烯衬垫间的剪切应力[1-3]。这些设计一方面可以降低聚乙烯的磨损、减少磨损产生的碎屑，降低关节置换的翻修率[4-6]。理论上，旋转平台具有高形合度，低接触应力，低限制性的优点[3]。旋转平台的理论优势：①减少衬垫磨损。②改善膝关节活动度。③提高膝关节稳定性。固定平台理论上衬垫易磨损，但临床实践中旋转平台是否优于固定平台一直存在很大争议。在生物力学研究方面，旋转平台的一些优点已经得到了验证。在胫股假体旋转对位不佳的时候，旋转平台的聚乙烯磨损率更低[7-9]。

（周成福　陶树清）

参考文献

[1] Haider H, Garvin K. Rotating platform versus fixed-bearing total knees: an in vitro study of wear[J]. Clinical Orthopaedics and Related Research, 2008(11):19-23.

[2] Yang C C, McFadden L A,Douglas A, et al. Lateral retinacular release rates in mobile- versus fixed-bearing TKA[J]. Clinical Orthopaedics and Related Research, 2008(11):63-65.

[3] Fixed-bearing versus mobile-bearing total knee arthroplasty: A prospective randomised, clinical and radiological study with mid-term results at 7 years[J]. The Knee, 2008(3):83-85.

[4] Yukio Akasaki, Shuichi Matsuda, Hidehiko Higaki, et al. Contact stress analysis of the conforming post-cam mechanism in posterior-stabilized total knee arthroplasty[J]. The Journal of Arthroplasty, 2008(5):64-67.

[5] Breugem S J M, Inger N, Schaap G R, et al. Less anterior knee pain with a mobile-bearing prosthesis compared with a fixed-bearing prosthesis[J]. Clinical Orthopaedics and Related Research, 2008(8):93-96.

[6] Shiramizu K, Vizesi F, Bruce W, et al. Tibiofemoral contact areas and pressures in six high flexion knees[J]. International Orthopaedics, 2009(2):85-87.

[7] Evans M C, Parsons E M, Thornhill TS, et al. Comparative flexion after rotating-platform vs fixed-bearing total knee arthroplasty[J]. The Journal of Arthroplasty, 2006(7):67-73.

[8] Pagnano M W, Menghini R M. Rotating platform knees: an emerging clinical standard[J].The Journal of Arthroplasty, 2006(4):102-104.

[9] Kessler O, Lacatusu E, Mayr E, et al. Malrotation in total knee arthroplasty: Effect on tibial cortex strain captured by laser-based strain acquisition[J]. Clinical Biomechanics, 2006(6):94-97.

40. TKA 股骨截骨时，外翻与外旋角度的掌握应该考虑哪些因素？

【建议】外翻角应考虑髋关节是否异常、股骨远端髓腔是否狭窄、关节外股骨是否有畸形等因素。使用后髁线定位的话，要考虑后髁是否有骨缺损或发育不良；使用通髁线（内外上髁连线）定位，要考虑内上髁定位不准会引起误差；使用 Whiteside 线定位，要考虑髌骨关节炎可引起前方滑车不明显，造成误差。

【备注解释】Meding 等通过对 6726 例（其中 4993 例膝使用髓内定位，1733 例膝髓外定位）膝关节置换术后 15 年随访假体存活率的研究发现，髓内、髓外定位这两种方法没有显著性差异。如果股骨存在解剖变异，应避免使用髓内定位，使用髓外定位系统不会影响短期或长期膝关节置换的效果。然而，髓外定位系统对于准确地找到股骨头及股骨干有些困难，尤其是 BMI 值大的患者[1-3]。然而有报道显示，通过对股骨髓内定位与髓外定位的比较，发现股骨髓内定位对于指导股骨远端截骨更为准确。目前大多数外科医生利用髓内定位指导股骨远端截骨[4]。在 TKA 中髓内定位杆的入针点轻微的偏差，可能会导致力线几度的偏差。所以髓内定位系统的难点在于如何选择入针点。目前大部分医生认为，矢状面上根据术前 X 线片在滑车沟中央、后交叉韧带起点前 0.5～1cm 处为股骨髓腔入点，冠状面上采用 5°～7° 截骨[5]。Bertin 使用 X 线片计算股骨近端髓腔内测量定位杆潜在偏差。直径为 8mm 长 10cm 的定位杆，最大误差为 8.65°，而直径 10mm 长 30cm 定位杆，偏差可能减少到只有 0.76°。同时要注意股骨远端的前弓，其对股骨髓内导向杆前后方向的入点计划及假体的安放位置非常重要。股骨远端的弯曲通常是向外的，股骨髓内定位杆趋向于与股骨远端解剖轴重合，因此股骨部分的组件植入可能会比预期多 1°～2° 外翻[6, 7]。Jiang 和 Insall 指出前后位 X 线片上股骨的旋转对力线的评估有重要的影响，对于异常弯曲的股骨尤其如此。他们也认为，机械轴和解剖轴之间的夹角并没有因为旋转而有显著的改变。使用解剖轴相比采用髁间窝顶点作为入针点的标准髓内定位杆能够减少误差[8]。

（周成福　陶树清）

参考文献

[1] Tang WM, Chiu KY, Kwan MFY, et al. Sagittal bowing of the distal femur in Chinese patients who require total knee arthroplasty[J] . Journal of Orthopaedic Research, 2004(1):53–57.

[2] Radiological results of image–based and non–image–based computer–assisted total knee arthroplasty[J] . International Orthopaedics, 2004(2):76–79.

[3] Brouwer R Jakma T, Bierma–Zeinstra S, et al. The whole leg radiograph Standing versus supine for determining axial alignment[J] .Acta Orthopaedica, 2003, 74(5):565–568.

[4] Bai B, Baez J, Testa NN, et al. Effect of posterior cut angle on tibial component loading[J] .The Journal of Arthroplasty, 2000(7):53–56.

[5] Jeffery JA. Accuracy of intramedullary femoral alignment in total knee replacement: intraoperative assessment of alignment rod position[J] .The Knee, 1999(3):73–75.

[6] Reed S C, Gollish J. The accuracy of femoral intramedullary guides in total knee arthroplasty[J] .The Journal of Arthroplasty, 1997(6):84–88.

[7] Denham RA, Bishop RE. Mechanics of the knee and problems in reconstructive surgery[J]. Journal of Bone and Joint Surgery British Volume, 1978(3):55–58.

[8] Brouwer RW, Jakma TS, Bierma–Zeinstra SM. The whole leg radiograph:standing versus supine for determining axial alignment[J]. Acta Orthopaedica Scandinavica, 2003(1):44–47.

41. TKA 如果做拉网式韧带松解的话，有哪些方法？如何掌握程度？

【建议】针刺拉网法与尖刀拉网法。尖刀扎刺的深度要在 3mm 以内，在撑开器张力下进行，网状扎刺最紧张的韧带部分，直至韧带被拉长到合适程度，需要注意，穿刺面积要大，穿刺点分布要均匀，避免穿刺点集中造成韧带损伤；松解后内、外间隙对称，伸直间隙试模测量双侧张力平衡、下肢力线轴正常即可。

【备注解释】PieCrusting 松解比传统组织松解技术更加细致，控制性更强[1]。PieCrusting 技术最早用于松解髂胫束[2, 3]，内侧组织结构复杂，对关节稳定影响更大，松解风险更高，Bellemans[4] 选择松解对关节间隙影响较小的内侧副韧带深层，而非浅层或者半膜肌腱，并提出使用针头作为松解工具。经过检验，PieCrusting 技术松解内侧组织的效果得到了认可[5, 6]，Verdonk 等对比了传统方法及 PieCrusting 技术松解内侧副韧带的效果，两组术后各项指标没有差异。为了研究 PieCrusting 技术的安全性，Meneghini 等[7] 在力学实验中发现，相比传统松解表现的一次性组织张力大幅度下降，PieCrusting 技术表现为多梯次张力下降，组织张力下降后会出现反弹，这种结果肯定了 PieCrusting 技术的安全性。PieCrusting 松解技术与前两者有所不同，这种技术不是通过改变组织的附着范围或位置来延长韧带或肌腱组织的长度，而是通过损伤韧带或肌腱组织本身来延长组织的长度，关节间隙与组织自身的张力同时受到了影响，相比前两种松解技术在评估效果和安全性时多了一个变化因素，因此很多医生对这种技术持比较谨慎的态度，尤其是在松解膝关节内侧组织时，还是更多应用传统松解方法，PieCrusting 松解只是在关节间隙经过传统松解后仍存在不平衡的情况下进行辅助松解[8]。

（周成福　陶树清）

参考文献

[1] McCulloch R S, Ashwell M S, et al. Progression of gene expression changes following a mechanical injury to articular cartilage as a model of early stage osteoarthritis[J] . Arthritis, 2014(4):54–58.

[2] Atarod M, Frank C B, Shrive N G. Increased meniscal loading after anterior cruciate ligament transection in vivo: A longitudinal study in sheep[J] . The Knee, 2014(4):73–75.

[3] Borrás–Verdera A, Ojeda–Levenfeld J. Efficacy and safety of a single intra–articular injection of 2% more hyaluronic acid mannitol injection in knee arthrosis over a 6–month period[J] . Clavel–Sainz, 2011(4):43–46.

[4] Bellemans J, Vandenneucker H, van Lauwe J, et al. A new surgical technique for medial collateral ligament balancing[J] .The Journal of Arthroplasty, 2010(7):64–67.

[5] Schramm J M, Nguyen M, Wongworawat M D. The safety of percutaneous trigger finger release[J] . HAND, 2008(1):53–57.

[6] van Rijssen A L, Gerbrandy FSJ, Linden H T, et al. A comparison the direct outcomes of percutaneous needle fasciotomy and limited fasciectomy for Dupuytren's disease: a 6–week follow–up study[J] . Journal of Hand Surgery, 2006(5):109–111.

[7] van Rijssen AL, Werker PMN. Percutaneous needle fasciotomy in dupuytren's disease[J] . Journal of Hand Surgery, 2006(5):64–68.

[8] Ruiz–Iban M A, Gonzalez–Herranz P, Mondejar J A L. Percutaneous trigger thumb release in children[J] . Journal of Pediatric Orthopaedics, 2006(1):67–71.

42. 负压引流器可增加积血吸出力，但也有引流管侧孔被软组织阻塞的可能，你支持使用负压引流吗？

【建议】通常不需要使用负压引流管。随着 ERAS 的开展，无引流管也许会成为一个新方向。

【备注解释】人工全膝关节置换作为膝骨关节炎晚期患者缓解疼痛、重建膝关节功能的最终修复方案，已被人们普遍接受[1]。但置换后放置引流管一直存在很大争议。随着 ERAS 的开展，不放置引流成为一个发展方向。术后放置引流管的种类，目前还没有一个确切的说法[2-4]。临床工作中医生认为，为了预防术后切口形成血肿及感染，术后放置负压引流管或非负压引流管，但非负压引流管由于吸引力不足，常常引流不充分，而且易堵塞，形成关节内血肿。放置负压引流管虽然引流充分，但可以增加出血量[5-7]。全膝关节置换术已成为一种常规的外科重建手术，由于手术过程中需要对关节进行打磨、软组织进行剥离，手术创伤及创面较大，由于止血带及操作技术的进步出血量可明显较少，然而术后出血量仍无法有效控制[8, 9]。因此如何采取措施减少出血量是一个亟待解决的问题。全膝关节置换术后关节腔引流量主要集中在前 24h，约占总引流量的 76%[10]；因此，通畅的负压引流管可能或增加引流量，增加失血量，被阻塞的不通畅的负压引流管又没有引流意义，因此，不建议常规使用负压引流管。

（周成福　陶树清）

参考文献

[1] Ebert J R, Munsie C, Joss B. Guidelines for the early restoration of active knee flexion following total knee arthroplasty: implications for rehabilitation and early intervention[J] . Archives of Physical Medicine and Rehabilitation, 2014(6):64–68.

[2] Jung WH, Chun CW, Kim JH, et al. No difference in total blood loss, haemoglobin and haematocrit between continues and intermittent wound drainage after total knee arthroplasty[J] . Knee Surgery, Sports Traumatology, Arthroscopy, 2013(12):114–117.

[3] Demirkale I, Tecimel O, Sesen H, et al. Nondrainage decreases blood transfusion need and infection rate in bilateral total knee arthroplasty[J] . The Journal of Arthroplasty, 2013(6):78–81.

[4] Molt M, Harsten A, Toksvig–Larsen S. The effect of tourniquet use on fixation quality in cemented total knee arthroplasty a prospective randomized clinical controlled RSA trial[J] . The Knee, 2013(5):67–69.

[5] Kosins A M, Scholz T, Evans G R D. Evidence–based value of subcutaneous surgical wound drainage: the largest systematic review and meta–analysis[J] . Plastic and Reconstructive Surgery, 2013(2):62–65.

[6] Kudrna J. New oral anticoagulants after total knee arthroplasty: clinical considerations for orthopaedic surgeons[J] . Current Orthopaedic Practice, 2013(4):113–115.

[7] Zhang QD, Guo Ws, Zhang Q, et al. Comparison between closed suction drainage and nondrainage in total knee arthroplasty[J] . The Journal of Arthroplasty, 2011(8):87–91.

[8] Li C, Nijat A, Askar M. No clear advantage to use of wound drains after unilateral total knee arthroplasty[J] . The Journal of Arthroplasty, 2011, 26(4):519–522.

[9] Saksena J, Platts AD, Dowd GSE. Recurrent haemarthrosis following total knee replacement[J] . The Knee, 2009(1):56–59.

[10] Brokelman RBG, Loon C J M, Boog G J T M. Surgeon satisfaction agreement after total knee arthroplasty using a visual analogue scale: a single surgeon series[J] . Archives of Orthopaedic and Trauma Surgery, 2008(3):65–68.

43. 持续开放的引流管留置，可导致创面渗出增多、出血量加大，采用术毕留置引流管，夹闭 6～10h 后，开放1～2h，引流量无增加时拔除。你支持这种做法吗？

【建议】这是一种折中的引流管使用方法，可以建议使用这种方法。术后引流管夹闭 6～10h，增加了张力性凝血，减少了出血量，之后开放可减少关节腔内的积血，利于功能恢复，合适的夹闭时间点，引流管留置时间少于 24h，利于快速康复，又可有效降低感染发生。

【备注解释】TKA 被认为是对终末期或较为严重的关节炎治疗效果最有效的手术之一[1]，为避免术后切口感染情况的发生，加快切口愈合，在膝关节置换术后应常规放置引流管，既往资料报道，引流管引流 24h 后，若引流量在 50ml 以下则应将引流管拔除，引流管留置时间一般为 48～72h[2-4]。国内外均有研究表明，初次放置引流管时间在 24h 以上，则假体周围感染情况发生率可能增加，多数学者建议引流管放置时间应小于 24h[5]。近年来，也有临床医师报道所在医院引流管拔除时间与假体周围感染的关系[6]。综上，根据国内外资料显示膝关节置换术后，引流管放置应尽可能在 24h 之内，若放置时间过长则会导致感染发生率大大增加，对患者的关节早期功能训练造成影响[7]。国外学者发表文章指出，在膝关节置换术完成后 18h 将引流管拔除能有效降低患者出血量，且安全性较高，因此主张拔除引流管时间在术后 18h[8]。但是引流管拔除过早会使引流不充分，形成血肿。为了尽可能降低关节血肿的形成，术后常在关节内放置负压引流，但又由于血肿填塞效应消除后会导致出血量增加的情况[9]。在人工膝关节置换术后早期应将引流管夹闭，这样一来，腔隙将能临时处于密闭状态，产生血肿填塞效应，有效减轻渗血。术后夹闭 4～6h 再开放可有效减少失血量有着较为显著的临床意义[10]。TKA 术后引流管夹闭 4h 是一个比较合适的夹闭时间点，既能减少术后引流量及失血量，降低输血率，又不增加术后短时间疼痛，且不影响膝关节活动及功能[11]。

（周成福　陶树清）

参考文献

[1] Ralley F E, Berta D, Binns V, et al. One intraoperative dose of tranexamic acid for patients having primary hip or knee arthroplasty[J] . Naudie, 2010(7):45–48.

[2] Saksena J, Platts AD, Dowd GSE. Recurrent haemarthrosis following total knee replacement[J] . The Knee, 2009(1);77–79.

[3] Lawrence R C, Felson D T, Helmick CG, et al. Estimates of the prevalence of arthritis and other rheumatic conditions in the United States: Part II[J] . Arthritis & Rheumatism, 2007(1):109–113.

[4] Reinfusion of drained blood as an alternative to homologous blood transfusion after total knee replacement[J] . Sinha A, Sinha M, Burgert S. International Orthopaedics, 2001(4):67–71.

[5] Sehat KR, Evans R, Newman JH. How much blood is really lost in total knee arthroplasty?[J] . The Knee,2000(3):87–93.

[6] Liow RYL, Walker K, Wajid MA, et al. The reliability of the American Knee Society Score[J] . Acta Orthopaedica, 2000(6):112–114.

[7] Drinkwater CJ, Neil M J. Optimal timing of wound drain removal following total joint arthroplasty[J] . The Journal of Arthroplasty, 1994, (2)

[8] Kellgren JH, Lawrence JS. Radiological assessment of osteo–arthrosis [J]. Annals of the Rheumatic Diseases, 1957(4):45–48.

[9] Insall JN, Dorr LD, Scott RD, et al. Rationale of the knee society clinical rating system[J]. Clinical Orthopaedics and Related Research, 1989(2):68–72.

[10] Reilly TJ, Gradisar IA, Pakan W, et al. The use of postoperative suction drainage in total knee arthroplasty[J]. Clinical Orthopaedics, 1986(4):56–59.

[11] Bose W J，Gearen P F，Randall J C，et al. Long–term outcome of 42 knees with chronic infection after total knee arthroplasty.[J]. Clinical Orthopaedics & Related Research, 1995, &NA;(319):285–296.

（三）DDH 行 THA 的技术要点

1. 重度 DDH 患者，其髋臼的发育与股骨近端的发育各有什么特点？

【建议】髋臼发育小而浅平，形状呈三角形，负重区在 Crowe Ⅲ、Ⅳ型多伴有骨缺损；前壁薄，后壁宽厚，单侧髋关节完全脱位的患者，脱位侧下肢绝对长度有可能明显长于对侧，术前需要拍摄双下肢全长片以避免术后患肢过度延长。股骨侧头小（Ⅳ型）或大（Ⅲ型），前倾角增大，颈干角异常，股骨近端变细，髓腔狭窄，大转子向后上方移位。这些改变在手术前应通过 CT 三维重建了解清晰。

【备注解释】DDH 患者髋臼侧表现为髋臼浅平、前侧及上方存在不同程度的骨缺损、髋臼旋转中心上移，造成髋关节半脱位或脱位[1, 2]；股骨侧表现为股骨头变形、前倾角增大、颈干角异常、股骨髓腔细小、股骨近端形态变化、大转子后移等[3, 4]。DDH 患者股骨近端的髓腔形态及髓腔粗细变化随着脱位程度的增加而明显异常[4]，Crowe 等[5] 根据股骨头较正常位置向近端移位的距离将 DDH 分为四型：Ⅰ型，小于股骨头高度的 50% 或骨盆高度的 10%；Ⅱ型，股骨头高度的 50%～75% 或骨盆高度的 10%～15%；Ⅲ型，股骨头高度的 75%～100% 或骨盆高度的 15%～20%；Ⅳ型，大于股骨头高度的 100% 或骨盆高度的 20%。

Crowe Ⅰ型 DDH 患者的髋臼向上移位程度不高，其股骨畸形相对较轻，对于此类患者使用普通的非组配式假体即可取得良好的疗效。Crowe Ⅲ、Ⅳ型 DDH 患者的股骨头部分或完全失去髋臼侧包容，股骨侧畸形通常较重，表现为髓腔细小，近端形态明显畸形，普通的非组配式假体难以与之匹配。此外，由于脱位程度较重，若将髋臼置于正常的解剖位置会导致肢体延长较多，可能会导致复位困难或神经血管束无法耐受较大的张力，常需要进行转子下短缩截骨[6]。因此，对于此类患者通常选用组配式假体，这样既可以适应较细的股骨髓腔，同时也可以调整股骨假体的前倾角度[7]，从而避免术后假体脱位。而 Crowe Ⅱ型 DDH 患者的髋关节脱位及解剖异常程度介于上述两种情况之间，组配式或非组配式假体均可选用。

DDH 继发的解剖异常：肌肉组织短缩，特别是内收肌、髂腰肌紧张，阔筋膜张肌、臀肌挛缩，外展肌水平走向，髂腰肌肌腱肥厚，髋关节囊由于股骨头的上移而被拉长，增厚，关节囊前方经过的髂腰肌将关节囊压迫成漏斗状，圆韧带可被拉长、增厚，有的部分或全部消失，关节盂盂唇在上方与圆韧带、关节囊融为一体，坐骨神经短缩，股神经和股深动脉有牵拉损伤的危险。

（曲　敬　陶树清）

参考文献

[1] Hartofilakidis G, Yiannakopoulos CK, Babis GC. The mor phologic variations of low and high hip dislocation[J]. Clin Or thop Relat Res, 2008, 466(4):820–824.

[2] van Bosse H, Wedge JH, Babyn P. How are dysplastic hipsdifferent? A three–dimensional CT study[J]. Clin Orthop RelatRes, 2015, 473(5):1712–1723.

[3] Wells J, Nepple JJ, Crook K, et al. Femoral morphology inthe dysplastic hip: three–dimensional characterizations with CT. Clin Orthop Relat Res, 2017, 475(4):1045–1054.

[4] Liu S, Zuo J, Li Z, et al. Study of three–dimensional mor phology the proximal femur in developmental adult dysplasia of the hip suggests that the on–shelf modular prosthesis may not be an ideal choice for patients with Crowe type Ⅳ hips [J]. Int Orthop, 2017, 41(4):707–713.

[5] Crowe JF, Mani VJ, Ranawat CS. Total hip replacement incongenital dislocation and dysplasia of the hip[J]. J Bone JointSurg Am, 1979, 61(1):15–23.

[6] Rollo G, Solarino G, Vicenti G, et al. Subtrochanteric femoralshortening osteotomy combined with cementless total hip replacement for Crowe type Ⅳ developmental dysplasia: a retrospective study[J]. J Orthop Traumatol, 2017, 18(4):407–413.

[7] Biant LC, Bruce WJ, Assini JB, et al. Primary total hip ar– throplasty in severe developmental dysplasia of the hip.Ten–year results using a cementless modular stem[J]. J Arthro– plasty, 2009, 24(1):27–32.

2. 如何掌握 DDH 患者手术适应证？年龄是不是需要考虑的因素？

【建议】以患者的主观感受及疼痛程度以及对患者日常生活与工作的影响程度作为选择手术的主要指征指标。同时要考虑继发畸形的存在等因素。年龄也是重要的参考指标，尽量选择失去保髋价值且伴有明显症状的骨关节炎晚期患者。

【备注解释】髋关节置换的指征：①关节疼痛严重，经保守治疗 3 个月至半年无效者；②合并严重的骨关节炎，关节功能活动受限明显，严重影响生活及工作；③ X 线片显示髋关节有明显退行性改变；④髋关节发生脱位或半脱位，引起继发的腰椎、膝关节、踝关节病理改变，经保守治疗无效[1]。

相对手术适应证：①活动量比较大的年轻患者，无明显的髋关节疼痛症状，想通过关节置换术来平衡双下肢长度，改善跛行步态；②高龄 DDH 患者，尽管有轻度疼痛，但髋关节仍然保有很好的功能，能维持基本的日常生活需要[2]。

DDH 患者解剖畸形，关节置换术较为复杂，术后的并发症较多且严重，术者对患者手术适应证要严格掌握，术前必须向患者认真交代术中、术后的相关风险及并发症。尤其对于年轻 DDH 患者，因涉及假体寿命或相关并发症等因素，日后可能经历髋关节二次翻修，所以过早地行髋关节置换术必然增加髋关节翻修手术的次数和难度，给患者、家庭和社会带来了极大的负担，故需尽可能地延迟全髋关节置换术，可采用相应的保守治疗，包括减轻患肢负重、非甾体抗炎药，以及休息、理疗等，另外可根据患者疾病分型选择保髋治疗，如髋臼周围截骨术和股骨近端截骨术，改善患者肢体功能、减轻患者疼痛症状。

（曲　敬　陶树清）

参考文献

[1] 李耀锋，尤元璋，郭氧，等 . 全髋关节置换术治疗成人先天性髋关节发育不良 [J]. 中国骨与关节损伤杂志，2005, 20(12):811–813.

[2] DiFazio F, Shon WY, Salvati EA, et al. Long–term results of total hip arthroplasty with a cemented custom–designed swan–neck femoral component for congenital dislocation or severe dysplasia: a follow–up note [J]. J bone Joint Stag Am, 2002, 84–A(2):204–211.

3. 术前检查骨盆 3D CT 是否有重要意义？

【建议】是的，有重要意义。拍摄 CT 时应同时做股骨髁的平扫，以明确是否有股骨前倾角的异常可以更全面地了解和掌握髋臼及股骨近端的形态学改变，有利于手术的设计和评估预后。

【备注解释】成功地进行全髋关节置换必须建立在对髋臼和股骨病理形态全面了解的基础上。DDH 患者由于存在髋臼和股骨近端解剖异常及髋关节周围软组织挛缩等问题，手术难度较大。目前 DDH 影像学参数测量主要通过 X 线片或普通 CT 图像来获取的。其中 X 线平片的测量因多种因素的干扰（如骨性重叠、伪影形成、无法轴位观察等），导致测量的结果误差比较大[1]。普通 CT 的测量结果主要受扫描时患者所处体位和扫描层面选择的影响较大，因此也具有一定的不足。随着 3D CT 重建技术的快速发展和广泛应用，其在 DDH 相关研究中其优势也逐渐凸现出来。有学者[2]对 DDH 的 X 线摄影、普通 CT 和 3D CT 三种影像学检测的结果进行了对比研究，分析发现 3D CT 测量能够全面地、量化地反映出 DDH 髋臼的骨性病理变化，明显优于 X 线和普通 CT，为 DDH 病情的诊治提供准确依据，证实了 3D CT 在 DDH 中应用价值。Decking 等[3]研究表明植入股骨侧假体柄近端与股骨距水平处的背侧及内侧骨面有较紧密的接触，这对股骨假体植入起重要的限制，同时对假体的初始固定、增加远端稳定有重要意义，有利于减少微动，促进骨长入，增加假体抗旋转能力和纵向稳定性。Hassani 等[4]根据 CT 测量股骨颈截面髓腔最大内径和股骨干峡部髓腔最小内径在术前进行选择股骨假体型号具有可行性，且较模板测量法具有更好的准确性，对术中选择合适的股骨假体具有临床应用价值。3D CT 不仅能够非常直观地观察股骨颈、股骨头、髋臼及其之间的对应关系，不但可以对骨性结构进行三维观察，还可以在不同平面上准确测量参数，从而更全面反映 DDH 髋臼的骨性病理改变。

（曲　敬　陶树清）

参考文献

[1] Sariali E, Mauprivez R, Khiami F, et al. Acceracy of the preoperative planning for cementless total hip arthroplasty.A randomized comparison between three–dimensional computerized planning and conventional templating[J]. Ortho Traumatol Surg Res, 2012, 98(2):151–158.

[2] 张劲松，赵黎，孙晶，等 . 三维 CT 重建对先天性髋关节脱位的诊断价值 [J]. 第四军医大学学报，2002, 23(4):344–346.

[3] Decking R, Puhl W, Simon U, et al. Changes in strain distribution of loaded proximal femora caused by different types of cementless femoral stems[J]. Clin

Biomech(Bristol,Avon), 2006, 21(5):495-501.

[4] Hassani H, Cherix S, Ek ET, et al. Comparisons of preoperative three-dimensional planning and surgical reconstruction in primary cementless total hip arthroplasty[J]. J Arthroplasty, 2014, 29(6):1273-1277.

4. 术前在假体准备方面，需要考虑哪些因素？

【建议】尽量选择专门为 DDH 所设计的假体，主要考虑因素包括脱位的分型、原始髋臼的大小与形状、前倾角的增多程度、股骨髓腔的宽度等数据。

【备注解释】先天性髋臼发育不良的患者，不同的分型，其手术的方案不尽相同，因此，术前一定要进行分型的诊断，评估是否需要臼扩大及是否需要植骨进行臼重建；测量原始髋臼大小，评估臼杯假体的选择；测量股骨颈前倾角过大，以评估是否需要通过旋转截骨或使用专用假体进行矫正；测量股骨髓腔大小直径，准备相应的小柄假体，以免造成临床上使用普通生物股骨柄假体置入困难，造成术中骨折等并发症的出现；也可根据以上情况，推荐应用特殊的组配式股骨柄[1, 2]。

（曲　敬　陶树清）

参考文献

[1] Onodera S, Majima T, Ito H, et al. Cementless total hip arthroplasty using the modular S-ROM prosthesis combined with corrective proximal femoral osteotomy[J]. J Arthroplasty, 2006, 21(5):664-669.

[2] Takao M, Ohzono K, Nishii T, et al. Cementless modular total hip arthroplasty with subtrochanteric shortening osteotomy for hips with developmental dysplasia[J]. J Bone Joint Surg Am, 2011, 93(6):548-555.

5. 股骨前倾角增大的度数如何判定？联合前倾角如何掌握？

【建议】Crowe Ⅲ型、Crowe Ⅳ型的 DDH 患者，前倾角通常可以增加 30°～40°，具体病例精准的股骨前倾角度数需要通过 3D CT 测量。

此类患者的 THA 手术，联合前倾角的度数保持在 35°～45° 为宜。

【备注解释】DDH 股骨颈前倾角大并且外翻，大粗隆后移位，股骨髓腔直而窄，峡部细小，导致手术难度较大。如何正确地判断股骨前倾角成为手术的关键。近年来，随着 CT 技术在髋关节置换术前规划的广泛应用，其在 DDH 相关研究中其优势也逐渐凸现出来。通过髋关节的 CT 扫描不仅能够非常直观地观察髋臼和股骨头之间的对应关系，还可以在不同平面上对髋臼及股骨近端进行准确的参数测量（包括股骨前倾角），从而更全面地反映 DDH 髋关节的骨性病理改变。

DDH 患者髋臼骨质储少，髋臼浅、小，前壁和上壁薄，同时存在股骨近端髓腔细、前倾过大等畸形，这些因素增加了全髋关节置换术中假体位置正确安放的困难，显著增加了术后脱位的发生率，术中安放髋臼和股骨假体在合适位置变得尤为重要[1, 2]。最近的研究中已经证明，为了获得髋关节更大的活动范围又不引起撞击和脱位，考虑联合前倾角（combined anteversion，CA）。Mckibbin 于 1970 年第一次提出了 CA 的概念[3]。Ranawat 强调在 THA 中使用 CA 的重要性，并认为获得满意临床结果的联合前倾角范围在 25°～45°。Widmer 等进一步论证了对髋臼和股骨柄假体 CA 的所谓的"安全区域"[4]。Dorr 根据临床经验认为 CA 的"安全区域"为 25°～50°[5]。研究证明，在 DDH 伴骨关节炎患者中使用固定臼杯假体前倾角，通过调节股骨柄假体前倾角的 CA 技术，能更有效地预防术后脱位的发生，促进术后功能恢复，获得了满意的临床效果。

（曲　敬　陶树清）

参考文献

[1] Cameron HU, Botsford DJ, Park YS. Infuence of the Crowe rating on the outcome of total hip arthroplasty in congenital hip dysplasia[J]. J Arthroplasty, 1996, 11: 582-587.

[2] Noble PC, Kamaric E, Sugano N, et al. Three-dimensional shape of the dysplastic femur:implications for THR[J]. Clin Orthop Relat Res, 2003, 41(417):27-40.

[3] Christie M. Proximal/distal mismatch: type A and C femurs[J]. Orthopedics, 2005, 28: s1033-1036.

[4] Bruce WJ, Rizkallah SM, Kwon YM, et al. A new technique of subtrochanteric shortening in total hip arthroplasty:surgical technique and results of 9chses [J]. J Arthroplasty, 2000, 15(5):617-626.

[5] Krych AJ, Howard JL, Trousdale RT, et al. Total hip arthroplasty in neglected congenital dislocation of the hip[J]. Clin Orthop Relat Res, 1997, 35(341):55-61.

6. 髋臼变形有哪些特点？术中如何判定原始髋臼？

【建议】Crowe Ⅰ、Crowe Ⅱ型大多臼浅、旋转中心稍上移，Crowe Ⅲ型真假臼贯通，造成髋臼上壁骨缺损，Crowe Ⅳ型臼小而浅，三角形，前壁菲薄。术中依靠关节囊起点、髋臼横韧带和髋臼卵圆窝判定原始髋臼位置；也可使用 Hartofilakidis 分型，对髋臼变形的描述，比 Crowe 分型更细致、准确。

【备注解释】轻度的 DDH 患者髋臼侧常常表现为髋臼变浅、股骨外移。对于中重度的髋臼发育不良，不仅出现髋臼变浅平、骨量减少，还可以出现前侧及上方存在不同程度的骨缺损、髋臼可有过度的前倾、髋臼旋转中心上移，造成髋关节半脱位或脱位[1, 2]；首先在术前规划中通过 CT 及三维重建充分了解髋臼的形态、前后壁及臼底的发育情况。术中髋关节显露后，先将股骨头脱位，如果真臼未有很好地显示，可以把真假臼之间的骨脊作为解剖标志，从假臼处顺着骨脊往下分离，或沿着关节囊向下分离，直至找到髋臼横韧带，把髋臼横韧带作为定位髋臼窝标志，分离拉开周围的软组织，即可显露真臼。如果当髋臼发育严重浅平、真臼寻找较困难时，必要时可在术中定位。

（曲　敬　陶树清）

参考文献

[1] Hartofilakidis G, Yiannakopoulos CK, Babis GC. The mor phologic variations of low and high hip dislocation[J]. Clin Or thop Relat Res, 2008, 466(4):820–824.

[2] van Bosse H, Wedge JH, Babyn P. How are dysplastic hipsdifferent? A three–dimensional CT study[J]. Clin Orthop RelatRes, 2015, 473(5):1712–1723.

7. 对 DDH 患者磨锉髋臼时，保留髋臼前壁的意义是否重大？应进行哪些必要的操作，才能获得良好的固定效果？

【建议】是的，意义重大，这是保证臼杯稳定的重要部位。可通过磨锉髋臼时向后方加力，限制髋臼锉磨锉前壁来加以保护。

【备注解释】髋臼重建是 THA 治疗 DDH 的关键和难点，目前针对 DDH 患者，THA 术中在真臼位置进行重建已得到广泛认可[1]。其髋臼重建原则：①重建髋关节的正常生物力学形状（旋转中心）；②维持髋臼的完整结构；③提供足够的骨性覆盖和坚强持久的固定。Crowe Ⅲ、Crowe Ⅳ型 DDH 患者真臼浅而小、壁薄、骨质质量差、髋臼前壁厚度小于后壁，髋臼打磨时，可以适当增加内上方的磨骨量，加深髋臼和选择小号的髋臼假体方法。如果前壁缺损较重，在研磨时可以稍向后方移位打磨。应避免髋臼前缘的过度磨锉，以保证髋臼内壁和前壁的完整，以免影响骨床对假体的环抱力。原则上植入的臼杯只要获得 70% 以上的覆盖率即可。在安全的前提下，髋臼杯上的螺钉孔尽量常规辅以 2 枚或 3 枚螺钉加强固定。髋臼外上方的骨缺损可以通过结构植骨或颗粒植骨填充[2]。此外，因真性髋臼骨质量不佳，骨质疏松严重，安装假体时要轻柔，避免中心型脱位。

（曲　敬　陶树清）

参考文献

[1] Bernasek TL, Haidukewych GJ, Gustke KA, et al. Total hiparthroplasty requiring subtrochanteric osteotomy fordevelopmental hip dysplasia: 5–to 14–year results[J]. JArthroplasty, 2007, 22(6S2):145–150.

[2] Pospischill R, Weninger J, G anger R, et al. Does open reduction of the developmental dislocated hip increase the risk of osteonecrosis[J]. Clinical Orthopaedics and Related Research, Orthopedic Reviews, 2012, 470(1):250–260.

8. 如果髋臼过浅，如何加深？髋臼底内陷法操作有什么优缺点？是否可以作为常规处置手术步骤？

【建议】在保证前、后、上壁完整的前提下，尽可能扩大臼的磨锉，仍达不到覆盖者，可考虑植骨或截骨以解决臼杯的覆盖问题，而髋臼内陷会导致髋关节旋转中心内移，还有髋关节中心性脱位的风险，因此不建议作为常规操作。

【备注解释】目前 DDH 术中 Crowe Ⅰ型和 Crowe Ⅳ型髋臼解剖位重建已成为共识。显露真臼后，先彻底清除髋臼窝内的软组织，因髋臼前壁厚度小于后壁，对髋臼打磨时，尽量从前往后打磨，以保证髋臼内壁和前壁的完整。如若不慎磨穿髋臼，应通过植骨来重建髋臼内壁。建议采用 40～44mm 的小口径髋臼锉，按照髋臼假体的方向，即外展角 45°、前倾角 15°～20° 加深髋臼，以加深髋臼的髂骨部分为主。为了使髋臼杯有更好的骨质覆盖，宜选择小号的髋臼假体。使重建后的旋转中心下移、内移，对于维持术后正常步态和良好功能大有帮助。髋臼加深技术自 1976 年由 Dunn 和 Hess 首次设计应用，其目的是为了避免大块自体骨植骨加盖导致的高髋臼杯松动率[1]。目前常用的方法为首先选用髋臼锉对髋臼作后上方向的髋臼进行磨锉，并深达髋臼内侧的皮质骨，在去除臼软骨后，如臼杯试件安装后未能获得理想的髋臼覆盖时，用骨刀将髋臼内壁凿断进行控制性内移。截骨内移后出现的髋臼内壁缺损区则采用金属丝网＋颗粒骨打压植骨重建，骨水泥臼杯固定、直接取颗粒骨植入缺损区，臼杯试件打压成形后，取臼杯骨水泥固定或者直接取臼杯行生物学固定[2-4]。髋臼内陷技术能有效进一步扩大宿主骨对臼杯假体的覆盖面积，提高假体的稳定性，从而有利于假体界面的骨愈合作用。另一方面认为臼杯假体充分内移，使负重区位于臼顶的下面，改善了髋关节的力学环境，降低了关节假体的载荷，减少髋臼结构性植骨的机会，为减少假体松动率，使用较大直径的非骨水泥臼杯提供了可能。此方法的缺点是，对术者要求较高，术中内壁磨锉穿透范围不应超过 25% 的髋臼面，否则将会无法维持髋臼结构的完整性；或者因前、后柱的力学强度的减弱，导致置入固定臼杯时引起骨折而危及臼杯固定。此外，也有研究认为，臼杯顶部多孔表面直接与髂腰肌接触也可导致臼杯的髂腰肌刺激症状。

（曲　敬　陶树清）

参考文献

[1] Dunn HK, Hess WE. Total hip reconstruction in chronically dislocated hips[J]. J BoneJoint Surg(Am), 1976, 58(6): 838–845.

[2] 齐小鹏，张元凯，李德强，等 . 全髋关节置换治疗 Crowe Ⅳ型成人髋关节发育性不良 [J]. 中国组织工程究，2014, 18(4):511–516.

[3] Hartofilakidis G, Stamos K, Ioannidis TT. Low friction arthroplasty for old untreated cangenital dislocation of the hip[J]. J Bone Joint Surg(Br), 1988, 70:182.

[4] 张洪，周一新，黄野，等 . 髋臼内壁截骨术在发育不良髋关节全髋置换髋臼重建中的应用 [J]. 中华骨科杂志，2005, 25(4):223–226.

　　9. 何种情况需要考虑髋臼加盖处理？如何操作？

【建议】在 Crowe Ⅱ、Crowe Ⅲ型 DDH 中，真臼上壁往往骨量不足，上移超过 2cm，仍不能满足覆盖 65% 以上的要求，建议行结构植骨。这方面有争议，也有建议髋关节中心内移，无须结构植骨的，但可能会改变偏心距，引发后续问题。

【备注解释】稳定性是保证 THA 长期疗效的关键因素。目前 THA 术中 Crowe Ⅰ型和Ⅳ型 DDH 髋臼解剖位重建已成为共识，而 Crowe Ⅱ、Ⅲ型髋臼重建时臼杯安放位置争议较大，尤其是 Crowe Ⅲ型，髋臼浅而平，髋臼对股骨头覆盖减少，股骨头脱位高度较高。对于 Crowe Ⅱ、Ⅲ型 DDH 虽然在解剖位安放髋臼可恢复髋臼旋转中心，双下肢长度易于调节，但是也存在因髋臼假体上方骨量覆盖不足，影响髋臼的初始稳定性及远期骨长入等问题。目前多数学者认为髋臼骨质覆盖面积应大于 70% 才有利于长期稳定 [1]。如果髋臼骨质覆盖面积小于 70% 术者应根据患者的具体情况来选择小臼杯、内陷技术和加盖技术等髋臼重建方法增加髋臼覆盖。植骨加盖技术是采用自体骨或同种异体骨重建髋臼外上方的骨缺损部位增加对假体的包容，为植入的臼杯假体提供结构性支撑作用，保证假体位置能更加接近正常的解剖位置，并且可以为将来可能出现的翻修情况提供充分骨量。目前常用的植骨方法主要包括股骨头或大块髂骨行结构性植骨及颗粒性或小片状骨块植骨法等。对于这些植骨方法具体该如何选择？Sener [2] 研究认为，若臼杯外上方覆盖率＜ 70%，则应采用股骨头或大块髂骨行结构性植骨，否则应当采用颗粒骨或小片状骨块行非结构性植骨。

　　结构性植骨对手术技术要求较高，常常出现因植骨吸收，引起髋臼重建失败，假体松动等问题。尽管许多研究证实，髋臼解剖位重建髋臼结合结构性植骨治疗 DDH 髋臼上方骨缺损中期随访结果较为满意，但远期随访结果需要进一步观察。进行结构性植骨时要注意：①自体股骨头植骨，切削后形状应尽量与髋臼后壁吻合，增加植骨面的接触；②植骨床可适当打磨，利于植骨组织愈合，空隙处植入碎屑状松质骨；③植骨块应足够大，保持结构上完整，植骨块高度要保证在试模时能够完全覆盖住臼杯，并用 2～3 枚拉力螺钉固定。Tsukada 等 [3] 采用髋臼结构性植骨、非骨水泥型臼杯固定处理 35 例（44 髋）髋臼发育不良，经平均 12 年的随访，全部移植骨与宿主骨互相整合，97% 的植骨组织没有发生吸收或塌陷现象。

（曲　敬　陶树清）

参考文献

[1] Jaroszynski G, Woodgate I, Saleh K, et al. Total hip replacementforthe dislocated hip[J]. J Bone Joint Surg(AM)，2001, 8s(z a):272–282.

[2] Sener N, Tozun R, Asik M. Femoral shortening and cementless arthroplasty in highcongenital dislocation of the hip[J]. The Journal ofArthroplasty, 2002, 17(1):41–48.

[3] Tsukada S, Wakui M. Bulk femoral head autograft without decortication in uncemented total hip arthroplasty:seven to ten year results[J]. J rthroplsty, 2012, 27(3):437–444.

　　10. DDH 患者髋臼侧由于骨量有限，是否有必要使用 44mm 及以上臼杯？

【建议】不必要一定使用 44mm 及以上臼杯。这个考量只是在髋臼前后壁完整的大前提下，尽量实现大臼杯的安放，维稳才是第一位的。需要注意的是，年轻 DDH 患者最好使用陶对陶界面，髋臼假体的直径不能过小，术前需要明确最小髋臼假体的型号。

【备注解释】目前认为大直径股骨头假体的股骨头颈比例较普通假体更接近正常解剖，增大的股骨头相对增大的臼杯内径所需的脱出距离增加，因此假体的最大活动范围获得明显增大，脱位机会降低，这对于年轻患者的生活质量尤其重要。Matsushita 等 [3] 通过在尸体标本上模拟 THA 后证实，当股骨头假体直径从 22mm 增大到 36mm 时，屈曲可增加约 11.3°，内旋可增加约 10°，并且不会引起髋关节脱位。此外大直径的髋臼假体可以采用陶瓷 – 陶瓷或陶瓷对高交联聚乙烯的关节面组合，以及相对较厚的聚乙烯内衬，这个对 DDH 这个平均年龄较小的人群来说比较有利。DDH 特殊的病理形态学改变使假体的选择不同于常规，目前认为选择小臼杯可以获得适宜的骨面覆盖 [1, 2]。有时为避免植骨或减少植骨块的覆盖范围，不得不采用直径在 44mm 以下的小臼来重建髋关节。小臼的使用常不可避免地降低聚乙烯臼杯或衬垫的厚度，造成严重的聚乙烯磨损，而聚乙烯磨屑的形成是导致假体远期松动与假体周围骨溶解的最主要因素。此外，为与小臼相适应，股骨侧常需使用 22mm 的小直径股骨头，髋关节半脱位或脱位的病例常需行较广泛的松解，因此也会增加髋关节的不稳定。目前许多学者的研究表明[4, 5]，在不破坏髋臼前后柱的情况下，将旋转中心适当内移和上移，或者采用髋臼内壁控制性骨折的方法重建髋臼，在保留髋臼底部的骨量，保持髋臼骨性结构完整的同时，避免了髋臼外上方植骨的并发症，为使用较大直径的非骨水泥臼杯提供可能，有助于维持术后髋关节的稳定性。但是，对于身高偏矮的女性患者，切不可为了使用大头而盲目扩大髋臼，否则极易造成髋臼前后壁缺损，导致髋臼假体包容不良，无法达到初始稳定。

（曲　敬　陶树清）

参考文献

[1] Gill TJ, Sledge JB, Muller ME. Total hip arthroplasty with use ofan acetabular reinforcement ring in patients who have congenitaldysplasia of the hip, results at five to fitfteen years[J]. J BoneJoint Surg(Am), 1998, 80(7):969–979.

[2] Dorr LD, Tawakkol S, Moorthy M, et al. Medial protrusio teehnique for placement of a porous–coated, hemispherical acetabularcomponent without cement in total hip arthroplast in patients whohave acetabular dysplasia[J]. J Bone Joint Surg(Am), 1999, 81(1):83–91.

[3] MatanshitaT, NakashimaY, Jingushi S, et al. Effects of the femoral offset and the head size on the safe range of motion in total hip arthroplasty[J]. J Arthroplasty, 2009, 24(4):646–651

[4] Dorr LD, Tawakkol S, Moorthy M, et al. Medial protrusion technique for placement of a porous–coated, hemispherical acetabular component without cement in a total hip arthroplasty in patients who have acetabular dysplasia[J]. J Bone Joint Surg(Am), 1999, 81:83–92.

[5] 张洪，周一新，黄野，等 . 髋臼内壁截骨术在发育不良髋关节全髋置换髋臼重建中的应用 [J]. 中华骨科杂志，2005, 2(4):223–226.

11. 为了便于髋关节复位，是否有必要进行广泛的髋关节周围松解？

【建议】不建议进行广泛性髋关节周围软组织松解。松解范围过大会造成关术后失稳，神经损伤，脱位等并发症；常规松解关节囊后，仍然有超过 4cm 以上的差距，应考虑短缩截骨。

【备注解释】DDH 患者的髋关节脱位、股骨头上移可导致一系列髋周软组织变化，包括关节囊肥厚、拉长且与周围肌肉粘连，外展肌走行改变、功能不良，股神经、坐骨神经、股动脉等出现解剖异常[1]。对于高度脱位的患者，其软组织的挛缩对于股骨头的复位造成了很大的障碍，需要通过软组织松解，使股骨头回复至真臼。关节囊往往挛缩、肥厚，并与骨盆粘连而不利于股骨头复位至真臼，所以应当将关节囊彻底切除。与此同时，应充分重视关节周围软组织的松解，包括筋膜、髂腰肌等结构在小转子的附着。具体松解哪些组织及松解的顺序应根据患者的个体情况而定。但是大范围软组织松解不仅会影响髋关节功能恢复，增加术后髋关节不稳定，还有可能因松解过度牵拉损伤坐骨神经和股神经，因此有学者[2-4]认为可以通过截骨来减少软组织过度松解，避免术后软组织张力减低，减少神经损伤和术后脱位的风险。如何在截骨和软组织松解之间达到有效的平衡，保护好神经血管不受损伤，也需要手术医师的丰富临床经验。

（曲　敬　陶树清）

参考文献

[1] Crowninshield RD, Maloney WJ, Wentz DH, et al. Biomechanics oflarge femoral heads：what they do and don't do[J]. Clin OrthopRelat Res, 2004, 42(429):102–107.

[2] 程亮亮，赵德伟 . 成人发育性髋关节发育不良的诊治现状 [J]. 中国骨与关节杂志，2016, 5(7):516–520.

[3] 杨序程，雷鹏飞，文霆，等 . 两种截骨术在成人 Crowe Ⅳ 型先天性髋关节发育不良人工全髋关节置换术中的比较研究 [J]. 中国修复重建外科杂志，2015, 29(4):439–443.

[4] Rasi AM, Kazemian G, Khak M, et al. Shortening subtrochantericosteotomy and chu placement at tree acetabulum in total hip arthroplasty of Crowe Ⅲ – Ⅳ developmental dasplasia：results of midterm follow up[J]. Eur J Orthop Surg Traumatol, 2017, 28(5):923–930.

12. DDH 患者，如果做髋关节松解的话，是否需要松解髂腰肌？

【建议】髂腰肌松解不是必备的步骤，只有在其阻碍复位时，方才松解。

【备注解释】DDH 病变累及范围较广，包括髋臼、股骨头、髋关节囊和周围的肌肉韧带等组织[1-5]。DDH 的 Crowe Ⅰ、Ⅱ 型髋关节周围软组织解剖结构接近正常，一般不影响髋关节的术中复位和术后髋关节的活动度，所以术中不需要松解髂腰肌。而 Crowe Ⅲ 型和Ⅳ型，髂腰肌紧张、肌腱肥厚，并且关节囊前方经过的髂腰肌将关节囊压迫成漏斗状，如果术中判断影响髋关节的复位，或严重影响术后髋关节伸直功能，则建议适度松解髂腰肌腱。

（曲　敬　陶树清）

参考文献

[1] Hartofilakidis G, Yiannakopoulos CK, Babis GC. The mor phologic variations of low and high hip dislocation[J]. Clin Or thop Relat Res, 2008, 466(4):820–824.

[2] van Bosse H, Wedge JH, Babyn P. How are dysplastic hipsdifferent? A three–dimensional CT study[J]. Clin Orthop RelatRes, 2015, 473(5):1712–1723.

[3] Wells J, Nepple JJ, Crook K, et al. Femoral morphology inthe dysplastic hip: three–dimensional characterizations with CT[J]. Clin Orthop Relat Res, 2017, 475(4):1045–1054.

[4] Liu S, Zuo J, Li Z, et al. Study of three-dimensional mor phology of the proximal femur in developmental adult dysplasia of the hip suggests that the on-shelf modular prosthesis may not be an ideal choice for patients with Crowe type Ⅳ hips [J]. Int Orthop, 2017, 41(4):707–713.

[5] Crowe JF, Mani VJ, Ranawat CS. Total hip replacement incongenital dislocation and dysplasia of the hip[J]. J Bone JointSurg Am, 1979, 61(1):15–23.

13. DDH 患者是否需要松解内收肌？

【建议】部分高脱的 DDH，行合理的股骨截骨后，仍复位困难，或复位后外展极度受限，才有必要行选择性的内收肌部分松解。

【备注解释】DDH 患者在复位中均表现为内收肌紧张，影响术中关节复位，但术中需要切断内收肌也存在争议[1]。有学者认为，对于高脱 DDH 患者术中切断内收肌，有利于复位和术后髋关节伸直。但也有学者认为通过截骨及关节囊的松解，不必再行内收肌切断，否则患者术后软组织张力减低，增加术后脱位的风险。如何在截骨和软组织松解之间达到有效的平衡，保护好神经血管不受损伤，也需要手术医师的丰富临床经验。

（曲　敬　陶树清）

参考文献

[1] Nie Y, Pei F, Shen B, et al. Implication of acetabular width on the anteroposterior pelvic radiograph of patients with developmental dysplasia 0f the hip[J]. Journal of Arthroplasty, 2015, 30(3):489–494.

14. 如何判定是否需要股骨短缩截骨？如何判定截骨长度？哪种截骨方式较好？

【建议】术前仔细评估、规划，术中牵引下股骨头中心距髋臼中心，超过 4～5cm 的差距，就需要截骨，以避免过度的软组织松解影响关节稳定以及导致坐骨神经损伤；截骨长度以关节复位时仍保持 0.5～1cm 的张力为度。方法：简便易行者为小粗隆下横行截骨。

【备注解释】DDH 患者由于长期处于高脱位的病理状态，术中常出现因软组织挛缩造成髋关节难以复位，甚至不能复位，因此在关节置换术中需行大范围软组织松解才能将其复位。而大范围软组织松解不仅会影响髋关节功能恢复，增加术后髋关节不稳定，还有可能因松解过度牵拉损伤坐骨神经和股神经，因此必要时需截骨来减少软组织过度松解。很多学者认为[1]，若肢体短缩在 4cm 之内，可以通过髋关节周围软组织松解进行复位。对于肢体短缩超过 4cm 的患者，宜结合转子下短缩截骨术，以减少神经并发症发生。另一些学者持相反的观点，Edwards 等[2]认为，Crowe Ⅳ型患者的患侧坐骨神经仅是行走路径发生了改变，并不是真正的短缩，通过彻底的软组织松解（切除全部关节囊、瘢痕组织及增生的骨赘等），可安全延长下肢达 7cm 以上，并对 30 例 Crowe Ⅳ型患者行全髋关节置换，下肢短缩均在 4cm 以上，通过上述方法均使双下肢恢复了等长，没有 1 例出现坐骨神经损伤的表现。但术中需密切注意坐骨神经张力的变化，术后应使患侧髋关节保持屈膝 90°，轻度屈髋位 1 周。Ombreddanne 于 1932 年提出了股骨短缩截骨术。1993 年 Sponseller 等[3]将其应用于髋关节置换术。目前对于脱位严重无法复位且伴周围软组织严重挛缩的 DDH 患者，多倾向于选择股骨小转子下截骨。转子下横形截骨虽然有操作简单、方便调整股骨旋转畸形及术中多次截骨等优势，但其截骨面旋转稳定性较差，因此截骨面延迟愈合或不愈合的可能性较大，可以将截除的骨块劈裂后进行局部跨骨折线植骨，骨折延迟愈合的现象将不再发生。近年来，随着科技的进步与发展，针对 DDH 设计的生物型假体及内固定的使用，进一步增加了横形截骨面的稳定性，值得推广应用。

（曲　敬　陶树清）

参考文献

[1] 张振东，柴伟，宋俊雷，等 . 生物型人工全髋关节置换术联合转子下短缩截骨治疗 Crowe Ⅳ型髋关节发育不良 [J]. 中国修复重建外科杂志，2015, 29(2):154–159.

[2] Edwards BN, Tullos HS, Nobel PC . Contrihutory factors and etiology of sciatic nerve palsy in total hip arthroplasia[J]. Clin Orthop, 1987, 5(218):136–141.

[3] Sponseller PD, Mcbeaath AA. Subtrochanterin osteotomy with intramedullary fixation for arthroplasty of the dysplastic hip: a case report [J]. Arthroplasty, 1988, 3(4):351–354.

15. 如何矫正增大的前倾角？

【建议】可通过组配式关节假体、锥形柄，或股骨转子下旋转截骨矫正。矫正角度的多少还要注意同时考虑髋臼的前倾角的度数，联合前倾角（髋臼前倾角＋股骨颈前倾角）的度数在 35°～45° 最好；术中安放试模后做髋关节稳定性试验也是一种常用的方法。

【备注解释】全髋关节置换术中假体的前倾角在假体位置安放评价中是一个重要参数。最近的研究中已经证明，为了获得髋关节更大的活动范围而不引起撞击和脱位，单纯考虑髋臼假体前倾角度或者股骨假体前倾角度是不够的，而是应该两者同时考虑，即联合前倾角（CA）。Mckibbin 于 1970 年第一次提出了 CA 的概念[1]。Christie 强调在 THA 中使用 CA 的重要性，并认为获得满意临床结果的联合前倾角范围在 25°～45°[2]。对于髋臼没有显著的畸形，只有股骨侧畸形的患者中，因为股骨颈解剖前倾角过大或者过小，其骨性结构限制了股骨假体在髓腔内的调节，可以通过调节髋臼假体前倾角的 CA 技术，有效地预防髋关节术后脱位。而对于髋臼畸形明显的 DDH 患者，可以使用固定臼杯假体前倾角，调节股骨假体前倾角的 CA 技术行全髋关节置换术，同时行适度的软组织松解，获得更加稳定的髋关节，预防了术后脱位的发生，促进了术后髋关节功能的恢复。Bourne 等 [3] 报道了在非骨水泥全髋关节置换术中，使用调整臼杯假体前倾角的 CA 技术可以显著减少术后脱位的发生率。

（曲　敬　陶树清）

参考文献

[1] Noble PC, Kamaric E, Sugano N, et al. Three–dimensional shape of the dysplastic femur:implications for THR[J]. Clin Orthop Relat Res, 2003, 41(417):27–40.

[2] Christie M, Brinson MF. Proximal/distal mismatch:type A and C femurs[J]. Orthopedics, 2005, 28(9Suppl):s1033–1036.

[3] Bourne RB, Rorabeck CH. Soft tissue balancing:the hip[J]. J Arthroplasty, 2002, 17(4Suppl1):17–22.

16. DDH 患者 THA 后，下肢延长后需要注意什么问题？

【建议】重点是软组织张力，有否神经、血管损伤，并通过系统地康复训练逐步获得下肢的平衡功能。

【备注解释】DDH 患者由于长期处于高脱位的病理状态，术中常出现因软组织挛缩造成髋关节难以复位，甚至不能复位，因此在关节置换术中需行大范围软组织松解才能将其复位。而大范围软组织松解不仅会影响髋关节功能恢复，增加术后髋关节不稳定，还有可能因松解过度牵拉损伤坐骨神经和股神经，因此必要时需截骨来减少软组织过度松解。很多学者 [1] 认为，若肢体短缩在 4cm 之内，可以通过髋关节周围软组织松解进行复位。对于肢体短缩超过 4cm 的患者，宜结合转子下短缩截骨术，以减少神经并发症发生。另一些学者持相反的观点，Edwards 等 [2] 认为，Crowe Ⅳ 型患者的患侧坐骨神经仅是行走路径发生了改变，并不是真正的短缩，通过彻底的软组织松解（切除全部关节囊、瘢痕组织及增生的骨赘等），可安全延长下肢达 7cm 以上，并对 30 例 Crowe Ⅳ 型患者行全髋关节置换术，下肢短缩均在 4cm 以上，通过上述方法均使双下肢恢复了等长，没有 1 例出现坐骨神经损伤的表现。但术中需密切注意坐骨神经张力的变化，术后应使患侧髋关节保持屈膝 90°，轻度屈髋位 1 周以上。

（曲　敬　陶树清）

参考文献

[1] 张振东，柴伟，宋俊雷，等 . 生物型人工全髋关节置换术联合转子下短缩截骨治疗 Crowe Ⅳ 型髋关节发育不良 [J]. 中国修复重建外科杂志，2015, 29(2):154–159.

[2] Edwards BN, Tullos HS, Nobel PC. Contrihutory factors and etio1ogy of sciatic nerve palsy in total hip arthroplasia[J]. Clin Orthop, 1987, 25(218):136–141.

17. 如果股骨不进行短缩截骨的话，会可能发生什么危害？

【建议】首先是复位困难，即便勉强复位，软组织张力过大，会出现肢体过度牵拉综合征，严重者可以导致肢体神经麻痹、甚至坏死，后期还会因为关节压力增加，直接影响关节的使用寿命；而同时过度的软组织松解，还会造成关节不稳、脱位，影响功能，甚至发生坐骨神经损伤等不良后果。另外，术后肢体过度延长还可引发的肢体不等长等问题。

【备注解释】DDH 患者由于长期处于高脱位的病理状态，术中常出现因软组织挛缩造成髋关节难以复位，甚至不能复位，因此在关节置换术中需行大范围软组织松解才能将其复位。而大范围软组织松解不仅会影响髋关节功能恢复，增加术后髋关节不稳定，还有可能因松解过度在复位过程中导致血管或神经的牵拉损伤，因此必要时需截骨来减少软组织过度松解 [1]。研究表明 [2]，肢体延长超过 3cm，其血管神经损伤的概率就会成倍增加。因此，大多学者主张对于肢体延长超过 4cm 的 DDH 患者应常规行股骨近端的截骨。

（曲　敬　陶树清）

参考文献

[1] Sponseller PD, Mcbeaath AA. Subtrochanterin osteotomy with intramedullary fixation for arthroplasty of the dysplastic hip: a case report [J]. Arthroplasty, 1988, 3(4):351–354.

[2] Firth GB, Robertson AJ, Schepers A, et al. Developmental dysplasia of the hip:open reduction as a risk factor for substantial osteonecrosis[J]. Clinical Orthopaedics and Related Research, 2010, 468 (9):2485–2494.

18. 股骨侧假体安装时，如何避免出现股骨干劈裂骨折？如果出现的话，应该如何处理？

【建议】正确地选择假体类型（DDH 特制假体），轻柔地操作，预捆绑钢丝、捆绑带，是避免股骨干劈裂骨折的要点。如已经发生劈裂骨折，则首先捆扎钢丝固定骨折处，然后再安装假体，必要时调整假体型号。

【备注解释】人工全髋关节置换是治疗 DDH 的有效手段。尽管手术技术及器材不断发展，但是发育性髋臼发育不良患者因为髋臼发育异常、骨质疏松严重、股骨近端多存在畸形等病变本身的特点，人工全髋关节置换术中骨折仍是其主要并发症之一。这种骨折可以发生在术中显露、脱位、磨锉髋臼 / 髓腔或安装假体时[1]。术中股骨骨折的可能原因如下。①股骨近端畸形：发育性髋臼发育不良患者的股骨因为长期缺乏正常压力刺激，而常常畸形或发育不良，表现为股骨颈过度前倾、髓腔过细过直、股骨髓腔过细、颈干角过大、前倾增加等。这类畸形的存在使得股骨假体很难达到足够的稳定性[2]。而且由于股骨畸形的存在，髓腔锉很容易从皮质穿出，从而明显减低股骨皮质强度。②使用非骨水泥固定型假体：许多学者认为非骨水泥固定型股骨假体会增加术中骨折的风险[3]。Berry 等[4]发现在初次人工全髋关节置换术中，使用骨水泥型柄的骨折发生率为 0.3%，而使用非骨水泥型柄的发生率则高达 5.4%。Duwelius 等也发现骨长入型人工全髋关节置换术发生术中骨折的概率高。这是因为非骨水泥柄要求假体与股骨有良好的压配以达到初始稳定，势必使股骨受到更大的压力，从而容易造成骨折[5]。不过 Schwartz 等发现骨水泥型假体和非骨水泥型假体在术中股骨骨折发生率方面并没有显著性差异[6]，这可能与其样本量小有关系。术中股骨骨折的处理方法应当根据骨折相对于股骨假体的位置、假体柄的稳定性、宿主骨的骨量和质量、患者年龄及并发症、术者的选择倾向及经验等而决定[7, 8]。Vancouver 分类法是一种被广泛采用的分类方法，可用以指导术前、术中治疗方法的选择[10, 11]。对于 B$_1$ 型骨折根据骨折是否为完全骨折给予 LCP 固定或钢丝固定，对于 C 型骨折给予 LCP 固定[9-11]。

（曲　敬　陶树清）

参考文献

[1] Haidukewych GJ, Jacofsky DJ, Hanssen AD, et al. Intraoperative fractures of the acetabulum during primary totalhip arthroplasty[J]. JBoneJoint Surg Am, 2006, 88(9):1952–1956.

[2] Park MS, Kim KH, Jeong WC. Transverse subtrochanteric shortening osteotomy in primary total hip arthroplasty for patients withsevere hip developmental dysplasia [J]. The Journal of Arthroplasty, 2007, 22 (7):1031–1036.

[3] Lindahl H. Epidemiology of periprosthetic femur fracture around atotal hip arthroplasty[J]. Int J Care Injured, 2007, 38(6):651–654.

[4] Berry DJ. Epidemiology hip and knee[J]. Clin Orthop, 1999, 30(2):183–189.

[5] Duwelius PJ, Schmidt AH, Kyle RF, et al. A prospective,modernized treatment protocol for periprosthetic femur fractures[J]. Orthop Clin North Am, 2004, 35(4):485–492.

[6] Schwartz Jr JT, Mayer JG, Engh CA. Femoral fracture during non-cemented total hip arthroplasty[J]. J Bone Joint Surg Am, 1989, 71(8):1135–1142.

[7] Siegmeth A, GarbuzDS, Masri BA. salvage procedures and implant selection for periprosthetic femoral fractures[J]. Injury, 2007, 38(6):698–703.

[8] Giannoudis PV, Kanakaris NK, Tsiridis E, et al. Principles of internal fixation and selection of implants for periprosthetic femoral fractures[J]. Injured, 2007, 38(6):669–687.

[9] Tsiridis E, Narvani AA, Timperley JA, et al. Dynamic compressionplates for Vancouvertype B periprosthetic femoral fractures: a 3-year follow-up of 18 cases[J]. Acta Orthop, 2005, 76(4):531–537.

[10] Chakravarthy J, Bansal R, Cooper J. Locking plate osteosynthesis for Vancouver Type B1 and Type C periprosthetic fractures of femur: A report on 12 patients[J]. Injury, 2007, 38(6):725–733.

[11] Tsiridis E, Haddad FS, GieG A. Dall-Miles plates for periprosthetic femoral fractures A critical review of 16 cases[J]. Injury, 2003, 34(2):107–110.

19. 进行短缩截骨的同时，有无必要进行旋转截骨，以矫正增大的前倾角？

【建议】视假体的类型而定，如组配式假体则不需要在截骨处进行旋转调整，如安装常规假体则有必要考虑在截骨端固定同时，通过向外旋转截骨远端纠正前倾角。

【备注解释】联合前倾角是影响 THA 术后脱位的重要因素。通常认为联合前倾角为 30°～60° 可以减少髋关节撞击，同时获得良好的活动度[1]。Jolles 等[2]认为，如果联合前倾角不在 40°～60°，其脱位风险增加 6.9 倍。Nakashima 等[3]回顾性研究了行 THA 治疗的 579 例 634 髋，以联合前倾角介于 40°～60° 作为理想范围，采用联合前倾角技术的 230 髋的关节脱位率为 0.4%（1/230）；未采用此技术的对照组中，404 例髋的关节脱位率为 2.5%（10/404）。DDH 患者的股骨前倾角明显增加，但前倾角大小与脱位程度并无关联，即使脱位程度较轻，也可能存在前倾角过大的情况[4]。有学者建议对于非组配组中股骨前倾角度较大（＞30°）的患者，采用联合前倾角技术，根据术中股骨柄的前倾角度安放髋臼，通过调整髋臼的方向，使联合前倾角介于理想范围内，避免术后脱位。对于股骨前倾角＞40° 的 DDH 患者需进行截骨或使用组配式假体以降低脱位的风险[5]，这是 DDH 患者选用组配式假体的重要原因。

（曲　敬　陶树清）

参考文献

[1] Okada T, Fukunishi S, Takeda Y, et al. Total hip arthroplasty using stem-first technique with navigation: the potentialof achievement of the optimal combined anteversion being arisk factor for anterior cup protrusion[J]. Eur J Orthop SurgTraumatol, 2019, 29(4):807–812.

[2] Jolles BM, Zangger P, Leyvraz PF. Factors predisposing todislocation after primary total hip arthroplasty: a multivariate analysis[J]. J Arthroplasty, 2002, 17(3):282–288.

[3] Nakashima Y, Hirata M, Akiyama M, et al. Combined ante- version technique reduced the dislocation in cementless to tal hip arthroplasty[J]. Int Orthop,

2014, 38(1):27–32.

[4] Greber EM, Pelt CE, Gililland JM, et al. Challenges in total hip arthroplasty in the setting of developmental dysplasia of the hip[J]. J Arthroplasty, 2017, 32(9S):S38–S44.

[5] Bicanic G, Barbaric K, Bohacek I, et al. Current concept indysplastic hip arthroplasty: Techniques for acetabular andfemoral reconstruction[J]. World J Orthop, 2014, 5(4):412–424.

20. 如果术后出现下肢麻木感、皮肤发白、足背动脉搏动减弱或触不清，一般应该如何处理？

【建议】首先是屈髋屈膝放松患肢，如果症状仍不缓解，需再行手术探查。

【备注解释】对于高度脱位 DDH 患者，为了恢复患肢长度并在术后获得足够臀中肌肌力，要求髋臼杯放置在解剖位置，在这个肢体下移过程中，将面临如何避免神经、血管过度牵拉并发症的问题，这对骨科医师是一个极大挑战。术中及术后的注意事项：①避免髋关节周围软组织过度松解；②对于肢体短缩超过 4cm 的患者，宜结合转子下短缩截骨术，以减少神经并发症发生[1-3]；③股骨粗隆下截骨前后使用钢丝或钛缆捆扎固定时，放置钢丝或钛缆紧贴近端股骨，避免嵌入肌肉组织；④关闭伤口前，进行严密止血；⑤如果神经、血管张力较大，术后应膝关节及髋关节轻度屈曲，康复过程中逐渐伸直[4]。术后如果出现下肢麻木、皮肤苍白、足背动脉减弱，应先屈曲下肢髋关节及膝关节，给予改善循环、解痉药物及预防下肢深静脉血栓药物，并密切观察下肢血供及感觉、运动变化。如果症状无好转，应当机立断行再短缩截骨重新安装关节，必要时进行血管及神经探查术。

（曲　敬　陶树清）

参 考 文 献

[1] 程亮亮，赵德伟. 成人发育性髋关节发育不良的诊治现状 [J]. 中国骨与关节杂志，2016, 5(7):516–520.

[2] 杨序程，雷鹏飞，文斐，等. 两种截骨术在成人 CRowe Ⅳ 型先天性髋关节发育不良人工全髋关节置换术中的比较研究 [J]. 中国修复重建外科杂志，2015, 29(4):439–443.

[3] Rasi AM, Kazemian G, Khak M, et al. Shortening subtrochantericosteotomy and chu placement at tree acetabulum in total hip arthroplasty of Crowe Ⅲ – Ⅳ developmental dasplasia : results of midterm follow up[J]. Eur J Orthop Surg Traumatol, 2017, 28(5):923–930.

[4] 张振东，柴伟，宋俊雷，等. 生物型人工全髋关节置换术联合转子下短缩截骨治疗 Crowe Ⅳ 型髋关节发育不良 [J]. 中国修复重建外科杂志，2015, 29(2):154–159.

21. DDH 行 THA 的患者，是否可以进行快速康复训练？

【建议】关节假体安装稳定者，可以进行加速康复训练。但 DDH 患者与普通患者不同，肌力与步态的适应需要一个过程，因此，建议早期康复，进度减缓，需因人而异，不可冒进。

【备注解释】1997 年丹麦学者 Kehlet 等[1]首次提出加速康复外科理念（fast track surgery，FTS），即采用有循证医学证据的一系列围术期相关优化措施，旨在达到减轻手术患者心理及生理的应激创伤反应，从而使其快速康复。近两年快速康复理念已经广泛应用于骨科领域[2]，证实了通过围术期关节置换手术患者管理流程（①术前：康复指导、不留置尿管、超前镇痛、营养支持；②术中：抗纤溶药治疗、局部镇痛、不留置切口引流管；③术后：防血栓、阶梯镇痛、围术期贫血治疗、预防恶心呕吐并发症等），可以尽量缓解围术期应激反应，减少并发症和患者住院时间。DDH 髋关节置换术手术相对复杂，手术时间更长，创伤更大。没有截骨且关节安装稳定的患者，可以早期功能练习。这对减轻手术患者心理及生理的应激创伤反应，加速肢体功能的康复，也很重要。

（曲　敬　陶树清）

参 考 文 献

[1] Kehlet H, Rosenberg J. Surgical stress: pain, sleep and convalescence. In:Kinney JM, Tucker HN. Physiology, stress and malnutrition: functional cor–relates, nutritional intervention[M]. New York: Lippincott–Raven, 1997:95–112.

[2] 张继如. 快速康复外科理念对髋关节置换患者生理和心理康复的影响 [J]. 安徽医药，2015, 19(9):1822–1824.

（四）融合髋关节行 THA 的技术要点

1. 单纯髋关节融合的髋置换

(1) 哪些疾病常见有髋融合？

【建议】强直性脊柱炎融合髋，髋关节结核后的髋融合，化脓性关节炎后期融合，还有因为髋关节内骨折、肿瘤曾经做过髋关节融合手术的患者。类风湿关节炎的后期偶尔也会出现髋关节融合。

【备注解释】髋融合又叫强直髋或僵硬髋，指髋关节因纤维融合或骨性融合所造成的关节强直及关节活动度的丧失。

融合髋可由多种疾病引起：如结核、化脓性关节炎、类风湿关节炎、强直性脊柱炎、创伤性关节炎、髋关节发育不良等。其中主要病因是强直性脊柱炎[1]、感染化脓性关节炎[2] 等相关系统或局部病变累及髋关节所致，此外还有部分患者是由于外伤、肿瘤等病因或早期做过髋关节融合手术而形成的关节强直。

（白玉江　陶树清）

参考文献

[1] Putnis SE, Wartemberg GK, Khan WS, et al. A literature review of total hip arthroplasty in patients with ankylosing spondylitis: perioperative considerations and outcome[J]. Open Orthop J, 2015, 9:483–488. DOI: 10.2174/1874325001509010483. eCollection 2015.

[2] Kim YH, Oh SH, Kim JS, et al. Total hip arthroplasty for the treatment of osseous ankylosed hips[J]. Clin Orthop Relat Res, 2003(414):136–148.

[3] 陈孝平，汪建平 . 外科学 [M]. 8 版 . 北京：人民卫生出版社，2013

（2）融合髋 THA 前评估需要重点考虑哪些问题？

【建议】应该评估骨量（骨质疏松症）、髓腔形态、髋关节融合的角度、有无脊柱畸形及程度、融合时间长短、髋周软组织情况等问题。

【备注解释】融合性髋关节炎患者往往存在着一定程度的骨质疏松，骨髓腔变形。另外，髋关节融合角度的不同对手术过程中的体位、截骨角度等都会有明显的影响，另外脊柱畸形的程度也会影响到是否适应髋关节直换、是否需要矫正脊柱畸形及术中操作的诸多判定，还有就是强直性脊柱炎颈、腰椎发生融合的时候，腰椎麻醉不能进行，同时颈椎插管也面临巨大困难。麻醉方式均采用全麻清醒插管。针对强直性脊柱炎伴有髋关节融合的时候，以上这些因素影响到了假体的选择、手术的体位，固定方式的确定，是否需要矫正原本的脊柱畸形，以及操作过程中是否能得到一个满意而安全的麻醉，因此，强直性脊柱炎性髋关节融合患者，在手术的时候，一定要术前评估以上因素。强脊炎是引起髋关节融合的主要病因[1]，硬膜外麻醉困难；颈部僵硬，张口困难，经鼻纤支镜引导下气管插管成功率高，可显著增加患者安全性[2]；张口度允许条件下可行喉罩通气[3]。术前应拍摄脊柱、骨盆、股骨上段、双膝关节的 X 线片，充分了解骨骼有无畸形、髋关节融合情况、股骨颈的长度及真臼的痕迹，仔细选择假体及造臼的位置；脊柱有无畸形，畸形严重者对呼吸系统、循环系统进行评估；术前对臀肌的状态评价很重要，检查髋关节周围软组织情况，触摸外展肌肌腹的大小及有无挛缩，测量、了解外展肌肌力[4]。

（白玉江　陶树清）

参考文献

[1] Putnis SE, Wartemberg GK, Khan WS, et al. A literature review of total hip arthroplasty in patients with ankylosing spondylitis: perioperative considerations and outcome[J]. Open Orthop J, 2015, 9:483–488.

[2] 崔永武，张琳 . 一例重度强直性脊柱炎行双髋置换的麻醉处理 [J]. 亚洲麻醉科病例研究，2013, 1(1):1–4.

[3] 尹跃良，温华明，余芳斌 . 喉罩在强直性脊柱炎患者行全髋置换术中的应用 [J]. 医学信息旬刊，2013, 26(15):358.

[4] 施俊武 . 强直髋畸形行人工全髋关节置换手术对策的探讨 [C]. 浙江省医学会骨科学分会 . 2009 年浙江省骨科学学术年会论文汇编 . 浙江省医学会骨科学分会：浙江省科学技术协会，2009:267.

（3）融合髋 THA 选择怎样的体位手术比较舒适？

【建议】选择侧卧位手术比较舒适。

【备注解释】不同于普通 THA 手术患者可选择仰卧位小切口 DAA 入路。当融合髋患者行 THA 手术时，切口的长度不再是优先考虑的问题，充分地显露对于缩短手术时间、正确辨析解剖结构和后续的手术操作均十分重要。对于髋关节功能位强直或强直于屈曲位＜ 40° 的患者，使用前外侧入路有利于前方软组织松解和掌控髋臼正确安放位置，并且对于双侧同时手术的患者更利于体位摆放和术中平衡双下肢长短[1]；对于髋关节屈曲程度大的患者，后外侧入路更加有利于显露。但单纯的后外侧入路对关节前方的软组织松解困难，有时无法准确地辨识解剖结构，贸然截骨则有可能导致股骨大转子或髋臼后壁的损伤[2]。侧卧位前方入路可以直视下松解髋关节前方挛缩的软组织，髋臼显露充分，利于假体正确安装，且创伤更小，利于髋关节功能的早期恢复，术后脱位发生率低[3]。侧卧位即可满足切口要求。

（白玉江　陶树清）

参考文献

[1] 杨重飞，朱庆生 . 深入认识强直髋及其全髋关节置换治疗 [J]. 中国骨与关节杂志，2019, 8(12):881–885.

[2] Bhan S, Eachempati KK, Malhotra R. Primary cementless total hip arthroplasty for bony ankylosis in patients with ankylosing spondylitis[J]. J Arthroplasty, 2008, 23(6):859–866.

[3] 刘言畅，程文丹，吴晗，等 . 直接前方入路与后外侧入路全髋关节置换术治疗强直髋 [J]. 中国矫形外科杂志，2019, 27(19):1759–1764.

（4）融合髋关节进行 THA 时，入路切开软组织时，是否与常规 THA 患者相同？应该注意什么问题？

【建议】与常规 THA 患者不同，往往出现皮下脂肪、肌肉等软组织脆弱、弹性差，小血管的舒缩功能较差，表现为容易出血，需要细致电凝止血；再有就是髋周组织粘连、有硬化，可拉动性差，往往需要一定的松解才能显露清楚。

【备注解释】髋关节融合时间过长的患者，由于长时间髋周肌肉没有主动收缩功能，会出现髋部肌肉组织变脆、弹性下降、容易出血、局部有肌肉挛缩、关节囊挛缩等变化，髋关节融合的患者行 THA 时，因关节周围软组织僵硬，弹性差，且髋关节活动度消失，常常出现需要进行松解髋关节周围挛缩的软组织，否则，难以显露并修整髋臼，术后关节功能得不到更好的改善，故多采用前外侧入路 [1]。术中根据情况行软组织松解，需要松解的软组织包括髂腰肌、股直肌、髂胫束、缝匠肌，有时还应松解内收肌群、外旋肌群、阔筋膜张肌等 [2]，特别需要注意对髋关节周围的软组织进行松解时，应尽量紧贴骨质进行，以防止损伤周围血管神经，对周围软组织严重挛缩者，可采用 Z 型延长或拉花式松解，不可完全切断，以保证术后关节稳定 [1]。贴骨面从前后两个方向，向远端剥离软组织，形成髋关节周围完整而松弛的软组织袖套，以便配合假体调整髋关节张力 [3]。

（白玉江　陶树清）

参 考 文 献

[1] 夏卿，欧阳桂林，黄志明，等 . 全髋关节置换术治疗强直性脊柱炎髋关节强直的临床研究 [J]. 国际骨科学杂志，2010，31(05):318–319，321。
[2] 施俊武 . 强直髋畸形行人工全髋关节置换手术对策的探讨 [C]. 浙江省医学会骨科学分会 . 2009 年浙江省骨科学学术年会论文汇编 . 浙江省医学会骨科学分会：浙江省科学技术协会，2009:267.
[3] 杨重飞，朱庆生 . 深入认识强直髋及其全髋关节置换治疗 [J]. 中国骨与关节杂志，2019，8(12):881–885.

　(5) 融合髋进行 THA 时，股骨颈截骨时，是否能一次截骨成形？

【建议】融合髋由于不能脱位，很难显露股骨颈的全部，因此通常不能完成一刀标准截骨。可选择两刀截骨，安全且方便。

【备注解释】髋关节融合患者行 THA 时，虽然很难分辨股骨头与髋臼的界限，但是头颈交界处还是可以辨认清楚的，关节强直，活动度消失，髋关节的四周很难清晰显露，尤其是关节的下方和后方基本不能看清楚，给截骨和成型带来很大困难，应用传统的截骨方法不仅很难掌握髋臼的成形方向，而且也不可能一次性将股骨头清理干净，故多采用"二次截骨 [1-3]"的方法分离强直的髋关节：先于头下截断股骨颈，在距离第 1 次截骨面远侧 1～1.5cm 处，进行第 2 刀截骨，取出截除的股骨颈骨段，使强直的髋关节变为活动关节，改变体位，将大转子拉向前方或者后方，就便于整个手术操作了。

（白玉江　陶树清）

参 考 文 献

[1] 杨重飞，朱庆生 . 深入认识强直髋及其全髋关节置换治疗 [J]. 中国骨与关节杂志，2019，8(12):881–885.
[2] 黄奎，邹季 . 全髋关节置换治疗重度屈曲畸性强直髋关节畸形 10 例 [J]. 中国中医骨伤科杂志，2017，25(4):70–72.
[3] 施俊武 . 强直髋畸形行人工全髋关节置换手术对策的探讨 [C]. 浙江省医学会骨科学分会 . 2009 年浙江省骨科学学术年会论文汇编 . 浙江省医学会骨科学分会：浙江省科学技术协会，2009:267.

　(6) 完全骨性融合的强直髋进行 THA 时，髋臼的边缘怎样确定？

【建议】通常可以通过未骨化的髋臼盂唇、关节囊的附着点以及股骨头和髋臼交界处的细小的球面和髋臼外面两个骨面相接处角度变化定位，还可以根据髋臼横韧带确定髋臼下缘定位，必要时用 X 线定位。

【备注解释】在众多的髋关节融合性疾病中，像骨关节炎、化脓性髋关节炎及严重的髋关节结核等病变所导致的髋关节融合，通常都能看到髋关节髋臼的边缘。而强直性脊柱炎的髋关节融合，髋关节边缘最难确定，此时应该仔细观察切除的髋关节囊的边缘，如果有未骨化的髋臼盂唇，那么关节盂唇也是一个判定指标，还有就是切除髋关节周围的所有软组织之后，仔细辨析股骨头的弧面和髋臼外缘的骨面的交界处，通常会看到一个很清晰的略凹陷痕迹，它就是髋臼边缘了。必要时可在 C 形臂 X 线机透视辅助下定位，在髋臼成形的时候，可以先把股骨头中心的骨质用骨刀凿除，而后用髋臼磨锉逐级扩大，如果术前 CT 显示髋臼完全骨性融合，没有未骨化间隙的，磨锉髋臼时，视髋臼的深浅程度，不必一定要磨到原始髋臼侧骨质，只要达到能完全覆盖金属髋臼杯即可。打磨时髋臼锉需要保证外展角、前倾角的正确 [1-4]。

（白玉江　陶树清）

参 考 文 献

[1] 张先龙，蒋垚，陈云苏 . 人工髋关节外科学 [M]. 北京：人民军医出版社，2009:370.
[2] 黄小刚，曾斌 . 全髋关节置换治疗强直性脊柱炎髋关节骨性强直 [J]. 中国骨伤，2018，31(12):1104–1107.
[3] 乐国平，张明 . 严重髋关节融合强直畸形的全髋关节置换术 [J]. 中国骨与关节损伤杂志，2013，28(06):509–511.
[4] Gu MH, Zhang ZQ, Kang Y, et al. Roles of sagittal anatomical parameters of the pelvis in primary total hip replacement for patients with ankylosing spondylitis[J]. The Journal of Arthroplasty, 2015, 30(12):2219–2223.

（7）髋关节完全骨性融合者，如何判定髋臼磨锉深度及髋臼各壁的磨锉范围？

【建议】自行融合的病例，卵圆窝内脂肪等软组织通常是不完全骨化的，可以作为判定磨锉深度的一个指标，但不适合髋关节手术后融合的病例，其他各壁边缘的指标，可根据截骨时判定的髋臼边缘的标准来确定。

【备注解释】感染、结核、创伤等原因所造成的髋臼融合，通常情况下这种融合的髋臼缘是比较好辨认的，因为它们会残留髋臼边缘的软骨组织。但是，在强直性脊柱炎的患者中，如果病程比较长，髋关节完全融合后，完全不残留软骨的情况下（软骨完全骨化），辨认起来就比较不容易。确定髋臼磨锉深度方面，如果磨锉的深度能完全膜覆盖住髋臼锉，即便没有完全到达真正髋臼底的程度，安装臼杯，也是可以接受的。另外，卵圆窝内的脂肪组织，通常是不骨化的，为了防止将髋臼底磨穿，应小心谨慎的逐步加深磨锉，达到这一界面的时候，就可以清晰辨认到原始宽臼底。髋臼边缘，主要参照未骨化的髋臼盂唇、关节囊附着点，以及观察髋臼前壁的厚度，用髋臼拉钩拉开前方软组织，可以清晰地看到髋臼前缘的厚度，磨锉时应该保持 0.5～0.8cm 的厚度，这样就能确定髋臼外缘，还可以参照髋臼横韧带确定髋臼下缘。也可用测深尺测量在髋臼窝残留软组织处的内侧壁的厚度来决定髋扩臼的深度 [1]。髋臼的重新成形时，通过参照横韧带和骨盆的倾斜情况用最小型号的髋臼锉保持正确的前倾角和外展角后行逐步地打磨，打磨中一般可见到原股骨头的软骨层，此时即到了真正的臼底 [2, 3]。术中可根据残留关节软骨作为标志，确定髋臼的真实位置和大小。用髋臼锉从小到大磨锉，直至露出软骨下骨 [2-4]。

（白玉江　陶树清）

参考文献

[1] 张先龙，蒋垚，陈云苏．人工髋关节外科学 [M]．北京：人民军医出版社，2009:370.
[2] 黄小刚，曾斌．全髋关节置换治疗强直性脊柱炎髋关节骨性强直 [J]．中国骨伤，2018, 31(12):1104–1107.
[3] 乐国平，张明．严重髋关节融合强直畸形的全髋关节置换术 [J]．中国骨与关节损伤杂志，2013, 28(06):509–511.
[4] Gu MH, Zhang ZQ, Kang Y, et al. Roles of sagittal anatomical parameters of the pelvis in primary total hip replacement for patients with ankylosing spondylitis[J]. The Journal of Arthroplasty, 2015, 30(12):2219–2223.

（8）磨锉髋臼时，如何避免磨锉过深？如果不慎将髋臼底磨漏，应如何处理？

【建议】避免髋臼磨锉过深应注意两点：第一点，见到髋臼底的脂肪组织即停止磨锉；第二点，当髋臼深度完全覆盖髋臼锉周缘时停止进锉，就可以避免髋臼底磨漏。也可术中使用 X 线摄影进行辅助判断，如果出现髋臼底磨漏的情况，那么就需要植骨重建。

【备注解释】①通过参照横韧带和骨盆的倾斜情况用最小型号的髋臼锉保持正确的前倾角和外展角后行逐步地打磨，如髋关节已融合，术中无法判断髋臼底时，扩髋臼时应以髋臼窝为中心，可在臼底部钻孔，测深尺测量髋臼窝残留软组织处的内侧壁的厚度，扩大髋臼时保留底部 5mm 厚度 [1-4]。若有髋臼内陷，内侧壁通常较薄，部分可成膜状。因此，内侧壁不用髋臼锉打磨，代之以刮是刮出软骨及软组织，用刮匙或骨凿将光滑的硬化面弄粗糙，要小心避免穿入骨盆 [5]。②髋臼内陷重建的原则：髋关节中心必须置于解剖位置，以恢复正常的关节生物力学稳定性（髋关节中心位置可影响假体的远期使用寿命）；应用完整的髋臼缘支撑髋臼假体；髋臼内壁残留的腔隙性和节段性缺损必须重建，最好采用骨移植 [5]。将大小为 0.5～1.0cm 的骨质疏松症质骨块紧密打压在髋臼内壁缺损处，用反转臼锉压紧，以保证恢复髋臼的旋转中心，植骨完成后选用生物型假体；亦可在植骨表面覆盖金属网，然后用骨水泥固定传统髋臼，避免负重 3 个月 [3-5]。

（白玉江　陶树清）

参考文献

[1] Robert L.Barrack, Robert E.Booth, Jess H.Lonner, et al. 人工髋膝关节置换 [M]3 版．周勇刚，王岩，译．北京：人民卫生出版社，2009:363.
[2] 张先龙，蒋垚，陈云苏．人工髋关节外科学 [M]．北京：人民军医出版社，2009:370.
[3] 万修阳，刘永辉，邓念，等．全髋置换术治疗强直髋合并髋臼内陷的临床疗效观察 [J]．中华关节外科杂志（电子版),2018,12(5):614–619.
[4] Baghdadi Y, Larson AN. Restoration of the Hip Center During THA Performed for Protrusio Acetabuli Is Associated With Better Implant Survival[J]. Clinical Orthopaedics and Related Research, 2013, 471(10):3251–3259.
[5] Azar FM, Beaty JH, Canale ST. 坎贝尔骨科手术学（第 13 版，典藏版）第 1 卷：关节外科 [M]．唐佩福，王岩，卢世璧，译．北京大学医学出版，2018: 210–212.

（9）融合髋行 THA 时，什么情况下需要进行内收肌松解？

【建议】融合髋 THA 通常情况下，即使髋关节内收明显，术后经过康复训练，髋关节外展功能也是可以恢复的，不需要松解内收肌。但术后平卧位，髋关节严重内收、不能达到中立位，甚至有脱位的风险，此时就应该考虑做内收肌松解。

【备注解释】髋关节融合的患者，当融合髋关节处于内收位融合时，病程比较长的情况下，往往都伴有内收肌挛缩，关节置换之后，髋关节早期不能够很好地达到外展位，或者外展受限，此时往往需要考虑做内收肌松解。但是内收肌属于比较大的肌肉，如果成年之后才发生关节融合的话，THA 术后经过康复与治疗，通常是可以缓慢拉伸内收肌，恢复正常的外展功能的。但是术后把患者放平卧位后，如果患侧髋关节明显处于内收位，不能达到中立位，并且有脱位风险的，这时候应该考虑内收肌松解。在大腿内侧另做一小切口，经皮下行内收肌肌腱切断术。通过该手术通常会使术前的髋关节内收挛缩畸形得到纠正[1-3]。

（白玉江　陶树清）

参考文献

[1] Azar FM，Beaty JH, Canale ST. 坎贝尔骨科手术学（第 13 版，典藏版）第 1 卷：关节外科 [M]. 唐佩福，王岩，卢世璧，译. 北京大学医学出版，2018: 226.
[2] 陈宇，周宗科，沈彬，等. 内收肌切断术在晚期股骨头坏死合并髋外展受限中的应用 [J]. 华西医学, 2015, 30(11):2046-2049.
[3] 张猛，贺西京，谢松涛，等. 股骨头坏死老年患者全髋关节置换术后并发股内收肌挛缩相关影响因素研究 [J]. 山西医药杂志, 2019, 48(12):1458-1461.

(10) 融合髋 THA 股骨侧的处理，通常与常规手术有哪些差别？

【建议】有差别。如髋关节显露困难，建议转子截骨，方便手术操作。易发生骨折，操作须轻柔。必要的时候，也可以做大转子截骨（ETO），利于显露术野；骨质疏松症过于明显时，需要考虑使用骨水泥固定型假体。

【备注解释】融合髋在做 THA 的时候，髋关节是不能够截骨前脱位的，因此需要两刀截骨，这样才方便手术，股骨颈断面的处理，需要等待完成截骨之后将股骨近端旋转出来再确定。如果显露特别困难的话，也可以考虑大转子截骨（ETO）。如果髋关节融合的位置不好，即屈曲＞30°，内收＞10°，或有不同程度的外展，可以考虑行大转子截骨术。融合髋进行全髋关节置换时，如果行大转子截骨，手术就会变得安全易行；否则，股骨各方向活动都很困难，且影响髋关节的充分显露，易导致假体位置不当、股骨扩髓错误及骨折。此外，股骨往往伴有骨质疏松，髓腔宽大，在假体固定方式选择的时候，需要考虑这个因素[1,2]。

（白玉江　陶树清）

参考文献

[1] Azar FM，Beaty JH, Canale ST. 坎贝尔骨科手术学（第 13 版，典藏版）第 1 卷：关节外科 [M]. 唐佩福，王岩，卢世璧，译. 北京大学医学出版，2018: 226.
[2] 杨重飞，朱庆生. 深入认识强直髋及其全髋关节置换治疗 [J]. 中国骨与关节杂志, 2019, 8(12):881-885.

2. 伴有脊柱畸形的髋置换

(1) 强直性脊柱炎伴有颈椎强直时，进行 THA，麻醉方面如何处理？

【建议】通常选择全身麻醉，患者张口度过小者，可使用经鼻纤维支气管镜引导下、清醒气管插管进行麻醉。

【备注解释】强直性脊柱炎的患者，腰椎间韧带会完全骨化，经过棘突间韧带穿刺的办法麻醉，通常不能完成，也就是说，无法进行腰椎麻醉。而且这样的患者，往往也伴有颈椎强直，颈椎活动消失，不能后伸（仰），也面临全麻的气管插管高度困难。特别是当下颌关节也受到病变累及，张口困难，手术麻醉方式的方法通常选择全身麻醉，往往需要经鼻腔或在纤维支气管镜引导下插管完成麻醉[1,2]。

（白玉江　陶树清）

参考文献

[1] 崔永武，张琳. 一例重度强直性脊柱炎行双髋置换的麻醉处理 [J]. 亚洲麻醉科病例研究, 2013, 01(1):1-4.
[2] 尹跃良，温华明，余芳斌. 喉罩在强直性脊柱炎患者行全髋置换术中的应用 [J]. 医学信息旬刊, 2013, 26(15):358.

(2) 强直髋并伴有严重腰椎脊柱畸形者，先矫正脊柱还是先进行 THA？

【建议】脊柱畸形较小（Cobb 角＜40°）不需要做脊柱矫形的，可以直接做人工髋关节置换；如果脊柱畸形严重（Cobb 角＞40°），需要手术截骨矫形者，建议先做脊柱矫形，而后再做人工全髋关节置换。

【备注解释】强直性脊柱炎伴有髋关节融合，需要到髋关节置换手术的时候，先做髋置换还是先做脊柱矫形，需要看脊柱矫形畸形的程度来确定。当脊柱畸形程度较轻，Cobb 角＜30°，脊柱畸形可以不需要矫正，直接做 THA 即可。当脊柱畸形的角度（Cobb 角）＞45°，单纯进行髋关节置换手术，依然不能够改善患者腰部弯曲不能直立的行走步态，此时，如果先做人工全髋关节置换的话，术中髋臼的安放，应该参照脊柱畸形的状态，髋臼前倾角应该加大，才能获得稳定的髋关节。然而，如果日后再矫正脊柱畸形的话，髋臼前倾角将不再适合脊柱畸形矫正后的力学关系，髋关节后伸功能会受到影响。由此可见，如果脊柱需要矫正畸形的话，先矫正脊柱的畸形，使患者脊柱形态接近功能位，待脊柱植骨完全融合，而后再做人工全髋关节置换手术，就会获得一个非常良好的治疗效果。因此，建议如果需要矫正脊柱畸形的患者，先矫正脊柱畸形，再做人工全髋关节置换手术。

（白玉江　陶树清）

参考文献

[1] 宋凯，张永刚，付君，等. 脊柱矫形对强直性脊柱炎胸腰段后凸畸形者髋关节相关活动能力及生活质量的影响[J]. 中国脊柱脊髓杂志，2015，25(10):871–882.

[2] 陈立民，赵承斌，姚猛，等. 脊椎楔形截骨加全髋置换术矫治强直性脊柱炎后突及髋关节强直[J]. 中国脊柱脊髓杂志，2009，19(4):264–267.

　　(3) 伴有脊柱畸形者，骨盆前倾加大或伴有骨盆侧倾的强直髋进行 THA，髋臼如何安装？

　　【建议】需要根据患者的畸形情况术前设计，明确髋臼安放的角度。若脊柱畸形骨盆前倾已固定者，按功能位安放假体；若畸形可逆，按解剖位安放假体。

　　【备注解释】THA 术中，髋臼假体的方向对髋关节脱位率、假体磨损、关节活动范围、骨溶解及假体移位都会产生重要影响[1, 2]。对于骨盆位置正常的患者，髋臼假体的目标位置是外展角 45° 及前倾 20°，且功能位与解剖位重合；但是，脊柱畸形者，若脊柱已固定，骨盆代偿性侧倾、前倾，术后骨盆不能恢复平衡；此时，如果按标准的解剖位置安放髋臼假体，站立时假体实际所处位置则为异常位置，导致脱位概率增加、磨损增加及关节活动度降低。因此，应按功能位安放髋臼假体。如脊柱仍有柔软度，畸形可逆，术后骨盆就可能部分或全部恢复平衡状态，功能位与解剖位趋向一致；如果是按术前功能位安放髋臼，骨盆畸形纠正后就会出现功能位角度异常；此时应该按照解剖位装入髋臼假体，待畸形恢复后即可达到功能位。但是需要注意的是，术后短期内骨盆倾斜畸形未得到纠正时，髋臼杯假体的功能位是不正常的，应注意此时需要保持置换关节的稳定性[3]。尽量在轻微外展位，控制关节的活动范围，防止脱位的发生，直至骨盆倾斜得到适应性矫正后，再恢复关节的活动范围。

（白玉江　陶树清）

参考文献

[1] Patil S, Bergula A, Chen PC, et al. Polyethylene wear and acetabular component orientation[J]. J Bone Joint Surg, 2003, 85(suppl):56–63.

[2] van der Bom MJ, Groote ME, Vincken KL, et al. Pelvic rotation and tilt can cause misinterpretation of the acetabular index measured on radiographs[J]. Clin Orthop Relat Res, 2011, 469(6):1743–1749.

[3] 张志勇，夏庆，邵云潮，等. 骨盆倾斜与髋臼假体方向的关系研究[J]. 中国临床医学，2014，(4):421–423.

　　(4) 伴有骨盆倾斜的患者 THA，髋臼杯假体的安置角度如何掌握？是否需要先矫正畸形？

　　【建议】骨盆的倾斜，通常情况下是继发的，因此在做 THA 时，如果脊柱的固定侧弯畸形严重，导致骨盆左右倾斜角度＞ 30°，则最好应先矫正原发畸形（脊柱），再做 THA。如果倾斜不严重，在 20° 以内，可以不矫正原发畸形，THA 时应该将髋臼角安放在功能位上。

　　【备注解释】有骨盆倾斜的患者，在做手术时，如果髋臼角度安放不合适的话，会增加髋关节脱位、不稳、骨吸收等不良反应的发生率。另外，骨盆倾斜也可能会因为术后的一些矫正和处理，使它的倾斜角度发生变化，从而出现手术时的安放角度合适，但是长久使用之后，骨盆倾斜角度发生改变，可能出现髋臼角度不再合适的情况。因此，要考虑到畸形位置是否稳定这样一个问题。患者行 THA 术后，在骨盆倾斜未矫正状态下，髋臼功能位外展角尚能接受；但随着骨盆倾斜在术后逐渐恢复，功能位与解剖位趋向一致，不适当的功能位髋臼外展角导致髋臼移位，最终不得不翻修。有研究[1]试图采用导航技术安放髋臼假体，但因骨盆功能位的确定具有较多影响因素，使得导航与传统技术相比，并不能从本质上提高准确性。建议在功能位和解剖位，髋臼外展角均应＜ 45°。值得注意的是，由于脱位是多因素影响的结果，安全角度和脱位率并不直接相关，髋臼不在安全角度并不意味必然脱位[2]，但异常位置会显著影响关节界面磨损及关节的生存率。骨盆倾斜可能在 THA 术后发生改变，在变化的过程中，髋臼假体功能位角度的变化可能导致髋关节不稳定和磨损增加。固定性骨盆倾斜可按照功能位安放髋臼；非固定性骨盆倾斜，应根据个体情况调整，必要时可以先行纠正脊柱畸形[3]。

（白玉江　陶树清）

参考文献

[1] Domb BG, El Bitar YF, Sadik AY, et al. Comparison of robotic–assisted and conventional acetabular cup placement in THA: a matched–pair controlled study[J]. Clin Orthop Relat Res, 2014, 472(1):329–336.

[2] Yukihide M, Toru K, Mitsunari K. Acetabular component orientation in 834 total hip arthroplasties using a manual technique[J]. Clinical Orthopaedics and related Research, 2006, 445(4):186–191.

[3] 张志勇，夏庆，邵云潮，等. 骨盆倾斜与髋臼假体方向的关系研究[J]. 中国临床医学，2014，(4):421–423.

(5) 髋关节在高度内收位强直时，入路、截骨与假体安装需注意哪些问题？

【建议】此时选择直接外侧入路。显露股骨颈的前、上、后方，下方通常很难显露。确定髋臼外缘后，头下垂着股骨颈。两刀截骨，而后依次处理髋臼和股骨近端，安装假体。两刀截骨一定要垂直股骨颈，用两枚髋臼拉钩保护股骨颈，松解内侧挛缩组织，安装臼杯，角度外展45°，前倾15°固定假体，如果此时髋关节仍内收、不能够达到中立位，则松解内收肌。

【备注解释】文献报道在伸直内收位强直时采取后外侧入路，对软组织进行有限松解，松解内收肌群，在屈曲内收位强直时采取前外侧入路，需对软组织进行彻底松解，需松解的肌肉包括髂腰肌、股直肌、髂胫束、缝匠肌，必要时需松解内收肌群，都需要彻底切除或松解髋关节周边软组织显露髋臼[1-4]。为解除髋关节融合状态，选用二次截骨，即截骨后成形方法，先显露并将头下股骨颈截断，使强直的髋关节变成活动关节，再于股骨小转子上方1.0～1.5cm处截骨[3-6]，区分股骨头及髋臼，辨别真臼。假体安装：外展角适当减小，合并下肢外旋畸形患者，适当加大髋臼假体前倾角，减小股骨假体前倾角或0°前倾；合并内旋畸形患者，适当减小髋臼假体前倾角，加大股骨假体前倾角[6,7]。

（白玉江　陶树清）

参 考 文 献

[1] 彭阳, 陈光兴, 陈昊, 等. 骨盆矢状位畸形对强直性脊柱炎患者全髋关节置换髋臼假体位置的影响 [J]. 中国骨与关节杂志, 2019, 8(12):886-892.
[2] 赵雄. 股骨颈截骨牵引全髋关节置换与Ⅰ期全髋关节置换治疗强直性脊柱炎髋关节重度屈曲挛缩畸形疗效的比较 [D]. 四川成都: 成都中医药大学, 2019.
[3] 朱勋兵, 袁伶俐, 韩冠生, 等. 直接前入路全髋关节置换术治疗强直性脊柱炎髋关节屈曲畸形的短期疗效观察 [J]. 中国骨伤, 2019, 32(02):141-145.
[4] 王河. 探讨全髋关节置换术在强直性脊柱炎中的应用进展 [J]. 四川解剖学杂志, 2019, 27(3):190-191.
[5] Saglam Y, Ozturk I, Cakmak MF, et al. Total hip arthroplasty in patients with ankylosing spondylitis:Midterm radiologic and functional results[J]. Acta Orthop Traumatol Turc, 2016, 50:443-447.
[6] Xu J, Zeng M, Xie J, et al. Cementless total hip arthroplasty in patients with ankylosing spondylitis[J]. Medicine, 2017, 96:e5813.
[7] Zheng GQ, Zhang YG, Chen JY, et al. Decision making regarding spinal osteotomy and total hip replacement for ankylosing spondylitis:experience with 28 patients[J]. Bone Joint J, 2014, 96:360-365.

(6) 髋关节在高度外展位强直时，入路、截骨与假体安装需注意哪些问题？

【建议】当髋关节高度外展位时，可以采取侧卧位，直接外侧入路，软组织不要松解过多，截骨依然采取两刀截骨法，但截骨量不要过多，由于外展位，内侧肌肉牵拉，所以在安装假体的时候，一定要注意偏心距不要过小。

【备注解释】外展位髋关节融合的患者，通常手术需要松解的组织比较少，因此做有限松解即可，尤其是大腿内侧软组织不要松解。文献报道在伸直外展位强直时采取后外侧入路，对软组织进行有限松解，在屈曲外展位强直时采取前外侧入路，需对软组织进行彻底松解，需松解的肌肉包括髂腰肌、股直肌、髂胫束、缝匠肌，都需要彻底切除或松解髋关节周边围骨赘等组织，以充分显露髋臼[1-4]。为解除髋关节融合状态，选用二次截骨，即截骨后成形方法，先显露并将头下股骨颈截断，使强直的髋关节变成活动关节，再于股骨小转子上方1.0～1.5cm处截骨，区分股骨头及髋臼，辨别真臼[3-6]。假体安装：合并下肢外旋畸形患者，适当减少髋臼假体前倾角，可做到髋臼假体0°前倾角，或减小股骨假体前倾角；合并内旋畸形患者，适当增加髋臼假体前倾角，或减少股骨假体前倾角[6,7]，保持综合前倾角在30°～40°即可。

（白玉江　陶树清）

参 考 文 献

[1] 彭阳, 陈光兴, 陈昊, 等. 骨盆矢状位畸形对强直性脊柱炎患者全髋关节置换髋臼假体位置的影响 [J]. 中国骨与关节杂志, 2019, 8(12):886-892.
[2] 赵雄. 股骨颈截骨牵引全髋关节置换与Ⅰ期全髋关节置换治疗强直性脊柱炎髋关节重度屈曲挛缩畸形疗效的比较 [D]. 成都中医药大学, 2019.
[3] 朱勋兵, 袁伶俐, 韩冠生, 等. 直接前入路全髋关节置换术治疗强直性脊柱炎髋关节屈曲畸形的短期疗效观察 [J]. 中国骨伤, 2019, 32(02):141-145.
[4] 王河. 探讨全髋关节置换术在强直性脊柱炎中的应用进展 [J]. 四川解剖学杂志, 2019, 27(03):190-191.
[5] Saglam Y, Ozturk I, Cakmak MF, et al. Total hip arthroplasty in patients with ankylosing spondylitis: Midterm radiologic and functional results[J]. Acta Orthop Traumatol Turc, 2016, 50:443-447.
[6] Xu J, Zeng M, Xie J, et al. Cementless total hip arthroplasty in patients with ankylosing spondylitis[J]. Medicine, 2017, 96:e5813.
[7] Zheng GQ, Zhang YG, Chen JY, et al. Decision making regarding spinal osteotomy and total hip replacement for ankylosing spondylitis:experience with 28 patients[J]. Bone Joint J, 2014, 96:360-365.

(7) 髋关节在高度屈曲位强直时，入路、截骨与假体安装需注意哪些问题？

【建议】髋关节高度屈曲位强之时，入路应该彻底松解前方挛缩组织，必要时松解髂腰肌，延长骨直肌。仔细辨认，髋臼与股骨颈交界位置，两刀截骨，为防止脱位，髋臼的前倾角可以适当加大，但不要超过20°。

【备注解释】高度屈曲位融合的髋关节，在做人工关节置换的时候，前方软组织挛缩严重，需要认真细致辨别与广泛松解，为了便于松解，也可以先截断股骨颈后再进行松解。有文献报道在高度屈曲位强直时采取前外侧入路，对软组织需进行彻底松解，需松解的肌肉包括髂腰肌、股直肌、髂胫束、缝匠肌，必要时需松解内收肌群，需要彻底切除或松解髋关节周围软组织显露髋臼 [1-4]。为解除髋关节融合状态，二次截骨，即截骨后成形方法，先显露并将头下股骨颈截断，使强直的髋关节变成活动关节，再于股骨小转子上方 1.0～1.5cm 处截骨，区分股骨头及髋臼，辨别真臼 [3-6]。假体安装：在高度屈曲内收位强直时需适当减少外展角，合并下肢外旋畸形患者，适当加大髋臼假体前倾角，减小股骨假体前倾角或 0° 前倾，合并内旋畸形患者，适当减小髋臼假体前倾角，加大股骨假体前倾角 [6, 7]。

（白玉江　陶树清）

参 考 文 献

[1] 彭阳，陈光兴，陈昊，等 . 骨盆矢状位畸形对强直性脊柱炎患者全髋关节置换髋臼假体位置的影响 [J]. 中国骨与关节杂志，2019, 8(12):886–892.

[2] 赵雄 . 股骨颈截骨牵引全髋关节置换与 I 期全髋关节置换治疗强直性脊柱炎髋关节重度屈曲挛缩畸形疗效的比较 [D]. 成都中医药大学，2019.

[3] 朱勋兵，袁伶俐，韩冠生，等 . 直接前入路全髋关节置换术治疗强直性脊柱炎髋关节屈曲畸形的短期疗效观察 [J]. 中国骨伤，2019, 32(02):141–145.

[4] 王河 . 探讨全髋关节置换术在强直性脊柱炎中的应用进展 [J]. 四川解剖学杂志，2019, 27(03):190–191.

[5] Saglam Y, Ozturk I, Cakmak MF, et al. Total hip arthroplasty in patients with ankylosing spondylitis:Midterm radiologic and functional results[J]. Acta Orthop Traumatol Turc, 2016, 50:443–447.

[6] Xu J, Zeng M, Xie J, et al. Cementless total hip arthroplasty in patients with ankylosing spondylitis[J]. Medicine, 2017, 96:e5813.

[7] Zheng GQ, Zhang YG, Chen JY, et al. Decision making regarding spinal osteotomy and total hip replacement for ankylosing spondylitis:experience with 28 patients[J]. Bone Joint J, 2014, 96:360–365.

(8) 融合髋的 THA 术后康复有哪些特殊性？

【建议】要在防止脱位的情况下，增强髋关节的活动范围，同时要加强髋关节周围肌肉的肌力训练，并且还要加强患侧下肢运动的协调性康复训练。

【备注解释】髋关节长时间融合的患者，多存在由于髋关节不能活动，髋周肌肉会出现屈曲挛缩、早期的拉伸范围受限、肌肉的失用性萎缩无力，以及髋关节周围肌肉主动运动的协调性明显下降 [1-5]，畸形较重的患者，恢复髋关节活动之后，早期关节周围的肌肉张力并不属于正常，这样就容易发生术后的脱位现象，因此早期进行康复治疗需要防止脱位的发生，同时需要训练髋关节周围的肌肉力量，也需要训练髋关节周围肌肉活动的时候的协调性，让这些训练活动依次在器械的保护下完成。术后应遵循早期开始、循序渐进、主动、被动结合，加强肌力与协调性同时进行的原则。第二日即开始主动或被动髋、膝关节屈曲锻炼，争取可主动屈髋 45° 以上，屈膝 90° 以上，避免过度髋关节屈曲以防止脱位。对于术前屈曲畸形挛缩较为严重，术后仍残留一定程度屈曲畸形的患者，可于膝关节上方放置沙袋，逐步矫正髋关节屈曲畸形 [5-8]。术后早期开始借助助行器逐步下床活动。

（白玉江　陶树清）

参 考 文 献

[1] 彭阳，陈光兴，陈昊，等 . 骨盆矢状位畸形对强直性脊柱炎患者全髋关节置换髋臼假体位置的影响 [J]. 中国骨与关节杂志，2019, 8(12):886–892.

[2] 赵雄 . 股骨颈截骨牵引全髋关节置换与 I 期全髋关节置换治疗强直性脊柱炎髋关节重度屈曲挛缩畸形疗效的比较 [D]. 四川成都：成都中医药大学，2019.

[3] Saglam Y, Ozturk I, Cakmak MF, et al. Total hip arthroplasty in patients with ankylosing spondylitis: Midterm radiologic and functional results[J]. Acta Orthop Traumatol Turc, 2016, 50:443–447.

[4] 王河 . 探讨全髋关节置换术在强直性脊柱炎中的应用进展 [J]. 四川解剖学杂志，2019, 27(3):190–191.

[5] 朱勋兵，袁伶俐，韩冠生，等 . 直接前入路全髋关节置换术治疗强直性脊柱炎髋关节屈曲畸形的短期疗效观察 [J]. 中国骨伤，2019, 32(2):141–145.

[6] Zheng GQ, Zhang YG, Chen JY, et al. Decision making regarding spinal osteotomy and total hip replacement for ankylosing spondylitis:experience with 28 patients[J]. Bone Joint J, 2014, 96:360–365.

[7] Xu J, Zeng M, Xie J, et al. Cementless total hip arthroplasty in patients with ankylosing spondylitis[J]. Medicine, 2017, 96:e5813.

[8] 黄小刚，曾斌 . 全髋关节置换治疗强直性脊柱炎髋关节骨性强直 [J]. 中国骨伤，2018, 31(12):1104–1107.

（五）转子间骨折行 THA 的技术要点

1. 转子间骨折选择内固定手术与选择 THA 各有什么优势？

【建议】转子间骨折，PFN 手术，优势在于创伤小，骨折可愈合。THA 的优势在于，手术后离床早，肢体功能恢复快，可减少老年人的长期卧床带来的各种不良并发症。

【备注解释】转子间骨折目前以髓内固定为主，该内固定的优势为手术创伤小、出血少、手术时间短、手术并发症少，但术后患肢负重晚，不利于全身心肺功能的恢复。转子间骨折选择 THA 优势为可缩短患者卧床时间，早期下地活动，尽早进行功能锻炼，但 THA 为骨科大手术，特别是转子间骨折较单纯股骨颈骨折行 THA 时手术较复杂，术后并发症较多，对于老年患者本身合并内科疾病多者手术风险较大。但是也有一些学者对此持反对意见。因为转子间区血供丰富，骨折的愈合率非常高，特别是新一代内固定产品的固定效果非常可靠，允许患者早期负重活动。Kim 等进行了人工关节置换和内固定治疗老年股骨转子间骨折的随机性、前瞻性比较研究，结果显示两种方法治疗股骨转子间骨折在住院时间、术后 2 年患肢功能、负重、总体并发症发生率等方面差异无统计学意义。

（宋科官　陶树清）

参考文献

[1] Sanders D, Bryant D, Tieszer C, et al. A multicenter randomized control trial comparing a novel intramedullary device (inter-tan) versus conventional treatment (sliding hip screw) of geriatric hip fractures[J]. J Orthop Trauma, 2017, 31(1):1-8.

[2] Bonnevialle P, Saragaglia D, Ehlinger M, et al. Trochanteric locking nail versus arthroplasty in unstable intertrochanteric fracture in patients aged over 75 years[J]. Orthop Traumatol Surg Res, 2011, 97(6 Suppl):S95-S100.

[3] Kim SY, Kim YG, Hwang JK. Cementless calcar-replacement hemiarthroplasty compared with intramedullary fixation of unstable intertrochanteric fractures. A prospective, randomized study[J]. J Bone Joint Surg Am, 2005, 87(10):2186-2192.

[4] 樊俊俊, 张帅帅, 毕龙. 关于股骨转子间骨折的多中心研究现状 [J]. 中华骨科杂志, 2017, 37(17):1119-1120.

2. 转子下骨折如果拟行 THA，需要考虑哪些因素？

【建议】转子下骨折，通常应该选择内固定手术。如果做 THA，应该选择长柄远端固定的人工关节假体。

【备注解释】本问题缺乏相应的文献报道，根据笔者这类手术经验进行解答：拍摄股骨全长片观察股骨远端有无畸形，复位后临时固定股骨，进行髓腔处理后安装长柄（15cm 以上）远端固定股骨假体柄，股骨转子下骨折较转子间骨折愈合困难，如采用骨水泥固定，有造成骨水泥在骨折端的渗溢，影响骨折愈合的风险，因此选择全层生物型加长假体柄（15cm 以上），股骨骨折近端如果与假体近端不能压配固定的话，也可以用环抱器加以固定，必要时可以同时植骨处理。

3. 转子间骨折行 THA 时，如何简便判定股骨近端前倾角？

【建议】截除股骨头后将残留股骨颈复位，即可判定倾角的位置；确定股骨的前侧、外侧壁，与假体柄的两个侧壁相匹配也可以作为一个判定的指标；髓腔锉扩大骨髓腔后，安装试模球头进行复位测量也可以作为一种方法。

【备注解释】转子间骨折不同于股骨颈骨折，尤其是粉碎性骨折，小粗隆失去正常的解剖关系，使术中确定股骨柄假体前倾角失去了参照物，而这却是人工髋关节置换的关键，总结了以往的文献报道及专家经验，提示股骨假体的前倾角多采用以下四种方法进行判定：①根据小粗隆确定，手术中尽可能将小粗隆复位原处，通过复位和固定的小粗隆确定前倾角 [1]；②确定股骨近端的外侧壁与前侧壁后，与假体相对应，即可判断前倾角的位置 [2]；③根据股骨髁的连线确定，将髋、膝关节屈曲 90°，足底朝上并与地面平行，将插入的人工股骨柄在股骨髁平面前倾 15° 或向外前方旋转 10°～15° [3]；④根据髓腔最大长轴线旋前 5°，在股骨上用亚甲兰做好标记确定 [3]。

（宋科官　陶树清）

参考文献

[1] 吴添龙, 涂以济. 人工股骨头置换加钢丝环扎内固定治疗高龄粗隆间粉碎性骨折的体会 [J]. 中华矫形外科杂志, 2013, 21(22):2299-2301.

[2] 阿吉木. 带股距加长柄半髋置换治疗老年性粗隆间骨折的临床疗效 [J]. 中国矫形外科杂志, 2013, 21(18):1816-1819.

[3] 高雁卿, 左立新. 高龄转子间骨折人工股骨头置换相关的问题 [J]. 临床骨科杂志, 2004, 7(1):21-22.

4. 转子间骨折行 THA 时，假体柄侧的固定类型如何选择？

【建议】如果骨量充足，可以选择生物性固定型假体，但假体柄需要略长一点（达到 15cm 或更长）；如果骨量不足，选择水泥固定更确切。

【备注解释】近年来越来越多研究显示，应用骨水泥型假体进行关节置换治疗粉碎性股骨转子间骨折，骨水泥型假体能够提供即刻的机械稳定，便于术后早期下地，可取得满意的临床疗效 [1]。对于虽有骨质疏松但并不十分严重（Singh 指数大于 Ⅳ 级）的患者，考虑到高龄患者再次翻修的可能性较小，因此在加强股骨干皮质骨质保护的情况下，选择生物型加长柄人工股骨头。加长柄增加至人工股骨柄在股骨髓腔内固定的长度，从而提高人工股骨柄固定强度，增加假体远端的稳定性，通过假体柄与髓腔内壁紧密交锁以实现即刻假体压配效果，保证了假体的初始稳定性，以使人工关节获得早期牢固固定 [2]。

（宋科官　陶树清）

参考文献

[1]Cui Q, Liu YS, Li DF, Zhang P, et al. Cemented hip hemiarthroplasty clinical observations on unstable intertrochanteric fracture in elderlies[J]. Eur J Trauma Emerg Surg. 2016，42(5):651–656.

[2] 王亮，陈宏峰，甄相周，等.非骨水泥半髋关节置换术治疗老年不稳定股骨转子间骨折 [J]. 中华骨科杂志，2012(7):642–647.

5.转子间骨折，粉碎的大转子是否需要解剖复位与固定？

【建议】转子间骨折大转子粉碎时，无论做 PFN 还是做 THA，都不需要解剖复位，但需要把骨折的连续性重建起来，并进行确切的内固定。

【备注解释】对于年龄相对偏低，身体一般情况好，预计术后活动的较多的患者，建议尽可能解剖复位大转子，同时给予钢丝或钛缆捆扎或大粗隆钩板坚强固定。对于年龄过大，一般情况较差，并发症较多的患者，考虑术后活动量不大，对髋关节的功能活动要求较低，手术时首先考虑的是尽可能地缩短手术时间、减少出血量及创面显露时间从而降低手术风险 [1]。因此，术中可不必苛求大转子的解剖复位，但骨折端复位，并做简单的适当内固定，以恢复骨折处骨性连续性，为下一步肢体功能恢复奠定结构性基础。

（宋科官　陶树清）

参考文献

[1] 江庚申，黄国源.老年转子间骨折髋关节置换术中骨折固定方式的选择 [J]. 中国中医骨伤科杂志，2015, 23:7.

6.转子间骨折，如果伴有股骨远折端纵向裂隙骨折者，行 THA 应如何处理？

【建议】此时应该先对股骨近端进行钢丝或钢索的环形预捆扎后，再安装人工关节假体柄即可，可选用生物柄或骨水泥柄假体，术后下肢负重时间延长到 6～8 周。

【备注解释】转子间骨折有股骨近端纵向劈裂者，在进行 THA 时，如果总体骨量还好，BMD > –2.5SD，可优先选择生物固定柄假体，股骨近端应环形捆扎钢丝或绑绑带，尽量选择柄略长的假体，确保有效固定长度在 10cm 以上，假体柄总长度在最好大于 13cm，离床负重行走时间应不短于 8 周。如果 BMD < –3.0SD，建议选择骨水泥固定假体。

7.转子间骨折多伴有明显的骨质疏松症，拟行 THA 时，选择假体的固定类型时有无特殊性？

【建议】此时优先选择使用骨水泥固定型假体进行人工髋关节置换手术。

【备注解释】老年人转子间骨折多伴有明显的骨质疏松，老年人粗隆间骨折的髋关节置换治疗目前被认为是一种积极的治疗方式，多数学者认为有条件者可采用长柄股骨假体，更符合正常的生物力学要求 [1]，但对于高龄股骨转子间骨折的患者伴有骨质疏松同时可能并发多种内科疾病，骨水泥型人工关节置换可起到即刻稳定的作用，患者可尽早进行髋关节活动及负重功能的恢复 [2]。如果老年患者的活动量不大，手术治疗的目的主要是让患者早期下床活动减少卧床并发症，因此采用普通双极人工股骨头即可，既能达到治疗效果又能减少手术时间，降低手术的风险性 [3-5]。

（宋科官　陶树清）

参考文献

[1] Lee YK, Ha YC, Chang BK, et al. Cementless bipolar hemiarthroplasty using a hydroxyapatite–coated long stem for osteoporotic unstable intertrochanteric fractures[J]. J Arhroplasty, 2010, 26(4):626–632.

[2] 郭勇，王景续.采用人工股骨头置换治疗高龄粗隆间骨折的几点经验 [J]. 中国矫形外科杂志，2007, 6:471–472.

[3] 危杰.股骨转子间骨折 [J]. 中华创伤骨科杂志，2004, 5:554–556.

[4] 曹成福，纪斌.长柄人工股骨头置换治疗老年骨质疏松粉碎性股骨粗隆间骨折的临床研究 [J]. 骨与关节损伤杂志，2004, 19(2):81.

[5] 叶虹，邹飚，侯振海，等.长柄双极人工股骨头治疗高龄股骨粗隆间不稳定骨折 [J]. 创伤外科杂志，2009, 11(1):38–40.

8.高龄患者如果检查时有贫血，如何掌握输血的标准？考虑使用铁剂补充吗？

【建议】高龄伤后贫血患者，血红蛋白浓度 < 80g/L，是输血的标准。此类患者建议术前使用铁剂及红细胞生成素（EPO），可明显减少术后不良反应，提高围术期生存率。

【备注解释】据统计，约 1/2 的股骨近端骨折患者在入院时血红蛋白会减少，超过 90% 的患者会在术后发生贫血（血红蛋白浓度 < 100g/L） [1]。研究发现，围术期使用铁剂及红细胞生成素，可显著增加体内的血红蛋白含量，降低卧床时间和感染风险 [2]。老年患者，平时多伴有生理性贫血，血清内的铁储备量多半不足，当血红蛋白浓度下降到 80G/L 以下时，不良并发症的出现概率明显增加，而输血能避免不良反应的发生；因此，老年人髋部骨折后，血红蛋白降浓度低至 80g/L 以下时，为输血指征。应该了解的是，输血也会有诸多不良影响，术后输血的指征也存在一定争议。一项研究发现，当血红蛋白浓度 < 100g/L 时输血和出现贫血症状后再输血，两种方法的术后 60d 内死亡率、行走能力、心血管事件

发生率等比较差异无统计学意义[3]。输血治疗应在出现症状性贫血或血红蛋白浓度＜ 80g/L 时使用[3, 4]。

（宋科官　陶树清）

参考文献

[1] Lewis PM, Waddell JP. When is the ideal time to operate on a pa-tient with a fracture of the hip? : a review of the available litera-ture[J]. Bone Joint J, 2016, 98-B(12):1573–1581.

[2] Lee KH, Ha YC, Lee YK, et al. Frequency, risk factors, and prog-nosis of prolonged delirium in elderly patients after hip fracture surgery[J]. Clin Orthop Relat Res, 2011, 469(9):2612-2620.

[3] Colón-Emeric CS. Postoperative management of hip fractures: in-terventions associated with improved outcomes[J]. Bonekey Rep, 2012, 1: 241.

[4] 袁志，毕龙 . 老年股骨转子间骨折的治疗趋势 [J]. 中华骨科杂志，2017, 37(17):1057–1060.

9. 高龄患者手术前，有无必要检查骨密度？确定伴有骨质疏松症时，术后应该如何进行治疗指导？

【建议】高龄老人，尤其是女性，术前应尽量检查骨密度（BMD），确定伴有明确骨质疏松时，对假体的选择有指导意义，对手术后的抗骨质疏松症治疗也有重要的指导意义；术后建议快速启动系统性抗骨质疏松症治疗。不仅能迅速减少骨质疏松症症状，还能减少摔倒，预防再次骨折，同时也能延长假体的使用时间。

【备注解释】老年髋部骨折患者，尤其是老年女性患者，很多患者都伴有明显的骨质疏松症，骨量降低会影响 THA 生物固定型假体的稳定程度，因此，术前 BMD 检查，有助于指导假体固定类型的选择。另外，老年人骨质疏松性髋部骨折在进行外科治疗的同时，还应特别强调积极的抗骨质疏松药物治疗，手术之后，病情平稳后，就可开始系统地抗骨质疏松症治疗，具体方案：①基础措施坚持健康的生活方式，摄入富含维生素 D、钙、低盐和适量蛋白质的均衡膳食。②骨折后抗骨质疏松用药建议：合理使用钙剂、活性维生素 D、双膦酸盐等、降钙素、甲状旁腺素类等治疗药物[1-3]。

（宋科官　陶树清）

参考文献

[1] 中华医学会骨科学分会 . 骨质疏松骨折诊疗指南 [J]. 中华骨科杂志，2008, 28(10):875-878.

[2] 中华医学会骨质疏松和骨矿盐疾病分会 . 原发性骨质疏松症诊治指南 (2011 版)[J]. 中国骨质疏松和骨矿盐疾病杂志，2011, 4(1):2–17.

[3] 刘强 . 骨质疏松性股骨转子间骨折的治疗 [J]. 中华骨科杂志，2014, 34(1):92–95.

10. 高龄患者术后康复过程中，应强调哪些必要的事项？

【建议】因人而异，循序渐进，保障安全，避免摔倒。

【备注解释】高龄患者术管理主要包括避免术后出现不良并发症及术后关节功能与全身脏器功能康复锻炼两个方面。内容包括离床人员或器械保护下行走，练习咳嗽，练习四肢肌肉力量，提高患者对周围事件的兴趣与关注度，增强食欲，提高自身免疫力，提高生活质量[1, 2]。高龄患者多合并基础疾病，因此在术后康复过程中要密切关注基础疾病有无进展，术后注意加强饮食营养，有条件者可以定期复查血红蛋白及白蛋白直至患者状态平稳，保证充足的营养供给，同时根据不同的术式进行有效、循序渐进的功能锻炼，在锻炼过程中避免跌倒摔伤[3]。

（宋科官　陶树清）

参考文献

[1] 陈金环 . 高龄患者全髋关节置换术后护理与康复锻炼 [J]. 中国医药导报，2010, 7(16):211, 214.

[2] 马壮，陈荣莹 . 早期康复对老年人工股骨头置换术后患者患肢功能恢复的促进效果 [J]. 中国老年学杂志，2014, 10:2853-2855.

[3] 蒋美君 . 骨科老年患者的康复护理 [J]. 临床护理，2011, 24(6):243–244.

（六）TJA 假体周围骨折的处理

1. 人工关节置换患者的假体周围骨折，通常与哪些因素相关？

【建议】术中的假体周围骨折原因有两方面：患者原因，主要是骨质疏松，髓腔形态因素；手术技术因素，主要是暴力操作，术中试模髓腔锉或假体与髓腔不匹配而未得到妥善处理。

手术后晚期的假体周围骨折原因主要是，生物型假体未能与股骨髓腔内骨质长入或长上，假体柄与髓腔内壁之间有微小活动，积累劳损导致柄侧骨溶解吸收，骨质强度下降，加上轻微集中暴力或较大的外伤暴力，即可造成假体周围骨折。

【备注解释】全髋关节置换术后股骨假体周围骨折原因一般与两方面相关。一方面，由于患者（老年患者尤其是肥胖者）的自身原因，即骨量减少、骨质疏松、髓腔形态发育畸形，且高龄患者内科基础疾病增加，跌倒风险增加[1-3]，假体周围骨折的发生率也相应地增大。另外，随着假体的使用年限增加，出现假体周围骨折的风险也增大[4-8]。另一方面，如手术技术的原因，主要是暴力操作[9]，可导致假体周围骨折的发生，同时全髋关节置换术中试模髓腔锉或假体与髓腔不匹配而未得到妥善处理[10-13]，若继续进行手术操作，即便动作轻柔、小心仔细，亦可能出现假体周围骨折。目前所知，部分患者出现术后晚期的假体周围骨折的原因主要包括部分生物型圆柱形远端柄缺乏轴向支撑，以及羟基磷灰石涂层的吸收和生长不良[14-17]，未能与骨髓腔内骨质相长入或长实。假体柄与髓腔内壁指间有微小活动，积累劳损导致柄侧骨溶解吸收、骨质强度下降以及随后出现的下沉，加上轻微集中暴力或较大的外伤暴力，即可造成假体周围骨折的出现。

（李春龙　齐宝昶）

参考文献

[1] 高道安, 蒋和平. 全髋关节置换术后股骨假体周围骨折的病因及治疗分析 [J]. 中外医疗, 2017, 036(001):45–47.

[2] 张小春, 刘晋闽. 全膝关节置换术后假体周围骨折的病因及治疗进展 [J]. 中国中医急症, 2015, 024(005):844–846.

[3] 张向臣, 李春龙, 刘成文, 等. 应用异体皮质骨板及钢缆治疗股骨假体周围骨折 [J]. 中国骨质疏松杂志, 2010, 016(006):442–443.

[4] 叶茂, 郑勇, 刘艳西, 等. 陶对陶与陶对聚乙烯假体在全髋关节置换术中的中期随访分析 [J]. 临床外科杂志, 2014(11):843–845.

[5] 王勇, 蒋建农, 都斌, 等. 人工髋关节置换术后股骨假体周围骨折的分类及治疗 [J]. 中华创伤杂志, 2014, 30(11): 1124–1130.

[6] Jeschke E, Citak M, Günster C, et al. Obesity increases the risk of postoperative complications and revision rates following primary total hip arthroplasty: an analysis of 131,576 total hip arthroplasty cases[J]. The Journal of arthroplasty, 2018, 33(7):2287–2292.e1.

[7] Toledo–Corral C M, Alderete T L, Hu H H, et al. Ectopic fat deposition in prediabetic overweight and obese minority adolescents[J]. The Journal of Clinical Endocrinology & Metabolism, 2013, 98(3):1115–1121.

[8] Gromov K, Bersang A, Nielsen C S, et al. Risk factors for post–operative periprosthetic fractures following primary total hip arthroplasty with a proximally coated double–tapered cementless femoral component[J]. The bone & joint journal, 2017, 99(4):451–457.

[9] Deng Y, Kieser D, Wyatt M, et al. Risk factors for periprosthetic femoral fractures around total hip arthroplasty: a systematic review and meta–analysis[J]. ANZ Journal of Surgery, 2020, 90(4):441–447.

[10] Kamo K, Kido H, Kido S. Comparison of the Incidence of Intra–operative Fractures in Hip Hemi–arthroplasty Performed in Supine and Lateral Positions[J]. Hip & pelvis, 2019, 31(1):33–39.

[11] Watts C D, Abdel M P, Lewallen D G, et al. Increased risk of periprosthetic femur fractures associated with a unique cementless stem design[J]. Clinical Orthopaedics and Related Research, 2015, 473(6):2045–2053.

[12] 施鸿飞, 林华, 熊进. 假体周围骨折与骨质疏松 [J]. 中国骨质疏松杂志, 2019, 25(11):1659–1663.

[13] Al Saedi A, Chen L, Phu S, et al. Agerelated increases in marrow fat volumes have regional impacts on bone cell numbers and structure[J]. Calcified tissue international, 2020, 8(107):1015–1030.

[14] Shrestha S, Dahal S, Bhandari P, et al. Prevalence of osteoporosis among adults in a tertiary care hospital: a descriptive cross–sectional study[J]. Journal of the Nepal Medical Association, 2019, 57(220):393–397.

[15] Harris B, Owen JR, Wayne JS, et al. Does femoral component loosening predispose to femoral fracture?: an in vitro comparison of cemented hips[J]. Clin Orthop Relat Res, 2010, 468(2): 497–503.

[16] Lee JM, Kim TS, Kim TH. Treatment of periprosthetic femoral fractures following hip arthroplasty[J]. Hip Pelvis, 2018, 30(2): 78–85.

[17] Blizzard D J, Klement M R, Penrose C T, et al. Cervical myelopathy doubles the rate of dislocation and fractureafter total hip arthroplasty[J]. The Journal of arthroplasty, 2016, 31(9):242–247.

   2. 假体周围骨折的发生与手术使用的假体固定类型有无关系？

　　【建议】现有文献中暂无明确的数据提示骨水泥固定型与生物固定型假体两种类型的假体周围骨折发生率是否相同，但总体看来，假体周围骨折的患者数量还是以生物固定型假体为多。因此对于老年髋部骨折患者，建议使用骨水泥型假体置换，可以降低周围骨折的风险。

　　【备注解释】全髋关节置换术后股骨假体周围骨折是与术后关节活动受限和病死率增加相关的严重并发症，假体周围骨折的发生与年龄、性别、骨质疏松、假体类型及设计等相关[1-3]。全髋关节置换术中髋臼假体周围骨折的因素较多，主要与原发病类型、有骨质疏松、假体类型、假体覆盖率等有关，为此在开展 THA 时应重点注意这些因素，避免发生 APF。有资料显示，非水泥型人工髋关节假体可以明显增加假体周围骨折的发生率，特别是单楔形和双楔形股骨假体。由于目前缺少不同的假体类型和设计对假体周围骨折发生率影响的研究，因此还需要进一步研究[4-7]。假体周围骨折与假体设计类型具有一定的相关性[8]。在非水泥固定型（生物固定）假体的设计中，可能会增加骨折风险的设计特征包括近端椎体过大、远端假体缺乏轴向支撑、生长表面相对光滑的羟基磷灰石涂层[9]。另外，非水泥固定假体如果安装时没有达到压配合，也是 PFF 的原因之一。对于骨水泥股骨柄，有两种基本原理：一种是复合梁模型，另一种是锥形滑动模型。在复合梁模型中，仅依靠水泥植入物和水泥 – 骨界面之间的牢固结合形成稳定的结构。另一方面，在循环荷载作用下，磨光的锥形柄必须能够在水泥膜内下沉，从而在水泥内产生径向压缩力，并在骨内产生环向应力，以形成稳定的结构[10]。

（李春龙　齐宝昶）

参考文献

[1] 董炳辰, 邵林. 不同假体类型对股骨假体周围骨折的影响 [J]. 医学综述, 2018, 24(12):2411–2415.

[2] Beals R K, Tower S S. Periprosthetic fractures of the femur: an analysis of 93 fractures[J]. Clinical Orthopaedics & Related Research, 1996, 6(327):238–

246.

[3] Vaishya R, Singh A P, Vaish A . Periprosthetic subtrochanteric femoral fracture in a megaprosthesis of the knee[J]. 中华创伤杂志 (英文版), 2013, 16(5):314–315.

[4] 赵会存 . 导致全髋关节置换术中髋臼假体周围骨折的因素及治疗方法探讨 [J]. 临床研究，2019, 27(12):7–8.

[5] Shao G U, Ying X, Orthopedics D O, et al. Advances in the treatment of periprosthetic femur fracture after hip replacement[J]. China & Foreign Medical Treatment, 2015, 5(14):195–196.

[6] Cross M, Bostrom M . Periprosthetic fractures of the femur[J]. Orthopedics, 2009, 32(9):11.

[7] Calori GM, D'Imporzano M, Tagliabue L. et al. Periprosthetic fractures of the femur after total hip arthroplasty[J]. Injury Extra, 2009, 40(10):209.

[8] Kristensen T B, Dybvik E, Kristoffersen M, et al. Cemented or uncemented hemiarthroplasty for femoral neck fracture? Data from the Norwegian Hip Fracture Register[J]. Clinical Orthopaedics and Related Research, 2020, 478(1):90–100.

[9] Khan RJ, MacDowell A, Crossman P, et al. Cemented or uncemented hemiarthroplasty for displaced intracapsular fractures of the hip-a systematic review[J]. Injury, 2002,33(1):13–17.

[10] Parker MJ, Gurusamy KS, Azegami S. Arthroplasties (with and without bone cement) for proximal femoral fractures in adults[M]. Cochrane Database of Systematic Reviews: John Wiley & Sons,Ltd, 2010, 4(3):CD001706.

3. 临床上哪种假体周围骨折分型比较便于使用？

【建议】目前临床工作中常用的分型大体是以下三种：Vancouver 分型、Johansson 分型、AAOS 分型 [1]，其中 Vancouver 分型已被广泛接受和使用。

【备注解释】① Vancouver 分型 [2-4]：首先由 Duncan 等于 1995 年提出，温哥华分类术后假体周围股骨骨折是最常用和最广泛接受的系统。这一分类系统最近已经扩展到统一的分类系统，涵盖了任何假体周围骨折的处理，无论其解剖位置如何。温哥华分类考虑了骨折的位置、柄的稳定性、水泥套的完整性（如果存在），以及可用于重建的骨储备。分类如下。A 型：转子间骨折；B 型：假体柄周围骨折；C 型：骨折线在假体柄以远的骨折。Brady 等于 2000 年综合骨折部位、假体的稳定性和股骨的情况将 A、B 又分为亚型，A 型分为大转子骨折（AG 型）和小转子骨折（AL 型）；B 型又分为三个亚型，B_1 型：假体周围牢固；B_2 型：股骨质量尚可，假体出现松动；B_3 型：股骨有严重的骨丢失如骨溶解或粉碎，并发假体松动。Vancouver 分型是目前临床中最常用的分型。任何分型系统的最终目标都是改善患者的预后。为了达到这个目的，分类必须指导治疗，可靠，有效。假体周围骨折的 Vancouver 分型解决了在治疗中被认为重要的因素：骨折位置、植入物稳定性和骨储备。② Johansson 分型 [5]：由 Johansson 等 1981 年提出的分型方法，Ⅰ 型：骨折线临近假体末端，假体柄仍留在髓腔内；Ⅱ 型：骨折线从股骨干近端部分延伸至假体远端以外，假体柄从远端髓腔脱出；Ⅲ 型：骨折线完全位于假体末端以远。Johansson 分型较简明，并且详细描述了假体与骨折的位置关系，在一定程度上说明了假体的稳定性对临床治疗方案的选择有一定的指导意义。③ AAOS 分型 [6, 7]：Ⅰ 型骨折位于粗隆间线的近端；Ⅱ 型骨折垂直劈裂，但不超过小粗隆下缘；Ⅲ 型骨折延伸至小粗隆下缘以下，但不超过假体柄的中下 1/3 交界处；Ⅳ 型骨折线位于假体柄末端处，Ⅳa 螺旋形、Ⅳb 横断性；Ⅴ 型，严重粉碎的 Ⅲ 型或 Ⅳ 型骨折，涉及假体柄远端不稳定，但假体稳定；Ⅵ 型骨折位于假体以远。AAOS 分型对骨折线部分的分型较全面，但是未明确假体与骨折的稳定性及骨干的质量。也是目前较常用的分型方法之一。

（李春龙　齐宝昶）

参考文献

[1] 王勇，蒋建农，都斌，等 . 人工髋关节置换术后股骨假体周围骨折的分类及治疗 [C]// 江苏省骨科青年医师论坛，2015.

[2] Brady O H, Garbuz D S, Masri B A, et al. The reliability of validity of the Vancouver classification of femoral fractures after hip replacement[J]. The Journal of arthroplasty, 2000, 15(1):59–62.

[3] Naqvi G A, Baig S A. Interobserver and intraobserver reliability and validity of the Vancouver classification system of periprosthetic femoral fractures after hip arthroplasty[J]. The Journal of arthroplasty, 2012, 27(6):1047–1050.

[4] 王蒙，唐华羽，王福成 . 股骨假体周围骨折治疗现状及研究进展 [J]. 中国老年学杂志，2020, 40(1):219–222. DOI:103969/j.issn.1005-9202. 2020.01.064.

[5] Johansson J E, McBroom R, Barrington T W, et al. Fracture of the ipsilateral femur in patients wih total hip replacement[J]. The Journal of bone and joint surgery. American volume, 1981, 63(9):1435–1442.

[6] Thomas W, Bove F. Zur Alloarthroplastik derHüftgelenkpfanne bei Dysplasie–Typ Ⅱ derAAOS–Klassifikation[J]. Operative Orthopädie und Traumatologie, 1997, 9(1):16.

[7] 覃文杰 . 股骨假体周围骨折的研究进展 [J]. 中国临床新医学，2015, 6(3):278–282. DOI:10.3969/j.issn.1674-3806.

4. 假体周围骨折的基本处理原则是什么？

【建议】全髋关节置换术后假体周围骨折的治疗方案需结合骨折部位、分型、假体有无松动、局部骨质量、身体状况而制订。原则是骨折有移位者，需要对骨折进行牢固固定；假体近端没有松动者，可以行内固定治疗；人工假体已经松动者，需要进行翻修术治疗；有严重骨缺损者，需要髓腔内、外植骨处理，同时翻修关节。

【备注解释】股骨假体周围骨折是全髋关节置换术后严重的并发症。由于接受 THA 患者数量逐年增加，假体周围骨折的发病率也随之上升[1]。假体周围骨折的危险因素包括年龄、性别、跌倒、假体周围骨溶解、假体松动等。Vancouver 分型是股骨假体周围骨折最常用的分型方法，根据骨折部位及假体是否稳定、是否存在骨缺损将假体周围骨折分为三型：A 型，股骨转子间骨折；B 型，假体柄周围骨折（B_1 为柄稳定，B_2 为柄松动、无骨缺损，B_3 为柄松动伴骨缺损）；C 型，假体柄以远骨折[2]。部分类型股骨假体周围骨折在股骨柄假体是否稳定固定、假体是否需要翻修、股骨柄假体的选择、骨缺损重建与骨折固定方式和固定手段等方面存在一定的争议[3-7]。

有文献显示：对于股骨假体周围骨折伴严重骨缺损者，术中应用异体皮质骨板及钢缆固定及自体骨移植等联合治疗是一种比较有效的治疗措施[8]。治疗的类型取决于三个主要因素：骨折部位、宿主骨的状态和股骨柄的稳定性[9]。治疗的目标是早期愈合、解剖校准和长度、稳定的假体、早期活动、恢复骨折前功能和维持骨储备。对于治疗而言，假体柄是否松动是需要考虑的关键因素之一，因此，放射学评估必须辅以术中评估，以确定假体柄是否松动，以便进行最合适的外科治疗。PFF 的治疗以广泛接受的评估为指导。AG 型骨折：常规非手术治疗，6 周以上。移位距离较大的，可用特殊钢板或张力带固定。AL 型骨折：常规非手术治疗，患者可耐受下充分负重或活动。如果假体不稳，重新分型。对于假体柄稳定的 B_1 型和 C 型中，可采取切开复位内固定（ORIF）无论是布线系统、钢板、植骨，还是多种技术的结合。如果是假体末端的横向或短斜形骨折，建议采用带或不带辅助固定的长柄假体进行 ORIF 或翻修[10]。对于假体柄不稳定的 B_2、B_3 型骨折，通常建议采用非骨水泥长段假体进行翻修手术，尤其是在骨水泥套不足的情况下[4]。

Coventry 分类系统根据患者的病史和影像学表现，将 PFF 分为两类：固定良好的假体和假体松动的假体，根据这一简单的分类系统，骨折前髋关节不满意的患者一般应进行假体翻修治疗，而骨折前髋关节假体固定良好的患者则可单独进行骨折固定治疗，除非骨折本身影响了假体的固定[11]。B_1 型骨折有多种手术治疗方案，可使用直或转子钩状 NCB 锁定钢板或股索预备钢板进行 ORIF。锁定板的优点已经在各种研究中得到了证明[12-14]。尽管外科专业知识是必要的，但这种电镀系统的优点是增加了结构稳定性[15]。

（李春龙　齐宝昶）

参考文献

[1] 庞贵根，张涛．全髋关节置换术后股骨假体周围骨折的分类和治疗进展 [J].中国矫形外科杂志，2006, 3(13):995–997.

[2] Chalidis B E, Tsiridis E, Tragas A A, et al. Management of periprosthetic patellar fractures: A systematic review of literature[J]. Injury–international Journal of the Care of the Injured, 2007, 38(6):714–724.

[3] Berry D J . Management of periprosthetic fractures: The hip[J]. journal of arthroplasty, 2002, 17(4–supp-S1):0–13.

[4] Garbuz D S, Masri B A, Duncan C P . Periprosthetic fractures of the femur: principles of prevention and management[J]. Instructional course lectures, 1998, 47:237–242.

[5] Learmonth ID. Management of periprosthetic fractures[J]. Journal of Arthroplasty, 2002, 17(4–supp-S1):11–13.

[6] Thukral R, Marya S, Singh C . Management of distal femoral periprosthetic fractures by distal femoral locking plate: A retrospective study[J]. Indian Journal of Orthopaedics, 2015, 49(2):199.

[7] 康鹏德，李东海，裴福兴．全髋关节置换术后股骨假体周围骨折的治疗策略 [J].中华骨科杂志，2019, 39(15):961–972.

[8] 张向臣，李春龙，刘成文，等．应用异体皮质骨板及钢缆治疗股骨假体周围骨折 [J].中国骨质疏松杂志，2010, 16(6):442–443.

[9] Klein GR, Parvizi J, Rapuri V, et al. Proximal femoral replacement for the treatment of periprosthetic fractures[J]. J Bone Joint Surg, 2005, 87(8):1777–1781.

[10] Quah C, Porteous M, Stephen A. Principles of managing Vancouver type B periprosthetic fractures around cemented polished tapered femoral stems[J]. European Journal of Orthopaedic Surgery & Traumatology, 2017, 27(4):477–482.

[11] Pavone V, de Cristo C, Di Stefano A, et al. Periprosthetic femoral fractures after total hip arthroplasty: an algorithm of treatment[J]. Injury, 2019, 50: S45–S51.

[12] Duncan CP, Masri BA. Fractures of the femur after hip replacement[J]. Instr Course Lect, 1995, 44: 293–304.

[13] Rayan F, Haddad F. Periprosthetic femoral fractures in total hip arthroplasty–a review[J]. Hip International, 2010, 20(4):418–426.

[14] Ninan TM, Costa ML, Krikler SJ. Classification of femoral periprosthetic fractures[J]. Injury, 2007, 38: 661–668.

[15] Koval KJ, Hoehl JJ, Kummer FJ, et al. Distal femoral fixation: a biomechanical comparison of the standard condylar buttress plate, a locked buttress plate, and the 95 degree blade plate[J]. J Orthop Trauma, 1997, 11: 521–524.

5. 假体周围骨折在骨折复位时，如果发生解剖复位困难的情况，应该如何处理？

【建议】术前充分准备，如果发生解剖复位困难，一般多是由于假体松动，假体柄过度压入股骨近端髓腔所致；将假体柄向近端击出一段距离，就可使骨折解剖复位。但是，这已经表明假体柄有明确的松动，此时需进行翻修处理。

【备注解释】治疗稳定型股骨假体周围骨折，间接复位，骨膜外 LISS 钢板固定是一种可行的方法[1-3]。Vancouver 分型是全髋关节或半髋置换术后股骨假体周围骨折比较简单实用的分类方法，根据不同患者的个体情况进行合适地分型进而选择个体化的治疗方案，对患者术后生存质量及髋关节功能恢复效果显著。在髋关节股骨假体周围骨折临床病例中 Vancouver B 型较为常见，切开复位钢板内固定，或长柄假体翻修并结合同种异体骨板植骨，结合钢丝或钛丝捆扎固定可以取得良好的治疗效果，术中用力牵引患肢或内外翻，观察假体与骨质之间是否存在松动，或可将髋关节行关节脱位姿势，推动假体或柄，查看是否存在松动 [4, 5]。对 A 型患者应根据骨量丢失多少可选择钢缆或钛缆捆扎固定或进行假体翻修及内固定等治疗。对 Vancouver C 型骨折的患者而言，应根据骨折具体情况选择对应的治疗办法，一般情况下可行切开复位结合锁定接骨板及螺钉内固定系统进行骨折复位固定，如骨量丢失严重时可进行植骨。临床应根据不同的骨折类型分别给予积极治疗，对于骨折较严重的病例（如 B₂、B₃ 型）建议使用足够长度的假体柄，同时要考虑患者的骨皮质厚薄情况，髓腔内紧密压配，辅助同种异体骨板或环抱器并结合钢丝或钛丝捆扎牢固固定以求取得最佳治疗效果。髋关节置换术后股骨假体周围骨折需要通过患者的临床症状、影像学表现（X 线片）进行正确诊断，按分型系统进行骨折的合理化评估，熟稔、掌握 PFF 的治疗原则，对不同患者根据其骨折特点，选择或制订最佳治疗方案，达到理想的治疗目的 [6, 7]。

（宋科官　陶树清）

参考文献

[1] 赵向民, 任红, 杨晓灿, 等 . 间接复位 LISS 钢板内固定不植骨治疗稳定型股骨假体周围骨折疗效观察 [J]. 中国医药导报, 2007, 4(9S):154–155.

[2] Weinberg D S, Park P J, Boden K A, et al. Anatomic investigation of commonly used landmarks for evaluating rotation during forearm fracture reduction[J]. The Journal of Bone and Joint Surgery, 2016, 98(13):1103–1112.

[3] Ricci W M, Borrelli J . Operative management of periprosthetic femur fractures in the elderly using biological fracture reduction and fixation techniques[J]. Injury–international Journal of the Care of the Injured, 2007, 38(3–supp–S):53–58.

[4] 康鹏德, 李东海, 裴福兴 . 全髋关节置换术后股骨假体周围骨折的治疗策略 [J] . 中华骨科杂志, 2019, 39(15):961–972.

[5] 李仁彬 . 人工髋关节置换术股骨假体周围骨折的治疗及其随访研究 [D]. 山东济南：山东大学，2016.

[6] 李志昌, 李儒军, 柯岩, 等 . 人工髋关节置换术后股骨假体周围骨折的分型与治疗 [J]. 中华骨科杂志, 2017, 37(15):952–960.

[7] 戴尅戎, 孙月华 . 形状记忆锯齿臂环抱内固定器治疗股骨假体周围骨折 [J]. 中华骨科杂志, 2002, 22(9):521–524.

6. 假体周围骨折在行固定处理时，仅仅使用单皮质螺钉能否达到良好效果？

【建议】假体周围骨折手术治疗需根据患者的不同情况采用不同的个体化治疗方案，单独采用单皮质螺钉通常不能很好达到稳固的固定效果。

【备注解释】髋关节置换术后股骨柄假体周围骨折手术治疗并发症发生率较高。根据股骨假体周围骨折 Vancouver 分型选择个性化治疗方案，骨折临床愈合率 91.7%，术后早中期髋关节功能优良率 66.7%，Vancouver B₁ 型和 C 型 PFF 可单纯行骨折复位内固定术；Vancouver B₂、Vancouver B₃ 型 PFF 应行翻修术＋骨折复位内固定 [1-3]。综合目前国内外文献显示：假体周围骨折手术治疗需根据患者的不同情况采用不同的个体化治疗方案，但单独采用单皮质螺钉通常不能很好达到固定效果 [4-6]。双皮质螺钉固定效果显然优于单皮质螺钉，插入髓内植入物周围的环抱结构中，双皮质锁定螺钉在所有负荷方向提供稳定的固定，但是双皮质螺钉固定的手术难度较大 [7]。Lenz 等 [8] 在轴向负荷试验中，使用近端单皮质螺钉和远端双皮质螺钉的钢板结构比使用钢索或钢板和钢索的结构更稳定，也是一种比较好的固定方式。Konstantinidis 等 [9] 得出的结论是与单皮质螺钉固定相比，双皮质螺钉固定提供了更稳定的锚定。然而，根据截骨术间隙的运动量和失败负荷，使用带有假体周围单皮质螺钉的钢板或带有多个轴向放置的双皮质螺钉的钢板可以同样很好地实现假体周围股骨骨折的稳定。Mark 等 [10] 提出双皮质螺钉改善假体周围骨折的近端钢板固定。环扎螺钉组合是一种有价值的选择，尤其是在骨质疏松患者身上。在考虑采用哪种螺钉时，还应根据手术实际情况来考虑，固定部件可以根据其各自的优点进行组合，以实现最佳的假体周围骨折固定，切勿因为双皮质螺钉有较好的固定效果，而贸然都采用双皮质螺钉固定，避免给手术带来更大的难度 [11]。

（宋科官　陶树清）

参考文献

[1] 郑建章, 胡世平, 汤发强, 等 . 人工髋关节置换术后股骨假体周围骨折的手术治疗 [J]. 中国临床医学, 2014, 21(4):418–420.

[2] 许文波 . 髋关节置换术后股骨假体周围骨折手术治疗的疗效分析 [D]. 贵州遵义：遵义医学院，2016.

[3] 张昃, 王毅, 庞庆铭, 等 . 股骨假体周围骨折手术治疗策略 [J]. 中华关节外科杂志（电子版），2009, 3(5):558–564.

[4] Chalidis B E, Tsiridis E, Tragas A A, et al. Management of periprosthetic patellar fractures: A systematic review of literature[J]. Injury–international Journal of the Care of the Injured, 2007, 38(6):714–724.

[5] Chen Q, Chen W, Ding ZQ. Treatment of Vancouver type B1 periprosthetic femoral fracture with locked plate and xenogenic bony plate[J]. zhongguo gu shang, 2016, 29(8):734–737.

[6] Lee J M, Kim T S, Kim T H . Treatment of periprosthetic femoral fractures following hip arthroplasty[J]. chinese journal of joint surgery, 2018, 30(2):78.

[7] Konstantinidis L, Hauschild O, Beckmann N A, et al. Treatment of periprosthetic femoral fractures with two different minimal invasive angle–stable plates: biomechanical comparison studies on cadaveric bones[J]. Injury, 2010, 41(12):1256–1261.

[8] Lenz M, Perren S M, Gueorguiev B, et al. A biomechanical study on proximal plate fixation techniques in periprosthetic femur fractures[J]. Injury, 2014, 45: S71–S75.

[9] Lenz M, Perren S M, Gueorguiev B, et al. Mechanical behavior of fixation components for periprosthetic fracture surgery[J]. Clinical Biomechanics, 2013, 28(9–10):988–993.

7. 假体周围骨折，什么时候选择使用同种异体骨板辅助固定？有什么优点？

【建议】骨质疏松性 B_2、B_3 型股骨假体周围骨折，可以采取同种异体皮质骨板。同种异体皮质骨板，多用于难愈合型骨缺损患者的翻修手术中。

优点：①生物相容性好；②提供固定支撑作用；③可促进骨折愈合；④增加局部骨量和改善骨强度；⑤避免再次手术取出金属内置物。

【备注解释】股骨假体周围骨折发生原因不同，骨折类型及部位各异，选择合适的骨折分型对于指导临床治疗至关重要 [1]。Vancouver 分型是全髋关节或半髋关节置换术后股骨假体周围骨折比较简单实用的分类方法，根据不同患者的个体情况进行合适地分型进而选择个体化的治疗方案，对患者术后生存质量及髋关节功能恢复效果显著。在髋关节股骨假体周围骨折临床病例中 Vancouver B 型较为常见，切开复位钢板内固定，或长柄假体翻修并结合同种异体骨板植骨，结合钢丝或钛丝捆扎固定可以取得良好的治疗效果。A 型患者根据骨量丢失多少可选择钢缆或钛缆捆扎固定或进行假体翻修及内固定等治疗方法 [2, 3]。对 Vancouver C 型骨折的患者，应根据骨折具体情况选择对应的治疗办法，一般情况下可行切开复位结合锁定接骨板及螺钉内固定系统进行骨折复位固定，如骨量丢失严重时可进行植骨。临床应根据不同的骨折类型分别给予积极治疗，对于骨折较严重的病例（如 B_2、B_3 型）建议使用足够长度的假体柄，同时要考虑患者的骨皮质厚薄情况，髓腔内紧密压配，辅助同种异体骨板或环抱器并结合钢丝或钛丝捆扎牢固固定以求取得最佳治疗效果 [4-7]。髋关节置换后骨质疏松性 B_2、B_3 型股骨假体周围骨折采取同种异体皮质骨板联合锁定钢板捆扎治疗可获得良好的修复效果 [8]。同种异体皮质骨板移植重建股骨假体周围骨折，不但能提供固定支撑作用，而且可促进骨折愈合，增加局部骨量和改善骨强度，显示出较好的优越性 [9]。有文献 [10-12] 指出已经在同种异体假体复合物（APC）患者中取得了良好的效果。同种异体骨接骨板技术往往多用于难愈型骨缺损的患者的翻修手术中，在股骨远端不愈合的情况下，由于患者先前的手术导致的骨质减少和骨丢失为治疗外科医生带来了问题 [13]。同种异体骨接骨板往往采用皮质支撑物补充干骺端骨缺损，用自体骨移植增强生物学特性，并用锁定加压钢板将其与稳定的固定相结合 [14]。假体周围骨折是非常接近股骨或胫骨植入物，特别是当骨质疏松症和粉碎性骨折；年龄较轻的膝关节骨折患者和膝关节周围明显骨质丢失的患者通常使用 APC 进行治疗，而年龄超过 70 岁的患者通常使用加长关节置换进行治疗 [15]。

（宋科官　陶树清）

参考文献

[1] 周宗科, 裴福兴, 屠重棋, 等 . 同种异体皮质骨板移植治疗股骨假体周围骨折 [J]. 中华外科杂志, 2004, 42(24):1473–1476.

[2] 李仁彬 . 人工髋关节置换股骨假体周围骨折的治疗及其随访研究 [D]. 山东济南：山东大学, 2016

[3] Wilson D, Frei H, Masri B A, et al. A biomechanical study comparing cortical onlay allograft struts and plates in the treatment of periprosthetic femoral fractures[J]. Clinical Biomechanics, 2005, 20(1):70–76.

[4] 石小军, 杨静, 康鹏德, 等 . 全涂层远端固定长柄假体治疗髋关节置换术后股骨假体周围骨折的临床研究 [J]. 中华关节外科杂志：电子版, 2013, 7(5):597–602.

[5] Maury A C, Pressman A, Cayen B, et al. Proximal femoral allograft treatment of Vancouver type–B3 periprosthetic femoral fractures after total hip arthroplasty[J]. Journal of Bone & Joint Surgery American Volume, 2006, 85(5)953–958.

[6] Chandler H P, Tigges R G . The role of allografts in the treatment of periprosthetic femoral fractures[J]. Instructional Course Lectures, 1998, 47(9):257–264.

[7] Tsiridis E, Amin MS. Charity, J, et al. Impaction allografting revision for B3 periprosthetic femoral fractures using a Mennen plate to contain the graft: A technical report[J]. Acta Orthopaedica Belgica, 2007, 73(3):332–338.

[8] 龚志兵, 吴昭克, 张焕堂, 等 . 锁定钢板固定联合同种异体皮质骨板治疗髋关节置换后老年骨质疏松性 Vancouver B1.C 型股骨假体周围骨折 [J]. 中国组织工程研究, 2019, 23(12):1812–1817.

[9] Kanakeshwar R B, Jayaramaraju D, Agraharam D, et al. Management of resistant distal femur non–unions with allograft strut and autografts combined with osteosynthesis in a series of 22 patients[J]. Injury, 2017, 48: S14–S17.

[10] Ghazavi MT, Stockley I, Yee G, et al. Reconstruction of massive bone defects with allograft in revision total knee arthroplasty[J]. J Bone Joint Surg Am, 1997, 79(1):17–25.

[11] Engh GA, Ammeen DJ. Use of structural allograft in revision total knee arthroplastyin knees with severe tibial bone loss[J]. J Bone Joint Surg Am, 2007, 89(12):2640–2647.

[12] Bezwada HP, Shah AR, Zambito K, et al. Distal femoral allograft reconstruction for massive osteolytic bone loss in revision total knee arthroplasty[J]. J Arthroplasty, 2006, 21(2):242–248.

[13] Saidi K, Ben–Lulu O, Tsuji M, et al. Supracondylar periprosthetic fractures of the kneein the elderlypatients: a comparison of treatment using allograft–implant composites, standard revision components, distalfemoral replacement prosthesis[J]. The Journal of arthroplasty, 2014, 29(1):110–114.

[14] Kanakeshwar R B, Jayaramaraju D, Agraharam D, et al. Management of resistant distal femur non–unions with allograft strut and autografts combined with osteosynthesis in a series of 22 patients[J]. Injury, 2017, 48: S14–S17.

[15] Gautam D, Malhotra R. Megaprosthesis versus Allograft Prosthesis Composite for massive skeletal defects[J]. Journal of clinical orthopaedics and trauma, 2018, 9(1):63–80.

8.假体周围骨折内固定后，需要注意哪些因素才能保障骨折愈合？

【建议】假体周围骨折内固定后，影响骨折愈合的因素与正常骨折相同。建议注意以下因素：①首选手术时避免影响局部血供；②术后保障假体周围骨折端局部稳定；③渐进性进行适当地康复训练；④口服促进骨折愈合药物，伴有骨质疏松者，还应系统抗骨质疏松症治疗。

【备注解释】大量关于假体周围骨折的出版资料已经调查了治疗方案、死亡率、术后并发症或再次手术的需要，但是很少有文献提及术后功能康复的结果 [1-3]。假体周围骨折内固定后影响骨折愈合的因素同正常骨折。相较普通的骨折，假体周围骨折的多数患者都有不同程度的骨质疏松，肌肉的牵张力和骨碎片供血不足都是影响术后骨折愈合的因素，术后应降低肢体负重、减少肌肉对骨折处的张力，以免引起骨折不愈合 [4]。营养不良也是术后骨折不愈合的主要原因之一。对于骨质疏松的患者应额外治疗骨质疏松以促进骨折端的愈合 [5]。假体周围骨折作为一个罕见但死亡率较高的并发症，术后应早期无负重下床活动，以免长期卧床带来的坠积性肺炎等一系列并发症。应在降低死亡率的同时，考虑给予患者足够的营养以保障骨折愈合。对于骨折愈合，术前计划往往比术后康复更重要，合适的手术计划能最大限度地帮助患者更快地愈合以达到康复的目的 [6]。

（宋科官　陶树清）

参考文献

[1] Matharu GS, Pynsent PB, Dunlop DJ, et al. Clinical outcome following surgical intervention for periprosthetic hip fractures at a tertiaryreferral centre[J]. Hip Int, 2012, 22(5):494–499.

[2] Sheth NP, Brown NM, Moric M, et al. Operative treatment of early peri–prosthetic femur fractures following primary total hip arthroplasty[J]. J Arthroplasty, 2013, 28(2):286–291.

[3] Lindahl H, Oden A, Garellick G, et al. The excess mortality due to periprosthetic femur fracture. A study from the Swedish national hip arthroplasty register[J]. Bone, 2007, 40(5):1294–1298.

[4] Cassidy J T, Baker J F, Keogh P, et al. Periprosthetic fractures about the hip: a case–matched retrospective analysis of functional outcomes postrehabilitation[J]. Geriatric orthopaedic surgery & rehabilitation, 2015, 6(3):147–152.

[5] Randelli F, Pace F, Priano D, et al. Re–fractures after periprosthetic femoral fracture: A difficult to treat growing evidence[J]. Injury, 2018, 49: S43–S47.

[6] Y oung SW, Walker CG, Pitto RP . Functional outcome of femoral periprosthetic fracture and revision hip arthroplasty: a matched–pair study from the New Zealand Registry[J]. Acta Or–thop, 2008, 79:483–488.

9.假体周围骨折如果需要进行翻修治疗，假体的选择要注意哪些问题？

【建议】假体周围骨折进行翻修，一定要获得良好的初始固定稳定性。应根据股骨峡部皮质骨完整情况及 Vancouver 分型情况，分别选用生物型全涂层远端固定长柄假体、生物型组配式锥柄假体、同种异体骨板捆绑固定、骨水泥长柄假体进行翻修治疗。

【备注解释】很少有关于假体周围骨折翻修的经验发表在文献中，这些病例通常根据患者的特点、骨折的个性和外科医生的经验进行单独治疗。许多外科技术已经被描述为，钢板或夹层技术中的双重固定，以及有或无固定的长柄翻修手术 [1]。在某些情况下，生物强化如骨移植、骨形态发生蛋白（BMP）或大的同种异体骨结合钢板固定被认为是可行的 [2]。假体周围骨折治疗后，再骨折和不愈合是常见的并发症。感染和畸形愈合是其主要并发症 [3]。最重要的因素是要有一个良好的稳定性，一个合理的生存环境，不要让新的低阻力地区显露出来。尤其是在翻修术后的再骨折中，功能性结局差是必须预料到的结果之一 [4]。翻修手术患者往往本身骨质较差，均伴有不同程度的骨缺损，实现假体部件与骨的持久固定，这是翻修手术成功的关键，对非骨水泥巨型杯髋臼翻修术后短期随访，发现可以取得良好的临床效果和影像学稳定性 [5]。总体而言，应根据股骨峡部皮质骨完整情况及 Vancouver 分型情况，可分别选用生物型全涂层远端固定长柄假体、生物型组配式锥柄假体、同种异体骨板捆绑固定或骨水泥长柄假体进行翻修治疗。

（宋科官　陶树清）

参考文献

[1] Arealis G, Nikolaou VS, Lacon A, et al. Plate on plateosteosynthesis for the treatment of nonhealed periplate fractures[J]. ISRNOrthop, 2014, 2014:367–490.

[2] Barden B, von Knoch M, Fitzek JG, et al. Periprosthetic fractures withextensive bone loss treated with onlay strut allografts[J]. Int Orthop (SICOT), 2003, 27:164–167.

[3] Eid A S, Kotb A, Elshabrawy W. Cementless jumbo cups for revision of failed Furlong prosthesis. A case series[J]. Journal of Clinical Orthopaedics and Trauma, 2020, 11(1):56–61.

[4] Sheth N P, Brown N M, Moric M, et al. Operative treatment of early peri–prosthetic femur fractures following primary total hip arthroplasty[J]. The Journal of arthroplasty, 2013, 28(2):286–291.

[5] Randelli F, Pace F, Priano D, et al. Re–fractures after periprosthetic femoral fracture: A difficult to treat growing evidence[J]. Injury, 2018, 49: S43–S47.

10. 如何判定 TJA 术中假体周围的隐性骨折？如何处理？

【建议】术中隐性骨折多指骨折并不明显，常规 X 线检查难以发现的术中产生的骨折，如股骨距劈裂、大转子部分撕裂和髋臼缘劈裂等情况。术中安装完假体之后，应细心观察假体周边的骨质，如有裂隙，表明发生了隐性骨折。绝大多数的术中隐性骨折不需要额外的治疗，重要的是预防。一旦发现了假体周围的隐性骨折，应该进行有效的内固定治疗，同时术后功能康复治疗要减缓程度，负重行走时间应推迟到术后 6 周以上。

【备注解释】生物固定柄的广泛应用，使全髋关节置换术中假体周围股骨骨折的发生率越来越高[1]。压力配合嵌压是非骨水泥股骨柄最常用的固定方法，可导致假体周围骨折[2, 3]。原发性全髋关节置换术中无骨水泥股骨柄的股骨假体周围骨伴发生率为 3.5%～5.4%[4-7]，而无骨水泥髋臼杯的股骨假体周围骨折发生率＜1%[8-10]。几项研究[10-12]介绍了隐性的术中假体周围髋臼骨折，定义为术中未发现、术后 X 线片上未发现、仅在术后 CT 图像上诊断的骨折，这是初次全髋关节置换术中压力配合技术的未知不良反应，而隐性股骨假体周围骨折在文献中很少受到重视。目前尚不清楚这些骨折发生的频率，以及它们的存在是否影响功能恢复[10]。患者通常术后会出现不明原因的大腿疼痛，此时应考虑假体周围的隐性骨折，应行 3DCT 进行诊断。通常假体周围的隐性骨折绝大多数不需要外科干预，Helfet 和 Ali[14]建议根据髋臼假体的稳定性采用螺钉或钢板固定。术后骨折的临床和影像学稳定的植入物建议治疗 6～8 周的脚趾接触负重运动[13, 14]。但髋臼假体周围隐性骨折有可能影响植入物存活。虽然术中髋臼隐性骨折的患病率为 8.4%，但这些骨折患者不需要额外治疗。外周自锁杯可能增加假体周围隐性骨折的风险，假体周围隐性骨折可能发生在压配合嵌塞髋臼假体中[10]。

（宋科官　陶树清）

参考文献

[1] Kellock T T, Khurana B, Mandell J C. Diagnostic performance of CT for occult proximal femoral fractures: a systematic review and Meta-analysis[J]. American Journal of Roentgenology, 2019, 213(6):1324-1330.

[2] Davidson D, Pike J, Garbuz D, et al. Intraoperative periprosthetic fractures during total hip arthroplasty. Evaluation and management[J]. J Bone Joint Surg Am, 2008, 90(9):2000-2012.

[3] Olory B, Havet E, Gabrion A, et al. Comparative in vitro assessment of the primary stability of cementless press-fit acetabular cups[J]. Acta Orthop Belg, 2004, 70(1):31-37.

[4] Abdel MP, HoudekMT, Watts CD, et al. Epidemiology of periprosthetic femoral fractures in 5417 revision total hip arthroplasties: a 40-year experience[J]. Bone Joint J, 2016, 98-b(4):468-474.

[5] Capello WN, D'Antonio JA, Naughton M. Periprosthetic fractures around a cementlesshy droxyapatitecoated implant: a new fracture pattern is described[J]. Clin Orthop Relat Res, 2014, 472(2):604-610.

[6] Ricioli W Jr, Queiroz MC, Guimaraes RP, et al. Prevalence and risk factors for intra-operative periprosthetic fractures in one thousand eight hundred and seventy two patients undergoing total hip arthroplasty: a cross-sectional study[J]. Int Orthop, 2015, 39(10):1939-1943.

[7] Berend KR, Lombardi AV Jr, Mallory TH, et al. Cerclage wires or cables for the management of intraoperative fracture associated with a cementless, tapered femoral prosthesis: results at 2 to 16 years[J]. J Arthroplasty, 2004, 19(7 Suppl 2):17-21.

[8] Brown JM, Borchard KS, Robbins CE, et al. Management and prevention of intraoperative acetabular fracture in primary total hip arthroplasty[J]. Am J Orthop (Belle Mead NJ), 2017, 46(5):232-237.

[9] Haidukewych GJ, Jacofsky DJ, Hanssen AD, et al. Intraoperative fractures of the acetabulum during primary total hip arthroplasty[J]. J Bone Joint Surg Am, 2006, 88(9):1952-1956.

[10] Hasegawa K, Kabata T, Kajino Y, et al. Periprosthetic occult fractures of the acetabulum occur frequently during primary THA[J]. Clin Orthop Relat Res, 2017, 475(2):484-494.

[11] Dammerer D, Putzer D, Glodny B, et al. Occult intra-operative peri-prosthetic fractures of the acetabulum may affect implant survival[J]. Int Orthop, 2019, 43(7):1583-1590.

[12] Gomez-Barrena E. CORR Insights(R):Periprosthetic occult fractures of the acetabulum occur frequently during primary THA[J]. Clin Orthop Relat Res, 2017, 475(2):495-497.

[13] Della Valle CJ, Momberger NG, Paprosky WG. Periprosthetic fractures of the acetabulum associated with a total hip arthroplasty[J]. Instr Course Lect, 2003, 52:281-290.

[14] Helfet DL, Ali A. Periprosthetic fractures of the acetabulum[J]. Instr Course Lect, 2004, 53:93-98.

11. 假体周围骨折术中如何判定是否有假体松动？

【建议】术中用持骨钳固定骨折的近折段，用力摆动假体远端，可检查假体的稳定性；检查骨折端能否解剖复位、复位固定后活动肢体，观察关节假体与近折段是否同步、有无异常声音，据此可以判断假体的稳定性。

【备注解释】人工髋关节置换术后假体早期松动原因有感染、假体安装与选择失误、软组织平衡失调及无菌性松动，对大部分患者，假体是否存在松动需要在术中才能最终确定[1]。对于假体周围骨折的治疗而言，假体柄是否松动是需要考虑的关键因素之一，因此，放射学评估必须辅以术中评估，以确定假体柄是否松动，以便进行最合适的外科治疗[2]。假体周围骨折分型中常用温哥华分型来进行治疗，温哥华分型包括了假体是否松动。术前可根据影像学资料进行分型，分类可如假体稳定的 AG、AL、B$_1$、C 型和假体不稳定的 B$_2$、B$_3$ 型[3]。但分型并不绝对，术前假体稳定的骨折分型应提前做好假体不稳定的预期，若术中发现假体松动明显的应重新分型，绝大多数患者术前X线片即可发现假体松动，判定假体松动方法同全髋关节置换，现有文献中尚无术中判定假体松动的有效方法[4-6]。

（宋科官　陶树清）

参考文献

[1] 李开南, 何智勇, 母建松, 等. 人工全髋关节置换术中假体即刻翻修处理 [J]. 中国修复重建外科杂志, 2008, 22(2):129–130.

[2] Quah C, Porteous M, Stephen A. Principles of managing Vancouver type B periprosthetic fractures around cemented polished tapered femoral stems[J]. European Journal of Orthopaedic Surgery & Traumatology, 2017, 27(4):477–482.

[3] Brady O H, Garbuz D S, Masri B A, et al. The reliability of validity of the Vancouver classification of femoral fractures after hipreplacement[J]. The Journal of arthroplasty, 2000, 15(1):59–62.

[4] Naqvi G A, Baig S A, Awan N. Interobserver and intraobserver reliability and validity of the Vancouver classification system of periprosthetic femoral fractures after hip arthroplasty[J]. The Journal of arthroplasty, 2012, 27(6):1047–1050.

[5] 王蒙, 唐华羽, 王福成. 股骨假体周围骨折治疗现状及研究进展 [J]. 中国老年学杂志, 2020, 40(1):219–222.

[6] Ninan TM, Costa ML, Krikler SJ. Classification of femoral periprosthetic fractures[J]. Injury, 2007, 38: 661–668.

12. 如何处理温哥华分型 B_2 型骨折？

【建议】对于假体松动的 B_2 型骨折的处理，通常会采用长柄远端固定假体进行翻修治疗。骨折的处理可根据情况配合钢丝环扎等内固定。

【备注解释】温哥华分型 B_2 型：股骨质量尚可，假体出现松动；B_3 型：股骨有严重的骨丢失如骨溶解或粉碎，并发假体松动[1, 2]。温哥华分型 B_2 型骨折和 B_3 型骨折的处理方法类似，均同属假体不稳定型骨折，对于假体柄不稳定的 B_2、B_3 型骨折，通常建议采用非骨水泥长段假体进行翻修手术，尤其是在骨水泥套不足的情况下[3]。大多数作者建议在发生股骨假体松动（温哥华 B_2 型和 B_3 型骨折）时使用长柄假体进行翻修，因此治疗这些患者尤其具有挑战性。在通过翻修和 ORIF 治疗骨折时，目标是绕过骨折部位，并实现至少 7cm 的远端皮质固定[4]。根据 Vancouver 分型，综合考量股骨峡部骨质条件，对于股骨峡部完整皮质骨 < 4cm 的假体周围骨折老年患者，应用生物型组配式假体柄可以取得良好的早中期临床疗效；而对于股骨峡部完整皮质骨 ≥ 4cm 的假体周围骨折老年患者，行翻修手术治疗时，应用一体化全涂层远端固定长柄假体甚至骨水泥假体，术中操作简单、省时，在减少术后并发症方面较生物型组配式锥柄更具有实际应用性[5-7]，结合大转子延长截骨、异体骨板、大转子爪钢板、钢丝捆扎等股骨侧重建技术，在处理 Vancouver B_2、B_3 型假体周围骨折中可获得较好的早期临床疗效[8-10]。

（宋科官　陶树清）

参考文献

[1] Brady O H, Garbuz D S, Masri B A, et al. The reliability of validity of the Vancouver classification of femoral fractures after hip replacement[J]. The Journal of arthroplasty, 2000, 15(1):59–62.

[2] Naqvi G A, Baig S A, Awan N. Interobserver and intraobserver reliability and validity of the Vancouver classification system of periprosthetic femoral fractures after hip arthroplasty[J]. The Journal of arthroplasty, 2012, 27(6):1047–1050.

[3] Quah C, Porteous M, Stephen A. Principles of managing Vancouver type B periprosthetic fractures around cemented polished tapered femoral stems[J]. European Journal of Orthopaedic Surgery & Traumatology, 2017, 27(4):477–482.

[4] Tsiridis E, Haddad FS, Gie GA. The management of periprosthetic femoral fractures around hip replacements[J]. Injury, 2003, 34(2):95–105.

[5] Mei HY, Suo P, Zhou YD. Comparison between prosthetic replacement and internal fixations for treatment of femoral intertrochanteric fracture in the elderly[J]. journal of practical orthopaedics, 2006, 64(8):822–828.

[6] Marya S K. Prosthetic replacement in femoral neck fracture in the elderly: Results and review of the literature[J]. Indian Journal of Orthopaedics, 2008, 42(1):61–67.

[7] 童培建, 季卫锋, 章建华, 等. 高龄不稳定股骨粗隆间骨折人工股骨头置换 [J]. 中国骨伤, 2004, 17(4):62–63.

[8] 鲁宁, 杨阳, 李伟强, 等. 骨水泥长柄假体结合钛缆固定治疗老年 Vancouver B_2 型股骨假体周围骨折 [J]. 中国骨与关节损伤杂志, 2016, 31(12):1294–1295.

[9] WILEY JJ. Prosthetic replacement in treatment of fracture of the femoral neck[J]. Lahey Clinic Bulletin, 1958, 10(8):239–243.

[10] Il–Yong, Choi, Duk–Moon, et al. Treatment of periprosthetic femoral fracture according to the vancouver classification[J]. Journal of the Korean Orthopaedic Association, 2007, 42(2):147–152.

13. 骨水泥型假体和非水泥型假体发生假体周围骨折的概率是否相同？

【建议】目前尚无明确数据阐明这两种固定类型假体置换术后的假体周围骨折发生率的差别，但大部分学者普遍认为非骨水泥生物固定型假体的假体周围骨折发生率要高于骨水泥假体。

【备注解释】假体周围骨折的发生与年龄、性别、骨质疏松、假体类型及设计等相关，目前国内外现有文献综合显示，非骨水泥型人工髋关节假体可以明显增加假体周围骨折的发生率，特别是单楔形和双楔形股骨假体[1-5]。挪威的髋关节治疗指南和 Cochrane 综述都建议用骨水泥固定术治疗老年患者的髋部骨折，但数据表明，在世界许多地区，这些指南的执行情况不一致[6]。有文献经过回顾性分析发现非骨水泥半关节置换患者和骨水泥半关节置换患者之间存在相似的患者报告的结果测量，这表明当使用人工髋关节置换时，固定类型不会影响患者的生活质量。一个系统的回顾和一个 Cochrane 的回顾报道了骨水泥半髋关节置换术后比非骨水泥半髋关节置换术后疼痛更少，功能更好[7, 8]。骨水泥半髋关节置换术后 Harris 髋关节评分优于非骨水泥半髋关节置换术后的 Harris 髋关节评分[9, 10]，使用骨水泥半关节置换术来降低再次手术的风险，但这对老年和虚弱的患者是一种潜在的打击。

（宋科官　陶树清）

参 考 文 献

[1] 董炳辰，邵林 . 不同假体类型对股骨假体周围骨折的影响 [J]. 医学综述，2018, 24(12):2411-2415.

[2] Brad M, Walter W L, Elizabeth K, et al. A plasma-sprayed titanium proximal coating reduces the risk of periprosthetic femoral fracture in cementless hip arthroplasty[J]. Bio Medical Materials & Engineering, 2015, 25(3):267-278.

[3] Hartford J M, Knowles S B . Risk factors for perioperative femoral fractures: cementless femoral implants and the direct anterior approach using a fracture table[J]. Journal of Arthroplasty, 2016, 31(9):2013-2018.

[4] Capello WN, D'Antonio JA, Naughton M. Periprosthetic fractures around a cementless hydroxyapatite-coated implant: a new fracture pattern is described[J]. Clinical Orthopaedics and Related Research, 2013,472(2):604-610.

[5] 赵会存 . 导致全髋关节置换术中髋臼假体周围骨折的因素及治疗方法探讨 [J]. 临床研究，2019, 27(12):7-8.

[6] Kristensen T B, Dybvik E, Kristoffersen M, et al. Cemented or uncemented hemiarthroplasty for femoral neck fracture? Data from the Norwegian Hip Fracture Register[J]. Clinical Orthopaedics and Related Research, 2020, 478(1):90-100.

[7] Khan RJ, MacDowell A, Crossman P, et al. Cemented or uncemented hemiarthroplasty for displaced intracapsular fractures of the hip-a systematic review[J]. Injury, 2002, 33:13-17.

[8] Parker MJ, Gurusamy KS, Azegami S. Arthroplasties (with and without bone cement) for proximal femoral fractures in adults[J].Cochrane Database of Systematic Reviews, 2004(2):CD001706.

[9] Langslet E, Frihagen F, Opland V, et al. Cemented versus uncemented hemiarthroplasty for displaced femoral neck fractures: 5-year followup of a randomized trial[J]. Clin Orthop Relat Res, 2014, 472:1291-1299.

[10] Leonardsson O, Rolfson O, Hommel A, et al. Patient-reported outcome after displaced femoral neck fracture: a national survey of 4467 patients[J]. J Bone Joint Surg Am, 2013, 95:1693-1699.

14. 不同固定方式的假体与假体周围骨折是否存在相关性，如果存在，哪种固定方式好？

【建议】似乎存在相关性。文献报道，非骨水泥型人工髋关节假体的假体周围骨折发生率似乎高于骨水泥固定型假体；另外，生物固定型柄的假体周围骨折与手术时没有做到充分的压配而导致假体微动相关。目前认为，两种固定类型假体都符合行业标准，但针对不同情况的患者，可具体选择不同类型的假体，但在手术时都应达到相应的技术要求。

【备注解释】假体周围骨折与假体类型具有一定的相关性[8]。人工髋关节术中的危险因素为女性、高龄、使用生物型假体固定，临床医生应在术前对行人工髋关节置换手术者进行充分的评估，制订合理的手术方案及选择合适的固定方式，造成术中假体周围骨折的原因很多，从其股骨髓腔分布情况来看，倒立香槟瓶形髓腔和烟囱形髓腔的发病率较正常组明显升高，其主要原因是股骨髓腔形态异常，与假体匹配不佳。女性发生假体周围骨折的概率远大于男性，其原因主要是女性更年期后的骨质疏松。避免假体周围骨折，除了术前精确测量，最好术前计划，选择合适的假体以外，提高术者的医疗水平、加强围术期的护理也是必不可少的[1-3]。综合国内外现有文献显示，假体设计理念与假体周围骨折是存在相关性，目前非骨水泥型人工髋关节假体可以明显增加假体周围骨折的发生率，特别是单楔形和双楔形股骨假体，由于目前缺少不同的假体类型和设计对假体周围骨折发生率影响的研究，因此还需要进一步研究[4-7]。

（宋科官　陶树清）

参 考 文 献

[1] 刘洪亮 . 股骨近端髓腔形态与全髋关节置换术中假体周围骨折的相关性分析 [D]. 广州：广州中医药大学，2014.

[2] Shen S M, Mao B Y, Wang C, et al. Replacement of humeral head prosthesis for four-part proximal humeral fractures or fracture-dislocations[J]. China Journal of Orthopaedics & Traumatology, 2008, 21(5):387-389.

[3] Winckler S, Baranowski D, Neumann H,et al. The treatment concept and results of peri-/sub-prosthetic fractures[J]. Zentralblatt Für Chirurgie, 1992, 117(3):143-150.

[4] Lolans P, Vecina R . Application of cervicocapital endoprosthesis in treatment of pathological fracture of the humerus[J]. Acta Chirurgica Latviensis, 2013, 13(1):78-79.

[5] 董炳辰，邵林 . 不同假体类型对股骨假体周围骨折的影响 [J]. 医学综述，2018, 24(12):2411-2415.

[6] 张纪，周一新，周乙雄，等髋关节置换术中股骨假体周围骨折危险因素分析 [J]. 中华关节外科杂志 (电子版)，2010, 4(4):488-493.

[7] 刁乃成，郭艾，杨波，等 . 人工髋关节置换术中股骨假体周围骨折的危险因素分析 [J]. 北京医学，2015, 37(11):1025-1027.

[8] Quah C, Porteous M, Stephen A. Principles of managing Vancouver type B periprosthetic fractures around cemented polished tapered femoral stems[J]. European Journal of Orthopaedic Surgery & Traumatology, 2017, 27(4):477-482.

15. 假体周围骨折患者，如果用水泥型假体进行翻修手术时，如何防止水泥进入骨折线引起骨折不愈合？

【建议】目前国内外文献尚无相关报道。根据临床经验，骨折的严格解剖复位，断端的纵向加压固定可使骨折间隙消失或减小；另外，骨水泥面团早期填入、缓慢插入假体、减少对骨水泥的挤压也可以防止骨水泥进入骨折线。也有人主张，由于骨折间隙因骨水泥填塞而导致不愈合，不建议在假体周围骨折时使用骨水泥型假体。

【备注解释】目前国内外文献尚无相关的详细报道，大部分术中防止骨水泥渗入骨折线的手术技巧，均来自术者的临床经验。骨折的严格解剖复位，断端的纵向加压固定可使骨折间隙消失或减小，另外骨水泥面团早期填入，缓慢插入假体，减少对骨水泥的挤压，也可以防止骨水泥进入骨折线。也有人主张，由于骨折间隙因骨水泥填塞而导致不愈合，不建议在假体周围骨折时使用骨水泥型假体。周辰鹤等[1]通过对进行全髋关节置换术后股骨柄假体翻修的老年患者的中短期随访发现，治疗效果非骨水泥组要明显好于骨水泥组，具有统计学意义；术后两组影像学比较，骨水泥组 11 例患者假体稳定，非骨水泥患者有 19 例假体稳定，非骨水泥组高于骨水泥组，两者有统计学差异；术后脱位与感染患者无统计学差异；使用非骨水泥型假体和骨水泥型假体进行翻修，两者相比较而言，使用非骨水泥假体防止渗入效果更佳。因此，老年股骨侧髋关节翻修手术中可以首先考虑使用非骨水泥型股骨柄假体[1-6]。

（宋科官　陶树清）

参 考 文 献

[1] 周辰鹤. 非感染性老年全髋关节翻修股骨侧假体固定方式效果分析 [D]. 杭州：浙江大学，2013.
[2] Probst A, Schneider T, Hankemeier S, et al. The prosthesis nail – a new stable fixation device for periprosthetic fractures and critical fractures of the proximal femur[J]. Der Unfallchirurg, 2003, 106(9):722–731.
[3] 赵劲民. 人工髋关节翻修术临床分析 [C]// 西部骨科论坛暨贵州省骨科年会. 2010.
[4] Joestl J, Hofbauer M, Lang N, et al. Locking compression plate versus revision–prosthesis for Vancouver type B2 periprosthetic femoral fractures after total hip arthroplasty[J]. Injury, 2016, 47(4):939–943:
[5] Pappas CA. Development of the mennen 3 peripro fixation plate for the treatment of periprosthetic fractures of the femur[J]. Proceedings of the Institution of Mechanical Engineers Part H Journal of Engineering in Medicine, 2006, 220(7):775–785.
[6] 张立新、王金泉、郝明，等. 假体选择对 VancouverB2、B3 型股骨假体周围骨折关节翻修术疗效的影响 [J]. 解放军预防医学杂志，2019, 37(6):69–70.

16. THA 术后假体周围骨折患者翻修术时，如何判断股骨前倾角？

【建议】骨折的完全解剖复位，即可获得术前状态的前倾角。

17. 髋、膝关节均行置换术后，近膝关节假体部位出现骨折应如何处置？

【建议】可以参照膝关节置换术后假体周围骨折的处置原则，即恢复植入物的稳定性和良好的下肢力线。具体方法选择：假体稳定，则保留假体，对骨折进行复位、固定；若膝关节假体松动，则行骨折固定＋膝关节翻修术；如有骨缺损，可以选用加延长杆＋植骨＋内固定＋翻修；如果伴有副韧带损伤，可以选择限制性假体进行翻修治疗。

【备注解释】人工全膝关节置换术（TKA）后胫骨假体周围骨折很少见，但危及植入物的生存。膝关节置换术后假体周围骨折的处置其目的是通过稳定的植入物和良好对齐的肢体实现实体装配[1]。如果植入物稳定且骨储备充足，应首选内固定。据报道，有几种方法可以解决骨折周围骨储备不足造成的特殊技术困难[2-4]。锁定钢板改善了旋转和角度稳定性[5]，但在假体周围胫骨骨折中可能不足；文献报道了高失败率。锁定钢板广泛应用于 B 型和 C 型，但 A 型和 B₃ 型发生继发性胫骨下陷的风险较高，需要使用两块钢板[6]。近端骨折块稳定性不足是失败的危险因素：固定使用足够长的双皮质螺钉，在有柄的情况下使用多轴螺钉。对于功能需求低的身体虚弱患者，同种异体骨移植是骨缺损的补救方案，也是一种选择[7]。

（宋科官　陶树清）

参 考 文 献

[1] Born CT, Gil JA, Johnson JP. Review article: periprosthetic tibial fractures[J]. J Am Acad Orthop Surg, 2018, 26(8):e167–e172.
[2] StuartMJ, Hanssen AD. Total knee arthroplasty: periprosthetic tibial fractures[J].OrthopClin NorthAm, 1999, 30:279–286.
[3] Yoo JD, Kim NK. Periprosthetic fractures following total knee arthroplasty[J]. KneeSurg Relat Res, 2015, 27:1–9.
[4] Tran T, Chen BK, Wu X, et al. Novel implant for peri–prosthetic proximal tibiafractures[J]. Injury, 2018, 49:705–711.
[5] Feron JM, Ehlinger M, Lacoste S, et al. Fractures périprothétiques dehanche et de genou[J]. Encycl Med Chir–Techniques chirurgicales–Orthopedie–traumatologie, 2014, 9:1–20.
[6] Morwood MP, Gebhart SS, Zamith N, et al. Outcomes of fixation for Periprosthetic tibia fractures around and below total knee arthroplasty[J]. Injury, 2019, 50:978–982.
[7] Tabutin J, Cambas PM, Vogt F. Tibial diaphysis fractures below a total knee prosthesis[J]. Orthop Traumatol Surg Res, 2007, 93:389–394.

（七）翻修手术与伴有骨缺损问题的处理

1. THA 术后翻修的原因有哪些？

【建议】人工全髋关节置换术后翻修原因包括骨溶解、假体松动，以及假体周围感染、下沉等情况。半髋置换术后髋臼磨损、初次 THA 术后复发性脱位至手术失败、THA 术后假体周围骨折、THA 术后假体断裂。

【备注解释】全髋置换是失用的髋关节终极治疗手段，有统计表明我国每年全髋置换例数约有 10% 需要翻修手术，甚至有的进行第二次翻修。美国 2030 年预计翻修率为 14.5%[1]。翻修原因值得总结，全髋置换后关节不稳是翻修的主要原因。关节不稳由假体松动，关节感染或假体周围感染，初次置换失败，半髋置换后髋臼磨损，假体周围骨折，假体断裂等因素引起。THA 术后中远期假体松动是翻修的主要原因[1]，有报道称约占 67.8%，THA 术后骨水泥微粒和髋臼内衬聚乙烯磨损微粒释放，产生炎性介质作用于假体与骨界面，刺激破骨细胞活跃，导致界面骨吸收，支撑假体能力下降，假体松动，关节需要翻修。有的骨溶解骨缺损，关节需要翻修；有的假体安装非标准，产生假体与骨界面应力遮挡，局部骨吸收骨缺损关节需要翻修；THA 关节假体为刚性物，安装后周围骨质不再承受重量，成骨能力下降，骨质疏松，假体与骨界面把持力下降，假体松动关节需要翻修。其次假体周围骨折占 11.7%。半髋置换术后髋臼磨损骨关节炎翻修占 10.2%。由于骨质疏松，假体与骨接触界面受力不均，在轻微外力下容易发生假体周围骨折，假体松动，有必要更换股骨假体＋骨折坚强固定。有的发生假体折断，关节需要翻修。THA 术后关节感染发生率为 2.5%，为控制感染，假体取出是必要的。占位器＋抗生素应用为控制感染提供可能。感染控制后关节进行翻修。半髋置换后中长期髋臼磨损骨关节炎关节需要翻修。

（卢俊明　徐　亮）

参考文献

[1] Azar FM, Beaty JH, Terry S. 坎贝尔骨科手术学 [M].13 版. 唐佩福，王岩，卢世璧，译. 北京：北京大学医学出版社，2018:264.

[2] Harris WH. The problem is osteolysis. [J]Clin Orthop Relat Res, 1995, 311:46-53.

2. 翻修术前应准备哪些必要的准备？

【建议】首先要对患者的一般状态及局部损害进行系统性评估，包括骨量有无缺损，有无假体周围感染，全身情况能否接受手术；其次，就是准备术中应急处理方案，以及备足必要的骨重建与关节重建材料及其他的手术器械。

【备注解释】翻修手术是关节手术最复杂的技术，细致、周全准备有利于顺利完成手术，有利于患者髋关节功能康复。需要翻修手术的患者身体条件相对较差，一般年龄偏大，往往合并有其他基础疾病。需要翻修的原因各不相同。影像学显示髋关节改变严重程度不一，有的骨溶解、骨缺损、关节骨盆内陷中心脱位、关节感染较重等。这给手术操作带来了困难，增加巨大风险。除了一般性常规检查外，针对性检查是必要的。专科性检查：髋部正侧位 X 线片、髋关节 3D CT 检查，必要时盆腔内血管照影检查髂血管。翻修手术创伤大，时间长，出血相对多，备血 1200ml 是必要的。依据 X 线片、3D CT 研判骨缺损部位、缺损量，确定关节假体类型、Cage、深低温异体骨、骨水泥。股骨假体长度一定超过原柄长度 4～5cm。专业用的手术器械要准备充分、备全，尤其是取出器械好用，合手，使手术更顺利，减少手术时间。《坎贝尔骨科手术学》[1] 建议翻修手术术中准备如下：图像增强仪和透射线手术床、股骨柄和髋臼杯取出器械、去除骨水泥的手用器械、电动或者超声骨水泥取出器械、电动的金属切割器械、髓腔软钻、用于取出非骨水泥柄的弹性薄骨刀、环锯、用于取出非骨水泥髋臼假体的弧形骨刀、纤维光源、骨盆重建钢板、螺钉和相应器械、转子固定装置和环扎钢丝或钛缆、同种异体骨（松质骨片、股骨头、皮质骨段和节段性异体骨）、术中血液回收装置等。

（卢俊明　徐　亮）

参考文献

[1] Azar FM, Beaty JH, Terry S. 坎贝尔骨科手术学 [M].13 版. 唐佩福，王岩，卢世璧，译. 北京：北京大学医学出版社，2018:265.

3. 翻修术时，可能出现失血较多的情况，可否使用血液回输系统？

【建议】如果预测术中出血量，超过 2 个单位，可以考虑进行血液回收，但是需要除外有假体周围感染的情况。

【备注解释】髋臼翻修手术复杂、耗时时间长、出血多，一般出血量 1000～2000ml。术中有必要输血。输血方式有自体输血、红细胞成分输血。由于出血量大，红细胞成分输血可引起输血反应，自体输血是一个选项。翻修手术时如是非感染性的、非骨水泥固定的，失血较多可以应用血液回输系统。感染性翻修手术由于术区存在着细菌，回输系统不能完全过滤细菌，回输后引起全身菌血症，或脓毒血症，不能应用血液回输系统。同样，骨水泥固定假体 THA 术后产生的水泥微粒不能被过滤，回输血后伴随进入全身，引起身体损伤，不能应用血液回输系统。伴假体周围骨肿瘤或由于髋关节周围骨肿瘤 THA 术后翻修不能应用血液回输系统。但有人尝试应用回输血，没有回馈结论。髋臼翻修手术有许多是隐性感染的患者，对临床可疑的这一类患者，要在术前检查，拿出确切的检查依据排除感染谨慎应用自体血液回输系统，但没必要冒这么大风险。对不能排出感染的，禁止应用血液回输系统。《中国骨科手术加速康复—围手术期血液管理专家共识》[1]提到围术期各个阶段采取多种技术进行血液质量保护，达到减少失血、降低贫血及输血率，提高手术安全性和增加患者满意度。主要内容：术前、术后优化造血；术中减少出血；提高患者贫血耐受性；合理异体输血自体血回输目前广泛地应用于骨科手术失血较多的手术[2]。它不仅能有效避免异体输血所致的并发症，而且可弥补目前的血源不足问题，同时减少患者医疗经费开支，具有深远的社会经济意义，值得大力推广。

（卢俊明　徐　亮）

参考文献

[1] 周宗科，翁习生，唐佩福，等．中国骨科手术加速康复—围手术期血液管理专家共识 [J]．中华骨与关节外科杂志，2017，10(1):1-7.
[2] 刘欣，王秀丽．术中自体血回输临床应用的研究进展 [J]．临床麻醉学杂志，2017，33(8):818-821.

4. THA 翻修术在取出假体时有哪些注意事项？

【建议】操作轻柔准确，如果从股骨近端不能够顺利取出股骨假体柄侧的话，可以进行骨干外侧开窗处理，对于某些股骨柄侧难以取出者，也可行大转子延长截骨（ETO）取出假体。

【备注解释】髋臼翻修手术是较复杂和困难的，术中有时遇到操作棘手的情况，有时假体取出非常困难，需要借助专用工具，用一定的技巧才能取出。THA 术后中长期伴随骨质改变，有的骨质疏松骨强度下降，用力时易发生医源性骨折，为安装假体后的稳定性带来隐患。有的骨缺损，在取出假体时连带骨质一同取出，造成待安装的假体基座骨质减少，术后由于假体局部应力导致骨质吸收，关节有脱位的风险。股骨假体上端骨吸收，骨质疏松，骨皮质薄，强度下降，在显露切开转动下肢时易发生骨折。对骨水泥固定的假体，一般紧贴假体进行操作。尽量减少在骨—骨水泥界面抠、凿、撬、剥操作。对有些股骨侧难于取出假体，可开窗或大转子延长截骨取出假体。Moreland、Marder 和 Anspach 等设计了一种技术，从近段小窗口用钨钢冲子取出断柄。Moreland 等报道成功用这种技术取出 10 个断柄，没有失败记录。

（卢俊明　徐　亮）

5. 何时需要股骨干开窗取出股骨柄？

【建议】股骨柄侧假体与股骨髓腔内面固定牢固不能够顺利取出时，需要骨干外侧开窗，开窗的宽度在 1cm 左右，过宽会影响翻修假体的稳定性，长度可达到假体的尖端部即可，用特制的骨刀切碎固定的骨水泥，或切开生物固定型假体柄与髓腔内壁的连接，此操作后通常可以顺利取出假体。

【备注解释】当翻修时，股骨假体远端骨水泥固定的股骨假体难以取出时，为配合取出需要开窗；股骨柄假体折断需要股骨开窗取出股骨假体柄残余部分；必要时 ETO 方式开窗取出假体和骨水泥；固定良好的非骨水泥股骨假体取出困难时配合颈领打拔时可开窗配合取出，必要时 ETO 方式取出。翻修手术取出假体是手术的开始的重要阶段。有些 THA 假体固定非常牢靠，取出是非常棘手。股骨假体固定有生物型和骨水泥型。对假体松动的容易取出，有时固定牢靠无论生物型、还是骨水泥型通过颈领固定打拔器难以取出的，基于上述原因，有学者提出股骨假体远端固定牢靠的股骨皮质开窗技术，取出假体。开窗对股骨远端骨质干扰小或无干扰。这对翻修手术股骨假体稳定远期效果良好。在股骨假体远端开窗通过专用工具配合颈领打拔取出股骨假体。股骨开窗长度 2.5～6.0cm，平均 3.4cm。宽度 0.8～1.4cm，平均 1.2cm。若再难取出，可 ETO 截骨取出假体及骨水泥。

（卢俊明　徐　亮）

6. 伴有股骨骨缺损的翻修手术，术前准备中哪些问题比较重要？

【建议】充分评估骨缺损的情况，可通过三维计算机扫描（3D CT）图像进行完美评估。充分准备相应的同种异体骨、金属网片、人工骨、相应的内固定材料、相应的手术器械，同时准备相应的特殊类型的人工关节假体，必要时，准备 3D 打印的数字化、个体化人工假体材料。

【备注解释】翻修手术经常出现股骨骨缺损的情况，术前仔细阅读 X 线片、CT 片明确是否有骨缺损，依据 Paprosky 股骨骨缺损的分类，评估股骨缺损的范围、程度，为取出假体及植骨做准备。股骨缺损有时范围较大，植骨量多，需要备足深低温人骨。更换适用翻修股骨假体。目前常用的假体有：广泛多孔涂层股骨假体、远端固定假体和模块锁定假体。

7. 股翻修手术时股骨侧假体柄或水泥取出困难时，ETO 和股骨外侧皮质开窗术哪个更好？

【建议】两种方法虽然都可以选择，通常以外侧开窗更好，因为它保留了股骨近端的完整性。

【备注解释】大转子延长截骨（ETO）是 20 世纪 90 年代中期 Younger 等报道以来广泛开展的全髋关节翻修技术。髋臼翻修手术时股侧假体或水泥取出困难时，一般应用两种方式取出：一种开窗取出；一种大转子延长截骨取出。ETO

和股骨外侧皮质开窗术各有利弊。ETO 优点：显露广泛，能够快速安全地取出固定稳定的股骨假体，保留了股骨骨量，可避免或减少因假体取出导致的骨缺损；对断柄取出具有优势；能够有效降低术中发生其他非计划的医源性骨折的风险；能提供良好的髓腔显露，有利于彻底清除髓腔内部残留的骨水泥碎屑。截骨块即刻解剖复位固定，能够促进截骨块愈合并维持外展肌张力，有利于维持髋关节的稳定性。缺点：损伤较大，存在骨折不愈合的问题，但有报道愈合率98%，平均愈合时间 10.6 周。不易术后早期功能练习。ETO 对髋臼翻修早期股骨假体稳定性有一定的影响。开窗术优点：创伤小，不存在骨折愈合问题；髋臼翻修后关节稳定，易于早期关节功能练习。缺点：有时取出骨水泥或断裂假体困难。

（卢俊明　徐　亮）

8. 翻修术中如何评估股骨缺损？关键点是什么？

【建议】根据拍摄 X 线片和 CT 片，即可判断出股骨段缺损的类型。最常用的是 Parosky 分型，指导翻修术中股骨植骨重建；关键点是准确判断骨缺损的位置与骨缺损的程度。

【备注解释】术前影像学检查是评估骨缺损的必要手段。X 线是最常采用的影像学检查方法，可以判断假体是否松动及假体取出难易程度；初步确定是否存在假体周围骨溶解及骨溶解范围；假体周围应力遮挡；股骨是否存在畸形；股骨皮质骨骨缺损部位及范围；初次 THA 采用骨水泥假体时的骨水泥位置、范围等。术前 X 线检查包括股盆前后位、患髋前后位及蛙式位。拍摄 X 线片时，应包括股骨中远段，特殊情况下还应包括股骨全长，目的是评估假体远段股骨骨质条件、是否存在假体远段股骨畸形等。通常拍摄 100% 放大比例 X 线片，便于术前进行模板测量及选择假体。在系列动态 X 线片上，骨水泥假体如出现移位或下沉、骨水泥鞘断裂或假体断裂等表现时，表明假体已经松动；如骨水泥－骨界面有连续性的透光线，表明假体极有可能松动；如透光线连续，则表明可能松动。而对于非骨水泥假体，如出现假体渐进性下沉、移位或假体周围透光线，则提示存在假体松动。非骨水泥股骨假体松动后 X 线片通常表现为假体远端局部骨质硬化出现基座（pedestal）、股骨近段皮质骨肥大等改变。CT 对股骨近段骨缺损的评估、重建方法（植骨、假体）的选择、判断假体位置及股骨髓腔结构改变等具有一定的价值。与 X 线检查、CT 检查相比较，MR 检查对判断股骨假体松动、骨缺损范围及程度作用有限。但是如果发生假体周围骨溶解或炎性假瘤，CT 及 MR 检查将有助于判断炎性假瘤的范围及其与周围组织的关系。股骨骨缺损的评估及分型，主要包括 Mallory 分型、Gross 分型、AAOS 分型和 Paprosky 分型。其中目前最常采用的股骨骨缺损分型系统是 Parosky 分型。Paprosky 分型的基本原则是基于股骨骨缺损的范围、股骨干髓腔内骨是否完整及是否可使远段固定全涂层非骨水泥股骨假体植入获得稳定。股骨骨缺损 Paprosky 分型根据骨缺损部位及程度分为四型（表 1）。

表 1　股骨骨缺损的 Paprosky 分型

分　型	分型标准
I	干骺端轻度骨缺损
II	干骺端骨缺损，骨干部骨完整
II A	股骨距侧骨缺损延伸至小转子平面，但转子下区骨质无缺失
II B	在 II A 型骨缺损的基础上，干骺端外侧骨缺失
II C	干骺端骨缺损明显，干骺端内侧骨明显缺失且强度下降，骨干部骨质完整
III A	股骨近段广泛骨缺损，但骨干部 4cm 以上骨质完整
III B	股骨近段广泛骨缺损，骨干部完整骨质≤4cm
IV	干骺端、骨干广泛骨缺损，远端无完整支撑骨

Paprosky 分型能够指导术中植骨重建股骨，建立一个相对稳定的股骨假体基座

（卢俊明　徐　亮）

9. 股骨缺损时，股骨重建应遵循怎样原则，如何能比较快捷地进行掌握？

【建议】轻、中度缺损，以植骨重建为主，如果股骨干峡部可固定长度超过 5cm，可选择生物固定型假体；如果重度骨缺损，伴有节段性（结构性）皮质骨缺损，就需要选择特殊加长人工假体，生物型假体不能获得 5cm 以上长度的峡部稳定固定，就需要考虑使用骨水泥固定。

【备注解释】THA 术后翻修常见到股骨缺损，股骨缺损基本有两种分型：节段性缺损和腔隙性缺损。AAOS 髋关节学会提出股骨缺损分型系统：Ⅰ型为小转子下缘近端缺损，Ⅱ型为小转子下缘远端 10cm 内缺损，Ⅲ型为Ⅱ型缺损以远端的缺损。

AAOS 股骨缺损的分型

- Ⅰ型节段性缺损Ⅲ型混合型
- 近端Ⅳ型力线异常
- 部分旋转
- 夹层成角
- 大转子
- Ⅱ腔隙性缺损Ⅴ型股骨狭窄
- 骨质疏松症质Ⅵ型股骨不连
- 骨皮质
- 膨胀性

引自 D'Antonio J, McCarthy JC, Bargar WL, et al.: Classi–fication of femoral abnormalities in total hip arthroplasty, ClinOrthop Relat Res, 296:133, 1993.

节段性股骨缺损系结构性缺损，股骨重建应结构性植骨。有时需应用自带股骨距的假体，同时假体远端固定。对腔隙性股骨缺损应用生物型假体时，采用颗粒打压植骨。颗粒骨大小为 5～10mm。对少量的骨缺损，可以应用骨水泥假体。需要注意的是股骨近端重建对假体中长期稳定、防止下沉、旋转至关重要。

Della Valle 和 Paprosky 提出了股骨缺损的分型和每种缺损如何治疗的指南。Ⅰ型股骨缺损是指干骺端骨质疏松症质的轻度缺损而骨干完整。这种缺损常见于生物型、非多孔表面的压配柄。大多数Ⅰ型股骨可通过骨水泥型或生物型初次置换柄来翻修。为了恢复下肢长度常需要自带股骨矩的柄。广泛多孔涂层或近端涂层达到骨干固定的生物型组配柄可以成功处理这种缺损。ⅡA 型缺损的特点为广泛的干骺端骨质疏松症骨缺损同时伴部分骨干缺损，但可用于远端固定的骨干部分长度超过 4cm。ⅢA 型干骺端严重破坏，无法提供骨性支持，但峡部仍保存至少 4cm 的完整皮质骨管，在这种情况往往需要使用一个广泛涂层的非骨水泥假体来获得稳定。ⅢB 型干骺端严重破坏，峡部远端完整的皮质骨区范围小于 4cm。对于ⅢA 型股骨建议使用长度至少 8 英寸（≈203mm）的广泛多孔涂层股骨柄。ⅠB 型缺损的特点是干骺端广泛骨质疏松症质缺损同时伴广泛骨干缺损，可用于远端固定的骨干部分长度不足 4cm，在这种情况下使用广泛多孔涂层的圆柱形股骨柄效果很差。可考虑进行打压植骨，同时使用组配的带棱锥形柄。Ⅳ型股骨是指股骨髓腔扩大，没有足够的骨干骨质来使用生物型柄。在这种严重缺损的情况下，可以使用打压植骨、采用异体骨 – 体复合结构的股骨近端置换或组配式肿瘤假体来处理缺损。

（卢俊明　徐　亮）

10. THA 术后股骨骨缺损时，如何掌握假体类型的选择原则？

【建议】骨量足够，可以选择加长柄、远端生物固定假体；骨量严重不足，选择打压植骨，骨水泥固定型的假体能获得更好的固定效果；需要特别提示，60 岁以下患者尽量不选用骨水泥型假体翻修。

【备注解释】髋关节翻修手术股骨侧缺损，关联着股骨假体安装后稳定性。缺损范围越大，假体稳定性越差。翻修要求股骨假体长度足够长，一般较原来的假体长 4～5cm，安装后假体的稳定性主要依赖于股骨假体上端与股骨粗隆部紧密嵌合，中部微动性，远端的滑动性。为增加股骨假体上端的嵌合程度，假体上端设计成较瘦，以便增加植骨量或骨水泥固定强度，同时要有足够的抗压强度。翻修股骨假体有骨水泥型股骨柄、广泛多孔涂层股骨柄、远端固定型股骨柄、组配式股骨柄。股骨缺损在粗隆部常见，安装股骨假体后，无论是打压植骨，还是骨水泥固定，即时稳定性不足，因此股骨柄设计成广泛多孔涂层，增加假体与骨界面骨长入，嵌合度增高。远端固定也是增加即时稳定性。康鹏德等[1] 依据 Paprosky 分型进行股骨植骨重建，并相应假体安装。骨缺损重建方法包括髓内打压植骨技术、皮质骨移植技术、APC 技术等。对 Paprosky Ⅰ型骨缺损的处理基本同初次关节置换；Ⅱ型、ⅢA 型缺损可以选择广泛涂层锥形柄重建；ⅢB 型骨缺损可以选择锥形、表面带嵴或组配式假体重建；复杂的Ⅳ型骨缺损可采用髓内打压植骨联合骨水泥柄、组配式锥形柄或 APC 技术，部分情况下可选择股骨近段替代型假体进行重建。

（卢俊明　徐　亮）

参考文献

[1] 康鹏德, 沈彬, 裴福兴. 髋关节翻修中股骨骨缺损的评估与重建 [J]. 中华骨科杂志, 2013, 33(12):1258–1264.

11. 髋臼骨缺损在术前如何进行评估？

【建议】可以根据骨盆 X 线片和 CT 图像的改变情况，按照 AAOS 分型或 Paprosky 分型进行评估即可。

【备注解释】髋臼翻修骨缺损常见。如何判断髋臼骨缺损，术前进行髋臼 X 线检查，包括前后位、侧位、闭孔位、髂骨位。通过透明模板测量，初步计算出髋臼侧骨缺损。但有些隐形缺损，X 线片难以测量。3D CT 能够直观地反映出髋臼缺损的形态、部位、程度。对隐性缺损也能直观显示出，对骨缺损的判断相对准确。目前髋臼侧骨缺损最常用的分型方法由 D'Antonio 等[1] 提出的 AAOS 分型（表 1）、Saleh 等提出 Gross 分型（表 2）及 Paprosky 分型（表 3）；AAOS 分型区分髋臼骨缺损的类型，但未明确缺损的大小和位置。尽管 AAOS 分型方法最常被引用，但它并不能指导重建。Saleh 等提出的 Gross 分型是以术前髋关节前后位和侧位骨缺损程度为基础。如果骨缺损不能单纯用颗粒骨植骨充填，则被认为是不考虑包含在内的骨缺损。Paprosky 分型是根据骨盆前后位 X 线片上的 4 个标准：①髋关节中心的上移程度；②坐骨的溶解程度；③髋臼泪滴的溶解程度；④原假体相对于 Kohler 线的位置。髋关节中心的上移程度代表了髋臼顶和前后柱骨缺损的程度。坐骨的溶解表明后柱和后壁的缺损，而泪滴骨溶解和假体相对于 Kohler 线的位置内移说明髋臼内壁骨缺损。Ⅲ 型骨缺损的重建需要结构性植骨、金属加强垫块、加强钢或定制的髋臼假体。目前，临床上常用 Paprosky 分型系统，它不但可以预测髋臼缺损的程度而且还可以帮助制定重建计划[1, 2]。

表 1　髋臼缺损 AAOS 分型

类　型	特点描述
Ⅰ	节段性骨缺损
Ⅱ	腔隙性骨缺损
Ⅲ	节段及腔隙混合性骨缺损
Ⅳ	骨盆不连续
Ⅳa	骨盆不连续伴轻度节段或腔隙性骨缺损
Ⅳb	骨盆不连续伴中度至重度节段或腔隙性骨缺损
Ⅳe	骨盆不连续伴前期骨盆进行放射治疗
Ⅴ	髋关节融合

*. AAOS= 美国骨科医师协会

表 2　Saleh 等 4 描述的髋臼缺损 Gross 分型

类　型	特点描述
Ⅰ	无实质性骨缺损
Ⅱ	包容性缺损 [髋臼柱和 (或) 臼缘完整]
Ⅲ	非包容性缺损 (缺损面积 < 50% 髋臼面积)
Ⅳ	非包容性缺损 (缺损面积 > 50% 髋臼面积)
Ⅴ	包容性缺损伴骨盆连续性中断

表 3   髋臼缺损 Paprosky 分型

分 型	特点描述			
	股骨头中心移位	坐骨骨溶解	Kohler 线	泪 滴
I	极小（＜3cm）	无	完整	完整
ⅡA	轻度（＜3cm）	轻度	完整	完整
ⅡB	中度（＜3cm）	轻度	完整	完整
ⅡC	轻度（＜3ciIn）	轻度	断裂	中度溶解
ⅢA	重度（＞3cm）	中度	完整	中度溶解
ⅢB	重度（＞3cm）	重度	断裂	重度溶解

（卢俊明   徐 亮）

参 考 文 献

[1] D'Antonio JA, Capello WN, Borden LS, et al. Classification and management of acetabular abnormalities in total hip arthroplasty[J]. Clin Orthop Relat Res,1989, 243:126–137.

[2] Saleh KJ, Holtzman J, Gafni ASaleh L, et al. Development, test reliability and validation of a classification for revision hip arthroplasty[J]. J Orthop Res, 2001, 19:50–56.

12. 应如何掌握髋臼骨缺损重建的原则？

【建议】轻中度骨缺损：植骨、大臼杯，正常骨质接触大于 50% 可选生物固定型假体；正常骨质接触面积少于 50% 者，可选用水泥固定型假体，但因骨水泥固定型假体失败率较高，尽量减少使用。

重度骨缺损：需要植骨重建、使用垫块，特制个性化人工假体，通常选择生物固定或水泥固定；有文献提示，骨水泥固定早期较为确切，但快速松动率较高。

13. 特制假体、金属垫块及与同种异体骨植骨重建髋臼，各自有什么优缺点？

【建议】特制假体、金属垫块及 3D 打印假体的使用，会使手术变得简单，操作容易。使用同种异体骨打压植骨重建髋臼的技术复杂，对术者技术要求高，但植骨融合成功重建了骨量，长久效果会更好。

【备注解释】髋臼翻修时经常伴随骨缺损，Paprosky Ⅲ 型骨缺损需要结构性植骨或应用金属垫块填充缺损部位，建立相对稳固髋臼的基座。常用的股骨髁结构性植骨。股骨髁植骨塑形后安装压配半球形髋臼假体形成生物型固定，塑形较灵活。金属垫块优点：具有应用成型的垫块操作便捷，支撑牢靠，目前多采用多孔组件和生物型材料作为内固定重建骨盆结构。垫块也需要坚强的宿主骨作为基座，螺丝钉固定。缺点：需要术前精确测量骨缺损，精密设计特定假体。必要时需要 3D 打印设备制作，假体材质＋制作，导致假体价格昂贵，受制作条件影响不易推广。金属异物有增加感染的概率。时间久后假体—骨界面有松动的机会。同种异体骨植骨重建髋臼优点：取材方便、易于塑形，价格相对低，植骨愈合后假体中长期固定牢固。缺点：植骨后早期支撑力不足，早期稳定不足，不能早期活动。植骨存在骨吸收导致假体松动，植骨不愈合，也存在感染的风险。

14. 髋臼严重结构性缺损、断裂，怎样制定手术计划？

【建议】首先，一定要重建髋臼的连续性和完整性，使用植骨或异形臼杯翻修髋臼，或者用 3D 打印特殊类型假体进行修复重建，而后使用骨水泥固定型假体进行翻修。

【备注解释】髋臼结构性骨缺损、断裂，在翻修时首先解决的是宿主骨床的稳定性，其次要解决骨缺损，建立髋臼旋转中心，Berry 等推荐对有足够宿主骨支撑假体的患者可以使用后柱钢板结合非骨水泥半球形假体[1]。对骨盆不连续的和有大量骨丢失的患者，他们推荐使用抗加强杯（cage）和结构性植骨或骨质疏松症颗粒打压植骨。Paprosky 等介绍了一种治疗骨盆不连续的准则，这一准则建立在分离骨盆的潜在愈合能力上。如果有可能愈合，则使用后柱钢板和结构植骨或将钽金属翻修臼杯作为半球形钢板将分离的骨盆加压。当处理混合型缺损和骨盆不连续时，由于半球形臼杯与宿主骨接触不足或无法获得良好稳定性时，可以使用加强杯（cage），当需要结构性植骨时尤其需要使用加强杯（cage）。这种装置的需要由未破坏的宿主骨的髂骨来支撑而不是移植骨。Winter 等报道了 38 例用同种异体骨质疏松症和 Burch-Schneider cage 处理的患者，通过平均 7.3 年的随访，发现无一例出现假体移位，所有的移植骨均和宿主骨整合到一起。

需要注意的是当缺损更严重或坐骨固定不足时，这些加强杯容易失败。

（卢俊明　徐　亮）

参考文献

[1] Azar FM, Beaty JH, Terry S. 坎贝尔骨科手术学 [M].13 版. 唐佩福，王岩，卢世璧，译. 北京：北京大学医学出版社，2018:286.

15.髋臼严重骨缺损，髋臼前后壁损坏，拟行植骨重建髋臼手术时，如何判定人工髋臼杯安放的位置？

【建议】手术前将患者的体位摆放成纯侧卧位，身体前后使用固定架（托）确实固定体位，髋臼清理完毕后，可先按需要安装特制臼杯支架，或用骨盆重建钢板重建髋臼前、后壁的连续性，植骨重建髋臼形态，或加金属网杯或异形髋臼杯支架固定后，将拟使用的聚乙烯臼杯定位在髋臼外展 45°、前倾 15°，骨水泥固定即可。

【备注解释】翻修髋关节时，髋臼严重骨缺损，失去了原有的解剖结构，除了支撑结构的破坏，也给安装髋臼假体带来困难。髋臼缺损目前有 AAOS 分型、Gross 分型、Paprosky 分型。Paprosky 分型能够预测髋臼骨缺损程度，还能指导重建，也能帮助确定重建中假体安装位置。术前制订翻修详细计划，阅读 X 线片，划线测量假体中心上移程度，确定髋臼顶骨缺损情况；观察坐骨溶解程度，判断髋臼后壁，后柱骨缺损程度；观察泪滴骨溶解和 Kohler 线（髂坐线）判断髋臼内侧壁骨缺损程度。同时参照健侧髋臼 X 线片确定髋臼位置。术中依据术前计划打压植骨后，重建相对坚固的髋臼基座，将髋臼假体打压嵌合安放在外翻 45°，前倾 15° 位置，完成髋臼翻修[1, 2]。

（卢俊明　徐　亮）

参考文献

[1] Sporer SM. How to do a revision total hip arthroplasty: revision of the acetabulum.[J]. Journal of Bone & Joint Surgery American Volume, 2011, 93(14):1359–1366.

[2] Zhen P, Li X, Zhou S, et al. Total hip arthroplasty to treat acetabular protrusions secondary to rheumatoid arthritis[J]. Journal of Orthopaedic Surgery and Research, 2018(13):92.

16.伴有股骨骨缺损时，在选择假体固定方式时，需要遵循什么原则？

【建议】如果股骨远段的峡部有 5cm 以上的固定空间，可选择普通生物固定型翻修假体；如果股骨没有这样的固定空间，可选择特制与髓腔相匹配的生物骨定型股骨柄假体；如果骨皮质残余骨量极少时，则可以采用水泥固定。

【备注解释】术前应仔细分析假体失败原因，熟悉各种股骨重建方法，了解各种方法的适应范围、优缺点，并熟练掌握手术操作技术。仔细、完善的术前准备及计划是翻修手术成功的关键。术前计划包括术前对假体失败原因的分析、详细的病史采集、完善的影像学检查、系列影像学资料的复习、骨缺损评估、骨缺损重建方法与假体选择。目前绝大多数关节外科医生认为股骨骨缺损 Paprosky 分型可以较准确地评估骨缺损，并指导股骨重建。骨缺损重建方法包括髓内打压植骨技术、皮质骨移植技术、APC 技术等。对 Paprosky Ⅰ 型骨缺损的处理基本同初次关节置换；Ⅱ型、ⅢA 型骨缺损可以选择广泛涂层锥形柄重建；ⅢB 型骨缺损可以选择锥形、表面带嵴或组配式假体重建；复杂的Ⅳ型骨缺损可采用髓内打压植骨联合骨水泥柄、组配式锥形柄或 APC 技术，部分情况下可选择股骨近段替代型假体进行重建。更严重的骨缺损可以选用肿瘤性替代假体[1]。

（卢俊明　徐　亮）

文献参考

[1] 康鹏德，沈彬，裴福兴.髋关节翻修中股骨骨缺损的评估与重建 [J]. 中华骨科杂志，2015, 35(12):1262–1272.

17.严重骨缺损，股骨近端严重变形，在安装假体柄时，如何判定前倾角？

【建议】参照股骨的正外侧壁是一种方法，通过膝关节前方位置参照另一种方法，还有就是试模复位，术中测试来确定股骨前倾角。

【备注解释】股骨上端一个重要解剖结构，小转子与冠状面呈后倾 45°。髌骨正前方与冠状面垂直。髋关节初次置换时，参照这些解剖特点，安装股骨假体，调整前倾角。当髋关节翻修时伴有股骨上端骨缺损，这些解剖结构消失，安装股骨假体失去了参照。此时，应以股骨髁平面作为参照。术中通过屈曲 90° 的小腿，小腿纵轴作为股骨髁平面相对垂直线。因为胫骨纵轴与胫骨平台外翻角 87°±4°。以此为参照确定股骨前倾角。小腿屈曲 90° 时膝关节通过锁扣机制，相对固定，确定前倾角误差小。误差有 0°～4°。术前要确定患者是否有膝内翻畸形，术中参照调整[1]。

（卢俊明　徐　亮）

参考文献

[1] 陶坤，吴海山，储小兵，等国人胫骨平台内翻角的测量及临床意义 [J]. 中国矫形外科杂志，2006, (6):434–436,442.

18.如果评估时发现股骨严重的结构性缺损，应怎样计划手术方案？

【建议】选择使用特制加长型假体、3D 打印假体或肿瘤型人工假体进行翻修。

【备注解释】髋臼翻修的目的：重建髋关节旋转中心，恢复肢体长度和股骨 offset，获得稳定的髋关节。翻修时经常遇到骨缺损，有时是严重的骨缺损。接受翻修手术时患者通常存在不同程度的假体周围骨缺损，甚至是严重的骨缺损，使翻修手术难度增加，影响翻修手术的中远期临床效果。髋关节翻修中股骨侧骨缺损的处理是翻修难点，术前除了全面身体检查，应着重依据 X 线片、CT 片科学地评估股骨结构性缺损。正确地分析假体失败的原因，做到术中针对性处理，设计好重建方法，周全准备器械，正确选择假体，只有这样手术才能够顺利完成，术后取得相对好的效果[1]。

目前，股骨骨缺损评估分型临床常用的 Paprocsky 分型，它既能评估股骨骨缺损部位、程度，又能指导临床植骨。对缺损较大的ⅢA 型、ⅢB 型、Ⅳ型骨缺损涉及结构性骨缺损的手术方式及假体植入：①ⅢA 型骨缺损可以选择广泛涂层锥形柄或组配式股骨柄重建＋打压植骨；②ⅢB 型骨缺损可以选择广泛涂层锥形假体柄＋打压植骨＋髓外皮质骨板辅助固定、股骨假体也可用表面带嵴或组配式假体重建；③复杂的Ⅳ型骨缺损可采用髓内打压植骨联合骨水泥柄、组配式锥形柄或 APC 技术，部分情况下可选择股骨近段替代型假体进行重建。④更严重的骨缺损可以选用肿瘤型替代假体。假体的选择：假体长度超越植骨与宿主骨交接部位至少 5cm 以上，假体远端密切与宿主骨嵌合，达到中远期稳定。

（卢俊明　徐　亮）

参考文献

[1] 康鹏德，沈彬，裴福兴.髋关节翻修中股骨骨缺损的评估与重建 [J].中华骨科杂志，2015，35(12):1262-1272.

（八）对目前 THA 常用切口的评价

1.切口

(1) DAA 入路治疗老年股骨颈骨折效果如何？远期效果是否优于传统的入路方式？

【建议】DAA 治疗老年股骨颈骨折疗效确切，但远期效果不一定优于传统入路。

【备注解释】股骨颈骨折是老年人外伤后常见的骨折，保守治疗有继发移位的高风险。移位的骨折应尽快手术[1]。髋关节置换手术入路多种多样，DAA 与后外侧入路或直接外侧入路在髋关节功能方面无差异[2]。Wang 等[3]Meta 分析了 9 篇文献共 754 例（DAA 与后侧入路各 377 例）全髋关节置换患者发现，DAA 患者疼痛更轻，康复更快速，同时切口更小出血较少。DAA 对比 PLA、DLA 入路髋关节软组织破坏小，在近期快速康复方面有着不错的优势[4]。DAA 入路对髋关节后侧关节囊损伤较小同时关节后方肌肉很少进行松解，术后肌力相对后外侧入路明显改善，尤其是术后髋关节周围肌肉力量平衡要好于其他入路，同时假体位置放置更佳，因此术后假体脱位风险较低[5]。Debi 等[6]DAA 术后患者不等长发生率明显低于其他入路。但是 DAA 的相对适应证较少，相对禁忌证较多。相对适应证是：无严重髋关节畸形、肌肉不发达、体形瘦高、髋关节轻度外翻或股骨偏心距较大的患者；相对禁忌证是：重度髋关节畸形（Ⅲ～Ⅳ型髋臼发育不良、髋臼窝太过浅平、股骨近端扭转角过大）、既往髋关节手术史（内固定存留）、髋关节屈曲挛缩、严重骨质疏松、髋关节严重创伤（软组织条件差）、股骨近端严重骨质流失及溶骨、严重畸形及过度肥胖患者[7]。DAA 最常见的并发症之一是股外侧皮神经损伤，发生率为 2.8%～4.3%[8]。Mayle 等[9]认为 DAA 入路骨折风险高于其他手术入路。由于 DAA 切口相对较小，术中髋臼拉钩对于皮肤和周围肌肉可能造成比较严重的挤压，如果手术操作不熟练、手术时间过长容易引起切口愈合不良及浅表感染等并发症[11]，且 DAA 学习曲线较长。Stone 等[10]对具有 1000 例 DAA 手术经验的外科医生进行回顾性分析显示，在 DAA 手术学习期，DAA 相较于后侧入路的手术时间长并出现较多并发症，在 400 例以后手术时间基本与后路相同，850 例以后手术时间较后路缩短。医生在选择此术式时务必权衡患者的"风险收益比"，切忌盲目扩大手术适应证而带来不必要的手术并发症，给患者造成额外的痛苦[11]。

（荣杰生　王　岩）

参考文献

[1] Zhou YY,Ni YJ,Li XJ, et al. Research progress in treatment of femoral neck fracture in the elderly[J]. Chinese journal of reparative and reconstructive surgery, 2019, 33(8):1033-1040.

[2] Den Daas A, Reitsma EA, KnobbenS, et al. Patient satisfaction in different approaches for total hip arthroplasty[J]. Orthop Traumatol Surg Res, 2019,105(7):1277-1282.

[3] Wang Z, Hou JZ, Wu CH, et al. A systematic review and meta-analysis of direct anterior approach versus posterior approach in total hip arthroplasty[J]. J

Orthop Surg Res, 2018, 13(1):229.

[4] 沈骏. 前方入路全髋关节置换术治疗老年股骨颈骨折的疗效观察 [C]. 中国中西医结合学会骨伤科专业委员会. 2019楚天骨科高峰论坛暨第二十六届中国中西医结合骨伤科学术年会论文集. 2019:329.

[5] Nakata K, Nishikawa M, Yamamoto K, et al. A clinical comparative study of the direct anterior with mini-posterior approach: two consecutive series[J]. J Arthroplasty, 2019, 24(5):698–704.

[6] Debi R, Slamowicz E, Cohen O, et al. Acetabular cup orientation and postoperative leg length discrepancy in patients undergoing elective total hip arthroplasty via a direct anterior and anterolateral approaches[J]. BMC Musculoskelet Disord, 2018, 19(1):188.

[7] Connolly KP, Kamath AF. Direct anterior total hip arthroplasty: Literature review of variations in surgical technique[J]. World J Orthop, 2016, 7(1):38–43.

[8] Reichert JC, Volkmann MR, Koppmair M, et al. Comparative retrospective study of the direct anterior and transgluteal approaches for primary total hip arthroplasty[J]. Int Orthop, 2015, 39(12):2309–2313.

[9] Mayle RE, Della CJ. Intra-operative fractures during THA: see it before it sees us[J]. J Bone Joint Surg Br, 2012, 94(11 SupplA): 26–31.

[10] Stone AH, Sibia US, Atkinson R, et al. Evaluation of the learning curve when transitioning from posterolateral to direct anterior hip arthroplasty: a consecutive series of 1000 cases[J]. J Arthroplasty, 2018, 33:2530–2534.

[11] 刘天盛，苏彬. 直接前入路全髋关节置换的优势及学习曲线 [J]. 中国组织工程研究，2020, 24(27):4364–4370.

（2）严重近端股骨缺损的患者，肿瘤型假体近端置换的效果是否优于 3D 定制假体？

【建议】在股骨骨缺损的治疗中，结构性移植物与 3D 打印定制的个体化假体材料均可获得良好的治疗效果，从目前的材料来看，使用结构性移植物并不优于 3D 定制假体技术。

【备注解释】有文献报道，结构性移植物术后存在较高的并发症率（20%）和失败率（22.8%），5 年生存率为67%～92% [1]。裴福兴等 [2] 认为，在翻修中应当尽量减少结构性异体骨移植。3D 打印技术是在三维数字模型的基础上采用逐层制造将材料堆积起来的新型技术，不仅可在术前给手术医生复制出骨骼模型，还可以为患者定制个性化假体修复骨缺损，目前已经在人工髋膝关节置换及翻修中得到应用 [3, 4]。Aldinger 等 [5] 最早开始应用 CT 数据来定制髋关节假体，发现这样可以在相当程度上改善预后和降低并发率。其内部微孔结构还具有极好的生物相容性，有利于细胞的黏附和增殖，使活体骨与假体牢固地结合起来，促进骨组织修复，减少术后并发症 [6]。

（荣杰生　王　岩）

参考文献

[1] Bauman RD, Lewallen DG, Hanssen AD. Limitations of structural allograft in revision total knee arthroplasty[J]. Clin Orthop Relat Res, 2009, 467(3):818–824.

[2] 裴福兴，康鹏德，石小军. 全髋关节翻修术的相关问题 [J/CD]. 中华关节外科杂志：电子版，2013, 7(5):588–590.

[3] He J, Li D, Lu B, et al. Custom fabrication of composite tibial hemi-knee joint combining CAD /CAE /CAM techniques[J]. Proc Inst Mech Eng H, 2006, 220(8):823–830.

[4] Harrysson OL, Hosni YA, Nayfeh JF. Custom-designed orthopedic implants evaluated using finite element analysis of patient-specific computed tomography data: femoral-component case study[J]. BMC Musculoskelet Disord, 2007, 8(1): 91.

[5] Jerosch J, Wetzel R, Aldinger G, et al. Virtual simulation for optimizing the range of motion in hip alloarthroplasty using an adapted thrust-plate prosthesis model[J]. Orthopade, 2000, 29(7):605–613.

[6] 陈扬，蓝涛，钱文斌. 3D 打印技术在修复骨缺损中的应用研究 [J]. 生物骨科材料与临床研究，2014, 11(1):29–30, 34.

（3）ETO 截骨的优、缺点是什么？

【建议】优点：骨愈合率高，术野显露佳，可以进行外展肌张力调整，降低脱位率。缺点：术前需认真设计截骨长度，再次植入的翻修假体应超过截骨远端 5cm 以上；骨水泥型假体或植入同种异体骨可能造成截骨处不愈合。

【备注解释】大转子延长截骨术多用于固定牢固的骨水泥或骨水泥假体柄的取出 [1]。ETO 截骨处愈合率高：大转子处血供主要由旋股外动脉升支和降支提供，传统大转子截骨术易损伤这些血管而造成较高的骨不愈合率。大转子延长截骨术无须广泛地松解软组织，保留了臀中肌、臀小肌及股外侧肌的完整性，最大限度保留了截骨块的血供。同时，截骨面呈一斜面，骨接触面积较大也促进截骨处骨愈合 [2]。极佳的术中显露效果：虽然传统的大转子截骨、大转子滑移截骨股骨侧皮质骨开窗，以及术中透视辅助下清除骨水泥等技术均被应用于翻修术中取出稳定固定的股骨侧假体，但这些操作方法除有较高的并发症发生率，如股骨假体远端皮质骨穿孔、股骨近端的劈裂骨折，以及手术创伤大、操作时间长等外，显露效果并不令人满意，存在股骨柄远端的骨水泥不易取净、再次置入的假体位置不良等缺点 [3]。而在 ETO 中，截骨块外侧皮质宽度约为股骨皮质的 1/3，其长度据文献报道为 5.8～26cm [4, 5]。在术中可以非常直观地观察股骨远端髓腔、骨水泥残留状态，可以在直视下进行相关操作，减少了医源性损伤。由于截骨块的长度可调整，ETO 联合股骨近端内侧截骨还可以在一定程度上进行股骨近端畸形的调整 [6]。外展肌张力调整：由于大转子截骨完整保留了臀中肌、臀小肌，以及肌的附着，可以在截骨块固定的同时进行外展肌张力的调整，降低了术后脱位的发生率。此外，由于截骨线的存在，使其在使用非骨水泥股骨假体置入时，吸收一部分的应力，减小了因采用较长或较大股骨假体时股骨骨折的发生率 [7]。髋关节前外侧、后外侧及直接外侧入路都可以安全地进行 ETO [8]。但 ETO 术前需认真设计截骨长度，再次植入的翻修假体应超过截骨远端 5cm 以上 [9]。如果翻修需要应用骨水泥型股骨翻修假体及同种异体骨植入，则不应该使用 ETO，因为骨水泥可能会渗入到截骨块和股骨干之间的缝隙中,从而影响截骨块的愈合,同种异体骨植入则会造成较高的骨不愈合率[10]。ETO 要求股骨干无明显骨缺损,有足够骨量,为了达到初始稳定性,要保证假体柄远端和股骨干峡部内壁接触面最少为 4~7cm[11-13]。

(荣杰生 王 岩)

参考文献

[1] 沈彬, 裴福兴, 杨静, 等. 大转子延长截骨在股骨柄翻修术中的应用 [J]. 中华骨科杂志, 2001, 6:29–32.

[2] Younger TI, Bradford MS, Magnus RE, et al. Extended proximal femoral osteotomy. A new technique for femoral revision arthroplasty[J]. J Arthroplasty, 1995, 10(3):329–338.

[3] Noble AR, Branham DB, Willis MC, et al. Mechanical effects of the extended trochanteric osteotomy [J]. J Bone Joint Surg Am, 2005, 87(3):521–529.

[4] Drexler M, Dwyer T, Chakravertty R, et al. The outcome of modified extended trochanteric osteotomy in revision THA for Vancouver B2/B3 periprosthetic fractures of the femur [J]. J Arthroplasty, 2014, 29(8):1598–1604.

[5] Lakstein D, Kosashvili Y, Backstein D, et al. The long modified extended sliding trochanteric osteotomy [J]. Int Orthop, 2011, 35(1):13–17.

[6] Della Valle CJ, Berger RA, Rosenberg AG, et al. Extended trocha nteric osteotomy in complex primary total hip arthroplasty. A brief note[J]. J Bone Joint Surg Am, 2003, 85(12):2385–2390.

[7] Noble AR, Branham DB, Willis MC, et al. Mechanical effects of the extended trochanteric osteotomy [J]. J Bone Joint Surg Am, 2005, 87(3):521–529.

[8] 赵智越, 齐欣, 杨晨, 等. 大转子延长截骨术在人工全髋关节翻修术中的临床应用进展 [J]. 中国骨伤, 2015, 3: 286–290.

[9] 邵宏翊, 刘忠军, 周一新, 等. 大粗隆延长截骨在髋关节翻修手术中的运用 [J]. 中国矫形外科杂志, 2009, 13:970–972.

[10] Archibeck MJ, Rosenberg AG, Berger RA, et al. Trochanteric osteotomy and fixation during total hip arthroplasty[J]. J Am Acad Orthop Surg, 2003, 11(3):163–173.

[11] Böhm P, Bischel O.The use of tapered stems for femoral revision surgery[J]. Clin Orthop Relat Res, 2004, 420(3): 148–159.

[12] Engh CA Jr, Hopper RH Jr, Engh CA Sr. Distal ingrowth components[J]. Clin Orthop Relat Res, 2004, 420(3):135–141.

[13] Sporer SM, Paprosky WG. Revision total hip arthroplasty: the limits of fully coated stems[J]. Clin Orthop Relat Res, 2003, 417(10):203–209.

(4) ETO 有哪些适应证?

【建议】①股骨柄近端断裂,远端仍牢固固定者;②人工髋关节置换术后假体近端周围骨缺损需要翻修,但远端股骨柄固定牢固者;③股骨柄安放位置错误,但骨水泥固定良好者;④不伴松动的早期严重感染需行翻修者;⑤假体与骨水泥界面松动,骨水泥与骨界面依然牢固者;⑥晚期 DDH 行 THA 手术复位困难时,也有使用 ETO 方法的报道。

(5) 对于严重骨缺损的患者,如果加长假体不能满足要求,还有什么办法?

【建议】还可以采用自体骨移植、异体骨移植、Masquelet 诱导膜技术、组织工程骨技术、手风琴技术。

【备注解释】①自体骨移植:Taylor 等[1]在 1975 年首次报道了带肌蒂骨瓣移植的成功案例。②异体骨移植:近期张翼等[2]对于 21 例四肢恶性骨肿瘤切除后骨缺损病例进行大段同种异体骨移植重建,结果证实临床效果良好。Ilizarov 骨延长术:Ilizarov 骨延长技术是由俄罗斯医生 Ilizarov 在 20 世纪 50 年代提出的,原理是张应力规律及骨细胞的强再生能力,可以通过牵拉组织来刺激骨的生长,以填补骨缺损。其操作方法是在正常段截骨,在体外安置外固定架,在张应力的作用下逐渐增大正常截骨处的缝隙,由新生骨填补,通过调节外固定架治疗骨缺损。目前对于 Ilizarov 骨延长术外固定架的使用主要是环形外固定支架和单边外固定支架[3]。③ Masquelet 诱导膜技术:其原理为创造一个类似骨膜的骨诱导膜,利用其成骨作用,促进骨质的愈合。Masquelet 技术形成的诱导膜上有沿着长骨长轴方向走行的血脉系统,且能大量渗出对骨骼生长有着促进作用的物质,如血管内皮生长因子、转化生长因子 β_1、骨形态发生蛋白 2 等[4]。Masquelet 等[4]首次应用膜诱导技术成功治愈了长达 25cm 的骨缺损患者。④组织工程骨技术:其原理和方法是从患者自身提取出所需的种子细胞,在体外经过特殊的体外培养技术,使其大量增殖,然后把培养的种子细胞放置在适合缺陷部位形态结构的细胞支架上,该支架具有良好的生物相容性,其可以是天然的,也可以是人工的。细胞支架主要用于为种子细胞提供稳定的繁殖空间,为其输送养料,排出代谢产物,并能够限制细胞群的生长形态,使其按着支架的形态生长,并提供缺损部位的力学强度,接着将植入种子细胞的支架放入到已经清创的骨缺损部位,随着种子细胞的成骨作用,支架材料也开始降解,最终完成骨缺损的治疗。组织工程骨技术治疗骨缺损由 Crane 首次提出,之后这一方法被广泛推崇[5]。⑤手风琴技术:通过 Ilizarov 环形外固定架对骨折断端进行手风琴技术操作,即先压缩断端至骨性接触,然后以 0.85mm/d 的速度对断端进行压缩 1 周,之后再以 0.85mm/d 的速度牵伸 2~3 周,接着以相同速度压缩至原位,压缩期与牵伸期之间有 1 周的间歇期。根据 X 线片所示断端成骨情况,进行 1 或 2 次循环[6]。

(荣杰生 王 岩)

参考文献

[1] Taylor GI, Miller GD, Ham FJ. The free vascularized bone graft. A clinical extension of microvascular techniques[J]. Plast Reconstr Surg, 1975, 55(5):533–544.

[2] 张翼，张岩，李甲振，等.同种异体骨移植重建四肢恶性骨肿瘤切除后骨缺损 [J].中国矫形外科杂志，2019, 27(3):225–229.

[3] 蔡善保，孟祥晖.大段骨缺损治疗的研究进展 [J].中华创伤杂志，2015, 31(4):376–379.

[4] Masquelet AC, Fitoussi F, Begue T, et al. Reconstruction of the long bones by the induced membrane and spongy auto graft[J]. Ann Chiv Plast Esthel, 2000, 45(3):346–353.

[5] Bakhshalian N, Jalayer T, Shahoon H, et al. Osteopromotive property of allogenic demineralized dentin matrix: a pilot study[J]. J West Soc Periodontol Periodontal Abstr, 2013, 61(2):35–38.

[6] 卢炎君，张永红，王栋，等.手风琴技术治疗胫骨骨折延迟愈合或不愈合 [J].中华骨科杂志，2019, 01:30–35.

2. 经典截骨方法介绍

经典的治疗用股骨头颈部位的截骨方式有哪些？

【建议】主要有麦氏截骨、改良麦氏截骨、粗隆间截骨、Ganz 截骨、基底部旋转截骨等，现在用得很少。

【备注解释】麦氏截骨：沿大粗隆下至小粗隆上方截骨，将截骨远端向内侧推移，使截骨远端内侧顶住股骨头部[1]。改良麦氏截骨：于大粗隆下截骨，截骨线从大粗隆下至股骨颈下部，使股骨颈下部有约 0.5cm 骨质位于截骨远端，将股骨头下部部分软骨切除，即完成截骨术[2]。粗隆间截骨：自小粗隆上方 1.0cm 向外下方 30° 角作一直线，沿此线向颈上方画一条约 70° 角的截骨线（根据颈近折端情况选择）。截去远折端一个三角形骨面约 1.0cm。使截骨线、截骨后粗隆间成 V 形。助手将小腿向下牵拉并稍外展，术者将股骨颈骨折近折端尖端嵌插于 V 形截骨面上，至头下以两枚可折螺纹钉自股骨粗隆下 1.0cm 和 2.0cm 经粗隆部打入股骨颈加压固定[3]。

Ganz 截骨：切口选择以大转子为中心，从髂后的上侧向下的 5～6cm 位置处经大转子到大腿的外侧中线位置向下方做 12～16cm 的切口。将皮下组织、皮肤及阔筋膜切开，并明确大转子后上方的转子窝及臀中肌的后缘位置，待股外侧的肌后部确定后，大转子的厚度保证在 1.5cm，这时用克氏针在大转子、臀肌及股外侧将截骨线确定，并做标记。大转子截骨需要从大转子的后上顶点位置开始，并且达到股外侧肌的后缘，采用薄骨刀或者摆锯进行截骨，保持股外侧肌和臀中肌的完整。此时将分离的大转子联合臀中肌向前推，要达到髋关节前方，将臀小肌显露在内，并切断臀小肌的肌腱，还需要实现关节囊的上部、前部及后上部都完全显露[4]。

基底部旋转截骨术：髋关节外科脱位后，在 X 线透视下自大转子外下方沿股骨颈轴线（尽量与轴线重合）植入 1 枚 1.5mm 克氏针，作为旋转轴。自股骨颈前方，分别于预计截骨线（股骨颈基底部）的近、远端各植入 1 枚 1.5mm 克氏针，辅助旋转定位。使用摆锯于股骨颈基底部、垂直于股骨颈，截断股骨颈。通过把持截骨线近端的克氏针旋转股骨头、颈。结合术前影像学检查结果，确定向前或向后旋转，以及旋转角度；根据 2 枚克氏针角度的变化进一步判断股骨头旋转角度。用 2.5mm 螺纹针对截骨块行临时固定。透视下确认坏死区基本旋转至非负重区后，用空心螺钉（10 髋）或动力髋螺钉（3 髋）最终固定。复位髋关节，复位、固定大粗隆截骨块[5]。

（荣杰生　王　岩）

参考文献

[1] Ignatov N. Osteotomy by the mcmurray technic and its use in the treatment of pseudarthrosis of the femoral neck[J]. Acta chirurgiae orthopaedicae et traumatologiae Cechoslovaca,1964,31:201–208.

[2] 潘洪阁，韩焕长，张家茂，等.改良麦氏截骨治疗青壮年不稳定型股骨颈骨折 [J].中国矫形外科杂志，2008, 16(20):1593–1594.

[3] Suren C, Burgkart R, Banke I J, et al. Surgical therapy of ischiofemoral impingement by lateralizing intertrochanteric osteotomy[J]. Operative Orthopadie und Traumatologie, 2018, 30(2):1–13.

[4] Gavaskar AS, Tummala NC. Ganz surgical dislocation of the hip is a safe technique for operative treatment of Pipkin fractures. Results of a prospective trial[J]. J Orthop Trauma, 2015, 29(12):544–548.

[5] 肖凯，罗殿中，程徽，等.股骨颈基底部旋转截骨术治疗早期股骨头坏死的临床疗效 [J].中华骨科杂志，2018, 38(7):425–432.

三、膝关节置换部分

（一）初次膝关节置换的相关问题

1. 膝关节置换手术时，使用止血带应注意哪些问题？

【建议】个体化设置止血带压力是理想的选择，时间在 1h 以内，不要超过 1.5h，气囊袖带不可过宽，否则会加重术后隐性出血。

2. 髌前正中切口时，切开皮肤皮下后，髌骨前的筋膜层怎么处理才能尽量避免损伤皮肤血液供应？

【建议】在髌骨前筋膜下方游离皮瓣，让髌骨前筋膜和皮下组织创面保持完整，即能避免膝前皮肤血液供应的损伤。

3. 剥离内侧关节囊时应注意什么技巧？怎么防止内侧副韧带损伤？

【建议】根据术前内翻畸形的严重程度决定是否越过内侧中线，只要是紧贴骨面剥离就很安全，尽量不过胫骨上端（内侧平台）内侧中线，就可避免内侧副韧带损伤。

4. 膝关节股骨内侧髁重度增生时，如何切除骨赘松解关节？

【建议】明确骨赘位置是在内侧副韧带股骨侧止点下方还是前方。找到股骨内侧髁正常骨质的界限，将增生的骨质用骨刀由内向外倾斜30°方向切除，也可使用尖嘴咬骨钳咬除骨赘。此时内侧副韧带由弯曲变伸直，就会得到很好的松解。

5. 关节内侧平台有缺损时，如何判定胫骨平台截骨高度？

【建议】内侧平台缺损越严重，外侧关节间隙张口越明显，胫骨外髁的截骨量应越少；如果内侧平台有缺损明显，可以参照外侧平台，确定平台截骨高度。

6. 膝关节内后方巨大骨赘的存在，是否会影响屈曲间隙的判定？如何处理？

【建议】后方的巨大骨赘会影响屈曲间隙平衡的判定。术前X线片确有巨大骨赘者，股骨远端截骨后，撑开关节间隙，切除骨赘，再行四合一截骨，而后可准确判断屈曲间隙是否平衡。

7. 使用股骨骨髓内定位法时，股骨远端的开口位置与髓针深度有什么要求？

【建议】一般情况下，股骨远端髓腔开口位置可以选择后交叉韧带止点前外上方，也可于术前通过膝关节正侧位X线片做股骨髓腔的划线来判断股骨入髓点的位置。如果股骨干侧弓不显著，髓腔杆应能够顺利插入股骨髓腔，深度要达到股骨髓腔狭窄部。

8. 股骨前髁截骨时导板的安放关键点是什么？

【建议】一定在正确的前端截骨面基础上，准确测量前髁截骨量（厚度），最高截骨点平行于股骨干前侧皮质表面最高点（指针尖端点）；测量确定适合型号的四合一导板型号，根据内外上髁连线明确外旋角度，通常选择外旋3°～4°，确实、稳定固定截骨导板，依次截除前髁、后髁、前角、后角。

【备注解释】股骨前髁截骨时导板的安放将决定股骨假体正确的旋转对线，是TKA长期成功的关键因素之一[1-3]。关键点首先应采用测量截骨技术，股骨假体应放置平行于外科髁上轴（SEA）、垂直于Whiteside线、3°外旋于后髁线（PCL）。临床研究及生物力学分析均证实，外科髁上轴与膝关节旋转轴重合，是股骨假体旋转对线的最重要解剖标志[2, 4-8]。由于内外上髁范围广泛且被软组织掩盖，术中准确判断其位置困难[9]，因此需同时根据Whiteside线及后髁线来辅助判断以提高精确性，同样Whiteside线亦会因滑车磨损及髁间窝骨赘出现偏差，后髁的位置虽易识别，但后髁角的个体差异影响其准确性。研究报道，西方人后髁角平均为3.3°，男女间差异无统计学意义[8]。据报道国人后髁角明显大于西方人，存在种族及个体差异，介于骨关节炎对于股骨髁的磨损，标准参数定会产生变化，据报道，中度及轻度内翻膝关节炎PCA角度与正常膝对比并无明显变化，而重度内翻膝关节炎的PCA明显减小，平均为2.9°，说明重度内翻骨关节炎磨损不仅存在于内侧远端髁，同样内侧后髁磨损较重，对于术中股骨假体旋转对线有较大指导意义，同样外翻膝PCA有一定增大，亦考虑为外侧后髁磨损所致，外翻膝关节炎患者相对较少[4]。同时应注意到，虽然重度内翻膝关节炎患者PCA接近3°，但上下仍有1°左右的波动范围，因此将所有重度内翻患者股骨假体外旋设置为3°外旋于后髁线是不严谨的，外科医生将后髁个体化差异考虑进去，这样术前影像学测量就显得格外重要。CT能显示骨质边界，MRI能显示股骨髁包括软骨的关节边界，因此应予以综合考虑[4]。下肢全长站立位X线片分析结果显示，内翻膝的髋髁角随着关节炎严重程度增加逐渐变小，而外翻膝的髋髁角明显增大，差异有统计学意义，表明内翻膝内侧远端髁畸形是由磨损引起，而外翻膝存在外侧髁的发育不良情况，国外报道同样支持这一观点[4]。综上所述，术前有必要影像学测量个体化差异；W-S角接近于直角，受关节炎磨损影响较小，可作为辅助判断股骨假体旋转的有效解剖标志；正常人PCA角平均4.8°，重度内翻膝内侧后髁磨损较重，PCA明显减小；外翻膝存在外侧髁发育不良，而外侧后髁不存在相关发育异常。

（尹文哲　荣杰生）

参考文献

[1] Amaranath JE, Moopanar TR, Sorial RM. Defining distal femoralanatomy for rotational alignment in total knee arthroplasty: a magnetic resonance imaging-based study[J]. Anz J Surg, 2014, 84(11):852-855.

[2] Franceschini V, Nodzo SR, Gonzalez Della Valle A. Femoral component rotation in total knee arthroplasty: a comparison betweentransepicondylar axis and posterior condylar line referencing[J]. J Arthroplasty, 2016, 31(12):2917–2921.

[3] Paternostre F, Schwab PE, Thienpont E. The combined Whiteside's and posterior condylar line as a reliable reference to describe axial distal femoral anatomy in patient–specific instrument planning[J]. Knee Surg Sports Traumatol Arthrosc, 2014, 22(12):3054–3059.

[4] Kobayashi H, Akamatsu Y, Kumagai K, et al. The surgical epicondylar axis is a consistent reference of the distal femur in the coronal and axial planes[J]. Knee Surg Sports Traumatol Arthrosc, 2014, 22(12):2947–2953.

[5] Lustig S, Scholes CJ, Oussedik SI, et al. Unsatisfactory accuracy as determined by computer navigation of VISIONAIRE patient–specific instrumentation for total knee arthroplasty[J]. J Arthroplasty, 2013, 28:469–473.

[6] Nam D, Maher PA, Rebolledo BJ, et al. Patient specific cutting guides versus an imageless, computer–assisted surgery system in total knee arthroplasty[J]. Knee, 2013, 20:263–267.

[7] Ng VY, DeClaire JH, Berend KR, et al. Improved accuracy of alignment with patient–specific positioning guides compared with manual instrumentation in TKA[J]. Clin Orthop Relat Res, 2012, 470:99–107.

[8] Nunley RM, Ellison BS, Zhu J, et al. Do patient–specific guides improve coronal alignment in total knee arthroplasty?[J]. Clin Orthop Relat Res, 2012, 470:895–902.

[9] Silva AF, Sampaio RF, Pinto E. Patient–specific instrumentation improves tibial component rotation in TKA[J]. Knee Surg Sports Traumatol Arthrosc, 2014, 22:636–642.

9. 股骨、胫骨怎样的截骨顺序更利于手术的操作？

【建议】TKA 中先行胫骨平台截骨，之后再行股骨截骨，可使关节间隙松弛，显露更为充分。此手术操作简便，值得参考。

【备注解释】对手术中的截骨顺序问题，传统 TKA 是先截股骨侧，再截胫骨侧。有学者认为，这样易给股骨侧的器械安放和假体安装带来困难，主张先截胫骨侧[1]。有学者认为[2]，在膝外翻畸形术中是先截胫骨还是先截股骨各有其优缺点，常规先行胫骨截骨。还有学者认为[3]，在僵硬膝的人工 TKA 中，先行股骨远端截骨，然后做胫骨近端截骨，使屈伸间隙都增大后，就可以有比较大的空间完成股骨侧的其余截骨。在僵硬膝的关节置换手术中，为了充分显露膝关节，既往文献报道多采用常规切口基础上延伸显露技术，如股四头肌斜断、V–Y 股四头肌成形或者胫骨截骨等，但是以上方法在不同程度上影响伸膝装置的完整性[4]。因此，在膝关节挛缩、僵直的情况下，先行股骨截骨能更有效地减少手术创伤，简便手术操作，术中使用前正中入路，沿髌旁内侧切开关节囊，首先完成股骨远端的显露，在完成股骨截骨后，仅需适当松解周围软组织，极度屈曲膝关节，并于平台后方及两侧合适位置放置 Hohmann 拉钩，即可充分显露胫骨平台，完成胫骨截骨[5]。缩短手术时间，降低感染的风险[6]。术中股骨截骨后，胫骨平台显露充分，为胫骨准备获得更大的操作空间，方便切除半月板，并可安全地进一步松解周围软组织。TKA 术中必要的软组织松解有利于改善膝关节的畸形[7]。此外，由于膝内翻患者胫骨近端解剖及力线的变化，常常导致胫骨外旋，加之平台内侧骨赘增生，因此，胫骨平台的充分显露及内侧骨赘的清除也是矫正膝内翻畸形中必不可少的步骤[8]。

（尹文哲　荣杰生）

参考文献

[1] Barrack RL, Ruh EL, Williams BM, et al. Patient specific cutting blocks are currently of no proven value[J]. J Bone Joint Surg Br, 2012, 94:95–99.

[2] Chareancholvanich K, Narkbunnam R, Pornrattanamaneewong C. A prospective randomised controlled study of patientspecific cutting guides compared with conventional instrumentation in total knee replacement[J]. Bone Joint J, 2013, 95–B:354–359.

[3] Conteduca F, Iorio R, Mazza D, et al. Evaluation of the accuracy of a patient–specific instrumentation by navigation[J]. Knee Surg Sport Traumatol Arthrosc, 2013, 21:2194–2199.

[4] Daniilidis K, Tibesku CO. Frontal plane alignment after total knee arthroplasty using patient–specific instruments[J]. Int Orthop, 2013, 37:45–50.

[5] Dobbe JG, Strackee SD, Schreurs AW, et al. Computer–assisted planning and navigation for corrective distal radius osteotomy, based on pre– and intraoperative imaging[J]. IEEE Trans Biomed Eng, 2011, 58:182–190.

[6] Dobbe JGG, Kievit AJ, Schafroth MU, et al. Evaluation of a CT–based technique to measure the transfer accuracy of a virtually planned osteotomy[J]. Med Eng Phys, 2014, 36:1081–1087.

[7] Heyse TJ, Tibesku CO. Improved femoral component rotation in TKA using patient–specific instrumentation[J]. Knee, 2014, 21:268–271.

[8] Kerens B, Boonen B, Schotanus M, et al. Patient–specific guide for revision of medial unicondylar knee arthroplasty to total knee arthroplasty[J]. Acta Orthop, 2013, 84:165–169.

[9] Krishnan SP, Dawood A, Richards R, et al. A review of rapid prototyped surgical guides for patient–specific total knee replacement[J]. J Bone Joint Surg Br, 2012, 94:1457–1461.

10. 胫骨截骨导板的使用应注意哪些事项？后倾角度如何掌握？

【建议】胫骨截骨导板常采用髓外定位法，平台固定点在髁间前后棘之间（A–P 线上）、定位杆矢状面平行于胫骨前脊，远端居于踝关节中线、后倾 5°，内侧测量截骨厚度 2～4mm，外侧测量截骨量 9～11mm，最后要进行伸直间隙测量，并测试伸直与屈曲间隙的平衡。对于畸形严重的病例，根据畸形严重程度和关节侧方张口程度决定胫骨平台的截骨量，畸形越严重，侧方张口越宽，截骨量应该越少，具体情况术中判定掌握。

【备注解释】常规胫骨截骨导板的使用采用髓外定位法，胫骨近端外侧截骨量 10mm，胫骨平台截骨面后倾 3°。胫骨平台后倾角度在人体膝关节屈曲功能及膝关节稳定中具有重要的作用[1]。关节置换术中常保留一定的胫骨平台假体关节面的倾斜角，以利于术后患者膝关节的屈曲功能[2]。有研究表示，若胫骨平台假体没有后倾抑或是前倾，膝关节屈曲功能将明显受限，并且在此状态下关节前部应力集中、加大，将明显减少假体的寿命，易出现假体磨损较快，造成假体早期松动[3]。目前，X 线摄影、CT 和 MRI 均为测量胫骨平台后倾角度的有效方法，不同的测量方法及相同方法不同参考点结果存在一定的差异[4]。MRI 显像清晰，且可实现三维立体成像，测量数据相对精确。术中采用立体摄影测量法建立三维立体成像，可以确定相同的参照点，以确定三维坐标和定位，成像测量后移去定位架，进行数据校准，以保证胫骨平台后倾角在合理范围内[5]。胫骨平台后倾截骨角度对膝关节屈曲功能的影响尚存在争议，有学者研究[6]，在 0°～5° 以内，胫骨平台后倾截骨角度每增加 1°，则屈膝度增加 1.7°。有学者[7]则认为 0° 和 5° 后倾截骨角度对术后膝关节活动度无显著影响。还有研究显示[8]，5° 胫骨后倾截骨术后膝关节最大伸直角度、最大屈曲角度均显著高于 0° 后倾。因此，胫骨截骨时，可以采用 0°、3° 或 5° 标准后倾角度，或者个体化术前规划，根据术前影像学检查来制订后倾角度。

（尹文哲　荣杰生）

参考文献

[1] Ritter MA, Davis KE, Meding JB, et al. The effect of alignment and BMI on failure of total knee replacement[J]. JBJS, 2011, 93(17):1588–1596.

[2] Miyasaka T, Kurosaka D, Saito M, et al. Accuracy of computed tomography–based navigation–assisted total knee arthroplasty: outlier analysis[J]. JArthroplasty, 2017, 32:47–52.

[3] Zamora LA, Humphreys KJ, Watt AM, et al. Systematic review of computer–navigated total knee arthroplasty[J]. ANZ J Surg, 2013, 83(1–2):22–30.

[4] Cheng T, Zhao S, Peng X, et al. Does computer–assisted surgery improve postoperative leg alignment and implant positioning following total knee arthroplasty? A meta–analysis of randomized controlled trials?[J]. Knee Surg, Sports Traumatol Arthrosc, 2012, 20(7):1307–1322.

[5] De Steiger RN, Liu YL, Graves SE . Computer navigation for total knee arthroplasty reduces revision rate for patients less than sixty–five years of age[J]. JBJS, 2015, 97(8):635–642.

[6] Steiger RN, Miller LN, Davidson DC, et al. Joint registry approach for identification of outlier prostheses[J]. Acta Orthop, 2013, 84(4):348–352.

[7] Huang EH, Copp SN, Bugbee WD . Accuracy of a handheld accelerometer–based navigation system for femoral and tibial resection in total knee arthroplasty[J]. J Arthroplasty,2015, 30(11):1906–1910.

[8] Curfman GD, Redberg RF . Medical devices–balancing regulation and innovation[J]. N Eng J Med, 2011, 365(11):975–977.

11. 伸直间隙与屈曲间隙在截骨时，如何避免截骨过度？

【建议】根据术前双膝关节站立位前后位 X 线片（股骨、胫骨骨干需超过 1/2 总长度）观察畸形严重程度和关节侧方张口程度来决定胫骨平台和股骨髁的截骨量，畸形越严重，侧方张口越宽，截骨量应该越少，而间隙狭窄侧需要通过去除骨赘与软组织松解进行间隙平衡，这是因为侧方张口量需要靠假体总厚度来填充。如果按照标准截骨量计算，截骨后常导致截骨后张力侧间隙松弛。

【备注解释】在 TKA 中，由于膝关节畸形，如膝内翻，调节伸直间隙与屈曲间隙时经常会导致截骨过度。有研究表明[1]，通过胫骨平台截骨矫正的膝内翻角度只占膝内翻矫正正度数的 27.9%，而 72.1% 的膝内翻角度是由内侧副韧带松解后关节囊松解及骨赘清除等方法矫正的[2]。术前应详细测量膝内翻各角度的组成，不能通过盲目增加截骨量来矫正内翻，否则会造成胫骨平台垫过厚，关节线抬高甚至关节不稳等并发症发生，影响假体的远期固定[3]。因此，膝内翻患者的关节置换术应遵循以下原则：①了解膝关节内外翻及各部分角度组成，即胫骨结构性内外翻及软组织失衡性内外翻[4]；②以胫骨近端内侧副韧带松解为主[5]；③重视骨赘的清理及后关节囊松解；④渐进性松解，随时测试假体及评价，切勿松解过度[6]。

（尹文哲　荣杰生）

参考文献

[1] Dexel J, Kirschner S, Günther KP, et al. Agreement between radiological and computer navigation measurement of lower limb alignment[J]. Knee Surg, Sports Traumatol Arthrosc, 2014, 22(11):2721–2127.

[2] Carli A, Ahmed Aoude AR, Matache B, et al. Inconsistencies between navigation data and radiographs in total knee arthroplasty are system–dependent and affect coronal alignment[J]. Can J Surg, 2014, 57(5):305.

[3] Seo SS, Seo JH, Sohn MW, et al. Differences in measurement of lower limb alignment among different registration methods of navigation and radiographs in TKAusing the OrthoPilot system[J]. Orthopedics, 2012, 35(10):50–55.

[4] Chung BJ, Dileep I, Chang CB, et al. Novel approach to reducing discrepancies in radiographic and navigational limb alignments in computer–assisted TKA[J]. Orthopedics, 2010, 33(10):62–67.

[5] Hirschmann MT, Konala P, Amsler F, et al. The position and orientation of total knee replacement components: a comparison of conventional radiographs,

transverse 2D–CT slices and 3D–CT reconstruction[J]. J Bone And Joint Surg Br Vol, 2011, 93(5):629–633.

[6] Dahabreh Z, Scholes CJ, Giuffre B, et al. Lack of agreement between computer navigation and post–operative 2–dimensional computed tomography (CT) measurements for component and limb alignment in total knee arthroplasty (TKA)[J]. Knee, 2016, 23(1):137–143.

12. 安装假体时先股骨后胫骨，还是先胫后股，各有什么优点？

【建议】TKA，在安装假体时，先安装股骨后安装胫骨，此顺序对观察股骨、胫骨假体的位置是否正确视野最佳，清除过多的骨水泥也最为方便，但对于后方弧度高的胫骨平台假体，尤其是 CR 假体，复位会有难度；先安装胫骨后安装股骨，此顺序利于关节复位，特别是在保留后交叉韧带（CR 假体）的 TKA，感觉明显方便。

【备注解释】安装假体时应先股骨后胫骨。因为首先精准地进行两侧截骨，充分地行关节周围软组织松解达屈曲、伸直间隙平衡，两侧假体大小选择合适并对位安装[1]，股骨假体安装牢固，胫骨假体浮动，此时要保证软组织张力适中，将胫股关节及髌骨复位[2]，布巾钳钳夹两侧切口使临时对位，尽量屈曲及伸直膝关节数次，以固定牢靠的股骨假体带动胫骨假体在胫骨截骨面上活动，利用其匹配性寻找到胫骨假体的最佳位置，用电刀标记边界，胫骨假体最后安装时以此为参照[3]。

（尹文哲　荣杰生）

参考文献

[1] Thienpont E, Bellemans J, Delport H, et al. Patient–specific instruments: industry's innovation with a surgeon's interest[J]. Knee Surg Sport Traumatol Arthrosc, 2013, 21:2227–2233.

[2] Wittmann W, Wenger T, Loewe E, et al. Official measurement protocol and accuracy results for an optical surgical navigation system (NPU)[J]. Conf Proc IEEE Eng Med Biol Soc, 2011, 2011:1237–1240.

[3] Zambianchi F, Colombelli A, Digennaro V, et al. Assessment of patient–specific instrumentation precision through bone resection measurements[J]. Knee Surg Sport Traumatol Arthrosc, 2017, 25:2841–2848.

13. 安装假体后，是否需要达到应力性过伸 5°，为什么？

【建议】通常可以有张力性过伸 5°。因为关节周围软组织在 TKA 后，会出现轻微挛缩，没有张力性过伸 5° 的话，有时会影响日后膝关节的伸直功能恢复；也有专家认为，不必过伸 5°，尤其对于类风湿关节炎的患者这种过伸有可能导致术后膝关节反张，要特别警惕。

14. 假体安装完毕，复位后，应该检查哪些项目后才能放心闭创、结束手术？

【建议】TKA 必须在试模复位时段检查以下项目，下肢力线是否正确，内侧、外侧副韧带的张力是否稳定；关节间隙的松紧度是否适中，有无前后脱位风险；髌骨轨迹是否正确，有无外侧脱位倾向；是否有张力性过伸 3°～5°。安装假体后可在复查一次，以上因素均满意后，就可放心闭创，结束手术。

15. 如果进行髌骨置换，应注意哪些问题？如不置换髌骨，应怎样修整变形的髌骨？

【建议】关于髌骨置换与否可根据手术医生决定。通常情况下，如果进行置换髌骨，置换前一定要测量髌骨厚度，低于 12mm 时一般不主张置换髌骨；人工髌骨的安放位置不可偏外。如果不置换髌骨，一定要把髌骨修成接近正常形态，同时一定要做电凝髌骨周围 360° 去神经化处理。

（尹文哲　荣杰生）

（二）膝内、外翻的 TKA

1. 膝内外翻通常有哪些病因？如何分类？如何确定性畸形来源及真实性？

【建议】膝内、外翻通常有两种情况，即发育性膝内、外翻，以及关节面不均衡磨损性膝内、外翻。按照畸形角度可以分轻、中、重度畸形；按照畸形的发生部位可以分为关节内畸形与关节外畸形。可以通过询问病史、对比对侧肢体、完全伸直膝关节等检查来确定畸形来源与真实畸形角度。

【备注解释】根据下肢力线与实际胫骨力线轴的夹角来评定膝关节内外翻的程度，轻度＜10°，中度 10°～20°，重度＞20°。膝内、外翻的病因包括佝偻病或骨软化病、小儿麻痹症导致的膝部畸形[1-3]、骨折、外伤导致的骨骼发育异常[4,5]、不良姿势负重导致的膝内翻[6]、骨髓炎导致的骨骼发育异常、膝关节骨关节炎、类风湿膝关节炎等终末期导致的膝部畸形[7]。膝外翻畸形病理改变包含膝关节外侧骨性结构异常，如股骨外侧髁发育不良、缺损，胫骨平台缺损，塌陷等，外侧软组织挛缩及内侧副韧带松弛[8]。X 线可明确诊断并了解病理原因，包括双下肢负重全长 X 线片、膝关节负重正侧位 X 线片、髌骨轴位 X 线片、屈膝 30° Tunnel 位 X 线片和屈膝 45° Rosenburg 位 X 线片[9]，并可测量股骨干双髁角（F）、胫骨平台角（T）、关节间隙角（JS）、股骨胫骨角（FT）、髋膝踝关节角（HKA）、膝关节生理外翻角（KPV）、股骨偏移量，来判断膝内外翻和发展程度[10]。

（陶树清　袁　泉）

参考文献

[1] Voloc A, Esterle L, Nguyen TM, et al. High prevalence of genu varum/valgum in European children with low vitamin D status and insufficient dairy products/calcium intakes[J]. Eur J Endocrinol, 2010, 163(5):811–817.

[2] Bishay SN, El–Sherbini MH, Azzam AA, et al. Incidence and risk factors of rachitic genu varus in preschool children in a paediatric health institute in egypt as one of the developing countries[J]. Open Orthop J, 2016, 10: 412–419.

[3] Baliga S, Mcmillan T, Sutherland A, et al. The prevalence and severity of joint problems and disability in patients with poliomyelitis in urban india[J]. Open Orthop J, 2015, 9: 204–209.

[4] Feldman DS, Goldstein RY, Kurland AM, et al. Intra–articular osteotomy for genu valgum in the knee with a lateral compartment deficiency[J]. J Bone Joint Surg Am, 2016, 98(2):100–107.

[5] Denduluri SK, Lu M, Bielski RJ. Development of genu valgum after removal of osteochondromas from the proximal tibia[J]. J Pediatr Orthop B, 2016, 25(6):582–586.

[6] Thijs Y, Bellemans J, Rombaut L, et al. Is high–impact sports participation associated with bowlegs in adolescent boys[J]. Med Sci Sports Exerc, 2012, 44(6):993–998.

[7] Koskinen E, Remes V, Paavolainen P, et al. Results of total knee replacement with a cruciate–retaining model for severe valgus deformity–a study of 48 patients followed for an average of 9 years[J]. Knee, 2011, 18(3):145–150.

[8] Lombardi AV Jr, Dodds KL, Berend KR, et al. An algorithmic approach to total knee arthroplasty in the valgus knee[J]. J Bone Joint Surg Am, 2004, 86–A (Suppl 2):62–71.

[9] Phillips CL, Silver DA, Schranz PJ, et al. The measurement of patellar height: a review of the methods of imaging[J]. J Bone Joint Surg Br, 2010, 92(8):1045–1053.

[10] Wu JY, Zuo JL, Liu T, et al. Measurements and analyses of full length weight bearing X ray radiographs of bilateral lower extremities in patients with knee osteoarthritis[J]. Zhongguo Gu Shang, 2016, 29(9):791–794.

2. 膝内外翻的 TKA 时，什么情况下可以通过软组织松解达到平衡？什么时候需要通过关节外截骨矫正下肢力线？

【建议】膝内、外翻患者在拟作 TKA 时，原则上畸形无论来源于关节内或关节外，只要角度 < 25° 者，通常应该能通过松解内外侧副韧带来解决；如果畸形来源于关节外，且畸形大于 25°～30°，靠松解侧副韧带矫正畸形，调整软组织平衡就会出现一定的困难，面临着松解的韧带完全失去张力、使用的聚乙烯垫片过厚的风险，以及髌骨轨迹失常、髌骨脱位风险。因此，这种情况通常应该考虑通过截骨来解决畸形。

【备注解释】膝内、外翻畸形是由膝关节周围解剖学变异引起的，TKA 需要重建下肢的正确力线，股骨与胫骨截骨后，截骨面与骨干的对线正确后，挛缩侧的膝侧副韧带就限制力线轴的恢复。此时只有两个方法解决这一问题：①延长挛缩的侧副韧带；②若不延长侧副韧带，则截骨矫正畸形后再做关节面平衡截骨。通常情况下，侧副韧带可延长不能超过 15mm，因此，通过韧带延长可矫正的畸形少于 25°，外侧副韧带的可拉伸性低于内侧副韧带。膝外翻病例的软组织的变化更为复杂，表现为外侧结构的挛缩，包括外侧副韧带、后外侧关节囊、腘窝肌腱、腘绳肌腱、腓肠肌外侧头和髂胫束[1, 2]。按 Ranawat 分型膝外翻共分为三度：一度为轻微的外翻畸形，其股胫角（FTA）< 10°，其内侧软组织功能完好；二度畸形的 FTA 为 10°～20°，内侧副韧带被拉长但仍存在部分功能；三度为外翻畸形超过 20°，这类患者有严重的骨性畸形，内侧副韧带功能丧失[3]。年龄 < 65 岁（女性年龄 < 60 岁），膝关节活动度基本正常，屈曲畸形 < 10°，胫骨内翻畸形 > 5°，内侧胫骨近端角（MPTA）< 85°，外侧软骨和半月板功能正常，适合胫骨高位截骨术（HTO）[4, 5]。对于要行 TKA 的患者，内、外翻 20° 以内，通常通过韧带延长就可得到良好的 TKA 效果，畸形 > 30° 时，就应该考虑截骨矫正。

（陶树清　袁　泉）

参考文献

[1] Rossi R, Rosso F, Cottino U, et al. Total knee arthroplasty in the valgus knee[J]. Int Orthop, 2014, 38(2):273–283.

[2] Lombardi AV Jr, Dodds KL, Berend KR, et al. An algorithmic approach to total knee arthroplasty in the valgus knee[J]. J Bone Joint Surg Am, 2004, 86–A(Suppl 2):62–71.

[3] Ranawat AS, Ranawat CS, Elkus M, et al. Total knee arthroplasty for severe valgus deformity[J]. J Bone Joint Surg Am, 2005, 87 Suppl 1(Pt 2):271–284.

[4] Khoshbin A, Sheth U, Ogilvie–Harris D, et al.The effect of patient, provider and surgical factors on survivorship of high tibial osteotomy to total knee arthroplasty:a population–based study[J]. Knee Surg Sports Traumatol Arthrosc, 2017, 25 (3):887–894.

[5] Hinterwimmer S. Positive and negative predictors of long–term results after an osteotomy around the knee joint[J]. Orthopade, 2017, 46(7):563–568.

3. 对严重骨关节炎（或 RA）导致的膝内翻畸形，术中如何最终决定是否进行内侧副韧带的松解？

【建议】严重骨关节炎导致的膝内翻畸形，首先彻底切除增生的骨赘，去除骨性障碍因素后，活动关节。此时如果不伴有屈曲畸形者，进行胫骨上端内侧骨膜下剥离松解挛缩软组织，而后胫骨平台与股骨远端截骨后，清理后方参与骨赘。如果仍然残存内翻畸形，关节间隙不平衡，内侧间隙仍窄，这种情况下就需要松解内侧副韧带。如果伴有严重的屈曲畸形，同时需要松解后方的关节囊等软组织。

【备注解释】是否需要韧带松解，关键要看截骨后关节间隙是否平衡；但是要彻底清除关节周围增生的骨赘，去除骨赘对韧带张力的影响后，才能正确判定内外侧间隙是否平衡，只有此种情况下，才能考虑松解韧带。否则，骨赘的影响没有去除，盲目松解韧带，等待整体截骨完成后，骨赘因素在整体截骨时被消除掉，就会出现新的内外侧间隙不平衡，需要再度靠松解外侧副韧带，会导致假性截骨量过大或关节的机械性不稳定，不能获得良好的手术后效果。

4. 重度膝外翻行 TKA 的病例，如果通过韧带松解解决了外翻问题，有可能产生髌骨外侧脱位倾向，如何处理？

【建议】股骨截骨时遵循内外上髁连线作为股骨假体的定位标准，广泛松解髌骨外侧挛缩组织，包括股外侧肌远端、外侧关节囊、挛缩的大腿深筋膜、髂胫束，必要时可以紧缩髌骨内侧支持带组织。

【备注解释】膝外翻的软组织变化包括外侧软组织挛缩及内侧副韧带松弛[1]，外侧副韧带的过度松解常导致髌骨外侧脱位倾向[2]。重度膝关节外翻，需要松解髌骨外侧挛缩组织，包括外侧支持带、外侧阔筋膜、髂胫束等挛缩组织，标准是达到屈伸间隙平衡，屈曲膝关节时，下肢力线正确，而且髌骨无外侧脱位倾向。如果单纯带松解外侧副韧带，经常会出现以下情况：由于外侧整体组织的挛缩，髌骨外侧的支持等致密结缔组织过于紧张，从而影响髌骨轨迹，需要调整髌股关节匹配程度、股四头肌以及髌骨内外侧松弛平衡[3]。膝外翻手术入路也可选择髌旁外侧入路[4, 5]，松解时更加直观。标准的内侧入路有许多技术上的限制和缺点，包括髌股关节脱位和继发的髌骨问题[6]。外侧髌旁入路是传统内侧髌旁入路的一种替代方法，其潜在的优点是可以保存内侧结构，易于优化髌骨轨迹，保留髌骨内侧血供。外侧挛缩组织如果不进行松解处理的话，会导致复位后髌骨外侧张力性牵张过度，出现髌骨向外侧滑动脱位现象。处理办法是，股骨前髁截骨时，外旋可增加 2°～3°，以减少髌股关节的压力，同时彻底松解外侧软组织，包括关节囊、外侧支持带和髂胫束，甚至皮下组织，关闭切口时，可以紧缩内侧支持带与关节囊，增加向内的束缚髌骨的力量，以稳定髌股关节的关系和髌骨轨迹。

（陶树清　袁　泉）

参考文献

[1] Lombardi AV Jr, Dodds KL, Berend KR, et al. An algorithmic approach to total knee arthroplasty in the valgus knee[J]. J Bone Joint Surg Am, 2004, 86-A (Suppl 2):62–71.

[2] Putman S, Boureau F, Girard J, et al. Patellar complications after total knee arthroplasty[J]. Orthop Traumatol Surg Res, 2019, 105(1S):S43–S51.

[3] Goto T, Hamada D, Iwame T, et al. Medial patellofemoral ligament reconstruction for patellar dislocation due to rupture of the medial structures after total knee arthroplasty: a case report and review of the literature[J]. J Med Invest, 2014, 61(3–4):409–412.

[4] Rossi R, Rosso F, Cottino U, et al. Total knee arthroplasty in the valgus knee[J]. Int Orthop, 2014, 38(2):273–283.

[5] Schiapparelli FF, Amsler F, Hirschmann MT. Medial parapatellar approach leads to internal rotation of tibial component in total knee arthroplasty[J]. Knee Surg Sports Traumatol Arthrosc, 2018, 26(5):1564–1570.

[6] Keblish PA. The lateral approach to the valgus knee. Surgical technique and analysis of 53 cases with over two–year follow–up evaluation[J]. Clin Orthop Relat Res, 1991, 2(11):52–62.

5. 轻、中度膝内外翻患者行 TKA 时，通常怎样松解软组织？如何判定松解的程度？

【建议】完成股骨远端和胫骨平台的截骨后，彻底去除骨赘，测试伸直间隙，如果仍有明显的内翻畸形，可骨膜下剥离松解内侧挛缩软组织，达到关节间隙平衡时即可；如果是膝外翻者，截骨后仍残留畸形者，可松解紧张的腘肌腱、髂胫束。当达到关节间隙软组织对称平衡后，即可停止松解操作。

【备注解释】完成胫骨和股骨截骨之后，去除骨赘，将膝关节伸直，检查内、外侧是否平衡，发现内侧间隙窄小，外侧间隙偏大，用撑开器，撑开股骨和胫骨，在撑开的关节间隙之中，用手指触摸紧张的副韧带，然后在最紧张处用尖刀或者 16 号锋利针头，成大网状，刺扎紧张的韧带组织，同时观察撑开的程度，当两侧间隙平衡的时候，停止刺扎操作，而后用间隙试模测试关节间隙是否平衡。如果关节间隙内、外平衡，停止松紧。如果此时发现在关节不能完全伸直，或者是后方可触及明显紧张条索时，可以将紧张条索一并松解，此时用间隙测试模块测试两侧间隙是否平衡，如果此时两侧间隙平衡，则停止松解。注意，在松解过程中的拉网模式，扎刺的深度，尽量不要超过 2mm，尖刀扎刺口的宽度尽量不超过 3mm，两个扎刺点之间的距离应该在 5mm 左右，这样才能避免损伤韧带外侧的组织结构，保证松解的安全性。

6. 膝内外翻 TKA，拉网松解韧带时，用什么器械来完成？如何掌握松解的深度？

【建议】16 号针头扎刺比较安全，但每次松解的程度较小，易于掌握，需要扎刺的次数多；尖刀松解的单次程度大，但要求技术高，过度松解风险大，扎刺深度不可超过 2mm；撑开钳加力撑开情况下，达到内外侧间隙基本等宽（平衡）

即可。

【备注解释】用针头松解，通常比较安全，需要确保针头与针头针刺点之间在3～5mm。如果用尖刀扎刺，深度不要超过2～3mm，宽度应该在3mm以内，切口与切口之间交叉进行成拉网状。两个扎刺口之间距应该在5mm左右。在内侧松解的时候，如果松解刀刺过深，可能会造成韧带完全撕裂，在侧方和后方松解时，还有损伤后面血管、神经的风险。所以切记后方不要过深，内侧不要过宽，穿刺点不要过密。韧带的松解延长程度在0.5～1.0cm，能矫正畸形30°左右。

7. 拉网法松解韧带，需要注意的事项有哪些?

【建议】拉网松解韧带的时候，特别要注意三点：第一点，正确使用撑开器，找到最紧张的部位进行扎刺；第二点，每次尖刀扎刺的时候，要注意宽度与刺点间的距离，以及扎刺的深度；第三点，不要寄希望于一次就完成，要反复测试、多次扎刺，防止松解过度。

【备注解释】拉网松解的本质是把韧带在不同位置点上局限性交叉切断，靠拉伸力形成的一种网状松弛。所以扎刺口过深，会导致韧带之外的组织损伤，扎刺口过大，会出现韧带广泛断裂。扎刺口之间距离应该在5mm以上，如果过密集，撑开器的高张力，会导致韧带组织过度拉长、甚至完全断裂。

8. TKA做韧带松解时，如何防止松解造成副损伤?

【建议】刺扎不要过深，刀口不要过宽，反复测试，不要过急，坚持以上注意事项，基本就可避免造成韧带松解的副损伤。

【备注解释】松解韧带的副损伤大概包括三个方面：①韧带外侧组织副损伤，主要是针刺过深导致的；②韧带断裂，主要是扎刺口过大、过密；③松解过度，主要是没有反复测试，追求一次完成而造成的。

9. 副韧带松解后的患者，在康复过程中与正常手术是否有区别?

【建议】膝内、外翻患者TKA，侧副韧带松解后，特别是内、外翻严重的病例，韧带松解距离偏变长的时候，此时的韧带实际上就是一个损伤的副韧带，早期的非负重膝关节活动练习可以正常进行，但负重活动应延迟至术后3周，就是要等待韧带完全修复、愈合之后再进行负重练习；否则一旦外伤，会导致松解的韧带出现撕裂，造成不良后果。

【备注解释】TKA，经过松解的韧带，它实际上是一种不全损伤的韧带，在损伤没有得到修复的情况下，副韧带不能够承受过大外力，所以，在康复的过程中非负重下的功能练习可以进行，负重功能练习，应该在韧带愈合后，手术3周以后，松解的韧带愈合，具有一定的强度。否则负重活动过早，有可能导致松解的韧带出现分控制性损伤，严重的可能导致韧带断裂，后果严重。所以韧带松解的手术患者，负重功能训练应该延长至术后3周会更安全。

10. 重度膝外翻患者行TKA时，拉网松解矫正畸形后，如果出现足背伸功能障碍，应如何处理?

【建议】检查腓总神经的神经传导速度，确定损伤性质。同时，嘱患者屈曲膝关节，放松腓总神经牵拉，口服神经营养药物。1～2周后仍不能缓解，或确定神经断裂性损害，就需要手术探查。

【备注解释】重度膝外翻的患者，在行TKA的时候，如果术中做了比较广泛的外侧副韧带松解，术后出现患侧足背伸功能障碍，应该考虑是否有腓总神经损伤的可能。严重膝外翻的患者这种情况多半还是因为矫正畸形后过度牵拉刺激腓总神经而导致，除此之外，还应考虑有否扎刺过深而损伤腓总神经的可能。一般情况下，嘱患者膝关节屈曲30°～45°，放松腓总神经，口服B族维生素，如果1～2周后仍不能缓解的话，或者神经传导速度测定，确定是腓总神经断裂性损伤的话，需要手术探查修复神经。

（陶树清　袁　泉）

（三）单髁置换的相关问题

1. 单髁置换（UKA）有哪些适应证?

【建议】①膝关节单间室病变，保守治疗效果不佳；②膝关节活动度≥90°；③膝关节稳定，前后交叉韧带功能完整；④内翻畸形≤15°，并可被动矫正；⑤固定屈曲挛缩≤15°；⑥放射学检查证实为单间室病变。

【备注解释】UKA作为治疗膝骨关节炎的有效方法，选择合适的患者是手术成功的基础[1-3]。适合行UKA的病例是累及单个间室的膝关节病变。在临床评估中，需要结合症状、体征及影像学特征，确认病变来源于膝关节单个间室，排除感染、炎性疾病等涉及多间室的疾病[4, 5]。由于外侧单髁置换相对较少，故文献主要涉及内侧UKA。内侧UKA的最佳手术指征：①症状源于膝关节单间室，且明显疼痛，保守治疗效果不佳；②膝关节活动度≥ 90°；③膝关节稳定，内外侧副韧带、前后交叉韧带功能完整；④内翻畸形≤ 15°，并可被动矫正；⑤固定屈曲挛缩≤ 15°；⑥放射学检查证实为单间室病变：负重前位后位 X 线片示内侧间室"骨对骨"；侧位 X 线片示胫骨内侧平台后部及股骨内侧髁后部的关节面完整；外翻应力位 X 线片示外侧间室间隙正常（≥ 5mm）。

（刘雪峰　徐　亮）

参考文献

[1] Becker R, Argenson J N . Unicondylar knee arthroplasty: What's new?[J]. Knee Surgery Sports Traumatology Arthroscopy, 2013, 21(11):2419–2420.

[2] Labruyère C, Zeller V, Lhotellier L, et al. Chronic infection of unicompartmental knee arthroplasty: one-stage conversion to total knee arthroplasty[J]. Orthop Traumatol Surg Res, 2015, 101(5):553–557.

[3] Sierra RJ, Kassel CA, Wetters NG, et al. Revision of unicompartmental arthroplasty to total knee arthroplasty: not always a slam dunk![J]. Journal of Arthroplasty, 2013, 28(8):128–132.

[4] BoHm I, Landsiedl F . Revision surgery after failed unicompartmental knee arthroplasty[J]. Journal of Arthroplasty, 2000, 15(8):0–989.

[5] Lecuire F, Galland A, Basso M, et al. Partial or total replacement of a unicompartmental knee prosthesis by another unicompartmental knee prosthesis: a reasonable option? About 22 cases[J]. European Journal of Orthopaedic Surgery & Traumatology, 2013, 23(8):933–938.

2. 前交叉韧带损伤的患者，是否可以进行 UKA 手术？

【建议】不推荐 UKA 手术。

【备注解释】内侧 UKA 的最佳手术适应证：①症状源于膝关节单间室，且明显疼痛，保守治疗效果不佳。②膝关节活动度≥ 90°。③膝关节稳定，内外侧副韧带、前后交叉韧带功能完整。④内翻畸形≤ 15°，并可被动矫正。⑤固定屈曲挛缩≤ 15°。⑥放射学检查证实为单间室病变：负重前后位 X 线片示内侧间室"骨对骨"；侧位 X 线片示胫骨内侧平台后部及股骨内侧髁后部的关节面完整；外翻应力位 X 线片示外侧间室间隙正常（≥ 5mm）。

（刘雪峰　徐　亮）

3. UKA 切口怎样保护才能确保不损伤内侧副韧带？

【建议】微创操作，胫骨截骨时，内侧放置拉钩保护侧副韧带，切除内侧半月板时，可保留少许半月板的边缘。

【备注解释】微创操作，保护软组织。内侧 UKA 可采用髌旁内侧斜切口，直达病变部位，无须翻转髌骨。UKA 不松解软组织，但需去除股骨内侧髁内缘及髁间窝两侧缘的骨赘。注意保护侧副韧带，在胫骨和股骨截骨过程中，需要在内侧放置拉钩保护侧副韧带。在切除内侧半月板邻近内侧副韧带区时，保留少许半月板的边缘，避免切入内侧副韧带组织[1]。

（刘雪峰　徐　亮）

参考文献

[1] 张启栋,曹光磊,何川,等 . 膝关节单髁置换术围手术期管理专家共识 [J]. 中华骨与关节外科杂志, 2020,4(13):265–271.

4. UKA 假体选择固定平台还是活动平台？各有什么特点？

【建议】固定平台与活动平台均有良好效果，均可选择。活动平台的形合度高，但有内衬脱位风险。固定平台对术者的技术要求较高，膝关节需良好对线，冠状面不可以有内外翻，水平面股骨髁轨迹要正确。另外，固定平台 UKA 在外侧间室 OA 也有良好表现。

【备注解释】两种假体在短期随访中均能取得较好的临床疗效。应该注意的是，短期随访的结果并不能用来推断中长期的临床疗效。近年的文献表明，只要适应证选择正确，无论是固定平台还是活动平台 UKA 假体的中长期生存率均与 TKA 假体相当[1-6]。然而，影响 UKA 假体中长期生存率的重要因素是聚乙烯的磨损[7]。与固定平台不同，活动平台的股骨髁假体与内衬的形合度高，接触面积大，因此即使在对线不良较为明显的情况下，也不至于导致局部应力过高和磨损增加[8]，有利于减少因磨损松动而造成的远期失败，但因活动平台的内衬脱位风险较高而应避免在外侧间室应用[9]。而固定平台假体对手术者的技术要求较高，膝关节需良好对线，以避免产生"边缘负荷"（edge loading），否则过量的聚乙烯磨损将有可能导致假体 10 年后的生存率下降；但固定平台假体在外侧间室 OA 置换有良好表现[10]。从目前文献中，没有对比强烈的数据，但是，从人工膝关节假体依据人类自然膝关节为基准设计，膝关节的运动模式是以内轴为运动特点出发，用膝关节运动生物力学分析的结果是活动平台优于固定平台[1]。理由有以下三方面。①股骨髁假体：固定平台保持了股骨髁表面的原有形态，模拟股骨髁多轴心运动轨迹，以求符合原有的运动生物力学方式。但是，其忽略了关节软骨和半月板在膝关节运动时，参与生物力学形态的有机变化和内含的复杂功能，力学传导失调[11]。活动平台的股骨髁假体设计为一个球形，最大限度地形合于股骨髁，忽略了部分小面积的表面，使旋转轴心唯一，运动半径单一化。韧带保持平稳张力，界面间受力均衡，从而规避了金属界面受力不能有效转化生物界面受力的矛盾[12]。②垫片：固定平台垫片与金属胫骨平台固定，其简单的形态，大大简化了临床手术的技术要求，同时也避免了垫片脱位的并发症。但是，由于其设计多是平面，与股骨髁假体形成点对点接触应力，在早期的固定平台垫片磨损程度的临床观察中，确有磨损率偏高的情况。活动平台的假体设计，用两个不同的表面，一个高度吻合与股骨髁假体的球形面，另一个高度平整滑动在胫骨平台表面，没有异常应力约束，同时将股骨髁假体斜向推力有效转化为压应力[13-15]。③胫骨平台假体：固定平台聚乙烯垫片与金属胫骨平台整合，力学的传导如上述。活动平台胫骨侧假体设计，解剖型，高度平滑，与活动垫片滑动组合，在膝关节的韧带组织完美参与下，充分复制膝关节的内轴形态生物力学运动模式，是目前较好的设计理念[16, 17]。

（刘雪峰　徐　亮）

参考文献

[1] Freeman MAR, Pinskerova V. The movement of normal tibio-femoral joint[J]. Journal of Biomechanics, 2005, 38: 197–208.

[2] Berger RA, Meneghini RM, Jacobs JJ, et al. Results of unicom-partmental knee arthroplasty at a minimum of ten years of follow-up[J]. J Bone Joint Surg Am, 2005, 87(5):999–1006.

[3] Tinius M, Hepp P, Becker R. Combined unicompartmental knee arthroplasty and anterior cruciate ligament reconstruction[J]. Knee Surg Sports Traumatol Arthrosc, 2012, 20(1):81–87.

[4] Cartier P, Sanouiller JL, Grelsamer RP. Unicompartmental knee arthroplasty surgery. 10-year minimum follow-up period[J]. J Arthroplasty, 1996, 11(7):782–788.

[5] Squire MW, Callaghan JJ, Goetz DD, et al. Unicompartmental knee replacement. A minimum 15 year followup study[J]. Clin Orthop Relat Res, 1999, (367):61–72.

[6] Pandit H, Jenkins C, Barker K, et al. The Oxford medial unicompartmental knee replacement using a minimally-invasive approach[J]. Bone Joint Surg Br, 2006, 88(1):54–60.

[7] Christensen NO. Unicompartmental prosthesis for gonarthrosis. A nine-year series of 575 knees from a Swedish hospital[J]. Clin Orthop Relat Res, 1991, (273):165–169.

[8] Goodfellow J, O'Connor J, Dodd C, et al. Unicompartmental arthroplasty with the Oxford knee[M]. Oxford: OUP, 2006: 81–82.

[9] Robinson BJ, Rees JL, Price AJ, et al. Dislocation of the bearing of the Oxford lateral unicompartmental arthroplasty. A radiological assessment[J]. J Bone Joint Surg Br, 2002, 84(5):653–657.

[10] Sah AP, Scott RD. Lateral unicompartmental knee arthroplasty through a medial approach. Study with an average five-year followup[J]. J Bone Joint Surg Am, 2007, 89(9):1948–1954.

[11] Morra EA, Greenwald AS. Effects of walking gait on ultra-high molecular weight polyethylene damage in unicompartmental knee systems. A finite element study[J]. J Bone Joint Surg Am, 2003, 85-A (Suppl 4):111–114.

[12] Argenson JN, Blanc G, Aubaniac JM, et al. Modern unicompartmental knee arthroplasty with cement:a concise follow-up,at a mean of twenty years of a previous report[J]. J Bone Joint Surg Am, 2013, 95(10):905–909.

[13] Price AJ, Pees JL, Beard DJ, et al. Sagittal plane kinematics of a mobile-bearing unicompartmental knee arthroplasty at 10 years; a comparative in vivo fluoroscopic analysis [J]. J Arthroplasty, 2004, 19(5):590–597.

[14] Friedrich NF, Muller W, O'Brien WR. Klinishe Anwendurg biomechanischer und furik tionell anatomisher daten am kniegelenk.[Clinical application of biomechanic and functional anatomical findings of the knee joint][J]. Orthopade (Springer verlag), 1992, 21:41–50.

[15] Parratte S, Pauly V, Aubaniac JM, et al. No long-term difference between fixed and mobile medial unicompartmental arthroplasty[J]. Clin Orthop Relat Res, 2012, 470(1):61–68.

[16] Murray DW, Parkinson RW. Usage of unicompartmental knee arthroplasty[J]. Bone Joint J. 2018,100-B(4):432–435.

[17] Jennings JM, Kleeman-Forsthuber LT, Bolognesi MP. Medial Unicompartmental Arthroplasty of the Knee[J]. J Am Acad Orthop Surg. 2019,27(5):166–176.

5. UKA 手术时如何避免胫骨平台内、外翻？

【建议】胫骨内侧平台截骨面一定垂直于胫骨纵向解剖轴，矢状面有适当后倾，在导向器控制下操作，不徒手操作。

【备注解释】假体位置良好。胫骨假体冠状面垂直胫骨解剖轴，矢状面有适当后倾，过大的后倾导致后方塌陷和失败，股骨假体应放置在股骨内侧髁的中央，冠状面避免内外翻，矢状面避免过伸或过屈[1]。

（刘雪峰　徐　亮）

参考文献

[1] 张启栋，曹光磊，何川，等.膝关节单髁置换术围手术期管理专家共识 [J]. 中华骨与关节外科杂志，2020, 4(13):265–271.

6. 如何保障股骨髁安装的轴向正确？

【建议】股骨假体应放置在股骨内侧髁的中央，冠状面避免内外翻，矢状面避免过伸或过屈。应充分理解和准确使用相应器械的截骨导向器，不徒手操作。

【备注解释】假体位置良好。胫骨假体冠状面垂直胫骨解剖轴，矢状面有适当后倾，过大的后倾导致后方塌陷和失败，股骨假体应放置在股骨内侧髁的中央，冠状面避免内外翻，矢状面避免过伸或过屈[1]。

（刘雪峰　徐　亮）

参考文献

[1] 张启栋, 曹光磊, 何川, 等. 膝关节单髁置换术围手术期管理专家共识 [J]. 中华骨与关节外科杂志, 2020, 4(13):265-271.

7. 单髁关节安装过紧会有什么情况发生？如何处理？

【建议】UKA 内侧间室过紧会导致对侧关节间室的过度负荷，疼痛和加速对侧间室退变而导致 UKA 失败。调整屈曲及伸直间隙即截骨量，或减薄垫片厚度；勿松解韧带，避免过度矫正。

【备注解释】UKA 要求松紧合适，内侧间室过紧会导致对侧关节间室的过度负荷，加速对侧间室退变而导致 UKA 失败。UKA 手术技术需要注意微创操作，平衡伸屈间隙，准确假体安置，确保良好的骨水泥技术，避免过度矫正[1]。

（刘雪峰　徐　亮）

参考文献

[1] 张启栋, 曹光磊, 何川, 等. 膝关节单髁置换术围手术期管理专家共识 [J]. 中华骨与关节外科杂志, 2020, 4(13):265-271.

8. UKA 术后的关节疼痛，最常见的原因是什么？

【建议】常见原因包括止血带使用不当、假体安装过紧等。建议 UKA 围术期疏解紧张情绪，用多模式镇痛；如果确定内侧张力过高，必要时需要减薄聚乙烯垫片。

【备注解释】与 TKA 相比，UKA 术后疼痛程度低，阿片类药需要量少[1]。但积极管理 UKA 术后疼痛，对提高患者满意度、减少并发症和促进早期康复至关重要[2]。目前，UKA 围术期疼痛管理采用多模式镇痛方式，以达到更好的镇痛效果：①预防性镇痛，推荐选择不影响血小板功能的药物，如选择性 COX-2 抑制药；②术中镇痛，推荐使用"鸡尾酒"式镇痛药物进行局部浸润注射；③术后镇痛，建议根据疼痛程度阶梯性、个体化镇痛。另外，冰敷可缓解疼痛，减轻关节肿胀和炎性反应，也是一项治疗选择[3]。给予失眠或焦虑患者镇静催眠或抗焦虑药，是疼痛管理中需要关注的环节[4]。与 TKA 相比，UKA 在术后康复上可预测性更好，术后关节功能更佳，在围手术期康复功能锻炼上没有严格要求[5]。但是，积极功能锻炼可增加肌肉力量，改善关节活动度，减轻术后疼痛，缩短术后恢复时间，减少相关并发症，减少住院时间及费用。

（刘雪峰　徐　亮）

参考文献

[1] Kalbian IL, Tan TL, Rondon AJ, et al. Reduced opioid requirements following unicompartmental knee arthroplasty compared with total knee arthroplasty[J]. Bone Joint J, 2019, 101-B(7_Supple_C):22-27.

[2] Barrington JW, Lovald ST, Ong KL, et al. How do demographic, surgical, patient, and cultural factors affect pain control after unicompartmental knee arthroplasty? a multivariable regression analysis[J]. J Arthroplasty, 2016, 31(9 Suppl):97-101.

[3] Chughtai M, Sodhi N, Jawad M, et al. Cryotherapy treatment after unicompartmental and total knee arthroplasty: a review[J]. J Arthroplasty, 2017, 32(12):3822-3832.

[4] 沈彬, 翁习生, 廖刃, 等. 中国髋、膝关节置换术加速康复—围手术期疼痛与睡眠管理专家共识 [J]. 中华骨与关节外科杂志, 2016, 9(2):91-97.

[5] Fillingham YA, Darrith B, Lonner JH, et al. Formal physical therapy may not be necessary after unicompartmental knee arthroplasty: a randomized clinical trial[J]. J Arthroplasty, 2018, 33(7S):S93-S99.

9. 对于膝关节双间室 OA，有主张行双间室的 UKA 治疗，这与 TKA 相比，哪个更容易让医生接受？

【建议】双间室 OA 行 TKA 较行双间室的 UKA 治疗更能容易让医生接受。

【备注解释】内侧 UKA 的最佳手术适应证：①症状源于膝关节单间室，且明显疼痛，保守治疗效果不佳；②膝关节活动度≥90°；③膝关节稳定，内外侧副韧带、前后交叉韧带功能完整；④内翻畸形≤15°，并可被动矫正；⑤固定屈曲挛缩≤15°；⑥放射学检查证实为单间室病变：负重前后位 X 线片示内侧间室"骨对骨"；侧位 X 线片示胫骨内侧平台后部及股骨内侧髁后部的关节面完整；外翻应力位 X 线片示外侧间室间隙正常（≥5mm）。单侧 UKA 的禁忌证：①膝关节急性感染或反复感染；②炎性关节病；③外侧间室负重区全层软骨缺失；④髌股关节外侧严重磨损呈沟槽样改变、半脱位；⑤神经肌肉系统病变，股四头肌肌力障碍等；⑥患者一般情况差，心肺功能衰竭等原因不能耐受手术者。

（刘雪峰　徐　亮）

参考文献

[1] Becker R, Argenson J N. Unicondylar knee arthroplasty: What's new?[J]. Knee Surgery Sports Traumatology Arthroscopy, 2013, 21(11):2419-2420.

[2] Labruyère C, Zeller V, Lhotellier L, et al. Chronic infection of unicompartmental knee arthroplasty: one-stage conversion to total knee arthroplasty[J]. Orthop Traumatol Surg Res, 2015, 101(5):553-557.

[3] Sierra RJ, Kassel CA, Wetters NG, et al. Revision of Unicompartmental Arthroplasty to Total Knee Arthroplasty: Not Always a Slam Dunk![J]. The Journal of Arthroplasty, 2013,28(8):128-132.

[4] BoHm I, Landsiedl F . Revision surgery after failed unicompartmental knee arthroplasty[J]. Journal of Arthroplasty, 2000, 15(8):0-989.

[5] Lecuire F, Galland A, Basso M, et al. Partial or total replacement of a unicompartmental knee prosthesis by another unicompartmental knee prosthesis: a reasonable option? About 22 cases[J]. European Journal of Orthopaedic Surgery & Traumatology, 2013, 23(8):933-938.

10. 针对膝关节单间室 OA，在 UKA、TKA 与 HTO 三种治疗方法中，如何选择？

【建议】目前学术界三者之间的选择界限不十分清晰，三种手术各自均有不错的临床效果报道。建议可以参考以下原则，但应遵循主刀医生的意愿来决定。

单间室 OA 满足相应适应证、排除禁忌证可以选择 UKA 或 HTO，其中伴有轻度内翻者，HTO 更有优势；如果年龄＞65 岁，体重偏大 BMI ＞ 30，选择 TKA 更好。

【备注解释】内侧 UKA 的最佳手术适应证[1]：①症状源于膝关节单间室，且明显疼痛，保守治疗效果不佳；②膝关节活动度≥90°；③膝关节稳定，内外侧副韧带、前后交叉韧带功能完整；④内翻畸形≤15°，并可被动矫正；⑤固定屈曲挛缩≤15°；⑥放射学检查证实为单间室病变：负重前后位 X 线片示内侧间室"骨对骨"；侧位 X 线片示胫骨内侧平台后部及股骨内侧髁后部的关节面完整；外翻应力位 X 线片示外侧间室间隙正常（≥5mm）。内侧 UKA 的禁忌证[2-5]：①膝关节急性感染或反复感染；②炎性关节病；③外侧间室负重区全层软骨缺失；④髌股关节外侧严重磨损呈沟槽样改变、半脱位；⑤神经肌肉系统病变，股四头肌肌力障碍等；⑥患者一般情况差，心肺功能衰竭等原因不能耐受手术者。HTO 的手术适应证[6]：骨性内翻畸形，负重力线通过胫骨平台横径的内侧 50%。轻度至中度关节内侧间室关节炎症状。内侧间室关节软骨存在。患者≤50 岁，热爱体育运动，希望保留适当的运动能力。HTO 的手术禁忌证[6]：胫股内侧间室股骨和胫骨关节面的骨质显露面积＞15mm×15mm。胫骨内侧平台骨量丢失。站立后 45° 平片显示内侧关节间隙消失。患者年龄在 50—60 岁，存在严重的内侧间室病损（适合行膝关节单髁置换术）。＞10° 的屈曲受限。＞10mm 的胫骨外侧半脱位。外侧半月板切除术后，外胫股骨关节软骨损伤。尼古丁类产品服用史。肥胖，体重指数 BMI ＞ 30。倾角增加影响内侧胫骨平台，翘翘板膝。症状显著的严重髌股关节骨关节炎。既往关节感染，糖尿病，类风湿关节炎，自身免疫疾病，营养不良状态。

（刘雪峰 徐 亮）

参考文献

[1] Becker R, Argenson J N . Unicondylar knee arthroplasty: What's new?[J]. Knee Surgery Sports Traumatology Arthroscopy, 2013, 21(11):2419-2420.

[2] Labruyère C, Zeller V, Lhotellier L, et al. Chronic infection of unicompartmental knee arthroplasty: one-stage conversion to total knee arthroplasty[J]. Orthop Traumatol Surg Res, 2015, 101(5):553-557.

[3] Sierra RJ, Kassel CA, Wetters NG, et al. Revision of Unicompartmental Arthroplasty to Total Knee Arthroplasty: Not Always a Slam Dunk![J]. The Journal of Arthroplasty, 2013,28(8):128-132.

[4] BoHm I, Landsiedl F . Revision surgery after failed unicompartmental knee arthroplasty[J]. Journal of Arthroplasty, 2000, 15(8):0-989.

[5] Lecuire F, Galland A, Basso M, et al. Partial or total replacement of a unicompartmental knee prosthesis by another unicompartmental knee prosthesis: a reasonable option? About 22 cases[J]. European Journal of Orthopaedic Surgery &Traumatology, 2013, 23(8):933-938.

[6] Noyes FR, Westin SDB. Knee disorders[M]. Elsevier LTD, Oxford, 2009:822-823.

11. UKA 手术后发生了 PJI，如何处理？

【建议】早期感染，清创、高强度抗生素冲洗、全身应用抗生素；如果感染仍然不能被控制，往往需要取出假体，占位器充填，二期翻修；如果是晚期感染，就需要彻底清创、抗感染，一期或二期行 TKA 翻修术。

【备注解释】UKA 在受单间室骨关节炎影响的人群中越来越受欢迎，因为它保留了剩余膝关节间室和韧带的完整性，使得手术后膝关节在功能和运动方面与自然膝关节相似[1]。UKA 术后 PJI 可能发生，报道的发生率为 0.2%～3%[2-4]。对于慢性 UKA 术后 PJI，Labruyère 等[2]报道了 9 例连续入组的 UKA 术后感染患者，采用一期 TKA 翻修的方式来治疗感染，其中 5 例患者最初通过滑膜切除、关节灌洗和抗生素治疗后感染无法控制。通过平均 60 个月的随访，所有感染均完全治愈[2]。另外有 4 项研究将 9 例 UKA 翻修为 TKA[6-9]，其中 1 项研究在初次切除复发感染后进行了两次重新翻修[9]。此外，Hamilton 等[10]进行了 3 例二期翻修关节置换术（UKA 转 TKA），其中 1 例最初进行了灌洗和清创术但感染复发，最终需要修整为 TKA 翻修方案。3 项研究成功通过保留假体的方法治愈了 UKA 术后的深部感染，第一项研究报道了 1 例患者，采用清创和内衬更换的治疗策略[8]，第二项研究报道 2 例采用灌洗、清创和衬垫更换的治疗策略[9]。而第三项研究报道了 1 例用滑膜切除术和庆大霉素链珠植入的治疗策略[11]。

目前的文献表明，在 UKA 术后有几种可行的治疗方法可以治疗感染。外科医生应该根据感染的严重程度、急慢性程度，以及剩余的骨和软骨的量来选择。在感染的情况下，骨丢失也并不少见[5]。在急性感染和其他间室未受影响的情况下，清创和保留假体可能是合理的选择。在患有骨质流失，慢性感染或由于耐药或具有挑战性的微生物而难以根除的感染患者中，可以进行针对 UKA 或 TKA 的一期翻修或二期翻修关节置换术，其中可能用到楔形垫块或延长杆。如果进行二期翻修关节置换术，在切除过程中，还应切除其他间室和脂肪垫，因为它们可能有细菌感染。

（刘雪峰　徐　亮）

参考文献

[1] Becker R, Argenson J N . Unicondylar knee arthroplasty: What's new?[J]. Knee Surgery Sports Traumatology Arthroscopy, 2013, 21(11):2419–2420.

[2] Labruyère C, Zeller V, Lhotellier L, et al. Chronic infection of unicompartmental knee arthroplasty: one–stage conversion to total knee arthroplasty[J]. Orthop Traumatol Surg Res, 2015, 101(5):553–557.

[3] Sierra RJ, Kassel CA, Wetters NG, et al. Revision of Unicompartmental Arthroplasty to Total Knee Arthroplasty: Not Always a Slam Dunk![J]. The Journal of Arthroplasty, 2013,28(8):128–132.

[4] BoHm I, Landsiedl F . Revision surgery after failed unicompartmental knee arthroplasty[J]. Journal of Arthroplasty, 2000, 15(8):0–989.

[5] Lecuire F, Galland A, Basso M, et al. Partial or total replacement of a unicompartmental knee prosthesis by another unicompartmental knee prosthesis: a reasonable option? About 22 cases[J]. European Journal of Orthopaedic Surgery & Traumatology, 2013, 23(8):933–938.

[6] Kim K T, Lee S, Kim J H, et al. The survivorship and clinical results of minimally invasive unicompartmental knee arthroplasty at 10–year follow–up[J]. Clinics in Orthopedic Surgery, 2015, 7(2):199–206.

[7] Morris M J, Molli R G, Berend K R, et al. Mortality and perioperative complications after unicompartmental knee arthroplasty[J]. Knee, 2013, 20(3):218–220.

[8] Pandit H, Hamilton T W, Jenkins C, et al. The clinical outcome of minimally invasive Phase 3 Oxford unicompartmental knee arthroplasty: a 15–year follow–up of 1000 UKAs[J]. Bone & Joint Journal, 2015, 97–B(11):1493–1500.

[9] Jones H W, Chan W, Harrison T, et al. Revision of medial Oxford unicompartmental knee replacement to a total knee replacement: Similar to a primary?[J]. knee, 2012, 19(4):339–343.

[10] Hamilton W G, Ammeen D J, Hopper R H . Mid–term survivorship of minimally invasive unicompartmental arthroplasty with a fixed–bearing implant: revision rate and mechanisms of failure[J]. The Journal of Arthroplasty, 2014, 29(5):989–992.

[11] Guido, Saxler, and, et al. Medium–term results of the AMC–unicompartmental knee arthroplasty[J]. Knee, 2004, 11(5):349–355.

（四）类风湿关节炎的 TKA

1. 类风湿膝关节炎病理改变与单纯骨关节炎有什么不同？

【建议】类风湿关节炎的滑膜病变属于自身免疫性慢性炎症反应，为炎症性关节炎，滑膜大量增殖，血管翳形成，淋巴细胞、单核细胞等炎症细胞集聚，滑膜增厚，渗出，并破坏软骨。骨关节炎是机械磨损引发的软骨退变，伴随的滑膜炎仅为刺激性的滑膜炎，病理变化轻微。

【备注解释】类风湿关节炎（RA）是一种目前原因尚不十分明了的以关节病变为主的非特异性炎症，以慢性、对称性、多发性滑膜关节炎为主要表现，其发病相关因素与自身免疫反应、病毒感染、遗传因素关联。病变滑膜组织大量增生、充血、水肿、单核细胞、淋巴细胞浸润，形成肉芽状血管翳，可以覆盖关节软骨表面，并破坏软骨、软骨下骨，使骨小梁减少，骨质疏松，最后，关节面之间的肉芽组织纤维化，会导致关节强直。除关节外，关节周围的肌腱、腱鞘也有类似的肉芽组织侵入，使肌萎缩，继而发生挛缩，进一步影响关节功能[1]。

骨关节炎的滑膜改变有两种，一种是增殖型滑膜炎：滑膜增殖、水肿、关节液增多，肉眼观呈葡萄串珠样改变。另一种是纤维型滑膜炎：关节液量减少，滑膜大部分被纤维组织形成的条索状物代替。这种滑膜炎症反应是骨关节炎的继发病变，由剥脱的软骨、骨碎屑、增生的骨赘刺激滑膜形成，可有不等量的渗出液，出现滑膜增生、滑膜纤维化，但程度均较低，没有大量的炎症细胞浸润。继而出现关节软骨退变、变性、磨损、消失、软骨下骨裸露、硬化、象牙质变。随后软骨下骨囊性变，关节边缘骨赘形成，最终关节面完全破坏，畸形[2]。

（乔洪旺　陶树清）

参考文献

[1] 陈孝平，汪建平，赵继宗 . 外科学 [M]. 第 9 版 . 北京：人民卫生出版社，2018：766–769.

[2] 陈孝平，汪建平，赵继宗 . 外科学 [M]. 第 9 版 . 北京：人民卫生出版社，2018：761–764.

2. 类风湿膝关节炎，如何掌握 TKA 时机？CRP 增高，是否可以进行手术？

【建议】RA 患者，类风湿在静止期，全身状态良好，没有感染病灶就可接受 TKA。此时，即便是 CRP 有所增高（高出正常测量值的 4~5 倍），只要确定不是类风湿活动期（ESR 无严重增高、RA 因子滴度不过度增高），就可以手术。

【备注解释】类风湿关节炎患者与骨关节炎患者相比，行 TKA 的风险显著上升，ESR 和 CRP 的升高会提示 TKA 的一般风险及术后早期假体周围感染率会增加，但是手术时机选择及术后早期感染的风险与术前 ESR 和 CRP 升高的程度并无明显相关性。也不是手术严格的禁忌证。类风湿关节炎属于自身免疫性的非特异性炎症，其病变主要发生在关节的滑膜组织上，有明显的甚至是严重的炎症细胞浸润，但这种浸润以单核细胞与淋巴细胞为主，不是细菌性感染，因此，类风湿关节炎即便是类风湿活动期，组织内依然是清洁无菌的。但是，在类风湿活动期，局部组织因为炎性浸润的原因，抗感染与自身修复能力下降，此时进行 TKA，术后感染的风险会明显加大；因此，在类风湿活动期，不建议进行手术治疗。类风湿关节炎是否在类风湿活动期，主要看患者是否伴有急性加重的关节疼痛、肿胀，类风湿因子、CRP、ESR 等检查指标是否明显增高，如果类风湿关节炎正处于活动期，应进行内科治疗，待活动期控制后 2 周左右就可以接受手术。

对术前 CRP 及 ESR 活动性高的类风湿关节炎患者行 TKA，经过风湿科医师的治疗后选择手术时机，手术时机的选择关键在于术前对患者的各系统功能进行评估，预测手术风险，降低围术期不良事件的发生率。ESR 及 CRP 增高与关节滑膜的病理反应有关，还与心血管疾病、药物、年龄等诸多因素有关。过度追求降到正常值会错过最佳手术时机。目前观点认为术前 ESR 或 CRP 大于正常值上限的 3 倍，术后早期感染的风险可能会增加，CRP 轻度升高可以手术治疗。有学者主张 RA 患者膝关节置换术前应给予药物治疗使 CRP 及 ESR 降至正常，亦有研究表明，CRP 及 ESR 增高与 RA 的病理反应有关，不一定是并发感染，所以两者轻度升高不应作为手术的禁忌证。黄瑞良等 [1] 认为，术后 CRP 及 ESR 升高与术中组织破坏，假体磨损颗粒及免疫反应应答相关。罗福昌等 [2] 认为，类风湿关节炎患者的 CRP 及 ESR 降低到正常值非常困难。CRP 及 ESR 轻度升高不是 TKA 的禁忌证，翟吉良等 [3] 研究发现，术前 ESR 和 CRP 的高低与 TKA 术后类风湿关节炎活动性及并发症无明显相关性。边焱焱等 [4] 认为，类风湿关节炎是否处于活动对手术时机的选择影响不大。而 Au 等 [5] 的研究表明 CRP 及 ESR 指标高于上限的 3 倍引起感染的概率增高，不主张活动期行手术治疗。目前大多数学者的观点是，术前 ESR 或 CRP 大于正常值范围上限的 3 倍会增加术后早期感染的风险。

（乔洪旺　陶树清）

参考文献

[1] 黄瑞良，林伟文，阮艺，等 . 红细胞沉降率、C 反应蛋白及血清淀粉样蛋白在不同类型人工髋关节置换术前后的变化及临床意义研究 [J]. 华西医学，2014, 29(7):1234–1237.

[2] 罗福昌，邱华文，王一民，等 . C 反应蛋白增高患者行髋关节置换术后临床疗效观察 [J]. 中国骨与关节损伤杂志，2014, 29(8):751–752.

[3] 翟吉良，翁习生，林进，等 . 术前 ESR 和 CRP 在类风湿性关节置换术中的价值 [J]. 实用骨科杂志，2014, 20(2):130–132.

[4] 边焱焱，翁习生，林进，等 . 多关节置换治疗晚期下肢关节疾患 [J]. 中国修复重建外科杂志，2012, 26(3):296–299.

[5] Au K, Reed G, Curtis JR, et al. High disease activity is associated with an increased risk of infection in patients with rheumatoid arthritis[J]. Ann Rheum Dis, 2011, 70(5):785–791.

3. 类风湿关节炎病变的滑膜组织应该如何处理？

【建议】类风湿关节炎行 TJA，应彻底切除病变的滑膜组织，永久性消除病变滑膜对关节的损害。

【备注解释】类风湿关节炎患者关节内的滑膜病变属于慢性炎性肉芽组织，同时也是类风湿病变的靶器官，病变滑膜组织的存在，慢性炎症反应就会持续存在，因此，在 TKA 时，保留病变滑膜，就等于保留类风湿的病变基础，就可能导致类风湿炎症持续存在，这将无法获得正常的关节功能。因此，在类风湿关节炎的 TKA 时，一定要彻底切除病变的关节滑膜组织。全膝关节置换中炎性滑膜广泛切除，术中大量盐水彻底冲洗，大量炎症因子被去除，减少炎症因子对关节的破坏，可有效缓解自身免疫反应，提高临床治疗效果 [1, 2]。类风湿关节炎病理反应中，滑膜发挥了重要作用 [3]。人体在易感因素的作用下，激活 T 细胞与 B 细胞，自身免疫反应启动，产生大量免疫复合物及抗体 [4]。病变的滑膜细胞产生肿瘤坏死因子 α 及大量白细胞介素 –1、白细胞介素 –6 等细胞因子，细胞因子作用于软骨细胞、成纤维细胞，产生破坏软骨基质的物质 [5]。同时，炎症细胞分泌组胺、白三烯等炎症递质，导致关节肿痛 [6, 7]。另有研究表明，白细胞介素 –1 可刺激肝细胞产生 C 反应蛋白 [8-10]、纤维蛋白原，加快红细胞沉降率 [11, 12]。肿瘤坏死因子、白细胞介素 –1 可诱导白细胞介素 –6，刺激 B 细胞分化，进而产生类风湿因子 [13]。

（乔洪旺　陶树清）

参考文献

[1] Johnson BK, Goodman SM, Alexiades MM, et al. Patterns and associated risk of perioperative use of anti–tumor necrosis factor in patients with rheumatoid arthritis undergoing total knee replacement[J]. J Rheumatol, 2013, 40(5):617–623.

[2] Pantos PG, Tzioufas AG, Panagiotakosd B, et al. Demographics, clinical,characteristics and predictive factors for total knee or hip replacement in patients with rheumatoid arthritis in Greece[J]. Clin Exp Rheumatol, 2013, 31(2):195–200.

[3] 符浩 . 用全膝关节置换治疗膝关节类风湿性关节炎的效果探究 [J]. 当代医药论丛，2018, 16(7):100–101.

[4] Sokka T, Pincus T . Erythrocyte sedimentation rate, C–reactive protein or rheumatoid factor are normal at presentation in 35%–45% of patients with rheumatoid arthritis seen between 1980 and 2004 analyses from Finland and the United States[J]. J Rheumatol, 2009, 36(7):1387–1390.

[5] Chen HH, Huang N, Chen YM, et al. Association between a history of periodontitis and the risk of rheumatoid arthritis: a nationwide, population– based, case–control study[J]. Ann Rheum Dis, 2013, 72(7):1206–1211.

[6] 李龙杰, 张磊, 张海森, 等 . 类风湿关节炎令膝关节置换中髌下脂肪垫切除与否的对比研究 [J]. 重庆医学, 2019, 26(8):1–6.

[7] 赵晓艳, 陈迈 . 全膝关节置换治疗类风湿关节炎术后生化指标的变化及其早期疗效的研究 [J]. 临床医药文献电子杂志, 2019, 6(11):71–72.

[8] 胡兆洋, 冉学平, 覃勇志, 等 . 全膝关节置换治疗膝关节骨关节炎与类风湿关节炎的疗效比较 [J]. 中国骨与关节损伤杂志, 2018, 33(12):1295–1296.

[9] 张刚, 吴雅迪 . 类风湿关节炎膝关节畸形对踝关节影响 138 例报告 [J]. 双足与保健, 2018, 27(19):3–4.

[10] 尹东, 黄斐, 高维陆, 等 . 类风湿关节炎与骨关节炎全膝关节置换术后并发症比较 [J]. 安徽医药, 2018, 22(7):1328–1330.

[11] 丁盛, 张建坡, 徐岳林, 等 . 膝关节置换治疗老年类风湿性膝关节炎疗效分析 [J]. 中国医学前沿杂志（电子版）, 2018, 10(4):98–101.

[12] 吴秋季, 马利平, 刘芳, 等 . 三间室膝关节置换治疗老年类风湿膝关节炎的效果 [J]. 中国老年学杂志, 2017, 37(17):4333–4335.

[13] 马迎辉, 厉志, 翟伟韬, 等 . 自拟中药熏蒸对重度类风湿膝关节炎人工膝关节置换后患者康复疗效及高凝状态和血清炎性因子的影响 [J]. 现代中西医结合杂志, 2017, 26(36):4984–4087.

4. RA 往往伴有明显甚至严重的骨质疏松, 手术操作时应该注意哪些问题?

【建议】手术动作要轻柔, 避免骨折的发生。假体型号的选择上, 应保证骨面覆盖率达到 95% 以上, 保障骨质的有效负重面积尽量大, 以确保获得良好的手术效果。

【备注解释】类风湿关节炎患者, 病变进展到晚期, 需要进行人工关节置换时, 往往都伴有骨质疏松症, 骨端的强度明显下降, RA 伴骨质疏松的患者关节置换术中骨折的发生率为正常患者的 4～8 倍。TKA 手术中, 在胫骨脱位时, 骨撬拉钩很容易就会挤裂胫骨后缘进入平台内, 截骨后的骨面, 小梁疏松、空隙增大, 骨强度明显减低, 此时安装关节假体, 覆盖率明显影响到固定效果和假体使用时限, 因此, 一定要追求骨面的覆盖率; 对于伴有骨缺损的患者, 术中可采用自体骨移植和骨水泥加螺钉修复, 若缺损范围较大可考虑采用金属垫块, 或根据术中软组织平衡状况决定是否选择限制性假体或使用延长杆 [1]。再有就是安装关节假体后, 击实动作要控制力度, 否则也会造成假体周围骨折。RA 伴有骨质疏松的患者, 术后治疗慎用糖皮质激素和非甾体抗炎药等药物, 并需要系统地抗骨质疏松治疗 [1]。

（乔洪旺 陶树清）

参考文献

[1] 许树柴, 汪鑫, 林晓东, 等 . 类风湿性关节炎行全膝关节置换围手术期的考量 [J]. 中国中医骨伤科杂志, 2020, 28(4):83–85.

5. 伴有明显屈曲挛缩患者 TKA 时, 需要如何松解、截骨? 是否考虑一期松解后, 再二期置换?

【建议】屈曲 45° 以内时, 通常增加股骨远端截骨即可, 但要避免后髁截骨过多, 如果大于 45°, 除了以上注意之外, 就需要松解后方挛缩的关节囊, 必要时需要松解腘肌腱。通常一期置换均可完成, 不需要二期置换。

【备注解释】膝关节长期（超过 1 年）屈曲畸形超过 45° 时, 会导致严重的膝内外侧副韧带挛缩, 后交叉韧带挛缩, 后关节囊包括腘肌腱高度挛缩, 致使即便是在松懈之后, 关节在伸直位时, 关节前方的间隙明显窄于后方。伴有屈曲挛缩患者的处理 [2]: 显露内侧、清除骨赘并松解后部关节囊。用测量截骨技术进行股骨远端截骨, 应多截 2mm, 完全平衡用 CR 假体。如果没能完全矫正屈曲挛缩, 切除 PCL, 采用后稳定（PS）假体。如果仍存在屈曲挛缩, 股骨远端多截除 2mm。如果挛缩持续存在, 对冠状面挛缩处软组织进行进一步松解直至完全伸直, 如果这一步造成韧带性不稳定, 则用 PSC 假体。如果完全伸直膝关节后仍存在不稳定, 则采用旋转铰链式假体。RA 患者伴膝关节屈曲挛缩除手术显露困难外, 融合的髌股关节和胫股关节合理切割分离、后关节囊挛缩与粘连的有效松解以及膝关节间隙扩大的方式均为术中难点。合理截骨结合后方软组织结构松解技术是屈曲位强直矫正和假体置入的关键, 对于严重屈曲挛缩畸形的 RA 患者, 保留 20° 内的屈曲畸形, 通过锻炼进一步纠正, 从而避免术中腓总神经的损伤 [1, 2]。

（乔洪旺 陶树清）

参考文献

[1] Canale ET, Beaty JH. 坎贝尔骨科手术学 [M]. 第 12 版 . 王岩译 . 北京: 人民军医出版社, 2013:379–380.

[2] Lotke PA, Lonner JH. 膝关节置换术 [M]. 第 3 版 . 李正维, 赵继军, 郑连杰译 . 沈阳: 辽宁科技出版社, 134.

6. 类风湿患者膝关节屈曲畸形严重者, 什么情况下考虑一期松解后, 再二期置换?

【建议】如果长时间（1 年以上）严重屈曲超过 90° 的病例, 需要考虑一期松解, 二期置换。

7. 类风湿关节炎进行 TKA 时, 如果截骨后单侧平台有明显的骨缺损应该怎么处理?

【建议】应根据骨缺损的位置、类型和大小确定处理方式, 如截下的骨块植骨、螺丝钉打桩 + 骨水泥填充等方法。

8.类风湿患者术后关节内渗出增多，一般是什么原因？如何预防与处理？

【建议】主要是大量滑膜切除后，关节内创面巨大，渗出会较平常增多，通常可采放置引流，严格无菌术的取穿刺抽液，加压包扎（戴弹力护膝），评估血栓风险，适当减少抗凝血药应用等处置。

（乔洪旺　陶树清）

（五）融合膝关节的 TKA

1.融合性膝关节进行 TKA 的难点是什么？建议哪级医生来完成手术？

【建议】手术难点在于，伸膝装置的松解，内外侧副韧带的保护和截骨时避免造成关节后方的血管神经损伤。这种手术属于4级手术，建议有丰富经验的关节专家来完成手术。

【备注解释】膝关节融合的情况下，由于长时间膝关节没有屈伸功能，股四头肌等伸膝装置都有比较严重的粘连与失用性萎缩，因此第一步要把股四头肌松解，这是手术的前提，另外，保护内外侧副韧带的完整性是膝关节表面置换的基础，要注意。如果要进行铰链型膝关节置换的话，截骨时防止后方组织损伤即可。本手术难度性极高，属于四级手术，一定要到三级医院及有丰富经验的医生来完成，否则，失败率极高。

2.融合膝关节进行 TKA 的适应证应该如何考虑？

【建议】患侧膝关节的伸屈肌力正常，患者有要求，或患膝在非功能位融合。

3.融合膝关节 TKA 术后效果如何判定及如何与患者沟通？

【建议】融合膝关节的膝关节置换手术，可以是表面膝置换，也可以是限制性假体置换，术前一定要跟患者沟通，术后效果未必能够达到正常关节程度，不可让患者的期望值过高。

4.做过膝关节加压融合术导致的融合膝，是否适合做 TKA？

【建议】膝关节加压融合术后的患者，一定慎重选择 TKA。因为有两个问题：第一个问题就是下肢长度变短，同时有髌骨损坏；第二个问题就是容易损伤后方的血管和神经。

5.融合膝进行 TKA 时，髌骨是否需一定需要置换？

【建议】如果髌骨完好可以修整之后去神经化处理，不一定需要置换髌骨，但融合膝者髌骨多半会有损害；因此，建议置换髌骨，便于调整髌骨轨迹，避免膝前疼痛就应该同时置换髌骨。

6.融合膝的 TKA 在截骨之前要做哪些软组织的松解准备？

【建议】首先，松解伸膝装置，膝关节前、内、外侧的粘连组织；其次，在充分保护侧副韧带的情况下，松解关节间隙组织，包括粘连瘢痕、骨性连接等；再次，切断关节间连接，恢复关节间活动，以利于规范截骨，安装关节假体。

【备注解释】关节强直为关节炎的后果，分为纤维性和骨性强直两种。纤维性强直时关节隙变窄，无骨小梁通过关节面，骨性强直时骨小梁通过关节。前者关节间隙显著变窄，后者关节间隙完全消失。引起关节强直的原因概括为，细菌性，如化脓性关节炎、骨结核等所致的关节强直；无菌性，例如长期的石膏固定、不正确的钢针内固定、钢板内固定都能导致关节强直的发生。强直膝是指膝关节活动度为 0°，由于各种原因导致的膝关节骨性强直位畸形，可分为屈曲位强直和伸直位强直，临床中以屈曲位强直畸形较为多见。由于骨性强直膝进行全膝关节置换手术难度较大，且术后并发症发生率较高，为 3%～41%（平均 14.2%），曾被认为是全膝关节置换术的禁忌证[1]。

对于僵硬的膝关节，全膝关节置换术的手术入路非常具有挑战性，因为不容易实现常规的髌骨外翻或关节半脱位来充分显露术野。也可出现髌股强直，关节线难以识别，髌骨与关节水平的关系受到干扰。不充分的显露可能导致手术技术出错，如屈伸间隙不平衡，从而导致并发症，如假体部件对线不良。伸膝装置也存在较高的医源性损伤风险，如髌腱断裂和胫骨粗隆或侧副韧带撕脱。此外，如类风湿关节炎等基础疾病伴有骨质疏松等，这可能进一步损害伸膝装置和侧副韧带的完整性，使其在术中尝试屈曲膝关节时容易撕脱[2]。

通常可以用一些基本技术加强显露，如向近端延长股四头肌切口、进行髌骨外侧支持带松解、外旋胫骨以增强沿胫骨近端的内侧骨膜下剥离。如果使用这些方法仍无法实现髌骨外翻和充分显露，外科医生必须考虑延伸切口显露，如股四头肌切断术、股四头肌 V-Y 成形术、股骨剥离、胫骨结节截骨术或经股骨上髁截骨术[3-9]。分离髌股外侧韧带有助于髌骨外翻。在手术早期使用髌骨外侧支持带松解有助于避免在少数病例中使用伸膝装置显露技术。充分活动髌股关节，以显露股骨和胫骨的关节面。翻转髌骨时可以提前用巾钳或短克氏针固定胫骨处，防止撕脱[2]。Aglietti 等建议进行股四头肌成形术。这些作者认为髌腱撕脱的风险增加，建议在手术早期进行股四头肌成形术，以促进显露。并认为股四头肌成形术的翻转比胫骨粗隆截骨术更安全，因为当患有骨质疏松和使用带柄胫骨部件时，再次固定可能相当困难[10]。有文献对 12 例伸直型骨性强直的膝关节行早期股四头肌成形术。他们认为早期股四头肌成形术至关重要，因为股四头肌肌腱在伸直位融合导致缩短。需要行股四头肌 V-Y 延长术以辅助显露和防止髌腱撕脱，并改善术后屈曲范围[11]。相比胫骨结节截骨，股四头肌 V-Y 成形术更加安全，尤其是当患者存在骨质疏松时，胫骨结节重新固定及后期的愈合存在一定困难与安全隐患[12]。Zhamilov 等[13] 在对 92 膝随访 12～108 个月后发现股四头肌 V-Y 成形术是一种优选方法，因其允许更广泛的关节切开，并不会对伸膝装置带来不利影响。理论上，股四头肌 V-Y 成形术会影响到髌骨及髌骨支持带的血供，但需要在对髌骨血供深入掌握的基础上（髌骨的血运由髌下动脉丛发出的髌骨下极动脉和由髌网发出的髌骨中央滋养动脉供应。前者从髌尖部稍后进入，滋养髌骨下部；后者由髌骨前面进入，滋养髌骨上中部），术中应充分保护髌骨血供。膝外上动脉走行于股外侧肌下缘，尽量保护。不要过度清理髌骨周围脂肪垫瘢痕，以免损伤髌骨血供[14]。

（陶树清　荣杰生）

参考文献

[1] 王上增，李基威，郑福增.强直膝进行人工关节置换的手术技巧探讨 [J]. 中国矫形外科杂志，2018, 26(3):266-270.

[2] Rajgopal A, Ahuja N, Dolai B. Total knee arthroplasty in stiff and ankylosed knees[J]. J Arthroplasty. 2005, 20(5):585-590.

[3] Kelly MA, Clarke HD. Stiffness and ankylosis inprimary total knee arthroplasty[J]. Clin Orthop, 2003, 416:68-73.

[4] Trousdale RT, Hanssen AD, Rand JA, et al. V-Yquadricepsplasty in total knee arthroplasty[J]. Clin Orthop, 1993, 286:48-55.

[5] Garvin KL, Scuderi G, Insall JN. Evolution of thequadriceps snip[J]. Clin Orthop, 1995, 321:131-137.

[6] Arsht SJ, Scuderi GR. The quadriceps snip forexposing the stiff knee[J]. J Knee Surg, 2003, 16:55.

[7] Barrack R. Surgical exposure of the stiff knee[J]. Acta Orthop Scand, 2000, 71:85.

[8] Scott RD, Siliski JM. The use of a modified V-Yquadricepsplasty during total knee replacement to gain exposure and improve flexion in the ankylosed knee[J]. Orthopedics, 1985, 8:45.

[9] Whiteside LA. Exposure in difficult total knee arthroplasty using tibial tubercle osteotomy[J]. Clin Orthop, 1995,321:32-35.

[10] Aglietti P, Buzzi R. Arthroplasty for the stiff and ankylosed knee[J]. J Arthroplasty, 1989, 4:1-5.

[11] Bhan S, Malhotra R, Kiran EK. Comparison of total knee arthroplasty in stiff and ankylosed knees[J]. Clin Orthop Relat Res, 2006, 451:87-95.

[12] 陈乐源，陶可，李虎，等 . 初次全膝关节置换术或翻修术中应用股四头肌 V-Y 成形术显露僵硬膝关节的临床疗效 [J]. 中华骨与关节外科杂志，2019, 12(10):771-776.

[13] Zhamilov V, Karatosun V, Kalkan S, et al. Evaluation of extensor mechanism in revision knee arthroplasty[J]. J Arthroplasty, 2017, 32(8):2484-2486.

[14] 佚名 . 坎贝尔骨科手术学 (第 11 版)[J]. 解放军医学杂志，2011, 36(10):1079.

7.融合膝置换根据哪些指标来判断选择普通表面膝假体还是限制性膝假体？

【建议】内、外侧副韧带完整及软组织袖套完整，则考虑选择表面膝假体。当侧副韧带缺失，考虑限制型全膝关节假体。严重骨缺损，屈曲度严重缺失时，使用铰链型假体。

【备注解释】正常步态的摆动阶段需要膝关节 60°～70° 的屈曲范围，爬楼梯需要 90°，从椅子上独立站起需要 105° 的膝关节屈曲。在文献中，融合膝关节转换至 TKA 后的屈曲范围为 74°～101°[1]。根据交叉韧带保留情况和侧副韧带功能情况，双间室与三间室膝关节植入物主要分为非约束后稳定型假体、半约束后稳定型假体、半约束后侧和双侧稳定非铰链式假体、铰链式旋转假体和铰链式无旋转假体。半约束后稳定型假体：常见的半约束后稳定型假体是后稳定（PS）假体。针对前后交叉韧带均因病变切除的患者，可使用后稳定假体。半约束后侧和双侧稳定非铰链式假体：是针对前后交叉韧带均已病变或切除的膝关节复杂初次置换和翻修患者开发的。常见的半约束后侧和双侧稳定型非铰链式假体是髁限制型膝关节（CKK）假体。铰链式旋转假体和铰链式无旋转假体：是针对翻修患者或者膝关节骨肿瘤患者出现大段骨缺损的情况开发的。其中，铰链式旋转假体除了恢复膝关节屈曲运动外，还具备一定的旋转功能；铰链式无旋转假体仅能实现膝关节的屈曲运动[2]。

后交叉韧带保留型假体、后稳定假体和旋转铰链型假体等一系列限制性膝关节假体的出现满足了复杂 TKA 对假体的要求。在复杂膝关节置换术中，可根据患者软组织情况、关节活动度和屈曲、伸直间隙等，按照限制性由低到高的顺序选择假体，假体选择应遵循"在满足维持关节稳定性的条件下选择限制程度最低的假体"的原则。类风湿关节炎、髌骨切除术后、严重的冠状面畸形和侧副韧带弱化及严重的膝关节不稳患者，均应考虑选择限制性假体。假体的限制性不足可造成术后关节不稳，导致手术失败；反之，假体的限制性过高可导致假体无菌性松动和骨丢失而造成手术失败。软组织修补或韧带重建可适当降低 TKA 对假体限制程度的要求[3]。

假体选择问题：强直膝患者行关节置换，由于患者长期卧床，多伴有较严重的骨质疏松、周围韧带挛缩、股四头肌肌力弱，术后容易并发骨折，功能欠佳，故选择假体时使用不保留后叉韧带型假体，且假体均应用加长延长杆。童培建[3] 认为，对于股四头肌肌力 < 3 级的患者，宜采用旋转铰链型假体，肌力 ≥ 3 级的患者可选择限制程度稍低的假体，

肌力达到 5 级的患者可选择不保留后叉韧带型假体。假体延长杆的使用，可以分散假体周围应力，避免骨质疏松导致的骨折，并且弥补了因韧带肌力较弱，应力过度集中于假体的问题，假体延长杆的使用，可增加假体稳定性，延长假体使用寿命[4]。

在自发性骨性强直患者中，包括侧副韧带在内的支撑软组织通常完整，使得使用半限制性假体成为可能；在手术过程中，必须小心和注意保留这些韧带[7]。充分保留的软组织袖套能够提供软组织稳定性。如果侧副韧带缺失或不稳，建议使用限制型全膝关节假体。对接受过外科关节融合术的患者进行膝关节置换术时，选择铰链型假体，以提供额外的稳定性，无论松动和感染率是否较高。然而，Schurman 坚持不对既往接受过外科关节融合术的患者进行 TKA，因为感染和松动率较高。该作者对所有病例均行髁限制性假体，随访中无假体类型相关并发症[5]。研究表明，当软组织袖套可以完整保留时，后稳定型假体可以有效应用于融合膝关节置换[6]。根据 Henkel 的经验，侧副韧带功能不全使用髁半限制型膝关节假体（LCCK）或严重松弛的使用铰链型部件治疗效果更好[7]。

翻修和复杂初次 TKA 中遇到的严重骨丢失和韧带失稳不容易通过使用全髁或后稳定限制的假体进行补偿。使用完全限制型旋转铰链型假体可有更好的手术效果，这种限制性假体提供了足够的稳定性。融合后，尤其是在多次干预后，膝关节前部的皮肤变薄和挛缩使得很难将膝关节融合转为关节成形术。应用皮肤组织扩张器通过提供扩张的皮肤覆盖解决了常见的软组织困难，即使是在屈曲位也能较好处理皮肤覆盖问题[8]。传统上，铰链型假体与较高的手术失败率有关，这限制了该假体在膝关节侧支循环缺失或功能不全、假体周围骨折和复杂肿瘤重建的不稳定膝关节的挽救手术中的使用。然而，最近关于设计改进的当代 RH 假体结合辅助干骺端固定的报道降低了无菌性松动的发生率，并改善了临床结局。随着临床结局和存活率的改善，使用 RH 假体可能有新的适应证，尤其是在重度关节纤维化患者中。采用 RH TKA（铰链型）进行翻修的关节纤维化患者的活动范围改善了 20°，然而，RH 组中再翻修的风险较高[9]。

（陶树清　荣杰生）

参考文献

[1] Kovalak E, Can A, Stegemann N, et al. Total knee arthroplasty after osseous ankylosis of the knee joint[J]. Acta Orthop Traumatol Turc, 2015, 49(5):503–507.

[2] 塔娜, 张帅, 郝瑞星. 膝关节植入物发展历程、现状与趋势综述 [J]. 中国医疗器械信息, 2019, 25(21):15–17, 109.

[3] 童培建. 复杂全膝关置换术的手术策略 [J]. 中医正骨, 2013, 25(1):3–7.

[4] 王上增, 李基威, 郑福增. 强直膝进行人工关节置换的手术技巧探讨 [J]. 中国矫形外科杂志, 2018, 26(3):266–270.

[5] Rajgopal A, Ahuja N, Dolai B. Total knee arthroplasty in stiff and ankylosed knees[J]. J Arthroplasty, 2005, 20(5):585–590.

[6] Kim YH, Oh SH, Kim JS. Conversion of a fused knee with use of a posterior stabilized total knee prosthesis[J]. J BoneJoint Surg (Am), 2003, 85: 1047–1450.

[7] Henkel TR, Boldt JG, Drobny TK, et al. Total knee arthroplasty after formal knee fusion using unconstrained and semiconstrained components: a report of 7 cases[J]. J Arthroplasty, 2001, 16(6):768–776.

[8] Cho SH, Jeong ST, Park HB, et al. Two–stage conversion of fused knee to total knee arthroplasty[J]. J Arthroplasty, 2008, 23(3):476–479.

[9] Bingham JS, Bukowski BR, Wyles CC, et al. Rotating–hinge revision total knee arthroplasty for treatment of severe arthrofibrosis[J]. J Arthroplasty, 2019, 34(7S):S271–S276.

8. 融合膝关节的 TKA 手术，怎样进行膝关节截骨操作（表面置换、限制性假体置换）？

【建议】充分松解后，如果内、外侧副韧带完整，沿着融合的胫骨平台表面，用骨刀或摆动锯缓慢将胫骨与股骨融合面慢慢切开，将胫骨向前牵拉、部分脱位，然后安装胫骨截骨导板，先截胫骨近端；之后将膝关节完全脱位，确定髓腔位置，髓内定位，在股骨截骨导板引导下进行股骨截骨。如果内、外侧副韧带损伤不能使用，只能选择限制性假体置换。此时参照上述方法将胫骨和股骨融合面切断，在试模引导下进行截骨即可。

【备注解释】如髌股关节骨性融合后，需用摆锯手动截骨，对于髌骨过薄的病例，在保证股骨前髁骨量的情况下，尽可能将骨量分配给髌骨，以保留髌骨厚度（吕厚山推荐 14mm），保证伸膝支点的完整性[1]。即使存在很小的关节活动度，也较容易识别关节线。通过股骨髁插入克氏针确定髁轴线，并在 C 形臂下进行矫正，这在寻找骨性强直膝关节的关节水平线中很关键[2]。在关节强直位置进行初始截骨，广泛软组织松解后小心屈曲膝关节，所有后续股骨和胫骨准备切割均在屈曲状态下进行，以避免意外的神经血管损伤[3]。在完成股骨远端四合一截骨，尤其是在完成股骨髁间截骨成形后，膝关节屈伸间隙均可得到良好扩展，此时进行后室结构的松解与剥离最为直观和彻底，同时也可有效完成对后关节囊内游离体的摘除及胫骨平台后侧骨赘的凿除，在解除上述影响后关节囊紧张因素后，屈膝挛缩畸形可得到最大限度的调整[4]。也有研究表示，有 6 例膝关节需要额外切除 5mm 股骨远端，以矫正严重的术前屈曲畸形（＞30°）[5]。骨性融合者，在保护好关节后方血管、神经的前提下，沿关节线（即骨性融合线），与胫骨纵轴垂直，徒手利用摆锯截骨，此时被动活动膝关节，随屈曲幅度的增加松解仍紧张的软组织，以获得合适的膝关节屈曲度，安装导向工具，完成各部分截骨[1]。

（陶树清　荣杰生）

参考文献

[1] 张有伟, 郭礼跃. 膝关节置换治疗膝关节伸直位强直 13 例 [J]. 黔南民族医专学报, 2015, 28(1):28-31.

[2] 甄平, 李慎松, 李旭升, 等. 晚期类风湿性关节炎合并屈膝位强直的人工全膝关节置换术 [J]. 中国骨伤, 2015, 28(3):272-275.

[3] Rajgopal A, Ahuja N, Dolai B. Total knee arthroplasty in stiff and ankylosed knees[J]. J Arthroplasty, 2005, 20(5):585-590.

[4] 王上增, 李基威, 郑福增. 强直膝进行人工关节置换的手术技巧探讨 [J]. 中国矫形外科杂志, 2018, 26(03):266-270.

[5] 佚名. 坎贝尔骨科手术学（第 11 版）[J]. 解放军医学杂志, 2011,36(10):1079.

9. 膝关节是纤维性强直时，做 TKA 如何截骨？

【建议】如果膝关节是纤维性融合的话，重点是松解，松解之后，将关节脱位，正常截骨。

10. 完全骨性强直时，截骨时如何判定关节线的高度？

【建议】膝关节伸直位，关节间隙面高度，在髌骨下极下方 1～1.5cm，但由于屈曲位融合膝与伸直位融合膝的截骨位置有可能不同，术前一定要根据 X 线片进行设计。

11. 完全骨性强直时，什么情况下还可以进行表面置换？

【建议】松解节之后，内、外侧副韧带完整时。

12. 膝关节融合的患者，什么情况下不能再考虑 TKA？

【建议】皮肤覆盖不全，感染，伸膝装置缺失。

【备注解释】融合膝行 TKA 术后并发症高：皮肤坏死、伸肌挛缩、侧副韧带不稳、粘连和关节纤维化等，仅应在谨慎选择的病例和具有现实期望的高度积极性患者中行融合膝的 TKA[1]。有研究显示，并发症包括 18 例（50%）膝关节皮缘坏死，2 例股四头肌腱断裂，2 例化脓性感染，没有假体因临床或影像学松动而需要翻修[2]。同样有文章还提出，该手术后的并发症发病率较高，主要与软组织问题有关，如皮肤坏死、股四头肌腱断裂、粘连和关节纤维化。膝关节周围的皮肤状态对该手术至关重要。边缘皮肤坏死率高达 50%，需要小心处理皮瓣，组织扩张器可能有益，以及避免前间室过度填充[3]。

术后感染是该系列文献报道中的一种显著并发症，包括初始感染的再复发和新发生的感染[4-6]，文献报道感染率在 5.5%～23.5%。虽然一些感染可通过长期抗生素治疗，但一些感染可通过清创、二期翻修、取出假体联合关节融合术和截肢进行治疗。尽管 Holden 强调既往感染性膝关节疾病是 TKA 的一种禁忌证，Kim 等对既往有败血症或结核感染的患者行 TKA，术后有令人满意的结果，并指出 TKA 治疗的唯一禁忌证是活动性化脓性或结核感染[4, 7]。有 2 例化脓性感染相关关节强直患者，在最终随访时未发现与该病因相关的并发症，即感染再次复发。该研究提示，与融合膝关节相比，所有患者均更希望能够有一个能活动的膝关节，并对其增加的屈曲范围感到满意，与膝关术后恢复活动的角度范围相关程度不大。该研究中的患者数量太少，无法提出建议，但根据文献，通过良好的术前计划和谨慎处理，可能获得令人满意的结果[8]。

（陶树清 荣杰生）

参考文献

[1] Henkel TR, Boldt JG, Drobny TK, et al. Total knee arthroplasty after formal knee fusion using unconstrained and semiconstrained components: a report of 7 cases[J]. J Arthroplasty, 2001, 16(6):768-776.

[2] Kim YH, Oh SH, Kim JS. Conversion of a fused knee with use of a posterior stabilized total knee prosthesis[J]. J Bone Joint Surg Am, 2003, 85(6):1047-1050.

[3] Kovalak E, Can A, Stegemann N, et al. Total knee arthroplasty after osseous ankylosis of the knee joint[J]. Acta Orthop Traumatol Turc, 2015, 49(5):503-507.

[4] Kim YH, Kim JS, Cho SH. Total knee arthroplasty after spontaneous osseous ankylosis and takedown of formal knee fusion[J]. J Arthroplasty, 2000, 15:453-460.

[5] Cameron HU, Hu C. Results of total knee arthroplasty following takedown of formal knee fusion[J]. J Arthroplasty, 1996, 11:732-737.

[6] Naranja RJ Jr, Lotke PA, Pagnano MW, et al. Total knee arthroplasty in a previously ankylosed or arthrodesed knee[J]. Clin Orthop Relat Res, 1996, 331:234-237.

[7] Holden DL, Jackson DW. Considerations in total knee arthroplasty following previous knee fusion[J]. Clin OrthopRelat Res, 1988, 227:223-228.

[8] Bhan S, Malhotra R, Kiran EK. Comparison of total knee arthroplasty in stiff and ankylosed knees[J]. Clin Orthop Relat Res, 2006, 451:87-95.

（六）何时选择限制性假体进行 TKA

1. 限制型膝关节假体的适应证是什么？

【建议】(1) 髁限制型膝关节假体（LCCK）：适用于严重侧副韧带损伤者，以及伸、屈膝间隙明显的不对称，并且无法通过调节假体大小、方向、软组织平衡、关节线恢复等办法得到纠正者。

(2) 铰链膝和旋转铰链膝假体（RHK）适应证：①股骨和（或）胫骨的肿瘤切除之后，牺牲了侧副韧带的起止点；②严重的膝关节韧带功能不全；③骨溶解、去除假体导致严重的骨缺损。相对适应证：①严重的内外翻畸形合并严重的屈曲挛缩需要完全松解两侧的副韧带；②严重的难以矫正的屈、伸间隙不平衡，并可导致非限制性假体设计中的凸轮分离脱位；③初次置换或翻修术中，存在神经肌肉疾病 Charcot 膝关节病、Paget 病及小儿麻痹后遗症等；④伸膝装置功能受损；⑤严重的无法控制的膝关节过伸反屈畸形。

【备注解释】限制型膝关节假体应用于膝关节内外侧副韧带功能失效，不能稳定膝关节内外翻动作的膝关节置换中。吕厚山[1] 提出髁限制型膝关节假体适用于严重侧副韧带损伤或伸屈膝间隙明显的不对称，并且无法通过调节假体大小、方向、软组织平衡、关节线恢复等办法得到纠正者[1]。LCCK 在功能上属于后稳定型假体，主要用于膝关节不稳定，因不能控制过伸，所以不能用于膝关节反屈畸形的患者[2]。

Sculco[3] 认为 TKA 术中如果出现大于 7~10mm 的关节持续性松弛，就应该使用髁限制性假体[3]。Girard 等提出 LCCK 除了被用于有极度外翻畸形并且内侧副韧带功能不足患者的复杂初次人工关节置换外，还可应用于不稳定及有骨质缺损的人工膝关节翻修术[4]。对髁限制性假体进行研究的文献报道其 10 年在位率均在 95% 以上[5, 6]。

铰链膝的胫骨和髁假体之间有如髁间锁定钉一类的直接连接装置，假体只能在矢状位做前后屈伸活动，不允许旋转，术后松动率高。只限于有严重的后关节囊缺失或无法控制的膝关节过伸畸形。旋转铰链膝主要应用在严重的膝内外翻畸形，严重膝关节屈曲挛缩畸形，强直膝，以及有严重骨缺损或侧副韧带功能缺陷的膝关节翻修病例[7]。特别适用于内外侧副韧带均受损或无法平衡屈伸间隙的患者。虽然旋转铰链膝增加了旋转功能，但仍是限制性假体。置换后假体与骨连接界面承受应力更大，再次翻修很困难[8]。

Charcot 关节病患者感觉不到疼痛，是否有 TKA 手术指征存在争议，同时如果行关节置换术是选择髁限制型膝关节假体还是旋转铰链型膝关节假体也存在一定争议。国内外多数文献报道认为，对 Charcot 关节病选择使用旋转铰链型膝关节假体，可以很好地改善症状，同时在关节功能和假体使用寿命上均取得良好的效果[9-11]。

（廉永云　李锋）

参考文献

[1] 吕厚山. 膝关节外科学 [M]. 北京：人民卫生出版社，2010：357-359.

[2] Rodríguez-Merchán EC. Total knee arthroplasty using hinge joints: Indications and results[J]. EFORT Open Reviews, 2019, 4(4):121-132.

[3] Sculco TP. The role of constraint in total knee arthoplasty[J]. The Arthroplasty, 2006, 21(4):54-56.

[4] Girard J, Amzallag M, Pasquier G, et al. Total knee arthroplasty in valgus knees: Predictive preoperative parameters influencing a constrained design selection[J]. Orthop Traumatol Surg Res, 2009, 95(4):260-266.

[5] Lachiewicz PF, Soileau ES. Results of a Second-Generation Constrained Condylar Prosthesis in Primary Total Knee Arthroplasty[J]. The Journal of arthroplasty, 2011, 26(8):1228-1231.

[6] Anderson JA, Baldini A, MacDonald JH, et al. Sculco Primary constrained condylar knee arthroplasty without stem extensions for the valgus knee[J]. Clin Orthop Relat Res, 2006 (442):199-203.

[7] Navnit Makaram, Louisa Woods, Nicholas Beattie, et al. Long-term outcomes following total hip and total knee arthroplasty in patients with Paget's disease of bone (PDB) – A national study[J]. The Surgeon, 2020, 18(6):335-343.

[8] Putman S, Vasseur L, Migaud H, et al. [1]Long-term outcomes of primary constrained condylar knee arthroplasty[J]. Retour au numéro, 2015, 101(4):449-454.

[9] 张庆文、陈雷雷，何伟. Charcot 关节病全膝关节置换手术疗效及文献分析 [J]. 中华关节外科杂志（电子版），2012,6(3):386-392.

[10] Bae DK, Sang JS , Sang JS, et al. Long-term outcome of total knee arthroplasty in Charcot joint: a 10- to 22-year follow-up.[J]. Journal of Arthroplasty, 2009, 24(8):1152-1156.

[11] Kim YH, Kim JS, Oh SW. Total knee arthroplasty in neuropathic arthropathy[J]. Journal of Bone & Joint Surgery British Volume, 2002, 84(2):216-219.

2. 目前国内常用的限制型膝关节假体，都有哪些种类？各有什么特点？

【建议】临床应用的限制型膝关节假体包括连接式和非连接式两种类型。连接式限制型膝关节假体包括铰链膝和旋转铰链膝；非连接式限制型膝关节假体主要是髁限制型膝关节假体。

【备注解释】对于限制型膝关节假体的分类，吕厚山[1] 最早提出将限制型膝关节假体分为连接式和非连接式两种类型。连接式限制型膝关节假体包括铰链膝和旋转铰链膝；非连接式限制型膝关节假体主要是髁限制型膝关节假体。铰链膝的胫骨和髁假体之间有直接连接装置，如髁间锁定钉等，假体只能在矢状位做前后方向的屈伸活动，不允许旋转，术后假体松动率高。只限于有严重的后关节囊缺失，或者无法控制的膝关节过伸畸形。旋转铰链膝则采用了移动式聚乙烯垫片，以提供假体一定的旋转度减少假体负荷。旋转铰链膝关节假体在铰链膝关节的基础上，使股骨假体连接在胫骨假体凸起的旋转轴上，并依靠衬垫将股骨假体与胫骨假体连成一体。股骨假体相对胫骨衬垫不但有屈曲活动，还有一定的旋转运动（多数此类假体设计 0°～130° 屈伸活动，限制内外翻，屈膝时可达到 0°～10° 旋转）。假体有良好的内在稳定性，不依赖膝关节的韧带和软组织，不需要进行软组织平衡，术中允许切除内、外侧副韧带[2-4]。

Zimmer 公司最早提出髁限制性假体（LCCK），髁限制性假体是典型的非连接限制性假体结构，聚乙烯平台中央凸起柱较高且粗，股骨侧盒状凸轮与胫骨侧增高的衬垫凸起柱高度吻合，只允许有小于 2° 的内外旋或内外翻运动，可部分限制假体内外翻及旋转活动；股骨和胫骨都是有柄设计，可分散假体界面应力，增加假体固定强度，髁限制性假体有一定侧方稳定性[5, 6]。

（廉永云　李　锋）

参考文献

[1] 吕厚山 . 膝关节外科学 [M]. 北京：人民卫生出版社，2010：357–359.

[2] 郑润龙，黄迅悟 . 人工膝关节置换假体的选择 [J]. 中国医疗设备，2015, 30(10):20–25.

[3] 李世德，张兴琳 . 旋转铰链型与单纯铰链型关节肿瘤假体置换的效果对比 [J]. 中国组织工程与临床康复，2009, 13(8):9418–9422.

[4] Bae DK, Song SJ, Yoon KH, et al. Long-term outcome of total knee arthroplasty in Charcot joint, a 10-to 22-year follow-up[J]. J Arthroplasty, 2009, 24:1152–1156.

[5] Putman S, Vasseur L, Migaud H, et al. Long-term outcomes of primary constrained condylar knee arthroplasty[J]. Orthopaedics & Traumatology: Surgery & Research, 2015, 101(4):449–454.

[6] Maynard LM, Sauber TJ, Kostopoulos VK, et al. Survival of primary condylar-constrained total knee arthroplasty at a minimum of 7 years[J]. J Arthroplasty, 2014, 29:1197–1201.

3. 限制型膝关节假体与表面膝关节假体在使用年限上有无不同？原因何在？

【建议】限制型膝关节假体的使用寿命理论上短于表面膝关节假体的使用寿命。原因：限制性假体依赖假体自身的结构承受应力刺激而达到关节稳定，导致假体与骨之间的应力明显加大，从而影响长期稳定，导致假体较早松动。

【备注解释】限制型膝关节假体的设计特点和适应证决定了假体使用范围的限制性。髁限制型膝关节假体适用于严重侧副韧带损伤，或者伸屈膝间隙明显的不对称，并且无法通过调节假体大小、方向、软组织平衡、关节线恢复等办法得到纠正者，所以假体设计的聚乙烯平台中央凸起柱较高、较粗，股骨侧盒状凸轮与胫骨侧增高的衬垫凸起柱高度吻合，只允许有小于 2° 的内外旋或内外翻运动，可部分限制假体内外翻及旋转活动，胫骨衬垫凸起柱产生承受较大应力，可导致聚乙烯变形和磨损，还会造成衬垫向后微动，而导致产生聚乙烯及金属磨屑[1, 2]。这种应力还会传导到骨水泥或假体与骨之间界面，从而导致假体松动。表面膝关节假体的设计限制性极低，依靠膝关节内外侧副韧带、关节囊等软组织稳定关节，因而对假体与宿主骨界面的应力刺激较少，松动率较低。因此，限制型膝关节假体的使用寿命理论上短于表面膝关节假体的使用寿命。

通过对整体数据的对比发现，旋转铰链膝假体术后 10 年生存率为 51%～92.5%[3-10]，表面膝关节假体的 10 年以上假体生存率通常都在 95% 以上[11-13]。限制型膝关节假体的使用寿命是低于表面膝关节假体的，适应证的选择、患者的年龄、关节假体的材料、设计均对假体生存率产生影响。

（廉永云　李　锋）

参考文献

[1] 吕厚山 . 膝关节外科学 [M]. 北京：人民卫生出版社，2010: 357–359.

[2] 郑润龙，黄迅悟 . 人工膝关节置换假体的选择 [J]. 中国医疗设备，2015, 30(10):20–25.

[3] Putman S, Vasseur L, Migaud H, et al. Long-term outcomes of primary constrained condylar knee arthroplasty[J]. Orthopaedics & Traumatology: Surgery & Research, 2015, 101(4):449–454.

[4] Maynard LM, Sauber TJ, Kostopoulos VK, et al. Survival of primary condylar-constrained total knee arthroplasty at a minimum of 7 years[J]. J Arthroplasty, 2014, 29: 1197–1201.

[5] Lachiewicz PF, Soileau ES. Ten-year survival and clinical results of constrained components in primary total knee[J]. arthroplasty J Arthroplasty, 2006, 21: 803–808.

[6] Hossain F, Patel S, Haddad FS. Midterm assessment of causes and results of revision total knee arthroplasty[J]. Clin Orthop Relat Res, 2010, 468:1221–1228.

[7] Wood GC, Naudie DD, MacDonald SJ, et al. Results of press-fit stems in revision knee arthroplasties[J]. Clin Orthop Relat Res, 2009, 467:810–817.

[8] Kouk S, Rathod PA, Maheshwari AV, et al. Rotating hinge prosthesis for complex revision total knee arthroplasty: a review of the literature[J]. J Clin Orthop Trauma, 2018, 9(1):29–33.

[9] Guenoun B, Latargez L, Freslon M, et al. Complications following rotating hinge Endo-Modell(Link) knee arthroplasty[J]. Orthopaedics & Traumatology: Surgery & Research, 2009, 95: 529–536.

[10] Makaram N, Woods L, Beattie N, et al. Long-term outcomes following total hip and total knee arthroplasty in patients with Paget's Disease of Bone (PDB) – a national study[J]. Surgeon, 2020, 18(6):335–343.

[11] Seo SS, Nha KW, Kim TY, et al. Survival of total knee arthroplasty after high tibial osteotomy versus primary total knee arthroplasty, A meta-analysis[J]. Medicine (Baltimore), 2019, 98(30):e16609.

[12] Civinini R, Matassi F, Carulli C, et al. Clinical results of oxidized zirconium femoral component in TKA. A review of long-term survival: review article[J]. HSS J, 2017, 13(1):32–34.

[13] Australian Orthopaedic Association National Joint Replacement Registry. Annual Report. Adelaide:AOA; 2014.Accessed 29 Sep 2015.

4. 限制型膝关节假体为什么不能成为膝关节翻修手术的首选假体？

【建议】限制性假体依靠假体自身的结构稳定膝关节，假体承受的应力较大，容易早期出现假体松动，导致人工关节失效；因此，在膝关节翻修术时，尽可能使用低限制型膝关节假体，从而延长关节使用寿命。

【备注解释】限制型膝关节假体的设计特点和适应证决定了假体使用的范围的限制性。限制性假体依靠假体自身的结构稳定膝关节，假体承受的应力较大，容易早期出现假体松动，导致人工关节失效，因此在膝关节翻修术时，尽可能使用低限制型关节假体，充分依靠韧带、关节囊、肌力的作用稳定关节，从而延长关节使用寿命。在 2018 年，Kouk 等[1] 总结 115 篇限制型膝关节假体使用情况，旋转铰链膝的假体生存率术后 10 年为 51%～92.5%，并发症的发生率在 9.2%～63%。Latargeza 等[2] 报道旋转铰链膝的结果 3 年假体生存率为 89.4%，提示限制型膝关节假体的使用存在的多种弊端和不足。因此，膝关节翻修时，限制性假体不是首选，尽可能选择限制程度较低、并能达到关节稳定的假体。但也有文献报道髁限制性假体在翻修术中获得很好的结果。Kim 等[3] 报道 228 例膝关节翻修术使用 LCCK 髁限制性假体，平均随访 14.6 年（11～16 年），仅有 8 例再次翻修，假体生存率为 92%。Hossain 等[4] 报道 349 例髁限制性假体在外翻膝 TKA 中的应用，10 年的假体生存率是 90.6%；Lim 等[5] 报道翻修术中采用髁限制性假体者在中期随访中患者满意率显著高于旋转铰链膝者。Yoon 等[6] 报道比较旋转铰链膝和髁限制性假体，5 年生存率分别是 81.3% 和 83.8%，提出旋转铰链膝在复杂的膝关节翻修术中可以获得合理的中期生存率。通常限制性假体在复杂的翻修术中可以选用，以期获得较好的关节稳定，手术简单化。

（康永云　李　锋）

参考文献

[1] Kouk S, Rathod PA, Maheshwari AV, et al. Rotating hinge prosthesis for complex revision total knee arthroplasty: A review of the literature[J]. J Clin Orthop Trauma, 2018, 9(1):29–33.

[2] Guenoun B, Latargez L, Freslon M, et al. Complications following rotating hinge Endo–Modell(Link) knee arthroplasty[J]. Orthopaedics & Traumatology: Surgery & Research, 2009, 95: 529–536.

[3] Kim YH, Park JW, Kim JS, et al. Long–Term Clinical Outcomes and Survivorship of Revision Total Knee Arthroplasty with Use of a Constrained Condylar Knee Prosthesis[J]. Journal of Arthroplasty, 2015, 30(10):1804–1809.

[4] Hossain F, Patel S, Haddad FS. Midterm assessment of causes and results of revision total knee arthroplasty[J]. Clin OrthopRelat Res, 2010, 468:1221–1228.

[5] Lim JBT, Pang HN, Tay KJD, et al. Increased constraint of rotating hinge knee prosthesis is associated with poorer clinical outcomes as compared to constrained condylar knee prosthesis in total knee arthroplasty[J]. Eur J Orthop Surg Traumatol, 2020, 30(3):529–535.

[6] Yoon JR, Cheong JY, Im JT, et al. Rotating hinge knee versus constrained condylar knee in revision total knee arthroplasty: A meta–analysis[J]. PLoS One, 2019, 14(3):e0214279.

5. 限制性假体在手术时，如何确定关节线高度？

【建议】关节线的参考标准：髌骨下 1cm，腓骨小头上方 1cm，外上髁远端 2.5cm，或内上髁远端 3.0cm。

【备注解释】常规的膝关节置换比较好确认关节线：髌骨下 1cm，腓骨小头上方 1cm，外上髁远端 2.5cm，或内上髁远端 3.0cm。如果简单方便地进行术中定位，关节线大致在腓骨头上方一横指，或者髌骨下极一横指的位置。限制型膝关节假体多数用于膝关节翻修或复杂的初次置换，术中关节线上移发生率可达 79%[1]。髁限制型膝关节假体属于后交叉韧带替代假体，术后关节线保留在正常 8mm 范围内即可[2]。将关节假体试模安放在合适的关节线位置，通过髌骨轨迹调整股骨旋转对线，检查屈伸间隙，然后选择重建骨缺损的方法，参照间隙平衡，根据骨缺损，设计骨缺损修补方案，植骨或垫块法。此时注意关节线的上移或下移的范围控制在 8mm 之内，避免出现高位或者低位髌骨现象。如果选择使用铰链膝关节假体时，膝关节骨缺损严重，骨性标志不清楚时，尽可能找到股骨髁或者胫骨侧腓骨头的骨性标志，然后以此作为参照，确定关节线[3]。Cho[4] 等认为肿瘤定制型铰链膝的关节线的确定，需要在术前通过肢体 X 线片，在维持肢体长度并切除肿瘤的前提下，设计假体长度，在术中测量好关节面到切除位置的距离，然后垂直于骨干截骨切除，保障假体与骨之间接触良好[5]。Johan Bellemans[6] 总结提出了 6 条避免关节线上移的技巧，可供参考。

（康永云　李　锋）

参考文献

[1] Partington PF, Sawhney J, Rorabeck CH, et al. Joint line restoration after revision total knee arthroplasty[J]. Clin Orthop Relat Res, 1999, 367(367):165.

[2] 吕厚山. 现代人工关节外科学 [M]. 北京：人民卫生出版社，2006: 431–432.

[3] Kwon KT, Han KY, Lee WS, et al. Full cementation in revision total knee arthroplasty using a constrained condylar knee prosthesis with an average 7–year follow–up [J]. Knee Surgery Rel Res, 2017, 29 (4):282–287.

[4] Wooshin Cho, 著. 钱齐荣、姚振均、柴伟，译. 膝关节置换术策略与技巧 [M]. 上海：上海科学技术出版社，2015: 204–212.

[5] Plotz W, Rechl H, Burgkart R, et al. Limb salvage with tumor. endoprostheses for malignant tumors of the knee[J]. Clin Orthop Relat Res, 2002, 405(405):207–215.

[6] Johan Bellemans. The unhappy total knee replacement：a comprehensive review and management guide[M]. Switzerland：Springer International publishing,2015.

6.如何防止发生轴向安装旋转？

【建议】(1) 股骨假体旋转定位：内、外上髁线是公认的理想旋转对线标志，可以采用 Whitesides 前后轴线（APL）或 CTEA（外上髁和内上髁最突点的连线），外旋 3° 确定股骨远端的旋转对线。

(2) 胫骨假体旋转定位：胫骨结节中内 1/3 是精确可靠的参考解剖标志。Akagi 线：胫骨前后轴，为胫骨假体旋转对线的金标准，用于胫骨检测假体的正确放置可靠性高。

(3) ROM 技术：在完成截骨后安装股骨假体试模，全范围屈伸膝关节数次，使胫骨假体试模在股骨假体试模的引导下进行自我调整，以此确定胫骨假体最合适的位置。

【备注解释】(1) 股骨假体旋转定位：全膝置换中股骨假体轴向旋转对线会对髌股关节生物性能产生一定的影响，经股骨上髁轴（通髁线）平行状态下髌股关节内、外侧接触压峰值未出现一侧过低或者过高的情况，处于较为均衡的状态，全膝置换中可以选择将其作为股骨假体旋转对线参照标准。股骨侧通常以通髁线为标准，与股骨后髁连线呈外旋 3°[1-4]。姜侃、曲铁兵等认为外科上髁线（STEA，骨外上髁和内上髁凹的连线）是公认的理想旋转对线标志，如果在术中不能确定该条轴线时，可以采用 APL（Whitesides 前后轴线）或 CTEA（骨外上髁和内上髁最突点的连线）外旋 3° 确定股骨远端的旋转对线。当出现膝外翻、股骨外髁的后方磨损严重时，应该选 APL 作为旋转对线的标志[5]。

(2) 目前多数学者[6-11]认为，胫骨结节中内 1/3 是精确可靠的参考解剖标志，根据此方法进行旋转对线可获得较好的临床效果。会导致胫骨假体相对股骨假体平均外旋 10°。Howell[10]研究发现，参考胫骨结节中内 1/3 易导致胫骨假体过度外旋放置，难以满足胫骨假体旋转对线的要求。Akagi[9]定义了胫骨前后轴，即通过后交叉韧带下附着点中点且垂直于股骨上髁轴的一条轴线。胫骨后交叉韧带下附着点中点与髌腱内侧缘的连线近似平行于胫骨前后轴，并将其命名为 Akagi 线。全膝关节置换中胫骨假体旋转对线参考标志的可靠性高。把 Akagi 线作为胫骨假体旋转对线的金标准，用于胫骨检测假体的正确放置。

(3) ROM 技术又称自我形合技术，由 Eckhoff[12]提出，其方法是在完成截骨及充分软组织松解平衡后，安装股骨假体试模，然后置入胫骨假体试模，在保持适当的软组织张力条件下，全范围屈伸膝关节数次，使胫骨假体试模在股骨假体试模的引导下进行自我调整，寻找胫骨假体相对于股骨假体最合适的位置。理论上，在一定的软组织张力条件下，用胫骨假体匹配股骨假体，更加符合胫股关节的运动学。故使用此技术时必须以股骨假体的精准放置为前提，否则会带来更大的胫骨假体旋转误差[13, 14]。可旋转绞链膝假体虽仍属于限制型人工关节，但其很好地兼顾了稳定性与活动性，允许膝关节在屈伸时 10° 的旋转，同时设计 3 个缓冲界面，每个界面均为聚乙烯和金属组成，这样的界面能有效地缓冲震减少界面应力和松动，其轴向旋转可以起到自我纠正胫骨假体放置过程中旋转不良的作用，故在翻修手术中可以在维持稳定的基础上保证膝关节的功能[15, 16]。

（廉永云　李　锋）

参考文献

[1] Matsumoto T, Muratsu H, Tsumura N, et al. Joint gap kinematics in posterior–stabilized total knee arthroplasty measured by a new tensor with the navigation system[J]. J Biomech Eng, 2006, 128(6):867–871.

[2] Miller MC, Berger RA, Petrella AJ, et al. Optimizing femoral component rotation in total knee arthroplasty[J]. Clin Orthop Relat Res, 2001, pp(392):306–307.

[3] Rhoads DD, Noble PC, Reuben JD, et al. The effect of femoral component position on the kinematics of total knee arthroplasty[J]. Clin Orthop Relat Res, 1993, 286(286):122–129.

[4] 杨军 . 全膝置换中股骨假体轴向旋转对线与髌股关节生物性能的变化 [J]. 中国组织工程研究，2016, 20(13):1838–1844.

[5] 姜侃，曲铁兵，钟广军，等 . 人工膝关节置换术中股骨远端旋转对线方法的研究与进展 [J]. 中国矫形外科杂志，2013, 21(21):2181–2183.

[6] Nicoll D, Rowley DI. Internal rotational error of the tibial component is a major cause of pain after total knee replacement[J]. J Bone Joint Surg (Br), 2010, 92(9):1238–1244.

[7] Lawrie CM, Noble PC, Ismaily SK, et al. The flexion–extension axis of the knee and its relationship to the rotational orientation of the tibial plateau[J]. J Arthroplasty, 2011, 26(6 Suppl):53–58.

[8] Yin L, Chen K, Guo L, et al. Knee alignment in the transverse plane during weight–bearing activity and its implication for the tibial rotational alignment in total knee arthroplasty[J]. Clin Biomech (Bristol, Avon), 2015, 30(6):565–571.

[9] Akagi M, Oh M, Nonaka T, et al. An anteroposterior axis of the tibia for total knee arthroplasty[J]. Clin Orthop Relat Res, 2004, (420):213–219.

[10] Howell SM, Chen J, Hull ML. Variability of the location of the tibial tubercle affects the rotational alignment of the tibial component in kinematically aligned total knee arthroplasty[J]. Knee Surg Sports Traumatol Arthrosc, 2013, 21(10):2288–2295.

[11] 刘欣，郭升杰，李帅杰，等 . 人工全膝关节置换术中胫骨假体旋转对线方法研究进展 [J]. 中国修复重建外科杂志，2020, 11(9):135–140.

[12] Eckhoff DG, Metzger RG, Vandewalle MV. Malrotation associated with implant alignment technique in total knee arthroplasty[J]. Clin Orthop Relat Res, 1995, 321(321):28–31.

[13] Rossi R, Bruzzone M, Bonasia DE, et al. Evaluation of tibial rotational alignment in total knee arthroplasty: a cadaver study[J]. Knee Surg Sports Traumatol Arthrosc, 2010, 18(7):889–893.
[14] Benjamin J. Component alignment in total knee arthroplasty[J]. Instr Course Lect, 2006, 55: 405–412.
[15] 赵宝辉, 陈百成, 邵德成, 等. 股骨远端旋转对线参考轴线与胫骨机械轴关系的研究 [J]. 中华外科杂志, 2008, 46(14):1085–1087.
[16] 友斯伟. 全膝关节置换术中股骨假体及胫骨假体可靠的水平面旋转对线的确定 [D]. 上海: 上海交通大学, 2013.

7. 限制型膝关节假体置换手术后，如果发生脱位，一般是什么原因，如何处理？

【建议】原因：①神经肌肉疾病致过度松弛；②软组织平衡处理不当，关节松弛；③假体松动；④平台中央凸起柱磨损、断裂；⑤铰链体链接柱断裂。

处理原则：①术前存在关节不稳或脱位、神经肌肉疾病者，TKA 后常规支具固定保护 6 周；必要时，术后推荐患者采用长腿支具固定至少 6 个月。②一旦发生脱位，手法复位后，支具制动 6 周。手法复位失败或复发脱位或者假体松动、假体组件发生疲劳断裂，行翻修手术。

【备注解释】Bae [1] 报道夏科关节病 TKA 术后脱位率 18.2%（2 例 /11 例），Kim [2] 在神经性疾病的患者 TKA 术后发生率是 21%（4/19 例），均提示在这类患者中即使应用限制性假体，由于神经肌肉疾病的原因脱位率还是比较高的。因此，Bae 等 [1]、邓立庆等 [3] 认为尽管全部选择旋转铰链系假体，术后仍建议患者使用膝关节支具或固定器，教育患者注意术后早期保护膝关节，避免过多活动，建议患者膝关节支具使用 6 周，以防止早期脱位。Kim 认为如果术前存在膝关节不稳或脱位，术后推荐患者采用长腿支具固定至少 6 个月。Jonathan [4] 报道 2 例髁限制性假体发生早期脱位，认为和术中软组织平衡处理相关联。Springorum [5] 报道了 1 例半限制性假体链接柱疲劳断裂脱位，给予翻修处理。聚乙烯平台中央凸起柱断裂而导致脱位，通常是由于假体原因、磨损、疲劳、撞击等因素导致的。在年轻、肥胖及男性患者中多见，可因假体设计缺陷或手术失败引起。一旦发生，就需要更换衬垫或翻修处理。

（康永云 李 锋）

参考文献

[1] Bae DK, Song SJ, Yoon KH, et al. Long–term outcome of total knee arthroplasty in Charcot joint, a 10–to 22–year follow–up[J]. J Arthroplasty, 2009, 24: 1152–1156.
[2] Kim YH, Kim JS, Oh SW. Total knee arthroplasty in neuropathic arthropathy[J]. J Bone Joint Surg Br, 2002, 84: 216–219.
[3] 邓立庆, 康鹏德, 裴福兴, 等. 半限制性假体治疗 Charcot 膝关节病的疗效分析 [J]. 中国骨与关节杂志, 2015, 4(7):574–576.
[4] Jonathan Hagedorn, Brett R Levine. Revision surgery for a dislocated constrained total knee arthroplasty[J]. Orthopedics, 2012, 35(7):e1099–e1103.
[5] Springorum HR, Luring C, Beckmann J, et al. Fatigue fracture of the hinge pin in a semi–constrained total knee arthroplasty: a case report[J]. Knee Surgery Sports Traumatology Arthroscopy, 2010, 18(10):1366–1368.

8. 限制型膝关节假体置换手术时，股骨侧截骨时有什么需要特别注意的？

【建议】远端截骨线要垂直于股骨机械轴截骨，而不是和股骨解剖轴垂直，外翻角通常是 5°～7°。外旋角度通常为 3° 外旋。髁间截骨时注意限制性假体髁间截骨导板放置要精确，不能过度偏移。

【备注解释】股骨截骨均采用髓内定位系统，股骨远端伸直间隙截骨时，截骨线要垂直于股骨机械轴，而不是股骨解剖轴，股骨机械轴与解剖轴的外侧角通常是 6° 左右 [1]。内翻膝股骨截骨保持外翻 5°～7°，外旋 3° 截骨，中重度外翻膝股骨截骨保持外翻 3°～5°，外旋 3° [2]。股骨轴位截骨时，确认股骨内外上髁和侧副韧带止点。髁限制性假体加宽了胫骨聚乙烯假体的中间柱，也加深了股骨假体中间部分的凹陷，使胫骨假体中间柱插入，并被限制在股骨假体凹陷的内外侧壁之间 [3]。通过这种结构，允许少量的内外翻活动，从而控制了内外翻的稳定性。这种假体设计使股骨髁间截骨时骨量去除较多，要求在截骨导板放置要精确，不能在内、外髁上过度偏移，否则会出现股骨髁的骨折或假体匹配不良。何方生等 [4] 报道，术中发生股骨外髁骨折，给予螺钉固定。文献报道初次 TKA 术后出现股骨远端假体周围骨折的发生率 0.3%～2.5%，而一组 119 例使用髁限制性假体的股骨假体周围骨折发生率高 3.2%。因为增加的限制性必然导致假体与骨界面应力增加，加速假体松动，加剧限制部件的磨损，增加疲劳断裂和磨屑产生的概率 [5, 6]。

（康永云 李 锋）

参考文献

[1] Putman S, Vasseur L, .Migaud H, et al. Long–term outcomes of primary constrained condylar knee arthroplasty[J]. Orthopaedics & Traumatology: Surgery & Research, 2015, 101(4):449–454.
[2] Maynard LM, Sauber TJ, Kostopoulos VK, et al. Survival of primary condylar–constrained total knee arthroplasty at a minimum of 7 years[J]. J Arthroplasty, 2014, 29: 1197–1201.
[3] 郑润龙, 黄迅悟. 人工膝关节置换假体的选择 [J]. 中国医疗设备, 2015, 30(10):20–25.
[4] 何方生, 吴兵, 盛文辉, 等. 不同股骨髁间截骨膝关节假体在膝关节置换术中的应用 [J]. 中国矫形外科杂志, 2014, 343(5):408–414.
[5] 张强, 王岩, 周勇. 内外翻限制性假体在复杂初次膝关节置换 [J]. 中国矫形外科杂志, 2009, 17(8):572–574.

[6] 曹万军，郑金文，刘显东，等 . ACCK 髁限制性假体治疗重度膝关节畸形的初期临床疗效 [J]. 中国矫形外科杂志，2015, 23(15):1368-1371.

9. 限制型膝关节假体置换时，如何判定截骨平面与股骨、胫骨的截骨量？

【建议】股骨远端截骨量可根据不同假体要求计划截骨量，通常在 9～11mm，胫骨平台截骨若以内侧平台高度为参照，截骨厚度 2～4mm，后倾 5°～7° 即可。铰链膝或旋转铰链膝：截骨时尽可能在原关节线水平重建关节线，参照假体植入边界进行截骨。

【备注解释】在初次置换前应注意膝内、外翻骨性结构缺损，胫骨平台非对称的软骨磨损和股骨外侧髁发育不全，这些特征均可以影响肢体力线、旋转和髌骨轨迹[1, 2]。众多学者股骨采用髓内定位系统引导下[3-5]，行股骨远端截骨。股骨远端截骨外翻角度应采用个体化，利用股骨解剖轴和机械轴夹角确定股骨远端外翻截骨，股骨截骨保持外翻 5°～7°[6]。因此利用股骨解剖轴和机械轴夹角确定股骨远端外翻截骨，保证下肢力线和髌骨轨迹。保证下肢力线和髌骨轨迹。有报道常用的外翻 5°～7° 截骨仅适用于 36% 的患者[7]。股骨内髁或外髁骨缺损部分，可以采用垫块、植骨等方法修补。股骨轴位前髁截骨需要尽量贴近皮质骨不出现 "Nothcing" 状态下截骨；后髁部分截骨应在与通髁线平行的情况下进行，如有后髁骨缺损，采用垫块或植骨方法修补。股骨髁间的截骨截骨导板放置位置要精确，完成髁间截骨的同时，还要兼顾股骨内外髁的骨量，以及股骨假体的覆盖位置。如果一侧过多截骨，容易造成术中或术后的股骨髁的骨折或者假体的覆盖异常[8]。胫骨的截骨通常采用髓外定位[9]，以胫骨平台骨质相对完好侧作为截骨参考，初次截骨厚度根据情况可选择 10mm 左右，同时保持截骨后倾角 3°。骨缺损的部位可以采用垫块或骨块移植修补[10]。Berend[2] 经研究认为胫骨截骨的截骨量较常规截骨要少，因胫骨平台出现骨缺损，如为减少骨缺损量增加胫骨截骨，会使截骨线与关节线距离增加，胫骨近端所承受的应力增大，增加术后并发症；对于胫骨平台骨缺损患者，如缺损不能很好地重建，会导致假体松动、下肢力线改变等问题，这是膝关节置换术后翻修的主要原因[8]。

铰链膝或旋转铰链膝：截骨时根据铰链膝的特点，尽可能在原关节线水平重建关节线，截骨根据关节局部情况及术前参考影像学的设计进行个性化的截骨[10-12]。肿瘤切除范围：采用合理边缘完整切除肿瘤是手术的关键，首次手术切除是否良好对控制术后局部复发具有决定性意义。病灶清除一定要彻底，不能姑息，一般要求截骨范围为肿瘤下 3～4cm，软组织边缘于反应区以 1～5cm[13]。如原发病变为股骨远端肿瘤，则根据恶性肿瘤切除原则，进行截骨，同时以胫骨侧位参考，重建关节线水平。如果肿瘤在胫骨近端，则按肿瘤切除原则切除胫骨近端，以股骨侧为参考重建关节线水平。如在神经性疾病如夏科病、脊髓灰质炎后遗症患者膝反屈畸形，股骨远端较少截骨，以及（或）加装股骨远端增厚垫片[9]。

（廉永云　李　锋）

参考文献

[1] Lachiewicz PF, Soileau ES. Ten-year survival and clinical results of constrained components in primary total knee arthroplasty[J]. J Arthroplasty, 2006, 21: 803-808.

[2] Berend ME, Small SR, Ritter MA, et al. The effects of bone resection depth and malalignment on strain in the proximal tibia after total knee arthroplasty[J]. The Journal of arthroplasty, 2010, 25(2):314-318.

[3] 马远，胡殿绪，郭雄飞，等 . ACCK 髁限制性假体在初次人工全膝关节置换术中的应用 [J]. 中国矫形外科杂志，2020, 28（5）：464-467.

[4] Baldini A, Castellani L, Traverso F, et al. The difficult primary total knee arthroplasty: a review[J]. Journal of Bone and Joint Surgery-british Volume, 2015, 97-B(10-Supple A): 30-39.

[5] Rai S, Liu X, Feng X, et al. Primary total knee arthroplasty using constrained condylar knee design for severe deformity and stiffness of knee secondary to post-traumatic arthritis[J]. J Orthop Surg Res, 2018, 13(1):67.

[6] Maynard LM, Sauber TJ, Kostopoulos VK, et al. Survival of primary condylar-constrained total knee arthroplasty at a minimum of 7 years[J]. J Arthroplasty, 2014, 29: 1197-1201.

[7] Pfitzner T, von Roth P, Perka C, et al. Intramedullary control of distal femoral resection results in precise coronal alignment in TKA[J]. Archives of Orthopaedic and Trauma Surgery, 2014, 134(4):459-465.

[8] Jensen CL, Petersen MM, Schroder HM, et al. Bone mineral density changes of the proximal tibia after revision total knee arthroplasty. A randomised study with the use of porous tantalum metaphyseal cones[J].International orthopaedics, 2012, 36(9):1857-1863.

[9] 邓立庆，康鹏德，裴福兴，等 . 半限制性假体治疗 Charcot 膝关节病的疗效分析 [J]. 中国骨与关节杂志，2015, 4(7)：574-576.

[10] 李庆猛，李恒，宋俊雷，等 . 旋转铰链型膝关节假体在复杂初次全膝关节置换术的应用和临床疗效 [J]. 中华关节外科杂志（电子版），2015, 9(6):745-749.

[11] Cheng C, Mcclean CJ, Lai Y, et al. Biomechanical Considerations in the Design of High-Flexion Total Knee Replacements[J]. The Scientific World Journal, 2014(2014): 205375.

[12] Pour AE, Parvizi J, Slenker N, et al. Rotating hinged total knee replacement: use with caution[J]. Journal of Bone and Joint Surgery, American Volume, 2007, 89(8):1735-1741.

[13] 荆琳，张洪美，韩露，等 . 全膝关节置换术治疗膝关节恶性骨肿瘤 [J]. 中华骨与关节外科杂志，2011, 8(5):425-428.

10. 限制型膝关节置换术后，在关节功能康复方面有什么特殊性吗？

【建议】在围术期，限制型膝关节置换术后的关节功能康复同非限制型膝关节置换术后无特殊差异。

【备注解释】限制性假体的术后功能康复训练，围术期的康复措施同非限制性假体膝关节置换无显著性不同[1]。Rai 等建议麻醉苏醒后及术后第 1 天可在床上主动行踝泵练习、主动股四头肌等长收缩运动练习。术后第 2 天开始行直腿抬高练习及主动膝关节屈伸练习，重要是伸膝练习，尽量达到术后 2 周主动屈曲达 90°[2]。术后第 2 天即开始进行被动和主动膝关节活动；对主动活动困难者，可以利用 CPM 机进行被动关节活动。限制性假体膝关节置换者通常韧带功能丧失或（和）伴有神经肌肉疾病，主动屈伸膝关节障碍，建议使用 CPM 进行辅助[3-5]。术后第 3 天扶助行器下地，部分负重行走[6]。限制性假体的自身特点，即应力较为集中，假体松动率和失败率较高，因此对膝关节的过度屈伸活动应避免，不要超过假体的设计限度。同时，应避免剧烈的体育运动，控制体重，定期复查，从而达到延长关节假体使用年限的目的[7-9]。

（康永云　李　峰）

参考文献

[1] Rai S, Liu X, Feng X, et al. Primary total knee arthroplasty using constrained condylar knee design for severe deformity and stiffness of knee secondary to post-traumatic arthritis[J]. J Orthop Surg Res, 2018, 13(1): 67.

[2] 黄菲、郑秋坚 . 旋转铰链膝假体在全膝关节置换翻修术后的临床效果 [J]. 中华关节外科杂志 (电子版), 2016, 10(1):108–112.

[3] Maynard LM, Sauber TJ, Kostopoulos VK, et al. Survival of primary condylar-constrained total knee arthroplasty at a minimum of 7 years[J]. J Arthroplasty, 2014, 29:1197–1201.

[4] Lenssen AF, Crijns YH, Waltje EM, et al. Effectiveness of prolonged use of continuous passive motion (CPM) as an adjunct to physiotherapy following total knee arthroplasty: design of a randomised controlled trial[J] [ISRCTN85759656]. BMC Musculoskelet Disord, 2006, 7(23):1471–1476.

[5] 张庆猛、李恒、宋俊雷、等 . 旋转铰链型膝关节假体在复杂初次全膝关节置换术的应用和临床疗效 [J]. 中华关节外科杂志 : 电子版, 2015, 9(6):745–749.

[6] 马远、胡殿绪、郭雄飞、等 .ACCK 髁限制性假体在初次人工全膝关节置换术中的应用 [J]. 中国矫形外科杂志, 2020, 28(5):464–467.

[7] Putman S, Vasseur L, Migaud H, et al. Long-term outcomes of primary constrained condylar knee arthroplasty[J]. Orthopaedics & Traumatology: Surgery & Research, 2015, 101(4):449–454.

[8] Lachiewicz PF, Soileau ES. Ten-year survival and clinical results of constrained components in primary total knee arthroplasty[J]. J Arthroplasty, 2006, 21:803–808.

[9] 荆琳、张洪美、韩露、等 . 全膝关节置换术治疗膝关节恶性骨肿瘤 [J]. 中华骨与关节外科杂志, 2011, 8(5):425–428.

（七）膝关节的翻修术

1. 膝关节翻修的原因有哪些？

【建议】假体无菌性松动、骨质溶解、感染、周围骨折，机械性不稳、髌股关节问题、假体磨损或断裂、假体位置不良等。

【备注解释】Vince[1] 将人工膝关节失败原因分为感染、伸膝装置缺陷、僵直、胫股关节不稳定、髌骨轨迹不良、假体松动、假体周围骨折和假体损坏。目前人工膝关节失败最常见的两大原因是假体周围感染和假体松动。

Sharkey 等[2] 分析了美国 2003—2012 年单中心 781 例膝关节翻修数据。结果显示，膝关节翻修的主要原因是假体松动（39.9%）和假体周围感染（27.4%）。根据英格兰、威尔士和北爱尔兰人工关节注册系统 2014 年年报，假体松动翻修和假体周围感染翻修比例分别为 32.0% 和 22.0%；瑞典人工关节注册系统 2014 年年报显示，假体松动翻修和假体周围感染翻修比例分别为 26.0% 和 22.0%[3]。上述国家的数据提示，假体松动是膝关节翻修的首要原因，其次是假体周围感染。而多数国内相关研 59 个膝关节翻修病例，32 个（54.2%）翻修原因为感染。黄自强和孙长皎[5] 回顾性分析 2007—2013 年单中心膝关节置换术失败病例 181 例，发现初次膝关节置换究的数据表明，国内膝关节翻修，尤其是早期翻修的首要原因是假体周围感染，因感染而翻修的比例明显高于西方国家。冯宾等[4] 研究了 2001—2012 年单中心失败并翻修的主要原因也是感染（53%）。

（杨卫良　尹文哲）

参考文献

[1] Vince KG. The problem total knee replacement: systematic, comprehensive and efficient evaluation[J]. Bone Joint J, 2014, 96-B(11 Supple A):105–111.

[2] Sharkey PF, Lichstein PM, Shen C, et al. Why are total knee arthroplasties failing today--has anything changed after 10 years?[J]. J Arthroplasty, 2014, 29(9):1774–1778.

[3] Khan M, Osman K, Green G, et al. The epidemiology of failure in total knee arthroplasty: avoiding your next revision[J]. Bone Joint J, 2016, 98-B(1 Suppl A):105–112.

[4] 冯宾、翁习生、林进、等 . 初次全膝关节置换术后并发症及翻修手术的原因分析 [J]. 中华外科杂志, 2015, 53 (2):106–109.

[5] 黄自强, 孙长鮫. 膝关节置换患者手术失败原因的分析 [J]. 中华医学杂志, 2015, 95 (20):1606–1608.

2.膝关节翻修患者，术前需要做哪些评估？

【建议】术前评估包括四个方面：身体一般状态评估、有无感染评估、实验室检查系统功能评估、影像学骨缺损的评估。

【备注解释】体格检查重点在于评估关节活动度和周围韧带稳定性。活动时疼痛常表明膝关节假体的机械问题，而持续性疼痛则说明有感染存在[1]。分析膝关节疼痛是否因假体过大，膝关节不稳定是否因假体过小，可以避免再次发生同样的错误。有时可以通过减小假体的尺寸来增加膝关节的活动度，但使用前后径较小的假体可能会导致关节不稳。伸膝装置的问题是引起全膝关节失败的最常见原因，因此应仔细检查有无髌骨半脱位、伸膝迟滞及膝关节前方疼痛等情况[2]。伸膝装置撕裂常表现为伸膝无力和伸膝迟滞，伸膝装置粘连则表现为髌骨活动度丧失[3]。

病史采集需要详细询问初次置换术的原因，手术以后相应症状是否得到缓解、术后伤口愈合过程、功能锻炼情况，以及全身其他系统的疾病资料等。对以往膝关节手术史，最好能获取手术记录单等详细资料，以帮助了解手术切口、软组织松解情况、假体尺寸和种类等。全身基本情况包括患者年龄、既往史、基本健康状况、手术及麻醉耐受评估、围术期相关风险评估等。对于合并有心脑血管病及糖尿病病史的患者，专科会诊和评估十分必要。对于患者肝肾功能、白蛋白、血红蛋白含量的评估是反映患者手术基础耐受性和术后恢复情况的重要内容。考虑专科特点，患者 BMI、骨密度、血栓倾向也是重要术前评估内容，对于近远期并发症的预防具有积极意义。此外还应进行常规动静脉彩超检查，对于已有血栓形成或严重脉管炎肢体血供不足的患者，手术需要慎重对待[4]。术前常规化验如血细胞分析、电解质、尿分析等十分必要。凝血酶原时间、部分凝血活酶时间是术前评定患者凝血系统和术后抗凝血治疗的重要指标。红细胞沉降率和 C 反应蛋白是诊断感染的辅助指标。关节穿刺液中的白细胞增高应怀疑感染。确定深部假体周围感染最重要的单一证据是关节液细菌培养结果[5]。

X 线评估：利用术前 X 线片可以判断假体稳定性、力线、骨缺损程度，以及其他问题。X 线片应包括站立位下肢全长前后位片、膝关节侧位片和髌骨轴位片。X 线片上显示高位髌骨可能提示髌腱断裂，而低位髌骨则可能提示髌腱纤维化[3]。由于假体的遮挡，术前 X 线片上只能对骨缺损的情况给予大致评估，而骨缺损的真实情况只有取出假体以后才能给予正确评估[2]。对骨缺损进行分类有助于估计手术的难度，决定重建的方法和选择合适的假体。骨缺损的分类方法很多，Engh 等[6]根据干骺端骨质受累程度将骨缺损分为三种类型，分别对股骨和胫骨进行评估。

（杨卫良　尹文哲）

参考文献

[1] Sadoghi P, Liebensteiner M, Agreiter M, et al. Revision surgery after total joint arthroplasty: a complication–based analysis using worldwide arthroplasty registers[J]. J Arthroplasty, 2013, 28(8):1329–1332.
[2] Bourne RB, Crawford HA. Principles of revision total knee arthroplasty[J]. Orthop ClinNorth An, 1998, 29:331–337.
[3] Masri BA, Campbell DG, Garbuz DS, et al. Seven specialized exposures for revision hipand knee replacement[J]. Orthop Clin North Am, 1998, 29: 229–240.
[4] Fehring TK, Christie MJ, Lavernia C, et al. R evision total knee arthroplasty: planning, management, and controversies[J]. Instr Course Lect, 2008, 57: 341–363.
[5] Lachiewicz MP, Lachiewicz PF. Are the relative indications for revision total knee arthroplasty changing?[J]. J Surg Orthop Adv, 2009, 18(2):74–76.
[6] Engh GA, Ammeen DJ. Classification and preoperative radiographic evaluation: knee[J]. Orthop Clin North Am, 1998, 29: 205–217.

3.膝关节翻修术，怎样确定关节线的高度？尤其有明显骨缺损时，如何定位？

【建议】关节线位置应分别在股骨内上髁下方平均约 3cm 和外上髁下方约 2.5cm 处。如果简单地以术中骨性标志来定位，关节线大致在腓骨头上方 10～14mm。当髌韧带保持正常长度，髌骨下极的位置会在关节线稍偏上 10mm 左右的水平。

【备注解释】膝关节翻修术中，重建关节稳定性和关节运动特性的前提是恢复关节线于正常解剖位置。研究表明，如采用后交叉韧带保留型假体，对术后关节线位置的改变范围更是严格，必须在关节线解剖位置的上下 3mm 之内，这样术后才能获得最大的关节稳定性和运动学特性。选择后交叉韧带替代型假体，关节线只要求保留在正常 4mm 范围内就会收到理想的效果。研究表明，关节线位置应分别在股骨内上髁下方平均约 3cm，以及外上髁下方约 2.5cm 处。如果简单地以术中骨性标志来定位，关节线大致在腓骨头上方 10～14mm[1, 2]。当髌韧带保持正常长度，没有牵拉延长，也没有挛缩变短时，髌骨下极的位置会在关节线稍偏上 10mm 左右的水平。

骨缺损严重的翻修手术术中需要使用以下几个骨性标记：髌骨下极、腓骨小头、胫骨结节、股骨内外上髁判断关节线位置[3]。在翻修手术当中，髌骨下极由于伸膝装置松弛，屈伸过程中使用髌骨下极作为骨性标记容易产生误差；腓骨小头靠近膝关节后外侧，难于准确地作为关节线高度的参考；胫骨结节范围较大亦容易产生误差；以股骨内外上髁作为参考，操作性和可重复性较好[4]。外上髁以下 25mm，内上髁以下 30mm 作为关节线的参考高度。Partington 等[5]认为关节线的高度应该参照对侧膝关节或者置换前的膝关节情况来确定，有助于恢复双侧膝关节动力学。术中通过附加股骨远端垫块和后髁垫块测量其与内外髁之间的距离可将关节线调整至适宜的位置[6]。

（杨卫良　尹文哲）

参考文献

[1] Laskin RS. Joint line position restoration during revision total k nee replacement[J] . Clin Orthop, 2002, 404:169–171.

[2] Berger RA, Rubash HE. Rotational instability and malrotation after total knee arthroplasty [J] . Orthop Clin North Am, 2001, 32:639–647.

[3] 陈曦, 吕厚山, 孙铁铮, 等 . 人工全膝关节翻修术中期随访结果 [J]. 中华外科杂志, 2015, 53(10):757–762.

[4] Stulberg SD. Bone loss in revisi on t otal knee arthroplasty : graft options an d adjuncts[J] . J Arthroplasty, 2003, 18 (3 Suppl 1): 48–50.

[5] Partington PF, Sawhney J, Rorabeck CH, et al. Joint line rest oration after revision total knee arthroplasty[J] . Clin Orthop, 1999, 367:165–171.

[6] Engh GA, Ammeen DJ. Use of structural allograft in revision total knee arthroplasty in knees with severe tibial bone loss[J]. J Bone Joint Surg Am, 2007, 89(12):2640–2647.

4. 膝关节翻修术前应准备哪些人工材料？为什么？

【建议】应准备人工膝关节翻修假体（包括延长杆、金属垫块等组配式假体）、骨水泥与螺钉、同种异体骨（颗粒骨、骨块），金属袖套 sleeve 和 cone 出现后可以不需要植骨、定制假体等。

【备注解释】人工膝关节翻修假体种类：①按膝关节假体固定方式，可分为骨水泥固定型和非骨水泥固定型。当前绝大部分假体髁面使用骨水泥固定，但是对于髓内柄的固定还存在争议。②按膝关节假体限制程度，可分为非限制性假体和限制性假体。

非限制性假体：包括后交叉韧带保留型假体、后方稳定型假体。临床上遇到的大多数翻修病例，后交叉韧带均有不同程度损伤，存在明显的骨质缺损，不可选用此类假体。后方稳定型假体操作简单，效果肯定，术后关节后方稳定性明显改善，但其不能提供侧方稳定性，对侧副韧带缺失或功能不全者不宜采用。

限制性假体：包括连接式（铰链型）和非连接式两种。非连接式假体，如髁限制性假体，通常用于严重侧副韧带损伤，或屈伸膝间隙明显不对称，并且无法通过调整假体大小、软组织平衡及关节线恢复等得到纠正者[1]。铰链型假体的机械稳定性高，只限用于膝关节稳定性完全丧失时。

定制式假体主要用于先天性严重成角畸形或侏儒等情况，缺点是根据术前资料定制的假体不一定完全符合术中要求，且定制假体价格昂贵，患者负担较重[2]。组配式假体最符合翻修术要求，对有骨质缺损者，可在股骨或胫骨侧添加延长杆、金属垫块等，对有关节不稳者，可在术中更换聚乙烯衬垫，从部分限制性假体转换为较高限制性假体。

骨水泥与螺钉：骨水泥可以提供良好的即时固定，但力学特性较差，目前多用于 AORI Ⅰ型骨缺损的处理。在缺损处间隔 5～10mm 钉入螺钉可以为骨水泥分担应力，有效增加骨水泥强度[3]。

同种异体骨植骨：可单独或联合假体、Mesh 网修复 AORI Ⅰ～Ⅱ型包容性及非包容性骨缺损。作为生物材料，其最大的优势是恢复骨量，因此更适用对骨量要求较高的年轻患者[4]。大段同种异体骨：对于无法使用垫块的缺损面积过大的 AORI Ⅱ～Ⅲ型骨缺损可使用结构性同种异体骨植骨。其优势在于其具有恢复骨量的生物学潜能，此外通过结构性植骨可恢复关节线的高度并且能为韧带的再附着创造条件[5]，但目前多已被 sleeve 所替代。

（杨卫良　尹文哲）

参考文献

[1] Kim YH, Kim JS. Rcvision total knee arthroplasty with usc of a con strained condylar knce prosthesis[J]. Journal of Bone and Joint Surgery Amcrican Volume, 2009, 91(6):1440–1447.

[2] Bums A W, Boume RB, Chesworth M, et al. Cost effectiveness of revision total knee arthroplasty[J]. Clin OrthopRelat Res, 2006, 446:29–33.

[3] Berend ME, Ritter MA, Keating EM, et al. Use of screws and cement in primary TKA with up to 20 years follow–up[J]. J Arthroplasty, 2014, 29(6):1207–1210.

[4] Sugita T, Aizawa T, Sasaki A, et al. Autologous morselised bone grafting for medial tibial defects in total knee arthroplasty[J]. J Orthop Surg (Hong Kong), 2015, 23(2):185–189.

[5] Yilmaz S, Cankaya D, Deveci A, et al. The impact of joint line restoration on functional results after hinged knee prosthesis[J]. Indian J Orthop, 2016, 50(2):136–145.

5. 导航技术能否在膝关节翻修术中应用？意义如何？

【建议】可以应用，对判断关节安装的准确性有辅助意义。需要时间学习导航系统操作。

【备注解释】随着数字医学的发展，应用于膝关节置换中的主要方法包括 3D 打印个性化截骨导板、便携式膝关节导航、计算机膝关节导航。传统膝关节置换的下肢力线主要依赖于术者临床经验、术前 X 线影像、术中骨性标志。在严重骨缺损的膝关节翻修手术中就很难有骨性标志。有研究表明，25% 的手术后假体位置和力线偏差与术者经验没有关系[1]。

越来越多的研究表明，导航下膝关节置换能够提高下肢力线的准确性[2]。其中下肢机械轴偏离中性角度是否超过 3°，是评价全膝关节置换后下肢力线的重要参考指标[3, 4]。Jeffery 等[5]在膝关节置换后随访中发现，下肢机械力线偏离不足 3° 患者的远期松动率为 3%，偏离超过 3° 患者的远期松动率为 24%，导航下膝关节置换的下肢力线误差优于传统膝关节置换（$P < 0.05$）。导航下膝关节翻修术还有以下优势[6]：①导航通过红外线将定位信息储存于计算机中，计算出患者的初始力线及关节活动度，为临床确定手术方案给予指导；②每次截骨完成后，将截骨导板置入截骨面上，计算机导航再给出截骨量及力线，如果有偏差可再次调整，显著降低了截骨力线的偏差；③在股骨截骨前，导航通过测量伸屈间隙大小能够自动分析出与评估结果相匹配的膝关节假体，这样使患者有更理想的伸屈间隙平衡。

导航作在临床使用也存在不足：①计算机导航需要定位信息的录入、反复计算机辅助截骨，明显增加了手术时间[7]；②计算机导航术中患者髋关节不能移动位置，如果有移位术中就需要重新定位，这样也增加了手术难度；③计算机导航作为大型器械价格比较昂贵，增加了患者费用的负担；④学习导航系统操作需要学习周期。

（杨卫良　尹文哲）

参考文献

[1] Goh GS, Liow MHL, Tay DK, et al. Accelerometer-based and computer-assisted navigation in total knee arthroplasty:a reduction in mechanical axis outliers does not lead to improvement in functional outcomes or quality of life when comparded to conventional total knee arthroplasty[J]. J Arthroplasty, 2018, 33(2):379-385.

[2] Bauwens K, Matthes G, Wich M, et al. Navigated total knee replacement. A meta-analysis[J]. J Bone Joint Surg Am, 2007, 89(2):261-269.

[3] Ferguson KB, Bailey O, Anthony I, et al. A comparison of lateral release rates in fixed-versus mobile-bearing total knee arthroplasty[J]. Orthop Traumatol, 2015, 16(2):87-90.

[4] Rebal BA, Babatunde OM, Lee JH, et al. Imageless computer navigation in total knee arthroplasty provides superior short term functional outcomes:a meta-analysis[J]. J Arthroplasty, 2014, 29(5):938-944.

[5] Jeffery RS, Morris RW, Denham RA. Coronal alignment after total knee replacement[J]. J Bone Joint Surg Br, 1991, 73(5):709-714.

[6] Zhang Z, Gu B, Zhu W, et al. Minimal invasive and computer assisted total knee replacement compared with the minimal invasive technique:a prospective, randomized trial with short-term outcomes[J]. Arch Orthop Trauma Surg, 2014, 134(1):65-71.

[7] Pang HN, Yeo SJ, Chong HC, et al. Computer-assisted gap balancing technique improves outcome in total knee arthroplasty, compared with conventional measured resection technique[J]. Knee Surg Sports Traumatol Arthrosc, 2011, 19(9):1496-1503.

6.膝关节感染性松动，应该怎样进行翻修手术？

【建议】一期还是二期翻修取决于感染源类型，细菌对抗生素是否敏感，同时还有主刀医生的技术水平；慢性感染导致的感染性松动，多推荐二期翻修，其成功率更高，但治疗周期偏长，即先做关节内清创处理，安装抗生素骨水泥间隔器，感染控制之后再重新安装膝关节假体。

【备注解释】膝关节假体周围感染的手术治疗方法包括保留假体的清创术、一期翻修术、二期翻修术、膝关节切除融合术等，截肢为终末的手术治疗方案。清创和清创更换聚乙烯垫片适用于早期或者急性膝关节假体周围感染，而对于晚期膝关节假体周围感染目前通常采用一期或者二期膝关节清创翻修术。对于膝关节假体周围感染造成的假体松动，采用一期翻修术还是二期翻修术治疗目前尚存在一定的争论[1]。二期翻修治疗髋膝关节置换术后感染被多数人认为是根治感染的金标准[2]。术后序贯静脉使用及口服敏感抗菌药物，药物的选择及使用疗程应个体化，综合考虑病原体的种类、耐药性、药物生物利用度及不良反应等因素[3]。Romano 等[4]通过 Meta 分析发现晚期膝关节假体周围感染进行二期翻修手术相对于一期翻修手术感染控制率更高，同时大多数骨科中心都采用二期翻修手术作为治疗膝关节假体周围感染的常规选择，并且如果采用可活动型的占位器，二期翻修手术与一期翻修手术后的膝关节功能并无明显差别。二期翻修术的优点在于感染清除率高，对于软组织条件比较差、有窦道形成，特别是骨组织缺损者都能取得较理想的效果。但患者在二期翻修术中由于接受多次手术，感染、麻醉相关风险及发生耐药反应可能性增加。

与标准的二期翻修术相比，关于一期膝翻修术的有效性的比较研究较少。文献报道，一期翻修的治疗成功率为 50%～87%，而二期翻修的治疗成功率相对较高，达 56%～100%[5, 6]。在一期翻修术中有较高感染根除率的研究中，合理选择一期翻修术的适应证显得尤其的重要。Nagra 等[7]报道的亚组分析表明，通过合理的患者选择和手术治疗，一期膝关节翻修术治疗 PJI 与较低的复发率和较好的功能结果相关。国内有研究报道[8]一期清创膝关节翻修术具有费用低、并发症少和术后效果更好等特点。与二期翻修术相比，一期翻修术可以缩短住院时间，避免第二次手术相关的并发症，改善术后功能和疼痛，降低成本。然而，一期翻修术对最终感染控制情况及感染复发率仍存在争议。

（杨卫良　尹文哲）

参考文献

[1] Srivastava K, Bozic KJ, Silverton C, et al. Reconsidering strategies for managing chronic periprosthetic joint infection in total knee arthroplasty：using

decision analytics to find the optimal strategy between one-stage and two-stage total knee revision [J]. The Journal of Bone and Joint Surgery American Volume, 2019, 101(1):14–24.

[2] Insall JN, Thompson FM, Brause BD. Two-stage reimplantation for the salvage of infected total knee arthroplasty[J]. J Bone Joint Surg Am, 1983, 65(8):1087–1098.

[3] Osmon DR, Berbari EF, Berendt AR, et al. Diagnosis and management of prosthetic joint infection: clinical practice guidelines by the Infectious Diseases Society of America [J]. Clin Infect Dis, 2013, 56(1):e1–e25.

[4] Romano CL, Gala L, Logoluso N, et al. Two-stage revision of septic knee prosthesis with articulating knee spacers yields better infection eradication rate than one-stage or two-stage revision with static spacers[J]. Knee Surg Sports Traumatol Arthrosc, 2012, 20(12):2445–2453.

[5] Gehrke T, Alijanipour P, Parvizi J. The management of an infected total knee arthroplasty [J]. Bone Joint J, 2015, 97(10 Suple A):20–29.

[6] Urish KL, Ddmuth PW, Kwan BW, et al. Antibiotic tolerant staphylococcus aureus biofilm persists on arthroplasty materials [J]. Clin Orthop Relat Res, 2016, 474(7):1649–1656.

[7] Nagra NS, Hamilton TW, Ganatra S, et al. One-stage versus two-stage exchange arthroplasty for infected total knee arthroplasty: a systematic review [J]. Knee Surg Sports Traumatol Arthrosc, 2016, 24(10):3106–3114.

[8] 曹力, 阿斯哈尔江, 张晓岗. 一期翻修术治疗全膝关节置换后感染 [J]. 中华骨科杂志, 2011, 31(2):131–136.

7. 膝关节机械性松动的原因有哪些？一定需要翻修吗？

【建议】主要原因有植入物无法获得有效固定、骨溶解、无菌性炎症、姿势、肥胖等。一旦确定为假体松动，原则上就应该进行翻修治疗。

【备注解释】膝关节假体松动，除感染的因素外，无菌性的机械性松动是主要的原因[1]，导致机械性松动的主要原因有植入物无法获得有效固定，除手术技术及材料的原因外，下肢力线不良导致的机械性磨损、骨吸收、骨溶解引起的固定物松动是主要原因。各种原因导致的炎性介质的释放，导致慢性炎症和组织损伤，从而使支撑骨退化，并对假体固定产生不利影响[2, 3]。

通常，骨量取决于形成与缺失之间的微妙平衡。间充质来源的成骨细胞合成并沉积骨基质并增加骨量。破骨细胞是大型的多核吞噬细胞，来自造血细胞，在活化后会吸收骨质。研究表明无菌松动是由磨损碎片或颗粒引起的，超出了传统炎症细胞因子的范畴，术后立即产生的薄膜上不存在该病变[4]。此外发生无菌性炎症后，细胞因子、趋化因子、生长因子、细胞黏附分子和一些急性炎症期反应蛋白的基因将被激活并经常过度表达，触发成骨细胞的炎症反应和凋亡[5]。对于无菌性松动，自噬可在动物模型中介导颗粒诱导的成骨细胞凋亡和颗粒诱导的骨溶解，而自噬抑制剂可减轻这些负面影响[6]。此外由于亚洲人特殊的姿势习惯，例如久坐、蹲坐、跪等导致的力学变化，同样可以引起假体松动。肥胖患者（BMI > 30kg/m²）的因假体松动而导致的翻修率也明显高于体重正常患者，这可能和体重及肥胖特殊的病理生理学变化有关[7]。而是否一定要翻修，目前仍无定论，虽然目前无菌性机械性松动是关节翻修除感染以外的主要原因，但是否翻修仍需要结合患者的一般状态及年龄、活动量等因素，综合判断是否需要翻修治疗。

（杨卫良　尹文哲）

参考文献

[1] Kasahara Y, Majima T, Kimura S, et al. What are the causes of revision total knee arthroplasty in Japan[J]. Clin Orthop Relat Res, 2013, 471(5):1533–1538.

[2] Glant TT, Jacobs JJ. Response of three murine macrophage populations to particulate debris: bone resorption in organ cultures[J]. J Orthop Res, 1994, 12(5):720–731.

[3] Maloney WJ, Smith RL, Schmalzried TP, et al. Isolation and characterization of wear particles generated in patients who have had failure of a hip arthroplasty without cement[J]. J Bone Joint Surg Am, 1995, 77:1301–1310.

[4] O'Rourke MR, Callahan JJ, Bozic KJ, et al. Osteolysis associated with a cemented modular posterior-cruciate –substituting total knee design: five to eight-year follow-up[J]. J Bone Joint Surg Am, 2002, 84:1362–1371.

[5] Deng Z, Wang Z, Jin J, et al. SIRT1 protects osteoblasts against particle-induced inflammatory responses and apoptosis in aseptic prosthesis loosening[J]. Acta Biomater, 2017, 49(2):541–554.

[6] Wang Z, Liu N, Kang L, et al. Autophagy mediated CoCrMo particle-induced peri-implant osteolysis by promoting osteoblast apoptosis[J]. Autophagy, 2015, 11: 2358–2369.

[7] Foran JR, Mont MA, Etienne G, et al. The outcome of total knee arthroplasty in obese patients[J]. J Bone Joint Surg Am, 2004, 86:1609–1615.

8. 膝关节翻修术中，假体的延长杆有什么意义？如何选择使用？

【建议】延长杆的作用：增加固定面积、降低局部的高应力、辅助应力传导到骨干部、帮助获得正确的对线、改进膝关节翻修的效果。手术医生认为骨质量不足以支撑表面假体者，都可以加用延长杆，多见于翻修、骨质疏松患者。

【备注解释】膝关节翻修术的核心是骨缺损和关节线水平的重建，以及关节稳定性的恢复。当骨缺损较大或骨缺损累及皮质骨支撑边缘时，采用大块自体骨、异体骨移植或采用金属垫片治疗骨缺损非常有效，但这些方法都不能为翻修假体提供有效的支持和初期稳定性。使用带有延长柄的翻修假体能使人工关节假体获得足够的稳定性，将骨缺损部位所受的应力转移到骨髓腔。当骨质骨缺损严重、髓腔异常宽大失去正常解剖形态不能使普通延长杆在骨干部居中时，偏心距延长杆的应用显得非常重要和有必要，尤其在胫骨侧，能够调整假体力线，正确安放和固定假体，平衡屈伸间隙，减少骨与假体界面的应力，增加假体机械稳定性，避免假体突出于皮质外切割韧带[1]。

Completo 等[2]应用有限元研究发现，采用骨水泥固定胫骨假体延长柄和生物压配固定的延长柄对胫骨平台近端皮质骨边缘、松质骨及胫骨骨干的力学负荷分配比例不同。其中，皮质骨边缘承受负荷在生物压配型延长柄约为 67%，而骨水泥固定延长柄约为 53%；松质骨承受力学负荷在各种胫骨平台假体中基本相同；由于延长柄 – 骨水泥袖 – 骨干三者之间存在坚强固定，所以骨水泥承受的力学负荷比例在骨水泥固定延长柄约为生物固定延长柄的 4 倍，胫骨骨干承受负荷在骨水泥固定延长柄为 24%，生物压配固定柄为 6%。考虑骨水泥固定延长柄如果面临再次翻修时会导致骨缺损的增加和假体取出困难，Haas 等[3]报道了他们采用骨水泥固定胫骨平台，采用生物压配固定延长柄的临床随访结果，8 年生存率达 83%。Parsley 等[4]发现生物压配固定柄对髓腔的填充比例比骨水泥柄超出 85%，可获得更好的力线。不同类型延长柄对力学负荷的分配及稳定性的影响有利于膝关节翻修手术中选择打压植骨或大块异体骨移植联合使用治疗骨缺损。膝关节翻修手术中骨缺损的治疗具有不同的目标。例如，是否允许术后马上负重并达到最大关节活动度，翻修假体能否达到长期稳定性及对骨量的恢复。对于大的骨缺损，使用大块异体骨并不能为翻修假体提供良好的初期稳定性，这时应使用骨水泥固定延长柄帮助翻修假体承担早期支持，并增加假体稳定性以利于其与宿主骨的整合。因此，在大块异体骨移植的患者，适于采用骨水泥固定延长柄假体[5]。

（杨卫良　尹文哲）

参考文献

[1] Conditt MA, Parsley BS, Alexander JW, et al. The optimal strategy for stable tibial fixation in revision total knee arthroplasty [J]. J Arthroplasty, 2004, 19(7 Suppl 2):113–118.

[2] Completo A, Sim ō es JA, Fonseca F, et al. The influence of different tibial stem design sin load sharing and stability at the cement–bone interface in revision TKA[J]. Knee, 2008, 15(3):227 –232.

[3] Haas SB, Insall JN, Montgomery W 3rd, et al. Revision total knee arthroplasty with use of modular components with stems inserted without cement[J]. J Bone Joint Surg Am, 1995, 77(11):1700–1707.

[4] Parsley BS, Sugano N, Bertolusso R, et al. Mechanical alignment of tibial stem sin revision total knee arthroplasty[J]. J Arthroplasty, 2003, 18 (7 Suppl1):33–36.

[5] Fehring TK, Odum S, Olekson C, et al. Stem fixation in revision total knee arthroplasty: a comparative analysis[J]. Clin Orthop Relat Res, 2003, 416:217–224.

9. 非感染性松动伴有不同程度的骨缺损，应该如何处理？

【建议】目前骨缺损处理方法包括骨水泥与螺钉、自体骨或同种异体骨植骨、组配式假体、定制或肿瘤假体、异体骨—假体复合物、sleeve 和 cone 等。

【备注解释】骨缺损重建目的是恢复下肢力线和关节线水平，能正确安放假体，达到良好的韧带平衡和充分的关节活动度，使患者能即刻负重，增加关节稳定性并尽可能保存骨量。恢复对骨缺损的支持和关节的稳定性是 TKA 翻修手术的主要挑战。

骨水泥与螺钉：骨水泥可以提供良好的即时固定，但力学特性较差，目前多用于 AORI Ⅰ型骨缺损的处理。对于缺损深度和宽度＜ 5mm 的骨缺损，使用骨水泥修补缺损可获得与植骨相同的效果；对于深度在 5～10mm，宽度＜ 50% 股骨髁或胫骨平台的骨缺损，在缺损处间隔 5～10mm 钉入螺钉可以为骨水泥分担应力，有效增加骨水泥强度[1]。

植骨：颗粒骨植骨可单独或联合假体、Mesh 网修复 AORI Ⅰ～Ⅱ型包容性及非包容性骨缺损。作为生物材料，其最大的优势是能恢复骨量，更适用对骨量要求较高的年轻患者。Sugita 等[2]对 45 例胫骨骨缺损患者行颗粒骨植骨，随访均获得良好的中期效果。自体骨兼具良好的骨传导作用和骨诱导作用，其含有的有活性的成骨细胞、破骨细胞能有效促进坏死骨的吸收及新骨的形成，实现骨缺损修复。同种异体骨只保留了骨传导的特性，在松质骨融合和皮质骨修复的过程更长。对于无法使用垫块的缺损面积过大的 AORI Ⅱ～Ⅲ型骨缺损可使用结构性同种异体骨植骨。其优势在于其具有恢复骨量的生物学潜能，因此更合对骨量保持要求较高的患者，其次移植骨可以根据骨缺损形的形状进行塑性，灵活性优于定制假体，而且其力学性能和负荷传导能力优于骨水泥。此外，通过结构性植骨可恢复关节线的高度并且能为韧带的再附着创造条件。

组配式假体：使用金属垫块是处理中等大小骨缺损（AORI Ⅰ、Ⅱ型）、重建关节线的一种有效方法，金属垫块具有良好的负荷传导能力，可以提供即时、稳定的机械支撑，其对抗扭力的性能也要优于骨水泥[3]。根据需要，胫骨侧金属垫块被设计为多种类型，包括矩形垫块、半平台楔形垫块及全平台成角垫块等，股骨侧垫块多为矩形垫块。但垫块作为人工材料，同骨水泥一样只能填补缺损，并不能促进骨的生长，相比于植骨，其翻修难度更大，且可能发生垫块—假体松动、产生磨损微粒。

定制或肿瘤假体：膝关节翻修术中常常遇到巨大的节段性骨缺损（AORI Ⅲ型），特别是无法重建的假体周围骨折。

当出现在股骨远端或胫骨近端时，稳定关节的韧带附着部位缺如。此类患者适合使用定制或肿瘤假体进行翻修，可以有效恢复关节线，为恢复关节功能创造条件[4]。定制假体分胫骨、股骨两部分，采用铰链技术提供稳定性。早期设计旋转铰链膝效果较差，失败率较高。新一代定制假体改善生物力学特性，得到了良好的临床效果。采用定制假体手术操作相对简单，疗效也比较可靠，可满足早期康复和负重的要求。

干骺端袖套和多孔钽锥形体：sleeve 和 cone 是目前常用的干骺端金属替代物，适用于 AORI Ⅱ B 及Ⅲ型骨缺损重建在修复骨缺损。sleeve 采用多孔表面设计、非骨水泥固定，有利于周围骨沉积及骨重塑，其植入过程需用试模锉逐次扩髓成型直至获得坚强的固定，从而使缺损区与干骺端袖套在外形上高度匹配，同时干骺端袖套为配套设计，末端可接延长杆以增加稳定性[5]。cone 强度和硬度与骨组织相似，具有良好的组织相容性和抗腐蚀性，其表面高摩擦系数的特点，增加重建后初始稳定性，其负电荷属性和多孔特性有利于新骨长入，从而提供长期稳定的生物学固定。为增加早期稳定性，钽椎形体同样推荐与延长杆联合使用[6]。

异体骨—假体复合物（APC）：其适应证与肿瘤假体的应用指征相同，为严重的节段性骨缺损（AORI Ⅲ型）。APC 的优点：① APC 所使用的异体骨可与宿主骨进行整合；②可减少假体上的旋转应力；③异体骨可为侧副韧带提供附着部位。不足点：①很难获得与宿主骨完全匹配的异体骨；②其比铰链式肿瘤假体的技术难度高；③存在异体骨骨折的潜在风险[7]。

（杨卫良　尹文哲）

参考文献

[1] Berend ME, Ritter MA, Keating EM, et al. Use of screws and cement in primary TKA with up to 20 years follow-up[J]. J Arthroplasty, 2014, 29(6):1207-1210.

[2] Sugita T, Aizawa T, Sasaki A, et al. Autologous morselised bone grafting for medial tibial defects in total knee arthroplasty[J]. J Orthop Surg (Hong Kong)，2015, 23(2):185-189.

[3] Frehill B, Crocombe AD, Agarwal Y, et al. Finite element assessment of block-augmented total knee arthroplasty[J]. Comput Methods Biomech Biomed Engin, 2015, 18(15):1726-1736.

[4] Yilmaz S, Cankaya D, Deveci A, et al. The impact of joint line restoration on functional results after hinged knee prosthesis[J]. Indian J Orthop, 2016, 50(2):136-145.

[5] Agarwal S, Azam A, Morgan-Jones R, et al. Metaphyseal sleeves in revision total knee replacement[J]. Bone Joint J, 2013, 95-B(12):1640-1644.

[6] Kamath AF, Lewallen DG, Hanssen AD. Porous tantalum metaphyseal cones for severe tibial bone loss in revision knee arthroplasty a five to nine-year follow-up[J]. J Bone Joint Surg Am, 2015, 97A(3):216-223.

[7] Clatworthy MG, Ballance J, BrickG W, et al. The use of structural allograft for uncontained defects in revision total knee arthroplasty. A minimum five-year review[J]. J Bone Joint Surg Am, 2001, 83 -A(3):404 -411.

10. 什么情况下考虑使用限制性假体进行膝关节翻修手术？

【建议】髁限制性假体适用于具有骨缺损和不稳的翻修手术，铰链型假体适用于复杂的有严重骨缺损、侧副韧带严重损毁的膝关节置换翻修术。

【备注解释】相对于初次全膝关节置换术，再次手术时膝关节韧带的不稳定性及骨质缺损，全膝关节翻修术需要限制性更高的假体。铰链型假体，它是 TKA 中一种有补救性的植入物。适用于复杂的有严重骨缺损的膝关节置换翻修术或复杂不稳定的肿瘤手术患者[1]。因其高限制性，所以能带来较大程度的固有稳定性。

在后交叉韧带替代型假体的基础上，Insall 等研制了髁限制性假体，控制内外翻稳定性的机制是加大胫骨聚乙烯衬的中央柱，用加深的股骨假体中央凹槽内外侧壁来限制其中央柱，允许膝关节有少量的内外翻和旋转扭曲[2]。髁限制性假体属于较高限制类型的假体，其限制性处于后稳定型和旋转铰链型假体之间。对于一侧副韧带有中度或以上不稳定的患者，在不修复侧副韧带的情况下使用髁限制性假体同样可以获得膝关节的稳定[3]。一方面避免了使用非限制性假体所造成的膝关节不稳，另一方面避免了过早使用铰链膝。髁限制性假体具体适应证是用于具有骨缺损和不稳的翻修手术。通常在初次膝关节置换术和非复杂膝关节翻修术中，不常规应用髁限制性假体。但是在严重外翻畸形、内侧副韧带被拉伸甚至完全无力或伸直、屈曲间隙韧带不能有效平衡的病例中，采用 LCCK 是十分必要的[4]。

（杨卫良　尹文哲）

参考文献

[1] 童培建 . 复杂人工膝关节置换 [M]. 北京：人民卫生出版社，2011: 159-197.

[2] Scuderi GR, Insall JN. Total knee arthroplasty. Current clinical perspectives[J]. Clin Orthop Relat Res, 1992(276):26-32.

[3] H Morgan, V Battista, SS Leopold. Constraint in primary total knee arthroplasty [J]. J Am Acad Orthop Surg, 2005, 8:515-524.

[4] Lin KH, Sathappan SS, Wong HP. Persistent knee instability following revision total knee arthroplasty[J]. Singapore medical journal, 2008, 49(12):e347-e349.

11. TKA 翻修术修复骨缺损时，使用垫块和同种异体骨植骨，各有什么优缺点？

【建议】金属垫块的使用使骨缺损的处理变得简单而有效，能减少切骨量，具有良好的生物力学性能，对假体提供足够的结构性和机械支持，以及长期的生物固定。同种异体骨植骨适合于骨缺损较严重的患者。该技术的优点：①保留宿主骨的骨量；②修复大范围的简单或复杂骨缺损。缺点：①手术耗时多；②重建技术要求高；③存在传播疾病的潜在可能。结构植骨的优点有三项：①能够制成任意大小和形状，以适应不同几何形状的骨缺损；②对翻修假体具有良好的支撑作用；③异体骨和宿主骨之间可达到长期的生物性整合。缺点包括五个方面：①在对异体骨进行剪裁时使手术时间延长；②异体骨来源有限；③存在不愈合和延迟愈合的风险；④存在移植材料的吸收和感染问题；⑤有传播疾病的潜在可能。

【备注解释】恢复对骨缺损的支持和关节的稳定性是 TKA 翻修手术的主要挑战。当骨缺损较大或者缺损累及皮质骨支撑边缘时，就要考虑使用大块自体或异体骨移植或采用金属垫块来进行治疗。目前大多数组配式膝关节假体系统均有大小、厚度、形状等不同的金属垫块，可供垫在股骨或胫骨假体上，以矫正骨质缺损。金属垫块具有良好的负荷传导能力，可以提供即时、稳定的机械支撑，其对抗扭力的性能也要优于骨水泥[1]。金属垫块适用于 AORI Ⅱ 型非包容性骨缺损，尤其是对老年患者和人工全膝关节翻修术。金属垫块不存在融合、血管再生或塌陷等植骨需要面临的问题。同种异体骨植骨适合于较严重骨缺损者，对于无法使用垫块的缺损面积过大的 AORI Ⅱ～Ⅲ 型骨缺损可使用结构性同种异体骨植骨，对于 AORI Ⅱ 型非包容性缺损，可以使用 Mesh 金属网笼将其转化为包容性骨缺损后，再使用颗粒骨进行修复[2]。同种异体骨植骨具有促进骨量的恢复及提供生物学和生物力学的优点，而影响全膝关节翻修术假体生存率的关键是移植骨与宿主骨的牢固紧密结合[3]，使用异体骨重建骨缺损的核心问题是移植骨的愈合、吸收、疲劳骨折与塌陷等，尤其对于伴有骨质疏松的老年患者移植骨吸收、塌陷等问题困扰着矫形外科医师，异体骨植骨还存在排异反应、传播疾病、较自体骨移植的骨诱导活性低等缺点[4]。

（杨卫良 尹文哲）

参考文献

[1] Frehill B, Crocombe AD, Agarwal Y, et al. Finite element assessment of block-augmented total knee arthroplasty[J]. Comput Methods Biomech Biomed Engin, 2015, 18(15):1726-1736.

[2] Lotke PA, Carolan GF, Puri N. Technique for impaction bone grafting of large bone defects in revision total knee arthroplasty[J]. J Arthroplasty, 2006, 21(4 Suppl 1):57-60.

[3] Sugita T, Aizawa T, Sasaki A, et al. Autologous morselised bone grafting for medial tibial defects in total knee arthroplasty[J]. J Orthop Surg (Hong Kong), 2015, 23(2):185-189.

[4] Engh GA, Ammeen DJ. Use of structural allograft in revision total knee arthroplasty in knees with severe tibial bone loss[J]. J Bone Joint Surg Am, 2007, 89(12):2640-2647.

12. 什么情况下考虑使用 3D 打印特制假体或肿瘤型假体进行膝关节翻修术？

【建议】具有复杂而严重的解剖结构损坏和不能常规应用一般假体进行的膝关节翻修术，可以使用 3D 打印特制假体或肿瘤型假体。

【备注解释】3D 打印特定的关节假体目前已广泛应用于膝关节置换手术[1, 2]，精确测量及定制，可以保证下肢对齐及组件的定位[3-5]。而在膝关节翻修术中，3D 打印特制假体或肿瘤型假体充分发挥了其定制的优点。在翻修的关节中，通常存在解剖结构异常，如何保证下肢对齐成为手术的关键，对于具有复杂解剖变化的膝关节翻修手术，需要切除的骨厚度不同，需要的关节假体也不尽相同，而在手术前准确评估极为关键。传统的 2D 测量会产生一些位置错误，影响手术判断，在 3D 模式下进行测量时，计算机系统会在数学上校正采集过程中潜在的位置错误[6]，尤其对内翻/外翻角的测量更为准确。此外，对于需要翻修的人工膝关节，不仅仅可以应用 3D 技术打印假体，还可以打印相关配套的模具[7]，以便在手术操作中选取合适的截骨量及截骨角度，以达到准确的骨面处理。应用 3D 打印特制的假体还可以缩短手术时间及减少外科医生在术中的决策时间，更有利于患者的术后恢复[8]。在术后控制下肢的旋转角度，保持韧带的平衡方面，3D 打印特制的假体也表现出了明显的优势[9, 10]。

（杨卫良 尹文哲）

参考文献

[1] Trauner KB. The emerging role of 3D printing in arthroplasty and orthopedics[J]. J Arthroplasty, 2018, 33:2352-2354.

[2] D Won SH, Lee YK, Ha YC, et al. Improving pre-operative planning for complex total hip replacement with a Rapid Prototype model enabling surgical simulation[J]. Bone Joint J, 2013, 95-B:1458-1463.

[3] Li H, Wang L, Mao Y, et al. Revision of complex acetabular defects using cages with the aid of rapid prototyping[J]. J Arthroplasty, 2013, 28:1770-1775.

[4] Hooper J, Schwarzkopf R, Fernandez E, et al.Feasibility of single-use 3D-printed instruments for total knee arthroplasty[J]. Bone Joint J, 2019, 101-B(7_

Supple_C):115–120.

[5] Qiu B, Liu F, Tang B, et al. Clinical study of 3D imaging and 3D printing technique for patient–specific instrumentation in total knee arthroplasty[J]. J Knee Surg, 2017, 30(8):822–828.

[6] Thelen P, Delin C, Folinais D, et al. Evaluation of a new low–dose biplanar system to assess lower–limb alignment in 3D: A phantom study[J]. Skeletal Radiol, 2012, 41: 1287–1293.

[7] Zhou F, Xue F, Zhang S. The application of 3D printing patient specific instrumentation model in total knee arthroplasty[J]. Saudi J Biol Sci, 2020, 27(5):1217–1221.

[8] Camarda L, D'Arienzo A, Morello S, et al. Patient–specific instrumentation for total knee arthroplasty: a literature review[J]. Musculoskelet Surg, 2015, 99(1):11–18.

[9] Blakeney W, Beaulieu Y, Kiss MO, et al. Less gap imbalance with restricted kinematic alignment than with mechanically aligned total knee arthroplasty: simulations on 3–D bone models created from CT–scans[J]. Acta Orthop, 2019, 90(6):602–609.

[10] Cerquiglini A, Henckel J, Hothi H, et al. 3D patient imaging and retrieval analysis help understand the clinical importance of rotation in knee replacements[J]. Knee Surg Sports Traumatol Arthrosc, 2018, 26(11):3351–3361.

（八）胫骨高位截骨治疗膝关节骨关节炎

1. HTO 的原理与截骨角度、技术要点是什么？

【建议】HTO 原理是通过胫骨上端截骨，矫正胫骨的内翻畸形，改变下肢力线，减轻内侧间室的负荷，从而缓解疼痛，是治疗膝关节骨关节炎的手段之一。

技术要点：截骨线在胫骨结节中点以上，下肢力线通过胫骨髁间棘外缘（Fujisawa 点 62%），严格使用截骨导板操作可以提高手术准确性，经验丰富的医生，也可以不使用导板，但不推荐初学者使用此方法。

【备注解释】HTO 常规分成内侧撑开截骨和外侧闭合截骨，但最终的目的是矫正胫骨的骨性内翻畸形（关节外）为主，减轻内侧间室的负荷，从而缓解疼痛，是治疗年轻患者膝关节骨关节炎的重要手段之一，是一种有效的骨关节炎早期治疗的手术方式[1-3]。目前 HTO 的纠正的最小内翻畸形角度没有达成共识，但普遍认为髋 – 膝 – 踝角在内翻 4° 以上者，HTO 术后能够获益；目前关于 HTO 能够矫正的最大畸形角度也没有达成共识，文献报道高达 20°，内侧撑开间隙也高达 19mm [2-4]。HTO 最大的纠正角度受到撑开间隙愈合、截骨合页骨折、关节线的倾斜等因素的影响：①撑开间隙大于 13mm 是延迟愈合的高危因素；不植骨时，要求内翻力线要小于 12°；②撑开间隙与外侧合页骨折有明显的相关性，＞ 13mm 时，骨折风险增高；③大的纠正角度可能导致关节线外侧倾斜。目标应为力线髋 – 膝 – 踝：外翻 3°～5°；WBL：62%～66%，关节线倾斜 0°～4°，MPTA ≤ 95° [1, 5, 6]。Song 等提出，截骨前间隙不超过后间隙的 67%，否则后倾角明显减小会造成严重后果[7]。外侧闭合截骨是两刀截骨，即使在术前精确的测量、术中透视的情况下仍有可能出现人为因素的误差。而内侧撑开截骨可根据术中透视调整楔形块的大小，从而调整到理想的力线，截骨时应重叠骨刀进行截骨，并不断进行透视，以尽可能使下肢力线通藤泽点，即胫骨平台的 62.5% 处[7, 8]。

（陶树清　齐宝昶）

参考文献

[1] Duivenvoorden T, BrouwerRW, van Raaij TM, et al. Braces and orthoses for treating osteoarthritis of the knee[J]. Cochrane Database of Systematic Reviews, 2015, 125(1):CD004020.

[2] Takeuchi R, Umemoto Y, Aratake M, et al. A mid term comparison of open wedge high tibial osteotomy vs unicompartmental knee arthroplasty for medial compartment osteoarthritis of the knee[J]. Journal of Orthopaedic Surgeryand Research, 2010, 5(1):65–72.

[3] Saito S, Gouttebarge V, Kuijer PPFM, et al. Return to sports and physical activity after total and unicondylar knee arthroplasty: asystematic review and meta–analysis[J]. Sports Medicine, 2016, 46(2):269–292.

[4] Cao Z, Mai Z, Wang J, et al. Unicompartmental knee arthroplasty vs high tibial osteotomy for knee osteoarthritis: a systematic review and meta–analysis[J]. Journal of Arthroplasty, 2017, 33(3):952–959.

[5] Jeon YS, Ahn CH, Kim MK. Comparison of HTO with articular cartilage surgery and UKA in unicompartmental OA[J]. Journal of Orthopaedic Surgery, 2017, 25(1):2309499016684092.

[6] Santoso MB, Wu L. Unicompartmental knee arthroplasty, is it superior to high tibial osteotomy in treating unicompartmental osteoarthritis? A meta–analysis and systemic review[J]. Journal of Orthopaedic Surgery and Research, 2017, 12(1):50–58.

[7] Song E K, Seon J K, Park S J. How to avoid unintended increase of posterior slope in navigation–assisted open–wedge high tibial osteotomy[J]. Orthopedics, 2007, 30(10):S127.

[8] Kutzner I, Heinlein B, Graichenetal F. Loading of the knee joint during activities of daily living measured in vivo in five subjects[J]. Journal of Biomechanics, 2010, 43(11):2164–2173.

2. HTO 手术治疗骨关节炎的适应证与禁忌证是什么？

【建议】HTO 的适应证：年龄＜ 65 岁、膝内翻＞ 10°、关节外畸形、单间室 OA。禁忌证：年龄＞ 70 岁、双间室

OA、屈伸明显受限。

【备注解释】HTO 手术的主要目的是矫正冠状面和（或）矢状面的不对齐，保护软骨。冠状面排列不齐会导致内侧或外侧关节间隙过大，导致软骨磨损，从而减小内侧或外侧关节间隙，进一步增加排列不齐，从而导致关节间隙过大。因此，截骨术是打破这一恶性循环的一个好选择 [1]。关于 HTO 最经典的文献是 2014 年的标准适应证：年龄 < 56 岁，膝关节活动度 ≥ 120°，BMI：25～27.5，关节外的畸形，内翻 > 5°，膝关节活跃需求高，适合内侧有软骨的患者和部分骨磨损的患者。但是随着目前 HTO 在年龄上的适应证逐渐放开，逐渐出现 60—65 岁患者采用 HTO。胫骨内翻越大、关节内磨损越小越好，并对韧带要求不高。对于 HTO 纠正力线的患者，膝关节外侧软骨必须完整，若外侧软骨已经出现损伤，则是 HTO 的禁忌证。当关节内排列不齐，继发于软骨完全丧失和（或）部分或全部半月板切除术时，尽管整体排列不齐，关节角仍在正常范围内。这种情况最好通过单膝关节置换术（UKA）来解决。而年龄、肥胖、无症状 / 轻度症状的髌股关节改变是相对禁忌证 [2-6]。膝关节周围的截骨术是一个很好的保膝选择，能否保膝成功，取决于准确的术前患者评估、完整的病史采集和体检，以及对影像学进行细致分析后制定的手术计划。以适当的适应证和遵循理想的标准进行截骨术，才能达到满意的结果 [1, 2, 7]。

（陶树清　齐宝昶）

参 考 文 献

[1] Zampogna B, Vasta S, Papalia R. Patient evaluation and indications for osteotomy around the knee[J]. Clinics in sports medicine, 2019, 38(3):305–315.

[2] Ahmed G O, ELSweify K, Ahmed A F. Usability of the AAOS Appropriate Use Criteria (AUC) for the surgical management of knee osteoarthritis in clinical practice[J]. Knee Surgery, Sports Traumatology, Arthroscopy, 2020, 28(7):2077–2081.

[3] Cantin O, Magnussen R A, Corbi F, et al. The role of high tibial osteotomy in the treatment of knee laxity: a comprehensive review[J]. Knee Surgery, Sports Traumatology, Arthroscopy, 2015, 23(10):3026–3037.

[4] Huang S, Chen Y, Liu X, et al. The efficacy and safety of opening–wedge high tibial osteotomy in treating unicompartmental knee osteoarthritis: Protocol for a systematic review and meta–analysis[J]. Medicine, 2019, 98(12):e14927.

[5] Jones LD, Bottomley N, Harris K,et al. The clinical symptom profile of early radiographic knee arthritis: a pain and function comparison with advanced disease[J]. Knee Surg Sports Traumatol Arthrosc, 2016, 24:161–168.

[6] McGrory BJ, Weber KL, Sevarino K. Surgical management of osteoarthritis of the knee: evidence–based guideline[J]. J Am Academy Orthop Surg, 2016, 24: e87–e93.

[7] Rönn K, Reischl N, Gautier E, et al. Current surgical treatment of knee osteoarthritis[J]. Arthritis, 2011,2011:454873.

3. HTO 术后，OA 加重，如何再行 TKA？

【建议】HTO 术后再行 TKA，手术步骤与初次 TKA 类似，或许会出现外侧韧带需要松解，其余并无太大差别；但是，如果 HTO 术后胫骨关节面出现严重反向成角时（冠状面内高外低）对 TKA 的手术技术要求很高，是难度较大的手术，需要术前足够重视。

【备注解释】胫骨高位截骨术通常用于活动性要求高的年轻患者。一些研究报道了 HTO 的结果。报道的 10 年生存率为 79%～97.6%。报道的 15 年生存率在 56%～65.3%，因此需要转换为 TKA。胫骨高位截骨术在高活动需求的患者中提供满意的疼痛缓解和功能结果。然而，应注意到后续 TKA 的必要性，这可能在技术上具有挑战性，与原 TKA 相比，其修订风险明显更高。HTO 术后再行 TKA，手术步骤与初次 TKA 类似，并没有太大的差别 [1-8]。现有文献中对 HTO 术后的 TKA 步骤并不十分详尽，Chen Yao 等学者 [9] 的一例病例报告中描述了该团队的手术过程和术中的注意事项，该团队的 TKA 是通过一个新的前纵切口和一个内侧髌骨旁入路进行的，如此操作，髌骨外翻相对容易，术前没有明显的髌骨下移或髌腱缩短，但胫骨平台前部软骨磨损严重，交叉韧带、增生性骨赘明显，于是，术中关节内软组织予以适当清除，便于后续切除。股骨远端切除和股骨假体的放置与原发性 TKA 一样正常。考虑胫骨近端的骨储备损失是由之前的外侧闭合楔块 HTO 造成的，应减少胫骨平台的骨切除量。为重建胫骨后倾，增加胫骨后倾截骨角度，可达到 7°～8°，胫骨平台假体部分略向内侧放置，以防止胫骨干撞击外侧皮质。术后内翻应力有中度的侧方松解，适度松解外侧副韧带已达到膝关节的内外侧平衡。置换后膝关节活动范围 0°～120°，术后负重 X 线片在冠状面和矢状面上显示良好的肢体对线。

HTO 之后，OA 加重，需要行 THA 时，手术的基本原则与初次 TKA 是一致的 [3-5]。有学者指出 HTO 后再行 TKA，效果较初次 TKA 效果较差，但有人认为这可能与是否进行 HTO 无关，而是与患者本身情况有关 [1, 8]。

（陶树清　齐宝昶）

参 考 文 献

[1] van Raaij T M, Reijman M, Furlan A D, et al. Total knee arthroplasty after high tibial osteotomy. A systematic review[J]. BMC musculoskeletal disorders, 2009, 10(1):88.

[2] Niinimaki T, Eskelinen A, Ohtonen P, et al. Total knee arthroplasty after high tibial osteotomy: a registry-based case-control study of 1,036 knees[J]. Arch Orthop Trauma Surg, 2014, 134(1):73–77.

[3] Badawy M, Fenstad AM, Indrekvam K, et al. The risk of revision in total knee arthroplasty is not affected by previous high tibial osteotomy[J]. Acta Orthop, 2015, 86(6):734–739.

[4] Meding JB, Wing JT, Ritter MA. Does high tibial osteotomy affect the success or survival of a total knee replacement?[J]. Clin Orthop Relat Res, 2011, 469(7):1991–1994.

[5] Haddad FS, Bentley G. Total knee arthroplasty after high tibial osteotomy: a medium-term review[J]. J Arthroplast, 2000, 15(5):597–603.

[6] Ramappa M Anand. Total knee replacement following high tibial osteotomy versus total knee replacement without high tibial osteotomy: a systematic review and meta analysis[J]. Arch Orthop Trauma Surg, 2013, 133(11):1587–1593.

[7] Amendola L, Fosco M, Cenni E, et al. Knee joint arthroplasty after tibial osteotomy[J]. International orthopaedics, 2010, 34(2):289–295.

[8] Lim J B T, Chong H C, Pang H N, et al. Revision total knee arthroplasty for failed high tibial osteotomy and unicompartmental knee arthroplasty have similar patient-reported outcome measures in a two-year follow-up study[J]. The bone & joint journal, 2017, 99(10):1329–1334.

[9] Yao C, Xu X, Zhou S, et al. Total knee arthroplasty conversion after a failed lateral closing wedge high tibial osteotomy with knee hyperextension and secondary ankle degeneration: A case report[J].Medicine(Baltimore),2017,96(29):e7473.

4. 目前流行的胫骨高位截骨术，各有什么特点？

【建议】内侧开放撑开截骨（OWHTO）和外侧闭合楔形截骨（CWHTO）是目前临床上最常用的胫骨高位截骨。内侧撑开截骨更简单、准确，有更好的 10 年生存率。

【备注解释】内侧开放撑开截骨和外侧闭合楔形截骨是目前临床上最常用的胫骨高位截骨。研究表明，内侧撑开截骨比外侧闭合楔形截骨具有更多优点，包括更高的调整精度、更好的 10 年生存率、更宽的运动范围、更少的软组织分离和更多的近端胫腓关节储备[1-4]。然而，OWHTO 也增加了后倾角和肢体长度，降低了髌骨高度[1, 4, 5]。此外，对于开放楔形骨 < 12.5mm 的患者，自体髂骨移植是不必要的。CWHTO 趋势导致对面皮质骨折的发生率较高[1]。Prodromos 和 Andriacchi[6] 发现，膝内收肌力矩较低的患者在术后步态分析中有更好的临床效果。Deie 等[7] 报道 OWHTO 可减少膝内翻力矩和侧推力，而 CWHTO 对减少侧推力作用不大。根据他们的研究结果，从生物力学的角度，切开凹陷的胫骨内侧近端，相对于闭合完整的胫骨近端损伤，是一种更为合理的调整畸形损伤的方法。因此，内侧 OWHTO 是一种有效且有吸引力的手术方法，旨在治疗年轻活跃的膝内翻患者的内侧骨关节炎[8]。

（陶树清　齐宝昶）

参考文献

[1] Sun H, Zhou L, Li F, et al. Comparison between closing-wedge and opening-wedge high tibial osteotomy inpatients with medial knee osteoarthritis: a systematic review and meta-analysis[J]. The Journal of Knee Surgery, 2017,. 30(2):158–165.

[2] van Egmond N, van Grinsven S, van Loon CJM, et al. Better clinical results after closed- compared to open-wedge high tibial osteotomyin patients with medial knee osteoarthritis and varus legalignment[J]. Knee Surgery, Sports Traumatology, Arthroscopy, 2016, 24(1):34–41.

[3] Duivenvoorden T, van Diggele P, Reijman M, et al. Adverseevents and survival after closing- and opening-wedge high tibial osteotomy: a comparative study of 412 patients[J]. Knee Surgery, Sports Traumatology, Arthroscopy, 2015, 25(3):895–901.

[4] Wu L, Lin J, Jin Z, et al. Comparison of clinical and radiological outcomes between opening-wedge and closing-wedge high tibial osteotomy: a comprehensivemeta-analysis[J]. PLoS One, 2017, 12(2):e0171700.

[5] Lee OS, Ahn S, Lee YS. Comparison of the leg-length change between opening-wedge and closing-wedge high tibial osteotomy: a systematic review and meta-analysis[J]. TeJournal of Knee Surgery, 2018, 32(4):372–379.

[6] Prodromos CC, Andriacchi TP, Galante JO. A relationship between gait and clinical changes following high tibial osteotomy[J]. The Journal of Bone & Joint Surgery, 1985, 67(8):1188–1194.

[7] Deie M, Hoso T, Shimada N, et al. Differences between opening versus closing high tibial osteotomy on clinical outcomes and gait analysis[J]. Te Knee, 2014, 21(6):1046–1051.

[8] Niinimaki T, Eskelinen A, Ohtonen P, et al. Total knee arthroplasty after high tibial osteotomy: a registry-based case-control study of 1,036 knees[J]. Arch Orthop Trauma Surg, 2014, 134(1):73–77.

5. 关于腓骨近端骨段截除法治疗 OA 效果评价如何？

【建议】简单的腓骨近端骨段截除手术，部分患者可以暂时缓解膝关节疼痛，但争议明显，远期疗效需进一步观察。

【备注解释】胫骨高位截骨术是治疗 OA 所致膝内翻畸形的常用方法。它旨在改善从髋关节中心、膝关节到胫距关节的机械轴，胫骨结节近端进行的截骨术可能会干扰髌腱的功能[1-3]。这种髌股关节紊乱在胫骨近端截骨术的患者中很常见。简单的腓骨截骨术可以像胫骨高位截骨术一样有效地缓解膝关节疼痛和矫正内翻畸形，是治疗内侧膝关节间隙的有效治疗方法之一。腓骨近端截骨术削弱了腓骨外侧的支撑，导致内翻畸形的调整，可以将负荷力从内侧室向外侧间室转移，减少疼痛并获得满意的功能恢复。最终平均 KSS 提高 47.3 分。根据 VAS 评分，疼痛程度从严重到轻微明显下降[3-5]。虽然腓骨近端截骨术是一个简单的手术，但应注意避免潜在的腓神经损伤。通过腓骨长肌和短肌与比目鱼肌之间的间隙，采用后外侧入路，在腓骨小头下方 6cm 的水平处截骨，明显减少医源性神经损伤的风险。个别病例报道，成功的腓骨截骨术起到的早期效果或许不亚于胫骨高位截骨[6-8]。

（陶树清　齐宝昶）

参考文献

[1] Focht BC. Move to improve: how knee osteoarthritis patients can use exercise to enhance quality of life[J]. ACSM's Health Fit J, 2012, 16:24–28.

[2] Felson DT, Naimark A, Anderson J, et al. The prevalence of knee osteoarthritis in the elderly: The Framingham Osteoarthritis Study[J]. Arthritis Rheum, 1987, 30(8):914–918.

[3] Vincent KR, Conrad BP, Fregly BJ, et al. The pathophysiology of osteoarthritis: a mechanical perspective on the knee joint[J]. PM&R, 2012, 4(5):S3–S9.

[4] Takeuchi R, Ishikawa H, Aratake M, et al. Medial opening wedge high tibial osteotomy with early full weight bearing[J]. Arthroscopy, 2009, 25:46–53.

[5] Takeuchi R, Ishikawa H, Kumagai K, et al. Fractures around the lateral cortical hinge after a medial opening–wedge high tibia losteotomy: a new classification of lateral hinge fracture[J]. Arthroscopy, 2012, 28:85–94.

[6] Fowler PJ, Tan JL, Brown GA. Medial opening wedge high tibial osteotomy: how I do it[J]. Operat Tech Sports Med, 2000, 8:32–38.

[7] Stoffel K, Willers C, Korshid O, et al. Patellofemoral contact pressure following high tibial osteotomy: a cadaveric study[J]. Knee Surg Sports Traumatol Arthrosc, 2007, 15:1094–1100.

[8] Testa EA, Haeni DL, Behrens G, et al. Unexplained proximal tibiofibular joint pain after high tibial osteotomy[J]. Indian J Orthop, 2014, 48:335–338.

四、其他部位的人工关节置换

（一）肩关节置换相关问题

1. 怎么掌握人工肩关节置换手术的适应证？

【建议】人工肱骨头置换适应证是伴有疼痛、功能障碍的末期肩关节骨关节炎；全肩关节置换适应证是肩袖完整的末期盂肱关节退变肩关节盂损坏者；反式肩关节置换术适应证是肩袖功能损失的肩关节骨性关节病、肩关节置换术后假体松动翻修。

【备注解释】Matsen 等[1, 2]列出了行半肩置换的情况：①肱骨头软骨面粗糙，但肩盂关节面完整，有足够的肩盂面积稳定肱骨头；②肩盂的骨量不足以承托肩盂假体；③对肩盂、肱骨头有固定的向上移位，肩袖损伤关节病和严重类风湿关节炎；④关节内感染的病史；⑤肩关节预期承受较大负荷（如职业要求、运动或下肢瘫痪时）；⑥新鲜的肱骨近端四部分骨折或肱骨头经解剖颈骨折脱位，老年人新鲜的肱骨近端三部分以上骨折；⑦肱骨骨折畸形愈合和陈旧性骨折骨不连，伴严重骨关节疼痛的活动受限；⑧肱骨近端肿瘤。Wilde 等[3-5]报道全肩关节置换适应证是肩袖完整的末期盂肱关节退变，包括骨关节炎、类风湿关节炎、骨坏死、创伤后关节炎和关节囊皱缩缝合术后关节病。

反式肩关节置换术主要适应证[6-10]是肩袖功能失常导致的关节病，包括肩袖损伤关节病、不伴关节炎的巨大肩袖撕裂后继发的假性麻痹、多次肩袖修复失败伴关节功能差和关节前上不稳、老年患者的肱骨三部分或四部分骨折、肱骨近端骨折不愈合、大结节畸形愈合和半肩关节置换术失败合并关节前上不稳。反式肩关节置换术适应于患者有完整的三角肌、关节盂有足够的骨质用于关节盂侧假体的置入、无感染迹象、无严重的神经病变，如帕金森病、Charcot 关节、脊髓空洞症，并且对肩关节功能无要求；肩关节置换术后假体松动翻修；肱骨近端与肩胛骨骨肿瘤，肩袖无法保留。反式肩关节置换术适应证：①肩袖撕裂关节病；②巨大肩袖撕裂伴假性瘫痪；③严重的炎性关节病伴巨大肩袖撕裂；④肩关节置换后失败：大小结节缺失（用半肩关节置换术治疗骨折或不愈合失败）；肩袖缺失（用半肩关节置换术治疗肩袖撕裂关节病失败）；不稳定；⑤肱骨近端骨折；⑥肱骨近端不愈合；⑦深部假体周围感染治疗后的假体再植入；⑧肿瘤切除后的重建。

（陶树清　逯代锋）

参考文献

[1] Matsen FA 3rd, Whitson A, Jackins SE, et al. Ream and run and total shoulder: patient and shoulder characteristics in five hundred forty–four concurrent cases[J]. Int Orthop, 2019, 43(9):2105–2115.

[2] Matsen FA 3rd, Somerson JS, Hsu JE, et al. Clinical effectiveness and safety of the extended humeral head arthroplasty for selected patients with rotator cuff tear arthropathy [J]. J Shoulder Elbow Surg, 2019, 28(3):483–495.

[3] De Wilde LF, De Coninck T, De Neve F, et al. Subscapularis release in shoulder replacement determines structural muscular changes [J]. Clin Orthop Relat Res, 2012, 470(8):2193–2201.

[4] Karelse A, Van Tongel A, Verstraeten T, et al. Rocking–horse phenomenon of the glenoid component: the importance of inclination [J]. J Shoulder Elbow

Surg, 2015, 24(7):1142–1148.

[5] Johnson DJ, Johnson CC, Gulotta LV. Return to play after shoulder replacement surgery: what is realistic and what does the evidence tell us[J]. Clin Sports Med, 2018, 37(4):585–592.

[6] Wolff AL, Rosenzweig L. Anatomical and biomechanical framework for shoulder arthroplasty rehabilitation[J]. J Hand Ther, 2017, 30(2):167–174.

[7] Smith CD, Guyver P, Bunker TD. Indications for reverse shoulder replacement: a systematic review[J]. J Bone Joint Surg Br, 2012, 94(5):577–583.

[8] Chae J, Siljander M, Wiater JM. Instability in reverse total shoulder arthroplasty[J]. J Am Acad Orthop Surg, 2018, 26(17):587–596.

[9] Erickson BJ, Bohl DD, Cole BJ, et al. Reverse total shoulder arthroplasty: indications and techniques across the world[J]. Am J Orthop (Belle Mead NJ), 2018, 47(9).

[10] Lorbach O. Anatomical total shoulder replacement in glenohumeral osteoarthritis : Indications, current implants, and clinical results[J]. Orthopade, 2018, 47(5).

2. 人工肩关节置换手术有单纯肱骨头置换与反向全肩关节置换，怎样进行选择？

【建议】肩带肌正常、关节盂无骨缺损和活动要求高的患者，选择单纯肱骨头置换更好；伴有不可修复的肩袖撕裂者，三角肌正常，适合做反式肩关节置换。

【备注解释】1983 年 Neer、Craig 和 Fukuda 介绍了肩袖撕裂关节病，作为一种独立的骨关节炎形式伴有肩袖的广泛慢性撕裂。肩袖关节病的主要临床特征是疼痛、主动活动明显受限、被动活动接近正常、骨擦声、无力、偶尔出现的三角肌下明显积液[1-3]。X 线片的改变包括肱骨头位置上升、肩峰肱骨头假关节形成、盂肱关节间隙减小。并不是所有的肩袖关节病都有疼痛和活动受限，由这种情况导致的盂肱关节不稳定通常表现为相对于关节盂的肱骨头上移，破坏肩峰的尾侧表面，并使大结节呈象牙样变。肩袖撕裂与肩胛盂假体早期松动有关，一般认为不可修复的肩袖撕裂适合做反式肩关节置换[4, 5]，于那些巨大、长期肩袖撕裂合并晚期盂肱关节退变者（肩袖缺损的关节病），可推荐行半肩关节置换。若患者前屈功能受限，反式全肩关节置换术是更可靠的重建关节功能的办法。

而对前屈可超过 90° 的不可修复肩袖损伤病，半肩关节置换更好。若肩袖撕裂，应尽可能多地修复，重点重建前方和后方肩袖，以便能够稳定假体[6, 7]。在置入肱骨假体前，可用缝线穿过大小结节修复肩袖。很多肩袖有全层缺损的患者只要肩袖仍能压住并稳定肱骨头，则仍能够抬臂过头。三角肌功能良好及喙肩弓完整是严重肩袖关节病患者半肩关节置换术成功的关键。肩峰下减压手术史与半肩关节置换术后肩关节不稳、主动抬高能力不足显著相关，有些学者建议反式肩关节置换术只用于 70 岁以上的患者，然而近来的观点倾向于患有末期疾病的年轻患者也应用反式肩关节置换[8-10]。

（陶树清　遆代锋）

参考文献

[1] Brorson S, Salomonsson B, Jensen SL, et al. Revision after shoulder replacement for acute fracture of the proximal humerus [J]. Acta Orthop, 2017, 88(4):446–450.

[2] Rauck RC, Swarup I, Chang B, et al. Preoperative patient expectations of elective reverse shoulder arthroplasty[J]. J Shoulder Elbow Surg, 2019, 28(7):1217–1222.

[3] Walch G, Boileau P, Noël E. Shoulder arthroplasty: evolving techniques and indications [J]. Joint Bone Spine, 2010, 77(6):501–505.

[4] Andersen JR, Williams CD, Cain R, et al. Surgically treated humeral shaft fractures following shoulder arthroplasty [J]. J Bone Joint Surg Am, 2013, 95(1):9–18.

[5] Kennon JC, Lu C, McGee-Lawrence ME, et al. Scapula fracture incidence in reverse total shoulder arthroplasty using screws above or below metaglene central cage: clinical and biomechanical outcomes[J]. J Shoulder Elbow Surg, 2017, 26(6):1023–1030.

[6] Brorson S, Salomonsson B, Jensen SL, et al. Revision after shoulder replacement for acute fracture of the proximal humerus [J]. Acta Orthop, 2017, 88(4):446–450.

[7] Luengo-Alonso G, Jiménez-Díaz V, Zorrilla-Sánchez De Neyra J, et al. Complicaciones de la artroplastía de hombro: reporte de un caso [Shoulder arthroplasty complications: case report] [J]. Acta Ortop Mex, 2018, 32(1):36–40.

[8] Lung TS, Cruickshank D, Grant HJ, et al. Factors contributing to glenoid baseplate micromotion in reverse shoulder arthroplasty: a biomechanical study[J]. J Shoulder Elbow Surg, 2019, 28(4):648–653.

[9] Pandya J, Johnson T. Shoulder replacement for osteoarthritis: A review of surgical management[J]. Maturitas, 2018, 108: 71–76.

[10] Monroe EJ, Selley RS, Gombera MM, et al. The quality and accuracy of online resources for total and reverse shoulder replacement [J]. J Surg Orthop Adv, 2019, 28(4):290–294.

3. 人工肱骨头置换术，入路应该怎样选择？

【建议】选择三角肌与胸大肌间隙入路。

【备注解释】Neer 等推荐的三角肌与胸大肌入路成为肩关节置换术的标准入路[1, 2]。做前方直切口起于喙突和肩峰外侧中点，顺三角肌和胸大肌间沟向远端做切口，分离内外侧皮瓣以移动三角肌。分开胸大肌和三角肌间沟，向内侧牵开头静脉。直达肱骨前面，沿着肱骨向上游离，在行关节囊松解时注意紧贴骨面游离，在肱二头肌肌腱外缘切开关节囊进入肩关节，可避免腋神经、血管的损伤，通常不需要切断肩袖肌腱，如果为了显露清晰，需要切断肩胛下肌腱、肱二头肌肌腱和胸大肌肌腱时，可以在切断之前，用 7 号丝线缝合标记，下方关节囊松解必须彻底松解，使肱骨头脱位并显

露肩盂 [5]。植入关节假体时，假体的前方金属嵴对准肱骨的结节间沟位置，此时肱骨头是内旋 20°～30° 位置，不过还要在固定之前复位测试位置，确定肱骨头与关节盂对位正确后，用骨水泥固定，依次关闭切口时，按标记缝线的位置点缝合打结，修复关节囊、肌腱。如果外旋明显受限，肩胛下肌腱最后可以重新缝合在原止点更内侧的位置以增加外旋能力，也可以选择做冠状位 Z 字成形以延长肌腱 [3,4]。

（陶树清　逯代锋）

参考文献

[1] Hanzlik SR, Pearson SE, Caldwell PE 3rd. Excision and reimplantation of the proximal humerus after fracture–dislocation [J]. *Orthopedics*, 2016, 39(4):e779–e782.

[2] Ristow JJ, Ellison CM, Mickschl DJ, et al. Outcomes of shoulder replacement in humeral head avascular necrosis [J] . J Shoulder Elbow Surg, 2019, 28(1):9–14.

[3] Fourman MS, Beck A, Gasbarro G, et al. Humeral head resurfacing is associated with less pain and clinically equivalent functional outcomes compared with stemmed hemiarthroplasty at mid–term follow–up [J]. Knee Surg Sports Traumatol Arthrosc, 2019, 27(10):3203–3211.

[4] Wright T, Easley T, Bennett J, et al. Shoulder arthroplasty and its effect on strain in the subscapularis muscle[J]. Clin Biomech (Bristol, Avon), 2015, 30(4):373–376.

[5] Pandya J, Johnson T, Low AK. Shoulder replacement for osteoarthritis: A review of surgical management[J]. Maturitas, 2018, 108:71–76.

4. 肱骨近端粉碎性骨折进行人工肱骨头置换时，近端骨折片是否需要解剖复位并有效的固定？

【建议】肱骨大、小结节需要解剖复位并固定。

【备注解释】大多数研究表明可以用较粗的不可吸收线缝合主要的骨块，以利于肌腱的修复。适当分离碎骨块，以利复位并将其固定在假体周围 [1]。近端骨折片尽量解剖复位，但关键是重建大小结节，大小结节、肩袖必须可以修复，否则即使肱骨头得到置换，但是肩关节将因为丧失肩袖而无法活动 [2,3]。将原已穿过大小结节和肱骨近端钻孔的缝线打结，将大小结节骨折块牢固地连接到肱骨干近端。部分缝线可穿过假体上的小孔，使骨折块能更好地包绕在假体上。于假体和骨的间隙植骨，但缝合的主要目的是为大、小结节与肱骨近端的愈合创造条件。用不可吸收缝线修补撕裂的肩袖 [4]，固定肱二头肌长头腱；有研究表明用不可吸收缝线和金属内固定物固定效果两者无明显差别 [5]。

（陶树清　逯代锋）

参考文献

[1] Boileau P, Alta TD, Decroocq L, et al. Reverse shoulder arthroplasty for acute fractures in the elderly: is it worth reattaching the tuberosities? [J]. J Shoulder Elbow Surg, 2019, 28(3):437–444.

[2] Friedrich M, Cucchi D, Walter S, et al. Endoprosthetic replacement of the proximal humerus in revision shoulder arthroplasty [J]. *Oper Orthop Traumatol*, 2019, 31(2):115–126.

[3] Holschen M, Siemes MK, Witt KA, et al. Five–year outcome after conversion of a hemiarthroplasty when used for the treatment of a proximal humeral fracture to a reverse total shoulder arthroplasty[J]. *Bone Joint J*, 2018, 100–B(6):761–766.

[4] Shukla DR, McAnany S, Kim J, et al. Hemiarthroplasty versus reverse shoulder arthroplasty for treatment of proximal humeral fractures: a meta–analysis[J]. J Shoulder Elbow Surg, 2016, 25(2):330–340.

[5] Ferrel JR, Trinh TQ, Fischer RA. Reverse total shoulder arthroplasty versus hemiarthroplasty for proximal humeral fractures: a systematic review[J]. J Orthop Trauma, 2015, 29(1):60–68.

5. 人工肱骨头，在假体安装方面，有哪些注意事项？

【建议】恢复肱骨干的正常长度，确保关节两端张力，肱骨头最高点在大结节近端 1cm 处。在肩关节内旋 30° 测试安装假体试模，检查后倾角合适后，确定肱骨头匹配正对肩盂关节面后，安装正式假体。

【备注解释】截骨导向器朝向后倾 30° 方向，截去肱骨头后，用成型锉扩大肱骨髓腔到之前扩髓钻扩到的最后型号，重要的一点是要确认成型锉的朝向是后倾 25°～30° [1,2]，以防假体位置错误。用不同的肱骨头假体试模测量比较，对肱骨头粉碎性骨折的患者可以用肩盂试模来测量肩盂的大小，再据此来选择合适的肱骨头，确定肩盂有足够的软骨面以承托金属肱骨头之后，充分显露肱骨干近端，使用髓腔钻和锉扩髓，清除髓腔内的碎骨块和凝血块。在大、小结节和肱骨干近端钻孔，并穿好缝线，留待假体安置完毕后缝合、结扎、复位合拢大小结节等所有骨折块。用肱骨假体试模确定其在肱骨髓腔内的稳定性。若因既往的手术史、骨折、骨质疏松、类风湿关节炎或退变性囊肿等原因而需要使用骨水泥假体时，在假体柄远端 2cm 处髓腔中置入髓腔塞或用截下的肱骨头骨做骨塞 [3]。置入试模头，内旋并缓慢牵引复位关节，上臂在旋转中立位时（屈肘 90° 时前臂指向前方），使肱骨头假体位于肩盂水平，检查肱骨头的高度，测量和标记假体插入的深度，保持肱骨干的正常长度，以确定解剖重建，肱骨头最高点在大结节近端 1cm 处 [4]。在肩关节中立位保持牵引，向后旋转假体。然后检查假体头的后倾角，确定肱骨头正对肩盂关节面。用骨凿在骨皮质处凿一痕迹，以作为正式假体置入时的标记。拇指用力向后推小结节，松手后立即弹回，然后评估前屈和内旋 [5]。

（陶树清　逯代锋）

参考文献

[1] Syed UAM, Davis DE, Ko JW, et al. Quantitative anatomical differences in the shoulder [J].Orthopedics, 2017, 40(3):155–160.

[2] De Wilde LF, Berghs BM, Beutler T, et al. A new prosthetic design for proximal humeral fractures: reconstructing the glenohumeral unit [J] . J Shoulder Elbow Surg, 2004, 13(4):373–380.

[3] Ackland DC, Patel M, Knox D. Prosthesis design and placement in reverse total shoulder arthroplasty[J] . J Orthop Surg Res, 2015, 10:101.

[4] Atmani H, Merienne F, Fofi D, et al. Computer aided surgery system for shoulder prosthesis placement [J] . Comput Aided Surg, 2007, 12(1):60–70.

[5] Geurts GF, van Riet RP, Jansen N, et al. Placement of the stemless humeral component in the Total Evolutive Shoulder System (TESS) [J] . Tech Hand Up Extrem Surg, 2010, 14(4):214–217.

6. 肩关节置换术后康复需要注意哪些问题？

【建议】需要进行肩关节活动度训练，增强肩带肌力量训练，缓慢进行，术后 6 周内用悬吊带固定保护，先被动后主动，循序渐进功能训练。

【备注解释】肩关节置换术后各家医疗中心的康复锻炼计划不同，很少有可比的数据。大多数医师选择自己的康复方案，通常康复的目的是恢复肩关节的功能和运动，恢复活动及增强前方三角肌和外旋肌群的力量最为重要[1]，而保护修复的肩胛下肌腱在解剖型置换关节中极为重要[2]。

多数康复计划都基于早期恢复肩关节功能的前提，然而，对三角肌和肩袖肌群功能较差的患者，康复目标应该降低，他们康复的目标多是获得一个更为稳定而有限活动度的关节[3]。半肩关节置换术后被动前屈至 90°，被动外旋到中立位。在平卧位时建议患者用悬吊带保护患肢并在肘下放置一枕头作支撑。术后 6 周内必须用悬吊带固定，物理治疗在 6～12 周后进行，逐步增加到被动活动的最大幅度，10 周开始等长力量训练。手术后立即使用悬吊带或其他制动带，在不进行物理治疗时一直佩戴 6 周。大多数患者术后早期开始被动和辅助的主动活动，包括摆动练习、肘关节肌肉等长收缩，以及腕和手的功能锻炼。6 周时，除去悬吊带或制动带，可以进行温和的身体前方的活动，并开始利用滑轮行上举过头的练习和肩关节的外旋锻炼。在第 6 周开始肌肉等长收缩力量恢复性练习之前，肩关节被动前屈、内旋和外旋活动度应达到最大限度。主动内旋和被动外旋必须限制 12 周之后，以保护肩胛下肌。如果术后 12～16 周肩关节活动仍受限，就要开始进行大力牵拉锻炼[4, 5]。所有的康复计划完成后，肩关节的活动通常可恢复到正常关节活动的 2/3。如果是肩袖修复或翻修，康复计划应加以调整[6]。

全肩关节置换术后的家庭康复训练计划也是有效的。住院期间指导患者进行第一阶段锻炼，在物理治疗师的指导下练习 3 周或 4 周，熟悉练习方法后，第 5 周时患者回来进行物理治疗，接受新的锻炼指导[7]。国外资料报道，类风湿关节炎、创伤性关节炎或骨坏死患者，存在不能恢复活动度和出现肌腱（尤其是肩胛下肌）愈合困难等并发症的危险，而在国内整体形势来看，更多见的是锻炼不足，导致肌肉萎缩、关节粘连[8]。

（陶树清　逯代锋）

参考文献

[1] Ackland DC, Wu W, Thomas R, et al. Muscle and joint function after anatomic and reverse total shoulder arthroplasty using a modular shoulder prosthesis [J] . J Orthop Res, 2019, 37(9):1988–2003.

[2] Golant A, Christoforou D, Zuckerman JD, et al. Return to sports after shoulder arthroplasty: a survey of surgeons' preferences [J] . J Shoulder Elbow Surg, 2012, 21(4):554–560.

[3] Landy DC, Boyadjian H, Shi LL, et al. General health measures in shoulder surgery: are we powered for success?[J] . J Shoulder Elbow Surg, 2019, 28(7):1341–1346.

[4] Liou W, Yang Y, Petersen–Fitts GR, et al. Effect of lateralized design on muscle and joint reaction forces for reverse shoulder arthroplasty[J] . J Shoulder Elbow Surg, 2017, 26(4):564–572.

[5] Ward BE, Dines JS. Patient–specific guides/instrumentation in shoulder arthroplasty[J] . Am J Orthop (Belle Mead NJ), 2018, 47(2).

[6] Aim F, Werthel JD, Deranlot J, et al. Return to sport after shoulder arthroplasty in recreational athletes: a systematic review and meta–analysis[J] . Am J Sports Med, 2018, 46(5):1251–1257.

[7] Bullock GS, Garrigues GE, Ledbetter L, et al. A systematic review of proposed rehabilitation guidelines following anatomic and reverse shoulder arthroplasty[J] . J Orthop Sports Phys Ther, 2019, 49(5):337–346.

[8] Clavagnier I. Care and rehabilitation after a total shoulder replacement[J] . Rev Infirm, 2018, 67(243):49–50.

7. 肩关节置换术后日常生活应注意什么？

【建议】注意提高免疫力，预防感染、外伤、脱位，不能进行高强度运动。

【备注解释】肩关节置换术后，康复治疗起着重要的作用，对日后患者的运动范围、日常生活，以及对中期到长期的效果也有影响，然而，康复治疗似乎对强度和残余疼痛水平的影响有限[1]。肩关节置换术后应避免从床上或椅子上撑起身体，因为这需要肩胛下肌强力收缩。从第 12 周开始不限制活动范围，但患者不得参加有身体接触的运动或任何激进的力量性训练，如投掷、提、拉重物等，每年复查 X 线片以确保没有假体失败[2, 3]。注意个人卫生，如果发生牙龈炎症、手发生破口应及时进行处置并行抗感染治疗。一些文献把全肩关节假体术后的感染与牙科手术引起的菌血症、泌尿道感染、肺炎、导尿管的应用相关联[4]。预防外伤的发生，据报道术后肱骨干假体周围骨折的发生率在0.5%～2%。术后肱骨干骨折最多出现在女性和类风湿关节炎患者，所以应注意控制全身疾病，如糖尿病、类风湿关节炎、系统性红斑狼疮等[5]。大多数肩关节置换后不满意的主要原因是关节僵硬；术后关节活动度训练尤为重要，应循序渐进地康复功能锻炼[6]。

（陶树清　逯代锋）

参考文献

[1] Uschok S, Herrmann S, Pauly S, et al. Reverse shoulder arthroplasty: the role of physical therapy on the clinical outcome in the mid–term to long–term follow–up [J] . Arch Orthop Trauma Surg, 2018, 138(12):1647–1652

[2] Oehler N, Schmidt T, Niemeier A. Endoprothetischer gelenkersatz und sport [total joint replacement and return to sports] [J] . Sportverletz Sportschaden, 2016, 30(4):195–203.

[3] Eriksson L, Lindström B, Ekenberg L. Patients' experiences of telerehabilitation at home after shoulder joint replacement [J]. J Telemed Telecare, 2011, 17(1):25–30.

[4] Aibinder WR, Lee J, Sperling JW. An anatomic intraoperatively prepared antibiotic spacer in two–stage shoulder reimplantation for deep infection: the potential for early rehabilitation[J]. Orthopedics, 2019, 42(4):211–218.

[5] Moura DL, Fonseca FP. Sports activity and hip, knee, shoulder and intervertebral disc arthroplasties[J]. Acta Ortop Bras, 2018, 26(5):350–355

[6] Rizo de Álvaro B, Marco F. Patient reported activities after reverse total shoulder arthroplasty in rotator cuff arthropathy patients. Actividades de vida afectadas en pacientes tras artroplastia total inversa de hombro en el contexto de artropatía de manguito rotador[J]. Rev Esp Cir Ortop Traumatol, 2017, 61(4):273–280.

8. 肿瘤型人工肱骨近端置换手术，如何避免术后脱位的发生？

【建议】正确位置的假体安装及软组织平衡对预防术后脱位至关重要，另外需要术后6周制动和恰当的康复锻炼指导。

【备注解释】需要切除肱骨近端和周围软组织的肱骨肿瘤病变，其重建具有挑战性[1]。对于需要肱骨近端切除术治疗原发性骨肉瘤、软组织肉瘤延伸至骨、良性和局部侵袭性原发性骨肿瘤和转移性疾病的患者，关节重建的最佳方法尚未达成一致意见[2]。不稳、脱位是肩关节置换术后第二种主要并发症，患病率为4%，占并发症的30%。它可以发生在任一方向并有不同程度的半脱位或脱位。

Wilde 在对 838 例患者的肩关节置换术后的 Meta 分析发现，20～54 个月的随访报道有 1.2% 的患者发生术后脱位[3]，约 80% 的肩关节置换后不稳为前向或上方不稳，关节前向不稳多数是因为肩胛下肌撕裂、关节盂的前倾、肱骨假体的旋转不良或三角肌功能障碍。肩胛下肌撕裂引起的关节前向不稳通常是手术技术不足、软组织的质量差或者是由于不当的物理治疗、过大假体、过小的肱骨头导致。因为术后肩胛下肌腱完整性的重要，近年来出现了多种防止这种并发症的手术技术，除了传统的肌腱切开显露关节外，其中一个改良技术是做小结节截骨来显露关节，术毕再固定截骨位。然而生物力学的证据被混淆了，临床报道并没有证据表明哪些技术处理肩胛下肌更具有优势[4]。肱骨假体上移可能是三角肌与修补术后的肩袖之间存在力的不平衡导致，也可能是术后康复运动不足的结果。所以应鼓励患者继续康复锻炼。肩关节的后方不稳最常是由于假体的位置不当引起，但也可能是其他因素引起的。后方关节盂的磨损和软组织的不平衡会引起肩关节后向不稳。肱骨假体的安装不能过于后倾，否则会导致后方不稳、脱位，软组织的平衡也非常重要。下方不稳与正常肱骨高度丢失有关，肱骨近端切除过多，肱骨头假体放置位置就会偏低，会导致关节向下不稳、脱位[5]。

（陶树清　逯代锋）

参考文献

[1] Grosel TW, Plummer DR, Everhart JS, et al. Reverse total shoulder arthroplasty provides stability and better function than hemiarthroplasty following resection of proximal humerus tumors[J]. J Shoulder Elbow Surg, 2019, 28(11):2147–2152.

[2] Nota S, Teunis T, Kortlever J, et al. Functional outcomes and complications after oncologic reconstruction of the proximal humerus[J]. J Am Acad Orthop Surg, 2018, 26(11):403–409.

[3] Hernandez NM, Chalmers BP, Wagner ER, et al. Revision to reverse total shoulder arthroplasty restores stability for patients with unstable shoulder prostheses[J]. Clin Orthop Relat Res, 2017, 475(11):2716–2722.

[4] Bonnevialle N, Mansat P, Lebon J, et al. Reverse shoulder arthroplasty for malignant tumors of proximal humerus[J]. J Shoulder Elbow Surg, 2015, 24(1):36–44.

[5] Grosel TW, Plummer DR, Mayerson JL, et al. Oncologic reconstruction of the proximal humerus with a reverse total shoulder arthroplasty megaprosthesis [J]. J Surg Oncol, 2018, 118(6):867–872.

（二）肘关节置换相关问题

1.人工肘关节置换的适应证与注意事项是什么？

【建议】适应证：严重的骨关节炎，伴关节疼痛、不稳、伸直位强直及功能障碍。注意事项：不伴有关节疼痛的近功能位强直或严重骨折早期不是手术适应证；另外，术前注意评估侧副韧带功能及骨缺损的程度。

【备注解释】肘关节置换手术的目的是通过消除疼痛，恢复功能、活动度和稳定性。当选择患者时，必须考虑两个因素，即患者的选择和假体的选择。一个稳定、无痛的肘关节若保留了功能范围的活动度是不需要关节置换的[1]。有些报道[2-4]由肘关节不稳导致的肌肉无力和不适可以作为手术的相对适应证，尤其是创伤后关节炎患者。全肘关节置换术的首选适应证是关节疼痛、不稳和双侧肘关节强直，包括三种情况：①类风湿关节炎伴有 X 线的关节破坏，严重到单纯施行桡骨头切除和滑膜切除不能奏效时，特别是对于因肘关节疼痛性不稳和疼痛性僵硬造成活动受限的患者；②肘关节因骨性或纤维性强直固定于一个功能极差的位置；③早期肱骨远端关节内无法修复的骨折或晚期创伤后关节炎。

注意事项：不伴有关节疼痛的关节畸形和功能丧失不是手术适应证，术前注意评估侧副韧带功能及骨缺损的程度。肱骨小头置换术[5]：原发性退行性骨关节病或肱骨小头被创伤累及，不伴随桡骨小头病变仅行肱骨小头置换术，伴随桡骨小头病变则同时行桡骨小头置换。桡骨小头置换术时，如果肱骨头关节面可以承受桡骨小头，则不应该同时置换肱骨头，除非肱骨头有骨缺损。现在已有长期（10～20 年）的半限制性和非限制性全肘关节假体置换术的效果报道。据 Norwegian 关节置换数据库的资料[6]，5 年生存率 90%，10 年生存率 81%。当综合考虑可以获得的限制性和半限制性假体的报道时，有平均 75% 的满意率。不仅如此，生活质量的指标术后也得到改善。若排除早期铰链关节设计的报道，满意率达到 90%。当用肘关节置换术治疗类风湿关节炎时效果最好，满意率也可达到 90%。相比而言，治疗创伤后遗症就要差一些。

（陶树清　逯代锋）

参考文献

[1] Gay DM, Lyman S, Do H, et al. Indications and reoperation rates for total elbow arthroplasty: an analysis of trends in New York State[J]. J Bone Joint Surg Am, 2012, 94(2):110–117.

[2] Schoch BS, Werthel JD, Sánchez-Sotelo J, et al. Total elbow arthroplasty for primary osteoarthritis[J]. J Shoulder Elbow Surg, 2017, 26(8):1355–1359.

[3] Roth E, Chew FS. Imaging of elbow replacement arthroplasty[J]. Semin Musculoskelet Radiol, 2015, 19(1):60–66.

[4] Levin ES, Plotkin B. Elbow arthroplasty: from normal to failure[J]. Semin Musculoskelet Radiol, 2019, 23(2):141–150.

[5] Zhang D, Chen N. Total elbow arthroplasty[J]. J Hand Surg Am, 2019, 44(6):487–495.

[6] Jenkins PJ, Watts AC, Norwood T, et al. Total elbow replacement: outcome of 1,146 arthroplasties from the Scottish Arthroplasty Project[J]. Acta Orthop, 2013, 84(2):119–123.

2.人工肘关节置换的常规入路与技术要点有哪些？

【建议】肘后方经典 Kocher 入路常用。技术要点：平衡内、外侧韧带复合体，保留前关节囊和肌肉防止脱位，精确的截骨，匹配的假体旋转中心，良好的骨水泥技术。

【备注解释】取肘后内侧直接口，辨认尺神经并保护好，也可术毕前将尺神经前置，于尺骨近端和尺骨鹰嘴骨膜下剥离肱三头肌，避免切断或分开肱三头肌。将肱三头肌翻向尺骨鹰嘴的桡侧来显露尺骨近端。保持三头肌完整避免术后三头肌无力和破损，部分抬起剥离 Kocher 技术[1, 2]，在肘两侧松解侧副韧带。将前臂外旋使肘关节脱位，显露肱骨远端。用摆锯去除肱骨滑车中部，打开肱骨髓腔，用磨钻在鹰嘴窝的顶部探出髓腔。去除鹰嘴窝的骨皮质，开孔插入髓腔锉，在准备肱骨远端时，保留肱骨髁上柱的内外侧部分。以此为参照确保获得满意的方向和对线。用 T 形手柄将导向柄插入髓腔，将其侧臂置于左、右侧合适的位置，使侧臂恰好位于肱骨小头上，按截骨板用摆锯在肱骨滑车和肱骨小头上截骨，如果骨质疏松，则用截骨板作导向，以电刀在骨质上做记号。用咬骨钳咬除截骨面上不平整的骨。要避免损伤内外侧髁上柱，以防骨折。小心去除多余骨组织，每次去除少许，反复插入试模，直至假体的边缘恰好与肱骨小头和滑车的肱骨髁上关节面边缘平齐。同时要保证试模的旋转中心和肘关节自身的中心相匹配。在肱骨上髁和肱骨远端扩大部刮除骨质疏松症质，将肱骨远端扁平区的髓腔掏空，以便紧密容纳肱骨假体柄的肩部。这样可使骨水泥固定的效果满意。切除鹰嘴，用高速磨钻去除软骨下骨和松质骨，确认尺骨髓腔。去除鹰嘴尖部多余的骨组织，造出一个切迹，以便能往尺骨髓腔中植入一系列的尺骨髓腔锉。用高速磨钻去除冠突周围的软骨下骨。当尺骨近端和肱骨远端均准备好后，插入一个试模，完全屈伸肘关节以判断假体是否合适。若完全伸直有限制，松解前关节囊，再次评估试模，直到肘关节能完全伸直。在最终完成假体植入和骨水泥固定前，植入试模，以检查桡骨头是否与假体发生撞击。若有撞击应切除桡骨头。从之前切除下的肱骨滑车关节面取一植骨块，在假体植入时置于肱骨假体远端前凸面的后方。植骨块通常厚 2～3cm、长 1.5cm、宽 1cm。自肱骨远端前部骨膜下剥离肱肌，以便植骨块放置。用脉冲冲洗，仔细冲洗肱骨和尺骨髓腔，并擦干髓腔。在肱骨和尺骨髓腔中分别置入髓腔塞。用带软管的骨水泥枪注入髓腔。应在骨水泥聚合早期注入骨水泥。往尺骨髓腔中注入骨水泥时要留下 1～2cm 的髓腔空隙，以便容纳插入假体时反流的骨水泥。首先插入尺骨假体，并尽可能插到尺骨冠突。应使尺骨假体的旋转中心与尺骨鹰嘴大乙状窝的中心重合。往肱骨髓腔中注入骨水泥，留下约 1cm 的髓腔间隙，以便容纳反流的骨水泥。在骨水泥尚软时插入肱骨假体，使两部分假体可以形成关节并能置入锁定枢轴针。把之前准备的植骨块放在骨膜和肱骨远端前方皮质之间。在这一位置上，部分移植骨块被肱骨假体的前部凸缘覆盖。插入两部分假体的连接轴针，建立关节连接，用一个分叉的锁环锁死。当锁定环就位时有咔哒声。继续将肱骨假体敲进肱骨，使假体的旋转轴与正常解剖状态下的旋转轴在一个水平上。通常在假体前翼基底与鹰嘴前缘骨质平齐时可完成这步操作。检查植骨块，确定它仍稳定在假体的前翼和肱骨之间。将前臂尽量伸直，等待骨水泥变硬，小心去除多余骨水泥。松止血带，彻底止血，在切口深部留置一引流管，修复肱三头肌。沿肘肌和尺侧腕伸肌腱进入，将外侧尺骨副韧带从其肱骨起始部游离，前侧关节囊从前外侧附着部松解。这样就充分显露了肱尺关节的外侧。肱骨小头置换术的显露需要切除一部分外侧尺骨副韧带的附着部[3, 4]。在某些病例中，如果桡骨小头不行置换术，那么整个韧带都必须松解。外侧副韧带松解的范围取决于桡骨小头的病变和特点。如果桡骨小头需要置换，那么可以首先切除它[5]，使操作变得简单，不需要将外侧尺骨副韧带完全松解。

（陶树清　逯代锋）

参考文献

[1] Welsink CL, Lambers KTA, van Deurzen DFP, et al. Total elbow arthroplasty: a systematic review[J]. JBJS Rev, 2017, 5(7):e4.

[2] Leclerc A, King GJ. Unlinked and convertible total elbow arthroplasty[J]. Hand Clin, 2010, 27(2):215–227.

[3] Burkhart KJ, Nijs S, Mattyasovszky SG, et al. Distal humerus hemiarthroplasty of the elbow for comminuted distal humeral fractures in the elderly patient[J]. J Trauma, 2011, 71(3):635–642.

[4] Bachman D, Cil A. Current concepts in elbow arthroplasty[J]. EFORT Open Rev, 2017, 2(4):83–88.

[5] Rehart S, Lust A. Endoprothetischer Ersatz des Ellenbogengelenks bei rheumatoider Arthritis : Videobeitrag [Endoprosthetic replacement of the elbow joint in rheumatoid arthritis : Video article][J]. Orthopade, 2015, 44(3):189–192.

3. 人工肘关节置换手术过程中容易损伤哪条神经？如何避免？

【建议】容易损伤尺神经。提前显露保护尺神经，必要时进行神经移位并前置。

【备注解释】尺神经在近端与尺侧上副动脉伴行，自臂内侧肌间隔穿出后，沿肱三头肌内侧头前面下降至肘后区。往远端走行于肱骨内上髁后下方的尺神经沟内，也称为肘管，管的前壁为尺侧副韧带，后壁为连接尺侧腕屈肌两头的三角韧带，外侧壁是鹰嘴，内侧壁是肱骨内上髁。尺神经在管内尺侧返动脉伴行。尺神经与皮肤之间仅隔以薄层结缔组织。由于尺神经在肘后区表浅，特别是肘后区手术切口极易使其损伤[1]。

研究表明[2-4]：一些措施可以减少尺神经的损伤，如采用尺骨鹰嘴尖内侧的直切口；从尺骨鹰嘴骨膜下剥离肱三头肌，不切断其肌腱；或者经三头肌腱入路；将尺神经前置；切口内至少留置一条负压引流管；开始时将肘关节固定于完全伸直位。总之最有效方法[5, 6]是术中确认好尺神经，并将其游离并前置，将中间的肌间隔切开松解、减压。

（陶树清　逯代锋）

参考文献

[1] Stone MA, Singh P, Rosario SL, et al. Outpatient total elbow arthroplasty: 90–day outcomes[J]. J Shoulder Elbow Surg, 2018, 27(7):1311–1316.

[2] Mora–Navarro N, Sánchez–Sotelo J. Artroplastia de codo [Elbow replacement][J]. Rev Esp Cir Ortop Traumatol, 2012, 56(5):413–420.

[3] Horneff JG 3rd, Ramsey ML. Surgical exposures for total elbow arthroplasty[J]. J Am Acad Orthop Surg, 2019, 27(22):e986–e994.

[4] Schoch BS, Werthel JD, Sánchez–Sotelo J, et al. Total elbow arthroplasty for primary osteoarthritis[J]. J Shoulder Elbow Surg, 2017, 26(8):1355–1359.

[5] Dachs RP, Vrettos BC, Chivers DA, et al. Outcomes after ulnar nerve in situ release during total elbow arthroplasty[J]. J Hand Surg Am, 2015, 40(9):1832–1837.

[6] Kim JM, Mudgal CS, Konopka JF, et al. Complications of total elbow arthroplasty[J]. J Am Acad Orthop Surg, 2011, 19(6):328–339.

4. 单纯人工桡骨小头置换术的意义是什么？需要常规性选择吗？

【建议】桡骨小头置换可以稳定肘关节，同时能防止桡骨的近侧移位。不需要常规选择，外侧尺骨副韧带损伤或严重肘关节不稳时选择置换。

【备注解释】合并肘关节脱位的桡骨头骨折一般是粉碎性、不可重建，首先考虑予以切除[1]。此时，外侧尺骨副韧带通常有损伤，同时肘关节不稳。更为复杂的情况是有一个位置较低的冠突骨折或内侧副韧带断裂，用桡骨头假体置换可以帮助稳定关节。若桡骨头骨折、下尺桡关节脱位，切除桡骨头后，也需要桡骨头置换才能防止桡骨的近侧移位。在上述情况下桡骨头假体置换都是指征，才能稳定肘关节并允许早期关节活动锻炼[2]。为了防止特定肘关节和前臂轴向损伤后的复发性肘关节脱位、桡骨近端移位和外翻不稳定，很多学者将注意力集中在桡骨头假体的设计上。在桡骨急性骨折时、桡骨头切除后和肘关节滑膜切除后是否行桡骨头置换，尽管有争议[3,4]，但如果损伤或疾病已经导致肘关节、桡骨前臂轴和下尺桡关节显著地不稳定，考虑这种置换还是合理的。短期随访发现治疗桡骨头粉碎骨折，桡骨头置换疗效优于切开复位内固定[5]。尽管对大量患者的长期随访的研究还在进行中，但总的来说，80%的患者结果优良，10%~20%的患者出现力量减弱[6]。疼痛缓解的效果非常好，肘关节屈伸和旋前、旋后的角度在正常值10°~20°内，维持肱尺关节的稳定性也是始终成功的。由于骨水泥或生物型柄的松动，中长期的影响是假体耐用性下降，有报道[7]大约1/3的压力适中的桡骨头假体由于松动导致桡骨近端骨溶解，并通常需要予以取出。

（陶树清　逯代锋）

参考文献

[1] Petscavage JM, Ha AS, Chew FS. Radiologic review of total elbow, radial head, and capitellar resurfacing arthroplasty [J]. Radiographics, 2012, 32(1):129–149.

[2] Giannicola G, Sacchetti FM, Antonietti G, et al. Radial head, radiocapitellar and total elbow arthroplasties: a review of recent literature[J]. Injury, 2014, 45(2):428–436.

[3] Burkhart KL, Muller LP, Schwarz C, et al. Treatment of the complex intra articular fracture of the distal humerus with the latitude elbow prosthesis[J]. 2010, 22(3):279–298.

[4] Dunn JC, Kusnezov NA, Koehler LR, et al. Radial head arthroplasty in the active duty military service member with minimum 2–year follow-up[J]. J Hand Surg Am, 2017, 42(8):660.e1–660.e7.

[5] Eyberg BA, McKee MD. Indications and clinical results of radial head replacement: has anything changed? [J]. J Orthop Trauma, 2019, 33(Suppl 8):S1–S6.

[6] Petersen KA, Siesel C, Miller ET. Radial head replacement through a kocher approach [J]. J Orthop Trauma, 2019, 33 (Suppl 1):S11–S12.

[7] Longstaffe R, King GJW, Marsh JP. Treatment of radial head fractures with a modular metallic radial head replacement[J]. JBJS Essent Surg Tech, 2017, 7(1):e8.

5. 肘关节置换术后，日常生活中应给予怎样的指导？

【建议】终生不要长时间提物、单次举起超过5kg的重物，或者反复举起2kg重物，术后康复训练需持续12~18个月，日常保持注意，定期来院复查。

【备注解释】术后第2天进行被动伸屈活动。如果考虑重建韧带的稳定性，可以使用Mayo肘关节支具，这种支具允许关节伸屈活动但是可以控制内外翻应力。术后5d开始主动活动。2~3周时需要复查，可增加活动度，术后3个月时有望恢复大约80%的功能[1]。避免使用不能拉伸的胶带和绷带，因为它们容易对皮瓣造成剪切力，增加血肿和伤口裂开的风险。如果活动不能达到在术中所获得的活动度的预期，在2~3个月时应该考虑使用支具。高尔夫、网球和较轻量锻炼是被允许。对预后有影响的活动（如轻型凿岩机、劈木头、使用大锤和接触性运动）应避免[2]。如果实施铰链式肘关节置换术，肘关节在接近完全伸直位下用一个前方是玻璃纤维板的夹板加压包扎固定。如果实施的是非铰链式肘关节置换术。那么肘关节通常在60°~70°的屈曲位在前侧用玻璃纤维夹板固定，目的是为了避免后侧伤口张力过高。通常不使用石膏作为固定，因为它太重可能会引起肘关节半脱位，尤其是在术后重新获得肌张力的这段时间里。肘关节保持制动直到伤口完全愈合，通常在10~14d，这取决于皮肤质量和患者是否有其他伴随疾病[3]。引流管在手术1d后拔除。功能锻炼时间取决于实施的是铰链式还是非铰链式关节置换术，以及肱三头肌是否离断。如果肱三头肌被离断，术后早期阶段应该避免主动地伸展和过度屈曲肘关节，直到术后6~8周肱三头肌完全恢复[4]。肱三头肌肌力锻炼持续到术后第10周。如果肱三头肌和鹰嘴的连接未破坏，那么早期的主动活动是允许的。在使用非铰链式假体时如果重建了附属韧带，则应佩戴颈腕带6周以协助韧带修复。早期可以进行静力肌肉锻炼，促进肘部肌肉活动，加强肘部动态稳定。非铰链式关节置换术后6周内避免进行极度伸屈活动[5]。对于铰链式关节置换术无须特殊的预防措施。如果患者达到肘部完全伸展有困难，可以夜间在伸展位下用夹板固定。康复锻炼坚持循序渐进，避免急于求成。第一阶段是指术后0~6周：术后1周内主要做手指、腕关节及肩关节活动[6]。逐渐增加活动次数及强度，2周达到每日3次，每个动作做36次。第二阶段是术后6~12周：要求肘关节的伸屈活动达到120°，做肱二、三头肌的等长收缩和前臂屈肘肌的收缩锻炼，每日多次进行，可以做非负重的日常生活训练。第三阶段是术后12周以后：可以做哑铃训练，从0.5kg开始训练，一般不超过2kg。对于大多数患者而言，除非专业的医疗人员建议，否则是没有必要接受专门理疗[7]。无论使用何种肘关节置换术，都应该避免在术后过度负重或过度使用肘关节。通常建议患者终生不要单次举起超过5kg的重物或者反复举起2kg重物[8]。人工肘关节置换术后康复训练需持续12~18个月。保持环境卫生及床铺清洁。术后定期来院复查，至少每年复查1次[9,10]。

（陶树清　逯代锋）

参考文献

[1] Leclere A, King GJ. Unlinked and convertible total elbow arthroplasty[J]. Hand Clin, 2011, 27(2):215–227.

[2] Burkhart KJ, Nijs S, Mattyasovszky SG, et al. Distal humerus hemiarthroplasty of the elbow for comminuted distal Humeral fractures in the elderly

patient[J]. J Trauma, 2011, 71(3):635–642.

[3] Burkhart KJ, Muller LP, Schwarz C, et al. Treatment of the complex intra articular fracture of the distal humerus with the latitude elbow prosthesis[J]. Oper Orthop Traumatol, 2010, 22(3):279–298.

[4] Mikołajczyk T, Kłodowski A, Mikołajewska E, et al. Design and control of system for elbow rehabilitation: Preliminary findings[J]. Adv Clin Exp Med, 2018, 27(12):1661–1669.

[5] Inagaki K. Current concepts of elbow–joint disorders and their treatment[J]. J Orthop Sci, 2013, 18(1):1–7.

[6] Strelzow JA, Frank T, Chan K, et al. Management of rheumatoid arthritis of the elbow with a convertible total elbow arthroplasty[J]. J Shoulder Elbow Surg, 2019, 28(11):2205–2214.

[7] Wang JH, Ma HH, Chou TA, et al. Outcomes following total elbow arthroplasty for rheumatoid arthritis versus post–traumatic conditions: a systematic review and meta–analysis[J]. Bone Joint J, 2019, 101–B(12):1489–1497.

[8] Marcellin–Little DJ, Doyle ND, Pyke JF. Physical rehabilitation after total joint arthroplasty in companion animals[J]. Vet Clin North Am Small Anim Pract, 2015, 45(1):145–165.

[9] Harmer LS, Sanchez J. Total elbow arthroplasty for distal humerus fractures[J]. Hand Clin, 2015, 31(4):605–614.

[10] Hackl M, Wegmann K, Ries C, et al. Radiuskopfendoprothetik – operationstechnik und eigene ergebnisse [radial head replacement – surgical technique and own clinical results][J]. Z Orthop Unfall, 2015, 153(6):652–656.

6. 肘关节置换与肘关节成型或肘关节融合手术相比，各有什么优劣？

【建议】①肘关节置换术对疼痛、活动障碍及不稳的疗效较好，但假体使用寿命较短，不能负重生活。②关节成形术常适用于年轻、继发于创伤后的活动度丧失的患者，会有关节不稳的感觉，但经久耐用。③关节融合术，伴有屈伸功能障碍，但对活动量大的年轻的疼痛患者、顽固性感染、严重的上肢大面积软组织损伤者，关节融合术比关节置换和关节成形术效果更好。

【备注解释】肘关节融合术治疗关节内病变引起的疼痛效果明显但有功能限制，肘部运动的丧失不能完全由腕关节和肩关节来补偿，因此肘部融合是一种纯粹的挽救性手术。关节置换术的进步使外科医生能够解决关节融合术的功能限制，但尽管有这些进步，但肘关节置换是并发症发生率较高的关节置换手术[1]。全肘关节置换术是目前公认的肘关节病变的外科治疗方法，尽管最初主要用于类风湿关节炎的治疗，但全肘关节成形术的适应证已经扩大，现在包括创伤、原发性和继发性骨关节炎、骨折不愈合和肿瘤切除术后[2]。肘关节置换术的预期结果包括减少患者的疼痛，恢复功能和活动能力，预防或治疗不稳定性。令人满意的短期结果已经报道，但长期结果是未知的[3]。

尽管通过肘关节置换术治疗退行性或创伤性肘关节疾病的观念逐渐被人们所接受，但是对于年轻患者及肘关节使用频率较高的患者来说，考虑到假体的使用寿命，肘关节融合术仍然是可选择的治疗方式之一[4]。尽管肘关节的部分功能可以被周围关节功能所代偿，但仍容易造成严重的功能障碍尤其是自理能力的缺失。所以全肘关节置换术甚至是关节成形术在周围肌肉功能良好的情况下，通常都比关节融合术的疗效更好[5]。总的来说，肘关节融合术适用于不宜行全肘关节置换术或关节成形术的疼痛性关节炎患者，尤其是对上肢力量要求高者，如体力劳动者。肘关节融合也适合顽固性感染，包括结核感染，最近肘关节融合被当作治疗严重的上肢大面积软组织损伤，推荐使用内固定与外固定相结合的手术方式来治疗。要使融合成功，内固定与外固定及植骨是必需的[6]。关节成形术主要用于患者有行假体置换禁忌证时，主要适应证是活动度减少和（或）造成功能障碍的疼痛、年轻、继发于创伤后的活动度丧失[7]。

肘关节置换或关节成形术是一种很好的治疗选择，对于很大比例的患者有明显的关节破坏，并发症的发生率高于其他关节置换，最重要的是感染、机械故障、肘神经病变和三头肌问题[8]。虽然，炎性关节炎疾病，如类风湿关节炎，是最常见的适应证，远端肱骨骨折和创伤后疾病是一个日益增长的适应证。肘部外伤后遗症处理复杂。未诊断的不稳定模式是需要重视的，通过进一步重建的努力重建肘部的同心轴。肘部外伤后关节僵硬常见，处理肘部僵硬的方法较多，非关节成形术和保留关节成形术的选择也很重要，而且也得到了更好的理解[9]。

对于严重创伤后肘关节疾病的健康活动者来说，肘关节置换术仍然是一种有效的选择，关节置换术的原理是在保留切除被破坏的关节表面的基础上，通过人体组织建立一个协调的肘关节。目前，自体真皮、阔筋膜或同种异体跟腱移植被广泛应用。术前需要一个稳定的肘关节来防止关节置换术后的不稳定。由于禁忌证的限制，全肘关节成形术的应用是有限的，一般而言，对于上肢要求较高的肘关节骨关节炎患者，应行关节融合术，结核是肘关节融合术最常见的适应证。充足的骨储备对于成功的肘关节融合术是至关重要的，在大量骨丢失的情况下，可以使用同种异体骨移植重建肘关节，以恢复骨质量[10]。

（陶树清　逯代锋）

参考文献

[1] Schoch BS, Werthel JD, Sánchez–Sotelo J, et al. Total elbow arthroplasty for primary osteoarthritis[J]. J Shoulder Elbow Surg, 2017, 26(8):1355–1359.

[2] D'Ambrosi R, Formiconi F, Ursino N, et al. Treatment of complete ankylosed elbow with total arthroplasty[J]. BMJ Case Rep, 2019, 12(7):e231123.

[3] Perretta D, van Leeuwen WF, Dyer G, et al. Risk factors for reoperation after total elbow arthroplasty[J]. J Shoulder Elbow Surg, 2017, 26(5):824–829.

[4] Rog D, Zuckerman LM, Riedel B. Conversion of a surgical elbow arthrodesis to total elbow arthroplasty[J]. Case Rep Orthop, 2015, 2015:578189.

[5] Levin ES, Plotkin B. Elbow Arthroplasty: From Normal to Failure[J]. Semin Musculoskelet Radiol, 2019, 23(2):141–150.

[6] Barco R, Streubel PN, Morrey BF, et al. Total elbow arthroplasty for distal humeral fractures: a ten–year–minimum follow–up study[J]. J Bone Joint Surg Am, 2017, 99(18):1524–1531.

[7] Degreef I. Elbow arthroplasty: where are we today? A narrative review [J]. Acta Chir Belg, 2016, 116(2):73–80.

[8] Siebenlist S, Braun KF. Ellenbogenluxationsfrakturen[J]. Unfallchirurg, 2017, 120(7):595–610.

[9] Cheung E, Nathani A, Tashjian R, et al. Elbow trauma sequelae: instability, stiffness, non–arthroplasty, and arthroplasty options[J]. Instr Course Lect, 2019, 68:117–140.

[10] Kälicke T, Weber O, Backhaus M, et al. Salvage procedures am ellenbogen. Alternativen zur ellenbogenendoprothetik [Salvage procedures of the elbow. Alternatives to elbow arthroplasty][J]. Unfallchirurg, 2010, 113(12):990–995.

7. 肘关节置换术后，最担心的问题是什么？

【建议】术后关节感染，也是最难治疗的。

【备注解释】感染是肘关节置换失败的常见原因，仍是最棘手、最难治疗的。文献报道的感染率为0%～11.5%，一般为5%～6%[1]。与其他主要关节置换手术相比，全肘关节置换手术有更高的感染风险[2]。目前的文献是有限的，几乎都是低样本量的病例回顾。肘部假体周围感染的最佳处理方法很难确定，但两阶段翻修似乎是金标准[3]。类风湿关节炎患者术后感染高于创伤后遗症患者，经久不愈的伤口渗出提示深部感染，可能需要取出假体。在一项创伤性关节炎肘关节假体置换术后失败机制的分析研究中，发现在早期（＜5年），感染是失败的主要原因[4]。预防感染的要点是保护局部软组织、围术期抗生素预防及术后仔细的伤口护理。可采用抗生素骨水泥假体。有时肘关节置换术后感染的诊断较困难，应结合临床症状和实验室结果进行综合判断。肘关节置换术后感染确诊后应根据感染的分期、假体固定方式及感染的细菌类型决定治疗方案。只有极少数感染可经保留假体清创治愈，多数患者应选择二期翻修或切除成形术。在二期翻修中，一期彻底清除所有异物，包括假体、骨水泥和磨损碎屑，彻底切除假体周围的假膜和肉芽组织，局部放置抗生素骨水泥占位器[5]。经过6周静脉抗生素治疗，细菌培养为阴性，骨与软组织无明显缺损，可再次手术植入假体。如感染未能完全控制或局部条件不允许，可行关节切除成形术，一般不考虑肘关节融合术。

（陶树清　逯代锋）

参考文献

[1] Minami M, Kondo M, Nishio Y, et al. Postoperative infection related with the total elbow arthroplasty (Kudo's prosthesis) in rheumatoid arthritis [J]. J Hand Surg Asian Pac Vol, 2018, 23(1):58–65.

[2] Watts AC, Duckworth AD, Trail IA, et al. Scoping review: Diagnosis and management of periprosthetic joint infection in elbow arthroplasty[J]. Shoulder Elbow, 2019, 11(4):282–291.

[3] Mannan S, Ali M, Mazur L, et al. The use of tranexamic acid in total elbow replacement to reduce post–operative wound infection [J]. J Bone Jt Infect, 2018, 3(2):104–107.

[4] Rhee YG, Cho NS, Park JG, et al. Resection arthroplasty for periprosthetic infection after total elbow arthroplasty[J]. J Shoulder Elbow Surg, 2016, 25(1):105–111.

[5] Somerson JS, Morrey ME, Sanchez-Sotelo J, et al. Diagnosis and management of periprosthetic elbow infection[J]. J Bone Joint Surg Am, 2015, 97(23):1962–1971.

8. 如何避免肘关节置换术后关节假体松动？

【建议】正确假体安装、良好的手术技术和恰当的生活指导是减少松动率的三要素。

【备注解释】全肘关节置换术的并发症发生率较高，因此仅对严重残疾患者才有必要进行全肘关节置换[1]。目前，与Souter-Strathclyde全肘关节假体相关的结果与其他假体相关的结果相当，但肱骨部分松动仍是一个问题。限制型肘关节置换由于应力集中其主要并发症是假体松动，通常见于肱骨假体[2]。现在已经不常使用，主要用于骨质严重缺损或软组织破坏严重的病例[3]。目前，半限制性假体，早期肱骨假体松动也是最常见的翻修原因，但随着假体设计的改良、手术技术的改变和对肘关节解剖和功能的进一步了解，目前已经下降到5%以下[4]。一项研究指出，短柄半限制性假体（4英寸）松动的时间通常要比长柄翻修要提前，但平均7年的随访发现肱骨柄假体松动率降低，大约2%。20世纪90年代添加骨水泥涂层后尺骨假体松动和骨溶解增加，但随着等离子涂层处理假体表面后，松动就逐渐减少[5]。有报道人工假体的10年生存率目前达到81%～90%[6]；然而由于人工关节置换术的长期在位率有限，且并发症发生率高，因此仍应谨慎使用全肘关节置换术。

（陶树清　逯代锋）

参考文献

[1] Maheshwari R, Vaziri S, Helm RH. Total elbow replacement with the Coonrad-Morrey prosthesis: our medium to long-term results[J]. Ann R Coll Surg Engl, 2012, 94(3):189–192.

[2] Willing R. Comparing damage on retrieved total elbow replacement bushings with lab worn specimens subjected to varied loading conditions [J]. J Orthop Res, 2018, 36(7):1998–2006.

[3] Levin ES, Plotkin B. Elbow arthroplasty: from normal to failure[J]. Semin Musculoskelet Radiol, 2019, 23(2):141–150.

[4] Viveen J, van den Bekerom MPJ, Doornberg JN, et al. Use and outcome of 1,220 primary total elbow arthroplasties from the Australian Orthopaedic Association National Joint Arthroplasty Replacement Registry 2008–2018[J]. Acta Orthop, 2019, 90(6):511–516.

[5] van der Lugt JC, Geskus RB, Rozing PM. Primary Souter–Strathclyde total elbow prosthesis in rheumatoid arthritis[J]. J Bone Joint Surg Am, 2004, 86(3):465–473.

[6] Rausch V, Hackl M, Leschinger T, et al. Ellenbogenprothese bei rheumatischen Erkrankungen [Elbow prostheses in rheumatic diseases][J]. Z Rheumatol, 2018, 77(10):899–906.

（三）人工踝关节置换相关问题

1. 人工踝关节置换手术的适应证与禁忌证有哪些？

【建议】适应证：各种原发性或继发性骨关节炎、活动功能丧失，要求重建踝关节活动者。

禁忌证：感染，踝周韧带损伤，体重指数（BMI）> 30 以及表面皮肤和软组织覆盖不良。

【备注解释】初次人工踝关节置换术（TAR）的主要适应证：①系统性原因导致的关节炎（类风湿关节炎，继发性关节炎）。在类风湿患者中，理想的 TAR 患者是具有中等活动度，踝关节和脚跟对齐良好，踝关节活动范围适中的人[1]。晚期血友病性关节病的 TRA 是一种可行的治疗选择，可保持踝关节的活动性[2]。疼痛性痛风性踝关节炎，其术中及术后并发症的风险较低，功能效果好[3]。继发于遗传性血色素沉着病的踝关节骨关节炎患者可减轻疼痛并具有良好的功能[4]。②骨关节炎、创伤后关节炎。踝关节骨关节炎是一种退行性病变，TAR 是治疗骨关节炎的有效方法，可以恢复关节功能，减少疼痛[5-7]。

人工全踝关节置换术的绝对禁忌证：①活动性感染；②周围血管疾病；③踝关节周围软组织包裹不充分或皮肤条件差；④神经源性关节病（Charcot 关节）。相对禁忌证：①年轻活动量多的患者；②既往有感染病史；③下肢严重的对位、对线不良；④显著的踝关节不稳定；⑤明显的骨质疏松；⑥距骨坏死[8, 9]。

（陶树清　曲成波）

参考文献

[1] Ng SY, Crevoisier X, Assal M. Total ankle replacement for rheumatoid arthritis of the ankle[J]. Foot and Ankle Clinic, 2012, 17(4):555–564.

[2] Eckers F, Bauer DE. Mid– to long–term results of total ankle replacement in patients with haemophilic arthropathy: A 10–year follow–up[J]. Haemophilia, 2018, 4(2):307–315.

[3] Barg A, Knupp M, Kapron AL, et al. Total ankle replacement in patients with gouty arthritis[J]. J Bone Joint Surg Am, 2011, 3(4):357–366.

[4] Barg A, Elsner A, Hefti D, et al. Total ankle arthroplasty in patients with hereditary hemochromatosis[J]. Clin Orthop Relat Res, 2011, 69(5):1427–1435.

[5] Li Y, He J, Hu Y. Comparison of the efficiency and safety of total ankle replacement and ankle arthrodesis in the treatment of osteoarthritis: an updated systematic review and Meta–analysis[J]. Orthop Surg, 2020, 12(2):372–377.

[6] Barg A, Wimmer MD, Valderrabano V. Total ankle replacement[J]. Dtsch Arztebl Int, 2015, 12(11):177–184.

[7] Scholz R. The total ankle replacement for severe arthropathy in haemophilia[J]. Hamostaseologie, 2008, Suppl 1: S40–S44.

[8] Steck JK, Anderson JR. Total ankle arthoplsty: indications and avoiding complications[J]. Clin podia Med Surg Am, 2011, 93: 1455–1468.

[9] Deorio JK, Easley ME. Total ankle arthroplasty[J]. Instr Course Lect, 2008, 7: 383–413.

2. 人工踝关节置换术目前常面临的问题有哪些？

【建议】感染，假体易于松动、脱位以及不能获得良好的活动范围。

【备注解释】TAR 经济花费高[1]，手术难度大，面临较高的失败率、翻修率，以及较高的并发症发生率，并发症会对 TAR 寿命产生重大影响[2]。并发症主要包括术中并发症如踝关节骨折神经或肌腱损伤，切口愈合相关的问题，如伤口覆盖不良和感染[3]。TRA 引起的踝关节伤口不愈合会导致毁灭性的后果，但是通过与有微血管经验的外科医生的协调努力，可以帮助修复假体提高成活率[4]。深部假体周围感染，如果不及时治疗，会迅速演变成威胁肢体的感染[5]。中远期并发症如无菌性骨溶解、下陷、组件无菌性松动和进行性畸形[3, 6]，以及骨赘、异位骨化或踝关节撞击综合征，通常会导致二次手术以减轻疼痛和撞击[7]。血栓栓塞并发症也有小概率发生。应在术后 6 周内连续使用抗凝血药预防血栓形成[8]。遵循熟练的手术原则，严格控制手术指征，加强围术期治疗，以减少并发症，具有重要意义[9]。

（陶树清　曲成波）

参考文献

[1] Younger AS, MacLean S, Daniels TR, et al. Initial hospital–related cost comparison of total ankle replacement and ankle fusion with hip and knee joint

replacement[J]. Foot Ankle Int, 2015, 6(3):253–257.

[2] Gadd RJ, Barwick TW, Paling E, et al. Assessment of a three–grade classification of complications in total ankle replacement[J]. Foot Ankle Int, 2014, 35(5):434–437.

[3] McCollum G, Myerson MS. Failure of the agility total ankle replacement system and the salvage options[J]. Clin Podiatr Med Surg, 2013, 30(2):207–223.

[4] Gross CE, Garcia R, Adams SB, et al. Soft tissue reconstruction after total ankle arthroplasty[J]. Foot Ankle Int, 2016(5):522–527.

[5] Borkosky SL, Mankovecky M, Prissel M, et al. Polyarticular sepsis originating from a prior total ankle replacement[J]. Clin Podiatr Med Surg, 2013, 30(1):97–100.

[6] Reb CW, McAlister JE, Hyer CF, et al. Posterior ankle structure injury during total ankle replacement[J]. J Foot Ankle Surg, 2016, 55(5):931–934.

[7] Overley BD Jr, Beideman TC. Painful osteophytes, ectopic bone, and pain in the malleolar gutters following total ankle replacement: management and strategies[J]. Clin Podiatr Med Surg, 2015, 32(4):509–516.

[8] Barg A, Barg K, Schneider SW, et al. Thrombembolic complications after total ankle replacement[J]. Curr Rev Musculoskelet Med, 2013, 6(4):328–335.

[9] Liao X, Gao Z, Huang S, et al. Prevention and treatment of perioperative period complication of totalankle replacement[J]. Zhongguo Xiu Fu Chong Jian Wai Ke Za Zhi, 2008, 2(1):40–43.

3. 什么情况下，建议患者进行人工踝关节置换手术？

【建议】患者体重正常，骨质良好，韧带良好，强烈要求获得有活动度的踝关节。

【备注解释】全踝关节置换术（TAR）是终末期踝关节骨关节炎患者的一种公认的治疗选择[1]，晚期踝关节骨关节炎常伴有使人衰弱的疼痛。通常在关节周围发现骨赘和游离体形成。TAR可保留此类患者的关节活动性并减轻疼痛[2]。而且只要患者显示出踝关节固定症的指征，在全面考虑手术指征后，可以在合适的人群中选择首次进行首次全踝关节置换[3]。在考虑手术之前，应尽可能采用保守的措施，例如物理疗法和骨科辅助工具，保守治疗失败后再考虑手术治疗，TAR可以恢复关节功能，早期可使患者行走时几乎没有痛苦[4]。TAR也可以用来治疗内翻性踝关节病[5]。从年龄上看，TAR对50岁以上和50岁以下的患者同样有效，但是年轻患者改善更明显[6, 7]。对于肥胖、糖尿病、吸烟患者，发生并发症的概率会有明显差异，关节使用寿命也会有差别，因此，这是选择适应证的重要因素[8-10]。

（陶树清　曲成波）

参考文献

[1] Barg A, Barg K, Wiewiorski M, et al. Total ankle replacement in patients with bleeding disorders[J]. Orthopade, 2015, 4(8):623–638.

[2] Lee RP, Cheng S. Spontaneous resolution of posterior ankle joint loose bodies after total ankle replacement: A case report[J]. Foot Ankle Surg, 2017, 3(2):e13–e16.

[3] Wang Y, Dai K. Long–term results of total ankle replacement[J]. Zhonghua Wai Ke Za Zhi, 1995, 3(6):359–361.

[4] Barg A, Wimmer MD, Wiewiorski M, et al. Total ankle replacement[J]. Dtsch Arztebl Int, 2015, 2(11):177–184.

[5] Usuelli FG, Maccario C, D'Ambrosi R, et al. Age–related outcome of mobile–bearing total ankle replacement[J]. Orthopedics, 2017, 40(3):e567–e573.

[6] Rodrigues–Pinto R, Muras J, Martín Oliva X, et al. Total ankle replacement in patients under the age of 50. Should the indications be revised[J]. Foot Ankle Surg, 2013, 9(4):229–233.

[7] Bouchard M, Amin A, Pinsker E, et al. The impact of obesity on the outcome of total ankle replacement[J]. J Bone Joint Surg Am, 2015, 7(11):904–910.

[8] Gross CE, Lampley A, Green CL, et al. The Effect of obesity on functional outcomes and complications in total ankle arthroplasty[J]. Foot Ankle Int, 2016, 7(2):137–141.

[9] Gross CE, Green CL, DeOrio JK, et al. Impact of diabetes on outcome of total ankle replacement[J]. Foot Ankle Int, 2015, 6(10):1144–1149.

[10] Lampley A, Gross CE, Green CL, et al. Association of cigarette use and complication rates and outcomes following total ankle arthroplasty[J]. Foot Ankle Int, 2016, 7(10):1052–1059.

4. 人工踝关节置换术，如何保护内外侧韧带的完整性？

【建议】截骨与骨面处理，在内踝尖端以内进行。

【备注解释】全踝关节置换术的最终目标是在排列良好、固定良好的植入物周围提供平衡良好的软组织包被，保护内外侧韧带的平衡和完整性至关重要，外科医生强调，全踝关节置换的良好效果取决于韧带平衡及手术本身。因此，必须熟悉其他方法以解决内翻、外翻，以及其他在全踝置换中常见的相关畸形[1]。恢复正常解剖形态、平衡韧带张力是一定需要考虑的，肌腱和韧带延长，韧带加固，肌腱转移，非解剖性肌腱转移韧带重建，以及关节周围截骨术，是安全、简单、微创、可重复的选择，必要时可以考虑联合使用[2-4]。

（陶树清　曲成波）

参考文献

[1] Choi WJ, Yoon HS, Lee JW. Techniques for managing varus and valgus malalignment during total ankle replacement[J]. Clin Podiatr Med Surg, 2013, 30(1):35–46.

[2] Queen RM, Adams SB Jr, Viens NA, et al. Differences in outcomes following total ankle replacement in patients with neutral alignment compared with tibiotalar joint malalignment[J]. J Bone Joint Surg Am, 2013, 5(21):1927–1934.

[3] Roukis TS, Elliott AD. Use of soft–tissue procedures for managing varus and valgus malalignment with total ankle replacement[J]. Clin Podiatr Med Surg,

2015, 2(4):517–528.

[4] Roukis TS, Simonson DC. Management of osseous and soft–tissue ankle equinus during total ankle replacement[J]. Clin Podiatr Med Surg, 2015, 2(4):543–550.

5. 严重外伤伴有韧带损伤后遗症的踝关节骨关节炎，可否进行人工踝关节置换手术？

【建议】通常不建议进行踝关节置换手术，因为这种情况不易获得良好的关节功能。

【备注解释】严重踝关节外伤伴有踝周韧带损伤者，踝关节的静态稳定性遭到了严重的破坏，如果进行人工踝关节置换手术，术后由于踝关节缺乏稳定结构会导致置换的踝关节不稳、异常受力，会出现早期松动；如果软组织覆盖不良，术后感染的风险明显加大，这些因素均会导致手术的失败。因此，此种情况不建议进行人工踝关节置换手术。

6. 踝关节融合与踝关节置换各有什么优、劣势？

【建议】踝关节置换的优势在于可以获得一定的踝关节活动功能，劣势就是并发症问题、不能过度负重使用及假体使用寿命问题。融合的优势在于获得了一个可以永久使用的踝关节，劣势就是损失了踝关节活动功能。医生应根据患者的具体要求（体重、劳动情况等）进行选择。

7. 踝关节置换目前在全世界范围内开展的都不是很广泛，原因是什么？

【建议】置换术后容易出现并发症的问题，患者术后不能过度负重使用，假体使用寿命，以及翻修困难等问题。

【备注解释】踝关节置换手术，由于踝关节局部解剖学及力学的特点，术后患者的关节活动与负重功能的获益率往往不如踝关节融合手术，而且手术失败的风险又较高，因此，开展的数量自然减少。

8. 踝关节置换术后是否需要像 THA、TKA 那样系统抗凝血治疗？

【建议】目前没有报道说踝关节置换术后不需要抗凝血，因此，建议踝关节置换术后应该进行系统抗凝血治疗。

【备注解释】接受人工关节置换手术的患者多半是老年人，术后需要静息关节活动，因此，下肢深静脉血栓形成的发生率一定存在的，抗凝血治疗就成为必选项目。然而，踝关节置换手术，由于手术部位在肢体远端，术中肢体扭转、牵拉的幅度也较小，故而发生 DVT 的机会要比 THA、TKA 低。即便如此，目前没有 TAR 术后不需要抗凝血治疗的报道，建议术前进行 DVT 评估，术后系统抗凝血治疗。

9. 踝关节置换术后生活指导应包括哪些内容？

【建议】注意卫生环境，防止局部外伤，提高免疫力，避免肥胖，避免过度负重使用。

10. 踝关节置换术后出现松动或假体周围感染，还有翻修的机会吗？

【建议】非化脓性机械性松动者，骨量缺损较少者，还可以考虑行人工踝关节翻修手术；假体周围感染者，基本没有可能进行再次假体置换的翻修机会。

【备注解释】踝关节置换术后一旦出现假体周围感染，由于解剖结构特殊性的关系，会导致明显的软组织挛缩，软组织覆盖不良，因此，再手术的机会基本就消失。

11. 对于解除踝关节骨关节炎疼痛的方法，踝关节置换优于踝关节融合吗？

【建议】目前解除踝关节骨关节炎性疼痛、僵硬的方法有踝关节融合和踝关节置换，两种方法各有各自的优势与不足，医生应根据具体情况选择术式。对不同患者群体而言，应个体化判定。

【备注解释】Haddad 等对踝关节置换术和踝关节融合术进行了系统的回顾分析，病例选自包含 852 例踝关节置换术（活动轴和固定轴均有）的 10 项研究和包含 1262 例踝关节融合术的 39 项研究。采用美国足踝外科协会（AOFAS）评分系统，踝关节置换术和踝关节融合术后评分分别为 78.2 分和 75.6 分，踝关节置换术后疼痛、功能和力线分项分别为 34.5 分、37.4 分和 9.4 分。对有患者评分的研究进行 Meta 分析，优、良、中、差分别为 38%、30.5%、5.5% 和 24%。采用各项结果的病例数除以总的病例数计算百分率，其中优 48/92（52.2%）、良 28/92（30.4%）、中 4/92（4.3%）、差 12/92（13.0%）。在缺乏详细分类的研究中，优秀 388/482（80.5%）、差 94/482（19.5%）。至于患者满意率低的研究，对固定轴、两组件假体结果的分析，远远低于大部分踝关节置换的研究，包括了对同一假体在其他方面的研究。同样地，他们报道的生存率比其他 Meta 分析研究低。有两项研究报道的生存率为第二低，其中一项是 Anderson 等的研究，报道了 STAR 假体的 5 年生存率为 70%。可见，融合与置换各有所长，不可单向思考，针对具体病例，应个体化考量，选择更利于患者具体情况的手术方案。

（陶树清　曲成波）

参考文献

[1] 宋卫东，姜保国，肖芳 . James K. DeOrio Selene G.Parekh. 踝关节置换手术学, 2017, 6:ISBN: 978–7–03–052913–8

12. 人工全踝关节置换（TAA）对治疗踝关节发育不良效果如何？

【建议】踝关节发育不良有多种情况，踝关节周围稳定结构正常（韧带完整、肌力正常平衡）状态下，TAA 手术可以获得尚好效果；如果伴有稳定结构异常，则不易得到良好的效果。

【备注解释】国内有报道，人工踝关节置换治疗踝关节疾病 66 例中踝关节发育不良 6 例，男 5 例，女 1 例，年龄 44.5—59 岁，平均 52.7 岁。幼儿时有外伤史 4 例，不明 2 例，病程 5～11 年。结果 6 例 6 踝获 6～11 年随访，平均 8 年 4 个月。术前、后踝关节功能采用 Kofoed 评价法，术前踝关节功能平均 36 分（30～40 分）4 例，17 分（0～29 分）2 例；术后优（85～100 分）3 例，良（75～84 分）3 例，均无疼痛。仅 1 例做了步态分析，术前行步态（站立相超过 58%），术后正常步态（站立相 15%～45% 周期内）。而踝关节周围稳定结构异常的病例，置换术后，因假体不均衡受力，极易导致失败。

（陶树清　曲成波）

参考文献

[1] 毛宾尧，王霆，李断春，等 . 踝关节置换治疗发育性踝关节不良的中期疗效 [J]. 中华关节外科杂志 (电子版), 2012, 6(2):48–50.

13. 踝关节置换治疗血友病性关节炎的临床疗效如何？

【建议】血友病性踝关节骨关节炎与普通的骨关节炎不相同，再出血与假体松动的机会明显增高，虽有早期随访效果尚好的报道，但明显缺乏长期随访的临床报道，因此，对于血友病人群而言，一定要慎重选择手术治疗的术式。

【备注解释】国内有报道自 2004 年 7 月至 2007 年 7 月由门诊收治确诊为甲型血友病性踝关节炎患者 6 例 8 踝，均为男性，年龄 23—57 岁，平均 41.2 岁，给予踝关节置换，以 Kofoed 和 AOFAS 系统评价疗效，分别于术前及术后 6 个月、12 个月进行评分比较。结果：对于 Kofoed 评价系统，关节置换能显著改善术前、术后在疼痛、功能、活动度及总分方面的评分（$P < 0.05$），除疼痛项外，其他三项又存在术后 12 个月和术后 6 个月评分的差异（$P < 0.05$）；在功能活动度的各项评分细类中，手术后均较术前有显著改变（$P < 0.05$），而背伸功能在术后 12 个月的改善程度较术后 6 个月更加显著（$P < 0.05$）。对于 AOFAS 足—后踝评分系统，总分、疼痛、功能和力线方面的评分手术前后均存在差异（$P < 0.05$），但缺乏术后长期随访结果。因此，血友病性的踝关节 OA 应该慎重选择 TAR 手术治疗。

（陶树清　曲成波）

参考文献

[1] 闵重函，张洪美 . 踝关节置换治疗血友病性关节炎的短期临床疗效观察 [J]. 中国骨伤，2009, 22(6):30–33.

（四）人工髓核、人工间盘置换手术

1. 人工髓核置换和人工椎间盘置换手术是否可以理解为脊柱上的关节置换？

【建议】人工椎间盘置换手术可以理解为脊柱的人工关节置换手术，但由于脊柱的特殊性，技术要求与治疗目的又不能安全等同于四肢的人工关节置换。

【备注解释】人工椎间盘置换手术（artificial disc replacement，ADR）是一种关节成形手术（arthroplasty）。假体经过几十年的更替，仍不能达到尽善尽美，基于脊柱特定的解剖和生理要求，不能安全等同于四肢的人工关节置换。但其英文字面的意思应该是等同于脊柱上的关节置换或是以恢复关节功能为目的的关节成形术。该手术的初衷应该是与其他关节成形术（如人工髋关节置换术、人工全膝关节置换术）一致的。这类手术都是以恢复关节功能为目的的手术。人工椎间盘置换主要分为两大类，一类是全部或大部分椎间盘组织置换，以人工椎间盘植入椎体之间；另一类是人工髓核置换，只将人工髓核植入椎间盘，替代损伤或退变的髓核组织[1-3]。人工椎间盘一般以金属或聚乙烯，聚氨酯等作为材料制成，植入椎体间，根据功能不同分为限制型、非限制型等。其目的是尽量替代损害或退变椎间盘的功能，保持部分椎体间关节活动功能，防止邻近椎间盘退变。人工髓核多由生物聚合物制备，最常见的是胶原组织，在体内遇水膨胀，可以具有一定抗压性能，替代天然髓核的功能[4]。

（于占革　徐公平）

参考文献

[1] Chen TY, Chen WH, Tzeng CY, et al. Anterior bone loss after cervical Bryan Disc arthroplasty: insight into the biomechanics following total disc replacement [J] [published online ahead of print, 2020 Apr 30]. Spine J, 2020, S1529–9430(20)30167–4

[2] Purushothaman Y, Yoganandan N, Jebaseelan D, et al. External and internal responses of cervical disc arthroplasty and anterior cervical discectomy and fusion: A finite element modeling study[J]. J Mech Behav Biomed Mater, 2020, 106:103735.

[3] Badhiwala JH, Platt A, Witiw CD, et al. Cervical disc arthroplasty versus anterior cervical discectomy and fusion: a meta–analysis of rates of adjacent–level surgery to 7–year follow–up[J]. J Spine Surg, 2020, 6(1):217–232.

[4] Zhai S, Li A, Li X, et al. Total disc replacement compared with fusion for cervical degenerative disc disease: A systematic review of overlapping meta–analyses. Medicine (Baltimore)[J]. 2020, 99(19):e20143.

2. 目前，如何评价人工髓核置换、人工椎间盘置换的长期效果？

【建议】对于腰椎的髓核置换及椎间盘置换虽然有文献报道 8 年的髓核置换及 2 年的间盘置换期间随访效果良好，但长期的效果评价有待进一步评估。对于颈椎间盘置换，虽然有 10 年的随访，长期效果要优于融合手术，但是更多的多中心及更多的患者数量的研究有助于更全面评估间盘置换的手术效果。

【备注解释】椎间盘退行性变导致的背痛是普遍存在的，但不是所有的患者都需要接受临床治疗。对于有直接神经根压迫、炎症或影响神经节的人来说，椎间盘切除术是一个很好的选择。但由于机械成分也会引起背痛，这不是椎间盘源性腰痛的解决方案。当更多的髓核被移除，节段变得更不稳定，功能也更差[1]。融合手术虽然能较好地缓解疼痛，但它是一种侵入性较高的手术方法，对周围软组织结构造成损伤，并发症多，并通过永久性消除节段的功能和活动度而对节段的生物力学造成重大改变，由此导致的相邻节段退变的发生率较高。

在多数情况下，髓核似乎是退变级联的起点，以此为主要治疗目标的研究兴起[2]。部分椎间盘置换术是在恢复椎间盘的生物力学功能的同时，仅替换髓核作为疼痛的起始部，从而恢复整个节段的功能。腰椎间盘部分置换术是填补椎间盘切除和融合之间存在的椎间盘退变早期阶段治疗空白的一种方式[3]。随着椎间盘力学知识的进步，压力、运动范围、迁移和沉降问题的解决，髓核置换装置也取得较快发展。以水凝胶为主要材料的假体间盘已经相当成熟。这些聚合物具有天然软组织的运输和生物力学特性，能够再现髓核的双相和黏弹性力学特性[4, 5]。

人工髓核假体（PDN）已经成为髓核置换设备发展的里程碑，也是目前临床经验最丰富的设备。一项对 243 名患者进行的全球临床多中心配对植入物研究显示，患者植入 PDN 设备后，疼痛程度明显改善。218 例患者术前平均椎间盘高度也有不同程度的增加。这可以减少导致纤维环撕裂的非生理性运动[6]。同时，PDN 置换也有一些并发症，如移位、脱出，以及严重的终板反应和下沉。随着改进植入物设计和手术技术，其总发生率已不到 10%。此外，合适的手术入路可以显著降低假体的挤出速率[7]。到目前为止，对于人工髓核植入成功所需的环状退变和椎间盘高度损失的程度还没有明确的标准，髓核更换是基于纤维环和终板仍然可用的假设[8]。磨损、植入寿命、可能发生的降解问题导致的再次干预问题，以及人工髓核脱出问题必须包括在患者选择和手术适应证中。有骨密度降低、BMI 增加或多节段退变等危险因素的患者应排除在外。由于该领域中的新技术数量迅速增加，因此存在一定的风险，无法全面了解并正确评估每一项技术。人工髓核置换不失为椎间盘退变早期阶段治疗空白的一种方式。对于腰椎的髓核置换及间盘置换虽然有 8 年的临床效果评价报道，但长期的效果评价有待进一步评估[9]。人工椎间盘置换的临床应用较髓核置换更加成熟。多项研究结果表明，人工椎间盘置换和传统的融合手术在失血量、止痛药用量、神经恢复方面无显著差异，在 ODI、VAS、患者满意度均优于融合术，相对简单的手术操作也缩短了手术时间、住院时间，减少了术后并发症。人工椎间盘置换减少了邻近节段疾病的发展，有助于患者椎体功能状态的恢复[10]。短期效果来看，人工椎间盘置换较传统融合术更具有优势。对于颈椎间盘置换，虽然有 10 年的随访，长期效果要优于融合手术[11]。腰椎间盘置换 2 年的间盘置换长期随访效果良好[12]，但是我们应该对目前的结论持谨慎态度，需要进行多中心、高质量、大样本和长期随访研究，以进一步评价人工间盘置换的远期安全性和有效性。

（于占革　徐公平）

参考文献

[1] Bertagnoli R, Karg A, Voigt S. Lumbar partial disc replacement[J]. Orthop Clin North Am, 2005, 36(3):341–347.

[2] Studer A. Nucleus prosthesis: a new concept[J]. Eur Spine J, 2002, 11 Suppl 2:S154–S156.

[3] Klara PM, Ray CD. Artificial nucleus replacement: clinical experience[J]. Spine, 2002, 27(12):1374–1377.

[4] Ambrosio L, De Santis R, Nicolais L. Composite hydrogels for implants[J]. Proc Inst Mech Eng H, 1998, 212(2):93–99.

[5] Iatridis JC, Weidenbaum M, Setton LA, et al. Is the nucleus pulposus a solid or a fluid? Mechanical behaviors of the nucleus pulposus of the human intervertebral disc[J]. Spine, 1996, 21(10):1174–1184.

[6] Bertagnoli R, Schönmayr R. Surgical and clinical results with the PDN prosthetic disc–nucleus device[J]. Eur Spine J, 2002, 11 Suppl 2:S143–S148.

[7] Bertagnoli R, Vazquez RJ. The Anterolateral TransPsoatic Approach (ALPA):a new technique for implanting prosthetic disc–nucleus devices[J]. J Spinal Disord Tech, 2003, 16(4):398–404.

[8] Bao QB, McCullen GM, Higham PA, et al. The artificial disc: theory, design and materials[J]. Biomaterials, 1996, 17(12):1157–1167.

[9] Furunes H, Hellum C, et al. Adjacent disc degeneration after lumbar total disc replacement or nonoperative treatment: A randomized study with 8–year follow–up[J]. Spine (Phila Pa 1976),. 2018, ;43(24):1695–1703.

[10] Bisseling P, Zeilstra DJ, Hol AM, et al. Metal ion levels in patients with a lumbar metal-on-metal total disc replacement: should we be concerned?[J]. J Bone Joint Surg Br, 2011, 93(7):949-954.

[11] Lavelle WF, Riew KD, Levi AD, et al. Ten-year outcomes of cervical disc replacement with the BRYAN cervical disc: results from a prospective, randomized, controlled clinical trial[J]. Spine (Phila Pa 1976), 2019, 44(9):601-608.

[12] Furunes H, Hellum C, et al. Adjacent Disc Degeneration After Lumbar Total Disc Replacement or Nonoperative Treatment: A Randomized Study with 8-year Follow-up. Spine (Phila Pa 1976). 2018;43(24):1695-1703.

3. 人工髓核置换手术中，如何确保人工假体位置正确并不能脱出进入椎管再次引发压迫症状？

【建议】应用术中 X 线摄影判断髓核位置，冠状面水平横置，即以棘突为中心，铂-铱金属丝对称分布；矢状面金属丝完全或接近成为一点。预防措施如缝补纤维环切口、侧前方经髂肌途径和腰大肌的前外侧途径入路、避免损伤前后纵韧带等。

【备注解释】用不同角度的髓核钳将髓核组织彻底摘除干净，注意保留终板的完整。先应用椎体间撑开器撑开椎间入口，然后依次用 5mm、7mm、9mm 三种规格的假体试模器检查椎间隙的大小，根据扩展器嵌入的紧固程度选择相应大小的人工髓核。取合适大小的人工髓核，用假体把持钳和圆头嵌入器将其嵌入椎间隙中。为保持髓核的水平放置，术中应用特制弧形压核板或普通长弯钳将髓核尽量向椎前方向推移。应用 X 线机判断髓核位置，冠状面水平横置，即以棘突为中心，铂-铱金属丝对称分布；矢状面金属丝完全或接近成为一点。

后入路是 PDN 置换常用术式，但术中需扩大纤维环开口，有时要部分切除下关节突，从而产生医源性腰椎不稳，容易造成术后假体移位进入椎管等严重并发症。Selviaridis 等[1]采用后入路完成 10 例腰椎间盘 PDN 置入，经平均 100.6 个月的随访，有 1 例发生假体脱出进入椎管造成神经压迫，2 例出现假体移位，其中 1 例假体盘内旋转 20°。国内亦有假体脱出进入椎管造成翻修的报道[2, 3]。针对后入路的问题，Bertagnoli 等[4]采用开放前路腹膜后经腰大肌路径来实施 PDN 置入，结果显示可有效避免假体脱出进入椎管。然而，该入路创伤较大、神经损伤概率高，且掌握需要学习曲线。改良的 Bertagnoli 技术进行单枚 PDN 置入，具有以下优点：①创伤小，入路解剖相对简单、容易掌握；②前路假体置入轨道符合操作习惯，结合较为彻底的髓核摘除，可以获得满意假体安放位置；③避免损害脊柱稳定性结构，从而有效防止人工髓核脱入椎管。Shim 等[5]报道 48 例 PDN 置入，46 例随访超过 6 个月，其中 83% 的患者术后出现手术节段终板变化。金大地等[3]术后 48 个月随访时发现，经后路手术置入的 PDN 假体下沉 12 例，软骨终板损伤 15 例。马远征等[6]报道软骨终板退变损伤的发生率为 64.7%（22/34）。Lindley 等[7]报道 1 例假体在 15 个月随访时沉降进入终板。Selviaridis 等[4]通过对 10 例患者进行长期随访，发现 MRI T_2 加权像上手术节段椎体终板均出现了提示有软骨终板损伤的高信号改变 1 例，部分沉降进入下方椎体。本组长期随访中，虽未发现明显沉降现象，但均有软骨终板损伤。造成软骨终板损伤与假体下沉因素较多，除受椎间盘退变程度、终板手术损伤和假体表面积小影响外，目前认为主要与 PDN 假体材料性质密切相关。应用前路小切口进行 PDN 置换术，能够在减少损伤的同时有效防止髓核脱入椎管、恢复椎间隙的高度，远期随访显示邻近节段椎间隙高度维持在术前水平，但容易造成手术节段终板损伤、假体沉降或移位等问题，需进一步改进。

并发症的发生与手术技术和术者的认知有关，开展此项手术早期并发症偏高，待积累一定经验后，并发症相对减少。要减少或避免并发症需注意以下几点。①严格掌握适应证：年满 18 岁的青壮年，体重指数＜ 30；$L_2 \sim S_1$ 单节段有症状的椎间盘退变性疾病，非手术治疗 6 个月以上无效；下腰疼，伴或不伴有腿痛；影像学检查证实与椎间盘源性病变的症状和体征一致。②选择大小、形状合适的假体，不能强行使用试模扩大椎间隙。试模及假体均应轻轻推入或以手掌轻击而进入椎间隙。一般采用试模与假体型号相同，不能为植入方便而改用小型号假体。③术中应彻底清除髓核组织，如不能确认，应行椎间隙造影，了解髓核摘除情况及残留髓核的位置。在清理椎间隙时为保留终板的完整性，禁用刮匙，防止损伤终板。④为了保证假体在椎间隙内的正确位置，可在 PDN 进入椎间隙远端处用 7 号线悬吊，在沿导入器放置时可轻轻提拉此线，使假体进入椎间隙内由垂直逐渐过渡到水平位，直至 X 线显示 PDN 位置满意后再取出引导器和引线。⑤最终假体的位置应依据 C 形臂 X 线机透视确定。⑥术中椎间盘纤维环的切口尽可能与椎间隙保持水平一致，避免常规椎间盘切除的环形或十字形切口。⑦文献报道术后 7d 可下地活动。通过临床观察，我们认为术后最好卧床 2～3 周后带腰围下地活动，以等待纤维环切口愈合。⑧选择合适的手术入路。如为椎间盘源性腰痛而无腿痛者，MRI 显示椎间盘退变而无突出，可选择行前方或侧方入路，以保护椎管内结构不受干扰。

（于占革　徐公平）

参考文献

[1] Selviaridis P, Foroglou N, Tsitlakidis A, et al. Long-term out-come after implantation of prosthetic disc nucleus device (PDN) in lumbar disc disease[J]. Hippokratia, 2010, 14 (3):176-184.

[2] 朱爱剑, 蔡启文, 赵亮, 等. 腰椎间盘人工髓核置换术后翻修一例 [J]. 中华外科杂志, 2004, 42 (12):765.

[3] 金大地, 赵亮, 翟东滨等. 腰椎间盘人工髓核置换术后中期疗效分析 [J]. 中华骨科杂志, 2007, 27 (5):326–330.

[4] Bertagnoli R, Vazquez RJ. The anterolateral transpsoatic ap-proach (ALPA):a new technique for implanting prosthetic discnucleus devices[J]. J Spinal Disord Tech, 2003, 16 (4):398–404.

[5] Shim CS, Lee SH, Park CW, et al. Partial disc replacement with the PDN prosthetic disc nucleus device:early clinical results[J]. J Spinal Disord Tech, 2003, 16 (4):324–330.

[6] 马远征, 薛海滨, 陈兴等. 人工髓核置换术治疗腰椎间盘病变的中远期随访结果 [J]. 中华外科杂志, 2008, 46 (5):350–353.

[7] Lindley EM, Jaafar S, Noshchenko A, et al. Nucleus replacement device failure:a case report and biomechanical study[J]. Spine, 2010, 35 (22):E1241–E1243.

　　4. 颈椎间盘置换有哪些手术技巧才能防止并发症的发生？

【建议】在选择适当患者和手术技术保证的前提下，恢复并维持手术节段前凸，选取合适的试模、假体，不足够或不恰当的假体型号会增加畸形和假体移位的风险。

【备注解释】全颈椎人工间盘置换术作为一种代替颈前路椎间盘切除融合术，在过去 10 余年已被广泛接受[1-3]。通过大量生物力学试验，理论上认为 TDR 可以保留手术节段的活动度、减轻邻近节段的应力[4, 5]。但既往文献报道的各种各样人工间盘或多或少会出现一些并发症，如异位骨化[6]、邻近节段退变[7]、假体移位等，可能会影响临床疗效[8]。TDR 手术的主要并发症如下。①假体移位：冠状位和矢状位上平行于椎体终板滑动超 3mm[2, 9]，包括冠状面和矢状面移位。②假体下沉：与术后即刻相比，假体垂直于椎体终板下移超过 3mm[9]。③假体松动：动力位 X 线片示假体与骨面对合不良，并且假体周围有骨吸收现象，伴或不伴假体位置变化[9]。④假体锁死 / 融合：有超过 50% 的骨小梁桥接并且无活动度（≤2°）[9]。⑤异位骨化（HO）：根据 McAfee 等[10]分级系统分为 0—4 级，0 级：无 HO；1 级：骨赘未侵入椎间隙；2 级：骨赘侵入椎间隙但不影响假体活动度；3 级：骨赘影响假体活动度；4 级：骨桥形成，假体被骨质包绕。⑥相邻节段退变（ASD）：前纵韧带骨化进行性加重、椎间隙塌陷超过 30% 并且前方骨桥形成[7]，其中手术中的操作及合理的假体选择对预防并发症至关重要。Fong 等[11]认为采用 Bryan 假体行 TDR 术后手术节段后凸与终板变性存在正相关。既往文献表明，使 Bryan 假体行 TDR，在适当选择患者和手术技术保证的前提下，可以恢复并维持手术节段前凸[12, 13]；而 Prodisc-C 假体基于球窝关节设计理念，或许更易恢复手术节段前凸[14]。刘海鹰等[15]研究中，与术前相比，手术节段术后 1 周前凸平均增加 3.31°，但术后 10 年仅平均增加了 2.36°，并且末次随访时 20% 患者出现手术节段后凸。而颈椎整体前凸维持良好，至末次随访时仍无患者出现后凸。椎间盘突出与椎间盘退变、颈椎活动度和矢状位曲度密切相关[16]。Johnson 等[17]对有症状的颈椎间盘退变疾病患者研究发现，由于该节段间盘突出的丢失而出现了局部的后凸畸形。间盘突出的恢复虽然很重要，但存在较大异质性，不同假体尺寸可影响术后的运动机能，而且假体尺寸的非连续性也不可能完全匹配生理间盘退变前的尺寸[18]。唯一一致的是，假体的试模高度为统一的 5mm、6mm 和 7mm，但不足够或不恰当的假体型号会增加畸形和假体移位的风险[19]。对比经典的"龙骨"锚定假体如 Kineflex-C 和 Prodisc-C，Prodisc-Vivo 更易出现假体移位[20]。当然，由于"龙骨"插入椎体需去除更多骨质，Prodisc-C 造成骨质劈裂的风险也相应增加[8, 21]。对椎体后缘后纵韧带的充分松解和适当位置的假体植入，或许在防止假体移位方面有重大意义[8]。假体下沉同样在 TDR 中罕见，但证据等级较低。Zigler 等[2]对实施 TDR 的 209 例患者进行 5 年随访，发现仅有 1 例（0.5%）出现下沉；而 Coric 等[22]和 Zhang 等[23]均未发现下沉者。既往多数研究未提及假体松动，因此对其所产生的影响也是模棱两可的结论[5]。Nabhan 等[24]研究显示，TDR 术后 1 年患者无假体松动出现。Coric 等[22]和 Philips 等[25]的临床随机对照研究分别报道了 TDR 术后有 0 例和 6 例（3.1%）假体松动发生，但与 ACDF 术后假体松动发生率比较差异无统计学意义。假体锁死 / 融合在 TDR 患者中无系统报道，有文献报道了假体完全融合，但例数较少[26]。根据既往文献报道，几乎所有锁死 / 融合的人工间盘均为限制型或半限制型间盘[27]。而 Heary 等[28]首次报道了 1 例患者使用非限制性假体 Discover Disc 60 个月后出现锁死 / 融合的现象，但患者临床疗效满意。

（于占革　徐公平）

参考文献

[1] Jawahar A, Cavanaugh DA, Kerr ER, et al. Total disc arthroplasty does not affect the incidence of adjacent segment degeneration in cervical spine: results of 93 patients in three prospective randomized clinical trials[J]. Spine J, 2010, 10(12):1043–1048.

[2] Zigler JE, Delamarter R, Murrey D, et al. ProDisc-C and anterior cervical discectomy and fusion as surgical treatment for single-level cervical symptomatic degenerative disc disease: five-year results of a Food and Drug Administration study[J]. Spine (Phila Pa 1976), 2013, 38(3):203–209.

[3] 洪瑛, 邓宇骁, 刘浩, 等. 单节段颈椎间盘置换术中颈椎体位对术后颈椎中立位生理轴线重建的影响 [J]. 中国修复重建外科杂志, 2013, 27(1):62–65.

[4] Janssen ME, Zigler JE, Spivak JM, et al. ProDisc-C total disc replacement versus anterior cervical discectomy and fusion for single-level symptomatic cervical disc disease: seven-year follow-up of the prospective randomized U.S. Food and Drug Administration Investigational device exemption study[J]. J Bone Joint Surg (Am), 2015, 97(21):1738–1747.

[5] Yang X, Janssen T, Arts MP, et al. Radiological follow-up after implanting cervical disc prosthesis in anterior discectomy: a systematic review[J]. Spine J,

2018, 18(9):1678–1693.

[6] Cho YH, Kim KS, Kwon YM. Heterotopic ossification after cervical arthroplasty with ProDisc–C: time course radiographic follow–up over 3 years[J]. Korean J Spine, 2013, 10(1):19–24.

[7] Kraemer P, Fehlings MG, Hashimoto R, et al. A systematic review of definitions and classification systems of adjacent segment pathology[J]. Spine (Phila Pa 1976), 2012, 37(22 Suppl):S31–S39.

[8] Mehren C, Heider F, Sauer D, et al. Clinical and radiological outcome of a new total cervical disc replacement design[J]. Spine (Phila Pa 1976), 2018, 44(4):E202–E210.

[9] Loumeau TP, Darden BV, Kesman TJ, et al. A RCT comparing 7– year clinical outcomes of one level symptomatic cervical disc disease (SCDD) following ProDisc–C total disc arthroplasty (TDA) versus anterior cervical discectomy and fusion (ACDF)[J]. Eur Spine J, 2016, 25(7):2263–2270.

[10] McAfee PC, Cunningham BW, Devine J, et al. Classification of heterotopic ossification (HO) in artificial disk replacement[J]. J Spinal Disord Tech, 2003, 16(4):384–389.

[11] Fong SY, DuPlessis SJ, Casha S,et al. Design limitations of Bryan disc arthroplasty[J].Spine J, 2006, 6(3):233–241.

[12] Tian W, Yan K, Han X, et al. Comparison of the clinical and radiographic results between cervical artificial disk replacement and anterior cervical fusion: a 6–year prospective nonrandomized comparative study[J]. Clin Spine Surg, 2017, 30(5):E578–E586.

[13] Dejaegher J, Walraevens J, van Loon J, et al. 10–year follow–up after implantation of the Bryan Cervical Disc Prosthesis[J]. Eur Spine J, 2017, 26(4):1191–1198.

[14] Rabin D, Bertagnoli R, Wharton N, et al. Sagittal balance influences range of motion: anin vivostudy with the ProDisc–C[J]. Spine J, 2009, 9(2):128–133.

[15] 徐帅, 梁彦, 朱震奇, 等 . Prodisc–C 假体行全颈椎人工间盘置换术后十年以上随访远期疗效评估 [J]. 中国修复重建外科杂志, 2019, 33(04):393–402.

[16] Duggal N, Bertagnoli R, Rabin D, et al. ProDisc–C: anin vivo kinematic study[J]. J Spinal Disord Tech, 2011, 24(5):334–339.

[17] Johnson JP, Lauryssen C, Cambron HO, et al. Sagittal alignment and the Bryan cervical artificial disc[J]. Neurosurg Focus, 2004, 17(6):E14.

[18] Pickett GE, Rouleau JP, Duggal N. Kinematic analysis of the cervical spine following implantation of an artificial cervical disc[J]. Spine (Phila Pa 1976), 2005, 30(17):1949–1954.

[19] Garcia M, Ghanayem A, Tzermiadianos M, et al. Effect of cervical disc prosthesis height on kinematics and foraminal size[J]. Spine J, 2006, 6(5):72S–73S.

[20] Coric D, Nunley PD, Guyer RD, et al. Prospective, randomized,multicenter study of cervical arthroplasty: 269 patients from the Kineflex|C artificial disc investigational device exemption study with a minimum 2–year follow–up: clinical article[J]. J Neurosurg Spine, 2011, 15(4):348–358.

[21] Mehren C, Heider F, Siepe CJ, et al. Clinical and radiological outcome at 10 years of follow–up after total cervical disc replacement[J]. Eur Spine J, 2017, 26(9):2441–2449.

[22] Coric D, Kim PK, Clemente JD, et al. Prospective randomized study of cervical arthroplasty and anterior cervical discectomy and fusion with long–term follow–up: results in 74 patients from a single site[J]. J Neurosurg Spine, 2013, 18(1):36–42.

[23] Zhang HX, Shao YD, Chen Y, et al. A prospective, randomised controlled multicentre study comparing cervical disc replacement with anterior cervical decompression and fusion[J]. Int Orthop, 2014, 38(12):2533–2541.

[24] Nabhan A, Ahlhelm F, Shariat K, et al. The ProDisc–C prosthesis:clinical and radiological experience 1 year after surgery[J]. Spine (Phila Pa 1976), 2007, 32(18):1935–1941.

[25] Phillips FM, Lee JY, Geisler FH, et al. A prospective, randomized, controlled clinical investigation comparing PCM cervical disc arthroplasty with anterior cervical discectomy and fusion. 2–year results from the US FDA IDE clinical trial[J]. Spine (Phila Pa 1976), 2013, 38(15):E907–E918.

[26] Kellgren JH, Lawrence JS. Radiological assessment of osteo–arthrosis[J]. Ann Rheum Dis, 1957, 16(4):494–502.

[27] Shi R, Li J, Liu H, et al. Clinical comparison of 2 implantation systems for single–level cervical disk replacement[J]. Orthopedics, 2014, 37(2):e161–e168.

[28] Heary RF, Goldstein IM, Getto KM, et al. Solid radiographic fusion with a nonconstrained device 5 years after cervical arthroplasty[J]. J Neurosurg Spine, 2014, 21(6):951–955.

5. 腰椎髓核置换、腰椎间盘置换手术与椎间融合手术的长久临床效果相比, 优劣势各是什么? 临床上建议如何选择?

【建议】腰椎髓核置换、间盘置换手术, 手术创伤大, 远期效果需要观察; 因为保留了手术节段的运动功能, 术后临椎病变的发生率较融合为低。腰椎融合手术, 手术节段活动的丧失导致临椎病变的发生, 也还有椎间不融合及钉棒松动风险。因此, 建议医生根据具体情况选择。

【备注解释】腰椎融合手术指征是腰椎退行性病变、真性滑脱、不稳定的椎管狭窄、退变性滑脱、退变性侧弯、腰椎不稳定、间盘相关的背痛、前次手术失败及后关节切除综合征[1, 2]。腰椎间盘置换术的基本指征是年轻患者, 对运动要求较高, 症状性的腰椎间盘退行性病变, 而不伴有神经压迫, 或背痛伴随 / 不伴随下肢疼痛[3]。主要手术节段为 $L_4 \sim L_5$、$L_5 \sim S_1$。由于可能出现假体下沉从而造成严重疼痛或影响人工间盘功能, 骨质疏松被列为禁忌[4], 部分文献认为骨量减少也为禁忌证[5]。Lee[6] 建议对于年轻患者, T＜ –2 为禁忌证, –2 ＜ T ＜ –1.5 应慎重。近来, 普遍共识是患者双能 X 线 T ＜ –1 为禁忌证。三个或更多手术节段、病变部位较高(L_3 以上)、腰椎滑脱、严重韧带松弛、小关节病变、前次手术临椎融合、影响骨愈合的条件为间盘置换术的相对禁忌证[7]。因而出现相关禁忌证时, 腰椎融合术为首选。腰椎融合及腰椎间盘置换的长期疗效比较目前仍缺乏权威性研究, 间盘置换的中期研究报道了令人满意的临床结果、假体长入率及与融合相关的并发症情况。

在欧洲 10 年随访的研究发现间盘置换后, 临椎病变发生率为 2.0%～2.8%, 北美为 4.5%[4-8], 而椎间融合为

14%～29%。但是即使单纯的前路手术，其术后临椎病变的发生率也较椎间融合有所降低。另外，中期随访中，因具有与融合相近的临床疗效及更低的翻修率和钉棒松动风险，腰椎间盘置换术更具优势。一项研究中，腰椎间盘置换术后临椎病变发生的概率为融合的 1/10，骶髂关节功能障碍也更低。短期随访中，间盘置换术取得的临床满意度 88% 比融合术 85%～95% 相近或更高。两个节段的腰椎间盘置换术其临床效果较单节段有所下降，故置换与融合杂交手术被提出。对于病变严重的节段（通常为下位椎体）常采用融合术，而对于病变较轻的节段（活动度更好）常采用椎间盘置换术。与单纯融合手术相比，杂交手术的早中期症状缓解较好，同时并发症较轻。在手术效果方面，胡冰等 [5, 6] 做了网状 Meta 分析，分析显示（从优至劣）：①缓解腿痛疗效方面排序为经皮激光椎间盘减压术＞椎间盘镜下髓核摘除术＞经皮内镜腰椎间盘切除术＞标准椎间盘切除术＞显微镜下髓核摘除术＞腰椎间盘融合术＞腰椎间盘置换术，差异无显著性意义；②缓解腰痛疗效方面排序为腰椎间盘置换术＞腰椎间盘融合术＞椎间盘镜下髓核摘除术＞经皮内镜腰椎间盘切除术＞显微镜下髓核摘除术＞经皮激光椎间盘减压术＞标准椎间盘切除术，部分差异有显著性意义；③改善 Oswestry 功能障碍指数方面排序为椎间盘镜下髓核摘除术＞经皮内镜腰椎间盘切除术＞标准椎间盘切除术＞显微镜下髓核摘除术＞腰椎间盘置换术＞腰椎间盘融合术，差异无显著性意义；④手术成功率方面排序为腰椎间盘置换术＞腰椎间盘融合术＞椎间盘镜下髓核摘除术＞经皮内镜腰椎间盘切除术＞标准椎间盘切除术＞经皮激光椎间盘减压术＞显微镜下髓核摘除术＞化学溶核术＞自动经皮腰椎间盘切除术，部分差异有显著性意义；⑤再次手术率方面排序为腰椎间盘置换术＞腰椎间盘融合术＞显微镜下髓核摘除术＞椎间盘镜下髓核摘除术＞标准椎间盘切除术＞经皮内镜腰椎间盘切除术＞经皮激光椎间盘减压术＞化学溶核术＞自动经皮腰椎间盘切除术，差异无显著性意义；⑥并发症发生率方面排序为经皮内镜腰椎间盘切除术＞自动经皮腰椎间盘切除术＞标准椎间盘切除术＞显微镜下髓核摘除术＞经皮激光椎间盘减压术＞椎间盘镜下髓核摘除术＞腰椎间盘置换术＞腰椎间盘融合术＞化学溶核术，部分差异有显著性意义。结果表明，椎间盘镜下髓核摘除术和经皮内镜腰椎间盘切除术在各方面具有较好的疗效，腰椎间盘置换术和腰椎融合术在手术成功率方面较好，化学溶核术在手术成功率、再手术率及并发症发生率方面疗效均较差，经皮自动椎间盘切除术在手术成功率及再手术率方面疗效较差。

（于占革　徐公平）

参考文献

[1] Zigler J, Ferko N, Cameron C, et al. Comparison of therapies in lumbar degenerative disc disease: a network meta-analysis of randomized controlled trials[J]. J. Comp Eff Res, 2018, 7(3):233-246.

[2] Brouwer PA, Brand R, Elske M, et al. Percutaneous laser disc decompression versus conventional microdiscectomy for patients with sciatica: Two-year results of a randomised controlled trial[J]. Interventional Neuroradiology, 2017, 23(3):313-324.

[3] Abrishamkar S, Kouchakzadeh M, Mirhosseini A, et al. Comparison of open surgical discectomy versus plasma-laser nucleoplasty in patients with single lumbar disc herniation[J]. Journal of Research in Medical Sciences, 2015, 20(12):1133-1137.

[4] Hussein M, Abdeldayem A, Mattar M MM. Surgical technique and effectiveness of microendoscopic discectomy for large uncontained lumbar disc herniations: a prospective, randomized, controlled study with 8 years of follow-up[J]. European Spine Journal, 2014, 23(9):1992-1999.

[5] Pan L, Yin QS. Comparison of tissue damages caused by endoscopic lumbar discectomy and traditional lumbar discectomy: A randomised controlled trial[J]. International Journal of Surgery, 2014, 12(5):534-537.

[6] Sköld C, Tropp H, Berg S. Five-year follow-up of total disc replacement compared to fusion: a randomized controlled trial[J]. European Spine Journal, 2013, 22(10):2288-2295.

[7] Wardlaw D, Rithchie IK, Sabboubeh AF, et al. Prospective randomized trial of chemonucleolysis compared with surgery for soft disc herniation with 1-year, intermediate, and long-term outcome: Part I: The Clinical Outcome[J]. Spine, 2013, 38(17):E1051-E1057.

[8] Wong DA, Annesser B, Birney T, et al. Incidence of contraindications to total disc arthroplasty: A retrospective review of 100 consecutive fusion patients with a specific analysis[J]. Spine J, 2007, 7:5-11.

五、骨肿瘤的人工关节置换手术

（一）关于骨肿瘤手术治疗的一般问题

1. 恶性骨肿瘤手术前是否一定要明确诊断？应如何去做？

【建议】恶性骨肿瘤手术前一定要明确诊断，不同的病理类型需采取治疗方式应不同；采用影像、临床与病理诊断三结合的方式进行诊断。通过穿刺活检或切开活检方式明确病理类型。

【备注解释】恶性骨肿瘤患者除病史和体格检查外，应完善病变部位的 MRI、CT 及胸片、胸部 CT 检查，同时还应进行 PET 和（或）骨扫描检查；如发现转移灶，则对转移灶行 MRI 或 CT 检查；另外，LDH 和 ALP 水平也是常规检查 [1]。切开活检和穿刺活检（粗针或针吸）是骨与软组肿瘤诊断中的两种方法 [2, 3]。切开活检是最准确的方法，因为它可以提供较多的标本来进行免疫组化或细胞遗传学检查 [4]。活检的实施对于保肢手术非常重要，如果活检不当将会影响患者的预后。如果活检瘢痕在肿瘤切除时没有整块切除，切开活检和穿刺活检有导致肿瘤局部复发的可能，这与经活检道的肿瘤播散有关。穿刺活检的肿瘤播散风险低 [5, 6]。然而，穿刺活检和切开活检的原则是一样的。在计划活检路径时，应保证活检带在计划切除的范围内，使得手术时其切除范围可与原发肿瘤达到同样的广泛边缘。

（曲国蕃　包俊杰）

参考文献

[1] 郭卫, 牛晓辉, 肖建如, 等. 骨肉瘤临床循证诊疗指南 [J]. 中华骨与关节外科杂志, 2018, 11(4):288–301.

[2] Liu PT, Valadez SD, Chivers FS, et al. Anatomically based guidelines for core needle biopsy of bone tumors: implications for limb–sparing surgery[J]. Radiographics, 2007, 27(1):189–205.

[3] Huang AJ, Kattapuram SV. Musculoskeletal neoplasms: biopsy and intervention[J]. Radiol Clin North Am, 2011, 49(6):1287–1305.

[4] Ashford RU, McCarthy SW, Scolyer RA, et al. Surgical biopsy with intra–operative frozen section. An accurate and cost–effective method for diagnosis of musculoskeletal sarcomas[J]. J Bone Joint Surg Br, 2006, 88(9):1207–1211.

[5] Davies NM, Livesley PJ, Cannon SR. Recurrence of an osteosarcoma in a needle biopsy track[J]. J Bone Joint Surg Br, 1993, 75(6):977–978.

[6] Saghieh S, Masrouha KZ, Musallam KM, et al. The risk of local recurrence along the core– needle biopsy tract in patients with bone sarcomas[J]. Iowa Orthop J, 2010, 30: 80–83.

2. 骨肿瘤行保肢人工肿瘤型假体置换手术的适应证与禁忌证有哪些？

【建议】适应证：预计手术可以达到安全的外科边界、ⅡA 期肿瘤、化学治疗有效的ⅡB 期肿瘤、重要血管神经束未受累、软组织覆盖完好、预计保留肢体功能优于义肢。远隔转移不是保肢的禁忌证，因此对于Ⅲ期肿瘤，也可以进行保肢治疗。

禁忌证：无法达到满意的外科边界或重要的血管神经受累时，不适合保肢，应考虑截肢治疗。

【备注解释】截肢或保肢手术仍是恶性骨肿瘤治疗的主要方式 [1]。对于无转移的高级别骨肉瘤，研究表明截肢术与保肢手术在复发率及生存率上无显著差异 [2-4]，而保肢手术往往能带来更好的功能 [5]。在新辅助化学治疗反应较好的高级别骨肉瘤患者，如果能达到广泛的外科边界，应首选保肢治疗 [2, 6]。当保肢治疗无法达到满意的外科边界时应进行截肢治疗 [1, 6]。但是需要引起重视的是，化学治疗反应好仍然是保肢治疗的前提，化学治疗反应不好，经行保肢治疗的复发风险增高 [7]。

（曲国蕃　包俊杰）

参考文献

[1] Marulanda GA, Henderson ER, Johnson DA, et al. Orthopedic surgery options for the treatment of primary osteosarcoma[J]. Cancer Control, 2008, 15(1):13–20.

[2] Bacci G, Ferrari S, Lari S, et al. Osteosarcoma of the limb. Amputation or limb salvage in patients treated by neoadjuvant chemotherapy[J]. J Bone Joint Surg Br, 2002, 84(1):88–92.

[3] Mavrogenis AF, Abati CN, Romagnoli C, et al. Similar survival but better function for patients after limb salvage versus amputation for distal tibia osteosarcoma[J]. Clin Orthop Relat Res, 2012, 470(6):1735–1748.

[4] Simon MA, Aschliman MA, Thomas N, et al. Limb–salvage treatment versus amputation for osteosarcoma of the distal end of the femur[J]. J Bone Joint Surg Am, 2005, 87 (12):2822.

[5] Aksnes LH, Bauer HC, Jebsen NL, et al. Limb–sparing surgery preserves more function than amputation: a Scandinavian sarcoma group study of 118 patients[J]. J Bone Joint Surg Br, 2008, 90(6):786–794.

[6] Nagarajan R, Neglia JP, Clohisy DR, et al. Limb salvage and amputation in survivors of pediatric lower– extremity bone tumors: what are the long– term implications?[J]. J Clin Oncol, 2002, 20(22):4493–4501.

[7] Vijayakumar V, Lowery R, Zhang X, et al. Pediatric osteosarcoma: a single institution's experience[J]. South Med J, 2014, 107(11):671–675.

3. 骨肿瘤新辅助化学治疗的意义与方案是什么？

【建议】新辅助化学治疗的意义：杀灭病灶瘤细胞及潜在转移的微小病灶，使肿瘤缩小利于保肢手术实施，也是判断预后重要指标之一。

新辅助化学治疗方案：①顺铂联合多柔比星；② MAP（大剂量甲氨蝶呤、顺铂、多柔比星）；③多柔比星、顺铂、异环磷酰胺，联合大剂量甲氨蝶呤；④异环磷酰胺、顺铂、表柔比星。

【备注解释】在手术基础上联合辅助化学治疗和新辅助化学治疗可明显改善非转移性骨肉瘤患者的预后 [1]。临床试验证实，包括异环磷酰胺顺铂、多柔比星的短期、密集化学治疗方案（含或不含大剂量甲氨蝶呤和异环磷酰胺）可获得非常好的远期结果，与多药联合方案效果大致相同[2-8]。研究证明，新辅助化学治疗可以杀死肿瘤原发病灶及远处转移病灶，降低手术难度提高保肢及切除远处病灶概率[9]。骨肉瘤新辅助化学治疗推荐药物为大剂量甲氨蝶呤、异环磷酰胺、多柔比星、顺铂，给药方式可考虑序贯用药或联合用药。选用两种或两种以上药物联合化学治疗，并保证足够的剂量强度。用药剂量参考范围为：甲氨蝶呤 $8\sim12g/m^2$（甲氨蝶呤化学治疗需行血药浓度监测），异环磷酰胺 $12\sim15g/m^2$，多柔比星 $90mg/m^2$，顺铂 $120\sim140mg/m^2$，以上为单药应用推荐剂量，若联合用药则需酌情减量，用药时间达 $2\sim3$ 个月。无论何种方案的化学治疗，在新辅助化学治疗后好的组织病理学反应率（坏死率是否大于 90%）是判断预后的重要因素[10, 11]。

（曲国蕃　包俊杰）

参考文献

[1] 郭卫，牛晓辉，肖建如，等 . 骨肉瘤临床循证诊疗指南 [J]. 中华骨与关节外科杂志，2018, 11(4):288–301.

[2] Bramwell VH, Burgers M, Sneath R, et al. A comparison of two short intensive adjuvant chemotherapy regimens in operable osteosarcoma of limbs in children and young adults: the first study of the European Osteosarcoma Intergroup[J]. J Clin Oncol, 1992, 10(10):1579–1591.

[3] Souhami RL, Craft AW, van der Eijken JW, et al. Randomised trial of two regimens of chemotherapy in operable osteosarcoma: a study of the European Osteosarcoma Intergroup[J]. Lancet, 1997, 350(9082):911–917.

[4] Fuchs N, Bielack SS, Epler D, et al. Long- term results of the co- operative German- Austrian- Swiss osteosarcoma study group's protocol COSS-86 of intensive multidrug chemotherapy and surgery for osteosarcoma of the limbs[J]. Ann Oncol, 1998, 9(8):893–899.

[5] Bacci G, Ferrari S, Bertoni F, et al. Long-term outcome for patients with nonmetastatic osteosarcoma of the extremity treated at the istituto ortopedico rizzoli according to the istituto ortopedico rizzoli/osteosarcoma–2 protocol: an updated report[J]. J Clin Oncol, 2000, 18(24):4016–4027.

[6] Bacci G, Briccoli A, Ferrari S, et al. Neoadjuvant chemotherapy for osteosarcoma of the extremity: long– term results of the Rizzoli's 4th protocol[J]. Eur J Cancer, 2001, 37 (16):2030–2039.

[7] Ferrari S, Smeland S, Mercuri M, et al. Neoadjuvant chemotherapy with high–dose Ifosfamide, high–dose methotrexate, cisplatin, and doxorubicin for patients with localized osteosarcoma of the extremity: a joint study by the Italian and Scandinavian Sarcoma Groups. J Clin Oncol, 2005, 23(34):8845–8852.

[8] Lewis IJ, Nooij MA, Whelan J, et al. Improvement in histologic response but not survival in osteosarcoma patients treated with intensified chemotherapy: a randomized phase Ⅲ trial of the European Osteosarcoma Intergroup[J]. J Natl Cancer Inst, 2007, 99(2):112–128.

[9] Yuan G, Chen J, Wu D, et al. Neoadjuvant chemotherapy combined with limb salvage surgery in patients with limb osteosarcoma of Enneking stage Ⅱ : a retrospective study[J]. Onco Targets Ther, 2017(10): 2745–2750.

[10] Bernthal NM, Federman N, Eilber FR, et al. Long–term results (>25 years) of a randomized, prospective clinical trial evaluating chemotherapy in patients with high–grade, operable osteosarcoma[J]. Cancer, 2012, 118(23):5888–5893.

[11] Provisor AJ, Ettinger LJ, Na chman JB, et al. Treatment of nonmetastatic osteosarcoma of the extremity with preoperative and postoperative chemotherapy: a report from the Children's Cancer Group[J]. J Clin Oncol, 1997, 15(1):76–84

4. 哪些骨肿瘤术后化学治疗有重大意义？哪些没有太大意义？

【建议】原发肉瘤、尤因肉瘤术前和术后化学治疗具有重要意义，经典型高级别骨肉瘤ⅡB 期和Ⅲ期的患者化学治疗有意义，低级别骨肿瘤化学治疗的意义不大。

【备注解释】骨高级别原发肉瘤、尤因肉瘤化学治疗具有重要意义。对于高级别骨肉瘤，均建议先行术前化学治疗（1A 级），化学治疗后通过磁共振、局部 X 线片、PET 或骨扫描等进行重新评估及再分期。经典型骨肉瘤ⅡB 期和Ⅲ期的患者，术前化学治疗的证据级别是 1A 类证据。对于ⅡB/Ⅲ期患者术前化学治疗联合重组人血管内皮抑制素治疗（2A 级）。对于低级别骨肉瘤，可直接广泛切除（1B 级）；对于骨膜骨肉瘤，可先考虑化学治疗，再行广泛切除（2B 级）。在手术基础上联合辅助化学治疗和新辅助化学治疗可明显改善非转移性骨肉瘤患者的预后（1A 级）。低级别（包括髓内型和表面型）和骨膜骨肉瘤接受广泛切除后，病理检测发现高级别骨肉瘤成分，推荐进行术后化学治疗[1]。对高级别骨肉瘤更倾向于进行广泛切除手术前的化学治疗[2-6]。部分年龄较大的患者可能受益于即刻手术。广泛切除手术后，肿瘤对术前化学治疗组织学反应有效的患者应当继续接受数个疗程相同方案的化学治疗。术后组织学反应不佳（残余存活肿瘤大于或等于 10%）的患者可考虑行不同方案化学治疗，然而通过改变化学治疗方案来改善这部分患者预后的尝试并不成功[7-10]。

（曲国蕃　包俊杰）

参考文献

[1] 郭卫，牛晓辉，肖建如，等 . 骨肉瘤临床循证诊疗指南 [J]. 中华骨与关节外科杂志，2018, 11(4):288–301.

[2] Bacci G, Briccoli A, Ferrari S, et al. Neoadjuvant chemotherapy for osteosarcoma of the extremities with synchronous lung metastases: treatment with cisplatin, adriamycin and high dose of methotrexate and ifosfamide[J]. Oncol Rep, 2000, 7(2):339–346.

[3] Souhami RL, Craft AW, van der Eijken JW, et al. Randomised trial of two regimens of chemotherapy in operable osteosarcoma: a study of the European

Osteosarcoma Intergroup[J]. Lancet, 1997, 350(9082):911–917.

[4] Fuchs N, Bielack SS, Epler D, et al. Long–term results of the co-operative German–Austrian–Swiss osteosarcoma study group's protocol COSS–86 of intensive multidrug chemotherapy and surgery for osteosarcoma of the limbs[J]. Ann Oncol, 1998, 9(8):893–899.

[5] Le Deley MC, Guinebretière JM, Gentet JC, et al. SFOP OS94: a randomised trial comparing preoperative high–dose methotrexate plus doxorubicin to high– dose methotrexate plus etoposide and ifosfamide in osteosarcoma patients[J]. Eur J Cancer, 2007, 43(4):752–761.

[6] Provisor AJ, Ettinger LJ, et al. Treatment of nonmetastatic osteosarcoma of the extremity with preoperative and postoperative chemotherapy: a report from the Children's Cancer Group[J]. J Clin Oncol, 1997, 15(1):76–84.

[7] Smeland S, Müller C, Alvegard TA, et al. Scandinavian Sarcoma Group Osteosarcoma Study SSG VIII: prognostic factors for outcome and the role of replacement salvage chemotherapy for poor histological responders[J]. Eur J Cancer, 2003, 39(4):488–494.

[8] Winkler K, Beron G, Delling G, et al. Neoadjuvant chemotherapy of osteosarcoma: results of a randomized cooperative trial (COSS–82) with salvage chemotherapy based on histological tumor response[J]. J Clin Oncol, 1988, 6(2):329–337.

[9] Smeland S, Bruland OS, Hjorth L, et al. Results of the Scandinavian Sarcoma Group XIV protocol for classical osteosarcoma: 63 patients with a minimum follow–up of 4 years[J]. Acta Orthop, 2011, 82(2):211–216.

[10] Ferrari S, Ruggieri P, Cefalo G, et al. Neoadjuvant chemotherapy with methotrexate, cisplatin, and doxorubicin with or without ifosfamide in nonmetastatic osteosarcoma of the extremity: an Italian sarcoma group trial ISG/OS–1[J]. J Clin Oncol, 2012, 30(17):2112–2118.

5. 骨转移癌患者，是否可以做保肢手术？适应证怎样掌握？

【建议】骨转移癌患者，可以行保肢手术，但应考虑适应证的选择。

适应证：骨及周围软组织无广泛侵犯、病灶切除后可重建，患肢无主要血管、神经受累者，预估患者生存期超过半年以上者，可以行保肢手术治疗。

【备注解释】对四肢骨转移瘤患者，推荐采用 Katagiri 评分系统来预测患者生存期[1]。Katagiri 评分系统是对原发肿瘤类型、内脏或颅内转移、ECOG 评分、前期化学治疗、多发骨转移五个方面分别赋值并进行累加，根据累计得分情况，评估骨转移瘤患者生存期，指导治疗[2]。2014 年，Katagiri 对该评分系统进行了修订，将实验室检查分为异常和严重异常两个等级，并纳入影响预后的因素中[3]。修订后的评分系统提高了骨肿瘤患者生存期评估的准确性。评分 ≥ 7 分的患者，评估为短期生存，6 个月的生存率为 27%，1 年的生存率为 6%，2 年的生存率为 2%；评分 4～6 分的患者，评估为中等期生存，6 个月的生存率为 74%，1 年的生存率为 49%，2 年的生存率为 28%；评分 ≤ 3 分的患者，评估为长期生存，6 个月的生存率为 98%，1 年的生存率为 91%，2 年的生存率为 78%。对于其他方法无法控制病灶进展，存在顽固性疼痛，主要神经、血管受累，软组织广泛侵犯，严重影响生活质量的四肢骨转移瘤患者，为提高生存质量，可采用截肢手术（2 级推荐）。截肢手术在四肢骨转移瘤中应用较少，但对于骨及周围软组织侵犯广泛、病灶切除后无法完成重建者，以及患肢主要血管、神经受累者，截肢术可作为一种选择[4, 5]。虽然截肢术不会延长患者生存时间，但对于其他方法无法控制肿瘤，且肿瘤带来严重肢体疼痛、功能障碍、出血或感染的四肢骨转移瘤患者，截肢术可以提高其生活质量[6, 7]。截肢手术作为局部控制肿瘤，姑息性改善症状的治疗方式，应严格把握其适应证[8, 9]。

（曲国蕃　包俊杰）

参考文献

[1] 林建华, 李建民, 胡永成, 等. 四肢骨转移瘤外科治疗指南 [J]. 中华骨科杂志, 2019, 39(24):1485–1495.

[2] Katagiri H, Takahashi M, Wakai K, et al. Prognostic factors and a scoring system for patients with skeletal metastasis[J]. J BoneJoint Surg Br, 2005, 87(5):698–703.

[3] Katagiri H, Okada R, Takagi T, el al. New prognostic factors and scoring system for patients with skeletal metaslasis[J]. CancerMed, 2014, 3(5):1359–1367.

[4] Bickels J, Dadia S, Lidar Z. Surgical management of metastatic bone disease[J]. J Bone JoinI Surg Am, 2009, 91(6):1503–1516.

[5] Clara–Allamirano MA, Garcia–0rtega DY, Martinez–said H, et al. Surgical treatment in bone metaslases in the appendicular skeleton[J]. Rev Esp Cir Ortop Traumatol, 2018, 62(3):185–189.

[6] Morris G, Evans S, stevenson J, et al. Bone melastases of the hand[J]. Ann R Coll Surg Engl, 2017, 99(7):563–567.

[7] Merimsky O, Kollender Y, Inbar M, et al. Is forequaner amputalionjustified for pallialion of intractable cancer symptoms[J]. Oncology, 2001, 60(1):55–59.

[8] Malawer MM, Buch RG,Thompson WE, et al. Major amputations done with palliative intent in the treatment of local bony complications associated with advanced cancer [J]. Journal of surgical oncology, 1991,47(2):121–130.

[9]Mark EP, Joanne C, Forsberg JA, et al. Major Upper–Limb Amputations for Malignant Tumors[J]. The Journal of Hand Surgery, 2012, 37(6):1235–1241.

6. 恶性骨肿瘤手术时，应该遵循无瘤原则，如这一原则与损伤神经为代价时，应该选择如何处理？

【建议】需切除神经，如果功能影响较大术后肢体功能不优于截肢手术，应实行截肢手术。

【备注解释】当保肢治疗无法达到满意的外科边界时应进行截肢治疗[1-3]。截肢的适应证包括：患者要求截肢、化学治疗无效的 ⅡB 期肿瘤、重要血管神经束受累、缺乏保肢后骨或软组织重建条件、预计义肢功能优于保肢[4-7]。不能以牺牲肿瘤治疗的外科边界为代价，保留维持良好功能所需的组织解剖结构[8]。骨肉瘤的生物学行为是影响肢体及生命是否得以存留的主要因素，而骨骼肌肉功能的优劣则影响患者的生存质量。如果肿瘤复发，其后果不仅是增加再截肢的风险，以及加重患者的痛苦和医疗费用负担，还使得复发患者的肺转移率远高于无复发患者，而绝大部分骨肉瘤患者的生命终结都是因为出现了肺转移[9, 10]。对于原发骨恶性肿瘤，肿瘤学的控制应作为首要目标，一旦肿瘤控制失败，再完美的骨科重建也成为空谈[11]。

（曲国蕃　包俊杰）

参考文献

[1] 郭卫，牛晓辉，肖建如，等 . 骨肉瘤临床循证诊疗指南 [J]. 中华骨与关节外科杂志，2018, 11(4):288-301.

[2] Marulanda GA, Henderson ER, Johnson DA, et al. Orthopedic surgery options for the treatment of primary osteosarcoma[J]. Cancer Control, 2008, 15(1):13-20.

[3] Nagarajan R, Neglia JP, Clohisy DR, et al. Limb salvage and amputation in survivors of pediatric lower- extremity bone tumors: what are the long- term implications?[J]. J Clin Oncol, 2002, 20(22):4493-4501.

[4] Mei J, Zhu XZ, Wang ZY, et al. Functional outcomes and quality of life in patients with osteosarcoma treated With amputation versus limb- salvage surgery: a systematic review and meta- analysis[J]. Arch Orthop Trauma Surg, 2014, 134(11):1507-1516.

[5] Bielack S, Jürgens H, Jundt G, et al. Osteosarcoma: the COSS experience[J]. Cancer Treat Res, 2009(152): 289-308.

[6] Picci P. Osteosarcoma (osteogenic sarcoma)[J]. Orphanet J Rare Dis, 2007(2): 6.

[7] Ferrari S, Palmerini E, Staals EL, et al. The treatment of nonmetastatic high grade osteosarcoma of the extremity: review of the Italian Rizzoli experience. Impact on the future[J]. Cancer Treat Res, 2009(152): 275-287.

[8] Dürr HR, Bakhshai Y, Rechl H, et al. Resection margins in bone tumors: what is adequate?[J]. Unfallchirurg, 2014, 117 (7):593-599.

[9] Bacci G, Briccoli A, Rocca M, et al. Neoadjuvant chemotherapy for osteosarcoma of the extremities with metastases at presentation: recent experience at the Rizzoli Institute in 57 patients treated with cisplatin, doxorubicin, and a high dose of methotrexate and ifosfamide[J]. Ann Oncol, 2003, 14 (7):1126-1134.

[10] Campanacci M, Bacci G, Bertoni F, et al. The treatment of osteosarcoma of the extremities: twenty year's experience at the Istituto Ortopedico Rizzoli[J]. Cancer, 1981, 48(7):1569-1581.

[11] 牛晓辉 . 恶性骨肿瘤外科治疗的术前计划及术后评估 [J]. 中华外科杂志，2007, 45(10):699-701.

　　7. 如果无瘤切除恶性骨肿瘤时，虽可保留神经，但需要切除一段重要血管，此时应当如何处理？

　　【建议】有技术条件者，也可行血管移植手术；条件不足者，可选择实行截肢手术；同时还要结合医生的技术状况和患者的意愿，最终决定手术方案。

　　8. 什么情况的骨肿瘤不宜进行保肢手术治疗？

　　【建议】患者要求截肢，化学治疗无效的ⅡB期肿瘤，重要血管神经束受累，缺乏保肢后骨或软组织重建条件，预计义肢功能优于保肢。

　　9. 肿瘤型假体的固定界面，通常选择骨水泥固定还是生物固定？为什么？

　　【建议】通常选择水泥型假体固定。肿瘤型假体的固定方法中，目前尚无循证学证据能够证明生物型固定假体比骨水泥固定效果好。

　　【备注解释】目前尚无法比较水泥固定与生物固定哪种方法更好。一些文献报道水泥型假体的随访结果很好[1-5]，同时生物固定结果也令人满意[1, 6, 7]。目前为止还没有文献报道过同种假体随机使用两种固定方式的临床研究。也没有充分的证据表明何种固定方式对于翻修手术更为容易。有文献报道非传统骨水泥固定方法较传统的骨水泥固定方法有着更低的无菌性松动发生率[3, 4]。传统的骨水泥固定方法是髓腔扩髓直径大于假体柄 3～4mm，使得假体柄周围有 2mm 厚的水泥[3, 5, 8]，而非传统骨水泥固定技术是将髓腔扩髓至正好与假体柄粗细相同的尺寸，在水泥固定前插入假体就能获得稳定的固定，随后用水泥填充假体与骨骼之间的微小间隙以获得更为坚实的固定。这种固定方法的优点是可以使用直径更粗的假体柄，从而降低假体柄折断的危险，此外还可以保留更多的骨量[9]。

（曲国蕃　包俊杰）

参考文献

[1] Gosheger G, Gebert C, Ahrens H, et al. Endoprosthetic reconstruction in 250 patients with sarcoma[J]. Clin OrthopRelat Res, 2006, 450:164-171.

[2] Maruthainar K, Dunstan ER, Hamilton PD, et al. Massive endoprostheses for giant cell tumours of the distal femur: a 12-year follow-up[J]. Knee, 2006(13): 378-381.

[3] Sharma S, Turcotte RE, Isler MH, et al. Cemented rotating hinge endoprosthesis for limb salvage of distal femur tumors[J]. Clin Orthop Relat Res, 2006(450):28-32.

[4] Sharma S, Turcotte RE, Isler MH, et al. Experience with cemented large segment endoprostheses for tumors[J]. Clin OrthopRelat Res, 2007(459): 54-59.

[5] Biau D, Faure F, Katsahian S, et al. Survival of total knee replacement with a megaprosthesis after bone tumor resection[J]. J Bone Joint Surg Am, 2006(88):1285-1293.

[6] Flint MN, Griffin AM, Bell RS, et al. Aseptic loosening is uncommon with uncemented proximal tibia tumor prostheses[J]. Clin Orthop Relat Res, 2006(450):52-59.

[7] Gupta A, Pollock R, Cannon SR, et al. A knee–sparing distal femoral endoprosthesis using hydroxyapatite–coated extra corticalplates. Preliminary results[J]. J Bone Joint Surg Br, 2006, 88(10):1367–1372.

[8] Ahlmann ER, Menendez LR, Kermani C, et al. Survivor ship and clinical outcome of modular endoprosthetic reconstruction for neoplastic disease of the lower limb[J]. J BoneJoint Surg Br, 2006, 88(6):790–795.

[9] 郭卫. 肿瘤型人工关节的设计及临床应用 [J]. 中华骨与关节外科杂志, 2013, 6(S1):32–38.

10. 肿瘤型假体设计时，其肿瘤段与髓内针段各应遵循什么指标原则？

【建议】肿瘤段假体长度可以修复骨缺损，假体干直径与残存骨端直径相匹配；假体髓内针根部直径尽可能最大，长度不易过短，应大于5cm；骨干髓腔扩髓后与假体柄粗细相同，髓内针有顺应骨干弯曲的弧度。

【备注解释】大量文献报道，假体断裂部位多位于应力集中部位，假体断裂通常发生于假体髓内针和假体干交接部位，较细的假体柄是假体断裂的相关因素[1-4]。由于肿瘤型人工关节假体的体积大，力线长，理论上骨与假体力线的匹配将影响其生存时间，在解剖学层面，假体力线很难顺应长骨生理曲度，特别是股骨、胫骨的矢状位力线。Ecker 等[5]认为力线不良是导致术后假体无菌性松动的主要原因。股骨肿瘤型假体矢状位下股骨生理曲度与假体力线不匹配会引起关节功能欠佳，增加松动概率[6, 7]。临床实践中，一些学者已经证实过短的假体柄会出现假体早期松动，Sewell 等[8]报道采用嵌入式假体重建胫骨缺损的病例，随访发现柄长小于4cm时，假体早期发生松动。

（曲国蕃　包俊杰）

参考文献

[1] Jeys LM, Kulkarni A, Grimer RJ, et al. Endoprosthetic reconstruction for the treatment of musculoskeletal tumors of the appendicular skeleton and pelvis[J]. J Bone JointSurg Am, 2008(6):1265–1271.

[2] Balke M, Ahrens H, Streitbürger A, et al. Modular endoprosthetic reconstruction in malignant bone tumors: Indications and limits[J]. Recent Results Cancer Res, 2009(179):39–50.

[3] Biau D, Faure F, Katsahian SJ, et al. Survival of total knee replacement with a megaprosthesis after bone tumor resectio[J]. J Bone Joint Surg Am, 2006, 88(6):1285–1293.

[4] Wirganowicz PZ, Eckardt JJ, Dorey FJ, et al. Etiology and results of tumor endoprosthesis revision surgery in 64patients[J]. Clin Orthop, 1999(358):64–74.

[5] Ecker M, Lotke PA, Windsor RE, et al. Long–term results after total condylar knee arthroplasty. Significance of radiolucentlines[J]. Clin Orthop Relat Res, 1987, 5(216):151–158.

[6] Ayerza MA, Farfalli GL, Aponte–Tinao L, et al. Does increased rate of limb–sparing surgery affect survival in osteosarcoma?[J]. Clin Orthop Relat Res, 2010, 468(11):2854–2859.

[7] 耿磊, 王臻, 郭征, 等. 膝关节肿瘤型假体力线分析 [J]. 中国骨与关节杂志, 2015, 4(10):790–794.

[8] Sewell MD, Spiegelberg BG, Hanna SA, et al. Total femoral endoprosthetic replacement following excision of bone tumours[J]. JBone Joint Surg [Br], 2009(91B):1513–1520.

11. 应急情况下，怎样看待用骨水泥自制（内加钢针、丝）的简易假体植入骨缺损区的治疗方法？

【建议】简易假体植入不应作为治疗恶性骨肿瘤的常规方法，应急情况（术前判定有误、准备不充分或临时出现病理性骨折等情况）可临时使用。需要明确病理者，应仅行切检手术，明确病理诊断后决定进一步治疗方式。

12. 介入治疗手段针对骨肿瘤的哪些情况？

【建议】经动脉四肢恶性骨肿瘤血管灌注化学治疗；脊柱、骶骨和骨盆恶性肿瘤为减少手术出血进行术前的血管介入栓塞治疗；脊柱椎体血管瘤和转移癌的经皮成形介入治疗等。

【备注解释】对肢体恶性肿瘤行动脉介入灌注化学治疗除能提高骨肿瘤局部化学治疗药物浓度，降低化学治疗药物的全身毒性[1]。骨盆、骶尾部肿瘤，以及其他脊柱肿瘤因部位深而且血供丰富尤其适合术前化学治疗栓塞[2]。某些较小的骨肿瘤尤其是骨样骨瘤可将射频电极置入瘤巢内，利用射频产生的热量来破坏肿瘤组织[3]。射频消融手术对溶骨性转移瘤的止痛效果良好[4]。经皮骨成形术已经广泛应用于传统方法及外科手术治疗效果不佳的脊柱及椎外骨肿瘤性病变的治疗。椎体成形术治疗骨转移瘤安全、有效，能够缓解癌性疼痛，加固病变骨骼，明显改善患者生活质量[5]。

（曲国蕃　包俊杰）

参考文献

[1] 刘铖, 李鼎锋, 周举, 等. 以介入化疗为基础的股骨远端恶性肿瘤综合治疗 [J]. 中国肿瘤临床与康复, 2009, 16(3):250–253.

[2] Jayakumar PN, Desai SV, Kovoor JM, et al. Percutaneous embolization of mandibular heman gioma: a case report[J]. J Oral Maxillofac Surg, 2002(60):945–948.

[3] Buhler M, Exner GU. Osteoid osteoma: technique of computed tomography–controlled percutaneous resection using standard equipment available inmost orthopaedic operating rooms[J]. Arce Orthop Trauma Surg, 2001(121):458–461.

[4] Callstrom MR, Charboneau JW, Goetz MP, et al. Painful metastases involving bone: feasibility of percutaneous CT and US–guided radio–frequency

ablation[J]. Radiology, 2002, 224:87−97.

[5] Weill A, Chiras J, Simon JM, et al. Spinal metastases: indications for and results of percutaneous injection of acrylic surgical cement[j]. Radiology, 1996, 199(1):241−247.

（二）股骨肿瘤的保肢治疗

1. 股骨近端骨肉瘤保肢手术有什么要求？

【建议】术前新辅助化学治疗＋手术＋术后辅助化学治疗，肿瘤分期主要是ⅡA 期以下或化学治疗效果较好的ⅡB 期肿瘤或部分有保肢意愿的Ⅲ期肿瘤；主要的血管神经束无受累；骨肿瘤切除同时，在肿瘤周围所有象限上均有肌肉覆盖；可以在骨肿瘤以外 5cm 左右进行截骨。

2. 股骨近端肿瘤型假体设计时，手术医师应提出什么数据？

【建议】定制型假体术前需要测量假体干长、髓针的直径及长度等，并且髓针的根径不应过细，髓针长度应适宜。

3. 股骨远端肿瘤型假体设计时，手术医师应提出什么要求？

【建议】根据切除瘤段的不同，设计肿瘤假体干及髓针的长度，同时考虑患者下肢的力线及长度；对于假体的材质及表面处理的特殊要求，股骨及胫骨侧选择骨水泥型或生物型固定方式。

（曲国蕃　包俊杰）

（三）胫骨肿瘤的保肢手术

1. 胫骨近端骨肉瘤保肢手术有什么要求？

【建议】遵循骨恶性肿瘤手术保肢适应证。Enneking ⅠA、ⅠB、ⅡA 及化学治疗反应好的ⅡB、ⅢB 肿瘤；肿瘤水平腘血管和神经未受侵及，位于肿瘤间室外或反应区外，手术可疏松分离；关节内无裸露肿瘤，关节液未受侵；或虽有侵犯但可以通过关节外切除获得可接受的外科边界。

【备注解释】胫骨近端骨肉瘤以保肢手术为主，主要适应正为 Enneking ⅠA、ⅠB、ⅡA 及化学治疗反应好的ⅡB、ⅡB 肿瘤；肿瘤水平腘血管和神经未受侵及，位于肿瘤间室外或反应区外，手术可疏松分离；关节内无裸露肿瘤，关节液未受侵；或虽有侵犯但可以通过关节外切除获得可接受的外科边界[1]。部分学者认为胫骨近端骨肉瘤以保肢手术为主，其适应证包括以下七个方面：①骨骺的生长发育已基本趋于成熟；② Enneking ⅡA 期，化学治疗反应良好ⅡB 期；③无重要的血管神经受累、病理骨折、局部感染和弥漫性皮肤浸润；④能完整地切除肿瘤；⑤预计保留肢体的功能好于假肢；⑥保肢手术的局部复发率不会高于截肢，预期生存率不会低于截肢；⑦患者及家属均有保肢的愿望等[2]。目前保肢手术方式主要有大段异体骨软骨移植、关节融合、微波原位灭活或自体瘤段灭活、定制或组配式人工假体及异体骨混合人工假体等[4-7]。各种保肢手术各有利弊，相对人工假体重建，其他重建手术具有较高的并发症[8-10]。

（曲国蕃　石庆宇）

参考文献

[1] 牛晓辉，郝琳，丁易，等 . 骨肿瘤标准化手术 [M]. 北京 : 北京大学医学出版社，2013.

[2] 韩纲，毕文志，贾金鹏，等 . 特制人工假体在胫骨近端骨肉瘤保肢手术中的应用 [J]. 解放军医学院学报，2014, 35(04):329−331.

[3] Muscolo DL, Ayerza MA, Farfalli G, et al. Proximal tibia osteoarticular allografts in tumor limb salvage surgery[J]. Clin Orthop Relat Res, 2010, 468(5):1396−1404.

[4] Colangeli M, Donati D, Benedetti MG, et al. Total knee replacement versus osteochondral allograft in proximal tibia bone tumours[J]. Int Orthop, 2007, 31(6):823−829.

[5] Gilbert NF, Yasko AW, Oates SD, et al. Allograft−prosthetic composite reconstruction of the proximal part of the tibia. An analysis of the early results[J]. J Bone Joint Surg Am, 2009, 91(7):1646−1656.

[6] Capanna R, Scoccianti G, Campanacci DA, et al. Surgical technique: extraarticular knee resection with prosthesis−proximal tibia−extensor apparatus allograft for tumors invading the knee[J]. Clin Orthop Relat Res, 2011, 469(10):2905−2914.

[7] Donati D, Colangeli M, Colangeli S, et al. Allograft−prosthetic composite in the proximal tibia after bone tumor resection[J]. Clin Orthop Relat Res, 2008, 466(2):459−465.

[8] Myers GJ, Abudu AT, Carter SR, et al. The long−term results of endoprosthetic replacement of the proximal tibia for bone tumours[J]. J Bone Joint Surg Br, 2007, 89(12):1632−1637.

[9] Schwartz AJ, Kabo JM, Eilber FC, et al. Cemented endoprosthetic reconstruction of the proximal tibia :how long do they last?[J]. Clin Orthop Relat Res,

2010, 468(11):2875-2884.

[10] Titus V, Clayer M. Protecting a patellar ligament Reconstruction after proximal tibial resection:a simplified approach[J]. Clin Orthop Relat Res, 2008, 466(7):1749-1754.

2.胫骨远近端肿瘤型假体设计时，手术医师应提出什么要求？

【建议】①胫骨近端假体设计要求：带有髌韧带附着点或肌肉韧带附着面。儿童尽量设计成可延长的假体。胫骨近端假体髓内固定杆的绝对长度应大于12cm，有效固定长度大于5cm。②胫骨远端假体设计要求：设计胫骨干假体保留踝关节，胫骨残端固定长度要求髓内柄长度至少超过5cm。

【备注解释】目前临床广泛使用的胫骨近端假体已初步具备假体部分部件模块化的设计，定制性模块化假体可能成为未来发展趋势。对青少年骨髓未封闭患者胫骨近端假体的设计要求是可延长假体，或者行半关节假体置换，这方面研究进展已有学者报道[1, 2]。胫骨近端假体研究广泛采用人体解剖学数据，以构建符合人体生物力学的假体[3]。有研究显示为保证假体固定牢靠，预防因骨量太少引发的假体松动，个性化假体髓内固定杆的绝对长度必须大于12cm、有效固定长度大于5cm；为提高假体的生物匹配度，髓内固定杆采用与股骨髓腔外形一致的弧度设计；髓外固定杆与缺损骨段长度一致，且固定杆直径与异体骨髓腔直径一致；假体外翻、外旋角度以健侧肢体或常规最佳参数为依据[4]。利用人工肿瘤假体置换治疗胫骨远端肿瘤时，假体髓针柄长度至少超过4cm，胫骨残端至少保留5cm以上，否则假体松动率会显著提高[5-7]。相对于踝关节融合术，人工肿瘤踝关节置换术是一种可行的重建方法。

人工肿瘤踝关节置换术的术后并发症较多，并且不能如人工肿瘤膝关节置换术一样获得较好疗效[8, 9]。相较于融合术，踝关节置换术优点为术后允许早期负重和恢复踝关节部分屈伸功能。如果既要一期完成保踝手术，又要尽早功能训练及恢复功能，人工肿瘤干假体置换应作为首选；但当胫骨残端长度小于5cm时，单纯骨水泥固定后假体中远期生存率较低，假体相关并发症发生率较高。3D打印人工肿瘤干假体作为一种新兴的技术，可以依据患者个性化定制假体柄，同时联合CT/MRI融合影像技术及有限元分析术前模拟技术，可以更好地为患者提供近似生理的生物力学，延长假体使用寿命，对残端要求更低，是十分有潜力的发展方向[10]。

（曲国蕃　石庆宇）

参考文献

[1] Balke M, Ahrens H, Streitbürger A, et al. Modular endoprosthetic reconstruction in malignant bone tumors: indications and limits [J]. Recent Results Cancer Res, 2009, 179: 39-50.

[2] 李远, 徐海荣, 单华超, 等.一期胫骨近端半关节置换联合二期翻修治疗三例儿童胫骨近端骨肉瘤 [J]. 中国修复重建外科杂志, 2019, 33(02):131-137.

[3] 沈嘉康, 张伟滨.胫骨近端恶性骨肿瘤外科切除重建进展 [J]. 国际骨科学杂志, 2010, 31(4):239-241.

[4] 王虹, 丁焕文, 黄敏强.APC重建技术联合3D打印个性化非限制性全膝置换在胫骨上段恶性肿瘤中的应用 [J]. 中国骨科临床与基础研究杂志, 2019, 11(01):5-14.

[5] Ahlmann ER, Menendez LR. Intercalary endoprosthetic reconstruction for diaphyseal bone tumours[J]. J Bone Joint Surg(Br), 2006, 88(11):1487-1491.

[6] Sewell MD, Hanna SA, McGrath A, et al. Intercalary diaphyseal endoprosthetic reconstruction for malignant tibial bone tumours[J]. J Bone Joint Surg (Br), 2011, 93(8):1111-1117.

[7] Fuchs B, Ossendorf C, Leerapun T, et al. Intercalary segmental reconstruction after bone tumor resection[J]. Eur J Surg Oncol, 2008,34(12):1271-1276.

[8] Shekkeris AS, Hanna SA, Sewell MD, et al. Endoprosthetic reconstruction of the distal tibia and ankle joint after resection of primary bone tumours[J]. J Bone Joint Surg (Br), 2009, 91(10):1378-1382.

[9] Yang P, Evans S, Khan Z, et al. Reconstruction of the distal tibia following resection of aggressive bone tumours using a custom mademeg aprosthesis[J]. J Orthop, 2017, 14(3):406-409.

[10] 赵坤, 王延岭, 卢敏勋, 等.胫骨下段大段瘤性骨缺损修复重建的研究进展 [J]. 中国修复重建外科杂志, 2018, 32(9):1211-1217.

3.胫骨近段恶性骨肿瘤保肢手术，在肿瘤切除方面，需要注意哪些技巧？

【建议】膝关节内侧切口进入，先切断髌韧带、关节囊，切断关节间的连接，按肿瘤广泛切除边界游离肌肉等软组织，确定截骨线后，以线锯截段胫骨，提拉截骨端，再游离胫骨后方软组织，注意保护血管神经，完整切除肿瘤段组织。先安装假体的股骨髁侧，再安装胫骨上段假体，复位、锁定整个假体系统，修复切口软组织覆盖。

【备注解释】胫骨上段保肢手术方法常采用膝关节内侧切口，沿股内侧肌下缘进入至股骨，切开关节囊，切开胫骨结节内侧骨膜，保持髌韧带与下方筋膜的连续性，将髌骨连同髌腱一同翻向外侧，切断内、外侧副韧带，交叉韧带及半月板，膝关节脱位；分离胫骨上段肿瘤，将肿瘤及周围正常组织一并切除；根据术前制定的范围截断胫骨，保留股骨髁安装股骨侧假体，安装胫骨上段假体，复位。如需进行内侧腓肠肌移位覆盖假体，则将切口弧形向内下方延伸至内侧腓肠肌的肌-腱结合部位，中线切开内外侧腓肠肌的结合，将内侧腓肠肌向上翻转覆盖假体[1]。

在胫骨近端恶性肿瘤侵入膝关节内时，需行关节外切除，也可称为滑膜外切除。1977年Enneking和Shirley[2]描述的关节外切除是将整个伸膝装置切除，采用异体骨加自体腓骨移植、髓内钉固定而行关节融合，因此伸膝装置的保留与否对肢体功能影响不大。而肿瘤型假体则必须保留与重建伸膝装置，1989 年 Malawer 等[3] 介绍了胫骨近端骨肿瘤的保肢术，在关节外切除中将髌骨冠状位切开，将髌韧带与其深面的脂肪垫分开并保留，软组织覆盖及伸膝装置的重建则行腓肠肌内侧头肌瓣移位。2006 年 Dominkus 等[4] 报道的 10 例关节外切除者中有 3 例胫骨近端肿瘤，伸膝装置完全切除后应用 LARS 人工韧带重建，也可恢复部分功能。杨志平等[5] 行关节外切除时，冠状面薄层切除髌韧带、髌骨及股四头肌腱，保留较厚的浅层伸膝装置并行人工髌骨重建，髌韧带与胫骨假体及移位后的腓肠肌内侧头肌瓣缝合重建伸膝装置，由于不进入关节腔，既保证了肿瘤切除的边界，又较好地重建了伸膝装置，术后功能好。黄俊琪等[6] 比较了不同重建伸膝方式，没有哪一种技术表现出明显的优越，现今手术更趋于生物性重建来改善功能。

（曲国蕃　石庆宇）

参考文献

[1] 郭卫 . 肿瘤型人工关节置换术 [J]. 北京大学学报 (医学版), 2013, 45(5):667–672.

[2] Enneking WF, Shirley PD. Resection–arthrodesis for malignant and potentially malignant lesions about the knee using an intramedullary rod and local bone grafts[J]. J Bone Joint Surg Am, 1977, 59:223–236.

[3] Malawer MM, McHale KA. Limb–sparing surgery for high–grade malignant tumors of the proximal tibia: surgical technique and a method of extensor mechanism reconstruction[J]. Clin Orthop, 1989, 239:231–248.

[4] Dominkus M, Sabeti M, Toma C, et al. Reconstructing the extensor apparatus with a new polyester ligament[J]. Clin Orthop, 2006, 453:328.

[5] 杨志平、杨强、李昕、等 . 胫骨上端恶性骨肿瘤广泛切除与重建 [J]. 中国矫形外科杂志, 2011, 19(14):1145–1148.

[6] 黄俊琪、毕文志、韩纲、等 . 胫骨近端肿瘤假体置换术后伸膝装置重建病例报道并文献复习 [J]. 中国骨与关节杂志, 2017, 6(3):210–215.

　　4.胫骨近端保肢治疗时胫骨结节处的髌韧带止点重建需要如何处理才能达到良好的效果？

　　【建议】假体上预留的肌腱固定缝合装置与髌韧带缝合固定，再采用网状人工补片或 LARS 韧带覆盖包裹假体近端，并应用腓肠肌内侧头移位覆盖。如果原髌韧带止点肿瘤累及切除较多，则可以用自体肌腱移位重建恢复髌韧带长度。

　　【备注解释】伸膝装置软组织的重建修复包括腓肠肌内侧头肌肉瓣转位，自体肌腱移植物（缝匠肌、股二头肌），腓骨肌转位，直接将髌韧带固定于假体或移植物上[1]。Hobusch 等[2] 报道 LARS 韧带应用于肿瘤切除后伸膝装置的替代。

　　在失败病例中发现韧带与假体之间并未达到愈合指标，仅有瘢痕形成，所以导致最后断裂。Bickels 等[3] 和 Malawer 等[4] 提出了生物性模式固定。应用连接髌韧带与假体，提供直接的机械固定。Malawer 同时还结合了腓肠肌内侧头转位。Bickels 使用了两种生物固定方式：自体骨移植于髌韧带 – 假体表面；带蒂腓肠肌内侧头转位覆盖。术中将腓肠肌内侧头从肌肉 – 肌腱处分离旋转，覆盖在胫骨近端，用缝线固定在髌韧带和股四头肌之间。Jentzsch 等[5] 直接将腓肠肌内侧头转位进行重建。Pendegrass 等[6] 使用自体移植物在髌韧带 – 假体交界面，术后 12 周出现类似正常韧带长入。生物性重建强调功能性韧带置入表面以获得稳定的机械固定。Kotz 等[7] 将髌韧带与带血管蒂的腓骨相连，作为胫骨近端骨肉瘤切除后重建。Petschnig 等[8] 比较腓骨转位联合髌韧带缝合于股二头肌腱与腓肠肌转位，带血管腓骨瓣利于韧带长入愈合，在假体上形成坚强的锚定作用。

（曲国蕃　石庆宇）

参考文献

[1] 黄俊琪、毕文志、韩纲、等 . 胫骨近端肿瘤假体置换术后伸膝装置重建病例报道并文献复习 [J]. 中国骨与关节杂志, 2017, 6(03):210–215.

[2] Hobusch GM, Funovics PT, Hourscht C, et al. LARS® bandand tube for extensor mechanism reconstructions in proximaltibial modular endoprostheses after bone tumors[J]. Knee, 2016, 23(5):905–910.

[3] Bickels J, Wittig JC, Kollender Y, et al. Distal femur resection with endoprosthetic reconstruction: a long–term followupstudy[J]. Clin Orthop Relat Res, 2002(400):225–235.

[4] Malawer MM, Price WM. Gastrocnemius transposition Xapin conjunction with limb–sparing surgery for primary bone sarcomas around the knee[J]. Plast Reconstr Surg, 1984, 73:741–750.

[5] Jentzsch T, Erschbamer M, Seeli F, et al. Extensor function after medial gastrocnemius flap reconstruction of the proximaltibia[J]. Clin Orthop Relat Res, 2013, 471(7):2333–2339.

[6] Pendegrass CJ, Oddy MJ, Cannon SR, et al. A histomorphological study of tendon reconstruction to a hydroxyapatite coated implant: regeneration of a neo–enthesis in vivo[J]. J Orthop Res, 2004, 22(6):1316–1324.

[7] Kotz R, Engel A. Cement–free design of a tumor prosthesis for osteosarcoma of the distal femur and proximal tibia with anew fixation technique for the ligamentum patellae. In: ChaoE, Ivins J, eds. Tumor prostheses for bone and joint reconstruction[M]. New York: Thieme– Stratton Incl, 1983: 399–408.

[8] Petschnig R, Baron R, Kotz R, et al. Muscle function after endoprosthetic replacement of the proximal tibia Different techniques for extensor reconstruction in 17 tumor patients[J]. Acta Orthop Scand, 1995, 66(3):266–270.

　　5.胫骨近端肿瘤切瘤时，对胫前动脉的保护重要吗？

　　【建议】胫前动脉是一条可以切除而不会严重影响小腿血供的血管，因此，如果胫前动脉在肿瘤广泛性手术切除范围之内，可以直接切除。

【备注解释】胫骨近端后表面被腘肌所覆盖，形成了对腘动静脉及胫神经的保护屏障，因此胫骨近端骨肿瘤较少直接累及腘血管[1]，但胫前动脉在腘肌下缘起自腘动脉后穿小腿骨间膜上缘于胫、腓骨中上1/3处进入前骨筋膜，贴近胫骨前外侧下行，往往因肿瘤侵犯或邻近肿瘤需要在肿瘤广泛切除过程中切断结扎，术中保证肿瘤切除的边界较保留胫前动脉更重要[2]。

（曲国蕃　石庆宇）

参考文献

[1] Hudson TM, Springfield DS, Schiebler M. Popliteus muscle as a barrier to tumor spread: computed tomography and angiography [J]. J Comput Assist Tomogr, 1984, 3:498–501.

[2] 杨志平、杨强、李昕等.胫骨上端恶性骨肿瘤广泛切除与重建[J].中国矫形外科杂志, 2011, 19(14):1145–1148.

　　6.胫骨远端恶性骨肿瘤，保肢手术的意义大吗？

【建议】胫骨远端恶性骨肿瘤，由于局部软组织覆盖较差，加之复杂的血管神经和肌腱等解剖结构，膝下截肢术一直是临床首选术式。保肢术后的复发率、功能是否优于膝下截肢，以及并发症问题，目前尚存争议。

【备注解释】胫骨是仅次于股骨为骨肉瘤的好发部位，约占全身骨肉瘤的19%。其中20%发生于胫骨远端[1, 2]。踝关节区域解剖复杂，毗邻胫骨神经、血管、肌腱和韧带，使其广泛切除非常困难。胫骨下段软组织覆盖条件差，在植入假体或异体骨等重建材料后，常常出现伤口并发症[3]。

以往观点认为，膝下截肢术可以提供安全的外科边界，佩戴假肢可以获得相对满意的术后功能。随着外科技术的发展，对于新辅助化学治疗有效的胫骨下段骨肉瘤患者来说，保肢手术可能获得更好的功能。Abudu等[4]建议胫骨远端病变保肢适应证包括三个方面：① Enneking 3级侵袭性良性骨肿瘤；②原发恶性骨肿瘤病变局限于骨内，无软组织包块；③患者拒绝截肢手术。禁忌证包括：①血管神经、重要肌腱受侵，病变累及踝关节内；②对于化学治疗效果欠佳和局部皮肤条件差的患者更倾向于接受截肢手术。回顾既往文献，截肢和保肢患者的生存率差异无统计学意义[5-8]。对于胫骨下段大段瘤性骨缺损的修复重建，除了常规的同种异体骨移植、带血管自体腓骨移植、同种异体骨复合带血管腓骨移植、瘤段灭活回植、牵张成骨及骨搬运技术外，临床已逐渐开始应用膜诱导成骨技术、人工肿瘤干假体、3D打印金属骨小梁假体、踝关节融合术、人工肿瘤踝关节置换术[9]。

（曲国蕃　石庆宇）

参考文献

[1] Zeytoonjian T, Mankin HJ, Gebhardt MC, et al. Distal lower extremity sarcomas: frequency of occurrence and patientsurvival rate[J]. Foot Ankle Int, 2004, 25(5):325–330.

[2] Papagelopoulos PJ, Savvidou OD, Mavrogenis AF, et al. Lateral malleolus en bloc resection and ankle reconstruction for malignant tumors[J]. Clin Orthop Relat Res, 2005(437):209–218.

[3] 杨毅、贾俊秀、郭卫、等.保留踝关节的自体瘤骨灭活再植重建胫骨下段骨肉瘤切除后骨缺损二例报道并文献复习[J].中国骨与关节杂志, 2018, 7(2):132–137.

[4] Abudu A, Grimer RJ, Tillman RM, et al. Endoprosthetic replacement of the distal tibia and ankle joint for aggressive bone tumours[J]. Int Orthop, 1999, 23(5):291–294.

[5] Campanacci DA, Scoccianti G, Beltrami G, et al. Ankle arthrodesis with bone graft after distal tibia resection for bonetumors[J]. Foot Ankle Int, 2008, 29(10):1031–1037.

[6] Ebeid W, Amin S, Abdelmegid A, et al. Reconstruction of distaltibial defects following resection of malignant tumours by pedicled vascularised fibular grafts[J]. Acta Orthop Belg, 2007, 73(3):354–359.

[7] Laitinen M, Hardes J, Ahrens H, et al. Treatment of primary malignant bone tumours of the distal tibia[J]. Int Orthop, 2005, 29(4):255–259.

[8] Lee SH, Kim HS, Park YB, et al. Prosthetic reconstruction for tumours of the distal tibia and fibula[J]. J Bone Joint Surg Br, 1999, 81(5):803–807.

[9] 赵坤、王延岭、卢敏勋、等.胫骨下段大段瘤性骨缺损修复重建的研究进展[J].中国修复重建外科杂志, 2018, 32(9):1211–1217.

（四）上肢骨肿瘤的保肢治疗

　　1.如何判定肱骨近端的恶性骨肿瘤是否进行保肢治疗？

【建议】肿瘤未侵犯重要的血管神经，能够在肿瘤外将肿瘤完整切除，获得良好的外科边界，局部软组织条件尚可。

　　2.安装肱骨近端骨肿瘤假体时，为了防止脱位的发生，应该掌握哪些技术问题？

【建议】肱骨近端肿瘤关节置换后肩关节的稳定性主要靠周围软组织的固定来维持，软组织缺损较大者可应用人工韧带等代替，也可应用人工补片包裹假体，重建肩关节功能，防止脱位的发生。

3. 肘关节周围的恶性肿瘤，保肢手术时需要注意什么？

【建议】肘关节周围肿瘤行肘关节置换时，要遵循恶性肿瘤广泛切除的原则，肿瘤切除后局部要有充分的软组织覆盖；重建时尽量修复前臂肌群的起止点，安装时防止尺骨骨折。

4. 桡骨远端的骨肿瘤，保肢手术怎样选择入路？有哪些注意事项？

【建议】可以选择刮除、灭活、植骨或瘤段切除大段自体骨移植腕关节重建术。可采取前臂远端桡背侧切口，主要的注意事项包括肿瘤切除后局部应有足够的软组织覆盖，移植自体骨段尽量与桡骨段匹配，恢复腕关节稳定性。

（曲国蕃　包俊杰）

六、关于人工假体的设计特点

（一）各种类型人工髋关节的设计特点

1. 初次 THA 置换生物固定型髋臼杯设计的基本理念是什么？

【建议】充分的压配，广泛的接触界面，防旋转设计，有利于骨长入的表面材料及适宜的孔隙率。

【备注解释】髋臼假体松动一直是骨水泥假体不能长期存活的主要失败原因。目前，生物型假体的设计能够使假体与骨组织之间更好地整合，提供足够的生物固定，已经在长期随访中显示出良好的生存率[1, 2]，可以减少髋臼骨质的应力遮挡性丢失，并有助于骨长入。动物实验研究发现，钽棒植入后生存率是全髋置换的相对金标准[3]。生物学固定的条件与骨折愈合相似，即界面制动（即刻稳定）、理想对合（假体—骨界面无间隙）、合理的应力传递（应力遮挡小）。因此，生物固定型假体要保证骨长入，必须具备紧密接触和初始稳定这两个前提。在满足髋臼假体初始稳定的前提下，经各种假体表面处理的假体，如金属多孔表面（钛粉、钛丝、钴铬钼微珠等）、各种表面涂层（HA、硅酸二钙等）等才能被骨长入，获得长期固定。生物型髋臼假体的初始稳定性对假体的长期存活至关重要的[4]。新一代的髋臼假体设计通过提高髋臼杯的孔隙率及摩擦系数来达到更好的固定[5, 6]。骨小梁金属髋臼杯具有其独特的特性：①具有与骨小梁相似的多孔的孔隙率，其空隙率达到80%左右，骨小梁金属材料的平均孔径大小为547μm，研究已表明该尺寸可支持血管化作用[7]。②具有较低的弹性模量，钽金属的弹性模量约为3Gp，相对于钛金属，更接近于人体皮质骨与松质金属8周即可发现骨长入征象[8]。③具有较高的摩擦系数，骨小梁金属的摩擦系数约为其他涂层材料的2倍，其高摩擦系数已证明有助于假体的初始稳定性[9]。

（曲　敬　徐　亮）

参考文献

[1] Christie MJ. Clinical applications of Trabecular Metal[J]. Am J Orthop (Belle Mead NJ), 2002,31(4):219–220.

[2] Levine BR, Sporer S, Poggie RA, et al. Experimental and clinical performance of porous tantalum in orthopedic surgery[J]. Biomaterials, 2006,27(27):4671–4681.

[3] Urbanski W, Krawczyk A, Dragan SF. Influence of cementless cup surface on stability and bone fixation 2 years after total hip arthroplasty[J]. Acta of bioengineering and biomechanics / Wroclaw University of Technology, 2012, 14(2):27–35.

[4] Engh CA, Hopper RH Jr, Engh CA Jr. Long–term porous–coated cup survivor ship using spikes, screws, and press–fitting for initial fixation[J]. The Journal of arthroplasty, 2004, 19(7 Suppl 2):54–60.

[5] Meneghini RM, Meyer C, Buckley CA, et al. Mechanical stability of novel highly porous metal acetabular components in revision total hip arthroplasty[J]. The Journal of arthroplasty, 2010, 25(3):337–341.

[6] Small SR, Berend ME, Howard LA, et al. High initial stability in porous titanium acetabular cups: a biomechanical study[J]. The Journal of arthroplasty, 2013, 28(3):510–516.

[7] Karageorgiou V, Kaplan D. Porosity of 3D biomaterial scaffolds andosteogenesis[J]. Biomaterials, 2005, 26(27):5474–5491.

[8] Macheras G, Kateros K, Kostakos A, et al. Eight– to ten–year clinical and radiographic outcome of a porous tantalum monoblock acetabular component[J]. J Arthroplasty, 2009,24(5):705–709.

[9] Baad–Hansen T, Kold S, Soballe K. Comparison of trabecular metal cups and titanium fiber–mesh cups in primary hip arthroplasty: a randomized RSA and bone mineral densitometry study of 50 hips[J]. Acta Orthop, 2011,82(2):155–160.

2. 人工髋关节翻修杯的设计理念是什么？

【建议】尽量适应不完整髋臼的形态，以弥补骨缺损，增加假体与骨的接触面积，利于获得长期稳定性（如3D打印技术的应用）。

【备注解释】翻修患者中骨水泥与植入床之间难以达到良好的附着，单纯骨水泥髋臼假体，可以获得即刻的稳定。对于一些病例出现严重骨吸收、骨缺损等情况，给翻修带来很大困难，此类病例翻修必须联合使用髋臼加强环、植骨等，因为它们可以给予假体最大支撑，维持正常髋关节旋转中心，并对植骨提供机械性保护。

近年的趋势为尽量应用生物臼杯进行髋臼侧翻修，较骨水泥固定髋臼假体的失败率要低 [1]。生物固定型臼杯是表面具有微孔或生物涂层的髋臼假体，其表面具有较高的摩擦系数、骨长入诱导性及生物相容性。可以依靠其表面较高的摩擦系数取得初始稳定，后期通过诱导成骨细胞及间充质细胞定植促进骨长入实现远期生物固定。能否采用生物学固定髋臼假体取决于骨缺损部位及骨缺损的量，其次还必须考虑残留骨组织的修复能力。一般认为髋臼骨缺损少，残余骨组织修复能力较强的患者可以考虑用生物型假体。对于 Paprosky Ⅲ 型骨缺损患者髋臼环支撑结构被破坏，为了恢复旋转中心，重建髋臼完整性及确保假体与宿主骨稳定接触，通常需修复骨缺损、重建髋臼环或支撑点，以获得髋臼稳定结构。目前修复髋臼骨缺损方法很多，主要包括结构性植骨、多孔金属垫块、髋臼加强环、Jumbo 臼杯、双杯髋臼假体及 3D 打印髋臼假体等 [2]。

（曲 敬 徐 亮）

参 考 文 献

[1] Hicks DC, Horton G. Acetabular revision using pelvic reinforcement devices (Hip reconstruction) [J]. Curr Opin Orthop, 2002, 13: 43–47.

[2] Grappiolo G, Loppini M, Longo UG, et al. Trabecular metalaugments for the management of Paprosky type Ⅲ defects without plevic discontinuity[J]. J Arthroplasty, 2015, 30(6):1024–1029.

3. 超半径髋臼杯内衬设计有什么优缺点？

【建议】优点：提高了人工髋关节的稳定性，减少了髋关节置换术后脱位的发生率。

缺点：髋关节活动范围受到了一定的限制，手术的精准性要求更高。如果安装位置不标准，可能会出现髋臼异常受力，有加重磨损与固定界面松动的风险。

【备注解释】超半径设计髋臼优点：①增加了头臼的覆盖面积；②避免了臼缘与假体颈的碰撞，使内杯不需要通过加"高肩"或"帽檐"，就能完成防脱位的功能；③髋关节很容易复位。虽然高边设计在理论上有一定的优势，但也有报道说，超半径设计增加了髋臼与股骨头相接触的表面积，加速聚乙烯衬垫的磨损而导致骨溶解，增加假体的松动发病率 [1]，最终使得有髋臼缘高边的人工髋关节更不稳定。但是，随着超高交联聚乙烯的使用，磨损已经不再是一个问题了。

（曲 敬 徐 亮）

参 考 文 献

[1] Murray DW. Impingement and loosening of the long posterior wall acetabular implant[J]. J Bone Joint Surg Br, 1992, 74:377.

4. 髋臼内衬高边设计的理念是什么？

【建议】增加髋臼后上方的阻挡面积，减少了后脱位的发生概率。

【备注解释】现在临床上常用的内衬主要为聚乙烯和陶瓷内衬。在聚乙烯内衬设计上，为了降低后脱位的可能性，Charnley [1] 首先建议并设计了髋臼后侧边缘升高的髋臼假体。有限元分析也证明了这一防脱位设计的作用。Cobb 等 [2] 对 5167 例统计分析发现，2469 例使用高边内衬的脱位率为 2.19%，而标准内衬组为 3.85%（$P < 0.001$），高边内衬假体显示稳定性增加，并推荐脱位高危患者应使用这种特殊设计的内衬。虽然高边设计在理论上的优点明显，但提高一侧髋臼壁的高度会降低活动弧的大小，特别是在高边的位置不合适的放置时会导致碰撞的可能。还有学者认为，这种不对称的圆形会通过增加作用于髋臼假体的扭矩及通过增加与股骨头相接触的表面积，加速聚乙烯衬垫的磨损而导致骨溶解，增加假体的松动发病率 [3]，最终使得有髋臼高边的髋关节较没有高边的髋关节更不稳定。

（曲 敬 徐 亮）

参 考 文 献

[1] Charnley J, Cupic Z. The nine and ten year results of low–friction arthroplasty of thehip[J]. Clin Orthop, 1973, 95:9.

[2] Cobb TK, Morrey BF, Ilstrup DM. The elevated–rim acetabular liner in total hip arthroplasty: relationship to postoperative dislocation[J]. J Bone Joint Surg Am, 1996, 78:80.

[3] Murray DW. Impingement and loosening of the long posterior wall acetabular implant[J]. J Bone Joint Surg Br, 1992, 74:377.

5. 各种股骨柄侧的设计包括哪些理念？

【建议】静态稳定理念、动态稳定理念、防旋及抗扭力理念、持续固定理念。

【备注解释】股骨假体的几何形态对人工髋关节置换术后股骨假体初始稳定、术后髋关节功能恢复有重要意义。无论何种几何形状的柄，均要求有良好的初始稳定性，这需要假体在几何外形上与髓腔相匹配、受力尽可能均匀、尽量减少应力遮挡[1]。Nobel[2] 认为，股骨柄的形状与股骨髓腔的近端或远端达到紧密匹配，则可以得到柄体的稳定性，接近正常的股骨应力、应变模式。为使假体获得即刻稳定，要求假体与股骨近端髓腔紧密压配，密贴度越高，假体初始固定强度越高，其后期松动率则越低[3, 4]。因此，全髋关节置换假体的几何形状设计，一直是学者关注的焦点[5]。目前常用的股骨柄按几何形态的股骨假体分为四类：直柱形柄（cylindrical stem）、解剖柄（anatomic stem）、锥形圆柄（tapered stem）及矩形柄（锥形扁柄）。

直柱形柄形态特点及其设计的解剖学基础：该类型假体近段呈锥形，远段呈圆柱形，以远段压配固定和矢状面上整个假体呈 3 点固定为主是此类假体的设计特征。该圆柱柄又称为远端固定柄，其设计的解剖学基础在于：①股骨近侧干骺段的形态和大小变异常较远侧骨干段大；因此，如设计以近侧压配固定为主的假体，往往难以获得与干骺段的理想压配和固定，进而影响疗效。②股骨远侧皮质骨段为圆柱形结构，变异相对较小。③远段圆柱柄还可根据需要调整假体至理想的解剖位置，而不损害近段骨质。由于比较明显的对股骨近端的应力遮挡，现代远端固定直柱形股骨柄用于首次全髋置换相对较少，而在髋翻修中，加长的圆柱形股骨柄已经被证明具有即刻固定效果，结合假体表面处理（微孔钛离子喷涂层或再结合 HA 涂层），促进骨长入并具有良好的长期固定效果，尤其在伴有股骨近端骨缺损病例中更有优越性。

解剖型股骨假体设计理念：随着全髋置换术的广泛开展和对股骨假体的深入研究，发现直柱形柄会增加股骨干骺端的应力遮挡，而解剖型设计却可以改进股骨假体在干骺端的匹配和骨长入。直柱柄所谓的匹配是与股骨干近端和峡部而非干骺端紧密压配，这可能导致股骨干骨质肥厚、股骨距处骨密度丢失的发生[6]。有限元分析研究表明干骺端紧密压配有助于假体和骨床之间获得最适宜的应力传导，从而减低应力遮挡，促进骨长入。解剖型股骨假体通过干骺端和远端的同时最大限度匹配减少轴向弯曲和旋转移位，能够提供良好的机械固定，从而有效促进骨长入。解剖型股骨假体矢状面呈近段后弯，远段前弯，有左右之分，远近端同时充填髓腔固定，以近段压配和固定为主。

锥形假体设计特点：锥形柄冠状面整个柄体纵向呈 3° 锥，以近段压配固定和矢状面上整个假体呈三点固定为主是此类假体的设计特征。设计目的是为获得与股骨近端的压配和固定，通过将假体柄楔入低位股骨干骺端和小转子区域而获得坚强的力学压配和初始固定。锥形柄又可分为锥形扁柄（fiat tapered stems）即横截面呈矩形设计，因此又称矩形柄，以及锥形圆柄（round tapered stems）即横截面呈椭圆形等。此外，DDH 患者股骨近段前倾角过大，股骨髓腔细小，使用普通生物股骨柄假体面临插入困难，造成术中骨折，且难以纠正股骨前倾角。对于此类患者文献中推荐应用组配式股骨柄[7, 8]。

（曲 敬 徐 亮）

参考文献

[1] Langhans M, Hofmmann D, Ecke H, et al. Effect of form elasticity of the prosthesis shaft in response to stress of the proximal femur[J]. Unfallchirurgie, 1992, 18:266–273.

[2] Noble PC, Pflüger G, Junk–Jantsch S, et al. The optimal skin incision for minimally invasive total hip arthroplasty performed via the anterolateral approach. J Arthroplasty,2012,27(6):901–908.

[3] 赵长福, 孙树东, 于庆巍, 等. 人工假体与股骨上端匹配关系及其术后疗效探讨（附 156 例松动原因分析）[J]. 骨与关节损伤杂志, 2002, 17(3):191–193.

[4] 薛文东, 马如宇, 王东凤. 压配型假体柄部 2 股骨界面匹配和优化设计 [J]. 中国修复重建外科杂志, 2005, 12(19):949–951.

[5] Munting E, Verhelpen M. Fixation and effect on bone strain pattern of a stemless hip prosthesis[J]. J Biomech, 1995, 28：949–961.

[6] Laine HJ, Puolakka T JS, Moilanen T, et al . The effects of cementless femoral stem shape and proximal surface texture on "fit–and–fill" characteristics and on bone remodeling[J]. International Orthopaedics(SICOT), 2000, 24:184.

[7] Onodera S, Majima T, Ito H, et al. Cementless total hip arthroplasty using the modular S–ROM prosthesis combined with corrective proximal femoral osteotomy[J]. J Arthroplasty, 2006, 21(5):664–669.

[8] Takao M, Ohzono K, Nishii T, et al. Cementless modular total hip arthroplasty with subtrochanteric shortening osteotomy for hips with developmental dysplasia[J]. J Bone Joint Surg Am, 2011, 93(6):548–555.

6. 各种人工关节固定界面的设计理念有哪些？

【建议】除骨水泥型关节外，假体界面设计的终极目标就是如何达到以最大有效面积的骨长入或骨长上，从而实现真正的生物学稳定。体现在不同概念的产品中就出现目前应用的各种不同形态设计的柄假体，以及使用不同涂层材料产品。

【备注解释】根据假体与股骨之间的固定方式，可将目前髋关节假体分为两类：骨水泥型假体与非骨水泥型（生物型）假体[1]。骨水泥型假体通过骨黏固剂（骨水泥）来实现假体与骨之间的连接，目前最广泛应用于临床的骨黏固剂主要成分为聚甲基丙烯酸甲酯（polymethylmethacrylate，PMMA）。尽管长期的临床实践证实，PMMA 在人体中的应用是安全的，但一些研究 [2, 3] 认为，相较于选取生物型假体行全髋关节置换的患者，使用骨水泥型假体的患者血液中 IL-6 的含量更高，而 IL-6 通常被认为与软组织炎症反应密切相关；同时 PMMA 碎屑可以诱导小鼠产生更多的炎症相关因子，这些因子可能会加剧局部软组织不良反应，引起假体松动。近年来，随着新的骨水泥固定技术不断完善和发展，尤其通过真空离心搅拌、脉冲灌洗、骨水泥枪加压及假体远近端中置等方法完善的第四代骨水泥技术应用，使得假体固定的远期临床疗效明显提高 [1]，但在年轻和运动量大的患者中无菌性松动的发生率仍较高。目前，骨水泥型股骨柄假体常用于高龄、有严重骨质疏松的全髋关节置换 [4, 5]。

骨水泥固定技术经过不断完善和发展，尤其通过真空离心搅拌、脉冲灌洗、骨水泥枪加压及假体远近端中置等方法完善的第四代骨水泥技术应用，使得假体固定的远期临床疗效明显提高。虽然骨水泥假体获得显著的成功，但在年轻和运动量大的患者中无菌性松动的发生率较高。通过骨长入假体表面微孔达到的牢固固定称为生物固定。假体的生物固定型包括两项内容：第一，通过假体的紧密压配置入达到前期的稳定；第二，通过假体的表面处理，使骨组织长入或者贴附于假体，达到假体与骨之间的骨整合，从而获得生物固定效果。影响骨组织长入假体表面微孔的因素很多，其中假体与骨界面的稳定性是骨生长的重要因素。临床上应用的生物型股骨柄假体通常采用金属粒烧结、扩散焊接、喷砂、等离子喷涂等技术处理材料表面，使之形成充分的空隙来促进骨长入。

传统的珍珠面处理的假体已基本淘汰，目前常用等离子喷涂羟基磷灰石（hydroxyapatite，HA）技术和多孔金属（highly porous metals，HPM）来改善假体的骨整合性能。HPM 材料微观上具有互通的三维开孔结构，其孔隙率＞60%，孔径大小及形态也更接近于传统松质骨结构，具有更好的"亲骨性"。Perticarini [6] 的研究证实，HPM 材料是可靠的，其在针对髋关节骨关节炎、髋关节发育异常、股骨头缺血性坏死的治疗中获得了很好的疗效。各大关节假体生产厂商基于金属钽或钛制作的 HPM 材料有很多，其中以金属钽制成的 Trabecular Metal（TM，Zimmer）更具代表性。Tokarski [7] 进行的一项临床研究表明，针对初次人工全髋关节置换或因感染导致翻修的患者，应用 TM 材料的假体可以降低感染的风险。虽然目前 HPM 材料的应用成果令人欣喜，其远期临床疗效仍值得关注。

（曲 敬 徐 亮）

参考文献

[1] Murray D W. Cemented femoral fixation: the North Atlantic divide[J]. Bone Joint J, 2013, 95-b(11 Suppl A):51-52.

[2] 乔金环, 董巍, 吴建伟. 生物型与骨水泥型人工髋关节假体置换术后血清 IL-6 含量变化的研究 [J]. 河北医药, 2013, 35(4):582-583.

[3] Zhang K, Yang S Y, Yang S, et al. Different influence of Ti, PMMA, UHMWPE, and Co-Cr particles on peripheral blood monocytes during periprosthetic inflammation[J]. J Biomed Mater ResA, 2015, 103(1):358-364.

[4] Rogmark C, Fenstad AM, Leonardsson O, et al. Posterior approach and uncemented stems increases the risk of reoperation after hemiarthroplasties in elderly hip fracture patients[J]. Acta Orthop, 2014, 85(1):18-25.

[5] Mcgraw IW, Spence SC, Baird EJ, et al. Incidence of periprosthetic fractures after hip hemiarthroplasty:Are uncemented prostheses unsafe?[J]. Injury, 2013, 44(12):1945-1948.

[6] Perticarini L, Zanon G, Rossi S M, et al. Clinical and radiographic outcomes of atrabecular titanium acetabular component in hip arthroplasty: results at minimum 5 years follow-up[J]. BMC Musculoskelet Disord, 2015, 16: 375-381.

[7] Tokarski AT, Novack TA, Parvizi J. Is tantalum protective against infection in revision total hip arthroplasty?[J]. Bone Joint J, 2015, 97-b(1):45-49.

7. 摩擦界面的设计理念是什么？摩擦界面材料的改进有何意义？

【建议】摩擦界面的设计理念与目标一直以来就是降低摩擦系数，降低假体界面的磨损率，以及减少有害磨损颗粒，以期实现人工关节使用寿命与人类存活寿命相一致。超高交联聚乙烯的交联度改进，大大提高其耐磨损的强度，且减小磨损颗粒的直径，增强假体的使用寿命；第四代技术的陶瓷－陶瓷界面，由于材料坚硬、界面光滑，其摩擦系数最小，磨损率最低。

【备注解释】对于界面的选择，原则是减少磨损等相关并发症，因为 DDH 患者多为年轻患者且解剖畸形，尽可能地应用生存期较长、并发症最少的界面。根据摩擦界面，可分为硬－硬界面和硬－软界面。常用的界面包括金属－金属、金属－高交联聚乙烯、陶瓷－高交联聚乙烯、陶瓷－陶瓷。金属－金属并发症多，不作为第一选择，金属－高交联聚乙烯相比于陶瓷－陶瓷，因骨溶解、无菌性松动至翻修率增加 [1]。陶瓷－陶瓷的短中期随访研究中报道生存率达 99.3% [2]，但是有陶瓷碎裂的可能，出现这种并发症不仅与陶瓷特性相关，还与手术技术、假体设计等有关，但现代的陶瓷技术中，此种风险已小于 1%，另外陶瓷－陶瓷界面可能出现异响，可能与假体位置不佳、金属碎屑形成的磨损颗粒等有关，在平衡磨损和陶瓷破裂风险时，最为理想的界面为陶瓷－高交联聚乙烯，其具有较低的陶瓷头破裂风险和磨损率 [3]。金属－金属全髋关节具有低磨损及高稳定优点，曾在国内短期内使用，取得良好的近期效果 [4]。但 Kwon [5] 研究表明约有 4% 金属对金属髋关节表面置换术患者 5 年内金属磨损颗粒可诱发软组织炎性假瘤，以及会造成血液中钴铬等金属离子浓度升高，如此高的离子浓度是否会引起肾脏损害、致癌、致畸或导致结缔组织疾病仍不免令人担忧。

陶瓷头硬度比金属强很多，无论氧化锆还是氧化铝陶瓷，其强度及硬度均非常大，摩擦系数最低，表面很难划伤，可明显减少研磨磨损，磨损产生的颗粒最不易引起组织反应。同时，陶瓷也有很好的亲水性，有利于形成较完整的润滑膜，不易被氧化。

（曲 敬 徐 亮）

参考文献

[1] Hu D, Kai T, Yang X, et al. Comparison of ceramic-on-ceramic to metal-on-polyethylene bearing surfaces in total hip arthroplasty: a meta-analysis of randomized controlled trials[J]. J Orthop Surg Res, 2015, 10(1):1-8.

[2] Buttaro MA, Zanotti G, Comba FM, et al. Primary total hip arthroplasty with fourth-generation ceramic-on-ceramic: analysis of complications in 939 consecutive cases followed for 2-10 years[J]. J Arthroplasty, 2017, 32(2):480-486.

[3] Stambough JB, Pashos G, Wu N, et al. Gender differences in wear rates for 28-vs 32-mm ceramic femoral heads on modern highly cross-linked polyethylene at midterm follow-up in young patients undergoing total hip arthroplasty[J]. J Arthroplasty, 2016, 31(4):899-905.

[4] 曾羿, 沈彬, 黄强, 等. 大直径股骨头金属对金属全髋关节置换术的近期临床疗效[J]. 中华骨科杂志, 2011, 31(5): 469-474.

[5] Kwon YM, Ostlere SJ, Mclardy-Smith P, et al. Asymptomatic pseudotumors after metal-on-metal hip resurfacing arthroplasty: prevalence and metal ion study[J]. J Arthroplasty, 2011, 26(4): 511-518.

8. THA 术前是否有必要根据每个患者的股骨髓腔形态来个性化选择假体？

【建议】目前临床实用意义不大，但理论上，如果条件具备，选择个性化定制假体或许会得到更好的临床效果。

【备注解释】髋关节置换假体的选择与股骨髓腔形态密切相关，特别是非骨水泥型股骨假体的长期固定有赖于获得坚强的初始固定和通过骨与假体结合获得有效的二次稳定，要达到上述目的，要求股骨假体与骨面的接触缝隙宽度尽量小于 1mm，因此假体与骨组织的精确匹配显得尤为重要。Rubin 等[1]应用三维 CT 对股骨近端形态进行研究。Noble 等[2]提出利用髓腔闪烁指数指导股骨近端髓腔分型和全髋关节置换假体设计及选择，将股骨近端髓腔分为三型：髓腔闪烁指数在 3.0~4.7 为正常形髓腔；髓腔闪烁指数＜3.0 为烟囱形髓腔；髓腔闪烁指数＞4.7 为倒立香槟瓶形髓腔。在 200 例平均年龄为 69.9 岁的股骨标本 X 线片测量中，平均髓腔闪烁指数为 3.80±0.74，其中 83% 为正常形髓腔，9% 为烟囱形髓腔，8% 为倒立香槟瓶形髓腔。汪伟等[3]研究显示正常国人股骨髓腔形状：68% 为正常髓腔形髓腔，9% 为烟囱形髓腔，23% 为倒立香槟瓶形髓腔。多因素分析研究发现髓腔闪烁指数与髋关节置换后假体松动密切相关，烟囱形髓腔假体松动率较高[4]。骨密度降低、股骨近端髓腔径改变和增龄是女性非骨水泥全髋置换初始稳定的不利因素，也是推迟骨长入的因素[5]。以髓腔闪烁指数作为髓腔形态的评估方法进行术前假体选择具有一定的指导意义。在选择假体时，还需考虑年龄因素（尤其对于女性），随着老年人年龄的增长，指数总体呈递减现象，髓腔宽大，因此年龄较小的患者假体应该选择从近端固定锥形柄，年龄较大的患者假体应逐渐倾向于远端粗大的柱形柄或是远端宽大的矩形柄，此外骨水泥柄也是指数较小的患者的一大选择[6-8]。如果选择远端假体柄较小的锥形柄，则更难以达到理想的三点固定，使假体和髓腔形态难以达到初始稳定状态。

此外，DDH 患者股骨近段前倾角过大，股骨髓腔细小，临床上使用普通生物股骨柄假体面临插入困难，造成术中骨折，且难以纠正股骨前倾角。对于此类患者文献中推荐应用组配式股骨柄[9, 10]，如 S-ROM，该假体近端为锥形阶梯状设计，可较好地匹配股骨近端，另外方便调整前倾角且具有良好的旋转稳定型，并取得了满意的临床效果，但是假体关节处的磨损、腐蚀、断裂等并发症。国内有用三维 CT 对 DDH 患者股骨近段解剖进行研究发现，在中国的部分 Crowe Ⅳ 型 DDH 患者中，股骨髓腔更细，组配式假体可能不是理想的选择[11]，有文献报道 Wagner cone 生物型股骨柄在 DDH 患者中也取得了满意的临床效果[12, 13]，Wagner cone 生物型股骨柄假体（Zimmer, USA），为非组配式股骨圆锥形短直柄，柄体带 5° 锥度，柄体表面 8 条纵行凸纹设计，其有良好的旋转稳定性和更好的调整前倾角，且较廉价。Zhu 等[14]对 20 例（21 髋）Crowe Ⅳ 型 DDH 患者，平均随访时间 40 个月，临床效果满意，未见明显的假体下沉等并发症。近年来，各种股骨柄假体的设计多种多样，但尚无固定的股骨假体是最适合于 DDH 患者，手术医生应了解各种股骨柄假体设计的特点，为患者选择适合假体。

（曲 敬 徐 亮）

参考文献

[1] Noble PC. Biomechanical advances in total hip replacement. In Niwa S, Perrem SM, Hattori T, eds. Biomechanics in orthopedics. Tokyo:Springer, 1992.

[2] Noble PC, Alexander JW, Lindahl LJ, et al. The anatomic basis of femoral component design[J]. Clin Orthop Relat Res, 1988, 26(235):148-165.

[3] 汪伟, 王岩, 崔健. 正常股骨近端 CT 测量及其临床意义[J]. 中国临床解剖学杂志, 2003, 21(2):125-128.

[4] Kobayashi S, Takaoka K, Saito N, et al. Factors affecting aseptic failure of fixation after primary Charnler total hip arthroplasty. Multivareate survival

analysis[J]. J Bone Joint Surg Am, 1997, 79(11):1618-1627.

[5] Aro HT, Alm JJ, Moritz N, et al. Low BMD affects initial stability and delays stem osseointegration in cementless total hip arthroplasty in women :a 2-year RSA study of 39 patients[J]. Acta Orthop, 2012, 83(2):107-114.

[6] Reininga IH, Stevens M, Wagenmakers R, et al. Comparison of gait in patients following a computer-navigated minimally invasive anterior approach and a conventional posterolateral approach for total hip arthroplasty:A randomized conrtlled trial[J]. J Orthop Res, 2013, 31(2):288-294.

[7] Hailer NP, Weiss RJ, Stark A, et al. Dual-mobility cups for revision due to instability are associated with a low rate of re-revisions due to dislocation: 228 patients from the Swedish Hip Arthroplasty Register[J]. Acta Orthop, 2012, 83(6):566-571.

[8] Imamura M, Munro NA, Zhu S, et al. Single mini-incision total hip replacement for the management of arthritic disease of the hip: a systematic review and meta-analysis of randomized controlled trials[J]. J Bone Joint Surg Am, 2012, 94(20):1897-1905.

[9] Onodera S, Majima T, Ito H, et al. Cementless total hip arthroplasty using the modular S-ROM prosthesis combined with corrective proximal femoral osteotomy[J]. J Arthroplasty, 2006, 21(5):664-669.

[10] Takao M, Ohzono K, Nishii T, et al. Cementless modular total hip arthroplasty with subtrochanteric shortening osteotomy for hips with developmental dysplasia[J]. J Bone Joint Surg Am, 2011, 93(6):548-555.

[11] Liu S, Zuo J, Li Z, et al. Study of three-dimensional morphology of the proximal femur in developmental adult dysplasia of the hip suggests that the on-shelf modular prosthesis may not be an ideal choice for patients with Crowe type IV hips[J]. Int Orthop, 2017, 41(4):707-713.

[12] Faldini C, Miscione MT, Chehrassan M, et al. Congenital hip dysplasia treated by total hip arthroplasty using cementless tapered stem in patients younger than 50 years old: results after 12-years follow-up[J]. J Orthop Traumatol, 2011, 12(4):213-218.

[13] 甄平, 李旭升, 周胜虎, 等. Wagner Cone 生物柄非股骨截骨全髋关节置换术治疗成人髋关节发育不良 [J]. 中华关节外科杂志 (电子版), 2017, 11(1):40-45.

9. 国产假体与进口假体相比，在假体的长期在位率、长上 / 长入是否存在区别？

【建议】似乎是有区别的。纯国产的人工关节假体，在制造工艺、材料、表面处理等方面与进口假体还有一定的差别，这或许会影响到假体的长期使用。

【备注解释】人工关节假体的研究经历了很长时间并且还在蓬勃发展，金属材料、高分子材料和陶瓷材料的人工关节都已在临床上成功使用，产品也已经发展到比较成熟的阶段。一般来说在人工关节假体制造上，国外有专门的研究系统和技术团队，设计理念较为先进，进口假体使用的材料、工艺更为优良，配套的相关手术器械也较为精密，在一定程度上可以提高手术的置换效果 [1]。但进口关节假体往往价格较高，相对而言，国产关节假体价位较低 [2, 3]。近几年随着我国材料学和冶金工业的发展，我国在髋关节假体生产技术和假体的制造上得到了长足的发展，许多人工假体在材质、工艺和设计理念上基本与世界接轨。很多研究表明，国产假体和进口假体在稳定性和髋关节功能恢复上均有较好效果。林凤飞等 [4] 在临床研究中发现，不同材料假体的股骨和髋臼相应界面应力值无明显差别，假体的制作工艺水平、医生的手术技术等是导致患者的不良反应发生的最为关键的因素，进口假体与国产假体在临床治疗效果及患者功能恢复上差异无统计学意义。此外，在髋关节疾病的成功治疗过程中，制订合理的治疗方案、医生的手术水平及良好术后康复也是手术成功的重要因素。

（曲　敬　徐　亮）

参考文献

[1] 丁良甲, 刘晓民, 刘莹丽 . 全髋关节置换修复 Crowe Ⅲ 和Ⅳ 型髋关节脱位：假体位置及其稳定性 [J]. 中国组织工程研究, 2015, 19(31):4921-4926.

[2] 常非, 段德生, 张新 . 国产人工髋置换远期疗效分析 [J]. 中国老年学杂志, 2006, 26(3):325-326.

[3] 姚长海, 侯树勋, 王富等 . 国产髋关节人工假体置换后生存率的远期随访 [J]. 中国矫形外科杂志, 2004, 12(5):1125-1129.

[4] 林凤飞, 郑明, 林朝辉等 . 人工髋关节不同材料假体对骨界面的应力分布研究 [J]. 中国矫形外科杂志, 2008, (7):540-543.

10. 柄长短于 12cm 的短柄人工髋关节假体是否有优势？

【建议】短柄关节优势在于应力遮挡效应低，减少了股骨近端骨丢失，手术安装方便，适用于 DAA 等小切口入路。因为需要生长良好的骨床，因此只适用于骨量充沛的青壮年患者。

【备注解释】传统标准生物型假体经过了几十年的不断改进，其临床疗效及可靠性早已得到广泛认可。但目前选择 THA 手术的患者呈现年轻化趋势，每年都有众多数量的中青年患者选择人工全髋关节置换术来解决由于股骨头坏死、强直性脊柱炎等髋关节病导致的疼痛、关节活动受限问题。中青年患者日常活动量大，运动需求高，其假体磨损速度也远高于高龄患者。由于人口平均寿命增长，绝大多数中青年患者都将面临翻修。对于需要翻修的患者而言更多的骨储备量往往意味着更多的假体选择，同时也意味着二次手术后更快速的康复。因而，在保证初次置换时假体稳定性的基础上，进一步减少关节置换带来的骨缺失，尽可能地保证骨储备量是必要的。同时，中青年患者对美观及术后运动量的高要求也推动了髋关节置换手术的微创化，微创意味着更小的手术切口、更狭窄的手术视野，这就意味着传统大小的髋关节假体将无法满足手术要求。超短柄髋关节假体具有微型化的优势，它可以在保留股骨颈周围骨质的同时，使假体在股骨干骺端达到稳定。这种假体设计通常与直接前侧入路配合使用，来达到增加假体周围骨储备量，减少软组织损伤的手术效果。

目前认为短柄假体适用于骨质较好的年轻患者。YAN 等[1, 2]研究报道短柄髋关节假体植入 10 年的随访情况，适用于各种适应证，尤其适用于年轻活动要求高的患者群体，且符合生物力学传导支撑稳定。Freitag 等[3, 4]的研究结果显示，短柄髋关节假体可减少截骨，骨量丢失少，尤其是更好地保留了股骨近端骨量，作为一种有效的治疗方法更利于远期翻修手术。还有一些研究结果显示短柄人工髋关节假体手术时间短，有效缓解术后疼痛症状，改善患者生活质量[5-7]。与传统髋关节假体相比短柄髋关节假体具有以下优点：短柄髋关节假体柄小，可更好地保留骨量，即便需要翻修，也有很好的骨质基础；短柄髋关节假体更符合人体生物力学，可与周围肌肉有效平衡，更好地重建髋关节的生理机制；短柄髋关节假体既保证了承重的稳定性又保留了股骨颈周围的血供，保证了骨质可更好地包绕假体，实现假体的生物稳定性，同时保留大部分股骨颈及附着在其上的肌腱系统，使得翻修简单易行；短柄髋关节假体手术时间短、出血少、创伤小、恢复快。

虽然有关超短柄髋关节假体研究有很多，但是这些研究仅能证实超短柄髋关节假体在临床使用中拥有足够的耐久度，它们并没有证实超短柄髋关节假体有明显优于传统假体。同时绝大部分有关超短柄髋关节假体的研究是回顾性研究，且其随访时间很少超过 5 年，只有 Kim 完成了一项前瞻性的、长期随访的、大样本随机对照研究。Kim[8]对 200 例患者进行了不少于 10 年的随访后发现，超短柄髋关节假体在临床疗效及假体稳定性等方面与传统假体相比并不具有优势。而 Tamaki[9]的研究指出，超短柄髋关节假体出现假体周围骨折的发生率明显高于传统标准假体。另外，首次置换时选择超短柄髋关节假体能否使患者在二次置换时获益也有争议。一些学者认为，选择超短柄髋关节假体可以有效减小手术切口，减少软组织破坏，减少截骨量，并能最大限度保留股骨距，从而为二次置换提供便利，但是 Schilcher[10]对 60 例患者进行了两年的随访后指出，超短柄髋关节假体与传统长度生物柄假体相比，假体周围的骨质丢失并没有明显差异，因此超短柄髋关节的临床疗效仍需进一步观察。

（曲 敬 徐 亮）

参考文献

[1] Yan SG, Weber P, Steinbrück A, et al. Periprosthetic bone remodelling of short–stem total hip arthroplasty: a systematic review[J]. Int Orthop, 2018, 42(9):2077–2086.

[2] von Lewinski G, Floerkemeier T. 10–year experience with short stem total hip arthroplasty[J]. Orthopedics, 2015, 38(3 Suppl):S51–S56.

[3] Freitag T, Hein MA, Wernerus D, et al. Bone remodelling after femoral short stem implantation in total hip arthroplasty: 1–year results from a randomized DEXA study[J]. Arch Orthop Trauma Surg, 2016, 136(1):125–130.

[4] Attenello J, Chan S, Naito K, et al. Early perioperative complication rates and subsidence with the Tribute® short cementless, tapered stem in primary total hip arthroplasty [J]. Author links open overlay. J Orthop, 2019, 16(2):118–122.

[5] van Oldenrijk J, Scholtes VAB, van Beers LWAH, et al. Better early functional outcome after short stem total hip arthroplasty? A prospective blinded randomised controlled multicentre trial comparing the Collum Femoris Preserving stem with a Zweymuller straight cementless stem total hip replacement for the treatment of primary osteoarthritis of the hip[J]. BMJ Open, 2017, 7(10):e014522.

[6] Salemyr M, Muren O, Ahl T, et al. Lower periprosthetic bone loss and good fixation of an ultra–short stem compared to a conventional stem in uncemented total hip arthroplasty[J]. Acta Orthop, 2015, 86(6):659–666.

[7] Acklin YP, Jenni R, Bereiter H, et al. Prospective clinical and radiostereometric analysis of the Fitmore short–stem total hip arthroplasty[J]. Arch Orthop Trauma Surg, 2016, 136(2):277–284.

[8] Kim Y H, Park J W, Kim J S. Ultrashort versus conventional anatomic cementless femoralstems in the same patients younger than 55 years[J]. Clin Orthop Relat Res, 2016, 474(9):2008–2017.

[9] Tamaki T, Jonishi K, Miura Y, et al. Cementless tapered–wedge stemlength affects the risk of periprosthetic femoral fractures in direct anterior total hip arthroplasty[J]. J Arthroplasty, 2018, 33(3):805–809.

[10] Schilcher J, Ivarsson I, Perlbach R, et al. No difference in periprosthetic bone loss andfixation between a standard–length stem and a shorter version in cementless total hiparthroplasty.randomized controlled trial[J]. J Arthroplasty, 2017, 32(4):1220–1226.

11. 髋臼聚乙烯高边放置在哪个位置为好？

【建议】防止髋关节置换术后脱位，首要的因素是金属臼杯的安放位置，一定要保证外展 45°～50°、前倾 10°～15°，通常情况下，高边的最高点在髋臼的后上方而不是后方。如果金属臼杯安装位置不良，想用臼杯的高边作为防止脱位的主要因素，则需要术中的测试，选择高边在关节脱位外力下最薄弱的解剖位置进行安装。

【备注解释】在聚乙烯内衬设计上，为了降低后脱位的可能性，Charnley[1]首先建议并设计了髋臼后侧边缘升高的髋臼假体。有限元分析也证明了这一防脱位设计的作用。Cobb[2]等对 5167 例统计分析发现，显示高边内衬假体稳定性增加，并推荐脱位高危患者应使用这种特殊设计的内衬。目前对于术前软组织张力差，外展肌乏力，有脱位倾向的患者可考虑安放防脱位内衬，一般认为对于初次置换髋臼聚乙烯高边放置的位置应为左腿 3～4 点钟位置或右腿 8～9 点钟位置。但是如果术中测试发现髋关节不稳，或者因髋关节脱位进行二次翻修时，可根据具体测试情况将防脱缘安放在脱位区域。

（曲 敬 徐 亮）

参考文献

[1] Charnley J, Cupic Z. The nine and ten year results of low-friction arthroplasty of the hip[J]. Clin Orthop,1973, 95:9.

[2] Cobb TK, Morrey BF, Ilstrup DM. The elevated-rim acetabular liner in total hip arthroplasty:relationship to postoperative dislocation[J]. J Bone Joint Surg Am, 1996, 78:80.

12. 关于摩擦界面，目前是否是陶瓷-超高交联高分子聚乙烯比陶瓷-陶瓷界面的人工关节更具有优势？

【建议】这两种相对界面各有优点，都有良好的疗效，均可选择使用。

【备注解释】全髋关节置换术是治疗髋关节病的主要手术方式，可以选择的假体有很多。根据摩擦界面，可分为硬-硬界面和硬-软界面。硬-硬界面有陶瓷-陶瓷假体及金属-金属假体等，硬-软界面有陶瓷-高交联聚乙烯假体及金属-高交联聚乙烯假体等。摩擦界面的磨损颗粒引起的骨溶解导致的假体松动，是影响着关节假体寿命的重要因素[1]，因此针对不同患者，摩擦界面的选择至关重要。第4代陶瓷（Biolox Delta）及高交联聚乙烯（highly cross-linked polyethylene，HXLPE）髋臼内衬的出现，使得髋关节置换术的近、远期疗效和假体寿命都取得了极大的改善。目前国内外针对第4代陶瓷-陶瓷界面及陶瓷-高交联聚乙烯界面已有不少临床研究。两种材料的假体各有优势，临床上应当如何选择目前仍存在争议。

陶瓷-高交联聚乙烯界面与陶瓷-陶瓷（Delta陶瓷）界面早期疗效相当，且鲜有出现异响的报道，费用低于陶瓷-陶瓷（Delta陶瓷），针对假体预期使用年限低的患者，这种假体不失为一种经济实惠的选择。但从远期来看，结合以往研究，陶瓷-陶瓷（Delta陶瓷）界面的磨损率远远低于陶瓷-高交联聚乙烯界面，是年轻且活动量大的患者更好选择。

（曲 敬 徐 亮）

参考文献

[1] Austin MS, Higuera CA, Rothman RH. Total hip arthroplasty at the rothman institute[J]. Hssj, 2012, 8(2):146-150.

13. 特殊设计的假体：短柄、无柄、S-ROOM、Wagna、MP假体等适于什么情况下使用？

【建议】短柄更适合青壮年，无柄可适合表面置换，也适合年轻人，而S-ROOM、Wagna、MP则适合所有人群，但通常更有一定的针对性，如DDH患者、股骨近端畸形病例、小髓腔病例，以及需要远端固定的病例等。

【备注解释】目前认为短柄假体适用于骨质较好的年轻患者。与传统髋关节假体相比短柄髋关节假体具有以下优点：短柄髋关节假体柄小，保留骨量更好，即便以后需要翻修，也有很好的骨质基础；短柄髋关节假体更符合人体生物力学，可与周围肌肉有效平衡，更好地重建髋关节的生理机制，可减少术后假体松动和下沉的发生；短柄髋关节假体既保证了承重的稳定性又保留了股骨颈周围的血供营养，保证了骨质可更好地包绕假体，实现假体的生物稳定性，同时保留大部分股骨颈及附着在其上的肌腱系统，使得翻修简单易行；短柄髋关节假体手术时间短、出血少、创伤小、恢复快。YAN等[1, 2]研究报道短柄髋关节假体植入10年的随访情况，尤其适用于年轻活动要求高的患者群体，且符合生物力学传导支撑稳定。FREITAG等[3, 4]的研究结果显示短柄髋关节假体可减少截骨，骨量丢失少，尤其是更好地保留了股骨近端骨量，作为一种有效的治疗方法更利于远期翻修手术。van Oldenrijk等[5-7]研究显示短柄人工髋关节假体手术时间短，可有效缓解术后疼痛症状，改善患者生活质量。虽然有关超短柄髋关节假体研究有很多，但是这些研究仅能证实超短柄髋关节假体在临床使用中拥有足够的耐久度，它们并没有证实超短柄髋关节假体有明显优于传统假体的特性[8-11]。

此外，一些学者的研究表明，超短柄髋关节假体在临床疗效及假体稳定性等方面与传统假体相比并不具有优势。而Tamaki[12]的研究指出，超短柄髋关节假体出现假体周围骨折的发生率明显高于传统标准假体。另外首次置换时选择超短柄髋关节假体能否使患者在二次置换时获益也有争议。一些学者认为，选择超短柄髋关节假体可以有效减小手术切口、减少软组织破坏、减少截骨量，并能最大限度保留股骨距，从而为二次置换提供便利，但是Schilcher[13]对60例患者进行了两年的随访后指出，超短柄髋关节假体与传统长度生物柄假体相比，假体周围的骨质丢失并没有明显差异。因此超短柄髋关节的临床疗效仍需进一步观察。

无柄髋关节假体适用于骨质较好的年轻患者，采用了保留股骨颈的设计理念，具有以下优点：①保留了股骨颈、颈干角、前倾角及其血供，为正常生物力学传导和生物学固定奠定了基础。此外，因无须行股骨髓腔扩髓，手术创伤小、出血量少，也避免了因股骨柄假体插入而引发的髓腔内感染、骨吸收及骨溶解、股骨柄假体下沉、股骨干骨折等并发症[8]。②具有应力低、强度高、变形小、抗松动和高刚度等一系列生物力学特性[9]。由于保留了股骨颈和部分股骨头，最大限度维持股骨近端解剖结构，术后股骨近端力学传导与分布更接近自然状态[10]；因应力分布至大、小粗隆及股骨干，假力受力减小，降低了假体周围骨溶解的发生率。③翻修手术难度降低。由于股骨颈、髓腔未破坏，翻修术可以选择人工股骨假体，操作与初次置换术相似，且疗效优于传统 THA 后翻修[10]。

S-ROM 组配式假体柄最初源于苏联学者于 1956 年设计的 Sivash 假体，该假体近端袖套组配设计被沿用至今。经多次产品收购和技术改良最终于 1982 年命名为 Sivash-range of motion 即 S-ROM。该假体属于近段固定，远端稳定设计，所采用的近端组配式锁定装置由带微孔涂层的干骺端袖套和远端柄这两个不同组件组配而成，近端袖套可压配填充近端，获得轴向稳定并维持股骨载荷和应力传递，远端柄特有的 8 条侧棱可降低假体刚度，增强髓腔旋转稳定性。且前倾角和偏心距可独立调整，充分满足翻修术中复杂情况的需要。Wagner cone 锥形假体股骨柄采用钛合金材料加工制成，用于股骨近端区域困难条件时（如近端股骨畸形）进行生物性固定。假体柄身表面喷砂处理，粗糙微观形貌与其特殊形状设计共同促进骨的大面积附着。5° 角锥状柄横断面为圆形，可在任何前倾方向放置 Wagner cone 股骨柄，可以较好地调整过度前倾的股骨颈。柄身有 8 条嵴，其锐利边缘可增加对皮质的固定，提供最佳旋转稳定性。嵴和锥状几何外形更加确保了牢靠的固定。Wagner cone 股骨柄最大限度减少了其他非骨水泥固定系统常见的大腿疼痛发生率。除提供旋转稳定性外，柄身锐利嵴还有利于骨的附着。临床研究数据表明[11]，在锐利嵴处的骨形成和附着效果更佳。

MP 假体股骨柄是一个模块化的股骨柄假体，其材料是钛合金假体表面，70μm 微孔结构，钛合金具有良好的组织相容性，利于骨长入；柄的远端呈锥形并向后内有 3° 角倾斜，远端表面有凸槽，可以为股骨假体植入术提供保障。MP 头颈构件内有与柄的顶端相对应的齿状结构，可以根据情况调节前倾角，同时增加了构件之间的抗旋转力。头颈构件分有领型和无领型两种，分别有 CCD 126° 和 135° 两种。不同的 CCD 选择可以更好地恢复关节的功能。头颈构件和柄之间的垫圈可以不改变 Offset 和头颈长的同时充分调整肢体的长度。总之 MP 优点在于，远端锥形设计提供远端固定效果，沟槽设计提高稳定性，利于防止假体股骨柄的旋转松动，近端组配便于调整前倾角及下肢的长度，为外科医生行翻修手术提供了很大的方便。

（曲 敬 徐 亮）

参考文献

[1] Yan SG, Weber P, Steinbrück A, et al. Periprosthetic bone remodelling of short-stem total hip arthroplasty: a systematic review[J]. Int Orthop, 2018, 42(9):2077-2086.

[2] von Lewinski G, Floerkemeier T. 10-year experience with short stem total hip rthroplasty[J]. Orthopedics, 2015, 38(3 Suppl):S51-S56.

[3] Freitag T, Hein MA, Wernerus D, et al. Bone remodelling after femoral short stem implantation in total hip arthroplasty: 1-year results from a randomized DEXA study[J]. Arch Orthop Trauma Surg, 2016, 136(1):125-130.

[4] Attenello J, Chan S, Naito K, et al. Early perioperative complication rates and subsidence with the Tribute® short cementless, tapered stem in primary total hip arthroplasty[J]. Author links open overlay. J Orthop, 2019, 16(2):118-122.

[5] van Oldenrijk J, Scholtes VAB, van Beers LWAH, et al. Better early functional outcome after short stem total hip arthroplasty? A prospective blinded randomised controlled multicentre trial comparing the Collum Femoris Preserving stem with a Zweymuller straight cementless stem total hip replacement for the treatment of primary osteoarthritis of the hip[J]. BMJ Open, 2017, 7(10):e014522.

[6] Salemyr M, Muren O, Ahl T, et al. Lower periprosthetic bone loss and good fixation of an ultra-short stem compared to a conventional stem in uncemented total hip arthroplasty[J]. Acta Orthop, 2015, 86(6):659-666.

[7] Acklin YP, Jenni R, Bereiter H, et al. Prospective clinical and radiostereometric analysis of the Fitmore short-stem total hip arthroplasty[J]. Arch Orthop Trauma Surg, 2016, 136(2):277-284.

[8] 林月秋, 徐永清, 柏利, 等. 无柄人工髋关节置换术的初步临床应用[J]. 中华骨科杂志, 2010, 30(6):554-557.

[9] 费琴明, 洪水棕, 陈统一, 等. 无柄解剖形人工髋关节生物力学实验研究[J]. 生物医学工程学杂志, 2005, 22(1):104-107.

[10] 钱齐荣, 苟三怀, 黄国富, 等. 新型无柄人工髋关节生物固定的临床组织学研究[J]. 中国临床医药, 2003, 4(2):11-14.

[11] Wagner H, Wsgner M. Cone prosthesis for the hip joint[J]. Arch Orhop Trauma Surg, 2000, 120:88-95.

[12] Tamaki T, Jonishi K, Miura Y, et al. Cementless tapered-wedge stemlength affects the risk of periprosthetic femoral fractures in direct anterior total hiparthroplasty[J]. J Arthroplasty, 2018, 33(3):805-809.

[13] Schilcher J, Ivarsson I, Perlbach R, et al. No difference in periprosthetic bone loss and fixation between a standard-length stem and a shorter version in cementless total hiparthroplasty. A Randomized Controlled Trial[J]. J Arthroplasty, 2017, 32(4):1220-1226.

（二）各种类型人工膝关节的设计特点

1. 普通 PS 关节，不同踝间窝、平台立柱设计有什么不同？

【建议】圆形立柱相对于方形立柱有更好功能，有利于膝关节屈曲和股骨后滚，方形立柱相对稳定性更好。

【备注解释】长期以来认为，在已有科学和临床证据的支持下，骨水泥后稳定型假体设计是初次全膝关节置换术的首选植入物[1, 2]。后稳定假体设计的特点是平台立柱的设计代替了切除的后十字韧带，但并不是所有的后稳定种植体的设计都是相同的。立柱机制不同将改变膝盖的运动学，包括股骨后回滚和屈曲稳定性[3]。尽管后稳定假体被认为具有相似的运动学和动力学模式，但在比较不同设计时，股骨后滚和轴向旋转的发生率和程度不同[4, 5]。

Scuderi 和 Komistek 等研究显示，25 例采用后稳定型膝关节假体的患者进行了动态视频透视和三维交互模型拟合技术，以确定膝关节运动学，并观察在屈曲时是否发生髁突分离。运动学上，可预测的股骨回滚与立柱 – 凸轮机制可使得膝关节屈曲 70°。研究结果也支持了手术技术和假体设计对股骨髁突分离的影响[6]。髁间窝凸轮设计的增加了接触面积，有助于降低接触应力，有助于整个膝关节屈曲[7]。圆凸轮和立柱的使用可以产生更好的股骨回滚效果，从而产生最大限度的膝关节屈曲[8]。与正方形设计相比，圆形后凸轮设计在旋转弯曲和过伸时显示出较少的应力集中[9]。功能越好的后凸轮机构在较低的屈曲角度下工作，并具有与正常 PCL 功能类似的行为，通常表现出更正常的回滚和胫骨旋转，但以较高的接触力和压力为代价[10]。

（隋福革　徐　亮）

参考文献

[1] Diduch DR, Insall JN, Scott WN, et al. Total knee replacement in young active patients: Long term follow-up and functional outcome[J]. J Bone Joint SurgAm, 1997, 79:575

[2] Vince KG, Kelly JN, Kelly MA. The total condylar prosthesis: 10 to 12 year results of a cemented knee replacement[J]. J Bone Joint Surg Br, 1989, 71:793.

[3] Ritter MA, Berend ME, Meding JB, et al. Long-term follow-up of anatomic graduated components posterior cruciate-retaining total knee replacement[J]. Clin Orthop, 2001, 388:51

[4] Dennis DA, Komistek RD, Mahfouz MR, et al. Multicenter determination of in vivo kinematics after total knee arthroplasty[J]. Clin Orthop Relat Res, 2003, 416:37-57.

[5] Dennis DA, Komistek RD, Mahfouz MR, et al. A multicenter analysis of axial femorotibial rotation after total knee arthroplasty[J]. Clin Orthop Relat Res, 2004, 428:180-189

[6] Dennis DA, Komistek RD, Walker SA, et al. Femoralcondylar lift-off in vivo in total knee arthroplasty[J]. J Bone Joint Surg Br, 2001, 83(1):33-39.

[7] Akasaki Y, Matsuda S, Shimoto T, et al. Contact stress analysis of the conforming post-cam mechanism in posterior-stabilized total knee arthroplasty[J]. The Journal of arthroplasty, 2008, 23(5):736-743.

[8] Fallahiarezoodar A, Abdul Kadir M R, Alizadeh M, et al. Geometric variable designs of cam/post mechanisms influence the kinematics of knee implants[J]. Knee surgery, sports traumatology, arthroscopy : official journal of the ESSKA, 2014, 22(12):3019-3027.

[9] Watanabe T, Koga H, Horie M, et al. Post-cam design and contact stress on tibial posts in posterior-stabilized total knee prostheses: comparison between a rounded and a squared design[J]. The Journal of arthroplasty, 2017, 32(12):3757-3762.

[10] Arnout N, Vanlommel L, Vanlommel J, et al. Post-cam mechanics and tibiofemoral kinematics: a dynamic in vitro analysis of eight posterior-stabilized total knee designs[J]. Knee surgery, sports traumatology, arthroscopy : official journal of the ESSKA, 2015, 23(11):3343-3353.

2. CR 关节平台不同旋转方式有什么区别？

【建议】旋转平台有两种组件方式，一种是平台周边限制性旋转，另一种是平台中心立柱限制性旋转。两者关节均可获得良好的屈曲角度，又能满足胫骨生理性旋转的需要，降低接触应力的集中，减少聚乙烯的磨损。理论上，中心立柱型固定会产生立柱区应力集中，但临床上未见到明显差异。

【备注解释】旋转平台有两种组件方式，一种是平台周边限制性旋转，另一种是平台中心立柱限制性旋转。两种关节均可获得良好的屈曲角度，又能满足胫骨生理性旋转的需要，降低接触应力的集中，减少聚乙烯的磨损。理论上，中心立柱型固定会产生立柱区应力集中，但临床上未见到明显差异。旋转平台，可移动轴承设计就是为了达到更高的屈曲角度。1977 年第一个旋转平台问世，据报道，存活率为 88%～100%，最长可存活 20 年[1]，其术后平均活动范围（ROM）在 94°～114°[2]。

旋转平台提供了一致性和流动性的胫股轴承表面。这允许低接触应力和低约束力，以提高耐磨性，并在理论上可以减小松动[3]。有研究评估 Sigma 旋转平台高屈曲膝关节与传统 Sigma 旋转平台膝关节，患者在整体满意度、获得或失去屈曲度、是否需要进一步手术等方面均无显著差异[4]。Buechel 等报道，LCS 带骨水泥的旋转平台假体的 20 年生存率为 97.7%，LCS 带骨水泥的无半月板假体的 16 年生存率为 83%[5]。旋转平台膝关节假体的一个主要目标是通过增加接触面积来减少整体磨损损害。McEwen 等使用生理膝盖模拟器比较了固定轴承和旋转平台移动轴承的磨损率。PFC Sigma 旋转平台膝关节和固定平台 PFC Sigma 膝关节相比，其体积磨损率减少了 1/2[6]。在 TKA 中旋转平台的概念优势是它结合关节整合和旋转自由，已经被证明在体外可以减少应力传递和减少聚乙烯的磨损[7]。有研究结果显示长期体内存活证明旋转平台的临床成功[8]。尽管运动学研究表明，旋转平台设计没有被证明能够准确地复制正常膝关节的复杂运动学[9]。研究证明，在至少 10 年的随访中，旋转平台和固定平台比较，在聚乙烯磨损方面的放射学上无明显差异[10]。

（隋福革　徐　亮）

参考文献

[1] Buechel FF Sr, Buechel FF Jr, Pappas MJ, et al. Twenty-year evaluation of meniscal bearing and rotating platform knee replacements[J]. Clin Orthop Relat Res, 2001(388):41-50.

[2] Callaghan JJ, Wells CW, Liu SS, et al. Cemented rotating–plat form total knee replacement: a concise follow–up,at a minimum of twenty years, of a previous report[J]. J Bone Joint Surg Am, 2010, 92(7):1635–1639.

[3] Dennis DA, Komistek RD. Mobile–bearing total knee arthroplasty: design factors in minimizing wear[J]. Clin Orthop Relat Res, 2006, 452: 70–77.

[4] Boese C K, Gallo T J, Plantikow C J. Range of motion and patient satisfaction with traditional and high–flexion rotating–platform knees[J]. The Iowa orthopaedic journal, 2011, 31: 73–77.

[5] Buechel FF. Mobile–bearing knee arthroplasty: rotationis our salvation[J]! J Arthroplasty, 2004, 19 (4 Suppl 1):S27–S30.

[6] McEwen HM, Barnett PI, Bell CJ, et al. The influence of design, materials and kinematics on the in vitro wear of total knee replacements[J]. J Biomech, 2005, 38: 357–365.

[7] Harman MK, Banks SA, Hodge WA. Polyethylene damage and knee kinematics after total knee arthroplasty[J]. Clin Orthop, 2001(392)383–393.

[8] Kelly MA, Clarke HD. Long–term results of posterior cruciate–substituting total knee arthroplasty[J]. Clin Orthop, 2002(404):51–57.

[9] Dennis D, Komistek R, Scuderi G, et al. In vivo three dimensional determination of kinematics for subjects with a normal knee or a unicompartmental or total knee replacement[J]. J Bone Joint Surg Am, 2001, 83–A Suppl2 Pt2(1):104.

[10] Riaz O, Aqil A, Sisodia G, et al. P.F.C Sigma® cruciate retaining fixed–bearing versus mobile–bearing knee arthroplasty: a prospective comparative study with minimum 10–year follow–up[J]. European journal of orthopaedic surgery & traumatology : orthopedie traumatologie, 2017, 27(8):1145–1149.

3. 人工膝关节在设计上的股骨髁假体不同半径与等同半径的理念有什么差别？

【建议】多半径（MR）是多个旋转半径，TKA 常伴有屈曲不稳定。单半径（SR）是具有固定的曲率和旋转弯曲 / 伸展轴，通过单屈曲轴提供更好的前后稳定性，对四头肌功能具有生物力学优势。

【备注解释】关于膝关节旋转轴有两种主要理念，单半径（SR）和多半径（MR）[1]。第一个发表的测量膝盖旋转轴的研究是关于固定的曲率和旋转弯曲 / 伸展轴方面 [2]。从这项工作之后，形成了一个理念，即膝盖有一个移动的旋转中心，有多个旋转半径 [3]。至此出现了许多有关等同半径和不同半径的研究。有研究显示等同半径设计在 30° 屈曲时具有更好的术中稳定性，但在其他角度则没有 [4]。也有研究显示 SR 膝关节与对照组没有差异，而 MR 膝关节在重要的膝关节动力学和运动学特性上仍然存在差异 [5]。与 SR 型膝关节相比，MR 型膝关节在承受重量时更延长，功率降低，MR 型术后步态功能更好 [6]。而这项研究表明，SR 交叉保留股骨假体比 MR 假体效果更好。推荐使用 SR 系统，因为虽然临床相关差异中等，但功能改善较早，患者对该设计的满意度较高 [7]。但更多的结果显示临床结局无明显差异。这项研究显示，两种 TKA 的生物力学行为无显著差异。两者在前交叉韧带切除导致前抽屉松弛屈伸方面与自然膝关节有显著差异，但在屈曲超过 30 次后无差异 [8]。SR 型膝关节的活动范围低于 MR 型膝关节。在 kss- 膝关节、kss- 功能、膝关节屈曲、并发症、膝关节等轴峰值扭矩和生存率的分析中没有发现差异 [9]。MR 全膝关节置换术常伴有中屈曲不稳定。SR 可通过单屈曲轴提供更好的前后稳定性，对四头肌功能具有生物力学优势，SR、MR 和 MP TKA 的临床结果相同 [10]。

（隋福革　徐　亮）

参考文献

[1] Weber W, Weber E. Mechanics of the Human Walking Apparatus(translated by Maquet P and Furlong R). Section 4: On the Knee.Berilin: Springer. (First published as Mechanik der menschlichen Gehwerkzeuge. Gottingen, 1992: 75.)

[2] Eckhoff D, Hogan C, DiMatteo L, et al. Difference between the epicondylar and cylindrical axis of the knee[J]. Clin Orthop Relat Res, 2007, 461:238–244.

[3] Soudan K, Van Audekercke R, Martens M. Methods, difficulties and inaccuracies in the study of human joint kinematics and pathokinematics by the instant axis concept. Example: the knee joint[J]. J Biomech, 1979, 12(01):27–33.

[4] Jo A R, Song E K, Lee K B, et al. A comparison of stability and clinical outcomes in single–radius versus multi–radius femoral design for total knee arthroplasty[J]. The Journal of arthroplasty, 2014, 29(12):2402–2406.

[5] Larsen B, Jacofsky M C, Jacofsk, D J. Quantitative, comparative assessment of gait between single–radius and multi–radius total knee arthroplasty designs[J]. The Journal of arthroplasty, 2015, 30(6):1062–1067.

[6] Collados–Maestre I, Lizaur–Utrilla A, Gonzalez–Navarro B, et al. Better functional outcome after single–radius TKA compared with multi–radius TKA[J]. Knee Surg Sports Traumatol Arthrosc, 2017, 25(11):3508–3514.

[7] Scott C, Clement ND, Yapp LZ, et al. Association Between Femoral Component Sagittal Positioning and Anterior Knee Pain in Total Knee Arthroplasty: A 10–Year Case–Control Follow–up Study of a Cruciate–Retaining Single–Radius Design[J]. J BONE JOINT SURG AM, 2019,101(17):1575–1585.

[8] Stoddard J E, Deehan D J, Bull A M, et al. The kinematics and stability of single–radius versus multi–radius femoral components related to mid–range instability after TKA[J]. Journal of orthopaedic research : official publication of the Orthopaedic Research Society, 2013, 31(1):53–58.

[9] Liu S, Long H, Zhang Y, et al. Meta–analysis of outcomes of a single–radius versus multi–radius femoral design in total knee arthroplasty[J]. The Journal of arthroplasty, 2016, 31(3):646–654.

[10] Ng J, Bloch B V, James P J. Sagittal radius of curvature, trochlea design and ultracongruent insert in total knee arthroplasty[J]. EFORT open reviews, 2019, 4(8):519–524.

4. 限制性假体的理念是什么？有什么适应证？

【建议】限制性假体是使用增加摩擦界面旋转锁定机制或铰链机制在矢状面、冠状面起到限制作用，同时允许假体在横截面自由旋转的假体。适应证包括副韧带功能不全、严重内翻或外翻畸形伴有相关软组织松解、骨丢失、侧副韧带撕裂、屈伸间隙失衡、僵直和超松弛等情况的膝关节置换手术。

【备注解释】限制性假体是使用增加摩擦界面旋转锁定机制或铰链机制在矢状面、冠状面起到限制作用，同时允许假体在横截面自由旋转的假体。2014 年 Gerhke 等分析了铰链在初次全膝关节置换术中的作用[1]。初次 TKA 中，铰链式假体主要适用于老年患者，适应证包括副韧带功能不全、严重内翻或外翻畸形伴有相关软组织松解、骨丢失、侧副韧带插入、屈伸间隙失衡、僵直和过度松弛。2018 年，Kouk 等[2] 总结旋转铰链假体在术后 10 年生存率为 51%～92.5%。并发症发生率为 9.2%～63%，感染和无菌性松动是最常见的并发症。旋转铰链式膝关节假体最常出现感染、无菌性松动、不稳定和骨丢失等并发症。限制性假体均有良好的结果评分和生存率，但仍然有较高的并发症和翻修率。对于复杂的 TKA，翻修是一个良好的选择。1975 年，Phillips 和 Taylor 评估了在 1966—1972 年植入的 57 例患者(67 个 Walldius 假体)，其中只有 8 例使用了骨水泥。81% 的结果是成功的，而 19% 的结果被认为是失败的[3]。1976 年，Deburge 和 Guepar 发表了一系列 292 个 Guepar 假体研究，其中 103 个具有功能。胫骨两年的跟踪调查，发现假体严重受损且不稳定[4]。1987 年，Rand 等发表了第一篇关于运动旋转铰链设计的研究论文[5]。1988 年，Hassenpflug 等发表了 463 例 Blauth 铰链假体的结果，有 1.3% 的无菌性松动和 2.6% 的感染[6, 7]。2001 年，Jones 提出使用这种移动轴承铰链式膝关节假体可以获得很高的满意结果[8, 9]。Nishitani 等报道了用旋转铰链 TKA 治疗股骨远端骨髓炎后膝反屈的临床效果，结果令人满意[10]。

（隋福革 徐 亮）

参考文献

[1] Gehrke T, Kendoff D, Haasper C. The role of hinges in primary total knee replacement[J]. Bone Joint J, 2014, 96-B(suppl A):93-95.

[2] Kouk S, Rathod PA, Maheshwari AV, et al. Rotating hinge prosthesis for complex revision total knee arthroplasty: A review of the literature[J]. J Clin Orthop Trauma, 2018, 9: 29-33.

[3] Phillips H, Taylor JG. The Walldius hinge arthroplasty[J]. J Bone Joint Surg [Br], 1975, 57-B:59-62.

[4] Deburge A Guepar. Guepar hinge prosthesis: complications and results with two years' follow-up[J]. Clin Orthop Relat Res, 1976, (120):47-53.

[5] Rand JA, Chao EY, Stauffer RN. Kinematic rotating-hinge total knee arthroplasty[J]. JBone Joint Surg [Am], 1987, 69: 489-497.

[6] Hassenpflug J, Harten K, Hahne HJ, et al. Is the implantation of hingedknee joint prostheses still justifiable today? 15 years' experience using the Blauth knee joint prosthesis[J]. Z Orthop Ihre Grenzgeb, 1988, 126: 398-407.

[7] Blauth W, Hassenpflug J. Hinge endoprosthesis of the knee joint. Long-term results based on the Blauth prosthesis[J]. Orthopade, 1991, 20: 206-215.

[8] Jones RE, Skedros JG, Chan AJ, et al. Total knee arthroplasty using the S-ROM mobile-bearing hinge prosthesis[J]. J Arthroplasty, 2001, 16: 279-287.

[9] Deehan DJ, Gangadharan R, Malviya A, et al. Anterior knee symptoms after S-ROM hinge implantation[J]. Bull Hosp Jt Dis (2013), 2014, 72: 167-172.

[10] Nishitani K, Nakagawa Y, Suzuki T, et al. Rotating-hinge total knee arthroplasty in a patient with genu recurvatum after osteomyelitis of the distal femur[J]. J Arthroplasty, 2007, 22: 630-633.

5. 加长杆的作用是什么？

【建议】确保轴向正常，加强假体固定，分担载荷降低表面应力，从而提高稳定性。

【备注解释】在全膝关节置换术翻修术中，面对骨存量不足，如何获得足够的固定是一个挑战。使用延长杆加强假体的固定，分担载荷来降低表面的应力，从而提高稳定性[1]。绝大多数既往股骨远端骨折患者经 TKA 手术后，其功能显著改善，疼痛得到缓解[2]。胫骨近端应力性骨折并发膝关节病的患者，可使用加长杆进行初次 TKA 治疗[3]。一期长杆 TKA 有助于修复肢体长度，促进骨折愈合，结果优秀[4]。但延长杆不是越长越好，研究结果表明，使用股骨假体可以降低老年骨质疏松患者的假体周围应力，从而降低骨折风险。在研究的三个柄中，发现一个中等长度的柄在手术时的骨保存和植入后假体周围应力的减少之间具有最好的平衡[5]。同时一项回顾性研究评估在全膝关节置换术中使用长柄胫骨假体可能出现应力屏蔽[6]。一项研究支持虽然使用长杆提供了良好的固定作用，但会降低近端应力并可能导致近端骨吸收的观点[7]。Bertin 等报道在使用具有光滑、无锁髓内针的微创受压假体后，91% 的患者疼痛和行走能力有所改善。放射线检查，无进展性透亮线及松动，近期结果良好[8]。延长杆联合钢板锁定是治疗股骨远端长柄 TKA 周围骨折的一种有效方法[9]。在 TKA 翻修术中，骨水泥延长柄固定提供了良好的临床结果，在平均 10 年的随访中发现可获得持久的固定[10]。

（隋福革 徐 亮）

参考文献

[1] Reilly D, Walker PS, Ben-Dov M, et al. Effects of tibial components on load transfer in the upper tibia[J]. Clin Orthop, 1982, 165:273.

[2] Papadopoulos E C, Parvizi J, Lai C H, et al. Total knee arthroplasty following prior distal femoral fracture[J]. The Knee, 2002, 9(4):267-274.

[3] Jabalameli M, Hadi A, Bagherifard H, et al. Long-stem total knee arthroplasty for proximal tibial stress fractures in the elderly patients[J]. The archives of bone and joint surgery, 2018, 6(5):376-380.

[4] Mittal A, Bhosale P B, Suryawanshi A V, et al. One-stage long-stem total knee arthroplasty for arthritic knees with stress fractures[J]. Journal of

orthopaedic surgery (Hong Kong), 2013, 21(2), 199–203.

[5] Conlisk N, Howie C R, Pankaj P. Optimum stem length for mitigation of periprosthetic fracture risk following primary total knee arthroplasty: a finite element study [J]. Knee surgery, sports traumatology, arthroscopy : official journal of the ESSKA, 2018, 26(5):1420–1428.

[6] Sathappan S S, Pang H N, Manoj A, et al. Does stress shielding occur with the use of long-stem prosthesis in total knee arthroplasty?[J]. Knee surgery, sports traumatology, arthroscopy : official journal of the ESSKA, 2009, 17(2):179–183.

[7] Lonner J H, Klotz M, Levitz C, et al. Changes in bone density after cemented total knee arthroplasty: influence of stem design[J]. The Journal of arthroplasty, 2001, 16(1):107–111.

[8] Bertin KC, Freeman MA, Samuelson KM, et al. Stemmed revision arthroplasty for aseptic loosening of total knee replacement[J]. J Bone Joint Surg, 1985, 67(2):242–248.

[9] Ebraheim N A, Carroll T, Bonaventura B, et al. Challenge of managing distal femur fractures with long-stemmed total knee implants[J]. Orthopaedic surgery, 2014, 6(3):217–222.

[10] Whaley A L, Trousdale R T, Rand J A, et al. Cemented long-stem revision total knee arthroplasty[J]. The Journal of arthroplasty, 2003, 18(5):592–599.

6. 金属垫块有哪些种类？使用的适应证是什么？

【建议】金属垫块种类有楔形（全型和半型）、块状（矩形）、锥形和套管。主要适应证是处理人工关节置换与人工关节翻修置换手术中的骨质缺损。

【备注解释】金属垫块可用于重建胫骨和股骨缺损。可用于填补5～10mm的骨缺损[1]。它们可以安装在胫骨假体的下方，深度可达20mm，提供有力的支撑[2]。使用计算机断层扫描测量的参数来定制个体化的金属垫块，这使得外科医生可以恢复解剖关节线，正确地对齐肢体，缩短手术时间[3]。此外，金属垫块不需要与宿主骨结合，因此不存在疾病传播、骨不愈合、骨收缩和骨塌陷的风险[4]。金属垫块有不同的形状，包括楔形（全型和半型）、块状（矩形）、锥形和套管，它们可以用水泥、螺钉连接[5]。通过对股骨和胫骨骨丢失的评估，金属垫块可用于TKA翻修，处理假体周围骨折，假体周围溶解带来的骨缺损[6]。大多数膝关节翻修根据缺损的大小和假体的大小提供相应的增强。胫骨垫块多选用块状或楔形，覆盖半平台或整个平台。与块体相比，楔体在种植体—骨界面处产生更大的剪切力，更容易发生机械破坏[7]。而股骨的金属垫块通常呈块状，根据内侧和外侧髁的厚度（5～10mm）可在远端、后端或两者之间选择植入的位置[8]。金属垫块的优点是无须巩固或愈合就能立即提供支持，缩短手术时间，并对再吸收免疫。缺点包括费用、大小和形状的限制、没有骨量修复[9, 10]。

（隋福革　徐　亮）

参考文献

[1] Backstein D, Safir O, Gross A. Management of bone loss: Structural grafts in revision total knee arthroplasty[J]. ClinOrthop Relat Res, 2006, 446:104–112.

[2] Brand MG, Daley RJ, Ewald FC, et al. Tibial tray augmentation with modular metal wedges for tibial bone stock deficiency[J]. Clin Orthop Relat Res, 1989, 248: 71–79.

[3] Vasso M, Beaufils P, Cerciello S, et al. Bone loss following knee arthroplasty: potential treatment options[J]. Arch Orthop Trauma Surg, 2014, 134:543–553.

[4] Hong J, Azens A, Ekdahl KN, et al. Material-specific thrombin generation following contact between metal surfaces and whole blood[J]. Biomaterials, 2005, 26: 1397–1403.

[5] Panegrossi G, Ceretti M, Papalia M, et al. Bone loss management in total knee revision surgery[J]. Int Orthop, 2014, 38: 419–427.

[6] Sheth N P, Bonadio M B, Demange M K. Bone loss in revision total knee arthroplasty: evaluation and management[J]. The Journal of the American Academy of Orthopaedic Surgeons, 2017, 25(5), 348–357.

[7] Chen F, Krackow KA. Management of tibial defects in total knee arthroplasty: A biomechanical study[J]. Clin Orthop RelatRes, 1994, 305: 249–257.

[8] Patel JV, Masonis JL, Guerin J, et al. The fate of augments to treattype-2 bone defects in revision knee arthroplasty[J]. J Bone Joint Surg Br, 2004, 86(2):195–199.

[9] Brooks PJ, Walker PS, Scott RD. Tibial component fixation in deficient tibial bone stock[J]. Clin Orthop Relat Res, 1984(184): 302–308.

[10] Levine B, Sporer S, Della Valle CJ, et al. Porous tantalum in reconstructive surgery of the knee-a review[J]. Journal of Knee Surgery, 2007, 20:185–194.

7. 人工关节制备与置换的个体化有什么意义？前景如何？

【建议】减少术中复杂操作，可以更精确地预测假体的尺寸，恢复关节解剖异常状态。目前仍需要更多的研究验证，但为关节置换提供了新的视角，对各类骨科手术都有潜在适应证，发展前景值得期待。

【备注解释】定位和匹配是影响TJA远期疗效的重要因素[1]。随着个性化医疗的发展，个体化的假体与器械的作用越来越重要，这些系统在技术和教学方面提供了一个新的视角。但考虑到目前进行的高水平研究的数量很少，将其纳入常规使用似乎还为时尚早[2]。个体化人工关节精确、可满足患者特殊要求，术前发现解剖异常，可以减少术中的复杂操作，并且可以更精确地预测假体的尺寸。有研究显示使用个体化假体，只有股骨远端（25%）和胫骨近端（36%）切除，以及胫骨旋转（40%），需要术中改变，在一定程度上缩短了手术时间[3]。但目前大多数研究并没有显示个体化的准确性比传统手术有显著的提高。

临床方面，由于成本和推广的关系，个体化似乎没有比标准技术有任何优势。理论上个体化人工关节可以减少手术时间，减少围术期出血量，为手术室提供后勤保障。但需要进一步的研究来更彻底地评估这一有前途的技术的所有优点和缺点 [4-7]。有研究证明，与标准 TKA 相比，个体化提高了生物力学假体排列的准确性 [8]。此外，2015 年，Patil 等的一项以尸体为对象的研究表明，个体化与标准 TKA 相比，有更好的膝关节运动功能 [9]。随着其在全膝关节置换术、全髋关节置换术和矫形截骨术中的日益普及，个体化人工关节技术在许多骨科手术中具有潜在的适应证 [10]。

（隋福革　徐　亮）

参考文献

[1] Arbab D, Reimann P, Brucker M, et al. Alignment in total knee arthroplasty –A comparison of patient–specific implants with the conventional technique[J]. The Knee, 2017, 25(5):882–887.

[2] Vaillant T, Steelandt J, Cordonnier A L, et al. Revue des guides personnalisés à usage unique dans les prothèses totales de genou [Review of patient–specific instrumentation for total knee prosthesis[J]. Annales pharmaceutiques francaises[J]. 2018, 76(3):228–234.

[3] Köster G, Biró C. Total and unicompartmental knee replacement. Patient–specific Instrumentation[J]. Der Orthopade, 2016, 45(4):302–313.

[4] Abane L, Anract P, Boisgard S, et al. A comparison of patient–specific and conventional instrumentation for total knee arthroplasty: a multicentre randomised controlled trial[J]. The bone & joint journal, 2015, 97–B(1):56–63.

[5] Abdel M P, Parratte S, Blanc G, et al. No benefit of patient–specific instrumentation in TKA on functional and gait outcomes: a randomized clinical trial[J]. Clinical orthopaedics and related research, 2014, 472(8):2468–2476.

[6] Abane L, Zaoui A, Anract P, et al. Can a single–use and patient–specific instrumentation be reliably used in primary total knee arthroplasty? a multicenter controlled study[J]. The Journal of arthroplasty, 2018, 33(7), 2111–2118.

[7] León–Muñoz V J, Martínez–Martínez F, López–López M, et al. Patient–specific instrumentation in total knee arthroplasty[J]. Expert review of medical devices, 2019, 16(7):555–567.

[8] Ng VY, DeClaire JH, Berend KR, et al. Improved accuracy of alignment with patient–specific positioning guides compared with manual instrumentation in TKA[J]. Clin Orthop Relat Res, 2012, 470: 99–107.

[9] Patil S, Bunn A, Bugbee WD, et al. Patient–specific implants with custom cutting blocks better approximate natural knee kinematics than standard TKA without custom cutting blocks[J]. Knee, 2015, 22: 624–629.

[10] Haglin J M, Eltorai A E, Gil J A, et al. Patient–specific orthopaedic implants[J]. Orthopaedic surgery, 2016, 8(4), 417–424.

8. 3D 打印技术有什么技术要求？打印的假体有什么特点？

【建议】3D 打印技术要求将患者 CT 数据在 3D 打印设备的软件处理中心进行分析，计算矫正力线、设定截骨平面、完成个体化截骨导板制备，然后在术中辅助截骨，安装 3D 打印人工关节假体。

特点是个体化，完全匹配于具体病例的解剖学要求，安装精准；但此类人工假体材料并非高温锻造而成，物理性质或许不如锻造假体良好，金属部件强度会略低，而且成本偏高。基于这些因素，目前只建议在复杂病例膝关节置换中使用。

【备注解释】关节置换术逐渐成为骨科的一种常见手术，但仍是当前临床研究的热点，尤其是 3D 打印技术方面。目前有越来越多的关于 3D 打印技术的报道，特别是对于复杂的病例，它在辅助手术中起着重要的作用，但此技术尚处于初级阶段，发展前景极为广阔 [1]。传统关节置换手术效果与手术医生的经验之间具有高相关性。随着精准医疗和快速康复理念的推广，关节置换术更要求精准化、微创化、手术时间短 [2]。3D 打印技术将患者 CT 数据在软件中分析，计算矫正力线、设定截骨平面、完成个体化截骨板，然后在术中辅助截骨，该技术术中操作步骤简化，手术时间缩短，手术更加精确；同时无须髓内定位，减少术中出血，加快术后康复 [3]。

有研究显示，3D 打印组术前规划的截骨与术中实际截骨数值无统计学差异性，术前规划的胫骨、股骨假体型号与实际手术相匹配 [4, 5]。3D 打印技术方法包括选择性激光烧结型、熔融沉积成型、分层实体制造、金属直接熔融和光固化成型 [6]。其中选择性激光烧结技术与其他技术相比，具有耐高温，以及有不错的精度和强度，可以术前高温消毒等特点 [7]。3D 假体也有局限性，初次全膝关节置换术中，对于无严重膝关节内翻、外翻畸形或挛缩畸形、无膝关节周围畸形、无膝关节骨丢失，3D 打印 TKA 并不优于传统 TKA，在初次全膝关节置换术中不推荐使用 [9]。但对于膝关节复杂肿瘤，采用 3D 打印技术进行术前设计和模拟，可提供比传统方法更准确、更有效的手术结果，是一种适合在复杂、严重病例中推广的方法 [10]。

（隋福革　徐　亮）

参考文献

[1] Fang L, Dong R, Jin HT, et al. Application status of 3D printing patient–specific instrumentation in total knee arthroplasty[J]. Zhongguo Gu Shang. 2019, 32(6):582–586.

[2] Cip J, Widemschek M, Luegmair M, et al. Conventional versus computer–assisted technique for total knee arthroplasty: a minimum of 5–Year follow–up of 200 patients in a prospective randomized comparative trial[J]. J Arthroplasty, 2014, 29(9):1795–1802.

[3] Niu M, Ma F, Ma JR, et al. Total knee arthroplasty with 3D printing technique versus conventional surgery: comparison of the outcomes[J]. Nan Fang Yi

Ke Da Xue Xue Bao, 2017,37(11):1467–1475.

[4] Conteduca F, Iorio R, Mazza D, et al. Evaluation of the accuracy of a patient–specific instrumentation by navigation[J]. Knee SurgSports Traumatol Arthrosc, 2013, 21(10):2194–2199.

[5] Issa K, Rifai A, Mcgrath MS, et al. Reliability of templating with Patient–Specific instrumentation in total knee arthroplasty[J]. J Knee Surg, 2013, 26(6):429–433.

[6] 王燎, 戴尅戎. 骨科个体化治疗与 3D 打印技术 [J]. 医用生物力学, 2014, 29(3):193–199.

[7] 邱冰, 唐本森, 邓必勇, 等. 基于三维反求技术和计算机辅助技术的 3D 打印导板在全膝关节置换术中的初步应用 [J]. 中华创伤骨科杂志, 2016, 18(1):35–41.

[8] Ren JT, Xu C, Wang JS, et al. Meta analysis of three–dimensional printing patient–specific instrumentation versus conventional instrumentation in total knee arthroplasty[J]. Zhonghua Wai Ke Za Zhi, 2017,55(10):775–781.

[9] Han Q, Zhao X, Wang C, et al. Individualized reconstruction for severe periprosthetic fractures around the tumor prosthesis of knee under assistance of 3D printing technology: A case report[J]. Medicine, 2018, 97(42):e12726.

9. 手术导航技术的本质是什么？有什么优缺点？

【建议】本质是利用计算机导航定位系统，术中按要求采集定位数据后，通过计算机相应的程序处理分析后，为手术提供由其确定的截骨面，辅助手术精确校准力线。

优点是能够获得更精准的截骨，手术时间会增加，利于初学医生的成长。

缺点是手术成本会更高，经济负担会增加。

【备注解释】近年来，为了提高 TKA 组件的定位精度，开发了导航系统。到目前为止，只有少数研究报告了计算机辅助 TKA 的结果。在一项由 Mielke 等进行的前瞻性研究中，分析了计算机辅助与常规植入后的放射学结果。发现在计算机辅助 TKA 中更好地矫正力线 [1]。然而，在另一项研究中，Jenny 和 Boeri 发现在使用计算机辅助技术时精力定位没有显著差异 [2]。但这可能与技术刚出现，定位不成熟有关。最新研究显示导航辅助系统具有更好的准确性，但在平均4.6年的随访中，临床结果没有差异 [3]。另一项研究显示长期随访变化评分表明，辅助导航 TKA 优于其传统 TKA [4]。

计算机辅助导航现在可以定义为三类：基于图像的大控制台导航、无图像的大控制台导航和手持导航。基于图像的系统采用术前磁共振成像或 CT 成像来提供关节表面的立体定向配准和整体对齐。无图像导航系统需要术中对髋关节和踝关节中心、关节表面和膝关节周围的各种其他标志进行注册，以创建一个虚拟的坐标系，根据所需的对齐指导股骨和胫骨的切除。最近，基于加速度计的手持导航系统已经开发出来，可以在不需要大控制台显示器或计算机平台的情况下评估校准 [5-7]。计算机辅助导航的优点在于更精确地对准力线，研究显示导航 TKA 可降低术后无菌性松动的发生率，减少翻修 [8, 9]。但在 TKA 中使用 CAS 导航的初始成本增加，Novak 等研究，改进的校准能够提高生存率，可以减少翻修次数所带来的潜在成本 [10]。

（隋福革　徐　亮）

参考文献

[1] Mielke RK, Clemens U, Kershally S. Navigation in knee endoprosthesis implantation: preliminary experiences and prospective comparative study with conventional implantation technique[J]. Z Orthop Ihre Grenzgeb, 2001, 139:109–116.

[2] Jenny JY, Boeri C. Navigated implantation of total knee endoprostheses: a comparative study with conventional instrumentation[J]. Z Orthop Ihre Grenzgeb, 2001, 139:117–119.

[3] Selvanayagam R, Kumar V, Digge VK. A prospective randomized study comparing navigation versus conventional total knee arthroplasty[J]. Journal of orthopaedic surgery (Hong Kong), 2019, 27(2):2309499019848079.

[4] Chin BZ, Seck V, Syn NL, et al. Computer–navigated versus conventional total knee arthroplasty: a meta–analysis of functional outcomes from level i and ii randomized controlled trials[J]. The journal of knee surgery, 2021, 34(6):648–658.

[5] Bäthis H, Perlick L, Tingart M, et al. Alignment in total knee arthroplasty. A comparison of computer–assisted surgery with the conventional technique[J]. J Bone Joint Surg Br, 2004 Jul;86(5):682–687.

[6] Keyes BJ, Markel DC, Meneghini RM, et al. Evaluation of limb alignment, component positioning, and function in primary total knee arthroplasty using a pinless navigation technique compared with conventional methods[J]. J Knee Surg, 2013, 26(2):127–132.

[7] Anderson KC, Buehler KC, Markel DC, et al. Computer assisted navigation in total knee arthroplasty: comparison with conventional methods[J]. J Arthroplasty, 2005, 20(7 Suppl 3):132–138.

[8] de Steiger RN, Liu YL, Graves SE, et al. Computer navigation for total knee arthroplasty reduces revision rate for patients less than sixty–five years of age[J]. J Bone Joint Surg Am, 2015,97(8):635–642.

[9] Kim YH, Park JW, Kim JS, et al. The Clinical Outcome of Computer–Navigated Compared with Conventional Knee Arthroplasty in the Same Patients: A Prospective, Randomized, Double–Blind, Long–Term Study[J]. J Bone Joint Surg Am, 2017, 99(12):989–996.

[10] Novak EJ, Silverstein MD, Bozic KJ, et al. The cost–effectiveness of computer–assisted navigation in total knee arthroplasty[J]. J Bone Joint Surg Am, 2007, 89(11):2389–2397.

附　录

一、人工关节置换领域涉及的英文缩略语摘录

ABHR	alcohol-based hand rub	含酒精的洗手液
AC-FC	autoclaved femoral component	高压灭菌的股骨假体
ACCP	Academy College of Chest Physicians	美国胸科医师学会
ACL	anterior cruciate Ligament	前交叉韧带
ACR	American College of Rheumatology	美国风湿病学会
ACS	American College of Surgeons	美国外科医师学会
ACTH	adrenocorticotropic hormone	促肾上腺皮质激素
ACDF	anterior cervical discectomy and fusion	颈前路椎间盘切除融合术
AFB	acid-fast bacilli	抗酸杆菌
ALAC	antibiotic-loaded acrylic bone cement	含抗生素丙烯酸骨水泥
ALBC	antibiotic-loaded bone cement	抗生素骨水泥
ALCS	antibiotic-loaded cement spacer	抗生素骨水泥占位器
anti TNF	anti tumor necrosis factor	抗肿瘤坏死因子
APTT	activated partial thromboplastin time	活化部分凝血活酶时间
AS	ankylosing spondylitis	强直性脊柱炎
ATT	antitubercular treatment	抗结核治疗
ACDF	anterior cervical discectomy and fusion	颈前路椎间盘切除融合术
BCIS	bone cement implantation syndrome	骨水泥植入综合征
BMI	body mass index	体重指数
BTHA	bilateral total hip arthroplasty	双侧全髋关节置换术
BTJA	bilateral total joint arthroplasty	双侧全关节置换术
BTKA	bilateral total knee arthroplasty	双侧全膝关节置换术
CAS	computer-assisted surgical	计算机辅助导航
CAM	confusion assessment method	谵妄诊断量表
CDDD	cervical disc degeneration disease	颈椎间盘退变疾病
CH	controlled hypotension	控制性降血压
CN	culture negative	培养阴性

COX	cyclooxygenase	环加氧酶
CP	culture positive	培养阳性
CPK	creatine phosphokinase	肌酸激酶
CR	conventional radiography	传统的放射线成像术
CR	posterior cruciate-retaining prosthesis	保留后交叉韧带型假体
CRP	C-reactive protein	C反应蛋白
CSD	closed suction drainage	闭式负压引流
DA	direct anterior	直接前侧
DDH	developmental dysplasia of the hip	先天性髋关节发育不良
DL	direct lateral	直接外侧
DM	diabetes mellitus	糖尿病
DMARD	disease-modifying anti-rheumatic drug	缓解病情抗风湿药
DOAC	direct anticoagulant	直接口服抗凝血药
DTI	direct thrombin inhibitor	直接抗凝血酶抑制药
EA	ethyl alcohol	乙醇
EAU	European Association of Urology	欧洲泌尿外科学会
EBJIS	European Bone and Joint Infection Society	欧洲骨与关节感染协会
EJA	elective primary joint arthroplasty	择期初次关节置换术
EPO	erythropoietin	红细胞生成素
ESR	erythrocyte sedimentation rate	红细胞沉降率
FAI	femoral-acetabular impingement	股骨髋臼撞击
FS	frozen section	术中冰冻切片
GA	general anesthesia	全身麻醉
GC	glucocorticoid	糖皮质激素
HA	hydroxyapatite	羟基磷灰石
HAI	healthcare-associated infections	医疗相关感染
HAI	hospital-acquired infections	医院获得性感染
HD	hemodialysis	血液透析
HHS	Harris hip score	髋关节评分
HIV	human immunodeficiency virus	人类免疫缺陷病毒
HO	heterotopic ossification	异位骨化
HOOS	Hip Disability and Osteoarthritis Outcome Score	髋关节残疾和骨关节炎评分
I&D	irrigation and debridement	灌洗和清创术
IA	inflammatory arthritis	炎性关节炎
ICAM	intercellular cell adhesion molecule	细胞间黏附因子
ICG	International Consensus Group	国际共识组织
IDT	inter disciplinary team	跨学科团队

IDA	iron deficiency anemia	缺铁性贫血
IL	interleukin	白介素
iNPWT	incisional negative-pressure wound therapy	切口负压创面治疗
IORA	Intraosseous regional administration	髓腔内局部给药
ISAR	International Society of Arthroplasty Registries	国际关节置换术注册协会
ISO	International Organization Standardization	国际标准化组织
IV	intravenous injection	静脉注射
KA	knee arthrodesis	膝关节融合术
KSS	Knees Society Score	膝关节协会评分
LEFS	lower extremity functional score	下肢功能评分
LMWH	low molecular weight heparin	低分子量肝素
MBIC	minimum biofilm inhibitory concentration	最小生物膜抑菌浓度
MCVT	muscular calf vein thrombosis	肌间静脉血栓
MCL	medial collateral ligament	内侧副韧带
MDR	multidrug-resistant	多重耐药
MDRO	multidrug-resistant organism	多重耐药菌
MDT	multidisciplinary team	多学科团队
MESS	mangled extremity severity score	肢体损伤严重程度评分
MIC	minimum inhibitory concentration	最小抑菌浓度
MIS	minimally invasive surgery	微创手术
MoM	metal-on-metal	金属对金属
MODS	multiple organ dysfunction syndrome	多器官功能障碍综合征
NA	neuraxial anesthesia	半身麻醉
NPWT	negative pressure wound therapy	伤口负压治疗
NSAID	nonsteroidal anti-inflammatory drug	非甾体抗炎药
PA	posterior approach	后入路
ORIF	open reduction internal fixation	切开复位内固定
PAI	periarticular injection	关节腔周围注射
PAMM	polymethylmethacrylate	聚甲基丙烯酸甲酯
PCA	patient controlled analgesia	自控式镇痛泵
PCR	polymerase chain reaction	聚合酶链反应
PCC	prothrombin complex	凝血酶原复合物浓缩物
PCL	posterior cruciate ligament	后交叉韧带
PCT	procalcitonin	降钙素原
PE	polyethylene	聚乙烯
PET	positron emission tomography	正电子发射体层仪
PJI	periprosthetic joint infection	假体周围感染

PL	poster lateral	后外侧
PO	professoral	口服
POCD	postoperative cognitive dysfunction	术后认知功能障碍
POD	postoperative day	术后天数
PONV	postoperative nausea and vomiting	术后恶心和呕吐
POUR	postoperative urinary retention	术后尿潴留
PT	prothrombin time	凝血酶原时间
PWD	persistent pulsed drainage	持续性伤口渗出
PX	pulsedxenon	脉冲氙
QOL	quality of life	生活质量
RA	rheumatoidarthritis	类风湿关节炎
RCT	randomized controlled trial	随机对照试验
RLU	relative light unit	相对光单位
ROC	receiver operating characteristic	观测者操作特性
RR	relative risk	相对风险
RRAT	readmission risk assessment tool	再入院风险评估工具
RTJA	revision total joint arthroplasty	全关节翻修术
SA	Staphylococcus aureus	金黄色葡萄球菌
SBTHA	simultaneous bilateral total hip arthroplasty	同期双侧全髋关节置换术
SBTKA	simultaneous bilateral total knee arthroplasty	同期双侧全膝关节置换术
SFWBC	synovial fluid white blood cell	关节液白细胞
SFC	sonicate fluid culture	超声裂解液培养
SFM	surgical face mask	外科手术口罩
SHAR	Swedish Hip Arthroplasty Registry	瑞典髋关节置换术登记处
SOCT	standard of caretherapy	标准抗生素疗法
SQ	subcutaneous	皮下注射
SSI	surgical site infection	手术部位感染
SSI/PJI	surgical site infection/prosthetic joint infection	手术部位感染或假体周围感染
SSRI	selective serotonin reuptake inhibitor	选择性 5- 羟色胺再摄取抑制药
SSSI	superficial surgical site infection	浅表手术部位感染
SU	stress ulceration	应激性溃疡
TAA	total ankle arthroplasty	全踝关节置换术
THA	total hip arthroplasty	全髋关节置换术
TJA	total joint arthroplasty	全关节置换术
TDR	total cervical disc replacement	全颈椎人工间盘置换术
TKA	total knee arthroplasty	全膝关节置换术
TSA	total shoulder arthroplasty	全肩关节置换术

TDR	total cervical disc replacement	全颈椎人工间盘置换术
TRALI	transfusion-related acute lung injury	输血相关急性肺损伤
TXA	tranexamicacid	氨甲环酸
UKA	unicompartmental knee arthroplasty	膝关节单髁置换术
VAS	visual analog scale	视觉模拟评分
VDD	Vitamin D deficiency	维生素 D 缺乏症
VEUHMWPE	Vitamin E-enriched ultra-high molecular weight polyethylene	含维生素 E 的超高分子量聚乙烯
VRSA	Vancomycin-resistant staphylococcus aureus	耐万古霉素金黄色葡萄球菌
VTE	venous thromb embolism	静脉血栓栓塞
WBC	white blood cell	白细胞
WHO	World Health Organization	世界卫生组织

二、相关典型的人工关节形态设计解析举例

（一）LINK® Ribbed 解剖型非骨水泥全髋假体

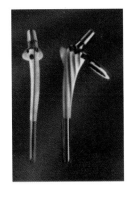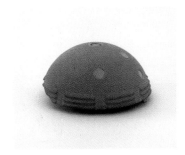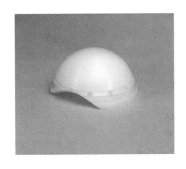

1. 股骨柄侧设计理念和产品特点

(1) 设计理念：应力的分布和传导更加符合生理状态，强调整体匹配的概念，良好的即期和远期稳定性，能方便以后的翻修手术。

(2) 产品特点：假体柄解剖型设计，表面有深沟槽，大转子螺钉，多种规格，远近端同时匹配。

(3) 解剖型柄有以下优点：S 形弯曲与股骨的生理弯曲相匹配，使应力分布均匀，Ribbed 的深沟槽设计降低 30% 的弹性模量——减少应力遮挡，无应力集中点；假体始终处在股骨中心，固定更可靠；抗旋转稳定性好；接触面积增大，增加与松质骨接触面积——增加骨长入的机会，有利于骨长入。

(4) 大转子螺钉及远、近端同时匹配的优点：抗张力、抗旋转、即期稳定；适用于更多的股骨类型，使应力的分布和传导更加接近生理状态，术中易操作，不易骨折，术后腿痛发生率低。

2. 非骨水泥骨小梁固定型髋臼杯（trabeculae oriented pattern，TOP）

(1) 设计理念：符合生物力学特点，应力传导及分布接近正常，即期稳定与骨长入，更完美的头臼覆盖，更大的活动范围。

(2)产品特点：TOP 外杯置于外翻55° 使其受力更符合局部的生理及生物力学要求，故而被称为"骨小梁固定型"假体；"双赤道"设计，钛合金的外杯为 55°，可获得最大范围的骨性包容；超高分子聚乙烯内杯为超半径设计，其"赤道半径"成外翻45°，内杯的偏心设计使负重区更厚更耐磨，增加了头臼的覆盖避免了臼缘与假体颈的碰撞，并减少了髋关节脱

位的概率；三排间断排列的齿状结构——形成"倒齿"，增加与骨性髋臼的固定，并且抗旋；顶部有四个向髂骨上固定螺钉的孔——可以通过螺钉固定即期稳定臼杯；锁紧内、外杯；外杯上有一柱状突起，内杯的顶部有对应的 5 个凹，能在外杯固定的情况下，通过调整内杯赤道的位置，改变头臼覆盖，达到最大的覆盖面积。

（吴英龙　陶树清）

（二）海星牌人工关节

1. 海星人工全髋关节

(1) 设计理念：不拘泥单一理论，博取众家之长。

(2) 产品特点：近端外侧斜行，优化的柄长，半子弹头的远端设计，减少应力集中，降低骨折风险；优化的颈部设计，增加头颈比，活动度增大，降低颈部与内衬碰撞概率；12 个型号偏心距均匀递增不跳号，解决了进口产品在中国患者中使用颈长不匹配的问题，更合适的假体选择；最佳锚定长度 7～10cm，防止假体下沉，前倾角可以任意调节，优异的旋转稳定性（1mm）；平均孔径 230μm，适合骨长入的孔径，涂层厚度 750μm，孔隙率＞60%，良好的骨长入，骨长入空间大，使髋臼杯远期的稳定性更好；一杯多衬可以匹配陶瓷和聚乙烯内衬，一个髋臼杯可以选择多种摩擦界面，使手术假体选择更方便；臼杯穹顶设计，不同方向受力聚乙烯不会形变，磨损小，假体不易松动，假体存活率更高；陶瓷对陶瓷内衬 44～46 匹配 28 的球头，48～52 匹配 32 的球头，54～70 匹配 36 的球头。

2. 海星膝关节

(1) 设计理念：不拘泥单一理论，博取众家之长。

(2) 产品特点：符合国人股骨的真实形态解剖，随膝关节屈膝角度的加深而获得更大的股髌接触面积，降低高度屈膝时的髌前压力和发生髌前痛的可能；保证了冠状面上股骨髁与胫骨垫片匹配性，增加接触面积，降低磨损的同时不影响膝关节的运动学；从滑车至髁间盒的滑动更加平滑自然，降低髌骨撞击，减少髌骨弹响的发生；S 形的接触面增大了接触面积，减少了 PS 垫片立柱上的应力集中，并使股骨髁在屈膝过程中的后滚运动更加真实，平滑稳定，更符合人体运动学；显著降低可能发生的 PS 立柱与髁间盒间的磨损；后髁与股骨远端厚度相等，更方便术中做屈伸间隙平衡，在达到 150° 的高度屈膝时仍可保证足够安全的接触面积，极大地改善了膝关节假体的运动学，达到膝关节运动和稳定的统一，使患者在站立行走至深度屈膝时膝关节运动更加平滑稳定。

（王　雪　陶树清）